International Travel Health Guide

出国旅游健康指南

注　意

有关该领域的知识和实践在不断变化。由于新的研究和经验不断拓宽我们的知识，在治疗和用药方面做出某些改变也许是必需的或适宜的。建议读者核对所开每种药品生产厂商的最新产品信息，确认推荐剂量、服药方法与时间以及禁忌证。决定患者服药剂量和最佳治疗方式的责任在实施治疗的医师，即有赖于其个人经验和对每位患者的了解。出版商和著者对可能引起的人身或财产的任何损伤和（或）损失，不承担任何责任。

出版者

International Travel Health Guide

出国旅游健康指南

(第13版)

原 著
Stuart R. Rose
Jay S. Keystone

译 者
张海澄
谭 蓓
罗海涛

北京大学医学出版社
北京大学出版社

图书在版编目（CIP）数据

出国旅游健康指南/（美）罗斯（Rose, S. R.），（加）基斯顿（Keystone, J. S.）原著；张海澄，谭蓓，罗海涛译. —北京：北京大学医学出版社，2008.10
书名原文：International Travel Health Guide
ISBN 978-7-81116-362-9

Ⅰ. 出… Ⅱ. ①罗…②基…③张…④谭…⑤罗… Ⅲ. 旅游健康—指南 Ⅳ. R128-62

中国版本图书馆 CIP 数据核字（2007）第 162954 号

International Travel Health Guide, 13th edition
Stuart R. Rose, Jay S. Keystone
ISBN-13: 978-0-323-04050-1
ISBN-10: 0-323-04050-0
Copyright © 2006 by Mosby, Inc., All rights reserved.

Authorized Simplified Chinese translation from English language edition published by the Proprietor.
978-981-259-935-3
981-259-935-5

Elsevier（Singapore）Pte Ltd.
3 Killiney Road, ♯08-01 Winsland House I, Singapore 239519
Tel: (65) 6349-0200, Fax: (65) 6733-1817

First Published 2008
2008 年初版

Simplified Chinese translation copyright © 2008 by Elsevier（Singapore）Pte Ltd and Peking University Medical Press. All right reserved.

Published in China by Peking University Medical Press under special agreement with Elsevier（Singapore）Pte. Ltd. This edition is authorized for sale in China only, excluding Hong Kong SAR and Taiwan. Unauthorized export of this edition is a violation of the Copyright Act. Violation of this Law is subject to Civil and Criminal Penalties.
本书简体中文版由北京大学医学出版社和 Elsevier（Singapore）Pte Ltd 在中国境内（不包括香港特别行政区及台湾）协议出版。本版仅限在中国境内（不包括香港特别行政区及台湾）出版及标价销售。未经许可之出口，是为违反著作权法，将受法律之制裁。

北京市版权局著作权合同登记号：图字：01-2007-2693

出国旅游健康指南
————————————————————————————

译　　者：张海澄　谭　蓓　罗海涛
出版发行：北京大学医学出版社（电话：010-82802230）
地　　址：(100083) 北京市海淀区学院路 38 号　北京大学医学部院内
网　　址：http://www.pumpress.com.cn
E - mail：booksale@bjmu.edu.cn
印　　刷：北京瑞达方舟印务有限公司
经　　销：新华书店
责任编辑：畅晓燕　责任校对：杜悦　责任印制：郭桂兰
开　　本：880mm×1230mm　1/32　印张：26.5　字数：902 千字
版　　次：2008 年 10 月第 1 版　2008 年 10 月第 1 次印刷
书　　号：ISBN 978-7-81116-362-9
定　　价：79.00 元

版权所有，违者必究
（凡属质量问题请与本社发行部联系退换）

译者前言

旅行＋医学＝健康旅行！

如今当你用买来的一些夸张的装备将自己全副武装后，目的地早已不再局限于繁华的大都市、历史悠久的名胜古迹，而是那些能满足你更多冒险欲望的"新大陆"。据悉，大多数旅行者在出发前没有搜集目的地的旅游健康资料，相当多旅行者在行程中遇到了与旅行有关的健康问题。气候、地理位置以及生活习俗等等的差异，可能会使一些疾病隐藏在你的旅途之中。如何能够安全地结束整个旅程，避免在异国他乡生病或者受伤呢？

这是一本什么样的书呢，看看下面这些名词吧。疫苗注射、时差和晕动病、饮食和饮水卫生、旅行者腹泻、疟疾、预防蚊虫叮咬、虫媒传染病、莱姆病、肝炎、糖尿病、艾滋病、高原反应、海外的医疗保健、旅行保险、医疗运输、旅行中的怀孕、与儿童一起旅行……这些名词出现在本书里，如果你是个好学的知识和信息收集者，你可以通过书里最深入浅出的文字用最快的时间通晓它们的意思；如果你是个喜好用身体和感觉去实践和感知的探险者，你甚至无需弄懂它们的意思，你只需打开书，找到如何解决这些棘手问题的方法；如果书里没有你需要的信息，也会告诉你如何找到它们的方法。

在世界医疗指南部分，提供了大约200个国家和地区的具体旅行相关信息，包括地理位置、时差、使馆机构联系方式、疾病流行情况、卫生相关设施及医疗能力等。

包含如此庞杂的信息，读者难免会对这本书的信息实效性提出质疑，那么下面的介绍将会打消这份疑虑。本书的第一版自1989年出版以来，每1~2年及时更新最新的疾病流行状况及预防措施等信息，至今已经是第13版。两位作者都是资深的医学教授，也是提出旅行医学的鼻祖。他们收集了大量的旅行资料，并与严谨的医学知识相联系，长期以来致力于此项工作并坚持及时更新再版。在此谨向他们致以深深的谢意。

最后，如果你没有一位贴身的私人医师和秘书，也没有一个做医生或护士的朋友同行，请在旅行前的装备中带上本书。

张海澄　谭　蓓　罗海涛

著者前言

《出国旅游健康指南》是独一无二的。在此之前，旅行者缺乏可以获得最新旅行健康建议和信息的准确渠道。

在编写第1版《出国旅游健康指南》的时候，我的心中充满了挫折感。面对那些旅行者，我常常没有足够的时间来告诉他们如何做好行程的准备，在海外如何保持健康的状态。即使花费大量的时间告诉了他们这些风险，说完后谁又知道他们能记得多少？

我不可能向旅行者推荐整本的热带医学教材，而通常的旅行指南在健康方面的指导既缺少关键的信息，也没有足够的细节。更重要的是，这些书很快过时，关键的信息可能会产生误导。我希望能给我的病人提供一本浓缩最新指导的书，这就是1989年第1版《出国旅游健康指南》诞生的原因。

第13版《出国旅游健康指南》继续关注那些对大多数旅行者（特别是要前往不发达国家和地区的旅行者）来说最重要、最常见和最值得注意的问题。《出国旅游健康指南》包括最新的关于疾病及其预防的医疗信息，并用简洁、易懂的方式展示出来。如果《出国旅游健康指南》不能给出你所需要的信息，它也会告诉你如何去寻找。

《出国旅游健康指南》最独特的章节应当是"世界医疗指南"部分。这部分内容给出了全世界范围大约二百个国家的疾病风险的快速索引。

第13版《出国旅游健康指南》是与多伦多大学的 Dr. Jay S. Keystone 合作编写的。Dr. Keystone 是旅行医药方面的顶尖权威，特别是在疟疾和寄生虫疾病方面有深入研究。在这个项目的很多方面，Dr. Keystone 和我很荣幸地得到以下专家的帮助：Emory 大学的 Dr. Phyllis Kozarsky（旅行和妊娠、AIDS/HIV、旅行准备）；旅行医学国际协会总裁 Dr. Bradley Connor（肝炎）；科罗拉多大学健康科学中心的 Dr. Peter Hackett（高原病）；以及国际SOS 的医疗总监 Dr. Doug Quarry（旅行帮助、紧急医疗转运、海外医疗保健）。在此特致谢意。

Stuart R. Rose
Jay S. Keystone

致　　谢

这些年，有许多涉及旅行医学工作的人群告诉我：他们给予旅行者很多的建议，这很大程度上依靠《出国旅游健康指南》的帮助，对他们的鼓励我表示感谢。

特别要感谢 Tom Hartman 和他在 Elsevier 的团队，是他们将《出国旅游健康指南》推荐给广大的读者——成千上万需要关于安全旅行方面最新明确信息的旅行者。

Stuart R. Rose

鉴于 Lori Kalata 高效率的编辑、出色的建议和难以置信的解决问题的高超技艺，谨致感谢！

Jay S. Keystone

著者简介

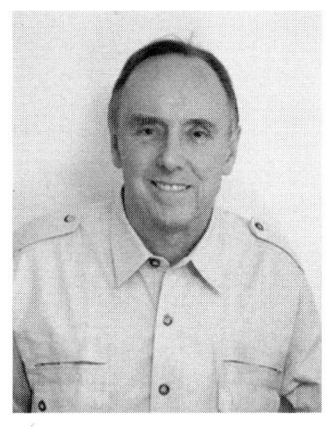

Stuart R. Rose, MD, FACEP

Rose 博士毕业于哥伦比亚大学医学院。他在内科和急诊医学领域获得广泛认可，是 Tufts 大学医学院急诊医学助理临床教授。Dr. Rose 是旅行医学公司的创建者和总裁。

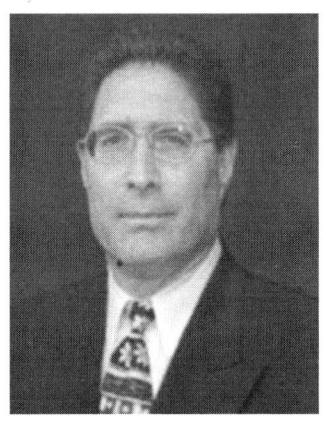

Jay S. Keystone, MD, MSc(CTM), FRCPC

Dr. Keystone 是多伦多大学医学部的医学教授，也是即将卸任的医学校友会主席。他是多伦多综合医院旅行和热带医学中心的资深医师和前任主任。

Dr. Keystone 于 1969 年从多伦多大学医学系毕业并获得医学学位，曾在多伦多综合医院任实习医师，多伦多的 Sunnybrook 医院以及 Ann Arbor 的密歇根大学医疗中心任住院医师。在伦敦卫生和热带医学学院获得临床热带医学硕士学位，曾在非洲撒哈拉以南地区、南美和印度开展实地研究和治疗工作。Dr. Keystone 是加拿大国际健康协会和美国热带医学协会的临床分支机构——国际旅行医学协会的前任主席。

Dr. Keystone 参与署名的科学文献有 150 多篇，他还是最近出版的一本旅行医学教材的主要作者。

使他声名卓著的原因还有他是多伦多综合医院唯一一个踩着轮滑上班的医师。

译者简介

张海澄

北京大学医学部临床医学博士，现任北京大学人民医院心内科主任医师，曾主编《儿童病征家长速查手册》，主译《更年期的智慧》、《焦虑父母孕期指南》等科普读物。

谭 蓓

北京大学医学部临床医学硕士，现就职于北京协和医院内科学系，著有《拒绝非典——非典型肺炎防治读本》。

罗海涛

北京航空航天大学英语文学学士，中国人民大学管理学硕士，现就职于中青旅控股股份有限公司国际旅游部。

目　录

1. 旅行者健康纵览 ·· 3
2. 旅行准备 ··· 17
3. 旅行需要接种的疫苗 ··· 34
4. 时差综合征和运动病 ··· 62
5. 饮食安全 ··· 75
6. 旅行者腹泻 ··· 90
7. 疟疾 ··· 107
8. 防止蚊虫叮咬 ··· 132
9. 蚊虫传播疾病 ··· 145
10. 旅行相关疾病 ··· 166
11. 莱姆病 ··· 191
12. 肝炎 ··· 198

13.	糖尿病	208
14.	HIV/AIDS 和性传播疾病(STD)	216
15.	高原病	227
16.	海外医疗保健	242
17.	旅行保险	248
18.	医疗转运	254
19.	商务旅行和健康	260
20.	旅行和怀孕	273
21.	与儿童一起旅行	289

世界医疗指南		305
世界医疗指南——国家和地区列表		345
附录 1	糖尿病	787
附录 2	扩展阅读	791
附录 3	在线旅行信息	799
附录 4	中国境外领事保护和服务指南	800
附录 5	相关法律知识	807
索引		816

健康游遍全球

第一章
旅行者健康纵览

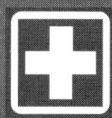

关键点：

- 旅行健康风险根据目的地、路线和旅行者的病史而变化。
- 多达70%的旅行者报告在旅途中患有一种疾病或损伤，大多数主动报告的病情都很轻微。
- 只有不到1%的旅行者需要在国外住院治疗。
- 在小于55岁的旅行者当中，意外事故和伤害是死亡的主要原因，其中绝大多数是可以预防的。
- 心血管疾病是老年旅行者的主要死因。
- 教育和常识可以预防大多数旅途中的疾病和伤害。
- 所有经常旅行者或是计划长期国外旅行者，应当进行一次旅行前评估，评估最好在旅行诊所中进行。

旅行中的患病风险

出国旅行有多大风险？人们总是爱夸大那些不太可能的风险，例如恐怖主义或者感染上埃博拉病毒，却容易忽视类似于车祸、疟疾等普通危险。自然灾害，例如2004年12月的印度尼西亚地震及其所引发的海啸，夺取了成千上万旅游者的生命，但是这样的天灾通常是不可预测的。大的天灾经常将旅行者的注意力从简单的日常防范转移到保持健康和安全上来。

患病和发生事故的几率主要取决于去哪里旅行和旅途中的所作所为。每年有三千万美国人出国旅行，大约八百万人途经不发达国家，这些地方通常热带病和传染性疾病的发生率较高。大约七百万美国人到有患疟疾风险的地区旅游。调查显示：

- 在不发达国家旅行达90天（中位旅行时间19天）时，有60%~70%的患病可能。绝大多数疾病是非致命性的。

- 当在一个发展中国家旅行时,有5%～8%的几率需要寻求医疗保健。
- 需要住院的几率小于1%。
- 最常见的疾病是:腹泻(34%)、呼吸系统疾病(26%)、皮肤病(8%)、急性高山病(6%)、晕动病(5%)、意外事故和损伤(5%)、发热(3%)。
- 回家后,你会有26%的机会发生一次与旅行有关的腹泻、呼吸系统疾病、皮肤病或发热。

你个人的危险程度,可能会变化相当大。例如在印度次大陆旅行(特别是拜访朋友和亲属),你感染伤寒的危险是去其他地区的18倍。其他可能影响你健康的因素包括:(1)旅行的持续时间;(2)是否预防性应用抗疟药;(3)是否有防昆虫叮咬的措施;(4)你的预防接种情况;(5)你的危险(或规避危险)行为;(6)你的基本健康状态。

记住,旅行通常对一个人的身体和精神健康有好处。除了去追寻假期的欢乐之外,许多人选择旅行来改善他们的生活方式,改变一些有害的个人习惯,暂时或永久地脱离紧张的工作、糟糕的人际关系、令人难受的气候或者其他生活中不利的事件。

疾病的预防

避免在国外得病需要尽可能多地了解你要去的国家,咨询旅行医学提供者,接受免疫接种和药物治疗,携带必要的衣服和设备(例如过滤器和蚊帐)以应对当地的卫生条件和气候。还应当对自己的健康状态做出评估。

绝大多数的旅行相关疾病都可以预防。肝炎、脑膜炎、黄热病和狂犬病都可以通过接种疫苗来预防。药物预防再联合防蚊措施,事实上可以预防所有疟疾和一些虫媒疾病。性传播疾病包括艾滋病,均可通过行为矫正来预防。

疾病的种类

腹泻(见第6章) 这是一个旅行者最常遇到的疾病。去一个不发达国家旅行一个月,有35%～60%的几率患腹泻。坚持食用安全的食物和水可以减少患病的风险(但是绝大多数旅行者在坚持饮食原则的时候会遇到麻烦)。及时应用抗生素和洛哌丁胺治疗可以解决绝大多数腹泻。

疟疾(见第7章) 这是一个致命的蚊媒传染病,是去海外旅行需尽量避免的一种重要疾病。在一些热带和亚热带国家疟疾是一个很严重的健康问题,

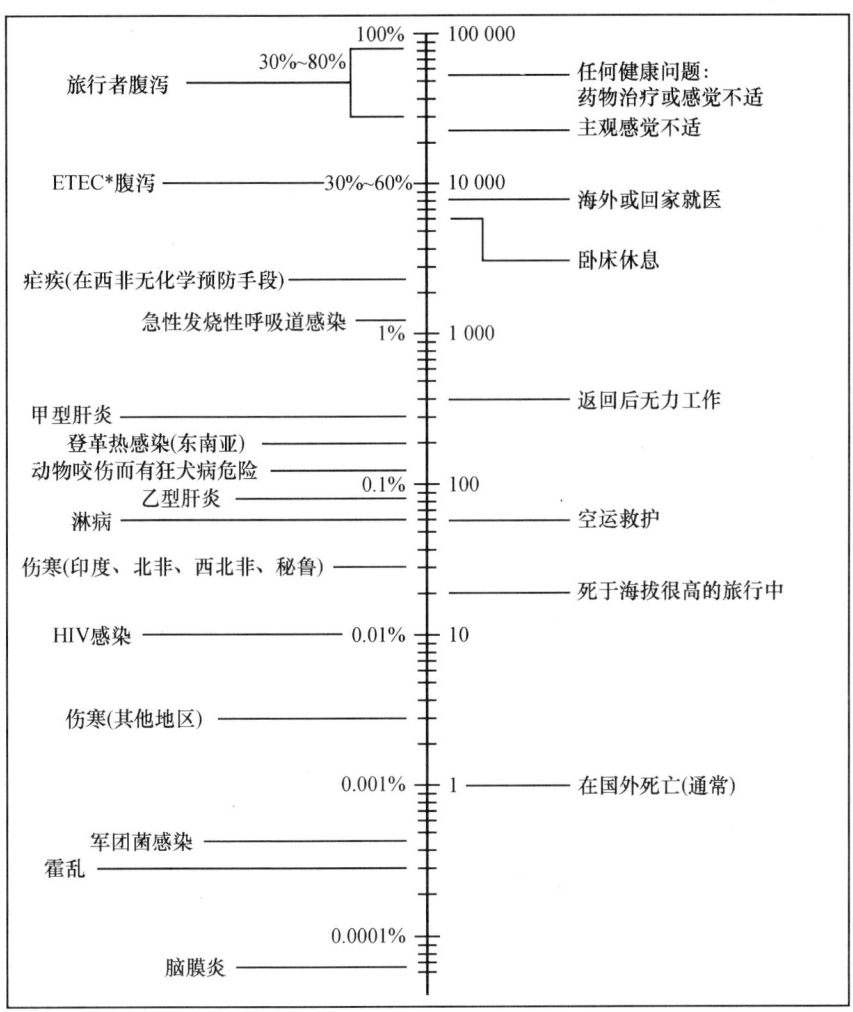

图1.1 在发展中国家停留期间每月各种卫生问题的发病率

*ETEC：产肠毒性大肠杆菌。在所有原因引起的旅行者腹泻中，ETEC引起的腹泻通常占30%～60%。

请仔细查看你的旅行线路，评估一下可能暴露在这种疾病下的风险。

肝炎（见第12章） 甲肝病毒和乙肝病毒可以给旅行者带来严重危险。尽管它们很少致命，但是甲肝病毒经常毁灭一个计划周密的度假，并导致数周甚至数月时间丧失劳动能力。感染乙肝病毒可能带来一系列长期影响。你可以通过适当的预防接种来防止甲肝病毒；也可应用疫苗和(或)减少在可能污染的血液和分泌物中的暴露几率来预防乙肝。尽管没有丙肝和戊肝的疫苗，第12章也罗列了你可以采用的减少这些疾病患病几率的方法。

其他疾病 主要包括感冒和呼吸道感染、皮疹、耳部感染、晒伤、扭伤、擦伤、表皮伤等不太严重的问题。

旅行死亡数量

尽管在国外旅行过程中你可能得一些小病，但实际上导致死亡的几率相当小。1984年，超过3000万人去国外旅行，只有1298个死亡记录。死亡率主要和心脏事件、车祸及其他伤害相关。心血管疾病导致了50%的死亡，绝大多数是发生在老年人身上。但心血管疾病的死亡率并未因旅行而上升。以下是其他因素：

- 损伤是年轻人死亡的最常见原因，致命的损伤主要是机动车事故和溺水。
- 在美国或加拿大，15～44岁旅行者意外事故的死亡率是同年龄组返回本土后死亡率的2～3倍。因此国外的"过高死亡率"主要是由于意外伤害所致。
- 在国外由于感染导致的死亡小于4%。

意外事故和旅行

意外事故是小于55岁旅行者的首要死因。根据国际公路旅行安全协会(the Association for Safe International Road Travel，ASIRT)的数据，在某些国家机动车事故的死亡率是在美国的20～80倍。这说明了为何国外"过高的死亡率"主要和损伤相关。年轻旅行者的主要死亡原因是汽车和摩托车事故及溺水。空难、自杀/他杀、烧伤和电击是次要的死亡原因。

每年大约有750名美国人在国外的道路上死亡，至少25 000人受伤。一项调查显示一些旅行者的公路事故不是由于两车相撞造成的，而更多是由于疲劳、过量饮酒、路况不熟和其他一些原因造成的车辆失控。在许多发展中国家，车辆年久失修，司机经验不足，路况破损而且公共交通法规意识淡薄。

位于马里兰州贝塞斯达的国际公路旅行安全协会（ASIRT；电话：301-983-5252；网址：www.asirt.org）可以提供70个国家的公路安全状况报

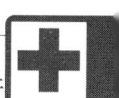

告。报告还包括季节性灾害信息；农村、城市及州际间的交通状况；以及许多国家最危险的道路信息。ASIRT目前认为埃及、肯尼亚、印度、南韩、土耳其和摩洛哥是一些最危险的国家。（ASIRT，一个非赢利性组织，只需少量的花费就可以换得它所提供的信息）。

表1.1　美国公民国外死亡原因报道[*]

车祸	569
杀人行凶	287
溺死	213
其他事故	207
自杀	204
飞行事故	74
用药相关	60
自然灾害	42
恐怖主义袭击	51
火车事故	11
海难	10
正在调查中	1
原因不明	1

[*] 从2002年10月1日至2004年12月31日。

注意：本表没有报道统计学上全部的美国公民国外死亡原因数据。此表只描述了报告至国家机构的非自然原因造成的死亡。大多数死于国外的美国公民长期居住于国外，因此，难于统计出有多少例死亡漏报。同时注意因恐怖主义袭击而死亡的人数不包括在伊拉克死亡的美国军人和政府工作人员。

预防交通事故和损伤

如果你遵循以下的建议，那么你会减少在海外驾车时出现事故或受到伤害的几率。

- 时刻佩戴安全带（如果它存在）。

表1.2 全球道路事故表

全世界每年有170万人死于公路上。
全世界每年有3000万人在公路上受伤。
公路上的碰撞事件是导致15～45岁男性早逝和受伤的最主要的单一因素。
公路上的碰撞事件是导致女性死亡的第五大原因。
在发展中国家的致死性事故中有20%的比例累及小于15岁的儿童。
公路事件将成为全球第三大威胁健康事件。
在全部公路死亡和重伤事件中有超过80%的比例发生于非洲、亚洲、拉丁美洲和中东的发展中国家。
超过40%的事故发生在亚太地区的国家。
公路事故每年耗费发展中国家1000亿美元。

- 携带儿童安全座椅,把它们安放在后座上。
- 雇用一位有经验的向导或司机。
- 告诉你的司机小心慢行。
- 尽量租大车。
- 理解所有的道路交通标志符号(见此书的封底内面)。
- 确认你已拥有碰撞/责任保险。
- 遇到环岛应靠右让行已在环岛内行驶的车辆。
- 掌握旅途的路线,旅行前预先查看公路地图。
- 两个需遵守的最重要的原则:
  - 在乡间不要夜间驾驶。
  - 不要驾驶摩托车、机动脚踏两用车及自行车(即使你很有经验)。

个人安全指南

尽管你不可能完全避免使自己处于错误的时间和地点的可能,但你依然可以按部就班地增强自己的旅途安全:小心地安排旅程,适度谨慎小心,

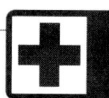

遵守一般行为规范，不惊慌失措。记住绝大多数旅行者都平安回家。

以下的指南会帮助你确保旅途安全：

- 仔细选择游泳的区域，不要在醉酒时或夜间游泳，不要独自一人游泳。
- 在不发达国家避免乘坐小的、不定期的航班。
- 在郊区不要夜间旅行，如果要夜间外出，请团队行动。
- 不要夜间在海滩上独自活动。
- 不要试图搭便车或接受搭车的人。
- 夜间不要在路边的车内睡觉。
- 在合法的露营地扎营。
- 如果你喝酒，不要坐在酒店阳台的栏杆上，很多严重摔伤就是这么发生的。
- 复习酒店失火时的安全原则，了解最近的出口位置。
- 如果可能，尽量预定2~7楼的房间——足够高使入侵者不能轻易进入，足够低使救火设备可以很容易接近。
- 房间随时锁门。
- 将贵重物品和旅行文档放入保险箱。
- 避免去那些存在毒品犯罪和交易的国家和地区。避免涉足某些国家的边远地区，例如墨西哥、哥伦比亚或秘鲁，在那些地方你可能会被误认为毒品代理商或是竞争的销售对手。
- 不要购买、运输和使用非法药物。
- 不要接受刚认识的陌生人的饮料或交通工具。
- 熟悉你所要去旅行的国家的法律和风俗习惯并遵守它们。熟悉货币兑换的规则，在授权认可的商店购买艺术品、古董或兑换货币。
- 在行李上安放识别标志。然而不要将家庭地址或是家庭电话号码标在行李标签上，可以将名片、邮政信箱地址、商业移动电话号码或者是第三方的电话号码标在标签上，以便联系。
- 不要把所有贵重物品放在托运的行李中，例如珠宝、相机和手表。除了行李可能丢失以外，越来越多的偷窃发生在行李安检的时候。最好的办法就是在旅行时不携带意义非凡的物品。

有大量的出版物提供个人安全方面的详尽的建议。可供参考的包括《安全旅行——国际旅行者指南》（*Safe Travel Book—A Guide for the International Traveler*），Peter Savage 著（Lexington Books：800-462-6420）和《安全时刻，如何在街道上、家中及国外保护自己的安全》（*The Security*

Minute; *How to Be Safe in the Streets*, *at Home*, *and Abroad So You Can Save Your Life!*), Robert L. Siciliano 著（Safety Zone Press：800-438-6223）。

旅行健康信息

几乎所有旅行相关的健康问题都是可以预防或者是最小化的，但是绝大多数旅行者不清楚他们会实际遇到哪些健康风险。旅行门诊（travel clinic）是这种信息的最好来源。但是一两次门诊的时间限制了信息量的传输。如果给一份印刷好的材料，你能够记住多少？这些信息便对你足够了吗？在出发前的额外阅读和数据收集是十分必要的。互联网可以提供最大量的当前信息，但是在常规资料基础上总结的书籍仍然是你最好的参考资料（书籍还可以在你旅行时带在身边）。然而单一一种电子或印刷品都不能提供你所需要的全部信息，所以本章中罗列了大量的信息来源。要清楚的是这些不同来源的信息可能不一致。例如疾病预防与控制中心（the Centers for Disease Control and Prevention，CDC）推荐对于所有疟疾发病区域都应采用预防疟疾的措施，但是一些旅行门诊和其他信息来源通常建议对于低风险、短时间的旅行者可以采用防叮咬措施和携带备用的抗疟药物。一些旅行医学的文献上建议儿童腹泻不要应用喹诺酮类药物治疗，但是实际治疗经常会选用。注意：有时候会从旅行代理商、旅行组织者、航空公司等处得到一些这方面的信息，但是这些信息的质量是经常变化和不可靠的。

CDC 提供的旅行健康信息

美国国家疾病预防与控制公共卫生服务中心已经扩展了它的国际信息传真服务和国际信息系统。你可以得到区域性的疟疾咨询报告、免疫接种计划、疾病风险和预防信息、疾病暴发和流行公告、HIV 感染者旅行指南、黄热病呈地方性流行或活跃的国家列表（需要已接种黄热病疫苗的证明）以及更多信息。

CDC 旅行者健康网站：www.cdc.gov/travel
语音信息：888-232-3228
传真：888-232-3299。在目录中列举了每个文件所对应的六位数字号码，你可以回电根据号码订购，每次可定购最多五个文件。

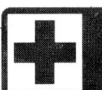

美国、加拿大、英联邦和欧洲的在线健康信息

美国
- MD Travel Health——www.mdtravelhealth.com
- Shoreland, Inc.——www.tripprep.com
- Travel Medicine, Inc.——www.travmed.com

加拿大
- HEALTH CANADA——http://www.phac-aspc.gc.ca/tmp-pmv

英联邦
- The Travel Doctor——www.traveldoctor.co.uk
- MASTA (The Medical Advisory Society to Travellers)——http://www.masta.org

欧洲
- Fit For Travel——http://www.fit-for-travel.de/en

旅行门诊

在你出发前,你应当咨询你的保健医生,当你去一个不发达国家(经常有患热带病和感染性疾病的风险)或是长时间国外旅行时,是否会有健康问题,可能推荐或是必须采用特异性免疫接种和预防用药。尽管你自己的医生能够给你进行一些常规的免疫接种,但绝大多数内科医生没有储备那些特殊的疫苗,如伤寒、狂犬病、流脑等。同时他们也没有资格使用黄热病疫苗和开具国际免疫接种证明(公共卫生部门有资格进行黄热病疫苗接种)。更重要的是你的保健医生没有专业知识和资源来建议你如何安全地旅行以及如何面对在国外生病的情况。这将涉及大约二百个不同国家许多不同的疾病风险,给旅行者提供准确的健康咨询是很复杂的,而且具有时效性。绝大多数医生无法准备或不乐意提供这种咨询服务。

幸运的是,旅行医学在过去15年内得到了快速的发展。许多内科医生和护士等从业人员专注于此或者是在原有基础之上进一步学习这方面的知识,尽管从事旅行医学不需特殊的委员会验证,但是绝大多数从业者还是接受了国际旅行医学协会(www.istm.org)和/或美国热带医学和卫生协会(www.astmh.org)的进一步培训。这两个组织都开展了特殊的考试来颁发证书。

旅行门诊的种类 旅行门诊根据他们的服务范围和职业分类而变化。精通某种医术,有时是靠着独自在专业领域里钻研而达到,但是旅行医学经常是由一个医生的私人实践、流动巡诊、大学教学医院的传染性疾病科室、卫生维护组织(HMO)或团队医疗实践来完成。这些临床工作,不像常规的内科,几乎时时刻刻都和互联网及电子数据库相连,以便及时得到更新的旅行/健康信息及世界范围内的情况。

那些经过传染病/热带病培训的医生可以很好地开展旅行门诊,更好地为那些有特殊要求或是在国外诊断不明或怀疑有传染病或热带疾病的患者提供服务。这些旅行门诊需要经常与大学医院或医学院保持联系。

寻找旅行门诊

如果你想查找一个旅行门诊,可以去访问以下所列网站。这些网站有很长的清单,但是没有一家能够涵盖所有的门诊。ISTM、ASTM&H、Travel Medicine,Inc. 等网站也罗列了一些世界各地许多国家的旅行门诊。如果在国外患病,这可以帮助你联系到旅行/热带疾病专家。

Travel Medicine,Inc.
(www.travmed.com 和 www.travelinghealthy.com)

Shoreland,Inc.,Travel Health Online
(www.tripprep.com)

International Society of Travel Medicine (ISTM)
(www.istm.org)

American Society of Tropical Medicine and Hygiene (ASTM&H)
(www.astmh.org)

HEALTH CANADA
(http://www.phac-aspc.gc.ca/tmp-pmv/travel/clinic_e.html)

Travel Clinics in the United Kingdom
The Travel Doctor
http://www.traveldoctor.co.uk/clinics.htm

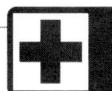

MASTA

http://www.masta.org

国外的医院和医生

国际旅行者医疗援助协会（International Association for Medical Assistance to Travellers, IAMAT）出版了一个手册，上面罗列了世界范围内提供服务的讲英语的医生和卫生保健资源。IAMAT 同时提供例如疟疾和血吸虫病等热带病的资料。IAMAT 是一个免税的基金会，它的出版物免费，但是需要接受捐赠。IAMAT, 417 Center Street, Lewiston, NY 14092; 716-754-4883。在加拿大：40 Regal Road, Guelph, Ontario, N1K 1B5; 519-836-0102。

旅行保险和援助。国际 SOS（http://www.internationalsos.com）和 Medex（http://www.medexassist.com）等公司可以为保险客户提供世界范围内广泛的医疗服务网络。推荐医生和监控住院治疗也是其服务的内容之一。

海外的**大使馆和领事馆**也会提供本地的卫生保健服务网络。

饭店和旅游景点也会向你推荐当地会讲英语的医生。

旅行医学的出版物

关于旅游者健康的出版物

《旅行医学》（*Travel Medicine*），Jay Keystone 医学博士（MD.）等编著（Mosby 2004）。一本全面的有关旅行医学方面的教科书，由超过 70 个著名专家完成。

《旅行医学与健康》（*Textbook of Travel Medicine and Health*），由 Herbert L. DuPont, MD. 和 Robert Steffen, MD. 编著（B. C. Decker 2001）。涉及旅行医学所有方面的一本简明的教科书。

《旅行医学顾问》（*Travel Medicine Advisor*），依据在线数据库编写的一本全面综合的旅行健康信息资源，两月更新一次，包括电子版和印刷品。编著：Frank Bia, MD, MPH；美国健康顾问，Atlanta, GA; 800-688-2421; www.ahcpub.com。

《旅行和热带医学手册》（*The Travel and Tropical Medicine Manual*），编著：Elaine C. Jong, MD. 和 Russell McMullen, MD.（WB Saunders, 2000. 平装本）。一本有关热带医学和旅行相关感染性疾病的全面综合

的信息资源。

《旅行者健康——在国外如何保持健康》（*Traveller's Health—How to Stay Healthy Abroad*），由 Dr. Richard Dawood 编著（Random House，2002）。一本由英国专家编写的著名的旅行健康信息资源。

《国际旅行健康信息》（*Health Information for International Travel*）（CDC 黄皮书）。这是一本主要的旅行医学参考手册，两年一版。可以从 Elsevier 的网址（www.US.Elsevierhealth.com）上订购。这本黄皮书本来是写给医疗服务提供者的，但是旅行者看了之后可能会发现十分有用。

野外医学和急救

《野外医学——在野外环境下的急诊处理》（*Wilderness Medicine—Management of Wilderness and Environmental Emergencies*，2001），由 Paul S. Auerbach，MD. 编著（Mosby，2001）。任何人在户外和野外进行紧急医疗的主要参考资料。

《野外旅行医学的全面指南》（*A Comprehensive Guide to Wilderness and Travel Medicine*），由 Eric A. Weiss，MD. 编著（Adventure Medical Kits；800-324-3517）。在 www.amazon.com 可以买到。

《旅行和家庭急救常识》（*Common Sense First Aid for Travel and Home*），由 Alan Spira，MD. 编著（2000）。在 www.amazon.com 可以买到。

水下医学及减压舱

有关世界范围内高压氧和减压舱设备指南，请联系海底和高压氧医学协会（the Undersea and Hyperbaric Medical Society），9650 Rockville Pike，Bethesda，MD；301-571-1817。

高原病

《登山及其他野外活动医学》（*Medicine for Mountaineering & Other Wilderness Activities*），由 James A. Wilkerson 编著（平装本，2001）。在 www.amazon.com 可以买到。

互联网上的高原病信息：www.high-altitude-medicine.com。这个网站上还罗列了许多有关登山医学、高原病、野外医学和急救等方面的出版物。

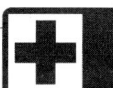

旅行医学数据库

在过去的十年中,有关旅行医学方面的电子资料显著增多,包括互联网上、个人电脑及 CD-ROM 的储存形式。这些系统的优势在于它们能够为旅行者提供一份经过整理更新的、针对特定旅行线路的信息报告。这极大地帮助了旅行前的咨询和准备工作。另外,一些系统可以通过 e-mail 通知出国旅行人员,告知与他们安全相关的紧急事件的进展情况。其他系统允许一个公司核查他们雇员的行踪和目前的状况——特别用于医疗公司和安全部门来跟踪他们的海外雇员是否存在危险。

旅行保健(TRAVEL CARE)——国际 SOS 救援公司,3600 Horizon Boulevard,Suite 300,Trevose,PA 19053;215-942 8000 or 1-800-523-8930. www.internationalsos.com(或 www.travelcare.com 提供免费演示)。

在线旅行健康项目是为医学专业人员进行旅行前医疗咨询所设计的。旅行保健富有经验而易于使用的数据库可以让从业者选择适当的免疫接种和疟疾预防措施,同时也可帮助评价任意一条旅行线路目前的健康风险。详细的国家报告和建议包括了广泛的医疗和疾病风险信息,还包括非医疗方面的信息例如安全问题、文化细节和插头的种类(包括图片)等。更新的健康和安全警告会通过 e-mai 发送给海外的旅游者。国际 SOS 的"旅行者定位服务(Traveler Locator Service)"是把一个公司的航班预定信息整合到数据库中,允许这个公司的主管人员在线查询数据以跟踪雇员的行程。按照大陆、国家、城市、饭店、航班号或国家风险比率等数据可以搜索当前、预期和过去的情况。

TRAVAX-Shoreland Inc.,2401 N. Mayfair Road,Suite 309,Milwaukee,WI 53226;800-433-5256;414-290-1900;e-mail:sales@shoreland.com;网址:www.shoreland.com。基本的旅行健康推荐包括各个国家的疾病风险信息、疫苗推荐、目前疾病暴发的警告,各个疾病目前状况的表单,按国家划分的详细的疟疾、黄热病和霍乱的风险图示,入境的健康要求。每个国家详细的健康相关情况包括地理、气候、犯罪、安全和其他相关信息。美国、加拿大、澳大利亚大使馆和领事馆的联系方式。旅行路线制定者会考虑旅行的顺序并提出对于整个路线总的推荐措施。将每个国家的相关信息打印出来,允许医生添加评论并删去对个体患者无用的部分。

Thavax EnCompass，是一个扩展的（有详尽的海外医疗设备数据）完全的互联网版本，可被拥有专利使用权转让协定的公司使用。

CATIS——计算机辅助的旅行信息系统（Computerized Assisted Travel Information System）。Dr. David Lawee；旅行信息提供；邮政信箱：41003，2795 Bathurst St. Toronto, Ontario, Canada M6B 4J6。电话/传真：416-785-6219。

内容：各个国家的预防接种推荐和疾病风险信息，并采用文字和彩图予以说明。简明的疾病和预防接种情况表格。对比 CDC、WHO、CATMAT 的地图；针对疟疾的推荐。即使患者和旅行路线并不复杂，路线制定者也需要一份从多角度反映情况的调查问卷。需要患者对路线中的国家有详细的了解。打印旅行者健康状况清单。打印预防疟疾的处方，包括剂量、药片的数量和服用计划。没有国家背景和急救联系信息。

在国外进行肾脏透析

透析和移植：列表（Creative Age Publications：800-442-5667 或 818-782-7328）。世界范围的透析诊所列表。

海上游览时的透析。他们已经和一些航线签订合同，提供船上透析。有关旅行安排和目的地的更多信息，拨打电话 800-544-7604。

第二章
旅行准备

关键点：

- 出发前先去旅行专业门诊，他们能够根据旅行者的要求提供相应的免疫接种，给出医疗指导，也可提供如何在海外预防和治疗疾病的宝贵建议。
- 了解目的地能提供哪些健康服务以及服务的质量。
- 了解在目的地如何找到能说英语的有资质的医生，哪些医疗机构能提供最好的服务。
- 购买一份能够直接支付海外医生和医院并且能支持和支付紧急医疗转运的旅游健康保险。
- 携带治疗旅行者腹泻的备用抗生素，并至少携带一个基本的医疗箱。
- 如果重视健康问题的话，应当携带几份医疗记录的关键部分（如最近的心电图）以及一份相应的药物治疗清单。
- 在热带地区旅行中或者刚刚回来的时候发烧应该立即求医。疟疾是紧急病情，需要立即就诊。

当要准备去旅行前，首先要把将要去的国家（按顺序）以及在每个地方计划停留的时间罗列出来，然后有五个关于旅行的问题需要你来回答。你的答案将决定后续准备的详细程度。

我的目的地

你要问自己下面的问题：我将去的地方有什么疾病正在流行？卫生设施的总体水平是什么情况？该地区及附近的医疗能力如何？气候有多恶劣？道路是不是安全？政局是否稳定？

同样，记住你去西欧旅行要进行的准备和要在一个不发达国家的偏僻山村长时间停留所要准备的要求是不同的。因为相比较而言，一些国家和城市是很安全的，你不需要过度担心。如果你去伦敦或东京，你是不需要注射伤寒疫苗的，如果你是在一个不发达国家的大城市短暂旅行，而且单独居住在高档酒店中，你也不需要进行全套的免疫预防。要想了解不同国家的危险疾病，请查阅本书的世界医疗指南部分。

我将做什么？

居住在发展中国家的农村地区，接触不卫生的食物和饮料会给你带来更多的危险，并且携带传染病的昆虫会带来更多的暴露机会。（然而，一些疾病如登革热也在城市中流行。同样疟疾也在非洲撒哈拉沙漠以南的一些城市中存在。）

住高档酒店、享受空调的旅行比去非常规旅行路线的偏远山区旅行风险要小。计划探险或者是到极热、极寒和极高的地方旅行的野外路线需要做更多的旅行前准备，如是否到一个距离医疗设施较远的偏远地区露营？在欠发达国家驾驶汽车、摩托车、电动自行车也是很冒险的事情，要知道机动车事故占报道的旅行者意外事故的绝大多数。高风险活动还包括在不熟悉的水域中游泳，在危险的池塘、湖泊和溪流中跋涉。偶然而没有保护措施的性生活是另一个潜在的健康问题。因此，对你可能做的事情进行深入分析会有效地帮助你预防疾病和伤害。

我将停留多久

短期旅行通常意味着极小可能生病或遇到事故。长期旅行会增加你遇到突发危险的可能性，也许是蚊子传播的疾病，如登革热。长期旅行还会导致你中断药物治疗，放弃安全的食物和饮料，或者忽视对蚊虫的防护措施。长时间停留的旅行还会带来"文化冲击"的风险，必须去深入了解当地的风土人情和民俗历史。因此，如果你到海外工作，你必须考虑到你和你的家庭在适应海外生活时要面临的心理压力。

我需要带什么？

你的路线、你可能遇到的天气情报、旅行的长度以及目的地的疾病情况都将影响你要携带的物品。例如，一些到热带、亚热带地区的旅行者忽视携带预防登革热及其他昆虫传播疾病所必需的防蚊虫叮咬的物品。请确认你是否带了在第 7 章中提到的必需品（如驱蚊剂、杀虫剂等）。你的健康状况更要求你采取额外的预防措施。

旅行准备

到海外旅行时，你要携带充足的常用药品，同时带一份处方的复印件，并记下药品的通用名，商品名通常在海外不同国家是不一样的。不要把药品混放在无标记的容器中。为了避免海关人员怀疑你的药品是毒品或迷幻药，将药品放在它们有标签的原始容器中。注意：某些国家的边检人员会拒绝HIV阳性者入境。HIV阳性旅行者要注意摆放所携带的药品。

只有在治疗必需的前提下才可以携带合法处方麻醉药和受控制的药品（如镇静剂、安眠药等）。如果你是需要携带注射器材注射胰岛素的糖尿病患者，你可能会被海关怀疑，同样你也要从医生那里拿到诊治证明。当你将在艾滋病/肝炎预防工具箱中携带注射器材时，这同样适用。

准备清单

使用下面的清单作为基本方针并根据你的路线、旅行细节和健康需要进行修改。一个尼龙或帆布包（例如 Eagle Creek 牌的袋鼠系列旅行包）或急救箱对携带药物或其他医疗器材是很有用的。任何锐利的医用器械例如剪子、手术刀等都要托运，以免在机场安检时被没收。所有药物和路途中必需的器材要随身携带。

医疗和个人保健用品

- 准备足量的常用药品。携带一份写有常用药品全名的清单。计算在旅行期间你所需的药量是多少，你是否需要补充药品。可以查询当地的药品信息，但是请记住：在一些地区生产的药品是不合格或是假冒的。各类假冒伪劣药品充斥于违法市场。因此在整个旅程中携带充足的重要药物，或者安排好补充药物运送给你是很必要的。
- 针对旅行者腹泻的抗菌药物——喹诺酮类抗菌药物是最有效的对症治疗药物。这类药物包括氧氟沙星（Floxin）、左氧氟沙星（Levaquin）和环丙沙星（Cipro）。阿奇霉素是最好的替代选择。环丙沙星和阿奇霉素有适于儿童服用的口服液剂型。
- 针对其他感染的自行治疗——左氧氟沙星可能是最佳选择。因为它广泛的抗菌谱涵盖了大多数常见和不常见的感染。对急性细菌性支气管炎、某些肺炎、尿道感染、伤寒、皮肤感染（蜂窝织炎和脓肿）以及由淋病或衣原体引起的非复杂盆腔炎（PID）有良好的效果。阿奇霉素是最好的多用途抗生素的备选药品之一。
- 洛哌丁胺（Imodium-AD, Diamode）——用于治疗轻中度旅行者腹泻或用于和其他药物联用治疗重度旅行者腹泻。
- 抗疟药——如果你要去的地方存在疟原虫的威胁时使用（见第 7 章），主要是用于预防。偶尔可携带用于自行治疗。
- 医疗箱——携带一个基本的医疗箱包括体温计、创可贴和创伤敷料、纱布、抗菌药物、剪刀和绷带。包足绷带布也是必需的。医疗箱的大小取决于旅行者的人数、时间的长短和当地的医疗状况。一些旅行者（特别是多国家的团队）还要携带缝合用品和静脉输液器材。
- 净化/纯化水设备——MicroPur 药片、Katadyn 过滤器和水极度纯化瓶是比较流行的设备。
- 口服补液盐溶液（如 CeraLyte）——可以预防和治疗因痢疾引发的脱水。1 升塑料水瓶足够用于储存水或口服补液盐溶液。
- 肾上腺素试剂盒——如果你有剧烈蜂蜇反应或食物药物过敏病史，需要根据医嘱准备一个紧急肾上腺素自我注射工具箱（EpiPen）。在旅行前确认你知道如何使用。
- 无菌针头/注射器套装——推荐要到存在肝炎、艾滋病潜在威胁的国家和要到医疗水平较低、药品卫生和安全得不到保证的国家的旅行者携带。
- 止痛药如布洛芬（如 Motrin、Advil）或对乙酰氨基酚（Tylenol）——含可待因的对乙酰氨基酚是一种很有效的止痛药，且有止泻作用。应该注意的是，阿司匹林受潮或受热后会失去药效。对乙酰氨基酚则不被这些因素影响。
- 抗酸剂——如氢氧化铝或碳酸钙制剂。
- 胃肠用铋——用来预防或治疗腹泻（见第 6 章）。
- 通便药或大便软化剂，便秘很常见，特别是老年人。
- 晕车/晕船药——TransDerm Scōp（治疗晕船）、SCOPACE（东莨菪碱片）、晕海宁、非那根。
- 预防或治疗高原反应药物（见第 15 章），当要去 8000 英尺（1 英尺＝0.3048 米）以上的海拔地区时需要考虑携带。
- 时差——安眠药如三唑仑（Halcion）对部分以失眠为主要症状的人有帮助。唑吡坦（Ambien）和扎来普隆（Sonata）也可选择应用。一个新药 Lunesta 可以阻止过早从睡眠中清醒，可能也会对适应时差有帮助。褪黑激素作用有限，而且未经 FDA 批准使用。
- 隐形眼镜佩戴者——必须携带抗生素滴眼药，感染性角膜溃疡不治疗可

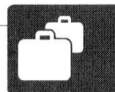

以导致角膜瘢痕形成。
- 手部消毒凝胶或皮肤消毒小毛巾——这些在没有水和肥皂时可以很方便地使用。这将有助于避免旅行者腹泻、病毒和呼吸道感染的传播。
- 鼻腔喷雾——羟甲唑啉或者去氧肾上腺素。
- 耳朵的保护——调整耳内压力的耳塞可以减少飞行时由于压力变化而引起的耳痛。当鼻腔不通畅时尤其应该使用耳塞。
- 抗组胺药——用于治疗过敏反应和鼻炎（花粉热）。西替利嗪和克敏能-D长效且无嗜睡作用。你应当和你的药剂师核对你所服用的治疗慢性病的药物，确定所有可能出现的药物间相互作用。
- Vōsol 溶液（2%醋酸）——用来预防和治疗游泳者耳病。
- 皮质类固醇软膏例如氢化可的松制剂（Cortaid）和去羟米松（Topicort）等——它们在治疗皮疹方面比那些非处方药更有效。
- 针对皮肤和足部的抗真菌软膏——克霉松和酮康唑是很好的选择，在炎热潮湿的热带旅行时必备。
- 抗真菌药物——一片口服的 150mg 氟康唑片剂可以根除酵母菌感染（滥用抗生素造成的感染）
- 额外准备一副眼镜或者隐形眼镜，携带配眼镜的处方。
- 其他有用的东西：
  - 镊子（可用来除去虱子）、小刀、剪刀或者一把瑞士军刀（不可放在登机时的随身行李中）。很多时候大号的别针也会派上用场。

雨雪、日晒、高温和昆虫叮咬的防范措施

- 遮阳帽，墨镜，雨伞。
- 防晒霜——使用广谱防晒霜，SPF 值大于 30。
- 杀虫剂——当你前往一个存在虫媒传播疾病如疟疾威胁的国家时，这是一个很重要的物品。旅行者应当使用 DEET 含量在 30% 以上的皮肤驱虫剂。Ultrathon 是一个很好的选择，可以提供针对蚊、蜱和苍蝇的持续 12 小时的防御。
- 衣物杀虫剂——扑灭司林（permethrin）处理过的纺织品，可以杀灭与之接触的昆虫。对于蜱类，它的效果比 DEET 更好。与 DEET 类杀虫剂（美国军方生产）同时使用，能达到对蚊蜱叮咬 100% 的保护效果。
- 蚊帐（最好经过扑灭司林处理）。
- 杀虫剂喷雾（如雷达飞虫喷雾剂）用来驱赶睡觉处的夜间叮咬型昆虫。

医药箱和其他供给:很多经销商都销售此类物品。如:Travel Medicine, Inc.、369 Pleasant Street、Northampton、MA 01060、800-TRAVMED (800-872-8633),网上目录见 www.travmed.com;Chinook Medical Gear, Durango, CO (800-766-1365),网上目录见 www.chinookmed.com。

查询目的地的天气情况:

全球气象信息:Http://www.weather.yahoo.com。

野外旅行

旅行前必须做好充足计划。如果要进行一次探险,行前要调查清楚可能会面临的温度和海拔条件。这就需要相对复杂的行前计划和准备了。绝大部分旅行组织者会建议你该携带什么,但是你还是需要咨询户外/野外旅行专家来确定其所推荐的物品是否已足够。本书推荐由 Eric A. Weiss 医学博士编著的《野外旅行医学综合指南》第 3 版(A Comprehensive Guide to Wilderness & Travel Medicine, 3rd ed., AMK Publishers, Oakland, CA 2000.),该书可从出版者(Adventure Medical Kits:800-324-3517)或 amazon.com 上购买。

野营、登山和远足的准备清单——你需要对天气的突然变化有所准备,尤其是大风、暴雨和温度急剧下降的情况。为安全起见,防水透气的外套或派克大衣、羊毛背心或帽子以及手套都应在旅行过程中随身携带。在去极端气候地区旅行途中,更应该多穿衣服以备万一。其他可能用到的物品清单总结如下:

- 睡袋
- 野营包
- 地席
- 防潮垫
- 帐篷
- 保暖毯
- 红外线保暖用具
- 燃料、点火装备
- 露营和用火许可证
- 炉子
- 火柴
- 急救箱
- 睡袋衬里
- 炊具和脱水食品
- 蜡烛和灯笼
- 地图和旅行指南用书
- 指南针
- GPS
- 手机
- 双波段收音机
- 望远镜
- 腕式罗盘/高度计/气压计

旅行准备

- 手电
- 备用电池和灯泡
- 绳索
- 泥铲和铁锹
- 保护手脚的化学加温器
- 毛巾、肥皂、化妆用品

旅行中你可能需要的文件

- 护照——中国公民请参见附录5《中华人民共和国护照法》（译者注）。
- 签证——可以在网上查询最新的办理签证所需文件。在核实签证所需材料后，联系你目的地国家的大使馆或领事馆，确认你所需的文件信息和处理时间。
- 入境需要HIV检查的国家——询问你所要去旅行的国家大使馆，确认是否需要该项检查。一般情况都是申请工作、长时间的居留或是移民时才需要检查，在1~3个月内的短期旅行不需要。
- 国际疫苗接种证明（黄卡）——黄热病疫苗接种必须由卫生部门指派的官方黄热病疫苗中心进行。有效的国际疫苗接种证明（黄卡）有统一的标志和医生或委托人的签名。当进入需要黄热病免疫证明的国家或地区时，应准备一份有效的国际疫苗接种证明。黄卡应该和护照放在一起。在卡上你还可以列出所接种的其他疫苗和曾使用的药物，以及免除接种的疫苗。

  注意：目前没有一个国家官方要求接种霍乱疫苗作为入境许可，但是在撒哈拉沙漠以南的某些国家，当地的机构可能需要这个证明。根据你旅行的路线，你可以要求你的保健医师在你的黄卡上注明：免除霍乱疫苗注射，并加盖豁免章和签名。注意：在新的黄卡上面已经没有霍乱疫苗的内容，一些旅行诊所就常规注明忌用该疫苗，另一些诊所则创建一个霍乱盖章处让旅行者知道他们没有接受过这个疫苗的注射。

- 额外的照片——申请护照或签证时，至少额外准备8张2寸照片。多余的照片会在你申请附加签证或国际驾照，或补办护照或其他证明时派上用场。
- 个人健康记录——应考虑携带健康和医疗记录复印件、最近的心电图复印件和化验单，将最近服用的药物和过敏史等列出。或者可以申请医疗记录服务，将所有个人医疗相关信息存入电脑，然后传真或e-mail到世界任何地方。
- 旅行健康保险——购买旅行健康保险是一个很好的选择（第18章）。这个保险为你在海外旅行时就诊和住院付费，同时还可以承担紧急医疗传送的费用。检查你现有的健康保险条款，注意如果在海外发生疾病时你的利益有没有保证。通常只有急诊的费用可以由保险负担，基本的医疗保险是不赔偿国外发生的疾病或事故的。所以有医疗保险的人还需购买增补保险。

- 海外的医生和医院——位于纽约的国际旅行者医疗援助协会（IAMAT）(417 Center Street, Lewiston, NY 14092; 716-754-4883) 发布的一本手册，详细列出了国外可以提供英文服务的医院和医生名单。
- 医疗警报手环——如果旅行者有严重疾病或者慢性疾病，或者有严重的药物过敏史，则应佩戴医疗警报手环。
- 海外处方药——可以通过 Fedex 或者 DHL 等快递公司在全世界范围内加急递送非管制（非麻醉类）药品。
- 海外手机——除非你的手机是多频段的，否则你的手机在国外可能没多大用处。所以你会考虑为旅行购买或租借一个手机。低成本的方案就是在到达目的地后买一个便宜的预付费手机，SIM 卡可以随即在当地购买安装。注意：拍照手机在沙特阿拉伯是不允许使用的，在其他一些国家使用也可能会引起怀疑。
- 你的私人医生的电话号码和电子邮箱。
- 旅行支票——保存好支票号的副本在家中，携带好你的支票出门。记录好使用支票的时间和地点以及遗失旅行支票后需要拨打的电话号码。
- 信用卡——记清你的信用卡额度。保存你的卡号复印件以备遗失后及时挂失用。
- 现金——在自动提款机（ATM）已经越来越普遍的今天，旅行者可以利用 ATM 方便快捷地提取现金。国外的银行通常可以从信用卡账号提取现金，因此应记住信用卡密码。
- 出生证明和有照片的身份证——这些文件在你凭护照进入某些国家时会用到。它们在你丢失护照时同样有用。如果你要在海外定居或结婚，请确认你带好了这些文件。
- 移民的绿卡——随身携带。
- 医生信件——你也许需要一份医生的信件来说明你在旅行中所携带的处方药品，包括如果是糖尿病人所需的注射器材。信中必须明确药物的通用名称和用量。
- 国际驾照——国际驾照有 9 种语言印刷，可起到你的驾照翻译件的作用，在许多国家有效。少数国家（如埃及、尼泊尔）不允许游客驾驶汽车。
- 经公证的父母同意证明——未成年儿童与无监护权的父亲或母亲旅行时所必需。有时候甚至是父母中一个人与孩子一起旅游也需要这个证明。没有这份文件你可能被拒绝登机或入境（如墨西哥）。

接种疫苗

见第 3 章中旅行疫苗接种指南。

旅行者的特殊需求

心脏病

如果你有心脏病史，目前情况稳定，旅行一般来说风险较低，乘坐航班被认为是安全的。心脏病并不是去高原旅行的禁忌证（见第 15 章，高原病），但无论去哪里，你要确保：
- 携带充足的当前用药物。
- 最近的心电图和相关的医疗记录。

起搏器 起搏器或植入式除颤/心脏复律器不是乘坐飞机旅行的禁忌证。步行通过机场的安检磁门不会影响这些设备，但是手持式的安检设备会影响到除颤器的工作。国际卫星无法传送对起搏器功能的电子电话检查。

慢性肺病患者乘坐飞机时的注意事项

慢性阻塞性肺病（COPD，肺气肿）患者如果走过一个街区的距离或者登上一层楼后没有呼吸困难情况，则可以乘飞机旅行。如果旅行者的海平面动脉血氧分压（PaO_2）小于或等于 72 mmHg 时，飞行过程中必须有额外的氧气供应。因为当飞机到达 8000 英尺高度时由于机舱内压力的变化，海平面 PaO_2 小于或等于 72 mmHg 的旅行者此时的 PaO_2 会低于 55 mmHg。

如果医生建议在飞机上吸氧，则应在登机前 48～72 小时联系航空公司的医疗部门。不同航空公司这项服务的收费从 50～75 美元不等。航空公司会要求开具医生证明以说明旅行者的健康状况和氧气处方。这些文件都需要随身携带。与其他国家航空公司不同的是，美国航空公司合法提供所有飞行中所需的氧气。飞行途中乘客不可以自己携带包装好的氧气，如果要携带便携式的容器，在办理登机手续时容器必须是空的。然而，飞机上的氧气供给系统（面具或鼻管）并非按照统一的标准生产，所以当需要在飞机上吸氧时可能需使用不同于自己所使的一套系统。另外，航空公司在飞机起飞前和着陆后不提供额外的氧气。因此如果转机时需要吸氧则需自己另外准备。

糖尿病

- 如果正在服用控制血糖的药物，飞行时无需根据时区不同调整用药时间。根据当地时间按时服药即可。
- 如果需要按时注射胰岛素，切记携带足够量的胰岛素和 U-100 型注射器（一些国家仍使用 U-80 型注射器）。
- 如果搭乘定点航班旅行请在出发前 72 小时预定糖尿病人饮食。

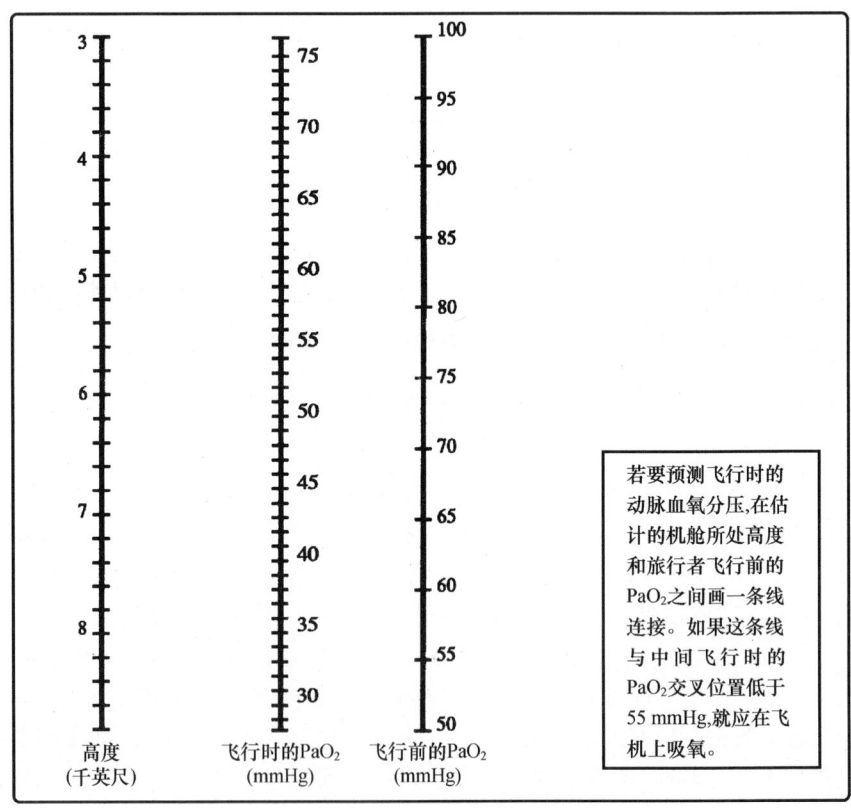

图 2.1　从机舱高度和飞行前动脉血氧分压预测飞行中动脉血氧分压的列线图。

- 通过机场安检时将胰岛素随身携带。
- 考虑将你携带的药品放置在特别设计的容器中,如 DIA-PAK。胰岛素即使在非冷冻的条件下也可以保持几个月有效,但是温度要控制在华氏 86 度以下。DIA-PAK 提供冷却装置,以使胰岛素在炎热气候中保持在低温状态。该公司也提供小包装的葡萄糖凝胶和其他附属产品。可通过电话(918-696-5998)或网上(www.baproducts.com)联系 B&A Prducts 公司购买。
- 在飞行过程中每六小时或在每餐前检测血糖。
- 携带小糖块、葡萄糖凝胶或零食以防止胰岛素反应(低血糖症)的发生。

牙齿、眼睛和足部

- 定期牙齿检查——给牙齿矫正留够充足时间。避免在 HIV 和 B 型肝炎感染威胁较大的国家治疗牙齿或注射。考虑携带一个如 DenTemp Kit 的牙齿紧急医疗箱来处理牙齿断裂或脱落等问题(见图 2.2)。

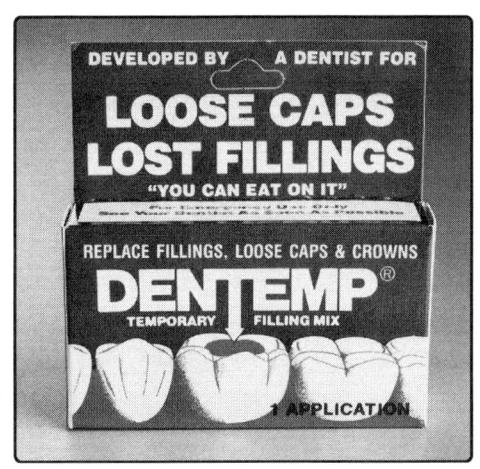

图 2.2 DenTemp 牙齿医疗箱在大多数药店有售。

- 足部检查——定时足部护理是基本要求,特别是对糖尿病患者和徒步旅行者。小心地修剪趾甲、鸡眼和茧子。使用爽足粉保证足部干燥和无真菌生长。确保鞋的舒适性。不要让疼痛、水泡感染或其他可预防的足部问题影响你的旅行或危害你的健康。

- 定期眼睛检查——多配一副眼镜。配戴隐形眼镜的旅行者除了要带抗菌眼药水外还应该带一副普通眼镜。配眼镜的处方复印件也应该放进要携带的文件中。隐形眼镜配戴者，尤其是那些晚上睡觉时不摘隐形眼镜的人很容易患上角膜炎（感染性角膜溃疡，通常由铜绿假单胞菌或沙雷菌感染引起）。未得到适当处理的角膜炎可以造成永久性角膜损伤或角膜穿孔。注意：即使是配戴日抛型软性隐形眼镜，患细菌性角膜炎的机会也比配戴透气的日抛型硬性隐形眼镜的人高 3 倍。

成年 HIV 阳性旅行者

行前评估 旅行前的医疗记录应该包括（和其他旅行者一样）一份医疗史、免疫史、过敏史和在以前的旅行中曾经发生的问题。$CD4^+$ 细胞计数正常或大于 $500/\mu L$ 的病人和非 HIV 感染者相比，并不会在旅行中有更大风险患病。但是 $CD4^+$ 细胞计数小于 $200/\mu L$ 的病人和有艾滋病症状的病人则很容易被感染。

旅行者腹泻 HIV 阳性的旅行者中，更容易发生旅行者腹泻，并且经常很严重，难以治愈。沙门菌、志贺菌和大肠弯曲杆菌感染的病人病程一般较长且容易发生菌血症。通常情况下对旅行者腹泻的抗生素治疗需要 1～3 天可见效，但若是上述 3 种细菌感染，则需要多至 7 天才可以。

隐孢子虫感染是热带地区旅行者患腹泻的主要病因。它可以引起严重的慢性腹泻、吸收不良，并且有时会引发胆囊炎。隐孢子虫寄生可引起相似的症状。贝氏等孢子球虫感染也十分常见，可以引起吸收不良、体重减轻。病毒感染、痢疾阿米巴、蓝氏贾第鞭毛虫或产肠毒素的大肠杆菌（旅行者腹泻患者中最常见的致病病菌）都不会明显增加人们相互之间的胃肠传染机会。

其他传染病 细菌性肺炎和真菌感染造成的呼吸系统疾病（如组织胞浆菌病和球孢子菌感染）对于艾滋病患者是极大的危险因素。相对于短期商务旅行者和游客，生活或工作在发展中国家经济落后地区的人患肺结核的几率远远高于前者。内脏利什曼病是一种十分难以诊断和治疗的疾病，有相当高的死亡率。前往西班牙、南欧和其他内脏利什曼病危险地区的短期旅行者也有很大可能被感染。相对于 HIV 阴性的旅行者，HIV 病毒携带者患疟疾后病情的严重程度较前者并没有太大区别，但是还是要通过化学预防和防止蚊虫叮咬措施来预防这种传染病。

预防措施 应该严格遵照饮食的卫生标准以防止病从口入。通常的保护措施包括不吃任何未熟透的鱼、肉、蛋类和蔬菜,水果去皮后才能入口,奶制品必须经过高温消毒等。$CD4^+$ 细胞计数较低的短期旅行者应服用抗生素以预防旅行者腹泻。$CD4^+$ 细胞计数正常的旅行者,包括预防性服用磺胺类药物以防止肺孢子虫病的人,也应该随身携带备用的喹诺酮类抗生素。采取措施预防蚊虫叮咬可以防止疟疾、利什曼病和登革热的传播。

性传播疾病 艾滋病患者不应进行任何有可能传播 HIV 病毒的性行为。同时,对于有可能使患者本人感染梅毒、单纯疱疹病毒或肠道病菌的性行为也应严格避免。由于乙型肝炎可使感染者长期携带病毒,乙肝病毒更需要引起重视。

免疫(疫苗接种) HIV 阳性的病毒携带者应当进行适当的免疫接种,但是当 $CD4^+$ 细胞计数 $<200/\mu L$ 时,抗体免疫应答可能受到损伤。例如对于免疫抑制的个体可能需要加大剂量的乙肝疫苗注射。由于在 HIV 早期和 $CD4^+$ 细胞计数较高时免疫应答较强烈,故应当在患病的早期进行免疫。对于 HIV 阳性的人群如果计划将来出去旅游或者即将出发旅行,均应进行免疫。但是对于已经出现艾滋病症状或者是 $CD4^+$ 细胞计数过低的人群,不应进行免疫注射。

旅行后的疾病

在国外旅行时所感染疾病的评估

这是一个很重要的问题。曾到国外旅游,尤其是到热带国家乡村地区旅行的人,很可能被感染细菌或寄生虫,而症状并不一定会立刻表现出来。旅行结束后,旅行者回到原来居住的地方,由于对于自己已被感染并不知情,因此很可能把病原体传染给周围的人。一旦在旅行后发现不适或有以下症状出现,应立刻咨询医生。

重要的旅行后疾病的症状

以下是热带疾病或传染病的最常见症状:
- 发热
- 腹痛
- 腹泻

- 体重减轻
- 疲劳
- 咳嗽或呼吸短促
- 皮疹

本书没有详尽描述所有可能的症状，但是发热作为旅行后疾病的最重要特征必须仔细迅速地得到评估。医生应该首先判断病人发热的原因是因为旅行相关的疾病还是在旅行结束回到居住地后才发生的。但是在大约25％的旅行者中，发热的病因无法确定，目前假定这是由于这部分旅游者感染了自限性病毒所致。

关键点：所有从国外旅行归来后生病的旅行者，应当让他们的私人保健医生联系一位旅行医学专家，咨询一下他们的疾病是否由于热带疾病引起。

诊断发热的原因

你回来多久或你可能暴露于某种疾病之后多久，这个问题关系着诊断。通常，一些疾病会在短短几天内发病，而有些疾病会在感染后几周到几个月内才出现症状。表2.1列出了一些会引起发热的旅行相关疾病以及它们在人体内的潜伏期。

你旅行的路线可以帮助临床医生判断是哪些疾病可能引起发热。例如疟疾，如果在你去过的国家中不存在，就可以立即排除。另外，已经接种针对某种疾病的疫苗则感染该疾病的可能性小。关于您旅行的地区有哪些感染病或热带病，请参考本书中"世界医疗指南"部分。在诊断过程中考虑可能存在的疾病暴露（如虫咬、接触污染的食物或水）和表2.1所提供的疾病潜伏期时间，可以缩小诊断范围；最后通过实验室检查可确定诊断。

例如，你从东非回来，1个月后高热，疟疾是最可能的诊断；但是血涂片可能显示嗜酸性细胞升高，提示是另外一型寄生虫感染，另一个血液检查则确诊为血吸虫感染（另一该地区常见的疾病）。

旅行后医疗目录

尽管有些旅行者去了存在一些流行性疾病的国家旅游，但这并不意味着一定被感染。因此，一份详尽的在当地活动的列表对于评估被感染的几率是十分关键的。个人的免疫状况十分重要。

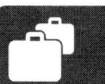

旅行准备

医生会询问以下问题：
- 你的路线：在何处停留了多久？是否曾前往有地方病流行的地区？
- 你到达和离开的日期？到家的时间？
- 你出发前接种过哪些疫苗？例如，如果你接种过甲型肝炎或黄热病疫苗，诊断时就可以完全排除这些疾病。伤寒疫苗接种不是100%有效，所以不能完全排除被感染的风险。
- 你有没有去过热带或亚热带国家的农村地区？
- 你有没有采取措施防止蚊虫叮咬？
- 你有没有坚持你的预防疟疾计划（如果有），用药恰当吗？

表2.1 部分发热性感染性疾病的潜伏期

	急性 （0～14天）	亚急性 （2周～6个月）	慢性 （6个月以上）
原生动物	疟疾 锥虫病	疟疾 阿米巴肠炎/脓肿 利什曼病 锥虫病	疟疾 阿米巴脓肿 利什曼病
细菌	伤寒 钩端螺旋体病 脑(脊)膜炎 军团杆菌病 细菌性肠炎	布氏菌病 肺结核	布氏菌病 肺结核
立克次体	南欧斑疹热* 落矶山斑疹热 斑疹伤寒		
病毒	西尼罗河登革热 其他虫媒病毒 病毒性出血热	甲、乙、戊型肝炎 HIV血清转化 CMV、EB病毒	HIV
寄生虫 （蠕虫）	血吸虫病	血吸虫病 丝虫病	丝虫病

* 另被称为地中海斑疹热和非洲蜱传斑疹伤寒。其他由蜱传播的立克次体疾病包括北亚蜱源性立克次体病和昆士兰州蜱传斑疹伤寒。CMV：巨细胞病毒。（摘自 Wiselka MJ, et al：Travel Medicine International，October 1992.）

健康游遍全球 **31**

- 你有没有坚持吃安全的食物和饮用水？是否吃过蜗牛、螃蟹、对虾和生鱼片？是否吃过由牛肉、猪肉、熊、海象或鱼不适当烹饪做出的奇异食物？
- 你有没有在国外接触有呼吸疾病的病人，例如结核？
- 在国外旅行期间是否曾患病，患病后是否经由医生治疗？治疗过程中使用了哪些药品？是否接受了注射或输血？
- 症状在旅行后什么时间（天、周或月）出现？
- 是否曾暴露于以下危险因素中：
  - 不安全的饮食——是否食用过没有熟透的或生的肉类或鱼（如寿丝）；沙拉类的冷食；街边小贩卖的食物（不是非常新鲜的）？
  - 昆虫和动物叮咬——是否被蚊子、跳蚤或虱子叮咬过？是否被狗或其他动物咬伤过？
  - 是否曾赤足在沙滩和泥地上行走？
  - 是否曾在野外水域中游泳、趟水或洗澡？
  - 是否曾和在国外期间新认识的人发生没有保护措施的性行为？
  - 是否曾游戏性偶然使用致幻药（特别是注射这些药物）？以及在国外旅行期间是否做过文身、钻孔或者整形外科手术？
  - 有传染性疾病的人？

只有在详细了解了这些活动经历后医生会决定要做哪些体格检查和实验室检查。

表 2.2 部分有发热症状的热带传染病的物理体征

物理体征	疾病名称
皮疹	登革热、伤寒、斑疹伤寒、梅毒、艾滋病、皮肤利什曼病、布氏菌病、莱姆病
黄疸	疟疾、肝炎、黄热病、钩端螺旋体病、回归热
淋巴结病	登革热、布氏菌病、内脏利什曼病、艾滋病、立克次体感染、单核细胞增多症、CMV、EBV
肝大	疟疾、伤寒、肝炎、钩端螺旋体病、阿米巴病
脾大	疟疾、布氏菌病、伤寒、回归热、内脏利什曼病、斑疹伤寒、登革热、锥虫病
焦痂	立克次体疾病、如蜱传斑疹伤寒或恙虫病、皮肤炭疽热

CMV：巨细胞病毒；EBV：EB病毒。

表 2.3　实验室检查

评估旅行后疾病的基本实验室检查包括：
- 通过全血细胞计数筛查贫血、嗜酸粒细胞增多、白细胞增多和/或低血小板
- 薄/厚血涂片（24 h 内进行 3 次）用来筛查是否患疟疾
- 如果可能，进行 Dip stick 疟疾试验
- 粪便培养，排泄物白细胞涂片。
- 镜下检查粪便是否有虫卵和寄生虫
- 肝功能检查
- 2 份全血培养
- 血清学检验（用以检查登革热、布氏菌病、斑疹伤寒、寄生虫等）
- 胸部 X 线片
- 尿检和尿培养

重要提示

　　如果曾前往疟疾流行区域（尤其非洲撒哈拉以南地区或大洋洲）旅行的旅行者在返回居住地后发烧，则应把疟疾列为导致发热的可能性最大的疾病。这些旅行者如果在旅行结束后开始发热，一定要告诉医生自己曾出国旅行，很可能感染了包括疟疾在内的热带病。如果已被怀疑患有疟疾，则应该做薄/厚血涂片。如果第一次涂片检测结果为阴性，应在 24 h 内重复试验 2~3 次才可确定没有患疟疾。

第三章
旅行需要接种的疫苗

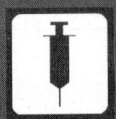

关键点：

- 因为旅行者很少感染霍乱，所以通常不建议接种，但是在严重疫区工作的援助人员和医疗工作者接种疫苗还是有益的。
- 所有旅行者包括孕妇，都应该接种流行性感冒疫苗，因为该传染病比以前想像的要常见。
- 甲型肝炎是一种旅行者中最常见的可以通过接种疫苗而预防的疾病；疫苗可以快速作用，而且终身免疫。
- 因为重大疾病或者意外事故中可能用到的注射器材常常消毒不严格，所有前往发展中国家的旅行者都有可能感染乙肝。对那些出国旅行者来说，接种甲肝乙肝联合疫苗（Twinrix）能让他们终身受益。
- 除了免疫受损个体不能产生针对疫苗的免疫反应外，一般不再使用免疫球蛋白来预防甲肝。
- 强烈建议前往原籍国探访亲友（visit friends and relatives，VFR）的旅行者接种伤寒疫苗。
- 新的脑膜炎球菌结合疫苗（Menactra）比多糖疫苗（Menomune）药效更好、更持久。但是两种疫苗都不能抵抗B群脑膜炎球菌性脑膜炎。
- 脊髓灰质炎，在很多西方世界包括欧洲已根除，但在非洲重新出现，在沙特阿拉伯和也门疫情比较活跃，目前也威胁着阿富汗、巴基斯坦、印度次大陆和印度尼西亚。

经常接受各种疫苗的"注射"，或者在临行前接受相关疫苗的注射，是避免罹患旅行相关疾病的重要方法之一。但旅行所需的免疫接种日趋复杂，新品种的疫苗不断面世（如预防脑膜炎的Menactra；预防旅行者腹泻和霍乱的Dukoral），而一些旧的品种逐渐被淘汰（如可注射的霍乱）。同时，一些

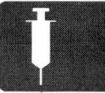

新的疾病（如SARS和禽流感），其疫苗还未研制出来。

　　旅行者往往在出发前没有留出足够的时间接受疫苗注射。当然，在某些情况下他们可能由于商业或私人原因未按时间表出发。虽然有些疫苗，如甲肝乙肝联合疫苗（Twinrix），可以通过快速免疫程序在3周内完成注射，一些旅行者也可能被迫延迟旅行，或如果按时出发的话不得不放弃必要的免疫接种。因此，在理想的情况下，旅行者应该至少在出发前6~8周征求医生建议，以确保有足够的时间进行一种或多种疫苗注射。商务旅行者或其他人，若其旅行时间表不能预知，应定期接种适合的最新疫苗，以确保他们能随时准备出发，而不用考虑目的地。

计划疫苗注射

　　在实际生活中，疫苗的注射要考虑个体的一系列因素：
- 旅行者的年龄、用药史、疫苗注射史、旅行记录、出生国家以及成长国家。
- 旅行时间，旅行期间生活活动方式（如可能不安全的性接触或使用毒品），高危职业暴露（如医疗卫生或援助人员）。
- 旅行者现在的健康状况，患有免疫缺陷性疾病（如艾滋病）或正在服用免疫抑制药物的人可能更易患可被疫苗预防的疾病，其注射活疫苗后病毒复制的危险性增高，并且对疫苗的免疫反应减低。
- 计划访问国家特定地点的现在疾病流行情况。
- 频繁光临的住宿和饭店类型。
- 与当地居民可能的接触情况。这有助于决定是否给予疫苗注射，如脑膜炎疫苗。
- 旅行者的疫苗注射预算。不幸的是，对于"有预算"的旅行者来说，疫苗的注射费用往往会接近旅行的总预算。虽然一些疫苗可以通过医疗保险获得赔付，但大部分疫苗花费都需要个人支付。
- 对孕妇的疫苗注射需要专家的建议，这需要考虑疫苗对胎儿的影响和孕妇暴露于疾病的危险程度。一般情况下，不应对孕妇使用活病毒疫苗。但是，如果是黄热病，疾病的危险程度将会超过疫苗可能带来的危险。

　　标准的旅行前免疫注射要考虑"3R"：（1）常规的（Routine）；（2）必需的（Required）；（3）推荐的免疫接种（Recommended immunizations）。常规的免疫是指儿童或成人不论旅游与否都要适时的免疫（如破伤风、脊髓灰质炎、白喉、麻疹、腮腺炎、风疹）。必需的免疫是指根据国际卫生规则接种旅行目的地国家入境要求的疫苗（如黄热病和流行性脑脊髓膜炎）。推荐的免疫是指根据感染风险推荐使用的免疫（如甲型和乙型肝炎、伤寒、日本脑炎、黄热病）。旅行医学咨询者根据上述三方面，结合考虑以上讨论的各种因素，对每个客户做出风险评估。免疫风险管理项目要兼顾旅游者需要、出发前时间安排及经济情况。

日常使用的疫苗以及在国际旅行中使用的疫苗会在下面的章节中阐述。表 3.2 包含了疫苗注射时间表、适用人群、加强注射以及注意事项等信息。表 3.3 是艾滋病免疫指导。图 3.2 是美国推荐使用的儿童免疫接种时间表。第 20 章讲述了怀孕期间的免疫注射。

疫苗和病毒概要

水痘

水痘疫苗现在是美国所有儿童的常规免疫接种疫苗。所有儿童在 12～18 个月之间，或者在这之后的任何年龄，都应该接受一次水痘疫苗的注射，如果他们从未患过水痘。成年人以及超过 13 岁的青少年应接受两次注射，间隔 4～8 周。水痘疫苗是活病毒疫苗，因此在怀孕期间不能注射。女性至少应在接受注射一个月之后才可以怀孕。

国际旅行者如果从未接受过水痘疫苗注射或者从未患过水痘，那么在临行前要接受该疫苗的注射。这对那些处在育龄期的女性尤其重要，因为水痘带状疱疹可对胎儿引起严重的伤害。水痘疫苗注射的时间表、适用人群、加强注射以及注意事项见表 3.2。

水痘是由病毒引起的高传染性疾病，通常不会很严重，虽然可有严重的并发症，甚至可致死，尤其当感染发生于成年人时。它主要是一种儿童疾病；在北美 90% 的儿童在 10 岁前已患过该病或接受过疫苗注射。来自拉丁美洲和南亚的新移民，如果既往感染史不清，应接受水痘抗体测试，因为这些地区水痘倾向于在较大年龄发病。感染通过接触被感染的物体和呼吸道传播。任何曾经患过水痘的人终身免疫，不需要接受疫苗的注射。

霍乱

美国已在 2000 年 6 月终止注射用霍乱疫苗的制造。目前，霍乱疫苗在该国已不能买到，但是口服霍乱疫苗在许多其他国家仍能买到，包括加拿大。霍乱疫苗在国际免疫接种证明手册中不再单列出来，并且进出境任何国家不再被"官方"要求。但是，因为在伊斯兰教麦加朝圣期间霍乱有大规模暴发的危险，沙特阿拉伯可能在允许入境前要求旅游者出示霍乱免疫接种证明。在这种情况下，旅行者需要出示一封医疗人员开具的加盖官方证明图章的医疗豁免书。明智的做法是联系目的地国家的大使馆或领事馆以确认是否需要霍乱免疫接种证明以及是否认可医疗豁免书。

口服霍乱疫苗——两种最近研制出的口服霍乱疫苗可提供长达 3 年的保护疗效。这两种疫苗与以前提供的注射疫苗相比，免疫效果更好并且副作用较小。

- 减毒活疫苗（Mutachol，Orochol）可在欧洲购买到。这种疫苗针对严重腹泻可在 6 个月内提供 90% 的保护疗效，并对任何原因引起的腹泻提供 80% 的保护疗效。
- 灭活细菌疫苗（Dukoral）在加拿大和一些欧洲国家可购买到。它至少在三年内针对霍乱提供 85% 的保护疗效。该疫苗也可针对产肠毒素大肠杆菌（ETTC）提供 50%～60% 的保护疗效，这是引起旅行者腹泻最常见的细菌。

通常对任何国际旅行者来说，霍乱疫苗都不推荐使用，因为疾病风险很低；但对存在高危风险的部分旅行者来说，接种疫苗还是有益的：

- 旅行者由于药物、疾病或过去手术导致胃酸减少，从而增加了患病的概率。
- 在难民营中的援助人员和医疗卫生工作者，他们工作和生活在缺乏卫生条件的高危环境中。

白喉、破伤风和百日咳

白喉由白喉杆菌（*Corynebacteria diphtheriae*）引起，表现为严重的嗓子疼痛（咽炎），有时候伴随毒素导致的心脏损害（心肌炎）。白喉通过密切接触和呼吸道分泌物而在人与人之间传播。百日咳由百日咳杆菌（*Bordetella pertussis*）引起，通过呼吸道传播。百日咳是持续咳嗽 3 周以上最常见的原因。大多数人通常认为百日咳和白喉只在童年发生而容易忽视和误诊这些疾病[*]。

破伤风不会在人类之间传播，它是由土壤中一种细菌——破伤风梭状芽胞杆菌分泌的毒素引起，通过感染开放的伤口或创面而导致该病。在某些地区它又被称为"牙关紧闭症（lockjaw）"，这是由于肌肉（包括呼吸肌）麻痹和痉挛引起。

---

[*] 成人百日咳经常因为其不同的临床和实验室特征而延误诊断。尽管其通常轻于儿童，但成人发病有时也可很严重。百日咳仍然是一个严重的威胁，需要公共卫生措施加以预防控制。

DTaP 疫苗（预防白喉、破伤风和百日咳）是美国和加拿大儿童的常规免疫接种疫苗。这种疫苗一共注射五次，从 2 个月开始，到 4～6 岁结束。这种疫苗通常和流感嗜血杆菌（Hib）疫苗一起注射。在完成儿童期 DTaP 免疫注射系列之后，二价破伤风/白喉（Td）疫苗被用于青少年和成人以维持针对破伤风和白喉的免疫力，该疫苗每 10 年加强一次。Td 疫苗并不提供针对百日咳的免疫力，这种疾病可在青少年和年轻成人时期复发。DTaP 疫苗是直到最近才不被允许在 7 岁以后使用；然而，现在在加拿大有一种非细胞 DTaP 疫苗，可用于未完成基础免疫注射的 6 岁以上儿童和成人；而且，对于从未接受过非细胞百日咳疫苗注射的青春期前儿童、青少年和成人，推荐注射一次该疫苗。在美国，食品和药品管理局（FDA）最近批准一种非细胞百日咳 Tdap 疫苗（ADACEL），针对 11～64 岁青少年和成人进行一次免疫加强注射，以抵抗百日咳以及破伤风和白喉。（ADACEL 与针对婴儿和儿童的 DTaP 疫苗含有相同的成分，但是白喉毒素和百日咳的一种成分含量减少。）三价 Tdap 疫苗的引入使得儿童期后通过注射一种疫苗而获得对所有这三种疾病的抵抗力成为可能。

流感嗜血杆菌 b 型 (Hib)

流感嗜血杆菌 b 型（*Haemophilus influenzae* Type b，Hib）是发生于儿童的细菌性感染，通过呼吸道传播，可引起脑膜炎。Hib 疫苗是美国儿童的常规免疫注射疫苗。这种疫苗一共注射四次（根据 Hib 疫苗的不同产品也可能注射三次），从 2 月龄开始，到 12～15 月龄结束。许多儿科医师把这种疫苗同 DTaP 疫苗一起注射。由于五岁以后很少感染流感嗜血杆菌，大一点的儿童和成人不需要常规注射这种疫苗。流感嗜血杆菌 b 型疾病在世界上很多国家常见，每个进行国际旅行的儿童应该注射这种疫苗。

注意：流感嗜血杆菌 b 型疾病和病毒性流行性感冒是不同类型的疾病。它们在名字上的类似性起源于它们在历史上的某些关联。Hib 疫苗免疫注射的时间表参见图 3.2。

甲型肝炎

甲型肝炎是一种肝的病毒性感染，通过摄入污染的食物和水而获得。未煮熟的贝壳类水生动物是感染的重要来源，因为它们可能生长在被未经处理的污水污染过的水质中。

甲型肝炎疫苗被推荐给所有前往不发达地区的未接受免疫注射且大于 2 岁

(在加拿大为 1 岁）的国际旅行者。甲型肝炎是旅行者中最常见的疫苗可预防性疾病，在美国有三种疫苗：Vaqta（Merck 公司）、Havrix（GlaxoSmithKline 公司）和 Twinrix（GlaxoSmithKline 公司）——甲肝乙肝联合疫苗。在加拿大有 Avaxim（Sanofi-Pasteur 公司）和 Epaxal（Berna 公司）两种疫苗可供使用。它们都在注射后两周产生明显的抗体。第二次注射通常推荐在 6~12 个月后进行，可以显著的增加抗体水平，产生 100% 的免疫，有可能是终生免疫。如果一个人的甲型肝炎免疫状况未知，可以通过验血知道他/她的抗体水平。患过该病的人不需要接种疫苗，但正在接受免疫注射的已有免疫力的人不会有任何危害。

甲型肝炎疫苗可以在 2 周左右起效，其起效之快足以防止有症状的疾病伤害，即使旅行者在到达目的地后即刻便暴露于甲肝病毒中。换句话说，疫苗即使在最后一分钟接种也是有效的，而免疫球蛋白则不是必要的。需要知道的是，疾病预防和控制中心（CDC）的专家（亚特兰大州和乔治亚州）推荐出发前 2 周尚未接受甲肝疫苗注射的人需注射免疫球蛋白。这个推荐与其他所有工业化国家的顾问专家的建议并不一致，他们推荐在出发前仅接种疫苗即可。甲型肝炎疫苗注射的时间表、适用人群、注意事项以及加强注射见表 3.2。

乙型肝炎

乙型肝炎是一种损害肝脏的病毒感染。它通过血液接触、性活动、污染的注射器具（主要是针头和注射器）、处理血制品等传播，并通过母婴垂直传播。

乙型肝炎疫苗是美国所有 18 周岁和 18 周岁以下婴儿、儿童和青少年的常规免疫注射疫苗。现在在美国和加拿大使用的疫苗采用重组 DNA 技术制造。在三次疫苗注射完成之后产生的保护效应被认为是终生的。当旅行者注射该疫苗后，一般并不常规检测血清抗体水平。但是，如果检测的话，一个旅行者若在一系列免疫注射完成 1 个月后仍未产生乙肝抗体，则他或她被认为是"无应答者"。如果时间允许的话，应考虑额外剂量的疫苗注射。重要的是需了解，1/3 曾产生免疫（抗体水平 > 10 IU/mL）的人群会在 5 年内失去抗体，但因为存在免疫记忆细胞仍可终身防护。

旅行医学专家日益感到，所有去高危地区的旅行者都应接种乙肝疫苗，因为免疫是终生的。一个人不能预测是否会发生严重的疾病或事故，一旦需要针管注射，便有可能使用到未消毒完全的器具。

高危人群包括：
- 长期/移居国外的旅行者（3 个月或更长）

- 旅行者可能进行不安全的性活动或娱乐性吸毒活动
- 旅行者，尤其是年幼儿童，暴露于高危地区中有开放性皮肤伤口的当地居民中
- 旅行者有潜在的健康问题，需要医生或牙科治疗，这期间可能需注射和/或输血
- 卫生保健工作者和援救人员

免疫球蛋白（IG）

免疫球蛋白（也称为 IG、免疫血清球蛋白、ISG 或 γ 球蛋白）并不是一种疫苗，而是一种高浓度抗体可以抵抗许多感染，尤其是甲型肝炎。尽管 IG 包含人体血液制品，但它从未显示传播传染性疾病，如艾滋病。它有效地保护国际旅行者免受甲型肝炎的困扰（有效期 3～5 个月，视剂量而定），在接触病毒后马上接受免疫球蛋白注射可以有效预防麻疹和甲型肝炎。自从 1995 年甲型肝炎疫苗问世后，IG 的使用明显下降。

不满两周岁的旅行者如果需要预防甲型肝炎应该接受 IG 单次注射，而不应给予甲肝疫苗*。免疫受损的旅游者不能对疫苗产生应答，也应接受 IG。然而，目前 IG 短缺，使其难以获得。

IG 可以干扰疫苗中活性病毒的复制。经验显示这种情况只在麻疹、腮腺炎和风疹疫苗（MMR）以及水痘疫苗中出现。因此这些疫苗不应该在接受免疫球蛋白注射前两周至注射后七个月期间使用。如果免疫球蛋白注射必须在 MMR 和水痘疫苗注射不久之后进行，以后需要重新注射这些疫苗。免疫球蛋白注射的时间表、适用人群、注意事项以及加强注射见表 3.2。

流行性感冒

流行性感冒是由病毒引起的世界范围的传染性疾病，旅行会增加得病的概率。由于流行性感冒病毒变化很快而且随着地理位置的不同而有所不同，疫苗需要每年注射以适应这些变化。在南半球和北半球流行性感冒暴发于寒冷的冬季，而在热带地区流感会全年发生。

流行性感冒疫苗现在是美国 6～23 月龄儿童和 50 岁以上成人的常规疫

---

* 大多数不满两周岁的幼儿在感染了甲型肝炎后并无明显症状，但他们可能会将病毒传染给其他人。

苗注射。其他有潜在医学问题需接受疫苗注射的人包括慢性阻塞性肺病、心脏病、糖尿病和恶性肿瘤患者，以及期望在流感季节怀孕的妇女；前往流感活动地区的旅行者，不论年龄大小也应接受疫苗注射。在北美和欧洲，每年的最佳注射时间是从10月中旬至11月。

南半球疫苗 在4～10月期间前往澳大利亚、新西兰、南美和南非旅行的人应该考虑在目的地接受疫苗注射。用于南半球的疫苗配方稍有不同，但只能在南半球使用，在美国未被许可。流行性感冒疫苗注射的时间表、适用人群、注意事项以及加强注射见表3.2。

流行性乙型脑炎（JE）

流行性乙型脑炎（JE），又称日本脑炎，是一种严重的脑部病毒感染，在南亚和东南亚农村地区通过蚊虫叮咬传播。北部地区发生季节性传播（夏季）；而在南部，可发生全年传播。

三次剂量的JE疫苗，在30天内使用（第0、7和30天），推荐有潜在风险的旅行者使用（见第9章）。当30天注射时程不允许的情况下，可以使用一种两次剂量的时间表（第0、14天）。两次剂量的注射可以使你获得80%的保护。如果两种时间表都无法进行，在出发前接受两次注射，间隔一周，可以有部分保护。建议在临行前至少10天接受最后一次注射，因为：（1）允许免疫系统有起效时间；（2）如果有任何不良反应，可以寻求医生治疗。

这种疫苗严重的不良反应包括风疹（麻疹）、血管性水肿（面部或身体其他部位水肿）和低血压。这些症状十分罕见（<6/100 000），通常在注射后几天产生，也可能延迟7～10天。正是由于这些延迟的不良反应，你在进行国际旅行前至少10天内必须完成最后一次JE疫苗注射。有潜在风险的旅行者不应因为距离出发前不到10天而放弃免疫接种。

注射可能带来的不良反应需要与感染疾病的风险进行权衡，因为感染在1/3有症状的人群中，有10%～25%的可能是致命的或导致永久性地脑损害。

流行性乙型脑炎疫苗注射的时间表、适用人群、注意事项以及禁忌证见表3.2。

莱姆病

莱姆病疫苗（LYMErix，GlaxoSmithBeecham）1998年在美国获得许可，但2001年从市场撤回。

表 3.1　流行性感冒抗病毒药

通用名	商品名	使用说明	剂量	注释
M2 抑制剂——流行性感冒 A				
金刚烷胺	Symmetrel	治疗 ＞1 周岁	100 mg bid× 7 天	CNS 副作用
		预防 ＞1 周岁	100 mg qd	＞65 周岁—— 剂量减少至 100 mg qd
			如果肾功能受损 ——减少剂量	如果 CrCl ＜80 ml/min—— 减少剂量
金刚乙胺	Flumadine	治疗 ＞14 周岁	100 mg bid× 7 天	如果 CrCl ＜20 ml/min 减少剂量
		预防 ＞1 周岁	100 mg qd	
神经氨酸酶抑制剂——流行性感冒 A 和 B				
扎那米韦	Relenza	治疗 ＞7 周岁	2 粒（blister） bid×5 天	碟式（Diskhaler）吸入器
				待决事项： 预防＞7 周岁
				有支气管痉挛 史者应谨慎
奥司他韦	Tamiflu （达菲）	治疗 ＞18 周岁	75 mg bid× 5 天	待决事项： 治疗＞1 周岁
		预防 *（成人）	75 mg/d× 1～6 周	预防＞1 周岁 轻度 GI 副作用
没有针对禽流感病毒的疫苗，但是奥司他韦（达菲）可能有效。				

*1 周——紧密接触；6 周——社区暴发。

麻疹

麻疹是一种病毒感染,通过呼吸道传播。在年幼儿童,尤其是营养不良的儿童,可引起严重疾病。它是导致世界范围内儿童死亡的一个主要原因。

世界卫生组织希望截至 2010 年麻疹将在全球范围消失。现在所有在美国发生的病例都源自国外,由旅行者带入,许多病例是因为外国学生在美国参加中学或大学而引起。麻疹仍然是很多发展中国家的一个主要健康问题,尤其在非洲撒哈拉以南地区和印度次大陆地区。前往不发达国家的旅行者应该接受麻疹免疫,或者以前曾患过该病,或者通过免疫注射。偶尔在发达国家也有麻疹病例的报告——例如最近在荷兰和爱尔兰的暴发。然而,许多成年旅行者可能对麻疹不具有免疫力。在 1957 年以前出生的人(在加拿大为 1970 年以前)假定在幼儿时期曾患过麻疹从而有终生免疫。事实上,在麻疹流行时期,"几乎每个人得过该病",一些人侥幸未得而成为麻疹易感者。这个数字比通常预期的还要高。同样的情况发生在腮腺炎、风疹和水痘上。应该注意的是所有这些疾病如果在成年的时候罹患会严重得多,所以对成年人的免疫就格外重要。

在 60 年代中期,当有效的活病毒疫苗发明后,专家认为一次注射就可以获得终生免疫。但经验显示麻疹疫苗的免疫是全部或者毫无——一次有效或完全无效——一次免疫注射只能带来 90% 的免疫,第二次注射可以基本保证剩余的免疫。因此,美国 1957 年以后出生或者加拿大 1970 年以后出生的旅行者若未接受两次免疫注射,应进行第二次麻疹疫苗注射。

麻疹疫苗(通常称为 MMR——麻疹、腮腺炎、风疹联合疫苗)是一个两次注射系列,在一周岁或一周岁以后注射一次并在 4~6 周岁时再注射一次。当然两次注射可以在任何时间进行,其间间隔至少一个月。MMR 疫苗不能在怀孕期应用,妇女不应在注射后 3 个月内怀孕。

注意:哺乳期妇女可以接受 MMR 疫苗注射。对于 6~11 个月前往麻疹高发区(如印度)的婴儿,建议一次性注射单价麻疹疫苗(MMR 也可)。如果在 6~11 个月接受了疫苗注射,仍建议在 1 周岁之后或实际需要的时候接受常规 MMR 疫苗注射。未满 6 个月的婴儿可以通过来自母体的抗体保护而免受侵害。麻疹疫苗注射的时间表、适用人群、注意事项以及加强免疫见表3.2。

流行性脑脊髓膜炎

流行性脑脊髓膜炎由脑膜炎球菌引起。有五种脑膜炎球菌血清群可致病：A、B、C、Y 和 W135，它们在世界范围的分布具有地理差异性。现在还没有针对 B 群的疫苗。

四价多糖疫苗 Menomune（Sanofi Pasteur）在美国有售，可以针对四种血清群 A、C、Y 和 W135 产生 3 年的保护期。2005 年 1 月，美国食品和药品管理局批准了一种四价结合疫苗 Menactra（Sanofi Pasteur），这种疫苗更具有免疫力，且免疫时间更长，大概持续 8 年。Menactra 疫苗也可以清除鼻内脑膜炎球菌，从而破坏了疾病传播链中的一个关键因素。现在，制药商推荐 Menactra 仅用于 11～55 岁的人群，但尚没有原因解释为什么疫苗不能用于更年轻和更年老者。不像 Menomune，结合疫苗 Menactra 在 2 岁以下儿童可能有效。

在欧洲和英国有针对 A 群和 C 群的二价脑膜炎球菌疫苗，在加拿大有两种针对 C 群的结合疫苗（Menjugate，Neisvac）。因为这些疫苗的免疫范围有限（仅 1 或 2 群），因此它们对旅行者并非理想的。四价疫苗（Menomune 或 Menactra）针对四种血清群有效，建议前往非洲撒哈拉以南地区"流行性脑脊髓膜炎带"的旅行者注射，而在麦加朝圣期间前往沙特阿拉伯的旅行者则必须注射。

脑膜炎球菌 W-135 群最近是导致沙特阿拉伯流行性脑脊髓膜炎的一个重要原因。所有前往麦加朝圣的旅行者在申请签证时均被沙特阿拉伯大使馆要求出示脑膜炎球菌 ACYW-135 疫苗接种证明。该疫苗接种证明现在有效期为三年，但可能会因引入持续时间更长的结合疫苗而改变。

6 个月～2 岁的儿童需要接受两次脑膜炎球菌 ACWY 疫苗注射，其间需间隔 3 个月。

疫苗接种中心必须提供疫苗接种手册或证书，上面填有旅行者姓名、所接种疫苗、注射日期以及注射者签名。

注意：脑膜炎球菌疫苗通常不推荐用于 2 岁以下的儿童，但在特殊情况下（如去沙特阿拉伯旅行）可用于小至 3 个月的婴儿。应使用结合疫苗。

CDC 不再推荐前往尼泊尔、印度、蒙古、肯尼亚、布隆迪或坦桑尼亚的旅行者常规注射脑膜炎球菌疫苗。在 2005 年 6 月，在印度新德里曾有流行性脑脊膜炎的暴发。因此前往印度的旅行者应在 CDC 网站（www.cdc.gov/travel）上查询目前推荐的疫苗接种。

流行性脑脊髓膜炎疫苗注射时间表、适应人群、注意事项和加强注射见表 3.2。

百日咳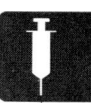

百日咳是由百日咳杆菌引起、经由呼吸道传播的一种细菌性感染，可导致痉挛性咳嗽。每年在全世界大约有6000万人感染百日咳，引起60万人死亡，主要是发展中国家的儿童。它有可能是一种严重的疾病，尤其对婴儿来说，传染性极高。百日咳的症状主要是窒息和咳嗽——往往持续数周。

百日咳疫苗是以DTaP疫苗（白喉、破伤风和百日咳）的形式注射给儿童。但是疫苗并不是100%有效，接种疫苗的儿童仍有可能感染（虽然感染的后果不那么严重），因此应该限制暴露于疾病。免疫的效果可以持续10年左右，因此大一点的青少年和成年人仍有可能感染，但是疾病形式通常比较轻微。DTaP疫苗注射的时间表、适应人群、注意事项以及加强注射见表3.2。

脊髓灰质炎（小儿麻痹症）

脊髓灰质炎是由脊髓灰质炎病毒引起的一种高度传染性疾病，它是通过暴露于含病毒的粪便或呼吸道分泌物在人与人之间传播的。脊髓灰质炎已从世界大多数地区消灭，包括西半球、欧洲和东南亚，但是最近在非洲，主要在尼日利亚，有再次暴发现象。自2003年谣传疫苗可使人致病或引起AIDS，导致疫苗注射计划停止，脊髓灰质炎已从北尼日利亚有所蔓延。大多数暴发地区病例在穆斯林Sahel，这是自马里至埃塞俄比亚的撒哈拉南部干燥地带。脊髓灰质炎目前也出现在沙特阿拉伯和也门。世界其他出现脊髓灰质炎病例的地区有巴基斯坦、北印度、阿富汗、埃及和印度尼西亚。

已接受一系列完整的脊髓灰质炎疫苗［IPV（灭活脊髓灰质炎疫苗）或OPV（口服脊髓灰质炎疫苗）］注射的人如果超过18周岁或前往脊髓灰质炎流行地区，如非洲、中东和印度次大陆，应该接受一次额外的疫苗注射。这次额外的（加强）脊髓灰质炎疫苗注射只需要在成年期进行一次，并且该注射应采用灭活脊髓灰质炎疫苗（IPV）。

OPV可能（但十分罕见）引起接受注射者瘫痪，或者引起与接受注射者接触的无免疫性的人瘫痪。因此美国不再生产和应用OPV——仅应用IPV。但OPV在世界其他国家仍然广泛使用。只有在下述情况应该使用OPV：

- 任何未接受免疫的儿童在四周内前往世界脊髓灰质炎仍旧存在的地区。
- 进行第三或第四次脊髓灰质炎疫苗接种的儿童，他们的父母不会再接受完成一系列IPV注射所要求的其他注射。

- 在疾病暴发区需要大规模疫苗接种以控制疫情。

脊髓灰质炎疫苗接种的时间表、适应人群、注意事项以及加强注射见表3.2。

狂犬病

狂犬病是一种脑致命病毒感染,通过动物咬伤传播,在发展中国家通常是狗或猴,在北美通常是蝙蝠、臭鼬、狐狸和浣熊咬伤。建议长期前往疾病流行区的旅行者接受狂犬病疫苗注射,尤其是儿童,他们常常接触动物,并且在被咬或被抓伤后不能及时报告。

基本的狂犬病疫苗注射系列包括三次注射,间隔为0、7、21或28天。对于旅游者,仅在个体可能暴露于病毒时需要进行两次加强注射。兽医和业余洞窟探勘者应该每2~3年接受一次加强注射。在暴露前给予狂犬病疫苗的主要优点在于消除了暴露时需要在咬伤位点注射狂犬病免疫球蛋白的需要。狂犬病免疫球蛋白在发展中国家常常非常罕见,而狂犬病疫苗通常较易得到。因此动物咬伤后如果旅行者被迫飞往其他国家或城市,甚至返回家乡以获得狂犬病免疫球蛋白,则往往结束旅程。并且,暴露前疫苗接种可减少暴露后疫苗注射量,并可能延长动物暴露与开始治疗之间的安全期。当然,不能排除用肥皂和水适当清洗伤口的基本步骤。

当旅行者正在服用氯喹或甲氟喹预防疟疾时,不建议采用狂犬病疫苗皮内注射。建议采用肌肉注射。如果采用狂犬病疫苗皮内注射,应该在服用氯喹或甲氟喹之前30天开始进行。三种类型的狂犬病疫苗在美国有售,效果均相同。狂犬病疫苗注射的时间表、适应人群、注意事项和加强注射推荐见表3.2。

风疹(德国麻疹)

风疹,或德国麻疹,由风疹病毒引起,在儿童通常是一种轻度感染,但在妊娠期妇女则是一种非常严重的感染,因为可对发育中的胎儿造成严重伤害。大多数美国人和加拿大人对风疹免疫,或者以前得过该病,或者通过接受麻疹-腮腺炎-风疹(MMR——默克)疫苗注射。在过去20年间,几乎所有的儿童都接受过两次MMR疫苗注射。实际上,只有考虑怀孕的妇女或自身风疹免疫状态未知的旅行者需要接受风疹疫苗注射。这些妇女应该考虑接受一次MMR注射。一次风疹疫苗注射基本上可以100%保证终身免疫。

风疹疫苗和关节炎 大约10%~25%的青春期后女性在接受风疹疫苗注射后产生关节疼痛,10%左右显示类似关节炎的症状和体征。关节症状通常在

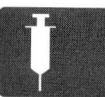

接受注射 1~3 周后产生，持续 1 天至 3 周不等，极少复发。

破伤风/白喉 (Td)

破伤风是一种伤口的感染性并发症，由破伤风杆菌毒素引起。这种微生物可发现于世界各地的土壤中以及各种动物和一些人类的粪便中。当伤口被含有破伤风杆菌芽胞的土壤污染时，芽胞开始发育，并产生一种可侵害中枢神经系统的毒素，导致严重的肌肉收缩与痉挛、呼吸系统麻痹甚至死亡。破伤风是全球性的健康问题，尤其在发展中国家的婴儿和儿童中常见。在美国，大多数感染发生在以前从未接受过免疫注射的老年人中。

破伤风/白喉疫苗（Td 疫苗）是美国的常规疫苗注射。在完成 DTaP（白喉、破伤风和百日咳疫苗）系列注射后（在 7 岁以前），Td 疫苗在最后一次 DTaP 注射至少五年后，大约 11~12 岁时注射。建议以后每 10 年接受一次 Td 加强注射。破伤风疫苗免疫的时间表与白喉完全一致，因此两种疫苗往往合成一种产品。

Td 疫苗注射的时间表、适应人群、注意事项以及禁忌证见表 3.2。

蜱传脑炎 (TBE)

蜱传脑炎（tick-borne encephalitis，TBE）是一种严重的脑部病毒感染，通过蜱叮咬传播，通常在春季至秋季自乡村或森林地区旅游后患病。食用未经巴氏消毒的乳制品也可患该病。

TBE 有两种亚型：
- 西方型（或中欧脑炎），经由蓖子硬蜱传播。该亚型发生于欧洲中部、东部和北部的森林地区。
- 东方型（或森林脑炎），经由全沟硬蜱传播。该亚型发生前苏联、乌拉尔山东部以及中国、日本、韩国。

蜱传脑炎有三种疫苗：
- FSME Immune (Baxter) 是一种由奥地利制造的灭活病毒疫苗，在欧洲有售，而在美国没有。完整的疫苗接种系列包括 1 年注射 3 次疫苗（间隔为 0、1 和 12 个月）。
- Encepur (Chiron) 由德国制造，在欧洲也有售。1 年需注射 3 次。
- 第三个蜱传脑炎疫苗由俄罗斯产生。

快速免疫程序　两次疫苗注射，间隔一周，可能会给予充足保护。第三次注射应在 3～4 周后给予，1 年后给予第四次注射。

推荐在温暖季节去疾病流行区森林旅游的旅游者注射该疫苗，因为他们可能在户外活动期间（如野营、骑脚踏车兜风或工作）被蜱叮咬。甚至一次短暂的旅行也可能给旅行者带来危险。

旅行者腹泻 [肠毒性大肠杆菌（ETEC）]

旅行者腹泻是旅行者中最常见的疾病病因，见于多达 80％的国际旅行者，取决于目的地的不同。尽管在大多数病例旅行者腹泻是自限性疾病，但是几乎 40％的患者被迫改变行程，20％需卧床休息。旅行者腹泻最常见的病因是产肠毒素大肠杆菌，即肠毒性大肠杆菌（ETEC）。在世界一些地区，尤其是拉丁美洲、非洲和印度次大陆区，该菌所引起的旅行者腹泻达 60％。

口服霍乱疫苗 Dukoral（Sanofi-Pasteur），最近在加拿大和欧洲引起，可针对 ETEC 产生 60％的保护性，针对霍乱产生 85％的保护性；后者很少在旅行者中发生。为针对 ETEC 产生保护性，疫苗需注射两次，间隔 1 周，可产生为期 3 个月的保护期。如果在 5 年内未给予加强注射，必须重复该两针免疫程序。即使已接受过免疫注射，对旅行者来说携带洛哌丁胺和治疗腹泻的抗生素仍是明智之举。从接种疫苗中受益最大的旅行者是那些有潜在健康问题的人，如糖尿病、肾脏疾病、肠道疾病和免疫缺陷者。

结核（BCG——卡介苗）

结核（TB）是一种经由咳嗽传播的细菌性感染，由结核分枝杆菌引起，现在被认为是全球引起死亡的最常见的感染性原因。据估计世界有超出 1/3 的人感染该菌，其中大多数为潜伏感染，不会致病。然而在免疫缺陷的 AIDS 患者中肺结核很常见。

卡介苗疫苗极少在旅行者中使用，在旅行中罹患结核的概率很小。美国疾病预防与控制中心（CDC）声称："只有当未接受治疗的肺结核患者不断咳嗽，周围空气被无数自肺中分泌的结核病菌污染，正常人长期密切接触被污染的空气才可能被传染。"最近的研究表明停留在高危地区的旅行者每年罹患结核的危险大约为 3％。卡介苗通常在幼儿时期接种，无论是发达国家还是发展中国家。在美国，肺结核的控制主要通过确定和治疗受感染的人群而实现，卡介苗并没有应用。

卡介苗可能适用于儿童（如传教士的孩子），他们往往长期密切接触发展中国家偏僻地区的当地人群，这些人群有很高的肺结核发病率。在小于 5 岁的儿

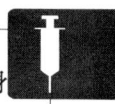

童,卡介苗对预防严重并发症(如脑膜炎和播散性感染)比预防结核感染本身更加有效。在美国,通常建议处于危险中的个体在暴露前或暴露后(包括旅行)接受 TB 皮肤测试而不是卡介苗疫苗注射,对于皮试测试从阴性转为阳性的人进行治疗。行 TB 皮肤测试的理想时间是最后一次暴露之后的 3 个月。

伤寒

伤寒,一种由伤寒沙门菌引起的细菌感染,是一种严重的全身性疾病,疾病特征有长期发热、头痛、咳嗽和便秘。食用被污染的食物和水或与感染者密切接触(粪-口传播),可导致该病。

伤寒疫苗有两种,在不同研究中二者的效能为 55%~72%。

- 21a 型口服活伤寒疫苗有两种类型:胶囊型在美国、加拿大和欧洲有售,悬浮液型在欧洲和加拿大有售。在美国采用四剂免疫方案(每隔一天服用 1 粒胶囊)。在欧洲和加拿大,无论是胶囊型还是悬浮液型,均采用三剂免疫方案——隔天一次,共 3 次。加强免疫推荐在 3~7 年左右进行,取决于国家标识。胶囊和悬浮液型均需冷冻保存,并在服用前约 1 小时放在冷的液体中。

在最后一剂服用后 7 天可获得免疫保护。不良反应不常见,可能包括腹部不适、恶心、皮疹或荨麻疹。口服伤寒疫苗不应与抗生素同时服用,因为它们可互相干扰彼此的效能。如果未完成全部口服剂量,必须重新开始全套免疫系列以获得保护。

- Typhim Vi 是一种单次注射疫苗(0.5ml 肌内注射),用于 2 周岁或 2 周岁以上的人群。不良反应尽管不常见,但可能包括注射部位不适、发热和头痛。加强注射在美国推荐 2 年后进行,在加拿大推荐 3 年后进行。

因为在美国大多数伤寒病例源自发展中国家的移民,因此强烈推荐 VFR(返回他们的出生地国家探望家庭、朋友及亲属的移民)注射疫苗,尤其是那些返回拉丁美洲、南亚和东南亚的人。伤寒疫苗注射时间表、适应人群、注意事项和加强注射见表 3.2。

黄热病

黄热病是肝脏的一种严重病毒感染,仅发现于非洲撒哈拉以南地区、南美和巴拿马;主要通过白日叮咬人的蚊虫传播,早晨和黄昏是该虫叮咬高峰期。在非洲流行地区的城市和乡村,(未曾免疫接种的人群)停留 2 周感染黄热病的危险为 1/250~1/2500。在南美感染危险主要来自乡村地区,感染率较低，停留 2 周感染危险为 1/25 000。

黄热病疫苗可能是前往特定国家唯一被要求接种的疫苗。（在 http://www.cdc.gov/travel/yelfever.htm 上可以找到世界各国有关疫苗接种证明要求的全面清单。）在接种疫苗后（通过旅行医疗机构或地方卫生部门），会获得一份国际疫苗接种证书，前往黄热病流行区或从流行区返回的旅行者要求携带这份证书。如果由于医学原因（如不满 4 个月的婴儿、怀孕妇女、对鸡蛋过敏的人以及那些胸腺切除或有免疫抑制疾病的人）而不能接种疫苗，大部分国家将接受医疗豁免。美国疾病预防与控制中心（CDC）建议出发前从领事馆或大使馆获取这样的豁免书。

黄热病疫苗为减毒活病毒疫苗。一次注射可以维持 10 年或更长时间的免疫力。在初次注射疫苗后 10 天或加强注射后即刻可获得保护性。如果前往要求疫苗接种的国家，若在入境前距离初次疫苗注射不足 10 天，旅行者可拒绝入境直至 10 天期满。

接种黄热病疫苗注意事项　通常接种疫苗并没有不良反应：不到 5% 的人接种后 5~10 天会产生轻微头痛、肌肉痛或其他轻微症状。然而，一些人不应该接种疫苗，而其他人应该被密切评估。

接种疫苗不适用于以下三类人：
- 黄热病疫苗不能给不满 4 个月的婴儿接种，因为有发展为病毒性脑炎的危险。通常接种疫苗应该在 9~12 个月龄之后进行。
- 怀孕的妇女不能接受疫苗。因为理论上胎儿可能会由于接种疫苗而受到感染。然而，对于计划前往疾病流行区旅行的怀孕妇女可以接种疫苗，因为研究表明在热带地区大规模疫苗接种中不经意地给怀孕妇女接种疫苗，结果是安全的。
- 对鸡蛋过敏的人不能接种疫苗。因为疫苗是在含胚的鸡蛋中制作的。

下列人群在接种疫苗前必须接受密切评估：
- 有免疫抑制疾病的人，如 AIDS 或 HIV 感染；或由于其他疾病导致免疫系统改变，如胸腺切除、白血病和淋巴瘤、正在服药或接受放射治疗。无症状 HIV 感染者若 CD_4 细胞计数 >250/mL，如果身处危险也可以接种疫苗。
- 年长的旅行者（>65 周岁）。最近研究表明这一群体可能对疫苗产生严重的不良反应。因此，这一人群应接受严格的危险/收益评估。其中，年龄较小的老年人发生严重反应的危险从 1/350 000 升高至 1/50 000。然而，应该注意的是这种危险仅发生于初次注射时而不发生于加强注射时。

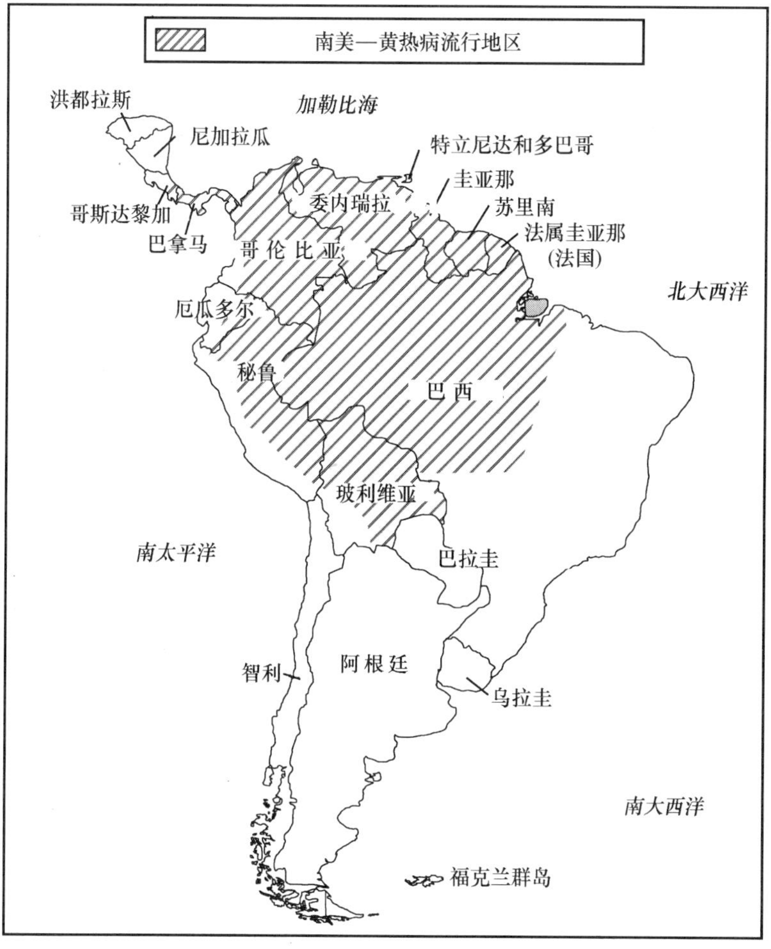

旅行需要接种的疫苗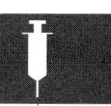

图 3.1A 南美——黄热病流行地区

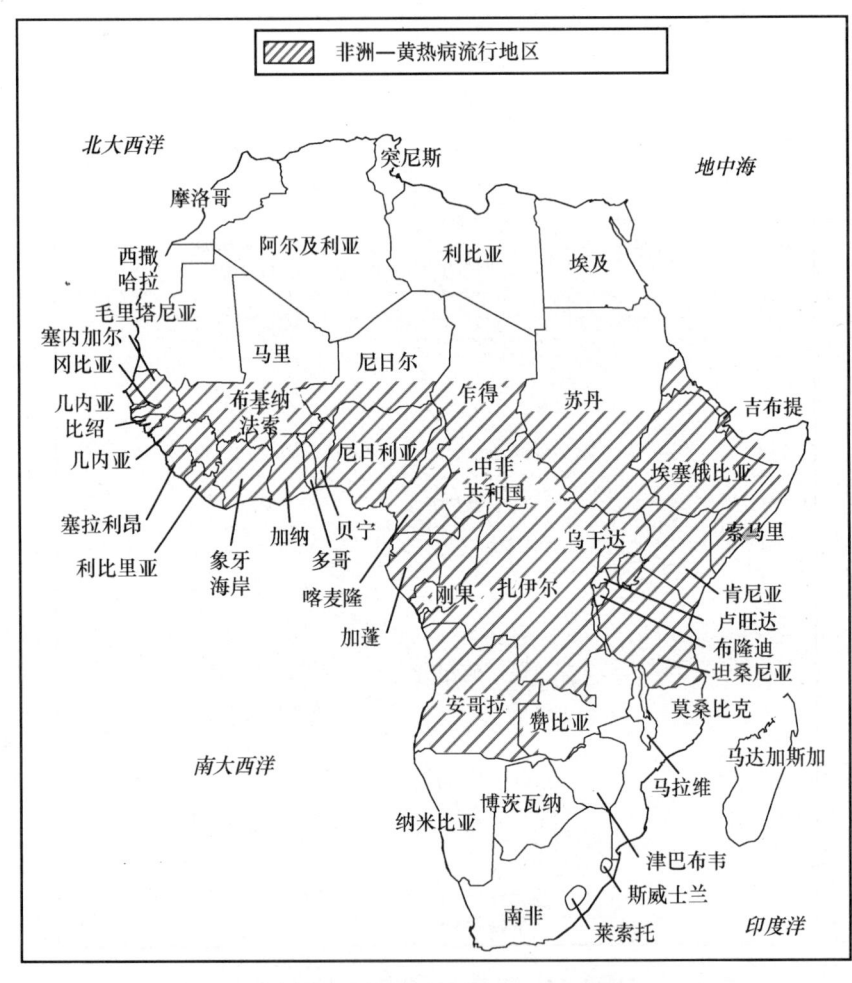

图 3.1B 非洲——黄热病流行地区

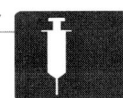

旅行需要接种的疫苗

图 3.2 儿童和青少年推荐免疫注射时间表（美国 2005）

疫苗 \ 年龄	出生	1个月	2个月	4个月	6个月	12个月	15个月	18个月	24个月	4~6周岁	11~12周岁	13~18周岁
乙型肝炎(HepB)[1]	HepB #1	HepB #2			HepB #3					HepB 系列	
白喉、破伤风、百日咳(DTaP)[2]			DTaP	DTaP	DTaP		DTaP	DTaP		DTaP	Td	Td
b型流感嗜血杆菌(Hib)[3]			Hib	Hib	Hib	Hib						
灭活脊髓灰质炎疫苗(IPV)			IPV	IPV	IPV		IPV			IPV		
麻疹、腮腺炎、风疹(MMR)						MMR #1				MMR #2	MMR #2	
水痘[5]						水痘				水痘		
肺炎球菌结合疫苗(PCV)[6]			PCV	PCV	PCV	PCV			PCV / PPV		PPV	
流行性感冒[7]						流感（每年）				流感（每年）		
甲型肝炎(HepA)[8]											HepA 系列	

图例：
- ■ 推荐年龄范围
- ░ 该线以下疫苗供人群选择
- ■ 青春期前评估
- ▨ 强化免疫
- ▨ 提示需要联合疫苗的任一成分而提供的其他疫苗的联合疫苗。疫苗提供者应仔细阅读装箱内的详细说明。接种疫苗后若出现明显不良反应，应向不良反应事件报告系统(VAERS)报告。有关如何获得和完成VAERS表格的指导可登录 www.vaers.org。
- ▨ 仅适用于母亲HBsAg(-)

提示特别保证接种这些疫苗的年龄组，这些疫苗在以前未曾接种。其他疫苗可能在年内获得许可并被推荐。当提示需要联合疫苗的任一成分而疫苗的其他成分又无禁忌时，可使用经批准联合的联合疫苗。若在推荐年龄未进行免疫接种，则应在以后适当时候补予接种。

该时间表提示自2004年11月1日批准为18周岁以下儿童使用的疫苗进行常规免疫接种的推荐年龄。若在推荐年龄未进行免疫接种，则应在以后适当时候补予接种。

1. 乙型肝炎（HepB）疫苗。所有婴儿均应在出生后不久和出院前接受第一剂HepB。母亲HBsAg（+）的婴儿，应在出生后12h内在不同部位分别给予HepB疫苗和0.5ml乙肝免疫球蛋白（HBIG）。第一剂疫苗推荐在1~2月龄时注射。免疫系列的最后一剂不应在24周龄前完成。母亲HBsAg状况未知的婴儿，应在出生后12h内给予第一剂HepB疫苗，并应尽快抽取母亲血液检测其HBsAg状况。若HBsAg检测阳性，婴儿应尽快接受HBIG注射（不晚于1周龄）。第二剂疫苗推荐在1~2月龄时注射。免疫系列的最后一剂不应在24周龄前完成。第一剂也可在2月龄时给予。出生时注射疫苗仅可使用单价HepB。系列免疫注射可使用含HepB的联合疫苗；如果母亲乙肝表面抗原（HBsAg）阴性，第一剂也可在2月龄时给予。出生时注射疫苗仅可使用单价HepB。系列免疫注射可使用含HepB的联合疫苗；如果母亲乙肝表面抗原（HBsAg）阴性，共疫苗起，共可给予四剂疫苗。出生时注射的第一剂后至少4周进行，联合疫苗的最后一剂后至少8周完成。免疫注射系列的最后一剂（第三或第四剂）不应在24周龄前完成。

2. 白喉破伤风类毒素和无细胞百日咳（DTaP）疫苗。第四剂DTaP应在12个月龄左右进行，距离第三剂疫苗有6个月。免疫系列的最后一剂应在4岁或4岁以后给予。白喉破伤风类毒素（Td）推荐在11~12岁时给予，距离上一剂白喉破伤风类毒素的疫苗至少5年。以后常规Td加强注射推荐每10年一次。

3. b型流感嗜血杆菌（Hib）结合疫苗。三种Hib结合疫苗被批准用于婴儿。如果在2和4月龄时使用了PRP-OMP [Pedvax HIB® 或ComVax®（Merck）]，在6月龄之后的加强注射，那些易感染儿童，当然也可在任何复查时进行，与第一剂疫苗至少间可用于Hib疫苗之后的加强注射。免疫系列的最后一剂应在12月龄或12月龄之后完成注射。

4. 麻疹、腮腺炎、风疹疫苗（MMR）。第二剂MMR推荐在年满12个月后使用。DTaP/Hib联合疫苗不应用于2、4或6月龄婴儿的初次免疫，但可用于Hib疫苗之后的加强注射。免疫系列的最后一剂应在12月龄之前进行。

5. 水痘疫苗。建议对所有年龄≥12月的易感儿童注射。那些以前未接受第二剂疫苗或水痘病史疫苗的儿童（即缺乏可靠水痘病史的儿童）在12月龄或12月龄之后的任何复查时间进行接种，年龄≥13岁的易感者应接受2剂注射，间隔至少4周。

6. 肺炎球菌疫苗。建议所有2~23月龄的儿童注射七价肺炎球菌结合疫苗（PCV）。一些24~59月龄的儿童也建议注射该疫苗。免疫注射系列的最后一剂应在12月龄及以后给予。除了PCV外，对于一些高危人群还推荐使用肺炎球菌多糖疫苗（PPV），参见MMWR 2000; 49 (RR-9): 1-35.

7. 流行性感冒疫苗。推荐伴有某些危险因素[包括（但不限于）哮喘、心脏病、镰状细胞病、人类免疫缺陷病毒（HIV）和糖尿病]的≥6月龄的儿童，健康护理工作者以及其他与高危人群密切接触的人每年均注射流感疫苗（参见MMWR 2004; 53 [RR-6]: 1-40）。另外，6~23月龄的健康儿童以及0~23月龄健康儿童密切接触的人也推荐接种流感疫苗，因为此年龄段的儿童最易因感冒而住院。对于5~49岁的健康人,除了肌肉注射三价灭活流感疫苗(TIV)外,还可以滴鼻剂接种减毒活流感疫苗(LAIV)(参见MMWR 2004;53(RR-6):1-40)。接种TIV的儿童其注射剂量因年龄而异(6~35月龄儿童0.25ml;≥3岁儿童0.5ml)。第一次接受流感疫苗的≤8岁儿童应接受2剂(TIV需至少间隔4周;LAIV需至少间隔6周)。

8. **甲型肝炎疫苗**。对于某些州和地区的儿童和青少年以及一些高危人群可选择接种甲肝疫苗;可咨询当地公共卫生权威机构。这些儿童和青少年以及以前未曾免疫的高危人群可以任何复查时间开始甲肝疫苗免疫接种系列。系列中2剂注射间隔至少6个月。参见MMWR 1999;48(RR-12):1-37。

表 3.2 国际旅行用疫苗

疫苗	种类/品牌	基本系列	加强	适用人群	注意事项
霍乱,口服	减毒细菌活疫苗(Orachol, Mutachol)*	单剂口服,2 岁和 2 岁以上适用	每 6 个月	高危旅行者,如:地方病及流行病地区卫生环境下工作的援助工作者	免疫功能受损及肝病患者忌用
霍乱,口服	灭活全细胞疫苗(Dukoral)	两剂系列,同隔 1～6 周,6 岁以上适用	每 2 年	同上	灭活疫苗对孕妇安全,在美国无口服霍乱疫苗
ETEC**(口服)	灭活全细胞细菌疫苗(Dukoral)	两剂,同隔 1 周	每 3 个月。如果距离最后一剂>5 年,则重复该两剂系列。	需减少旅行者腹泻风险的旅行者	对肠毒性大肠杆菌(ETEC)造成的旅行者腹泻有效性为 50%～60%
甲型肝炎	灭活病毒(VAQTA)(Havrix)(AVAXIM)(EPAXAL)	两剂系列,同隔 6～12 个月	无	所有未免疫的旅行者均可接种,而与旅行目的地无关	美国要求使用者为 2 岁或 2 岁以上,加拿大要求 1 岁以上。药品说明书包括用法包括:2 月龄以上婴儿第 2、4、6 个月接种共 3 针;或于 6～18 个月接种 2 针。

* 美国已不再生产或提供,但在加拿大仍有三剂口服疫苗提供。

** ETEC=肠毒性大肠杆菌

旅行需要接种的疫苗

表 3.2 国际旅行用疫苗，续

疫苗	种类/品牌	基本系列	加强	适用人群	注意事项
乙型肝炎	灭活病毒 (Recombivax) (Engerix-B)	三剂系统，分别在 0、1、6 月注射。Engerix-B 可在 0、1、2 月注射；12 个月加强注射	非常规免疫要求（免疫功能受损患者可能需要）	0～18 岁儿童常规免疫接种；前往地方病地区有中高危风险的旅行者	快速免疫疫程序：0、7、21 天和第 12 个月；TwinRix 对那些行程紧张以及需要同时预防甲肝、乙肝的人均有效
甲型和乙型肝炎	灭活病毒 (TwinRix)	三剂系统，分别在 0、1、6 月接种	无	前往发展中国家	便利剂型（分别在 0、7、21 天以及第 12 个月接种，见上）
免疫球蛋白 (IG)	人免疫球蛋白	一剂 0.02 ml/kg，IM，产生 3 个月保护期；0.06 ml/kg，IM，产生 5 个月保护期	根据初次用药剂量，间隔 3～5 个月	前往地方病地区单次旅行时间小于 5 个月，需要立即预防时使用	在 IG 前 2 周到 IG 后 3 个月内不得接种麻疹疫苗；在 IG 前 3 周到 IG 后 5 个月内不得接种水痘疫苗
流行性感冒	灭活病毒、完全或分裂细胞	一剂/年	无	无论年龄，所有旅行者（包括怀孕妇女）均可受益	夏天前在澳大利亚、新西兰、南非等国家请注意使用南半球国家的疫苗

健康游遍全球 57

表 3.2 国际旅行用疫苗，续

疫苗	种类/品牌	基本系列	加强	适用人群	注意事项
流行性乙型脑炎	灭活病毒（JE-VAX）	三剂系列，分别在 0、7、30 天接种	3 年	赴东南亚农村（特别是靠近稻田和养猪场的地区）旅行>30 天	孕妇及一岁以下婴儿忌用
麻疹、腮腺炎、风疹	病毒活疫苗，单价或联合 MMR	两剂，间隔至少一个月	无	常规儿童免疫接种；赴地方病国家的旅行者应该完全免疫接种	免疫功能受损、孕妇及使用免疫球蛋白类药品时忌用
脑膜炎球菌血清群 A, C, Y, W-135	灭活细菌（Menomune）(Menactra)	一剂	3~5 年（Menomune）约 8 年（Menactra）	前往非洲脑膜炎地带旅行；前往刚发生流行病的地区旅行；去沙特阿拉伯朝圣；脾缺乏患者	这两种疫苗均不能预防 B 群流行性脑脊髓膜炎
肺炎球菌（PPV-23）	灭活细菌	一剂	首次接种年龄在 65 岁以下，之后间隔大于 5 年者可考虑接种	常规接种年龄≥65 岁；脾缺乏以及免疫功能受损的患者	对免疫缺陷和无脾患者也需加强免疫
脊髓灰质炎，口服（OPV）	口服病毒活疫苗	三剂系列；第二剂距第一剂 6~8 周，第三剂距第二剂 8~12 个月	如果基本免疫系列>10 年，国外成人旅行者需加强免疫一次	当距离出发不到 4 周时，可采用单剂 OPV 或 IPV	美国已不再使用。仅在没有 IPV 时使用。免疫缺陷患者忌用

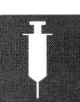

表 3.2 国际旅行用疫苗，续

疫苗	种类/品牌	基本系列	加强	适用人群	注意事项
脊髓灰质炎，注射用(IPV)	灭活病毒	同上	同上	前去脊髓灰质炎为流行病或地方病的国家旅行	免疫功能缺陷者及与其有密切接触者适用。IPV 或 OPV 均可用于旅行的孕妇
狂犬病	灭活病毒 HCDV(有 ID 和 IM 两种剂型)；PCEC；RVA	三剂系列，分别在 0、7、21～28 天	大多数旅行者不用；对于高危人群（业余洞窟勘探者）如果抗体下降需每 2 年加强注射	进入危险地区>30 天	如果在使用氯喹或甲氟喹前未完成 ID 疫苗，则使用 IM 疫苗
破伤风-白喉	细菌类毒素	三剂系列，第二剂距第一剂 4～8 周，第三剂在第二剂 6～12 个月之后	每 5 年或 10 年用于污染的伤口	常规免疫接种；未免疫者	白喉预防也很重要，特别是对年纪较大的旅行者
伤寒，口服	减毒活细菌 Ty21a (Vivotif)	在 0、2、4、6 天各一粒胶囊（在加拿大是 0、2、4 天各一袋）	3～7 年（根据各国标识而不同）	前往发展中国家旅行，特别是印度次大陆	忌用：免疫功能受损；怀孕；同时使用抗生素

表 3.2 国际旅行用疫苗，续

疫苗	种类/品牌	基本系列	加强	适用人群	注意事项
伤寒，注射用	多糖细菌性疫苗（Typhim Vi）	单剂	2~3 年（取决于国家标识不同）	前往发展中国家旅行	忌用：怀孕；年龄＜2 岁
蜱传脑炎	灭活病毒（FSME-Immun），（Encepur）	3 剂系列，分别在 0 天，3 周～3 个月，9~12 个月接种；快速免疫程序——在第 2 周就可接种第 2 剂	每 3 年	在晚春和夏天在有危险暴露的地方病地区进行乡间旅行	美国已不再使用
水痘	病毒活疫苗	12 个月～12 岁，接受一次疫苗注射；13 岁及 13 岁以上，需接受两次注射，间隔 4~8 周	无	13 岁以下常规儿童免疫接种；无免疫力的青少年和成人可能接触病源的话也需接种	忌用：免疫功能受损；怀孕；同时使用阿司匹林、新霉素、免疫球蛋白类药品
黄热病	病毒活疫苗	单次剂量	每 10 年	去往非洲和南美的一些地方病地区旅行；某些国家入境要求接种	忌用：胸腺切除术；免疫功能受损；怀孕；9 个月以下婴儿；年龄＞65 岁的老人慎用

表 3.3 HIV 阳性旅行者的免疫

疫苗	建议	注释
霍乱（口服）	可能安全	仅用灭活细菌疫苗
b 型流感嗜血杆菌	建议接种	考虑使用一剂结合疫苗
甲型肝炎	建议接种	可能不会获得期望的免疫反应
乙型肝炎	建议接种	检测预存免疫
流行性感冒	建议接种	每年接种一次
流行性乙型脑炎	建议接种	预防蚊虫叮咬
麻疹（MMR）	建议免疫功能未严重损害者接种	免疫功能严重损害者不建议接种
脑膜炎球菌	建议接种	3~5 年内加强接种
肺炎球菌（PPV-23 疫苗）	建议接种	5 年后加强接种
脊髓灰质炎	仅使用灭活疫苗（IPV）	忌用口服脊髓灰质炎活疫苗（OPV）
狂犬病	建议接种	仅接种 IM 剂型
破伤风/白喉	每十年加强接种一次	白喉免疫可能减少或者不存在
伤寒	使用 Typhim Vi	避免口服伤寒活疫苗
水痘	建议对一些无症状个体进行接种	对有症状的个体不建议使用
黄热病	在疾病危险无法避免的情况下，建议对一些无症状个体进行接种（7250 CD4 案）	疫苗没有接种需有弃权书。严格预防蚊虫叮咬

* 医疗弃权书——当一个人因为健康原因不接受黄热病疫苗接种时，大多数国家会接受其提供的医疗弃权书。美国疾病预防与控制中心建议在出发前通过领事馆或者大使馆官员获得书面的弃权书，但是旅行医疗机构很少建议这样做。而由医师以正规书面文件出具的陈述放弃接种疫苗理由的信件通常便足以，该信件需由国际免疫接种认证（黄卡）的卫生部门或者官方免疫接种中心加盖印章方为有效。

第四章
时差综合征和运动病

关键点：

- 失眠是飞行时差的主要症状。
- 通过饮食和药物治疗调节飞行时差并没有效果。
- 短效安眠药对一些旅行者可能有帮助。
- 通常我们认为多喝水可以防止飞行时差，这种观念是错误的。
- 抗组胺剂对运动病有些效果。
- 旅行者血栓形成可能致命，但很少发生。

大多数旅行者都经历过时差综合征。常见的症状包括：失眠、疲劳、食欲改变和情绪不稳，部分是因为体内的循环激素分泌与身体行为暂时失调。经过几天休息调节，生物钟（生理节律）恢复正常后，症状就会消退。通常来说每通过一个时区身体需要一天的时间来调整适应。

和其他许多尚无治愈方法的疾病一样，目前有很多关于时差综合征的治疗和预防方案。很多旅行者尝试过时差综合征食疗法。最近有人提出通过人工光源照射和服用褪黑激素可以调整生物钟。有一点值得提醒：少于三天的短暂停留，生物钟是不可能调整的，不必枉费心机。

时差综合征食疗

食物对时差综合征是没有效果的，没有任何科学证据表明食疗对时差综合征有效，食疗的想法越来越没有市场。很多旅行者发现食疗实行起来既复杂又单调乏味。所谓的效果通常是因为安慰剂效应，只是心理作用。

时差综合征药物治疗

维生素-氨基酸方剂或者顺势疗法制剂可能对调整人体生物节律有所帮助，不过和时差综合征的食疗一样，它们并没有得到科学证明，主要起安慰剂效果。一些时差综合征方剂原先含有氨基酸——L-色氨酸，它有温和的镇

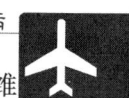

静作用,但是现在这种提纯物已被禁用。预防时差综合征服用的氨基酸和维生素与普通药店买的没有什么不同。

光照射

光照射似乎在调整生理节律时有一定作用。其原理是抑制脑部松果体分泌的褪黑激素。目前该理论认为旅行者向东旅行时增加上午的阳光照射(无论是否有云)是有益的;而向西旅行则是下午的阳光照射有益。他们用特殊的高强度光照(大于 10 000 lux)来帮助达到目的。最近的研究发现:一天任何时候的室外光照射都有助于恢复生理节律,而与旅行的目的地和到达时间无关。

褪黑激素

十年的安慰剂对照研究发现,褪黑激素这种激素能调节身体内部时钟。一次研究中,旅行者分别在出发前三天和到达后三天服用 3~5 毫克的褪黑激素,服药时间均是夜间。他们显得不那么疲劳,睡眠状况恢复较快,在对相似物体区分的视力测试中得分较高。另外一些研究中 25% 受试者却没有明显的受益,服用褪黑激素的旅行者中有 10% 出现不良反应(如头疼和过度睡眠)。总而言之,褪黑激素确实表现出一些疗效,不过对这种激素的反应却呈现很大的个体差异。虽然没有证据表明其有毒性,但是因为这种药物的药性、质量和纯度均未规范,褪黑激素的安全性日益受人关注。而且,目前的数据还不能给出服用的最佳剂量和时间。

研究人员指出目前还有很多方面不是很清楚,如褪黑激素的长期安全性、对生育的影响和对自体免疫疾病患者的可能危险。因为褪黑激素是一种激素,儿童和孕妇不推荐使用。尤其值得注意的是在一些褪黑激素制剂中发现了不明化学杂质。

安眠药

时差综合征最严重的一个症状是失眠。当你想要入睡的时候,体内的时钟一直在说:醒来。如果你有失眠的毛病,又要尽快适应时差,那么让医生给你开一片安眠药。第一种非巴比妥酸盐类短效安眠药是 Halcion(三唑仑),一种苯(并)二氮䓬类药物(类似于 Valium)。尽管这种药品安全且快速起效,也有报告(虽然极少)说可能出现第二天记忆受损或健忘症,尤其是在长途飞行和饮酒的情况下。

如果旅行者不想服用 Halcion 和类似[苯(并)二氮䓬类]的催眠药,也有如下几种新的替代品:
- Ambien（唑吡坦）：剂量：成人 5～10 mg
- Sonata（扎来普隆）：剂量：成人 10～20 mg
- Lunesta（艾司佐匹克隆）：剂量：成人 1～3 mg

Ambien、Sonata 和 Lunesta 的化学成分均与苯(并)二氮䓬类无关。Lunesta 是这些药物中最新的药物,而且被批准可较长时间使用（可达 6 个月）。这些药物均为快速见效,药效持续时间适当,对日间行为影响较弱或无残余影响。不过有极少的报告称它们均可造成短暂的记忆伤害。

安眠药安全吗? 总的来说是安全的,特别在最小有效剂量短期服用时安全。根据 1990 年 5 月哈佛医学院健康报告：短期服用安眠药（也许是几天）可能会很有帮助……很少有人反对使用它们帮助人们度过大的危机。

那么,该怎么做？

在服用药物或利用技术预防时差综合征前,需考虑以下几点：
- 治疗是否安全,有没有不良反应？
- 治疗是否有效？
- 治疗是否实际可行并且经济有效？

到底是什么导致时差综合征？

长途旅行后感觉疲劳、暴躁的原因不能完全归因于生理节律的改变。这个问题比较复杂,需考虑几种典型情况：

出发前几天,你也许为仿佛突然出现的繁乱而琐碎的事务而焦躁不安。
- 你也许过于紧张而睡眠不足。
- 你正常的饮食习惯被破坏。
- 你对飞行有些许的焦虑。
- 因为离开家和/或亲人而焦躁。
- 去机场的路上你遇到了交通拥堵。
- 担心自己停的车是否安全。
- 你搬着沉重的行李步行很远来到检票口,并希望不会迷路。
- 你需要转机,在检票口前再次排队。
- 通过安检。
- 然后因为航班要延迟好几个小时而不得不在拥挤的机场休息室等候。

时差综合征和运动病

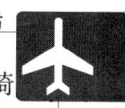

很容易理解在起飞前你会感觉紧张。除此以外，飞行中缺乏睡眠，坐椅拥挤难受，再加上脱水，甚至便秘。到了异国他乡，即使到了旅馆，你仍会面对更多的烦扰，难怪会出现时差综合征。

《健康指南》持下述观点：时差综合征不是一种单一疾病而是一种综合征，可能不能由单一治疗手段解决。症状通常是由旅行造成的心理和生理压力、缺乏睡眠以及体内生理节律失调的生物效应而综合形成。

旅行中减少时差综合征的策略

- 不喝过多的酒精——如果你喜欢喝酒，不妨喝两口，但是要记住虽然酒精是减压良药，但是也可能刺激紧张情绪反弹，影响睡眠。
- 不要喝太多咖啡——过多咖啡因可能造成紧张和失眠。过量咖啡因刺激胃酸分泌，导致烧心。不过如果你习惯每天喝很多咖啡，飞行中应该喝一些，不然会出现咖啡因中断的症状，感觉更糟糕（如头疼）！咖啡上瘾者的策略：登机前把你的手表调到目的地时间，按此时间继续你在家享用咖啡的规律时间。
- 喝水和果汁——它们是酒精饮料和咖啡的良好替代品（或辅助品）。因为旅行打乱了你原来的饮食习惯，航程开始时也许你会出现脱水的现象，而且由于机舱里的空气湿度过低也可能加重你的渴感。
- 在途中睡觉？——很难避免，特别是从北美到澳大利亚或者亚洲的航班。在途中睡觉是否对时差综合征症状有明显改变这个问题尚待研究。你也许在到达时感觉不错，不过晚上若想睡着就比较难了。

到达目的地后

- 最重要的是尽早开始按当地时间进行你的所有活动，包括吃和睡。如果你是晚上到达，你可以稍微吃点东西然后晚点去睡。第二天尽量按当地时间吃饭和睡觉。
- 早上到达，如果计划和气候都允许的话，尽量在白天保持活动和接触自然光。除了过度疲劳，尽可能别打瞌睡。打瞌睡的话时间不要超过45分钟，以免进入四级（REM）睡眠，不然醒来后会头昏眼花的。注意：行程少于3天者，觉得十分疲劳打个盹也不错。
- 失眠的话吃片安眠药，3～5个晚上后停止安眠药治疗。

有关脱水的学说

很多年来,旅行媒体都声称机舱里干燥的空气导致脱水,加重时差综合征。推荐的治疗方法是一路上多喝水,有时要求一小时喝一杯水。但是,英国航空公司医疗服务中心的医务主任发现(在医学期刊 *Lancet* 上发表报告)8 小时的行程,机舱湿度过低最多造成 3 盎司的水分流失。脱水只是因为呼吸干燥空气导致口干而造成缺水的感觉,并不是真正的脱水。实际上,旅行的压力使身体保留了水分。

另外"少喝咖啡和酒精饮料,它们也会造成脱水"这样的建议也是错误的。Nebraska 大学医疗中心的一项研究表明:通过尿检和其他测试证明,健康成人喝咖啡饮料(如咖啡或含咖啡因的可乐)与仅喝水或果汁饮料时,身体的水化状态没有什么不同。并不存在喝咖啡造成水净流失的问题。喝过量的高酒精含量的饮料会造成轻度多尿的现象,但是啤酒、葡萄酒和其他混合饮料都含有大量水,不会造成脱水。因此,干燥的机舱空气加上某种饮料会造成脱水的说法很显然是无稽之谈,旅途上勉强自己喝过多的水既不方便,也无必要。

透视时差综合征问题

享受假期比与时差综合征做斗争更为重要。不要在复杂的时差食疗上和没有效果的治疗上浪费时间。对时差综合征不要过于担心。只有不到一半的旅行者抱怨有明显的症状。

商务旅行者 如果是为了重要的商业事务旅行,你也许比其他人更需要减少时差综合征的症状。考虑以下策略:(1)订一间卧室(可以放倒的航空座椅)以增加旅途中的睡眠机会;(2)可能的话在到达后额外安排 1~2 天,以便在商务活动开始前让自己休息和复原;(3)把一个较长的旅程(大于 6 个时区)打断,中间休息 1~2 天。

运 动 病

严格地说,运动病既不是病,也算不上不适,只是对长时间过于激烈的不熟悉运动的一种正常却有点夸张的反应。通常的症状有恶心、出汗、唾液分泌过多和呕吐。呕吐发生后往往觉得困倦和疲惫。

运动病大多数是在垂直于身体纵轴方向发生加速运动时发生,这就是为什么在头部偏离运动方向时我们会觉得非常刺激的原因。以0.2赫兹的频率垂直振动的行为（叫推举比较恰当）极有可能造成运动病（当一艘船摆晃周期为5秒时，这个频率可以在登船的时候体会到），当频率升高的时候运动病的情况会很快消失。较高频率发生的明显保护现象解释了为什么运动病更容易发生在骆驼背上，而不是在马背上；乘船时候更容易发生，而风帆冲浪时却不会发生。

风险因素

- 乘船＞飞行＞坐汽车＞坐火车
- 女性＞男性
- 没有经验的旅行者＞有经验的旅行者
- 年轻人＞年长者
- 乘客＞乘务员
- 乘客＞司机

飞行的旅客发生运动病的比例约为1%，年龄小于2岁的乘客很少出现症状，最多的是3～12岁这个年龄段。年长者很少出现运动病。

预防/治疗运动病

不要空腹旅行，因为可能会加重症状。觉得自己恶心的时候保持头部固定。不要看书，有便携收音机、iPod或者飞机上有耳机的时候听听音乐。要控制运动病的话，保持头部姿势固定很重要，因为内耳有能监控、调节运动和身体姿态的平衡"陀螺仪"。

增加通风、减少进食并避免饮酒也是减少运动病的技巧。喜欢自然疗法的人也可以吃点姜。

身体姿态　　船上尽量停留在船中部。仰卧，把头搁在枕头上。头部固定，眼睛闭合。如果在甲板上，向前望着地平线。一个小技巧就是：想象自己和船一起在跳舞。在飞机上，(1)要么把头靠在前面的椅子上，(2)要么把头靠在自己的椅子上保持固定姿势，目视正前方。坐车的时候，坐在前排，眼睛望着地平线，而不是侧窗。

止血带（晕浪护腕）——一些人发誓说这种带塑料珠的腕带管用，但是Condé Nast旅游者杂志1991年10月刊上的一项研究声称没有发现它对运动病症状有任何作用。

药物

刺激内耳平衡中心（迷路）的神经纤维会出现运动病的症状。用来控制运动病的药物在减少这些神经纤维活动的同时，我们发现它们也直接作用于位于脑干部分的呕吐控制中心。东莨菪碱制剂和抗组胺剂是两种常用来预防运动病的药物。

东莨菪碱

东莨菪碱是一种茄科植物的药物提取物（生物碱）。它类似于另外一种提取物——通常叫颠茄，药用名为阿托品。这些药物最常见的不良反应是口干，视力模糊、嗜睡和尿潴留也可能发生。

TRANSDERM SCŌP：Transderm Scōp 系统（图 4.1）是一种扁平的圆片，能在 3 天内以稳定的速率输送 1 毫克东莨菪碱。它药效长，适合晕船用。旅行者最好在出发前试用几天以确定没有不良反应。

SCOPACE（东莨菪碱氢溴化物） 该药为东莨菪碱口服形式，有效期 6~8 小时。它比东莨菪碱片剂作用更快。起效快以及持续时间短使它更适用于坐飞机或汽车旅行。用量 0.4~0.8 毫克。出发前 1 小时空腹服用。用量可精

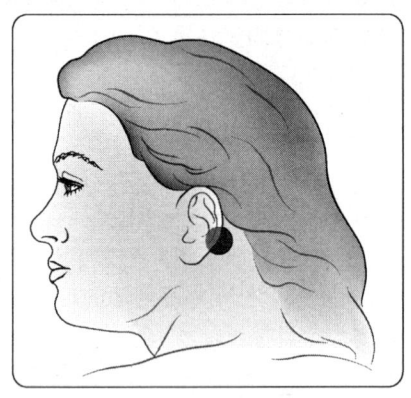

图 4.1 该药为耳后贴剂，在 72 小时内按预定的速率释放微量的东莨菪碱，并渗透入完整的皮肤。东莨菪碱直接被血液吸收，作用于内耳的神经纤维和脑干，减少恶心和呕吐。这种透皮贴剂不适用于儿童、患有青光眼的旅行者和前列腺肥大的男性。可能造成老年人意识错乱。

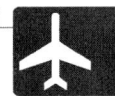

确调定以保证最佳疗效。

姜 这种天然的运动病药物安全,疗效适中,而且在健康食品商店购买方便。

抗组胺剂

虽然东莨菪碱治疗运动病更有效,很多医生却更看好抗组胺剂,因为它们的不良反应(如口干、视力模糊)较少。抗组胺剂最常见的不良反应是嗜睡,这对开车的人比较麻烦。从另外的角度来看,嗜睡又让你无论坐着或躺着都安然入睡,这对于坐船或者坐飞机却是不错的选择。

Antivert(美克洛嗪) 成人第一次用量为 25~50 毫克,出发前一小时用药。旅途中根据需要每 12~24 小时重复服药一次。为处方药。

Dramamine(茶苯海明) 非处方药。快速起效,可用于预防,也可用于治疗。12 岁以上儿童和成人根据需要每 4~6 小时服用 1~2 片,登机、上船前 1 小时开始服用。幼儿需参照包装袋上说明服用。

非那根(异丙嗪) 成人平均用量为每天 2 次,每次 25 毫克。登机、上船前 30 分钟~1 小时开始用药,根据需要每 8~12 小时重复用药一次。栓剂效果很好。儿童服用非那根片剂、糖浆或使用直肠栓剂。年龄较大的儿童每天 2 次,每次 12.5~25 毫克,为处方药,在治疗运动病的抗组胺剂中最为有效。2 岁以下儿童忌用。

选择哪一种? 这些药物都能治疗运动病,该选择哪一种呢?最近对 7 种常用的预防运动病药物所做的对比实验表明,它们的效果是一样的好。

窦道和耳朵

商务航线通常在海平面以上 30 000~45 000 英尺高度飞行,然而机舱压力保持在海平面以上 6000~8000 英尺高度水平。人体的窦道和中耳内的空气会膨胀大约 25%,通常会泄露出去,不会造成任何症状。然而下降的时候,机舱内空气压力开始增加并超过中耳内的空气压力,为了保持鼓膜两侧的压力平衡,咽鼓管必须张开让空气从鼻腔后部进入。通常可以通过打哈欠或者吞咽动作使咽鼓管张开。捏住鼻孔,迫使空气缓慢地流入耳朵也是行之有效的方法。咀嚼口香糖也能帮助收缩咽鼓管末端肌肉,让空气流入中耳。

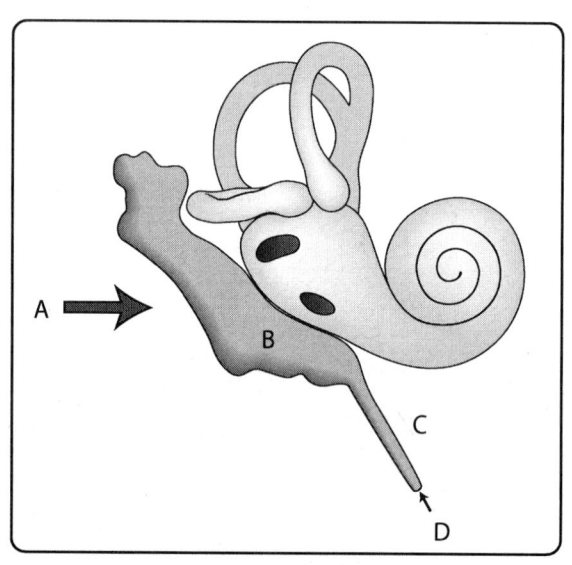

图 4.2 飞机从飞行高度下降导致鼓膜(A)靠近管侧的压力上升,中耳(B)的压力必须与之平衡。这只能通过咽鼓管(C)使鼻咽部的气体流入。如果咽鼓管没有打开,气流被阻挡(D),造成中耳负压力,引起一系列破坏性的连锁反应——首先是鼓膜拉伸带来的疼痛。(摘自 Schley WS: Airflight and the middle ear. Hosp Med, 1998, pp85, 86, 95. Copyright Hospital Publications, Inc.)

　　如果下降的时候中耳和鼻咽部之间的压力差过大,咽鼓管末端可能完全塌陷,使得中耳不能继续通风(图 4.2)。这样的话,鼓膜外面的压力持续上升,导致鼓膜疼痛性拉伸和内凸。你会觉得头昏眼花、眩晕以及听力下降。血管破裂后血液可能流进中耳。更常见的是耳朵感到压力和疼痛,通常持续几个小时,持续几天的情况很少。中耳通风不良的时候,很容易产生急性中耳感染,需要抗生素治疗。
　　如果窦道开口被堵,空气欲进入窦道,从而产生压迫感。你会感觉前额下方或眉部头痛,面颊和眼周也会有痛感。
　　预防和治疗　耳朵结构可能难以适应压力变化。当配戴水下呼吸器潜水、乘坐高速电梯、甚至只是在山地开车时,都可能出现类似的症状。这时候,你可能会受益于解充血药。最近一项研究的结论是口服解充血药(伪麻黄碱——

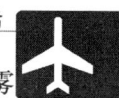

Sudafed)可降低飞行中耳朵疼痛和不适的发生几率,但是常用的鼻腔喷雾解充血药(羟甲唑啉——Afrin)只有很微弱的疗效。《健康指南》尚无证据表明两者不能同时使用。注意:有报告称伪麻黄碱(与最近被禁的兴奋剂麻黄碱相似)会导致心脏病发作和卒中,即使在本来健康的年轻人中。所以请不要超过推荐剂量用药。

EarPlanes 这些设备能调节耳内进出的气流,缓解因机舱内压力迅速改变造成的耳朵疼痛。内部是多孔陶瓷元件,能减缓压力的迅速改变,给咽鼓管更多时间来平衡中耳与机舱内的压力差异。

急性耳朵感染、鼻窦炎或者上呼吸道感染的患者,飞行时鼻黏膜过度肿大以保持压力平衡。这些情况下最好不要飞行。如有疑问请咨询医生或耳鼻喉科专家。

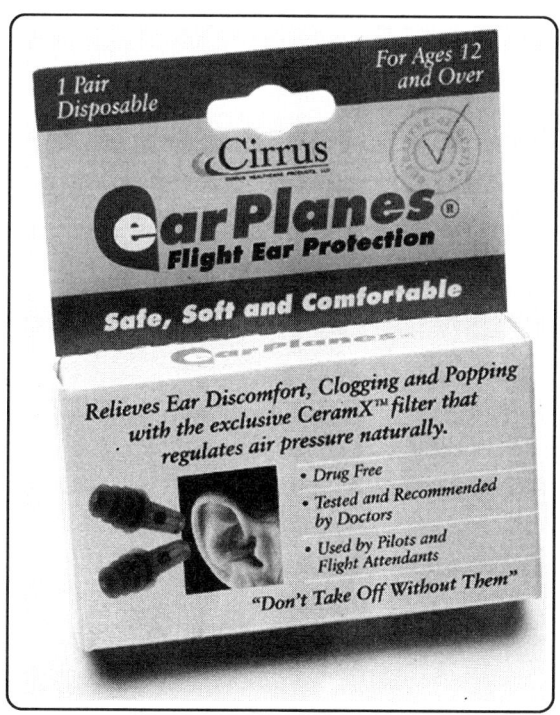

图 4.3 感冒、过敏或有窦道疾病的旅行者需乘坐飞机时推荐使用 EarPlanes 飞行耳塞。

飞行中减少耳部和窦道不适的方法总结如下：
- 如果你正患花粉热（过敏性鼻炎），可以让医生开类固醇鼻喷雾剂如 Vancenase 或 Beconase，加非镇静的抗组胺剂 Zyrtec。另外，口服解充血药如伪麻黄碱（Sudafed）。出发前几天开始服药。
- 如果只是头痛感冒造成的鼻充血，或者有中耳压力平衡的旧毛病，可使用解充血药。服用口服解充血药，加上鼻喷雾剂，如羟甲唑啉（Afrin）或者去氧肾上腺素（Neosynephrine）。至少在出发前一天开始服用 Sudafed。登机、登船前 1~2 小时使用鼻喷雾剂。
- 如果出现严重窦道感染的迹象（面部疼痛、发烧、鼻腔分泌物加重或者鼻后流涕），医生则应开具抗生素。大多数窦道炎是病毒引起的，抗生素没有效果。
- 经常擤鼻涕。
- 下降时保持清醒以适应压力变化，需要时可以捏住鼻孔把空气压入咽鼓管。
- 婴儿：下降时，可用奶瓶喂点水，这时候婴儿需保持坐姿。

机舱空气

和大家所了解的不同，机舱内的空气并不是主要的污染源。虽然机舱内空气含有许多二氧化碳、臭氧、挥发性有机化合物、尘粒和微生物悬浮微粒，但是目前飞机有空气过滤和换气功能，感染的可能性（特别是感染传染性疾病的可能）实际上消除了。根据美国航空公司前任地区医务主任 Thomas Bettes 的说法，飞机上的微生物悬浮微粒比其他公共场合更少。实际上，除了二氧化碳有所增加外，加热和过滤系统能保证机舱内空气的质量。

飞行罹患疾病的危险与机舱空气过滤不足无关，而是与有传染性疾病（如肺结核或流感）的乘客接触过密有关，如患病乘客对旅行者所在方向咳嗽以致旅行者吸入病原微粒而被传染。

旅行者血栓形成

长期旅行或者保持坐姿有可能在腿部形成血栓，称为深静脉血栓（deep vein thrombosis，DVT）。血栓可能掉落并且移动到肺部，导致致命的肺栓塞。但是重要的是有多少旅行者会发生 DVT？旅行者血栓形成的发生率估

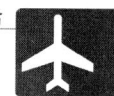

计变化很大,从每年数十例至每年可能数万例。

一个问题是确定疾病。大部分血栓会自行消解,乘客并不总是聪明的。有时在飞行后几天也不会出现问题(如腿部浮肿),而且旅行者也意识不到两者的联系。在医学杂志《柳叶刀》(Lancet)上刊登的一篇研究中,作者采用超声波作为检测方法,发现10%的被研究对象在8小时或者更长的飞行中小腿出现无症状深静脉血栓。但在其他研究中,发生率更低。例如,LONFLIT系列研究采用超声波检测,只发现4%~5%的发生率,而且被研究对象都是高危人群。

2000年10月刊的《柳叶刀》上有另外一篇报告认为这种风险并不值得重视。通过对788名DVT患者和对照组的对比研究,并没有发现旅行(坐飞机、汽车、火车或者乘船)与DVT有任何关联,作者总结说:研究结果并不支持普遍认为的长途旅行导致静脉血栓的说法,即使多于5个小时的旅行也没有明显的关联。

至于肺栓塞,该DVT并发症会不会危及生命?2001年的一项研究表明,在到达Charles de Gaulle机场的13 500万名乘客中只有56例被证实为肺栓塞。作者同时发现患肺栓塞的危险随行程的加长而增加。飞行3000英里的人群,患病风险为每一百万中有1.5例;若飞行6000英里,风险升高至每一百万中有4.8例。

综上所述,世界卫生组织认为深静脉血栓与长途飞行确实是有关联的,但是影响小,大部分集中在那些血栓的高危人群。

症状和诊断

典型症状是腿部肿胀、疼痛,也有肿胀但不疼痛的。如果DVT导致肺栓塞(PE),通常会发生呼吸急促、胸口疼痛,但有时起始症状便是晕厥。D-二聚体检测(血栓碎片检测)可被用来筛查DVT,不过如果有明显症状表明有DVT或者PE的危险,就应该对腿部进行超声波检查,或者行胸部CT,即使D-二聚体检测并没有升高。

危险/预防

在2004年,美国胸内科医师学会(ACCP)对飞行行程超过6小时的长途旅行者提出建议,该建议适用于所有旅行者和那些处于不断增加的风险中的人群。

对所有坐着超过6小时的旅行者来说,基本的预防措施有:

- 腰部和下肢衣着不要太紧；
- 充足饮水以保持水分；
- 锻炼和拉伸小腿肌肉；
- 经常在过道上来回走动。

患病危险增加的旅行者，要注意以下危险因素：
- 既往有 DVT 或静脉炎病史
- 静脉曲张
- 肥胖
- 老年人
- 最近曾进行外科手术，尤其是膝部、髋部或者腹部手术
- 最近腿部骨折
- 怀孕——特别是妊娠晚期以及产后第一个月
- 最近患有重病，如癌症或充血性心衰竭
- 高雌激素避孕药或激素替代治疗
- 先天或后天血液凝固疾病

如果有以上一个或多个危险因素，请向医生咨询。以下两种观点也有助于预防 DVT：
- 穿支撑长袜，这种紧身长袜必须合适，不会影响腿部血液循环
- 抗凝剂：这些药为那些有极高危险的人准备。
    - 注射低分子肝素（LMWH）或者更新的抗凝血剂——fondaparinux（Arixtra），可以在即将出发前使用。Fondaparinux 比 LMWH 更为有效，半衰期也更长，反应更容易预测，不良反应更少。
    - 低剂量华法林（Coumadin）高效，且没有明显的不良反应。
- 阿司匹林不再被推荐用来预防旅行引起的 DVT。

透视旅行者血栓形成

在《飞行旅行和健康》（*Air Travel and Health*）的报告中，英国上议院科技委员会评论说：

"对健康的个人来说，仅仅是因为乘坐飞机而出现明显的 DVT 临床症状的机会很小。对于那些有易患因素的高危人群来说，乘坐飞机会增加额外的风险，但是目前这种风险还不能精确计量出来。目前尚没有足够的信息，使得人们很难合理判断个人 DVT 的风险，也就无从采取预防措施。"

第五章
饮食安全

关键点：

- 野外和国外旅行时推荐的氯，其用量并不能有效灭除水中的隐孢子虫包囊，对清除贾第鞭毛虫效果也不好。
- 二氧化氯可有效对抗这些寄生虫，也能消除细菌和病毒。
- 二氧化氯是一种氧化物——它不使用氯作为消毒剂。
- 煮沸对于净化水是不必要的——水加热到149°F（65℃）两分钟或者113°F（45℃）20分钟就能安全饮用。
- 洗手是减少疾病传播的有效方法，却未得到有效利用。
- 旅行者应该尽量消除饮用水中的细菌和寄生虫。经过全面免疫的健康旅行者不必过分担心饮用水中的病毒。
- 婴儿、小孩、老年人、孕妇和免疫功能减低者要警惕病毒。

大多数美国人对他们的饮食安全性都很放心。如果有所担心，也主要是关注于糖、盐、胆固醇、饱和脂肪、食品添加剂以及碳水化合物！食品制备、包装、冷冻和保存的现代方法，结合高效的城市水净化和卫生设施，保证了美国和其他发达国家无比的安全性，不会经由污染的水和食物传播感染性疾病。因此我们可能面临的主要的健康危险是食品过于丰富，我们吃得太多。肥胖，而不是食品传染性疾病，是对健康最大的威胁。

美国、加拿大的饮食

在美国虽然有优良的安全记录，但每年仍然接到上百例零星暴发的食品、饮水传染性疾病的官方报告。未煮熟的食物——被污染的蛋、肉和鸡肉能传播很多疾病。最常见的疾病为小肠结肠炎（一般是由沙门菌和弯曲杆菌细菌引起）和甲肝。疾病暴发经常影响医院的病人、疗养院居住者或者学校的孩子。夹生的汉堡可能含有大肠杆菌，食用后可能导致溶血性尿毒症（hemolytic-uremic syndrome，HUS），相关病例公开报道的很多，不过 HUS 也可能是因为喝了生的苹果酒、人和人接触或者在公园的"儿童游泳池"戏水造成。各种弧菌种类的细菌导致的肠胃炎偶尔在墨西哥湾有所报道，许多是因为吃了生贝引起的。家庭食品储存不当引起的肉毒杆菌中毒也有零星报道。贾第鞭毛虫病，一种水生寄生虫病，有时会影响一些徒步旅行者和野营者，他们饮用了池塘、湖泊或溪流中被污染的水。贾第鞭毛虫病和隐孢子虫病的暴发也可能是因为城市水处理工厂出故障导致。另外我们即使不旅行也可能得"旅行者腹泻"。1995~1997 年，很多州暴发圆孢球虫病，病因是食用了从中美进口的红莓和 mesclun lettuce（生菜）。

海外的食物和饮水

除了美国、加拿大、欧洲、澳大利亚和亚洲的部分地区，其他地区问题则严重得多。大多数不发达国家的生活水平、卫生技术或者对待人类粪便处理的文化态度都赶不上发达国家。未经处理的污水可能直接流入饮用水源；因为人类粪便常被用作肥料，农田可能被各种细菌、病毒和寄生虫污染。

很多国家只有基本的水处理设施和配送系统，并且经常出现故障。公共卫生法规和检查形同虚设或者根本没有。餐厅个人卫生往往低于西方标准。炊事人员不注重洗手的重要性，食物缺乏充足的冷藏设施，工作台面和刀面也没按要求清洁。这样不但提高了细菌、病毒传播腹泻疾病的可能，也有助于传播甲肝、伤寒、旋毛虫病、绦虫和其他本国不常见的细菌和寄生虫疾病。

食品安全

危险的来源

当你选择食物时，都要评估它可能携带的危险有机物或有害毒素。食用不熟、生的或者未经高温消毒的食物具有潜在的危险性。彻底的烹调能灭除细菌、寄生虫和病毒。即使简单的加热通常就足以消灭有害的微生物。

食物污染可能因为以下原因：
- 污染源：例如，从污染的水里捞上来的贝类可能有甲肝病毒、气单胞菌、沙门菌或霍乱细菌；鸡肉和牛肉在屠宰时可能被粪便污染大肠杆菌；生菜和其他未经烹调的蔬菜可能在菜地里接触被粪便污染的土壤，传播许多细菌和寄生虫；未经高温消毒的奶制品、病牛的奶制品能传播布氏菌病、利斯特菌病和肺结核。
- 处理时发生污染：有些食物如生吃的蔬菜和沙拉，在制备过程中需要频繁的接触。沙拉还可能在制备过程中被脏水清洗而污染。
- 细菌生长造成污染：食品在制备过程中放在潮湿温暖的环境下而不冷冻是很危险的。在这种情况下，葡萄球菌这样的细菌快速繁殖，产生大量毒素，导致突然的严重呕吐和腹泻。"食物中毒"就是形容这种毒素相关的胃肠疾病。这里面特别危险的是重新加热的食物。
- 寄生虫幼虫导致的污染：牛肉、猪肉、鱼肉和贝肉都可能含有寄生虫幼虫。水生植物（水田芥、荸荠）根茎上也有寄生虫包囊。寄生虫包囊传播的疾病有旋毛虫病、牛肉和猪肉绦虫病、异尖线虫病以及支睾吸虫病、肺吸虫病和片吸虫病（肝吸虫和肺吸虫疾病）。

降低危险的指导

不论你准备在哪里吃，只要遵循下列指导，就能提高保证健康的机会：
- 只吃刚做并且熟透的鱼和肉，而不吃再次加热的鱼和肉。牛肉、猪肉要完全煮熟，而不要残留有红色的地方。
- 警告：微波炉加热不均匀，因此不能完全杀灭表面细菌。微波加热要彻底。
- 仅食用烹调的水果、蔬菜，或者能自己削皮的水果。
- 切瓜前先把瓜皮洗干净，不然切瓜时可能带上细菌。
- 需要较少处理的事物比较安全。
- 购买带壳的完全煮熟的鸡蛋。
- 从较大的商场采购奶制品；烧开的奶比较安全。
- 加拿大、西欧、澳大利亚和日本的奶制品一般比较安全；罐装牛奶比较安全。
- 注意：商业制备的蛋黄酱是安全的。蛋黄酱里的醋、柠檬汁和盐有助于消灭如沙门菌这样的细菌。

应避免的食物

- 半熟的肉或生肉；生鱼、贝、小龙虾和以前未经冷冻的寿司。在美国，食品和药品监督管理局规定不管是寿司、生鱼片、ceviche 还是 fish tartare，只要是生吃的鱼肉必须先冷冻以消灭寄生虫（唯一例外的是鲔鱼）。其他国家也制订了类似法律。
- 生的蔬菜，特别是餐馆提供的带叶的蔬菜沙拉。
- 不是自己去皮的水果或者水果果皮有破孔。比如西瓜常被灌水以增加重量。
- 亚洲的水生植物（如水田芥、荸荠）。
- 生鸡蛋、没有煮熟的鸡蛋、未经高温消毒的奶和奶酪。有些烹调手法（蛋黄向上，"软"炒）不能消灭沙门菌。
- 街头小贩卖的食物，除非是热的并经过彻底的烹调。
- 在阳光底下搁置的食物，特别是奶制品。
- 重新加热的自助食物（比如每次就餐时的同一个奶酪）。

街头小贩卖的食物指南

- 选择当面炒、煮、蒸或者烤的食物。食用热的新鲜食物比较安全。
- 避免食物在烹调后在小贩手中处理过多。
- 不要饮用没有商业包装的果汁和饮料。
- 盛放食品的容器必须干净。

洗手

吃饭前用肥皂或洗手液洗手。手部卫生不但有助于预防旅行者腹泻，也有证据表明能减少感冒和感染呼吸道病毒的危险。如果你身患旅行者腹泻，或者正在照看此类病人，注意在便后或者与病人身体接触后要洗手。志贺菌性痢疾、贾第鞭毛虫病和病毒性胃肠炎都是可以通过人与人之间传播的疾病。

接触动物和吃东西

在英国，一些访问了宠物动物园和农场的人曾暴发大肠杆菌 O157：H7 胃肠炎。去动物园和农场访问的人需要知道，很多诸如大肠杆菌、沙门菌和弯曲杆菌这样的病原体能从动物传染给人。访问过程中要尽量避免手-嘴接触、吃、喝以及吸烟。应注意洗手。

"安全的"餐馆

外表具有欺骗性。要分辨一家餐馆提供的食品是否安全并不容易。通常大而完备的餐厅和宾馆有更好的安全记录，即使它们厨房的卫生有一些瑕疵也可被容忍。想要去当地餐馆吃饭，不妨咨询生意上认识的人、酒店经理或

者导游等。没有把握的话,就找大的酒店吃饭。一些旅行者说中国餐馆是最安全的,这些餐馆用新鲜原料,高温烹调(而不是重新加热),上菜很快。墨西哥餐厅有些危险,因为盘子要经很多道手,食品里通常有鸡蛋、生菜和没有煮熟的蔬菜。

以下清单有助于判断餐厅是否安全:
- 餐具、桌布、杯、盘是否干净?
- 厕所是否干净?有洗手的水和肥皂吗?
- 餐厅里是否有苍蝇?(苍蝇携带病菌。)
- 苍蝇和其他昆虫有没有足够的屏障阻挡?
- 外面是否有多余的没有遮盖的垃圾?
- 服务员的装饰是否整洁?
- 是否有见识广博的人推荐?

记住享受美食是旅行的一部分。吃好才能让你身体健康是基本的常识。足够的饮食有助于避免疲劳和脱水。经常品尝当地美食是应该的。例如,去欧洲旅行,品尝充分烹调的美味特产如维也纳炸肉排(wiener schnitzel),而不要冒险食用生的鞑靼牛排(steak tartare)。在亚洲可以吃北京烤鸭而不要吃生鱼。

水和饮料

所有水的表面都可能被污染,无论源头多么干净,大多数溪流、池塘、井和浇灌区的水都不是可以安全饮用的。不发达国家的自来水通常有污染,不过很多酒店和旅游景点都有安全的水系统。这些设施需要逐个仔细判断。如果你是在热门旅游路线上,应该可以放心的玩,以及饮用商业瓶装水、软饮料、果汁、啤酒和葡萄酒等。如果饮用水源不放心,就需要采取措施降低患病的风险。

记住水只是一个可能的病源。有害微生物还可以通过被污染的食品、人与人接触、接触被污染的物体传染,所以对传染病没有绝对的防护。目标是用不太麻烦、也不是太贵的手段降低风险。

安全的水和饮料

- 开水——传统的水净化标准。
- 化学处理过的水——二氧化氯已经替代氯和碘,获得广泛使用。

- 过滤水——过滤器只能过滤细菌和寄生虫,而不能对付病毒(见推荐)。
- 热茶和咖啡通常是安全的。即使水在制备的时候没有完全烧开,水加热一段时间就和高温消毒一样。要注意杯子是否干净。

尽可能避免

- 杯子上、混合饮料和小方冰块中没有处理的自来水,商业的大块冰块也不一定安全。
- 当地的瓶装水也值得怀疑,这些瓶子可能是重复装填当地自来水。
- 开盖的瓶装水:这些瓶子可能用来重新装填当地自来水,最好避免。
- 海水含盐量高,不适合饮用,但是可以用来烹调。
- 野外湖泊、溪流中看似干净的水可能被贾第鞭毛虫或者隐孢子虫等寄生虫感染,或者被弯曲杆菌等病原菌感染。

安排饮水需求

　　检查行程表,确定饮水需求和水源。你的旅行是到处流浪、野外跋涉、在热带国家居住、还是在不发达国家旅行?面对不同的问题要有不同的对策。是从污染的水源中制备大量的干净饮用水,还是简单地净化酒店房间的少量自来水?如果依靠过滤器提供大部分饮水,那么过滤器的处理速度、泵使用的方便性和净化的方便性都是重要因素。过滤器元件能否被清洁和重复使用,或者可否替换?安排饮水需求时需考虑以下几点:

- 周围环境是城市、农村、沙漠、山脉还是丛林?
- 要停留多久?
- 是否徒步旅行或乘牛车旅行?途中需要净化水?
- 是否停留在固定的地点或者到处以帐篷为家?
- 你是否会在车船上储存饮用水?
- 你是和多少人结伴而行?
- 一次最多需要净化多少水?
- 距离江河、湖、溪流有多远?水是否适合饮用?安全性怎样?
- 目的地有什么常见疾病?
- 旅途中所用的是哪种净化设施或者化学用品?
- 盛饮水的器具是什么?容量有多少?

　　在美国、加拿大野外徒步旅行或者露营可能遇到的主要危险是贾第鞭毛虫,而在不发达国家饮水可能更加危险——特别是在人口聚集地区,未经处

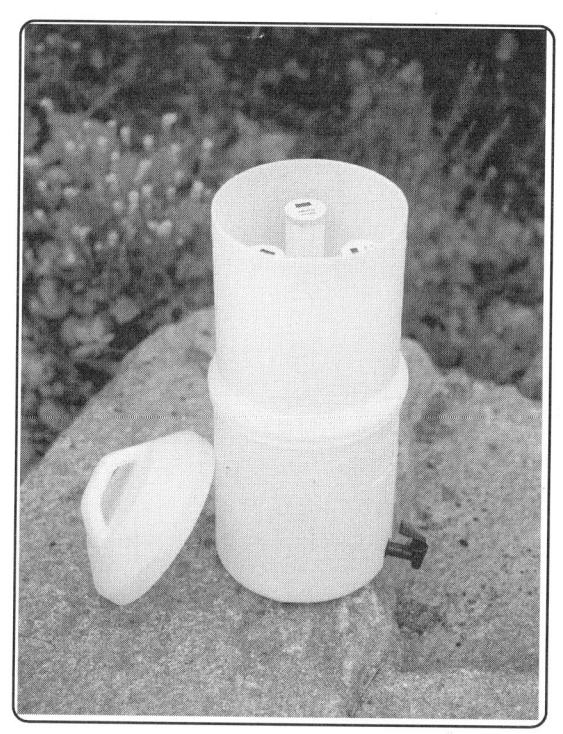

图5.1 Katadyn Drip 过滤器适宜在野外条件下处理大量水。0.2 微米级陶制过滤器可经清洁后重复使用，净化总计 39 000 加仑的水而无需更换。

理的污水可能会污染饮用水。在不发达国家对细菌和病毒（特别是某些种类）的加倍防范至关重要。见后面的"推荐"。除非在有合适的过滤和消毒系统的旅游景点、一流酒店和城市，不然的话自来水均需要消毒。

关于病毒

也许你被告知：在不发达国家旅行时，当需要从不洁净水源取水的时候，不要依赖于过滤器，因为它们不能消灭病毒。野外医学协会（Wilderness Medical Society）警告说："过滤对贾第鞭毛虫和……细菌有效。但是在野外使用时，过滤仍不足以对付病毒（尽管许多病毒可以通过附着于较大颗粒上而被滤除）。"

但是我们需要预防哪些病毒性疾病？预防管用吗？是否每个去不发达国

家旅行的人都应该带上一套水净化系统？或者使用消毒化学药品？还是每次都把水烧开了消毒？让我们看看下面几条：
- 脊髓灰质炎是需要避免的最危险的水传播病毒，不过这种疾病可以通过免疫接种预防，而且在世界上大部分国家已被消除。
- 甲肝通过受污染的水传播，不过也有有效的疫苗。
- 病毒性胃肠炎已成为世界上除了普通感冒外最常见的传染性疾病。我们对这种疾病的预防能力又怎样呢？最近在旅游轮船上暴发的流行病表明了这种疾病的传播范围之广。不仅是吃了被污染的食物或者喝了被污染的水会让人感染，接触被污染的物品、与患病者接触较密，甚至只是没有洗手就可能被传染。这通常是一种自限性疾病，但是对于婴儿、非常年幼的儿童、老年人以及免疫缺陷的特殊人群可能产生严重伤害。（这些人群不应该会去野外露营、远足或者参加冷僻路线旅游，因此也不太可能饮用不安全水而被传染。）
- 戊型肝炎是很多国家最常见的肝炎，通常由被污染的水传播。该病没有疫苗，对孕妇尤其危险。

推荐

对所有胃肠疾病完全防范是不可能的，不过一些旅行者的危险比其他人更高。于是《健康指南》（*Health Guide*）提出以下建议：
- 所有旅行者应该对脊髓灰质炎和甲肝全面免疫。
- 有戊肝病毒局部流行的地方，孕妇最好只喝商业瓶装水、开水或者纯净水。不建议服用碘片超过3个星期，以防止抑制甲状腺。
- 婴儿、年幼儿童、老人和有免疫疾病的人应采取预防措施以避免饮用不安全水而感染病毒。
- 其他旅行者主要注意消除饮用水中的细菌和寄生虫。

实际上，很多旅行者根据水源、卫生情况、行程、停留时间、便利性以及个人喜好选择取水和处理的方法。各种方法之间不是排斥的。每种方法有利有弊。过滤器或净化器不可能总带在身边，也可能堵塞或者损坏或者没有替换的备件。如果在营地宿营，也许需要大量的饮水，一台重力滴水过滤器加上粒状氯也许是最方便、性价比最好的方法。如果是徒步旅行的独行者，最方便的是小型过滤器、净化器或消毒药片。无论哪种情况都需要有备用的方案。

不管采用何种方法对水消毒，旅行者腹泻始终是威胁，因为它也可因为

食用被污染的食品和通过人与人接触而传播。处理水——甚至对水消毒，只能降低却不能消除疾病的威胁。

水处理和消毒

取得干净的水

从污染的水源取水，非常可能被有机物污染。仅从感性角度来说，也没人愿意喝浑浊的、满是浮渣的水。而且浑浊的水，特别是冷水，需要更多的时间和更大剂量的化学药品消毒。特别是氯与有机物（如腐败的蔬菜）发生反应并被中和。在处理前，应该留下足够的时间将水澄清，除非已经快要渴死。以下有几种方法：

沉淀 将浑浊的水静置几个小时以后，将水清澈的上层倒出。这种方法最适合因为泥沙或者其他无机物造成的浑浊。

絮结产物 仅靠重力不能让有机杂质沉降下来。每夸脱加一点明矾（可以在药店购买），悬浮的有机杂质会絮结稳定下来，絮结产物会沉淀在容器的底部，清澈的水就可以倒出来了。为了节约时间，可以用咖啡过滤器、商用过滤纸、干净布或者帆布过滤袋清除水中絮结产物，这样更快。

过滤 过滤细菌和寄生虫的陶瓷和玻璃纤维过滤器也可以过滤浑浊的水，但是这样会造成堵塞。陶瓷过滤器清洁后反复使用的次数比玻璃纤维过滤器多。而且在入水管上加一个预过滤器可以阻挡大的杂质。

水消毒的方法

水加热 隐孢子虫和贾第鞭毛虫包囊（卵囊）经不起加热。水加热到149°F（65℃）两分钟或者113°F（45℃）20分钟（类似于高温消毒）能消灭包囊。144°F（62℃）保持10分钟能够消灭诸如霍乱这样的细菌。

沸水 煮沸后放凉的水可以放心饮用。让水煮沸10～20分钟，即使在高海拔地区，也是没有必要的，纯粹浪费时间和燃料。有些人甚至质疑把水煮沸是否必要，如上所述，他们仅是高温消毒——把水加热并且保持在低于沸腾的温度下一段时间。注意：10 000英尺高度上，沸水的温度只有194°F（90℃），足以杀死所有微生物。

煮沸的优点　煮沸的开水完全消灭细菌、寄生虫（阿米巴、贾第鞭毛虫、隐孢子虫）包囊、血吸虫幼虫以及病毒（肝炎、脊髓灰质炎和病毒性胃肠炎）。注意：刚烧开的水不能消灭一些细菌的芽孢，所以不能认为完全消毒。不过细菌不会引起肠道疾病，饮用无害。

煮沸的缺点　有时煮沸说起来容易做起来难。水加热浪费时间，而且往往很麻烦，还要随身携带燃料。烧水在营地或者其他固定地点是再方便不过，却不适合行军中。其他给水消毒的方法可以取代麻烦的烧水过程。

碘和氯　适当条件下，碘和氯都是消除水中细菌和病毒的良好消毒剂，对寄生虫它们不那么有效，甚至是无效，特别在快速消毒和（或）水又冷又混浑的时候。

　　早在20世纪初期，碘就被用来进行水的消毒。美国军队的研究显示：在野外环境下，水又脏又冷，只要与碘接触10分钟就能够消灭细菌、贾第鞭毛虫和病毒；其他野外研究表明：在最差水质条件下，需要50分钟或者更长的接触时间才能消灭贾第鞭毛虫。碘和氯都不能消灭隐孢子虫包囊。只有沸水、过滤或者二氧化氯是这种寄生虫的克星。

碘片　Potable Aqua是小玻璃瓶包装，内含50片，可处理25夸脱的水。但是说明书也指出只能偶尔或者应急使用，而不能常用。Potable Aqua是一种轻便的备用净化器。对隐孢子虫效果不好。缺点是需要足够接触时间，而不能立即见效。口味和气味都不好，但Potable Aqua Plus加入了中和剂，改善了口味和气味。旅行者应该尽量避免将碘处理的水作为唯一饮用水来源，长期使用（超过3周），否则可能出现对甲状腺的抑制。对孕妇的使用应该更严格，因为可能对胎儿的甲状腺发育有不良影响。但是如果没有短期替代的净水方法，孕妇也可以使用碘，特别是在戊肝局部流行的地区[*]。

氯漂白液（4%～6%次氯酸钠）　家用漂白剂便宜，也容易买到，可是不能消灭隐孢子虫，也很难消灭贾第鞭毛虫。《健康指南》（*Health Guide*）不推荐将氯作为水消毒的主力，但是如果没有其他方法或者水也可被过滤以除去

---

[*] 1998年发表在医学期刊《柳叶刀》（*Lancet*）上的一个和平队（Peace Corps）研究说：和平队到尼日尔的一群志愿者利用碘-树脂两步法过滤器作为饮用水的唯一来源饮用了两年多。结果46%的人出现甲状腺肿大，34%出现甲状腺功能失调。作者建议在6个月内使用碘-树脂过滤器（或者碘片）作为饮用水的唯一来源时间不要超过3周。

寄生虫的情况下，氯漂白还是有用的。在处理大量饮用水的时候氯的性价比很高。标签上通常注明漂白液中氯的比例。注意要求使用干净水。混合的指导如下：氯强度未知的情况下，每夸脱放 10 滴。如果水又冷又浑浊，氯的用量加倍。让水放置 30 分钟。处理后水有轻微的氯的气味，如果没有，同样剂量再放置 15 分钟。

表 5.1　用氯漂白液处理水

含氯的比例（%）	每夸脱干净的水使用滴数
1	10
4～6	2
7～10	1

次氯酸钙颗粒　这种办法是大量水消毒的好办法。它使用游泳池里常用的氯颗粒。每 2 加仑水里加入一勺优质的次氯酸钙颗粒并让它溶解。这样可制备出能对大量水进行消毒的氯贮存液，氯贮存液以 1：100 的比例放入水中。如一品脱氯贮存液兑 12.5 加仑待处理的水。

氯片　氯片曾经在美国很流行，商品名叫 Halazone。现在已经在美国不再销售，英国和其他地方仍然在使用。其他使用碘或者二氧化氯的消毒片剂已经替代了氯片的位置。

二氧化氯（ClO_2）　二氧化氯是非常有效的消毒剂，快速消灭细菌、病毒和贾第鞭毛虫，对隐孢子虫同样有效。ClO_2 也改善了口味气味，去除硫化物、氰化物和苯酚，控制了藻类，中和了铁和锰离子。它是有效的杀虫剂，在浓度低至 0.1 ppm（百万分之一单位）和广泛的 pH 值范围下都能发挥作用。它在水中（甚至冷水里）溶解度比氯高 10 倍。不像碘，二氧化氯对甲状腺没有不良作用。二氧化氯在城市水处理系统得到广泛的应用。

　　术语"二氧化氯"令人误解，因为氯不是活性成分。二氧化氯的作用是氧化，而不是氯化。ClO_2 穿透细胞壁，与细胞质的氨基酸反应，杀死微生物。这个反应的副产品是对人体无害的氯。二氧化氯有片剂（Micropur MP 1）和液态（Pristine）两种制剂。

表 5.2 二氧化氯处理指南

消灭微生物	EPA 水质 1 号 （清澈，20℃～68°F）	EPA 水质 2 号 （肮脏，4℃～39.2°F）
细菌	15 min	15 min
病毒	15 min	15 min
包囊	30 min	4 h

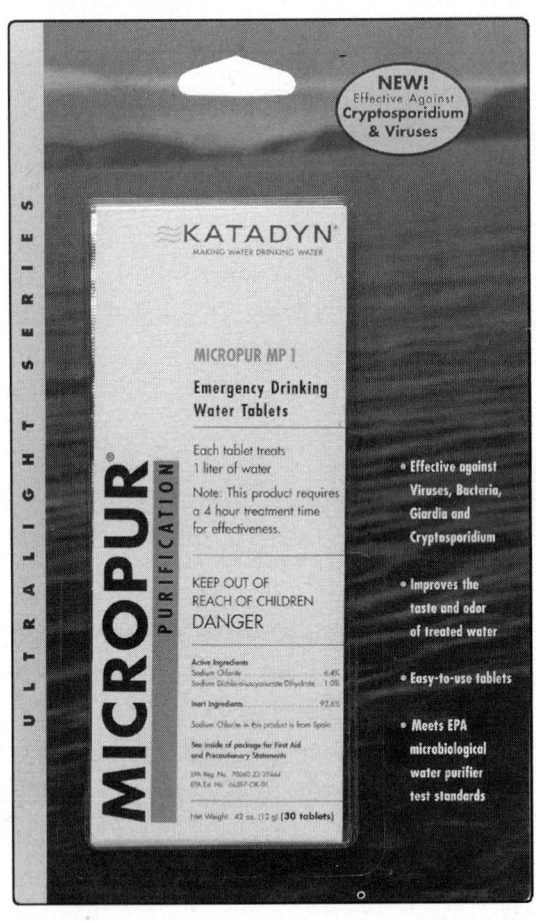

图 5.2 Micropur MP 1 是唯一被美国环境保护局（EPA）批准的杀灭细菌、病毒和寄生虫（包括贾第鞭毛虫和隐孢子虫）的单片化学处理药品。

Micropur MP 1 这种药片是二氧化氯的稳定形态,保存期 3 年。30 片泡状包装,每片能处理 1 夸脱水。对贾第鞭毛虫、隐孢子虫、细菌和病毒有效,不过如果要从又冷又浑浊的水里消除隐孢子虫需要 4 小时的等待时间。

Pristine 这是比较经济的二氧化氯液体产品,处理 30 加仑(120 夸脱)水的价格相当于 30 片 Micropur MP 1(只能处理 30 夸脱)。因为需要混合两种化学药品,而且有可能溢出,使用方法比 Micropur MP 1 麻烦些。

水过滤器和净化器

过滤器的基本作用似乎很明显、简单:除去水中微生物和大于一定体积的杂质。但是要实现它的作用却没有那么容易,要面对个头微小和种类繁多的杂质、病原体和化学污染。所以需要有不同的设备:陶瓷过滤器、深层过滤器、浅层过滤器等等。这些过滤器的毛孔大小不同,过滤不同大小的杂质。毛孔大小以微米计,最大到 600 微米。特别注意的是,最重要的数字是"绝对"毛孔大小,决定能过滤掉的最小杂质大小。

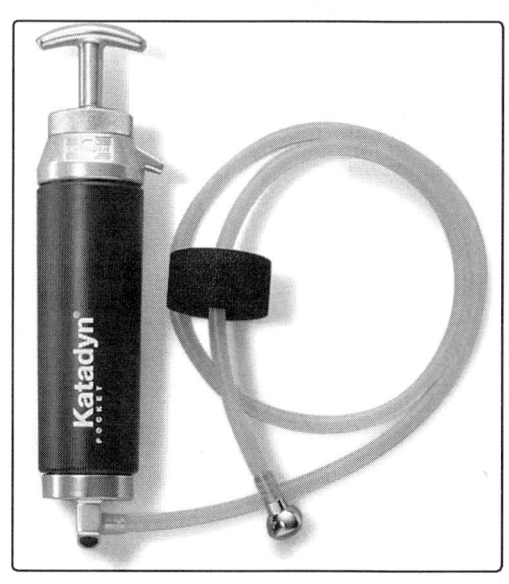

图 5.3 Katadyn 便携过滤器含有注银的陶瓷过滤器,毛孔大小为 0.2 微米,可以清洁后重复使用,最多能处理 13 000 加仑水。

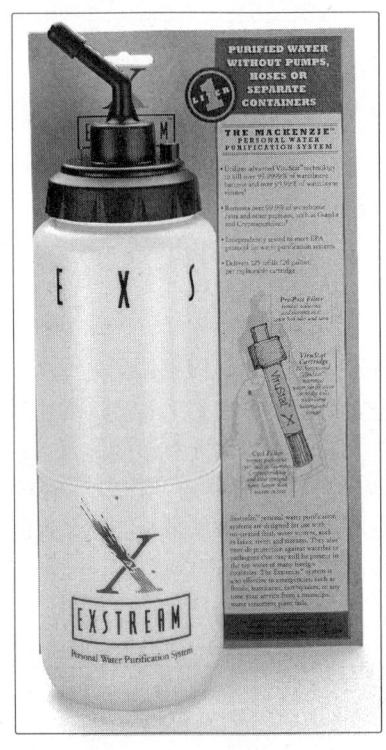

图 5.4　Katadyn Exstream 容量为 34 盎司

为了清除诸如贾第鞭毛虫和隐孢子虫这些普通的寄生虫（原生动物），毛孔绝对直径不要超过 4 微米（原生动物体型从 5～15 微米）。0.2～10 微米的细菌最好毛孔绝对直径不要超过 0.2 微米。如此精细的过滤器更容易堵塞，需要经常更换。预过滤器有助于减少堵塞。

水净化器　因为病毒可以小到 0.0004 微米，没有野外设施能完全依赖过滤除去病毒。水净化器既有过滤器，也有可以根据需要使用的碘-树脂部件*。一个比较普及的型号是 Katadyn Exstream。VirusStat 药筒清除细菌和病毒，

---

* 根据需要使用的碘系统如何工作：碘离子吸附在阴离子交换树脂上，形成一个带电结构。当带负电的微生物接触树脂，碘立即被释放，杀伤微生物。通过这样的过程把细菌、病毒和一些寄生虫杀死。注意：水中残留的碘浓度可能会达到 10 mg/L，RDA（推荐每月供给量）推荐标准仅为 0.15 mg/d，显然偏高。有些净化器有活性碳过滤器，用于降低处理后水中碘含量。

而过滤器清除寄生虫。每处理 100 升水需更换一次药筒。

注意：选择过滤器/净化器，除了要考虑清除微生物的要求外，还需要考虑以下因素：

- 处理速度：每分钟多少升？
- 过滤器/净化器的部件需经过多久更换？
- 加上附件后的重量和大小。
- 设备（包括更换滤芯）的价格。
- 是否附带有活性碳装置减少过滤水中残留的碘和其他化学成分？有关活性碳过滤器的一些事实——它们能做什么？不能做什么？
- 碳过滤器不能软化水。
- 碳过滤器不能除去铁、铅、铜或氯化物、硝酸盐和氟化物。
- 碳过滤器可以清除 90% 以上的镉、铬、汞、银和锡。
- 碳过滤器对细菌、包囊或者病毒无效。实际上如果不定期更换还会助长细菌的繁殖。
- 碳过滤器可以清除很多异味。
- 碳过滤器能有效清除碘和氯的异味，以及有潜在危险和致癌性的有机化合物。
- 如果浑浊是水的主要问题，首选纤维的预过滤器，因为它们的性价比较好。

第六章
旅行者腹泻

关键点：

- ▶ 旅行者腹泻是旅行者最常见的疾病。
- ▶ 旅行者腹泻最常见的病因是细菌感染。
- ▶ 旅行者应该随身携带洛哌丁胺（lmodium）和抗生素以便自己治疗。
- ▶ 预防性使用抗生素对一些高危旅行者也许有帮助。
- ▶ 注意饮食有助于预防旅行者腹泻，但是因为旅行者缺乏饮食安全意识而经常无效。
- ▶ 洗手减少腹泻发生。
- ▶ 口服霍乱疫苗（Dukoral）对ETEC腹泻有60%的交叉保护效果。

旅行者腹泻概述

目前为止，腹泻是到不发达热带、亚热带国家旅行的人最常遇到的医疗问题。然而，旅行者腹泻不是一种特定的疾病。该术语描述的是由某些细菌、寄生虫或病毒通过污染的水和食品传播的一种肠道感染的症状。病程和严重程度取决于致病微生物。

罹患旅行者腹泻的危险

这个风险与旅行的国家、旅行的季节或月份、停留时间、是否经常在餐馆吃饭，以及是否在当地人家或者街边小摊上吃东西有关。一些研究表明，大多数旅行者腹泻是因为餐馆恶劣的卫生条件造成。

访问北美、北欧和中欧、澳大利亚、新西兰时的危险很小（大约4%）。去加勒比海、南欧、以色列、日本和南非旅行的危险为中等（大约8%～20%）。去墨西哥、多米尼加共和国和海地、非洲发展中国家、南美和中美、中东、亚洲旅行的危险高（前2个星期发病率大约60%）。感染过旅行者腹

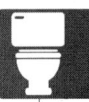

泻并不会让人获得"免疫"。事实上即使已居住多年,这些移居国外者和长期旅行者患病的危险仍然不会改变。

旅行者腹泻的症状

通常旅行者腹泻表现为以下3种形式:(1)急性水样腹泻;(2)痢疾;(3)持续(慢性)腹泻。

水样腹泻 水样腹泻是最常见的旅行者腹泻形式,感染多达60%的旅行者。世界上大多数水样腹泻是由一种肠毒性(产肠毒素)大肠杆菌的细菌引起,其他引起水样腹泻的细菌有沙门菌、弯曲杆菌和弧菌。贾第鞭毛虫、隐孢子虫、圆孢子虫和等孢子球虫也可以造成水样腹泻。5%~10%的病例由肠道病毒引起。

症状从稀松样便或水样便到更为严重的非血性暴泻。伴随症状常包括恶心、呕吐、腹痛和低烧。这些症状若不治疗,通常持续3~5天。这是导致旅行者感到不便和不适的主要原因,可能会毁掉经过周密计划的休假或商务旅行。暴泻导致的主要医学危险是脱水,尤其在儿童和老人。用液体、洛哌丁胺(Imodium)和抗生素早期治疗通常可获成功。

痢疾(血性腹泻) 旅行者腹泻患者有15%是由痢疾引起的。痢疾是由某些细菌(有时是寄生虫)侵入、破坏肠壁引起的一种严重肠道感染。最常见的痢疾是细菌性痢疾,也叫志贺菌痢,是由志贺杆菌引起。其他能导致痢疾的细菌包括沙门菌、空肠弯曲杆菌、耶尔森鼠疫杆菌和大肠埃希杆菌O157:H7。很少见的一种痢疾是阿米巴痢疾(阿米巴病),是由溶组织内阿米巴侵入肠系膜引起。细菌性痢疾的典型特征是突然暴发血性腹泻(或少量血性黏液便)、高烧、腹痛、疲乏,以及排便不净的感觉。只有50%的患者可见血便。

如果出现痢疾症状,就需要抗生素治疗(见后文),多喝水以防脱水,并去看病。症状严重者,若抗生素治疗也不见好转的话,立刻看医生——你可能需要住院。

慢性腹泻 3%~5%的旅行者腹泻持续超过1个月,即为慢性腹泻。慢性腹泻可伴随有隐约胃痛、胃胀、恶心、食欲减退、疲劳、体重减轻和低烧。

如果是由感染引起,慢性腹泻通常是由贾第鞭毛虫病(第9章讨论的一种寄生虫疾病)引起。最近一项比利时的研究表明贾第鞭毛虫和空肠弯曲杆菌是最常见的两种引起慢性腹泻的感染原因。其他可能的感染原因有阿米巴病、隐孢子虫病、圆孢子虫病和双核阿米巴虫病。

然而，诊断明确的感染只占慢性腹泻感染原因的很小部分。感染后乳糖不耐受和肠易激综合征是返回的旅行者发生慢性肠道症状的最常见原因。感染后乳糖不耐受是因为包含乳糖酶的肠上皮细胞受到破坏引起，肠易激综合征则是肠的运动性受到破坏引起。

慢性腹泻患者请咨询内科医生和传染病专家。应进行检查以确定明确的诊断。但是很多时候所有的检查结果均为阴性，也就不能做出明确的诊断。在未行医师会诊前，可以假定是被贾第鞭毛虫感染，自己服用甲硝唑（Flagyl）或替硝唑（Fasigyn）。呋喃唑酮（Furoxone）对细菌和寄生虫引起的腹泻有效。注意：与阿米巴病不同，贾第鞭毛虫不会引起血性腹泻。

旅行者腹泻的病因和地理分布

高危地区导致旅行者腹泻的4种主要细菌微生物为大肠埃希杆菌、志贺杆菌、沙门菌和弯曲杆菌。

温度、常年下雨、河流、湖泊或海岸的分布、旱季、雨季以及其他地理和气候特征，还有农业、饮食和卫生习惯等决定了当地最常见的腹泻致病细菌。比如在泰国，除了大肠埃希杆菌外，最常见的是弯曲杆菌；在尼泊尔，除了大肠埃希杆菌外，最常见的致腹泻细菌是志贺杆菌和弯曲杆菌；在墨西哥，大肠埃希杆菌、沙门菌和志贺杆菌在雨季流行，而弯曲杆菌则在干燥的冬季流行。研究表明，全球范围内，感染性腹泻的病因并不一致，地区间有差异。

旅行者腹泻常识
80％的旅行者腹泻是由细菌引起。
由食品污染引起的腹泻比由水污染引起的更多。

预防旅行者腹泻

饮食预防——它们是否有效？

通常我们认为只要坚持"水煮沸、食物烹熟、水果去皮，否则不吃"的原则，那么患胃肠疾病的风险就会降低。然而对返回的旅行者调查表明，关于饮食安全的建议并没有明显降低腹泻发生的比例。实际上，绝大多数旅行者忘记了出发前的忠告，在到达发展中国家 72 小时内就轻率地饮食。为什么会这样？一些人是因为无法掌控饮食的选择，也有很多人是没有抵挡住异域风味的诱惑。很多旅行者发现很难拒绝美味，也很难坚持只吃煮熟的食品。也许只能用一句谚语形容：说起来容易，做起来难。

难道这就意味着旅行者可以放弃警惕和忘记谨慎的饮食习惯吗？不。医学文献表明轻率的饮食和旅行者腹泻密切相关。如果克服诱惑，坚持安全的饮食习惯，患病的几率会大大降低，虽然对很多人来说这是艰巨的任务。

注意：谨慎的饮食习惯能预防旅行者腹泻，也能预防很多其他疾病。根据行程的路线，可能经过水和食品传播的疾病包括：甲肝、戊肝、伤寒、旋毛虫病、绦虫和蛔虫感染、肠内疾病、肝吸虫、肺吸虫等。这些都是你不愿意带回家的"纪念物"。国际旅行无法严格注意饮食，所以旅行者应该随身携带改善胃肠运动的药物［如洛哌丁胺（Imodium）］和抗生素以便进行腹泻的自我治疗。小部分高危旅行者要携带预防性抗生素。

手部卫生

吃饭前用肥皂或者清洁剂洗手。30 秒钟的清洗能清除 95% 通过人体接触或接触污染物体而获得的细菌、病毒和寄生虫*。消毒纸巾和手部消毒凝胶（如 Purell）也方便有效。洗手和手部消毒凝胶已经被证明能有效防止流感和包括 SARS 在内的呼吸道疾病的传播。

旅行者腹泻的药物预防

旅行者腹泻已经能够有效地进行自我治疗，大多数医生只在旅行很重要时或者对一些高危旅行者才推荐预防用药。如果是短期旅行（3 周以下），你又不愿意因为疾病而打断旅行或改变旅行计划，可以准备一些如碱式水杨酸铋（Pepto-Bismol）或者抗生素这样的预防用药。例如，你可能是不愿意耽误 1 小时而错过重要会议或者其他事务的商人、外交家、音乐家或者运动员。

或者你本身便有一些疾病，可能会因患其他疾病而使这些疾病恶化。这些需要考虑预防用药的疾病包括癌症、AIDS、严重的炎症性肠病（大肠

---

* 几乎所有急性胃肠疾病的传播是由短暂存在于手部的微生物引起，这些微生物很容易通过洗手清除。正常生活在手部的细菌（"常居菌丛"）很难清除，不过它们通常和疾病的传播无关。

炎)、肾衰竭以及很难控制的胰岛素依赖性糖尿病。并且,如果你有消化系统溃疡,服用减少胃酸的药(如 Zantac、Pepcid、Prilosec、Nexium、Losec 或 Protonix),患旅行者腹泻的危险也就增加。建议尝试治疗溃疡的胃黏膜保护药物 Carafate(硫糖铝)。因为 Carafate 有抗菌的特性,因此会降低患腹泻的危险。

Pepto-Bismol　Pepto-Bismol(碱式水杨酸铋)降低感染旅行者腹泻的几率为 65%(相比之下,抗生素的疗效为 90%)。这是成人或者较大儿童旅行时很好的预防用药,不仅有效,而且很少会发生使用抗生素时有时发生的过敏或者中毒反应。

　　它是怎样产生效果的?医学研究表明 Pepto-Bismol 清除胃里的有害细菌,抗菌的主要作用成分为铋。而 PePto-Bismol 中的水杨酸盐对肠壁有消炎和抑制分泌的作用,减少腹泻液体的排出。

用量　2 片(液态则是 2 盎司),每天 4 次,饭后及睡前服用。液态制剂和片剂一样有效,但是片剂更方便携带。缺点:每天 4 次服药对大多数旅行者来说非常不便。儿童用量:Pepto-Bismol 适用于 3 岁以上儿童,用量为成人的一半。3 岁以下儿童,用药请咨询儿科医师。注意:2 匙或者 2 片 Pepto-Bismol 中水杨酸盐含量相当于成人的一片阿司匹林。Pepto-Bismol 饭后服用最为有效,因为这样药物可以直接接触食物里的微生物。

禁忌证　以下人群应避免服用 Pepto-Bismol:(1)对阿司匹林过敏或不耐受;(2)有任何出血性疾病;(3)正服用抗凝血剂[华法林(Coumadin)];(4)有消化系统溃疡或者胃肠出血病史。

不良反应　Pepto-Bismol 导致舌头以及大便发黑,不过并没有伤害。由于水杨酸盐毒性,过多使用会造成耳鸣。不要同时服用 Pepto-Bismol 和阿司匹林,否则水杨酸盐中毒危险(耳鸣和容易擦伤)会增加。如果你正服用华法林(如 Coumadin)抗凝血剂,则不应再服用 Pepto-Bismol,否则出血的危险会增加。

　　如果你有一些基础疾病并正在服用药物,请向医生咨询 Pepto-Bismol 的安全性。Pepto-Bismol 会阻止多西环素的吸收,所以建议不要同时服用。Pepto-Bismol 也会阻止其他抗生素的吸收,作用程度尚有待研究。

预防性抗生素　服用抗生素(特别是喹诺酮类)能显著降低旅行者腹泻的风险。但是抗生素都有潜在不良反应,因此不建议作为健康旅行者的日常药物。并且，在服用抗生素的同时还是发生了腹泻，那么你又应该怎么办？一些争论认为像喹诺酮这样的抗生素最好用来作为治疗腹泻的药物而不是预防用药。除非在特殊情况下，预防性抗生素不建议儿童使用。

Rifaximin（Xifaxan） 这是一种新的非吸收性抗生素，对非侵袭性大肠杆菌有效，而该菌是旅行者腹泻最常见的病因。2004年11月，公司宣布研究结果表明Rifaximin（Xifaxan）对预防志贺菌痢（由志贺杆菌引起的痢疾）也同样有效。

表6.1 用来预防旅行者腹泻的抗生素

Ciprofloxacin（Cipro）	每天250 mg
Levofloxacin（Levaquin）	每天500 mg
Ofloxacin（Floxin）	每天400 mg
Moxifloxacin（Avelox）	每天400 mg
Azithromycin（Zithromax）	每天250 mg
Rifaximin（Xifaxin）	每天200 mg

Pepto-Bismol联合备用抗生素 在要求使用预防性抗生素之前，请注意喹诺酮类抗生素治疗大多数腹泻快速有效。实际上喹诺酮类药物通常在10小时以内让腹泻停止。所以如果你预防性服用Pepto-Bismol，而用抗生素作为备用，能显著降低旅行者腹泻的危险，而且同时保留抗生素治疗的选择。Pepto-Bismol作为预防用药，而抗生素作为备用，在必要的时候可以自我治疗，这是大多数旅行者预防用药的理想选择。全细胞/重组B亚单位口服霍乱疫苗（Dukoral）能对ETEC腹泻*提供高达60%的交叉防护。

旅行者腹泻的治疗

旅行者腹泻的治疗（根据严重程度）包括以下一种或者几种：
- 足量饮水
- Pepto-Bismol
- 洛哌丁胺（Imodium-AD）
- 抗生素

---

* ETEC=肠毒性大肠杆菌，世界范围内导致旅行者腹泻最常见的细菌性病因。

有时候需要住院治疗脱水和中毒。

液体

如果有频繁、大量的腹泻，可能需要治疗脱水，这时需用口服补液溶液治疗，详看后文的"口服补液治疗"。如果腹泻不是很严重，参看以下指南：

轻度/中度腹泻 成人——保持惯常的饮食习惯，加些汤和咸饼干也不错，每天喝至少 2~3 升液体（主要是水），天气炎热的话可以多喝。腹泻在急性期时避免摄入奶制品（牛奶和奶酪）。

轻度腹泻 幼儿——保持惯常的饮食习惯，足量饮用平常喝的液体。

Pepto-Bismol（碱式水杨酸铋）

Pepto-Bismol 除了作为预防用药，也可以同饮食结合，用于治疗旅行者腹泻。Pepto-Bismol 有抗微生物、抑制分泌和消炎作用，有 50% 的疗效能减少不成形便的数量。血性腹泻（痢疾）也可以使用 Pepto-Bismol。Pepto-Bismol 缓解恶心的效果比它减轻腹泻的效果更好。但是 Pepto-Bismol 服用不方便，效力也不如抗生素，所以不经常推荐使用。

成人用量 2 片或者 2 匙（1 量杯，30 毫升），必要的话每半小时重复一次。24 小时内总剂量不要超过 16 片，或者 8 盎司液体。因为水杨酸盐中毒可能发生，所以在服用 Pepto-Bismol 时不能同时服用阿司匹林。服用 Pepto-Bismol 时若需要治疗疼痛或发烧，可使用对乙酰氨基酚（Tylenol）。如果服用 Pepto-Bismol 在 6~8 小时内不能有效控制腹泻，停止用药，转用抗生素。

洛哌丁胺

洛哌丁胺（Imodium-AD）减少腹泻（腹泻次数和患病时间）效果达 80%。其作用是降低运动性（减少蠕动）和抗分泌作用（阻止肠内盐和水排出）。

成人用量 2 粒胶囊（4 毫克）立即服用，然后每次排稀松样便或水样便后服用一粒胶囊，24 小时内不能超过 8 个胶囊。有重病或者高烧的时候不要服用洛哌丁胺。

儿童用量 婴儿和年幼儿童更容易发生不良反应，如麻痹性肠梗阻（肠胀气）、呕吐和嗜睡等。较大儿童需按说明书服用。2岁以下婴幼儿不应服用洛哌丁胺，除非已咨询儿科医师的建议。

注意：使用抗运动性药物一种理论上的担心是它们可能会通过干扰机体的自然"净化"机制而延长疾病病程。实际上当旅行者服用洛哌丁胺治疗水性腹泻的时候，并没有观察到疾病延长，即使便培养仍旧显示有侵略性微生物（如志贺杆菌）存在。然而当有血性腹泻和(或)发烧温度超过101°F的时候，医学专家不建议使用洛哌丁胺。可是，《健康指南》(*Health Guide*)认为喹诺酮类抗生素与洛哌丁胺联合使用，综合疗效带来的好处远胜其不良反应的危险。

洛哌丁胺加用抗生素

单独使用洛哌丁胺的缺点是治标不治本。最近研究发现洛哌丁胺联合抗生素治疗腹泻效果更好，因为这样综合了前者的抗运动性和后者的疗效。例如，墨西哥的一项研究表明洛哌丁胺联合喹诺酮类抗生素效果强于单独使用洛哌丁胺。

什么时候加用抗生素治疗？如果腹泻轻微，不影响正常行为，洛哌丁胺（和/或Pepto-Bismol）已经足够。只有腹泻非常严重，频繁和(或)大量排便，或者腹泻带血或伴随发烧时才需要加入抗生素。

抗生素

喹诺酮类（氟喹诺酮）抗生素使旅行者腹泻的治疗出现革命性变化。这些抗生素在粪便排泄物中浓度很高，常常服用一两剂便能治愈疾病。但是越来越多的证据表明，微生物抗药性在不断上升。在泰国弯曲杆菌对环丙沙星的抗药性达到90%（尼泊尔50%，埃及40%）。喹诺酮现在仍然是旅行者（包括孕妇和儿童）的首选。最好的替代药物是阿奇霉素。其他药物包括呋喃唑酮（Furoxone）、头孢克肟（Suprax）、甲氧苄啶/磺胺甲噁唑（Bactrim）和利福昔明（Xifaxin）。

喹诺酮类

一次剂量便经常有效，但是对于那些疾病第一天后仍没有好转或者便血、发烧以及有弯曲杆菌或志贺杆菌感染的患者，建议完成3天的完整疗程。液体环丙沙星适用于儿童。如果因呕吐而不能口服给药，环丙沙星、左氧氟沙星和氧氟沙星可用于静脉注射。

环丙沙星（Cipro）
用量：每天 750 毫克一次或者 500 毫克两次，疗程 1~3 天
液体制剂用量：20~30 mg/（kg·d），分两次服用，必要的话连服 3 天
左氧氟沙星（Levaquin）
用量：一次 500 毫克或者每天 500 毫克，疗程 1~3 天
氧氟沙星（Floxin）
用量：第一天 400 毫克两次或者每天 400 毫克，疗程 1~3 天
莫西沙星（Avelox）
用量：每天 400 毫克，疗程 1~3 天

使用喹诺酮类治疗其他感染　喹诺酮类同样适用于泌尿系统感染和伤寒。对于社区获得性肺炎、急性细菌性支气管炎、皮肤感染、淋病和衣原体引起的无并发症的盆腔炎症性疾病（PID），氧氟沙星、莫西沙星和左氧氟沙星比环丙沙星效果好。左氧氟沙星还对耐甲氧西林金黄色葡萄球菌（methicillin-resistant *staphylococcus aureus*，MRSA）引起的皮肤感染有效。

其他治疗旅行者腹泻的替代药物

阿奇霉素（Zithromax）　这种抗生素对志贺杆菌、沙门菌、大肠杆菌和弯曲杆菌有效，它也对伤寒有效。在泰国，阿奇霉素对弯曲杆菌的疗效比环丙沙星好。药物有 250 毫克和 500 毫克两种片剂。

成人用量：一次 1000 毫克或者每天 500 毫克，疗程 3 天
儿童用量：10 mg/（kg·d），疗程 3 天

头孢克肟（Suprax）　这是一种头孢菌素抗生素，对大多数细菌引起的感染性腹泻有效，也有报道说志贺杆菌有抗药性。头孢克肟也被用于治疗耳部感染（中耳炎）、咽炎、扁桃体炎、急性细菌性支气管炎、尿道感染和淋病，有良好疗效。它是液体形式药物。

成人用量：400 毫克，每天一次，疗程 3~5 天
儿童用量：8 mg/kg，每天一次，疗程 3~5 天

呋喃唑酮（Furoxone）　本药用于大多数细菌引起的旅行者腹泻和贾第鞭毛虫病，在腹泻原因不明的时候，呋喃唑酮是有效的广谱治疗手段。呋喃唑酮

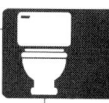

也有液体制剂。

成人用量：100 mg（一片），每天 4 次，疗程 3 天；对贾第鞭毛虫病疗程 7～10 天

儿童用量：5 岁以上——25～50 mg（1/4～1/2 片），每天 4 次

液态呋喃唑酮每量匙（15 ml）含 50 mg

5 岁以上——1/2～1 量匙（7.5～15 ml），每天 4 次

1～4 岁——1/3～1/2 量匙（5～7.5 ml），每天 4 次

1 个月～1 岁——1/6～1/3 量匙（2.5～5 ml），每天 4 次

甲氧苄啶/磺胺甲噁唑〔复方新诺明（Bactrim），TMP/SMX，Co-trimoxazole〕 TMP/SMX 是最后考虑选择的药物，在旅行者对本章节提到的其他抗生素过敏或者有抗药性的情况下使用。全球范围内，本药已经有一定抗药性，但在局部范围内（如墨西哥）仍旧有效。

成人用量：每 12 小时一个双倍强度片剂，疗程 1～3 天

儿童用量：每 24 小时 8 mg/kg 甲氧苄啶和 40 mg/kg 磺胺甲噁唑，分 2 次给药，每 12 h 一次

注意：该药对圆孢子虫有效。成人用量：每 12 小时一个双倍强度片剂，疗程 7 天

利福昔明（Xifaxin） 这是一种新的吸收极少的抗生素，对大多数国家旅行者腹泻最常见的病因——非侵袭性大肠杆菌（ETEC）有效。它对志贺杆菌、沙门菌或者弯曲杆菌造成的痢疾可能有效，但尚待进一步研究。在世界 ETEC 最常见的地区（如拉丁美洲），应储备有利福昔明。剂量：200 mg，每日 3 次，疗程 3 天。

甲硝唑（Flagyl） 如果腹泻持续 2 周以上，可能身上潜伏有贾第鞭毛虫寄生。如果不能及时得到医生建议，不妨自己治疗贾第鞭毛虫病。

成人用量：250 毫克，每天 3 次，疗程 5～7 天；服用甲硝唑时不要喝酒；也许会有严重的恶心、呕吐。

替硝唑（Fasigyn） 一种甲硝唑的衍生物，是目前用来治疗贾第鞭毛虫病的选择用药；单次剂量（2gms）治疗。每片含量 500 mg。

旅行者腹泻治疗总结

- 去发展中国家和地区旅行的人都应该携带抗生素和洛哌丁胺（Imodium），以便自己治疗旅行者腹泻。
- 治疗手段包括洛哌丁胺（Imodium）、抗生素或者两者联合使用。如果症状相对较轻，开始时可以用洛哌丁胺治疗。4~6个小时后不见好转就开始使用抗生素，最好是喹诺酮或者阿奇霉素。
- 如果是大量、暴发性腹泻，立即服用抗生素和洛哌丁胺。根据需要开始口服补液治疗。联合使用抗生素和洛哌丁胺1~3天应该可以治愈。
- 用抗生素治疗痢疾（血性腹泻，高烧）。
- 喹诺酮是最有效的抗生素，不应对孕妇或儿童禁用，尤其是那些症状非常严重的人。
- 阿奇霉素是最好的替代药物，尤其对孕妇和婴幼儿。
- 腹泻的危险信号包括血性腹泻、高烧、持续呕吐、严重腹痛、衰竭和脱水。如果抗生素治疗48小时后仍然不见好转或者出现脱水现象，请向有资质的医疗机构求助。
- 汤或肉汤、咸饼干和足够的饮水有助于保持水分，提供营养。即使是腹泻，也要尽可能保持正常的饮食习惯。
- 如果呕吐多，腹泻少，服用Pepto-Bismol，喝足量淡盐水。
- 大约10%的腹泻是由寄生虫病如阿米巴和贾第鞭毛虫引起，治疗用甲硝唑（Flagyl）或替硝唑（Fasigyn）。
- 包含镁、铝或钙的抗酸剂；硫糖铝；补铁药片；或者含铁或锌的多种维生素，还有Pepto-Bismol，都可能干扰喹诺酮类抗生素的吸收，因此不要和这些药混用，或者在服用喹诺酮2小时内不应该服用这些药。

儿童和孕妇的治疗

儿童 喹诺酮类是目前治疗旅行者腹泻最有效的手段。动物实验发现，这些化合物破坏长骨末端软骨终板，不过还没有数据表明对人体有相似的影响。患囊性纤维化病和癌的儿童长期使用环丙沙星治疗，并未出现明显并发症。

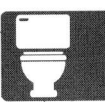

许多旅行专家认为，对那些更可能患旅行者腹泻、更易因此脱水、得病时间更长，比成年人更需要有效治疗的儿童，这是不可接受的。疾病对儿童更为痛苦，给全家带来很大压力。

对儿童的备用治疗应该使用环丙沙星或者阿奇霉素。环丙沙星可能更好。但是在美国或加拿大，环丙沙星不是儿童的常规用药，需要和家长谨慎商量，在短期使用环丙沙星所具有的极低风险与需要使用有效的治疗药物间进行权衡比较。当对儿童使用环丙沙星时，用量 20～30 mg/（kg·d），每日分 2 次服用，疗程 3 天；当对儿童使用阿奇霉素时，用量口服 10 mg/kg，每日一次，疗程 3 天。

孕妇　在决定孕妇是否服用喹诺酮时也是基于同样的推理判断。如果要求使用抗生素治疗腹泻，特别是孕妇要面临患病时间延长带来的中毒和脱水，这时应该选择最有效的药物。根据《医生案头参考》（*Physicians' Desk Reference*，PDR），"只有在预期收益大于预期风险时才能对孕妇使用喹诺酮"。也就是说，孕妇并不忌用喹诺酮，它们只在未治疗的母亲疾病会同时危害母亲和胎儿的时候使用。

对孕妇的备用治疗应该使用喹诺酮类抗生素如环丙沙星或阿奇霉素。因为利福昔明不被吸收，它应该对孕妇是安全的。但是利福昔明对导致大多数严重疾病的侵袭性细菌无效。

要牢记：母亲的健康是第一位。在感染性腹泻的情况下，如果病情严重，不能因为关心对胎儿的危险而不使用喹诺酮类抗生素。

口服补液治疗

对中至重度旅行者腹泻的初始治疗是通过肠道补充丢失的盐和水分。严重的水性腹泻（如霍乱）会因为肠道液体丢失每小时 1 升或者更多而导致危及生命。特别对老人和婴幼儿，处理这种程度的脱水成为首要问题。在炎热的热带气候下对水的需求更加急迫，尽早积极地治疗因此更加重要。如果口服补充跟不上液体丢失，就需要住院治疗或者静脉液体注射。（更多关于婴幼儿脱水的治疗信息参见第 21 章）。

大多数人在处理大量腹泻的时候犯的第一个错误就是没有足够的饮水，第 2 个错误就是错误的饮水。他们饮用没有盐分的高糖饮料或者缺乏合适糖浓度的高盐饮料，以致于不能改善水和盐分的吸收。严重腹泻的时候如果饮水不足或者使用错误的液体会使事情更加糟糕,这对婴儿尤为严重。

或者,你可能位于偏远地区,不能获得合适的液体或者缺乏重要成分不能制备平衡的补水溶液。在这种情况下,任何饮料(消毒的自来水、瓶装水、茶、咖啡、稀释的汽水等)总比没有水喝好。这样也许能多些时间获得必要成分来配制合适的溶液——或者如果没有好转的话可以寻找医疗机构就诊。首先,我们回顾一下身体是如何吸收盐和水的常识。

有关食物、糖、盐和水的常识

身体不能直接吸收水。水的吸收是在葡萄糖(或氨基酸)和钠的吸收之后。口服补液治疗就是基于这个事实。

- 葡萄糖(也叫右旋糖)很少以这种形式出现在正常饮食中,而是以复合碳水化合物(淀粉)和糖(二糖,如蔗糖、乳糖和麦芽糖)的形式出现。这些化合物被肠内酶分解成自由态的葡萄糖。
- 葡萄糖只有与钠结合穿过肠壁细胞膜,一旦穿过肠壁被吸收后,葡萄糖与钠产生一种渗透力把水拉进来。水通过细胞膜进入人体完全是个被动的过程。
- 蔗糖分解成一分子葡萄糖和一分子果糖。果糖不和钠一起运送,而是单独在肝内转化成葡萄糖(和脂肪)。
- 肠道糖浓度过高抑制水分吸收。太甜的糖饮料,特别是果糖成分高的,抑制了水分吸收,从而助长腹泻。苹果汁、运动饮料 Gatorade、非减肥可乐饮料和 Jell-O 的葡萄糖/果糖浓度为 6%。而肠道内葡萄糖浓度为 2.5% 的时候水分吸收效果最好。
- 淀粉食物比单糖有助于水分吸收,这是因为淀粉溶液在肠道内分解成葡萄糖前渗透力弱,不会把水拉回来。
- 即使腹泻,肠道仍然能够吸收葡萄糖、盐、水和其他营养成分。在腹泻的时候让肠道"休息"以减少排便是一种错误观点。
- 补液疗法可以简单地摄入食物和大量的水,在腹泻更严重的时候也可以采用平衡盐/糖补液溶液。

口服补液溶液

预混合口服补液溶液(Oral Rehydration Solution,ORS) WHO 和 Ceralyte 补液盐是包含钠、钾、碳酸氢盐及一种葡萄糖源成分的优化平衡溶液。WHO 配方是基于葡萄糖的,而 Ceralyte 则是用一种改良的稻碳水化合物作为葡萄糖源。这些产品使用方便,最适合处理严重腹泻和脱水,尤其是婴幼儿。1 包加入 1 升（或 4 杯）饮用水中。

快速 ORS 配方　如果没有现成的 ORS，可以自己配制简单的溶液：将一茶匙（4 ml）盐和 2~3 大匙（15 ml）糖或者蜂蜜与 1 升水混合。这种溶液能有效保持血容量和肌肉组织水分。另外一个配方是将 8 盎司茶杯量出的一杯果汁、3 杯水与 1 茶匙盐混合。

复合碳水化合物和食物为基础的补液疗法

　　基于葡萄糖的 ORS 能保持水分，可是不能减少大便数量，也不能缩短急性腹泻时间。以谷类和食品为基础的 ORS 两者都能办到。当食欲被抑制时，它们能提供 4 倍多的热量。谷类为基础的 ORS 中，淀粉（复合碳水化合物）在肠壁上直接被酶分解成葡萄糖，渗透压力更少，导致吸收葡萄糖、盐和水的效果更好。

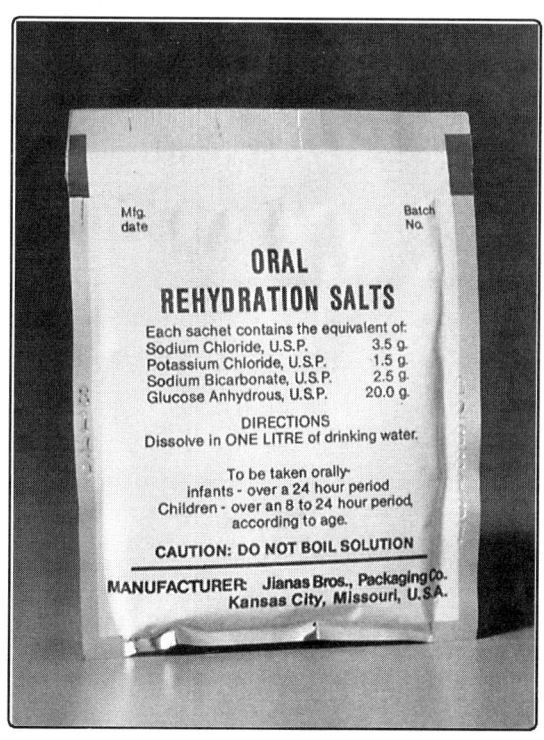

图 6.1　WHO 补液盐

为较大儿童和成人补充水分

只要没有呕吐,这种处理就是简单直接的好办法。

- 第1步:在2~4小时内喝2~4升或者更多的完全配比的口服补液溶液。这样饮水足以恢复尿的排泄。
- 第2步:少量进食和保持水分——在补液和尿液排泄恢复后,开始进食(见后),继续足量饮水以保持水分。
- 第3步:如果继续腹泻,继续少量进食,并在每次排水样便后饮用8~12盎司完全配比的ORS。

为婴幼儿补充水分

你应该知道什么时候孩子可能会脱水。了解病史非常重要:孩子腹泻多

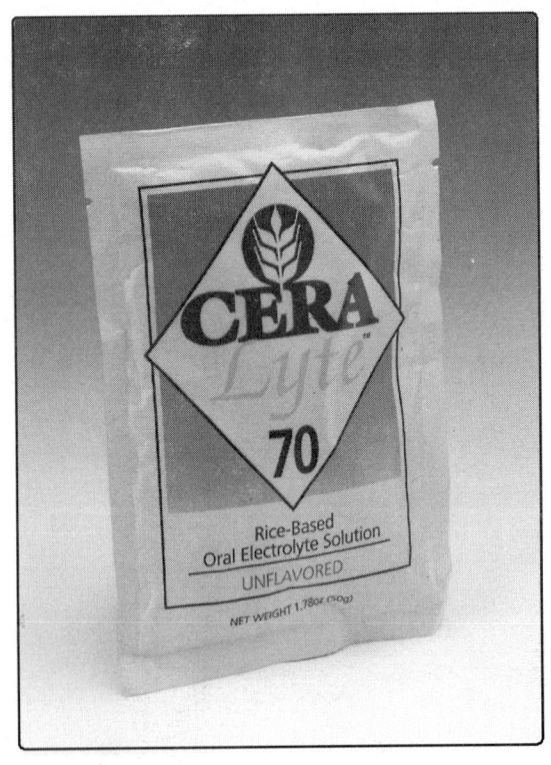

图6.2 Ceralyte(一种口服补液盐)

久了？腹泻的频率和数量？有没有因呕吐而不能口服补充水分？

脱水的征兆　孩子会变得越来越口渴、倦怠无力、尿液减少、尿液颜色发暗以及黏膜发干。脱水严重的话需要住院和静脉注射治疗。尽早的积极 ORS 治疗通常可以避免病情加重。

要继续给腹泻患儿喂食，中间可以打断进行水分补充。给脱水的婴幼儿 1～1.5 盎司（每磅体重 30～45 ml ORS）。补充这些数量的液体需用 2～4 小时。例如，一个 22 磅重的脱水婴儿，在最初 3～4 小时的治疗中可能需要多达 1 夸脱的 ORS。如果孩子没有呕吐，尽快给他们服用 ORS。可以用匙、滴管或者婴儿奶瓶喂食。有些父母用小注射器向孩子的嘴里喷溶液（出发前找医生要一个或者买一个 EZY DOSE 注射器或者类似的产品，它们在大多数药店都可买到）。观察尿液排泄的恢复以及孩子外表和行为的改善。

呕吐　不要停止服用 ORS。即使呕吐也要坚持少量 ORS 摄入。每隔 1～2 分钟给孩子服用 1 茶匙（5 毫升）ORS 以防止胃胀气，每小时服用达到 10 盎司（300 毫升）的水平。如果可能，使用专门点滴器（见前）、婴儿奶瓶或者专用药杯来喂孩子，这需要时间和耐心，让孩子补足液体需要 4～6 个小时。如果持续呕吐，影响口服补液的进行，请找医疗机构寻求帮助，也许需要静脉内补液或者经鼻胃管补液。

喂食婴幼儿　尽早喂食非常重要。即使腹泻，肠道仍然在不断吸收水和营养物质。世界卫生组织实际上建议孩子腹泻时家长仍然按日常的饮食习惯给孩子喂食。让孩子挨饿以让肠道休息只会让病情更糟糕。尽快恢复孩子的正常饮食。避免所谓的 BRAT 食谱（香蕉、米饭、苹果酱和烤面包），它提供的热量和营养少，而且儿科医师一致认为这个食谱缺少蛋白质、脂肪和能量，会阻碍身体恢复。和成人一样，孩子按正常的习惯饮食会恢复更快。

有哪些是不能吃和喝的？

中至重度腹泻的情况下，要避免油腻的食物，不喝单糖含量过高的饮料，如未冲淡的果汁、运动饮料和软饮料，因为其中碳水化合物浓度过高而电解质（如钠）浓度偏低。苹果、梨汁中果糖含量高于葡萄糖，过多的果糖加重腹泻病情。如果要给孩子喂食含糖的软饮料，应该以 2∶1 的比例稀释，并在稀释后饮料中每升加一茶匙盐。

通常推荐的饮食

合适的食物包括瘦肉、酸奶、水果和蔬菜,还有复合碳水化合物(淀粉)如面食、米饭、土豆、面包、饼干和谷类。Cream of Wheat 和 Gerber Rice Cereal 都是不错的选择。目前不清楚辛辣的食物(如辣咖哩)是否会加重腹泻,除非没有选择,不然尽量避免这些食物。建议喝茶,但应避免喝酒精饮料。

第七章
疟 疾

关键点：

- 疟疾是由夜间蚊虫叮咬传播寄生虫引起，是可威胁旅行者生命的最重要传染性疾病。疟疾可以预防。
- 疟疾可以通过使用预防性药物预防。氯喹敏感性疟疾可选择氯喹治疗。在氯喹耐药地区，阿托伐醌/氯胍（Malarone）、甲氟喹（Lariam）和多西环素是三种较好的选择。伯氨喹也可以作为替代药物。如果主要看护人对预防疟疾没有经验，建议咨询旅行医学专家。
- 没有一种抗疟疾药物100%有效，所以防止蚊虫叮咬相当重要。预防的手段有：使用基于DEET（避蚊胺）的驱虫剂；在衣服和蚊帐上喷洒扑灭司林杀虫剂；天气允许的话穿着长袖衣衫和长裤；在黄昏和黎明减少户外暴露时间。
- 在疟疾流行地区旅行时，准备DEET驱虫剂，比非DEET或生物性驱虫剂效果好。
- 在热带地区或从热带地区返回后不久发烧，在未证明是其他疾病以前，都先认为是疟疾，进行紧急医疗救治。获得恶性疟疾（可能是致命的）的高危地区有大洋洲和撒哈拉沙漠以南非洲；疾病通常在接触病原后2个月内发生。回来时发烧的旅行者应立即接受治疗，并告知看护者自己曾经在疟疾流行地区旅行，并要求反复进行血液取样检验以证实是否感染。

疟疾在世界的分布范围和影响

疟疾是目前世界上最重要的蚊虫传播疾病，在人类历史上也一直肆虐横行，造成的死亡人数超过所有战争和其他瘟疫的总和。现在疟疾仍然是世范围内最重要的人类寄生虫疾病，造成儿童的死亡人数超过其他任何一种传染病。2005年有100多个国家发现有疟疾，威胁世界几乎40%的人口。每年有超过3亿的急性病例发生，同时估计还有2.7亿人被疟疾寄生虫慢性感染。世界卫生组织（WHO）估计每年有超过150万人死于疟疾。大多数死亡病例为撒哈拉以南非洲地区的幼儿，尤其是在缺少医疗服务的农村地区。疟疾与肺结核和HIV一起组成疾病三联体，造成几乎一半的世界传染病死亡率。

每年有700多万美国人到有疟疾的国家旅行，2000年美国疾病预防与控制中心（CDC）就收到1500例疟疾传入美国的报告，比1998年上升了25%。虽然到撒哈拉沙漠以南非洲旅行的美国人只占2%，却占了美国民间旅行者报告的疟疾病例的83%。

在很多国家疟疾是最严重的蚊虫传播疾病，延误诊断和治疗将导致生命威胁。如果计划去存在疟疾的国家旅行，必须遵循以下原则：
- 了解自己到达目的地患疟疾的风险。
- 采取第8章所述的措施预防蚊虫叮咬，这样能大大降低患病的机会。因为疟疾抗药性不断提高，现在没有哪种药是100%有效的，所以尽量避免被蚊虫叮咬是有效的抵御疟疾的手段。
- 特别是去有患疟原虫恶性疟疾危险的国家旅行时，应该服用预防性药物，因为很可能患上致命的疟疾。通过了解旅行医学的医疗机构获得最适当的治疗。通过国际旅行医学协会网站www.istm.org或者旅行医学网站www.travmed.com等可以获得当地医疗机构的信息，这两个网站都有旅行医疗机构目录。
- 了解疟疾的症状。
- 如果出现疟疾的症状，及时治疗。注意：有时候潜伏期有数星期、数月或者几年才出现症状；即使服用了正确的预防药物，仍然有可能患上疟疾。
- 从疟疾病区返回的旅行者如果发烧，首先应考虑疟疾的可能，特别是在返回的头2个月。

罹患疟疾的风险

患疟疾的风险根据到达的国家不同而有很大的差别。疟疾可能只在一个国家的特定地区、在特定季节或者在某一海拔高度下传播。

不同性质的旅行者风险也不同。停留在城市里、住在空调房间的旅游者患病的风险通常低于那些去地势较低的农村的旅行者。

图7.1显示了世界各地的发病率。

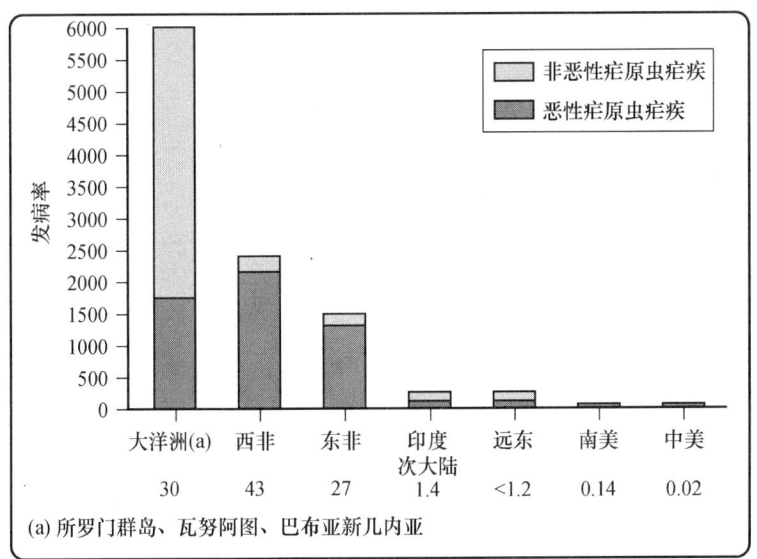

图 7.1 100 000 未免疫旅行者在未采取化学药物预防的情况下暴露 1 个月，疟疾的发病率和死亡率。（摘自 Steffen R，DuPont H：Manual of Travel Medicine and Health. Hamilton, Canada, BC Dekker, 1999, p 220.）

去大洋洲（巴布亚新几内亚、印尼的伊里安查亚、所罗门群岛和瓦努阿图）和撒哈拉以南非洲旅行的风险最大，特别是可能致命的恶性疟原虫疟疾。印度次大陆的风险中等，拉美和东南亚的热门景点风险低。热带非洲比拉美和亚洲风险高的原因如下：
- 非洲的旅游者很多时间是在农村地区如游戏公园里度过，这些地方蚊虫活动频繁。
- 拉美和亚洲的旅游者很多时间是在城市和旅游景点里，接触病原的机会少，他们去农村旅行往往是在白天传播疟疾的蚊虫不活动的时间。
- 拉美和亚洲的疟疾传播季节性较强，或者集中在远离旅游路线的农村地区。例如，1989 年美国报告的 110 万疟疾病例有 52% 来自巴西，而其中 97% 集中在旅游者很少去的 3 个金矿区。在亚洲（如泰国），大多数疟疾是在旅游者很少到达的偏远森林。
- 在撒哈拉以南非洲，疟疾在城市和农村同样传播，而几乎所有的拉美（瓜亚基尔和厄瓜多尔除外）和东南亚的大城市都是没有疟疾的。香港、曼谷、古隆坡、雅加达、新加坡、仰光、金边、马尼拉和其他主要城市都是没有疟疾的。也有例外，如巴布亚新几内亚的城市地区、印度和巴基斯坦的部分城市地区。
- 非洲的蚊子更倾向于携带疟原虫。例如在西肯尼亚有超过20%疟蚊被感染，而在拉美和亚洲只有不到1%的疟蚊被感染。

> **疟疾的常识**
>
> 在有疟疾发生的国家，雨季期间和雨季刚结束时在地势较低的农村地区传播风险最高。而在非洲和大洋洲的部分地区，即使在城市，全年都有很高的疟疾传播风险。

疟疾病因

疟疾是由一种单细胞原生动物寄生虫疟原虫感染的，有4种疟原虫感染人类：

恶性疟原虫（*plasmodium falciparum*），造成全世界40%～60%的疟疾，导致多于95%的疟疾死亡。

间日疟原虫（*plasmodium vivax*），造成全世界30%～40%的疟疾，不过很少致命。

卵形疟原虫（*plasmodium ovale*），一种不常见的寄生虫，大多数在西非。

三日疟原虫（*plasmodium malariae*），也不常见，但是全世界都有分布。

疟疾种类在世界范围的分布

各个地区疟原虫种类不一样。恶性疟原虫导致撒哈拉以南非洲80%～95%的疟疾，也是海地和多米尼加共和国、亚马逊盆地和大洋洲部分地区（巴布亚新几内亚、所罗门群岛和瓦努阿图）的最常见种类。在南美亚马逊盆地之外，恶性疟原虫导致10%～50%的疟疾。恶性疟原虫在印度次大陆和东南亚也很常见。间日疟原虫造成墨西哥和中美洲95%的疟疾，在南美、北非、中东、印度次大陆、中国、亚洲和大洋洲也有发现。在撒哈拉以南非洲，除了索马里和埃塞俄比亚以外，很少发现间日疟原虫。三日疟原虫造成撒哈拉以南非洲10%～15%的疟疾和全球其他地区1%～5%的疟疾。卵形疟原虫不常见，主要在西非造成大约5%的疟疾，在大洋洲和东南亚也有零星发生。

高海拔高度地区疟疾少见，因为寄生虫在蚊虫体内繁殖对温度敏感。因此恶性疟疾很少出现在海拔1000米（3250英尺）高度以上。间日疟原虫生

疟 疾

命力较强，能够在海拔 2000 米（6500 英尺）的高度繁殖。

疟疾是如何传播的

疟疾通过疟蚊传播的，母蚊子每 3～4 天需要吸血来促进繁殖以及卵的成长。疟蚊在夜间吸血，因此夜间需要更多的措施预防叮咬。并不是所有的蚊子都传播疟疾，可是只要有一只带寄生虫的蚊子叮咬就足以致病，所以即使是去疟疾地区短暂的访问也是危险的。疟疾可以通过输血传染、也可能在孩子出生时候由被感染的母亲传染。

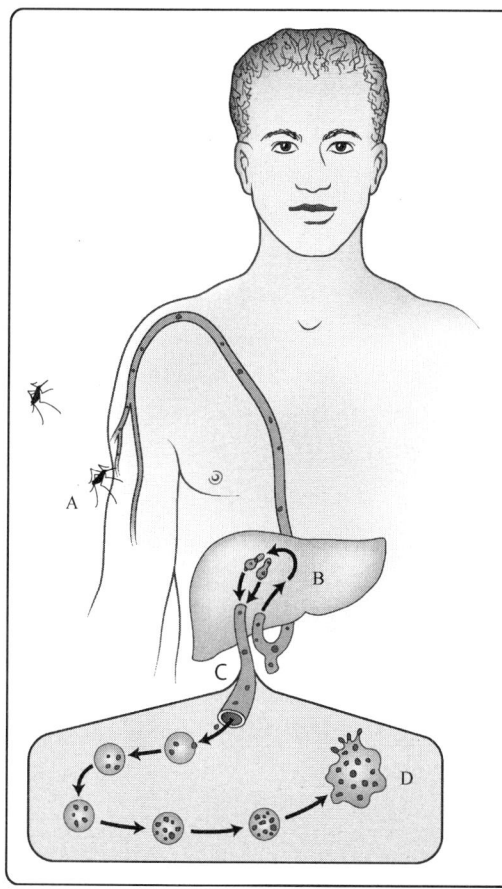

疟蚊叮咬后，把寄生虫传染给受害者(A)，这个时候寄生虫叫子孢子，通过血液迅速(30分钟内)移动到肝部，在那里繁殖，产生危险的裂殖子(B)。大约6~14天后，感染的肝细胞破裂，释放出大量的裂殖子侵入红细胞(C)，继续繁殖，破坏红细胞，释放出更多的裂殖子(D)，引发疟疾。红细胞释放出的裂殖子侵入更多的红细胞，不断重复这个过程。间日疟原虫和卵形疟原虫寄生虫有独特的能力，可以一直寄居在肝部，导致几个月甚至几年后疟疾发作。氯喹、甲氟喹和多西环素都只能消灭血液中的寄生虫，阿托伐醌/氯胍和伯氨喹能消灭肝部和血液中的恶性疟原虫；伯氨喹能消灭肝部休眠状态的间日疟原虫和卵形疟原虫，这点阿托伐醌/氯胍做不到。

图 7.2 疟疾传播过程

健康游遍全球　　**111**

疟疾怎样致病

通过蚊虫感染人体后，疟疾寄生虫首先入侵肝部，然后是红细胞，不断繁殖，当充满寄生虫的红细胞破裂的时候，疟疾就发作了。

恶性疟是最严重的疟疾，有时候是致命的。这是因为恶性疟原虫感染很大比例的红细胞（RBC）。特别严重的感染者，80%的红细胞被感染，并且被破坏。如此多的红细胞被破坏主要形成2个结果：（1）严重贫血；（2）导致重要器官（特别是脑和肾）毛细血管阻塞。这种血液循环的阻塞现象是由于被感染的红细胞产生粘性喷射，使细胞与其他红细胞和血管壁粘在一起，形成栓塞的细胞团。同时，因为免疫反应会分泌出一种叫细胞因子的化学物质，导致发烧、不舒服和其他炎症迹象。而其他3种疟疾（间日疟原虫、三日疟原虫和卵形疟原虫）通常不致命，因为只有不到1%的红细胞被寄生。

当寄生的红细胞超过5%的时候就发生严重的疟疾。其他判断严重疟疾的标准包括意识模糊（提示脑部疟疾）、严重贫血、低血糖症、肾/肝衰竭、肺水肿、高烧，以及持续呕吐和腹泻。

疟疾在正确的治疗后，病情应该在48～72小时好转，病情好转的征兆包括：（1）退烧；（2）疟原虫感染的红细胞数目下降至少75%。

疟疾的延迟发作

间日疟原虫和卵形疟原虫可导致疟疾延迟发作，因为一些寄生虫（称睡眠子孢子）可在肝内保持休眠状态。只有1/3的间日疟病例在感染后30天内出现症状，大约有10%的间日疟在感染后一年甚至更久都不会出现症状。

氯喹、甲氟喹和多西环素这些抗疟药都只能消灭血液中红细胞内的寄生虫。感染期间以及感染后4个星期内服用药物，从肝部释放出来的寄生虫都会被杀死，无肝部休眠形式的感染（恶性疟原虫和三日疟原虫）将被完全清除。伯氨喹和阿托伐醌/氯胍作用于肝部，因此在感染后3天～1周终止使用。只有伯氨喹能清除肝部休眠状态的间日疟原虫和卵形疟原虫，阻止复发。

疟疾的症状

疟疾的感觉和流行性感冒类似，不过更糟糕。在疟疾发作前有1～2天头疼、疲劳、肌肉酸痛、食欲不振和低烧。急性发病首先是突然打寒战，很快是高烧，持续 2～6 小时。这个时候可能伴随着咳嗽和胸部、背部、胃、关节和肌肉的疼痛，最后是 2～3 小时的大汗。如果得不到正确治疗，症状会反复发作并且引起并发症，这在恶性疟原虫导致的疟疾尤其明显。有时候，疟疾发烧会每隔 48～72 小时反复发作。症状出现几天后就可能导致死亡。在因为疟疾死亡的美国公民中，从出现症状到治疗最常见的时间间隔大约为 4 天。

注意：被叮咬后疟疾可能只要 7 天就发作，没有服用预防药物或者服用不正确的预防药物，几乎所有的恶性疟疾会在被叮咬后 60 天内发作。其他导致归来旅行者发烧的重要原因有伤寒、登革热、胃肠炎、肝炎、泌尿道感染、蜱传斑疹伤寒和很少见的阿米巴肝脓肿。

尽管需要血样检查以确定最后诊断，但是诊断最重要的方面通常是确定疟疾是否为疾病病因。这点很重要，因为并非所有疟疾都表现为典型的周期热形式。只要曾经到过疟疾高发地区，出现发烧，而在 24～48 小时内得不到治疗，即使还没有确诊，也应该开始自己治疗。自己治疗将在后文开始讨论。

诊断

显微镜检查系列血涂片以检测是否存在疟疾寄生虫（疟原虫种类）仍然是诊断的标准，这样可以判断寄生虫的种类和数量。疟疾血样检查的缺点是很难觉察轻微的感染，而需要技术专家才能发现。除非经过长时间反复的检查才能发现寄生虫；实验室技术人员——特别是那些很少见过疟疾的——可能不认识。只有每隔 12～24 小时一次，连续 3 次血样检查没有问题，才能排除疟疾的可能。

技术的进步让疟疾的检测变得更快更容易。敏感准确、使用方便的试纸条检验（dipstick assay）能区分恶性疟原虫和间日疟原虫。其敏感度超过 90%，对恶性疟原虫的特异度达到 99%。目前试纸条检验（如 PATH Falciparum Malaria IC Strip）能够提高疟疾诊断的速度和准确性，特别是在没有显微镜专家的时候，不过这些手段也没有替代显微镜成为检查的标准。

注意：虽然这些疟疾的快速诊断检验看起来很有希望，但是很多研究表明，旅行者特别在他们生病的时候，不能很好地完成检测。另外，这些试剂盒都只能保存在不超过 20℃（68℉）至 25℃（77℉）的温度下。在恶劣的条件下保存试剂盒会导致检验结果的不可信。这些检验还未被批准在美国使用,但在加拿大可以。

疟疾预防

事实上所有的疟疾都可以避免。不幸的是,很大一部分旅行者感染疟疾的原因是没有得到或者没有听从关于疟疾预防的忠告。在1963~2001年间死于疟疾的185例美国旅行者中,不能采取或坚持适当的药物预防措施以及没有及时得到合适的治疗,占了很大比例。

化学预防

在出发去疟疾病区以前,旅行者以及相关医疗机构应该决定是否使用预防药物,以及使用哪种药物。如果疟疾的风险很低,预防药物的益处需要谨慎评估。在低风险地区的简短旅行(特别是间日疟原虫为主的地区),可以不服用预防药物,但是这是建立在有防止蚊虫叮咬的预防措施和有病能及时

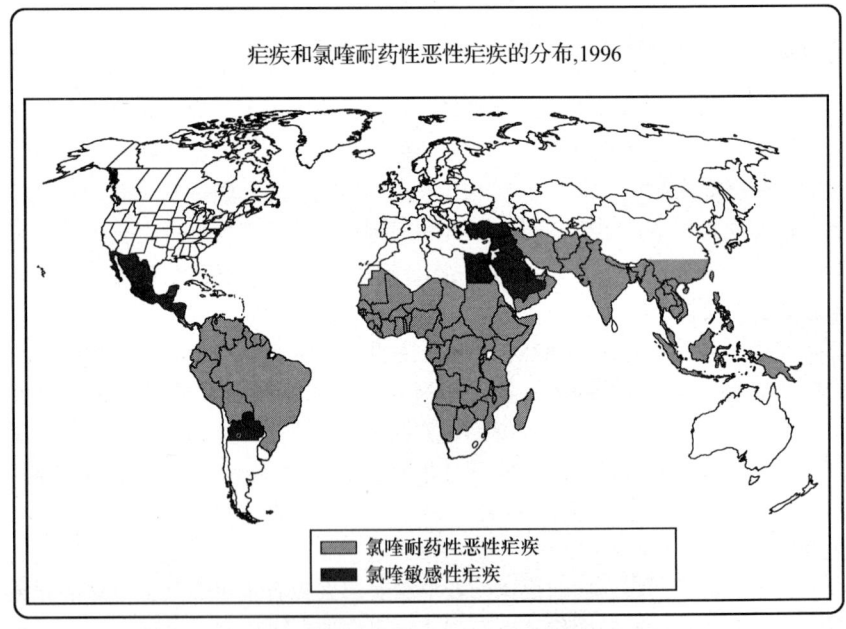

图7.3 疟疾和氯喹耐药性恶性疟疾的分布——2003*
　　*注意:中国中部的疟疾对氯喹敏感。

疟 疾

得到治疗的基础上。然而这是相对的,美国疾病预防与控制中心(CDC)疟疾分部建议不管风险多低、接触病原时间多长(即使是几年),任何情况下都服用预防药物。

影响是否服用预防药物以及服用哪种预防药物的因素有:(1)旅行的行程;(2)可能接触到蚊虫的时间长度以及蚊虫的密度,特别是那些传播恶性疟原虫的蚊虫;(3)出现症状后及时接受合格的医疗治疗的机会;(4)个人

表 7.1 根据地区不同的疟疾预防用药

氯喹敏感地区	首选药物	替代药物
中美洲 加勒比海地区 中东、北非	氯喹 氯喹	阿托伐醌/氯胍[2] 多西环素、甲氟喹或 伯氨喹[3]
氯喹耐药性地区		
南美	阿托伐醌/氯胍[2] 多西环素或甲氟喹	伯氨喹[3]
非洲(撒哈拉以南)	阿托伐醌/氯胍[2] 多西环素或甲氟喹	伯氨喹[3]
印度次大陆	阿托伐醌/氯胍[2] 多西环素或甲氟喹	伯氨喹[3]
东南亚和大洋洲(巴布亚新几内亚,瓦努阿图,所罗门群岛)	阿托伐醌/氯胍[2] 多西环素或甲氟喹	伯氨喹[3]
泰国[4](仅边境地区)	阿托伐醌/氯胍[2] 多西环素或甲氟喹	伯氨喹[3]

1. 在中美、南美和东南亚,旅行者在傍晚和夜间的农村地区比较危险。在撒哈拉以南非洲和大洋洲,疟疾在城市和农村都有传播。
2. 旅行者如果未服用阿托伐醌/氯胍作为预防用药,而怀疑自己可能感染疟疾,也不能在 24~48 小时内得到有效治疗,可以把阿托伐醌/氯胍用来做紧急治疗。
3. 非处方用药,需要做 G-6-PD 酶筛选检查。
4. 在泰国旅行者如果找不到阿托伐醌/氯胍、多西环素和伯氨喹,可以用氯胍和磺胺药物混合作为替代。用量:氯胍每天 200 mg,加上磺胺异噁唑每天 75 mg/kg,或者磺胺甲噁唑每天 1500 mg。

对疟疾及其症状的了解；(5)个人病史和健康状况；(6)过往的药物过敏史或者对某些预防药的耐受能力；(7)是否使用其他与预防药物有冲突的药物；(8)年龄；(9)妊娠情况；(10)经济能力。

因为情况的复杂性，所以在可能接触疟疾的时候有必要咨询旅行医学专家。记住，最好的预防措施仍然是防止被蚊虫叮咬，不被叮咬就不会传染疟疾。

注意：最近研究表明，尽管按医嘱服用了推荐药物，旅行者仍然有可能诊断为疟疾。针对这些病例更深入地调查发现，因为诊断设施质量低劣，诊断的结果是错误的。特别是在非洲，这种情况经常发生，旅行者在服用合适的预防药物时发烧，就被告知传染上了疟疾，他们应该尊重当地医生的工作，但是不要中断他们原来的抗疟药。**一个重要的警告**：使用甲氟喹作为预防用药的同时不要服用卤泛群（halofantrine），因为两者会发生危险的反应。

在氯喹耐药性疟疾病区的用药建议

阿托伐醌/氯胍（Malarone）

Malarone 是阿托伐醌（250 mg）和氯胍（100 mg）的混合药物，是预防和治疗疟疾的最新药物。在很多实际病例中，阿托伐醌/氯胍对预防氯喹耐药和其他多重耐药的恶性疟原虫疟疾，其有效性达 95%～100%。

阿托伐醌/氯胍有效消灭肝部的寄生虫，在接触病原前后短时期服用。这就意味着在接触病原前一天开始服用药物，接触期间每天服用一次，接触停止后继续服用一星期。接触病原后只需短暂用药对那些短期旅行或者频繁旅行的人来说非常理想，频繁旅行的人可以在两次旅行期间停止用药。另外，海外工作者不时要前往农村的疟疾病区，只需要短期的保护，因此这对他们也是理想用药。除了阿托伐醌/氯胍和伯氨喹以外，大部分预防药物要求接触病原后 4 星期内坚持用药。甲氟喹和氯喹要求接触病原前 1～2 星期开始服用药物。阿托伐醌/氯胍有儿科配方，以便儿童服用，特别是那些 8 岁以下儿童，他们不适合服用多西环素。

阿托伐醌/氯胍比其他预防药物更昂贵，不适合作为长期预防用药。然而，因为很多保险计划包括这种药物，它的应用更加广泛。因为服用方便，即使在有氯喹敏感的地区，很多旅行者更喜欢携带阿托伐醌/氯胍而不是氯喹。

成人用量　开始旅行前一天到离开疟疾病区后 7 天，每天一片。

儿童用量　儿科配方一片含 25 mg 氯胍和 62.5 mg 阿托伐醌。用量根据体重而定：10～20 kg＝儿科配方一片，21～30 kg＝儿科配方两片，31～40 kg＝儿科配方 3 片，40 kg 以上＝成人配方一片。最近治疗研究表明阿托伐醌/氯胍对 5 kg 以上的婴儿是安全的。

不良反应　目前为止，阿托伐醌/氯胍（Malarone）有良好的安全记录，尚未出现严重的不良反应。最近对从工业国家到疟疾病区的旅行者进行的大范围研究表明，服用阿托伐醌/氯胍（Malarone）者只有 1% 因为不良反应而停药，而服用甲氟喹（Lariam）者则有 5%。

主要的不良反应有 20% 的使用者出现胃不适、皮疹、口部溃疡、头晕和失眠。药物需在每天定时与食物或者乳类饮料一同服用。服用后一小时内若发生呕吐，就再服用一剂。孕妇以及严重肾病患者忌用。

甲氟喹（Lariam）

在对氯喹有耐药性的恶性疟原虫的国家旅行，无论时间长短，都建议服用甲氟喹（Lariam）。这种药物也对其他三种疟疾同样有很好的效果。不过在柬埔寨西部和泰国边境地带，恶性疟原虫对甲氟喹的耐药性达 50%，在这些地区建议使用阿托伐醌/氯胍（Malarone）或者多西环素作为预防用药。

成人用量　一片 250 mg，在疟疾病区旅行期间以及在离开病区后 4 周，每周一片。甲氟喹应该在出发前至少 1 周开始服用。

儿童用量　儿童：5～14 kg，每周 1/8 片；15～19 kg，每周 1/4 片；20～30 kg，每周 1/2 片；31～45 kg，每周 3/4 片；45 kg 以上每周一片。对于 5 kg 以下儿童，应给予 5 mg/kg。

不良反应　甲氟喹（Lariam）的预防用药剂量通常有良好的耐受性，但是仍然有 35% 的使用者报告有轻至中度不良反应——睡眠扰乱（奇怪的梦、失眠）、恶心、头晕和虚弱。虽然胃肠道症状最常见，仍然有 5% 的甲氟喹使用者因为神经精神的不良反应（焦躁、头晕、抑郁、激动、噩梦）而停药。研究表明男人对甲氟喹的耐受性比女人强，而且婴儿对该药也能够承受。更严重的神经精神不良反应（精神病、癫痫）极其少见。把每周一次的剂量分成每周两次服用可以减少不良反应。和食物一起服用可以减少胃部不适。

甲氟喹的负荷剂量 有时候医生会采用负荷剂量（前3天每天一片，以后每周一片）以尽快达到治疗效果，同时让不良反应表现出来。当药物是按每周一次服用的时候，如果有明显的不良反应，通常在第一周就体现出来。负荷剂量应该在出发前两周开始服用，如果有棘手的不良反应出现，也来得及转换成其他的抗疟药物，如阿托伐醌/氯胍（Malarone）或者多西环素（Vibramycin，Doryx）。不然的话旅行者应该在出发前4周（每周一片）开始服用甲氟喹，主要的不良反应应该在前3剂就体现出来。

有癫痫、精神病、最近有抑郁症或者焦虑性疾病、以及心律失常病史的旅行者不要服用甲氟喹（Lariam）。这种药物也不要和改变情绪的药物（如 Prozac、celexa、Paxil 等）一起使用。旅行者在服用奎宁、奎尼丁、普鲁卡因胺或者其他改变心脏传导的药物时必须谨慎服用甲氟喹（Lariam）。另外服用甲氟喹（Lariam）作为预防用药的旅行者不要使用卤泛群（Halfan）治疗疟疾，因为有产生严重心律失常的危险。飞行员、机器和重型设备操作员、水肺潜水员和登山者需要了解轻微的眩晕可能是甲氟喹的短期不良反应。

甲氟喹作为预防用药对于妊娠的后期是安全的，对婴儿也无伤害。这种药物作为预防药使用，尚无迹象表明会导致先天畸形或者出生后不良事件。虽然没有数据证实，但是在怀孕的前三个月服用甲氟喹可能导致流产。仅当暴露于氯喹耐药性恶性疟疾的危险很高且不可避免的时候，旅行医学医生才会要求怀孕前三个月的人服用甲氟喹。怀孕前三个月因为疏忽服用甲氟喹并不一定意味着治疗性流产。

多西环素（Vibramycin，Doryx）

多西环素是一种便宜的四环素衍生物，在世界范围内（包括泰国边境地区）的所有氯喹耐药性地区，多西环素的有效性高达90%。除了有效而且便宜外，多西环素作为预防药物还能预防其他严重疾病，包括蜱传斑疹伤寒、回归热、鼠疫、莱姆病和钩端螺旋体病。缺点是多西环素必须每天服用。中间少服1~2天都会有感染疟疾的危险。

成人用量 每天100 mg，从接触病原前1~2天到离开疟疾病区后4周每天服用。

儿童用量（8岁以上儿童） 按体重每天2 mg/kg，最多不超过成人用量每天100 mg。

不良反应 大多数旅行者都能耐受多西环素,不过也可能有恶心、呕吐和烧心。服用多西环素时应该采用垂直的姿势,伴随充足的食物或液体直接吞咽,以确保药片完全进入胃里。如果药片或胶囊粘在食管上面就可能导致疼痛的黏膜糜烂或者甚至食管穿孔。

多西环素可能引起光毒性,这是一种过度的晒伤反应。避免长时间阳光的直接照射、戴帽子和使用广谱防晒剂能降低风险,有效率估计在 2%~10% 之间。妇女服用多西环素可能出现阴道酵母感染,建议服用抗真菌药物氟康唑(Diflucan)进行自我治疗,一片 150 mg。孕妇和 8 岁以下儿童除非治疗严重感染如恶性疟疾和埃利希菌病,尽量不要使用多西环素。

伯氨喹磷酸盐(Primaquine)

这种药物长期用来治疗复发性疟疾,不过最近十年大家又开始用它来预防疟疾。伯氨喹不像上面那些药物一样有效,而且需要先做 G-6-PD 酶的血液检查,所以通常是作为二线药物。在印度尼西亚、东非和哥伦比亚的现场实验证明其为有效的预防药物(虽然不是正规应用)。成人按每天 30 mg(儿童按每天 0.5 mg/kg)服用时,对预防恶性疟原虫有效性为 85%~95%,对间日疟原虫和卵形疟原虫也同样有效。伯氨喹用作预防药物,从接触病原前 1 天到终止接触后 3 天期间每天服用。伯氨喹的价格在多西环素和甲氟喹的中间,在间日疟原虫疟疾流行的中美洲是理想的药物。

不良反应 伯氨喹是一种强氧化剂,可造成严重的红细胞破坏(溶血性贫血)。用药前需要先做 G-6-PD 酶的血液检查。因为无法对胎儿检查是否酶缺陷,所以孕妇不要服用。和食物一起服用可以减少胃部不适。

在氯喹敏感性疟疾病区的用药建议

氯喹(Aralen)

对于敏感性恶性疟原虫和间日疟原虫,氯喹仍然是预防疟疾的首选药物。标准剂量一般可被良好耐受,对孕妇和儿童都很安全。但是因为广泛的抗药性,现在针对恶性疟原虫使用氯喹仅限于在疟疾传播季节去中美洲、加勒比海地区(海地和多米尼加)、中东部地区和中国中部旅行的人。虽然氯喹对间日疟原虫、卵形疟原虫和三日疟原虫的很多种群仍旧很有效,但是间日疟原虫的氯喹抗药性在不断提高,特别是在南太平洋、东南亚和南美洲部分地区（圭亚那）。

成人用量 500 mg 氯喹盐（含 300 mg 氯喹），进入疟疾病区前一周至离开疟疾病区后 4 周期间持续服用，一周一次。在出发前服用药物能在血液里形成一定的药物浓度，具有保护性，同时也能提前了解是否有任何不寻常的不良反应。

儿童用量 氯喹盐 8.3 mg/kg（氯喹 5 mg/kg），一周一次，最高不超过成人最大用量每周 500 mg 氯喹盐。

美国销售的一般的氯喹药片有 250 mg 和 500 mg 两种，只有片剂形式。年幼儿童在服用时，可以将药片捣碎，和果汁混合以掩盖苦味；也可以捣碎后放入胶囊，和食物（如巧克或冰淇淋）或饮料一起服用掩盖味道。美国以外有供儿童服用的液体氯喹。

不良反应 大多数人都能耐受氯喹，不过也有出现恶心的现象。和食物一起服用通常可以抑制胃肠道不良反应。可能发生头晕、头疼、视力模糊以及发痒，但是通常不会导致停药。欧洲一项研究表明氯喹导致的精神病和癫痫很少见。发痒在非洲裔人群中比较常见，不是过敏反应。不会因为长期预防性服药导致视力退化。氯喹对孕妇以及婴幼儿安全。

警告： 过量服用氯喹可能致命。药物应该放在儿童不能够到的地方。

注意： 狂犬病疫苗皮内注射时，氯喹干扰疫苗的抗体反应。如果正服用氯喹作为预防用药，又需要注射狂犬病疫苗，请采用肌肉注射。

羟氯喹（Plaquenil）

羟氯喹（Plaquenil）是磷酸氯喹的替代药品，它有与氯喹同样的作用，但引起更少的胃肠反应，也可以用来治疗氯喹敏感性疟疾。

成人预防用量 每周 400 mg 羟氯喹盐（含 310 mg 羟氯喹）。

儿童用量 羟氯喹盐 6.5 mg/kg（羟氯喹 5 mg/kg），一周一次，最高不超过成人用量。

氯喹和氯胍（Paludrine）

特别在撒哈拉以南非洲，氯胍与每周一次的氯喹联用已是一种被广泛使用的预防用药方案，但是其疗效（<60%）不如甲氟喹、多西环素和阿托伐

疟 疾

醌/氯胍。所以这种联合用药只有在其他方案不能适用的情况下使用。虽然对孕妇以及儿童安全,这种联合用药因为效果较差而不在有患严重疟疾危险的最大风险人群中使用。

用量(成人) 氯喹每周500 mg加上氯胍每天200 mg,用药持续到接触病原后4周。

不良反应 相对较高(30%)的胃肠不良反应,包括口腔溃疡,造成很多旅行者停止将它作为预防用药。

对氯喹耐药的间日疟原虫

间日疟原虫对氯喹的耐药性在缅甸、巴布亚新几内亚、印度尼西亚Nias岛、伊里安查亚(印度尼西亚的新几内亚)、沙巴州、婆罗州(马来群岛)、哥伦比亚和圭亚那都已得到证实。阿托伐醌/氯胍、甲氟喹、多西环素和伯氨喹都是针对这种疟疾的有效预防用药。

其他预防疟疾的药物

阿奇霉素(Zithromax) 大环内酯类抗生素,能够预防疟疾;从接触病原前1~2天到结束接触后4周期间每天服用250 mg。虽然对孕妇和儿童安全,但是这种药物效果有限,只有在没有其他合适药物的情况下才使用。

他非诺喹 这种药物类似伯氨喹,不仅可以被更好耐受,而且效果强,持续时间长。在一项研究中,他非诺喹的负荷剂量(每天一片,持续3天)能有效防御恶性疟疾达2个月。因为它半衰期长,对肝部的寄生虫有效,离开疟疾病区就可以停止用药。和伯氨喹一样,使用前需要做G-6-PD检查。这种药物尚无供应。

预防复发(根治疗法)

世界大多数疟疾病区(除了海地)可能会遇到疟疾延迟发作(复发)的危险。疟疾延迟发作多数是因为间日疟原虫而不是卵形疟原虫造成,这些寄生虫寄生在肝部,一般预防药物不能对其产生作用。如果体内潜伏有寄生虫,但正服用预防药物,这些寄生虫将被压制,一旦停药,疟疾的延迟发作可能在几个月甚至几年后发生。疟疾复发的风险与感染性蚊虫叮咬程度和旅行地区间日疟原虫疟疾的严重程度有关。如果接触时间较长（几个月），有以下三种选择：治疗、等待观察和使用伯氨喹预防药。

治疗 疟疾的风险消失后使用伯氨喹治疗可能的肝部寄生虫。如果在高风险疟疾病区停留超过 2～3 个月，肝内潜伏有寄生虫的风险就很高，就需要考虑治疗（撒哈拉以南非洲间日疟原虫的风险很小）。完成预防以后开始 2 周的伯氨喹治疗。疟疾延迟发作风险最高的地区有中美洲、印度北部和大洋洲。

成人用量 每天 30 mg。总用药量 6 mg/kg。

儿童用量 每天 0.6 mg/kg，持续 14 天。

用药前要做 G-6-PD 酶筛选试验。孕妇忌用伯氨喹。有疟疾风险的孕妇在怀孕期间要坚持预防性服用氯喹，生产后服用伯氨喹。

等待观察 如果接触病原的机会为低至中度，则感染的机会很小。注意各种症状，特别是发烧。间日疟原虫和卵形疟原虫疟疾发生后，必须使用作用于血液的药物（如氯喹）治疗，然后服用伯氨喹。

使用伯氨喹预防药 伯氨喹是唯一一种既作用于疟疾生活周期的肝期，也能消灭间日疟原虫和卵形疟原虫肝部休眠形式的疟疾预防药物。使用伯氨喹作为预防药，出现延迟疟疾的风险很低（除了对伯氨喹有抗药性的地区）。从接触病原前 1 天到接触结束后 3 天期间每天服用。

成人用量 体重 60 kg 以上者每天 30 mg（2 片）。

儿童用量 体重 60 kg 以下者每天 15 mg（1 片）。

对伯氨喹耐药的间日疟原虫

疟疾延迟发作的治疗不会 100% 有效，因为间日疟原虫的一些种群对伯氨喹有耐药性。这种情况在东南亚、大洋洲和索马里很多地方都有报道。标准治疗失败的成人可以进行伯氨喹延长治疗，每天 30 mg，持续 28 天。可能需要更大剂量伯氨喹，这种情况下要仔细检查血像以发现显著的溶血（红细胞破坏）。

疟疾治疗

疟疾治疗原则

疟疾是急性疾病,需要迅速处理。如果发烧,可能是由疟疾引起,尽快寻找医疗机构治疗,并告诉治疗者自己曾经在疟疾病区停留过。如果仍在病区,身上有备用的抗疟药,可以先自我治疗,然后尽快寻求医疗帮助。

氯喹(Aralen)

在未见报道有氯喹抗药性的间日疟原虫或者恶性疟原虫的疟疾病区,按以下步骤开始治疗:

- 第一天:氯喹盐 1 g 立即口服,6 小时后氯喹盐 500 mg。(500 mg 氯喹盐 = 300 mg 氯喹)
- 第二天:氯喹盐 500 mg 口服
- 第三天:氯喹盐 500 mg 口服
  总共需要 10 片(每片 250 mg)

氯喹敏感的严重疟疾要求静脉注射氯喹 $0.83\ mg/(kg \cdot h)$,或者肌肉注射氯喹 3.5 mg/kg,每 6 小时重复一次直至寄生虫血症减低。然后开始口服氯喹:总剂量 25 mg/kg。

注意:因为静脉注射的氯喹在美国和加拿大没有供应,可以用静脉注射的奎尼丁和奎宁替换。

阿托伐醌/氯胍(Malarone)

阿托伐醌/氯胍(Malarone)可能是目前最有效的治疗急性无并发症的恶性疟疾(<5%寄生虫血症)的药物,包括治疗多重耐药种群。在其他抗疟药如氯喹、甲氟喹和卤泛群治疗疟疾失败率很高的地区,阿托伐醌/氯胍(Malarone)仍然有效。在泰国,阿托伐醌/氯胍(Malarone)对恶性疟原虫疟疾的治愈率为 100%,而甲氟喹是 86%。其他地方阿托伐醌/氯胍(Malarone)总的治愈率为 98.7%。不过最近报告了几例阿托伐醌/氯胍(Malarone)治疗失败的病例。

成人用量 每天 4 片,一次服用,持续 3 天

儿童用量　11～20 kg：成人剂量每天一片，持续 3 天；21～30 kg：成人剂量每天两片，一次服用，持续 3 天；31～40 kg：成人剂量每天 3 片，一次服用，持续 3 天；40 kg 以上：成人剂量每天四片，一次服用，持续 3 天

不良反应　恶心、呕吐、食欲不振、腹痛、头疼和瘙痒。把每天的剂量分两次服用可以减少胃肠的反应。

甲氟喹（Lariam）

这种药物对所有疟疾病原体均非常有效，除了在泰国，甲氟喹对恶性疟疾的治愈率降低到 50%～70%。

用量　1250 mg（总剂量 15～25 mg/kg）最好分作两次，一次 750 mg（或者 15 mg/kg），6～8 小时后再给一次 500 mg（或者 10 mg/kg）。（治疗泰国的恶性疟疾需要 25 mg/kg，其他地方需要 15 mg/kg。）

除非没有更安全的选择，甲氟喹最好不要用于自我治疗，因为可能会有频繁、严重的神经精神方面的不良反应，孕妇忌用（治疗，而不是预防）。

乙胺嘧啶/磺胺多辛（Fansidar）

Fansidar 是乙胺嘧啶和磺胺多辛的混合物，原来是用来自我治疗的。对这种药物的抗药性在东南亚和南美洲很普遍，在非洲也成为越来越严重的问题。现在被当作二线治疗药物，只有在没有更有效的方法时才选择 Fansidar。

卤泛群（Halfan）

卤泛群的化学成分与甲氟喹相似，两者具有交叉耐药性。卤泛群对 4 种疟原虫都非常有效。经过 3 天的治疗 90% 的疟疾都会治愈，但不良反应也很多，有些是致命的。甲氟喹治疗失败的病例不要使用卤泛群，因为两者的混用会造成严重的心率失常。孕妇和母乳喂养时忌用。因为可能的不良反应和更安全的替代药物出现，CDC 不建议使用卤泛群治疗。这种药物目前在非洲和欧洲的很多国家有供应，但是在美国和加拿大没有商业供应。

奎宁

奎宁是从金鸡纳树上提炼出的一种很久远的药物，对所有 4 种疟原虫都非常有效。奎宁也是一种见效快的治疗严重（有并发症）的恶性疟疾的药物。口服奎宁为硫酸奎宁，以药片和胶囊形式提供。在美国，静脉注射的奎

宁没有供应，如果需要静脉注射可以用奎尼丁（见后）。

注意：奎宁自身不可能将所有血液里的寄生虫彻底清除，传染可能再次复发。另外在泰国和其他地方都发现了对奎宁有抗药性和治疗失败的病例。所以建议和其他药物（阿托伐醌/氯胍、甲氟喹、青蒿素衍生物、蒿甲醚/lumafantrine 或者多西环素）联合治疗。

有并发症的疟疾用量 二盐酸奎宁静脉输注，4 小时内 20 mg/kg 负荷剂量；然后每 8 小时给予 10 mg/kg，在 2～4 小时内静脉输注。当病人不再呕吐，病情有所改善后，可以开始口服硫酸奎宁治疗。

无并发症的疟疾口服用量 硫酸奎宁，口服 600 mg（或者 10 mg/kg），每天 3 次，坚持 5～7 天。奎宁治疗需要与以下一种药物配合使用：
- 多西环素，100 mg，每天 2 次，或者
- 克林霉素，450～900 mg，每天 3 次

多西环素或者克林霉素也应服用 5～7 天。在奎宁治疗中或者治疗后服用第二种药物。

不良反应（静脉输注和口服） 不良反应是奎宁的一个问题，特别是治疗后几天。头痛和耳鸣是最常见的不良反应。恶心、呕吐、腹痛、视力模糊、眩晕和战栗也有发生。静脉输注过快的话，偶尔可能发生致命的不良反应（血压过低、惊厥、心脏传导阻滞、心室纤颤）。静脉注射较慢或者口服的话，通常是安全的，可能发生小的心电图变化（QT 间期延长和 T 波平坦）。奎宁也可能导致低血糖，这是由于刺激胰腺的胰岛素生成细胞引起；所以静脉注射制备需要使用葡萄糖，治疗过程中要随时检查血糖水平。怀孕期间有必要的话可以使用奎宁。到了静脉注射治疗的第 3 天，剂量要减少 1/3～1/2。

奎尼丁

奎尼丁葡萄糖酸盐（奎宁的右旋体）是一种常用的强心剂，也可以用来治疗耐药的恶性疟疾。实际上，奎尼丁是美国指定用来治疗有并发症或者威胁生命的感染患者的唯一静脉注射用抗疟疾药物。

注意：因为更新的抗心律失常强心剂在一些医院正替换奎尼丁，医生应检查他们的医院药房以确保有此药物。如果当地很难获得该药的话，医生可以联系 Eli Lilly 公司（24 小时），电话 800-821-0538，或者 CDC 疟疾分部热线 770-488-7788。

表 7.2 疟疾治疗（口服）总结

	成人用量	儿童用量
氯喹敏感性疟疾（间日疟原虫、三日疟原虫和恶性疟原虫的敏感株[1]）		
磷酸氯喹（Aralen）（每片 250 mg 氯喹盐＝150 mg 氯喹）	1 克氯喹盐（4 片）立即服用；6 小时后 500 mg（2 片）；然后每天一次 500 mg（2 片），服用 2 天	氯喹 10 mg/kg（最大 600 mg）立即服用；6 小时后 5 mg/kg；然后每天 5 mg/kg，服用 2 天
间日疟原虫和卵形疟原虫疟疾		
为了防止氯喹治疗后复发，加用：		
伯氨喹（每片 26.5 mg 伯氨喹盐＝15 mg 伯氨喹）	每天 30 mg 伯氨喹，持续 14 天	每天 0.6 mg/kg 至最大量每天 30 mg 伯氨喹，持续 14 天
氯喹耐药性疟疾		
阿托伐醌/氯胍（Malarone）	每天 4 片，持续 3 天	见正文
硫酸奎宁 300 mg（盐）＝1 片	600 克盐（2 片）每天 3 次，持续 5～7 天（在东南亚是 7 天）	10 mg/kg 盐每天 3 次，持续 5～7 天（在东南亚是 7 天）

奎宁需要配合以下药物服用：

疟疾

表 7.2 疟疾治疗（口服）总结，续

多西环素 或 四环素 或 克林霉素	100 mg 每天 2 次，持续 5~7 天 250 mg 每天 4 次，持续 5~7 天 900 mg 每天 3 次，持续 5~7 天	除非感染特别严重，8 岁以下儿童忌用多西环素和四环素。克林霉素儿童剂量为 10 mg/kg 每天 3 次，持续 5~7 天
替代治疗		见正文
甲氟喹（Lariam）	1~1.5 g（15~25 mg/kg），12 小时内分次服用	
蒿甲醚/lumafantine（Coartem, Riamet）	4 片每天 2 次，持续 3 天。第 1 天的第 2 次 4 片应在首次服用后 8 小时服用。总剂量：3 天共 24 片。	
青蒿琥酯[2]	首次 100 mg（2 片），然后 50 mg 每天 2 次，持续 3~5 天；加用甲氟喹 15 mg/kg 每天 1 次或多西环素 100 mg 每天 2 次，持续 5~7 天	

[1] 氯喹耐药和伯氨喹耐药的间日疟原虫已有描述，但是这些病例的处理需要旅行或者热带医学专家的建议；
[2] 抗奎宁的疟疾很少，不过在泰国边境地区确实存在。奎宁和青蒿琥酯不能用来单独治疗。

用量 先给予负荷剂量的奎尼丁葡萄糖酸盐 10 mg/kg,在 1~2 小时内在盐水中静脉输注,然后以 0.02 mg/(kg·min) 的速率 [1~1.5 mg/(kg·h)] 持续输注。当感染红细胞的寄生虫密度降低到 1% 以下,病人不再呕吐,应该停止奎尼丁的静脉输注,继续用硫酸奎宁口服治疗。

不良反应 奎尼丁的静脉注射治疗应该在医疗监护室进行。奎尼丁的强心效应类似于由静脉注射奎宁引起的效应——剂量依赖性 QT 间期延长和 QRS 增宽。

青蒿素和衍生物

青蒿素 (artemisinin) 和它的两种衍生物——青蒿琥酯和蒿甲醚,是快速起效的抗疟疾药,清除血液里的寄生虫比奎宁更快,症状缓解也更快。青蒿素存在于药用植物黄花蒿(甜苦艾)中,在中国叫 Qinghaosu(青蒿素),早在公元 341 年中国古代中医就用来治疗发烧。青蒿素在 1972 年分离出来,化学成分与现在使用的其他任何抗疟疾药无关。

> **青蒿素如何工作?**
>
> 青蒿素结构中有一过氧化物基团,当它与高铁浓度接触时,分子变得不稳定,"爆炸"成自由基。红细胞铁含量较高,它也是疟原虫寄生的地方。当药物进入红细胞,便释放出自由基,而自由基对疟原虫破坏很大。

青蒿素对间日疟原虫和氯喹耐药性恶性疟原虫有效,但当药物单独治疗时常常发生感染复发。为了避免感染复发和抗药性,青蒿素及其衍生物应该与其他抗疟疾药如多西环素、甲氟喹配合使用。

青蒿素在中国和越南生产用作临床应用,也在其他一些亚洲国家应用。现在非洲也经常用它单独治疗恶性疟疾。*

口服用量 3~5 天内服用 3 mg(或者 50 mg/kg)。首剂为 20 mg/kg。

---

* 当越南战争期间抗药性疟疾首次出现在亚洲时,中国科学家从甜苦艾中提取出一族药物,甜苦艾是几个世纪一直在中医得以应用的常见灌木。这些青蒿素化合物现在是亚洲治疗疟疾药物的标准成分,而且也被证明是最好的抗疟疾药。疟疾专家认为青蒿素与其他抗疟疾药能够绕过将来的抗药性,形成青蒿素联合疗法 (ACT)——这也是治疗 HIV 和肺结核的策略。非洲因为疟疾的抗药性死亡人数不断增加,但目前 ACT 药物的花费却阻止它们在非洲的广泛应用。

疟 疾

肌肉注射用量 3~5天内 1.0~1.2 mg（成人用量）。

栓剂 3天内总剂量 2800 mg。

不良反应 恶心、呕吐、皮疹、发烧、短暂一度房室传导阻滞。

怀孕中使用 青蒿素及其衍生物对怀孕中、后期是安全的；有限的研究表明这些药物可能对怀孕早期（前三月）也是安全的。青蒿素有一些半合成衍生物。

- 青蒿琥酯是青蒿素的口服、水溶性衍生物。在东南亚，与单剂量甲氟喹联用，有效治疗抗药性恶性疟原虫。口服用量——第一剂 100 mg（2片），然后每12小时 50 mg，坚持 3~6天。
- 蒿甲醚是油溶性化合物，对严重疟疾快速有效。在泰国，口服蒿甲醚治疗5天对多重耐药性恶性疟原虫疟疾比甲氟喹治愈率更高，不良反应更少。在马拉维进行的研究表明，对于脑型疟疾儿童，肌肉注射蒿甲醚在清除昏迷、减少寄生虫数量上比静脉注射奎宁见效更快。在越南，肌肉注射蒿甲醚和肌肉注射奎宁治疗严重恶性疟疾同样有效。

   口服用量 700 mg，持续5天。（第一天——1.6 mg/kg 两次。第2~5天——1.6 mg/kg，每天1次）。

   肌肉注射用量 开始 3.2~4 mg/kg，然后 1.6~2 mg/kg，每天1次，连用5天。蒿甲醚单剂服用 300 mg，接下来甲氟喹 1250 mg 分次服用，这样也非常有效。油性蒿甲醚装在 1.0 ml 的安瓿中，每安瓿含 80 mg 肌肉注射的药物。成人治疗平均需用6安瓿。

   不良反应 口服青蒿琥酯和蒿甲醚是最有效、耐药性最好的药物，但它们的不良反应还不清楚。

蒿甲醚/lumafantrine（Co-artemether, Coartem, Riamet） 这种药物联合了见效快的蒿甲醚和长效的 lumafantrine。这种药物在欧洲有供应。不像卤泛群，lumafantrine 对心脏没有不良影响。对于急性无并发症的多重耐药恶性疟疾，在3天服用6剂的治疗方案据报道治愈率超过95%。Co-artemether 因为见效快，能防止病情发展成为脑型疟疾。在有这种药物供应的国家，它都被建议作为治疗急性恶性疟疾的首选用药。北美的旅行者通过欧洲前往热带地区，他们可以购买这种药物作为备用急救治疗。

健康游遍全球

口服剂量 4片，每天2次，连服3天。第一天两次服药间隔8小时。总剂量：3天共服24片。

表 7.3 成人自我治疗用药[1]

药物	用量
氯喹[2]（Aralen）	1000 mg 盐（4片），然后在6、24、48小时后分别服用500 mg 盐（2片）。总剂量：250 mg 盐片剂共10片
阿托伐醌/氯胍（Malarone）	每天一次，每次4片，持续3天
甲氟喹（Lariam）	3～5片（750～1250 mg）12小时内分次服用
蒿甲醚/lumafantrine[3]（Coartem，Riamet）	每天2次，每次4片，持续3天
奎宁，加用	每8小时600 mg，持续5～7天
多西环素[4,5]	每天2次，每次100 mg，持续5～7天

[1] 自我治疗用药不应与预防用药相同。儿童用量见正文。
[2] 只适用于中美洲、加勒比海地区和中东部分地区。
[3] 蒿甲醚/lumafantrine 在美国或者加拿大没有供应。
[4] 当使用奎宁时应该加用第二种药物。
[5] 四环素，250 mg，每天4次；或者克林霉素，900 mg，每天3次，可以用来替换多西环素。

科学家们现在认同对付疟疾最有效的治疗手段是使用青蒿素衍生物联合治疗。基于青蒿素的联合疗法（Artemisinin-based combination therapy, ACT）是消除疟疾感染的最快、最可靠的方法，也具有良好的耐受性。药物联合治疗能加快治疗周期，而且让病原体不会对单个药物产生抗药性。这些药物目前在美国和加拿大没有供应。欧洲有 Co-artemether 供应。

在非洲，疟疾单一治疗手段如氯喹，很快失去作用。有些地区疟疾对所有传统的首选治疗手段都有抗药性。所以很多国家开始使用包括青蒿素衍生物在内的联合用药来治疗疟疾，这也有助于减慢抗药性的发展。目前为止还没有对 ACT 疗法产生抗药性的报告，因此凡是供应这种药物的地方，它都被当作首选药物。

自我治疗

备用急救治疗是一小部分谨慎的旅行者防治疟疾的选择,只有良好培训的旅行医学机构才能开具处方。使用备用急救药品必须遵循专业医学建议以排除其他原因引起的发烧和保证治疗的效果。

理想的备用药物应该不良反应很少,对所有疟疾寄生虫(尤其是耐药性恶性疟原虫)快速作用,对儿童和孕妇安全,使用方法简单直接。目前没有一种药物符合所有的要求。阿托伐醌/氯胍(Malarone)效果好,不良反应相对较少,是美国和加拿大首选的自我治疗药物。蒿甲醚/lumafantrine(Riamet)在欧洲获得青睐。(表 7.3 是目前自我治疗的药物列表)。需要自我治疗的旅行者包括:

- 去中、高度传染病地区旅行,24~48 小时内找不到合适的医疗机构的旅行者。
- 旅行者在氯喹耐药性疟疾病区,且服用的预防药物不太理想,如氯喹、氯喹/氯胍或阿奇霉素。
- 旅行者接触病原的机会小,时间短(特别是有防止蚊虫叮咬的预防措施情况下),化学药物预防不那么重要。这包括到中美洲、东南亚部分地区的旅行者。
- 经常到病区短暂旅行者(如航班机组人员)。
- 移居国外或者其他长期旅行者不适合长期服用预防药物。有些旅行者不能耐受、不愿意服用或者经济上承担不起长期服用最好的化学预防药物。

在风险地区停留 7 天以上如果发烧,不能证明是其他原因造成的,应该服用备用药物。然而,一些研究表明,带了自我治疗药物的旅行者通常不会正确使用,而且没有按要求尽快寻求医疗救助。

对返回旅行者的建议　在热带地区或者刚从热带地区返回就不明原因发烧,首先应该当作疟疾紧急治疗。如果旅行者已经到家,应该告诉医生他们最近旅游的信息,并要求做血液检查以确定是不是疟疾。如果第一次检测是阴性,以后 12~24 小时内应重复几次血液检查。如果强烈怀疑疟疾,不能等待检查结果完全清楚,治疗应该同时进行。

第八章
防止蚊虫叮咬

关键点：

▶ 感染的蚊虫叮咬可传播疾病。了解哪些驱蚊产品能有效提供预防和保护作用非常必要。

▶ 植物性和其他非DEET驱虫剂所提供的保护时间不如DEET驱虫剂时间长，不应依赖其去预防蚊虫传播疾病，如疟疾。

▶ 低浓度（5％～15％）DEET驱虫剂可用以预防蚊虫叮咬，但是在世界蚊虫传播疾病构成威胁的地区还不能提供足够的保护。

▶ 对"DEET毒性"的担心使许多人不能正确使用驱虫剂；这种担心是没有根据的。

▶ 扑灭司林是一种杀虫剂，化学成分与天然的除虫菊相关。能有效消灭蚊虫，却对人体无害。

▶ 适当使用DEET皮肤驱虫剂和扑灭司林处理过的衣物能针对蚊虫叮咬提供99％～100％的防护。

蚊子

蚊子是普遍存在的昆虫。除了南极以外世界每个地方都有蚊子。在各种水生环境里蚊子只要有不流动的水，包括淡水（甚至严重污染）、盐沼、咸水甚至废弃容器内的水，就可以孳生。

公母蚊子都以花蜜为食，但只有母蚊叮人；母蚊每3～4天吸血1次，获得足够的蛋白质来产卵。蚊子通常分为两种类型：白天叮人和晚上叮人。传播疟疾和乙型脑炎的蚊子（按蚊和库蚊）通常在黄昏或黎明以及夜晚叮人；而传播登革热和黄热病的伊蚊通常在白天叮人。室内也有蚊子叮咬，所以你需要预防蚊子进入客厅和卧室，消灭已进入室内的蚊子。热带和副热带气候下需要预防的最常见的蚊虫传播疾病如下：

- 疟疾
- 登革热
  不太常见的蚊虫传播疾病包括如下：
- 黄热病
- 丝虫病
- 病毒性脑炎（如乙型脑炎、委内瑞拉马脑炎）
- 各种病毒性疾病。除了裂谷热、西尼罗河热、切昆贡亚热和辛德毕斯热之外，还有大约30种少见的病毒性疾病，比如流行性多关节炎，这些也是通过蚊子传播的。

注意：蚊子不能传播 HIV。病毒在蚊子体内既不能生存，也不能复制，血液不能在被叮咬的人之间传播。

蜱和蝇叮咬

预防蚊子叮咬的措施同样可以预防蜱和蝇叮咬，这些昆虫可以传播莱姆病、蜱传脑炎、回归烧、斑疹伤寒、利什曼病、盘尾丝虫病、锥虫病和其他几种热带传染性疾病。其中由白蛉传播的利什曼病最为常见。

即使无传播疾病的危险，你也会因为其他原因避免蚊虫叮咬，因为蚊虫叮咬会使人感到不舒服。蚊虫叮咬通常会引起局部红肿、瘙痒，有些叮咬（如黑蝇）非常疼痛，过度搔抓导致感染发炎。很少情况下也会造成系统性反应，如过敏反应，这是因为有些人对昆虫唾液抗原过敏所致。预防蚊虫叮咬不只是在皮肤使用驱虫剂即可，需要采用多种方法。综合使用皮肤驱虫剂、扑灭司林处理过的衣物和（或）遮蔽是防止蚊虫叮咬的最佳方法。通过采用本章所描述的个人防护措施，能对蚊虫叮咬提供90%以上的防护。并不是每种蚊虫都传播疾病，但是被感染的蚊子或其他昆虫叮咬一次就可致病。

驱虫剂

驱虫剂包括两类：(1) 化学性；(2) 植物性。

化学驱虫剂

包含 DEET（避蚊胺）的驱虫剂最为有效，也应用最广。DEET 是美国农业部于20世纪30年代研制出来，并在1957年投入应用。全世界每年有超过2亿人使用含 DEET 的驱虫剂。在过去45年里，使用 DEET 超过100

亿次。DEET 的特性如下：
- 驱除昆虫时效达 12 小时
- 比其他驱虫剂驱除更多种类的叮咬昆虫
- 是所有驱虫剂中研究最充分的
- 仍然是化学驱虫剂的标准
- 40 年来检测了 20 000 多种市场上的驱虫剂，没有发现更好的

DEET 如何工作 母蚊子依照几条线索寻找血液，最重要的是热度、湿度、二氧化碳和味道。DEET 的部分作用是掩盖人体散发的吸引蚊虫的二氧化碳和乳酸的味道。近距离内 DEET 还可能干扰蚊子触须上的电生理导引系统而发挥作用。

表 8.1 驱虫剂的保护时间比较

产品	有效成分	平均保护时间 (min)
Ultrathon*	DEET，33%	720
MaxiDEET	DEET，100%	600
Ben's 30	DEET，30%	480
Off!Deep Woods	DEET，23.8%	301
Sawyer Controlled Release	DEET，20%	234
Avon Skin-So-Soft Bug Guard Plus	IR3535	22.9
Repel Lemon Eucalyptus	桉树油	120
Bite Blocker	豆油	90
Natrapel	香茅	20
Green Ban	香茅，薄荷油	14
Avon Skin-So-Soft Bug Guard	香茅	10
Avon Skin-So-Soft Bath Oil	不明	9.5
Repello Wristbands（腕带）	DEET	9.5

*基于 DEET 的驱虫剂持续保护时间最长，DEET 浓度越高，保护时间越长。Ultrathon 是个例外，它含有聚合体能延长 DEET 的效果。植物驱虫剂只有桉树油和豆油效果还可以。基于 IR3535 的 Skin-So-Soft Bug Guard Plus（Avon）驱虫剂和避蚊胺一样，在英国和欧洲也有出售，保护效果只有 22.9 min（IR3535 是 ethyl butylacetylaminopropionate）。充填驱虫剂的腕带（wristbands）效果最弱。

将少量 DEET 均匀彻底地涂抹在所有暴露部位，可获得有效保护。不过 DEET 的"空间活性"很低，也就是说没有涂抹到的皮肤仍然可能被叮咬。影响驱虫剂效果的因素有浓度、使用频率和均匀程度，以及叮咬昆虫的种类和数量。药物会因为蒸发、皮肤吸收、雨或者汗水冲洗、高温或者风吹而降低药性。DEET 浓度更高，药效更持久，但是当 DEET 浓度超过 50% 以后，药效持久时间的增加就不明显了。长效配方降低了药物的浓度，却保持了效果持续时间。DEET 对蚊子和蜱效果最好，其次是对蚋、黑蝇、跳蚤和螨，对蜜蜂和黄蜂无效。

DEET 毒性/安全性

DEET 的不良反应还不完全清楚，但是最近 40 多年使用 DEET 的人有数百万，仍没有明显问题出现。环境保护局（EPA）在 1998 年对 DEET 做了一个全面评估后认为：只要用户遵循标签说明，使用小心谨慎，含 DEET 的驱虫剂对健康不会产生影响。不良反应主要有两个方面：

皮肤不良反应 成人使用 DEET 含量低于 50% 的制剂几乎没有不良反应。皮肤反应（接触性皮炎）有瘙痒、荨麻疹、水泡或者皮肤发红。接触到嘴可能导致嘴唇、舌和口腔黏膜短暂的烧灼或者刺痛。

神经不良反应，包括癫痫发作 有关 DEET 潜在神经毒性的关注是基于极少量的医学文献病例报告。1961~2000 年间只有 23 例癫痫或者其他神经系统症状的报告病例与使用 DEET 有关。其中 6 例是故意吞服，而关于剩下的病例则：

- 信息太少，症状也不能确定是与 DEET 有关。
- 大部分病例都是大量、频繁或者全身涂抹 DEET 造成。
- 没有发现 DEET 浓度和不良反应严重程度之间的关联。

因为自从 1960 年以来报告的神经不良反应数量很少，而且美国每年有 5000~8000 万人使用 DEET，因此严重不良反应的危险很低。如果使用恰当，含 DEET 的驱虫剂被认为是安全的。

儿童皮肤较薄，体表面积相对体重的比例更大，可能会提高 DEET 的吸收，所以 DEET 对儿童的毒性更加引人关注。不过目前还没有科学研究支持。1994 年的一份报告收集了美国 71 个中毒控制中心的 9086 例 DEET 接触病例，其中最严重的 DEET 反应是因为吸入或者接触眼睛，而不是皮肤接触。报告还得出以下结论：症状的严重程度与年龄、性别或者 DEET 浓度无关。

EPA 对 DEET 风险的分析
- DEET 对眼睛、皮肤和口服途径毒性轻微
- 没有致肿瘤性或者致畸性的证据
- 对生育或生殖没有影响
- DEET 不是选择性神经毒素
- 癫痫并非肯定与 DEET 相关
- DEET 浓度和癫痫发生率没有明显关联
- 根据现有的病例，DEET 使用者发生癫痫的最高概率为 1/1 亿
- DEET 单独使用对儿童无害
- 正常使用 DEET 不会造成健康问题

报告人：Mark S. Fradin，MD.

　　这些报告都证明正确使用 DEET 不良反应很少。经过数十年和数百万人的应用，并没有出现明显的 DEET 毒性表现。这种情况下 EPA 并不要求驱虫剂的标签上注明关于癫痫或者其他神经不良反应的警告提示。

　　虽然 DEET 和严重的健康问题没有直接的联系，不过 EPA 仍然做出如下建议以尽量减少可能的风险：
- 应用足够驱虫剂以涂抹暴露的皮肤，而不用涂满整个皮肤。DEET 也可以涂抹在衣服上。
- DEET 不要接触到眼和嘴，也不要涂在儿童手上以避免他们涂到眼和嘴上。
- 不要吸入 DEET 气雾剂或喷雾剂。
- 尽可能穿长衣长裤，减少需要涂抹 DEET 的皮肤面积。
- 不要在开放性创口、发炎或者过敏的皮肤上使用驱虫剂。
- 回到室内后清洗皮肤上的驱虫剂。

　　直到最近，生产 5%～10% DEET 驱虫剂的厂家还在标签上标明他们的产品对儿童更安全。但是因为没有证据表明 DEET 毒性与其浓度有关，EPA 已经禁止了厂商的此类标签。这些低浓度的所谓"儿童配方"因为浓度低，时效短，需要更频繁地使用驱虫剂，可能毒性更大。

含量应该多低？

　　虽然没有证据表明 DEET 毒性与浓度有关，但是顾客对 DEET 毒性的

防止蚊虫叮咬

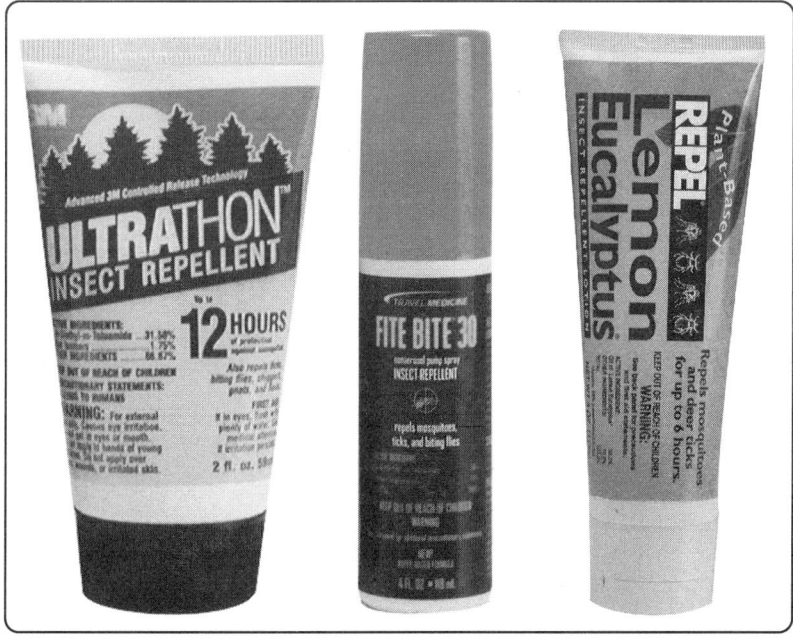

图 8.1 海外旅行常用的驱虫剂包括 Ultrathon 和 Fite Bite 30。Ultrathon 配方控制释放速度,时效为 12 小时;而 Fite Bite 30 含有 30%DEET,时效 6~8 小时。而低 DEET 浓度的驱虫剂不足以对付疟疾和其他蚊虫传播疾病。旅行者若不能使用 DEET 驱虫剂,可以用桉树油或者豆油驱虫剂替代。

担心让厂家推出了 5%~10%DEET 的驱虫剂,这些低浓度的驱虫剂虽然能赶走讨厌的蚊虫叮咬,但是对那些真正有威胁性的蚊虫传播疾病地区不能发挥足够的保护。

旅行者该怎么做?

《健康指南》(*Health Guide*)认为旅行者(包括儿童)到有热带病或者蚊虫传播疾病的地区旅行时应该使用 20%~35%DEET 的驱虫剂,这样驱虫剂时效为 6~8 小时。潮湿、高温的环境造成皮肤表面药物流失更快,或者在蚊虫较多的地方,DEET 含量也需要更高。使用 DEET 控释制剂(如 Ultrathon)作为驱虫剂也是延长时效的办法,其时效延长到 12 个小时,而不需要使用超过 33% 的高浓度 DEET。按照标签使用的话,没有证据表明婴儿和儿童会受

健康游遍全球

DEET的伤害。但是如果父母对孩子使用低浓度驱虫剂的话，还需要其他保护手段，如扑灭司林处理过的衣物、蚊帐以及消灭室内的蚊虫。

植物驱虫剂

早在合成化学试剂出现以前，人们用植物中得到的一些物质驱赶蚊虫。市场上大多数植物驱虫剂都含有从以下几种植物之一提取的精油：香茅、雪松、桉树、薄荷、柠檬草、天竺葵和大豆。香茅是自然驱虫剂中最常用的植物油。然而与DEET相比，香茅和其他植物油有效的时间太短，从几分钟到最多2小时，只有豆油和桉树油驱虫剂分别达到90和120 min。

自然驱虫剂流行的一个原因是人们担心"DEET毒性"，宁愿选择一种非化学的驱虫剂，尽管DEET是安全有效的。也有人不喜欢DEET的气味以及DEET对合成纤维和塑料的损害。自然驱虫剂真正的安全度尚有待研究。植物性驱虫剂不会因为它们是自然的而永远安全，比如曾经有21个月的婴儿误食1盎司的香茅油而死亡。喝了桉树油也是一样有害甚至致命的。

底线

使用DEET是防止蚊虫叮咬的必要步骤。如果你去一个真正有蚊虫传播疾病威胁的地区，选用含DEET成分的驱虫剂是最合适的选择，这些产品对你的健康是有效而必需的。考虑植物性驱虫剂效果不好，《健康指南》不建议到那些有蚊虫传播疾病地区旅行的成人或者儿童使用植物性驱虫剂。

防护性衣服

如果服装编织紧密或者有足够厚度，对叮咬的蚊虫来说就是一道自然的屏障。如果需要更多的防护，比如说蚊虫很多（如夜间），气候也允许的话，尽量穿长衣长裤，把小腿包在袜子或者长靴里面能防蚊虫叮咬。

经过化学处理的服装

服装纤维用驱虫剂或者杀虫剂浸透或者喷洒过后防护能力大大增强。DEET和扑灭司林都可以用来处理服装，不过DEET基本上已经被更有效的扑灭司林替代了。

扑灭司林

DEET 主要涂抹皮肤，而扑灭司林用在服装或者蚊帐的纤维上。扑灭司林不是驱虫剂，而是快速强效的杀虫剂。扑灭司林的特征有：

- 接触扑灭司林处理过的纤维，蚊虫会死亡或者暂时失去活动能力。
- 扑灭司林牢固粘附在丝或者纤维上，不会对丝或者纤维造成损害，多次洗涤仍残留有药效。
- 和 DEET 不同，扑灭司林不会使塑料或者其他合成物质变软。
- 扑灭司林对蚊子、蜱、蝇和恙螨有效，对蜱的效果比 DEET 更好。
- 扑灭司林可以生物降解，不会堆积影响环境，但是处理不合适会对海洋生物产生危害。

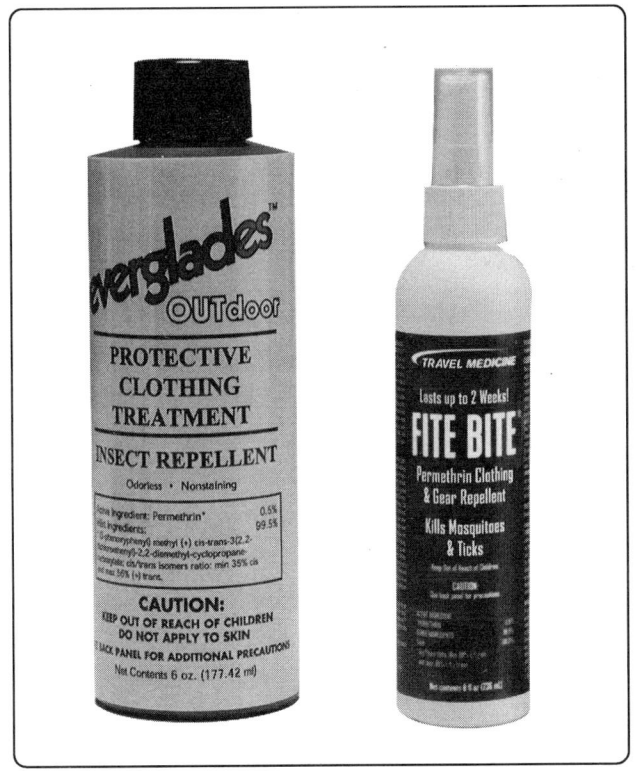

图 8.2　旅行前可以用扑灭司林溶液或者喷雾来处理服装或者蚊帐

扑灭司林是合成化学物质，类似于菊花中含有的杀虫成分除虫菊。它是一种神经毒素，通过阻断昆虫神经纤维中钠的输送来杀死或者致晕昆虫。扑灭司林对昆虫有很高的毒性，但对哺乳动物无害；皮肤吸收很少，吸收后也很快代谢了。目前尚无人体中毒、致癌和致突变的报告。实际上 5％ELIMITE 防疥疮膏这样的产品就含有扑灭司林，可以涂抹在头皮和皮肤上而不会带来健康问题。

DEET 和扑灭司林——理想组合？

防止蚊虫叮咬和蚊虫传播疾病的最好办法是在暴露的皮肤涂抹 DEET 驱虫剂，衣服则用扑灭司林处理。很多研究都证明这个组合的有效性。阿拉斯加的一项研究中，使用扑灭司林处理的衣服加上 33％ DEET 提供了 99.9％的保护，相比之下，没有处理的对照组则经受了每小时超过 1000 次的叮咬。

防止蜱叮咬

上述方法对蜱叮咬同样非常有效。扑灭司林处理的衣服加上 DEET 可能提供 100％的保护。小知识：头上包一块扑灭司林处理过的大手帕，袜子也用扑灭司林处理，这样能防止蜱附着在头和颈部，并防止蜱从脚踝爬上大腿。如果没有穿长衣长裤，就更需要 DEET 驱虫剂，并且要警惕蜱沾到皮肤上，特别是腿、颈和腰部，这些是蜱容易潜入的地方。

处理蚊虫叮咬

局部皮质类固醇药膏减少红肿和瘙痒。不要使用含有麻醉剂的局部皮肤用药。利多卡因和苯佐卡因都会引起局部或者全身过敏反应。口服抗组胺剂可以减轻蚊子叮咬后的症状。铵溶液（AfterBite）涂在蚊子叮咬处有助于减轻瘙痒。

蚊 帐

公元前 5 世纪 Herodotus 就提到过床帐，他描述了渔民通过用鱼油浸透的鱼网来保护自己不受蚊虫叮咬。蚊帐有效地防止了疟疾和其他蚊虫传播疾病如利什曼病、丝虫病和脑炎。蚊帐对防止登革热没有效果因为传播疾病的伊蚊在白天叮人。

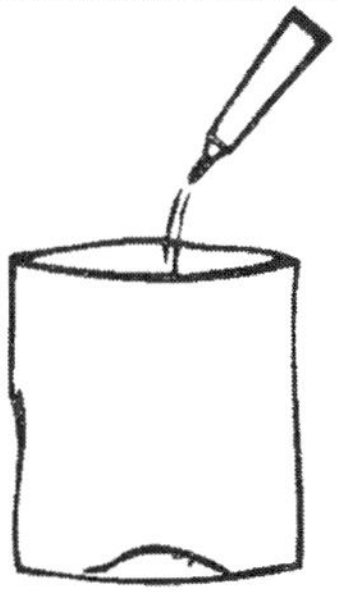

防止蚊虫叮咬

1. 把一瓶 0.5% 扑灭司林溶液倒入处理袋。*

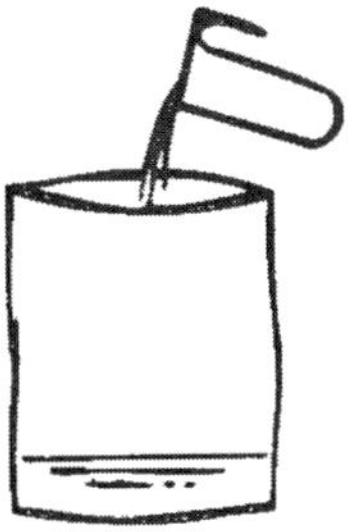

2. 把一瓶自来水倒入处理袋。

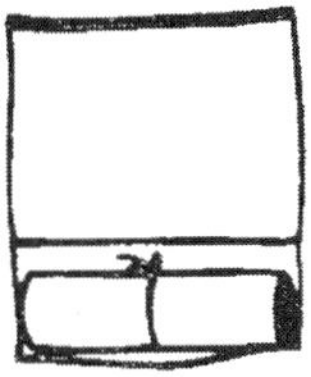

3. 把蚊帐或者卷起的衣服放进处理袋，并紧密密封。

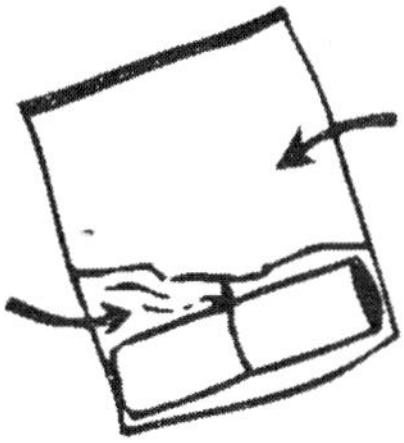

4. 摇晃口袋，让溶液分布均匀。然后静置 2～3 小时。

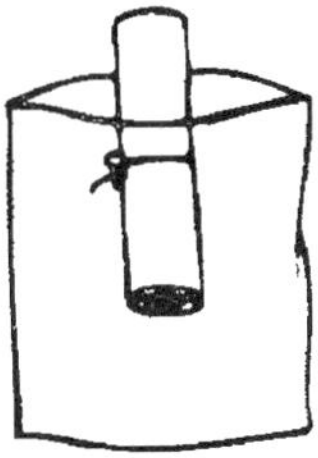

5. 把衣物拿出来，挤干净溶液。

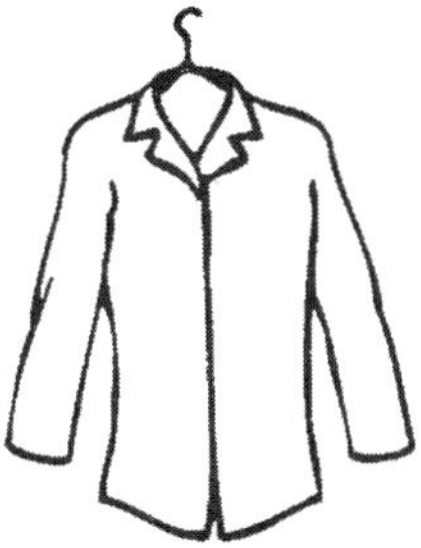

6. 衣物或蚊帐悬挂 2～3 小时晾干，处理后的时效为 4～6 周。

* Everglades 或者 Fite Bite 扑灭司林。如果需要更多溶液浸泡衣物或蚊账，混合扑灭司林和水的量可成倍增加。

喷雾的指导

一泵喷雾剂或气雾剂可处理 2 套衣服（衬衫和裤子＝1 套）或 1 个蚊账。

1. 把衣物或蚊账平铺在塑料膜上。
2. 采用缓慢、循环的动作喷洒，喷壶保持在纤维上方 8～12 英寸。每个地方都要喷湿。纤维在喷湿后颜色暂时变暗。
3. 衬衣：每面喷洒 30～45 秒。裤子：每面喷洒 30～45 秒。夹克：每面喷洒 30～45 秒。
4. 蚊帐：将蚊帐部分展开铺在塑料膜上，两面各喷洒 30～45 秒，然后转动蚊帐继续喷洒直至蚊帐每一部分都充分湿润。
5. 挂起或者摊开衣物或蚊帐晾干，时效 2～6 周。纤维干燥后无味，扑灭司林是没有污染的。

图 8.3 把扑灭司林溶液浸透进衣服或者蚊帐的方法

最早用杀虫剂或者驱虫剂处理帐幕是在 20 世纪 30 年代前苏联使用来苏尔，美国和德国军队在二战期间使用 DDT。1973 年，合成了不感光的杀虫剂拟除虫菊酯，分子结构类似于自然植物杀虫剂除虫菊，拟除虫菊酯附着在衣服纤维上对蚊虫很有效。1984 年扑灭司林浸透的帐幕最先开始实地实验。通过一些实验表明：(1) 扑灭司林对尼龙、聚酯和棉花吸附牢固；(2) 纤维上杀虫剂残留可以保持 6～12 个月；(3) 扑灭司林处理后的帐幕可以杀死落在上面的昆虫；(4) 处理后的帐幕减少停留在上面的蚊虫数量。许多国家的研究都表明，在使用扑灭司林处理帐幕的社区中，得疟疾的人数下降。很多热带国家现在都有公共健康计划，为疟疾流行地区的村庄提供浸泡过扑灭司林的帐幕。

随着疟疾对多种药物产生抗药性，没有哪种预防药物是 100％有效，越来越多的旅行者使用蚊帐和其他个人保护措施预防叮咬。预防叮咬其实是防止疟疾或其他蚊虫传播疾病最好的办法。然而蚊帐也有一定问题。大小也许不合适，可能撕破，让虫子可能钻进去。而浸泡过扑灭司林的蚊帐蚊虫不敢从破口钻进去，只要接触到蚊帐，虫子就立即被杀死或击倒，而没有机会钻进去或者隔着帐幕吸血。热天没有足够通风也是一个问题，特别对于编织紧密的蚊帐。一个编织紧密的蚊帐可能每平方英寸有 300 个孔洞，而普通床帐每平方英寸只有 156 个网孔。但是紧密编织的蚊帐可以防止很小的白蛉。

蚊帐的种类

蚊帐的大小和形状各不相同。圆锥蚊帐从天花板上的一个固定点悬挂下来，方形蚊帐的空间较大，但是需要在每个角上有一固定点。使用蚊帐要考虑一些因素：从一个地点到另外一个地点的单人旅行需要简单、轻便、容易安装；如果是两个人在一个地方停留较长时间，大的型号更合适，即使较重、不容易安装也不成问题。一些旅行者使用的蚊帐有：

- The Spider——这种流行的圆锥蚊帐（图 8.4）网孔较大（每平方英寸有 156 个孔洞），通风更好，能罩住一张大床，但紧凑轻便（17 盎司）。
- SleepScreen——这种独立式蚊帐，可以用容易组合的有机玻璃棒支撑，平时可以拆成一个小包放入行李箱。小的网孔能阻止白蛉和看不见的昆虫进入。较大的型号有尼龙地板。这种蚊帐既可以在家挂在床上使用，也可以户外使用。

防止蚊虫叮咬

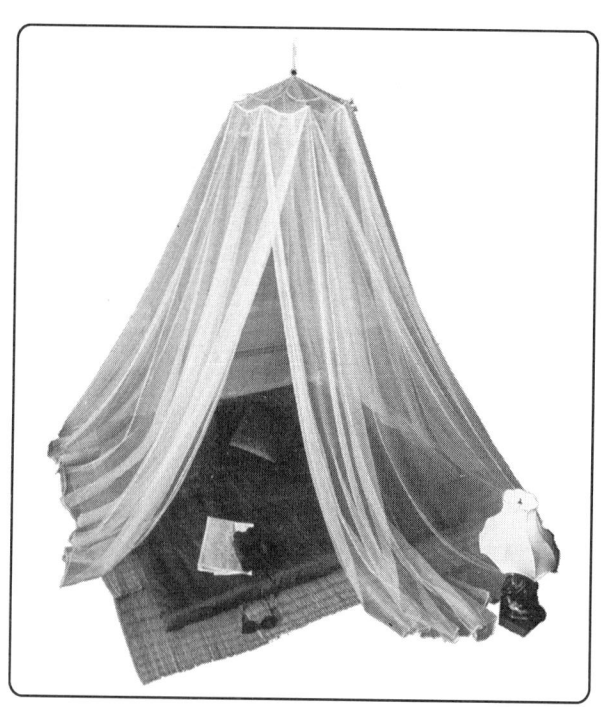

图 8.4 蚊帐经过扑灭司林处理后,疟疾发病率下降。

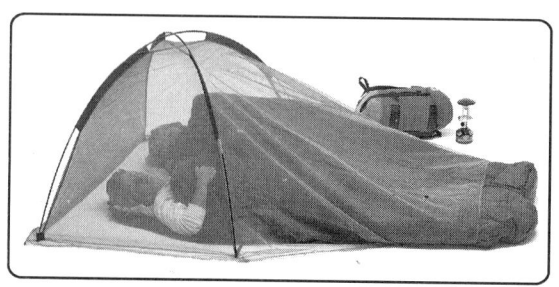

图 8.5 独立式蚊帐经过紧密编织,能够阻挡白蛉、蚋和其他微小昆虫。

防止蚊虫进入卧室

欧洲一项对去过东非的旅游者进行的大型调查发现，睡在空调房间里能显著降低疟疾的发病率。而没有空调也无很好遮挡的房间晚上则需要在起居室和卧室喷洒含拟除虫菊酯的杀虫剂。一些产品如 RAID Flying Insect Spray 和 Green Thumb Flying Insect Killer 是在美国、加拿大常见的品牌，不过这些药物的气雾剂不允许带上飞机，所以必须找当地的相应产品。在东非，Doom Insect Spray，含有扑灭司林和除虫菊，应用很广，在很多其他国家也有类似制剂。因为杀虫剂的残留效果，喷一次时效可以持续几天。注意：室内喷洒的时候，把要喷洒的地方清理干净，不要喷洒在食物上面。

第九章
蚊虫传播疾病

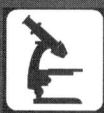

关键点：

- 旅行者需要了解怎样预防蚊虫传播疾病，特别是疟疾、黄热病、登革热、乙型脑炎和利什曼病。
- 黄热病是通过一种白天叮咬人的蚊子传播，分布在非洲和南美，可以通过免疫接种预防。但是黄热病疫苗对老年人有严重的不良反应，这个年龄组只有在面临真正的接触危险时才使用黄热病疫苗。
- 登革热是全球最常见的节肢动物传播病毒感染，是通过一种白天叮咬人的蚊子传播病毒引起，分布在加勒比海地区、拉美和东南亚。没有疫苗；防止蚊虫叮咬能显著降低被感染的危险。
- 一种晚上叮人的蚊子传播乙型脑炎，是非常严重的脑部病毒感染，分布在南亚和东亚的农村地区，可通过疫苗预防。因为感染的风险不高，只有那些需要在农村地区停留时间较长的旅行者才需要接种疫苗。
- 利什曼病是一种寄生虫感染，导致皮肤溃疡和无显著特点的严重疾病，分布在地中海国家、拉美以东到中东、南亚。它是通过农村的一种晚上叮人的白蛉传播。

蚊虫传播疾病概述

本章描述一些由病毒、寄生虫和细菌导致的疾病，它们很重要却不常见（至少对旅行者来说是这样）。不像甲肝这样的常见病，蚊虫传播疾病需要旅行/热带医学或传染病专家的诊断和治疗经验。本章同样强调蚊虫叮咬的预防措施，因为大多数这些疾病没有疫苗。

健康游遍全球 **145**

黄热病

1900年，Walter Reed医生发现黄热病是由蚊子传播的病毒性疾病。因为这种疾病通常出现肝部受损，导致黄疸，所以叫做黄热病。

黄热病有两个截然不同的传播途径，城市黄热病是通过一种埃及伊蚊实现从被感染的人到另一人之间的传播；而丛林黄热病则是通过蚊子在非人类灵长类动物（如猴子）和人之间进行传播。

黄热病发生在非洲和南美一些国家的热带地区。这些国家组成了黄热病区带。有趣的是同样气候温暖、也有伊蚊的其他地区，如中东、东南亚和太平洋地区，却没有黄热病。其中的原因至今仍不清楚。

从20世纪80年代以来，黄热病重新在非洲和南美开始蔓延。在非洲，城市和丛林两种传播途径都存在。非洲报告病例最多的地方是尼日利亚。1992年，黄热病在消失50年后重新出现在肯尼亚。1994和1995年，加蓬报告这个国家首次黄热病暴发。喀麦隆、加纳、利比里亚、塞内加尔和塞拉里昂都报告有黄热病暴发。

1995年，秘鲁经历了1950年以来南美最大的黄热病暴发，1998年世界有记录的黄热病病例有45％发生在秘鲁。1985～1998年间，黄热病在玻利维亚、巴西、哥伦比亚、厄瓜多尔和秘鲁均有病例报道。在南美，丛林传播占主导地位，80％的病例是在森林里工作的成年男子。从1954年以来南美就没有城市黄热病的报告，不过埃及伊蚊重新出现在南美很多热带城市和近郊，也许意味着城市黄热病的可能暴发。

黄热病的数量比报告的要高，流行病学研究发现病例的真实数字比报告的高出10～500倍。没有注射疫苗的人在南美病区停留两周感染黄热病的几率为1/25 000。而在非洲停留两周，流行期间的感染几率是1/250，非流行期间感染几率是1/2500。

症状

大多数黄热病感染很轻微，察觉不到，然而15％接触病原的人会发生严重的危及生命的疾病。严重疾病的症状开始是发烧、头疼、肌肉酸痛、恶心、腹痛和呕吐。急性症状持续3～4天，然后进入中毒阶段，特征是黄疸、呕血、血便、昏迷，还有50％的严重病例会死亡。

鉴别诊断包括疟疾、钩端螺旋体病、病毒性肝炎、斑疹伤寒、登革热和

蚊虫传播疾病

其他病毒性出血热。实验室可以通过测试 IgM 抗体反应诊断黄热病。

治疗

没有特效药，主要依靠支持治疗。

预防

接种疫苗——预防黄热病最好的办法是免疫接种，现在的疫苗效果很好。前往流行国家农村地区的大部分旅行者都应该接种。按国际要求，第一次接种应该在到达前至少 10 天进行才能发挥作用，不过，加强注射就能立即见效。

蚊虫防护措施 所有旅行者都应该采取措施防止蚊子在黎明和黄昏时叮咬，这两个时段是伊蚊最活跃的时候。这些措施包括使用 DEET 驱虫剂、穿着用扑灭司林处理的衣服、遮挡不让蚊子进入室内并用喷雾剂消灭室内蚊子、睡在用扑灭司林处理的蚊帐里。

登革热

这种病毒性疾病分布在 60 多个热带和亚热带国家，全球超过半数的人口受到该传染病的威胁。发病人数和地理分布最近不断扩大。登革热目前在加勒比海地区、中南美洲、墨西哥、太平洋岛屿、南亚和东南亚流行。在美国，大部分发病者都是从波多黎各、维京群岛、墨西哥和泰国回来。除非正处在流行期间，旅游者感染登革热的风险很低，大约为 1/15 000～1/30 000。

登革热通过伊蚊传播。这些蚊子通常在白天吸血，天亮后几个小时和天黑前几个小时是它们最活跃的时候。它们白天什么时候都可能吸血，特别在室内、阴暗的地方，或者天气比较阴的时候。伊蚊常常在废旧轮胎、铲斗、瓶子、花瓶、桶这些东西集聚的死水里繁殖，所以登革热基本上是一种城市疾病。登革热病毒有 4 种类型。如果感染上一种，就会获得该种病毒的终身免疫，但是对其他种类没有交叉免疫。实际上，继发感染另外一种登革热病毒会导致更严重的疾病，包括出血性登革热或者登革热休克综合征，但在旅行者中很少出现严重感染。

症状

登革热病毒感染可能无症状，也可能出现包括死亡在内的一系列症状。

绝大多数感染,特别是15岁以下儿童的感染无症状或者症状轻微。年龄越大,病情越重;继发感染另外一种登革热病毒,特别是对生活在病区的儿童,病情会很严重。

登革热（DF） 典型症状包括寒战和发热（登革热）;严重的头痛,特别在眼睛后面;肌肉和关节疼痛;恶心呕吐;面、颈和胸发红;皮疹。皮疹在3~4天出现,可能和麻疹混淆。频繁出现白细胞和血小板计数减少。在无并发症病例中,急性症状在5~7天消退,但是疲劳会持续几周。

注意:其他与登革热相似的疾病包括疟疾、钩端螺旋体病、伤寒、麻疹和切昆贡亚热。从疟疾病区回来后发烧首先应该立即检查是否为疟疾。

出血性登革热（DHF） 这是一种严重甚至致命的登革热,不过很少袭击西方旅游者。出现少量或者大量出血、血小板数量偏低、血浆从毛细管渗透到组织或者体腔时可以诊断为出血性登革热。血小板数量持续降低、血浆持续流失导致血细胞比容上升预示着登革热休克综合征（dengue shock syndrome,DSS）发生。

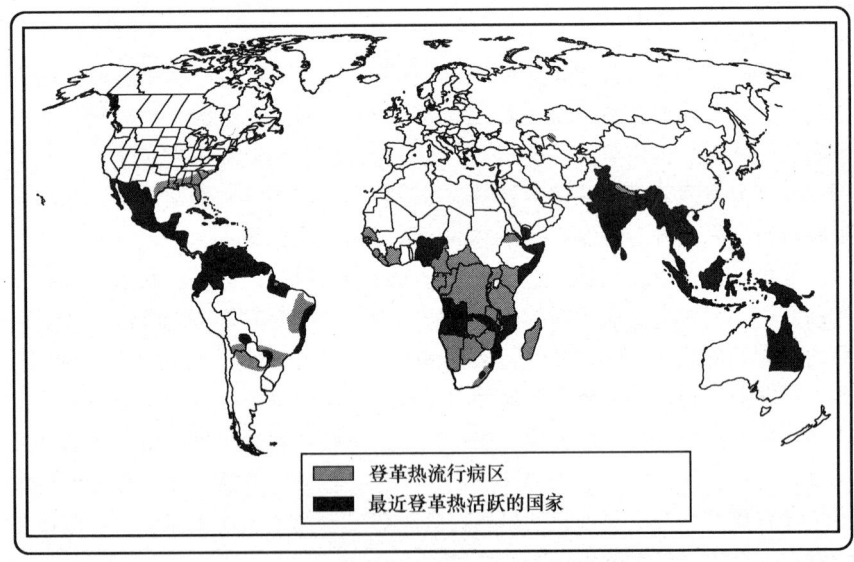

图9.1 登革热世界分布图

(来源:Division of Vector-Bourne Infectious Diseases, National Center for Infectious Disease, CDC.)

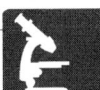

治疗

治疗包括卧床休息、补液和止痛。不要使用阿司匹林和其他非甾体类抗炎药,它们会影响血小板功能,加重出血。抗生素和类固醇没有效果。DHF 和 DSS 的预后依赖于休克的预防或者早期识别和治疗。尽早而适当的静脉补液和血浆扩容可以将死亡率降低到 1% 以下。一旦确定为 DSS,死亡率会超过 40%。

预防

没有疫苗,只能依靠防止蚊虫叮咬降低风险。记住,伊蚊通常白天在城市中心出现。要遵循第 7 章的建议。

乙型脑炎

乙型脑炎(JE)是蚊虫传播的病毒性疾病,也是亚洲和西太平洋地区脑炎的头号病因。每年在东南亚、印度、中国、日本和韩国有超过 50 000 例 JE 的报告。

乙型脑炎发生在亚洲的农耕地区。在中华人民共和国、日本和韩国的温带地区,JE 的传播从 4 月到 9 月最活跃。印度北部和尼泊尔传播高峰时间是 6~11 月。在亚洲的热带地区和大洋州,JE 全年都会发生。

乙型脑炎病毒通过库蚊传播。这些蚊子在水多的地方(如稻田)繁殖,主要从鸟类和家畜(通常是猪)身上吸血。因此参观农耕地区种稻和养猪的地方是很有感染风险的。病区 1%~3% 的库蚊携带病毒。因为库蚊在晚上出来吸血,所以白天传染 JE 的风险较少。

一般旅游者不会受到威胁。如果只是短期旅行,或者是在城市,感染 JE 的机会很低——大约是 1/1 000 000。如果生活在农耕地区(种稻、养猪),在高峰季节风险会高些,每个月传染的机会大约是 1/5000。最近 20 年发病的少量美国人,多数是军人及其家属。

症状

恶心、呕吐、头疼和发烧是最常见的症状。严重的会导致癫痫、麻痹、思维混乱、昏迷直至死亡,大部分 JE 感染没有症状,只有 1/250 的感染者发展成为疾病。不幸的是,只要出现症状,基本上是严重的疾病,25% 的患者会死亡，30%会有终身性的神经损害。

治疗

没有 JE 药物治疗，严重病例的护理非常重要。

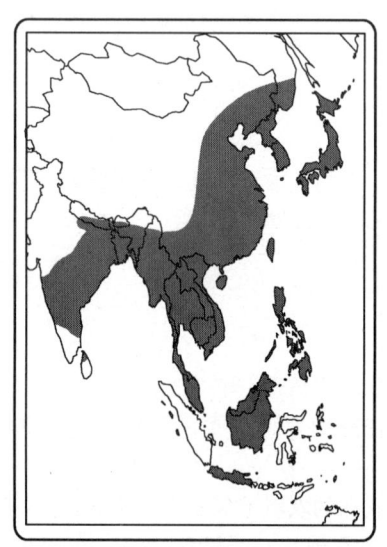

图 9.2　乙型脑炎的分布图

预防

防止蚊虫叮咬措施　所有的旅行者都应该做好防止蚊虫叮咬的措施，特别在农村的夜晚。

疫苗　见第 3 章表 3.2 的 JE 接种方案、适用人群、注意事项和禁忌。

非洲锥虫病（昏睡病）

非洲锥虫病，或者昏睡病，是由一种采采蝇叮咬传播的。该病是撒哈拉以南非洲的地方病，主要暴发地区是苏丹、乌干达、刚果和安哥拉。患者数目大约为 300 000 例，只有 6000 万人有感染的可能。然而昏睡病几乎不感染旅游者，少数零星的旅行者病例多是因为在游戏公园旅游。长期旅行者或者在农村病区的移民风险会稍微增加。

这种疾病有两种形式。一种是冈比亚（西非）锥虫病，是由布氏锥虫冈比亚亚种引起，是需要几年才能发展到高级阶段的慢性病。主要分布在中非和西非的森林地带。还有一种叫做罗德西亚（东非）锥虫病，是由布氏锥虫罗德西亚亚种引起，表现为急性，病情发展很快。主要分布在东非和南非的大草原和林地，很少在旅行者中出现。

> 疟疾有了治疗的新药，而昏睡病、chagas 病和黑热病还是用几十年前且往往有毒的药物进行治疗。昏睡病最常见的治疗药物是美拉胂醇，一种砷的衍生物，可能毒死 5% 的使用者。

症状

被感染的蝇叮咬后 5~15 天出现症状（注意：旅行中被采采蝇叮咬很常见，但是仅有很小比例的采采蝇被感染。驱虫剂对采采蝇无效，采采蝇叮咬不是很疼）。采采蝇叮咬过的地方会出现一个发炎的节结，直径大约在 0.5 英寸以上。罗德西亚锥虫感染会出现典型的下疳。其他症状包括发烧、头疼、皮疹、淋巴结肿大、脾大、脸和关节肿大，有时会有心脏炎。东非锥虫病很早就侵入脑部，如果不及时治疗，就发展到昏睡、昏迷，最终在 6 周到 9 个月内死亡。西非锥虫病的发作更加隐匿。最初的症状是局部皮肤损害。发烧、皮疹和淋巴结肿大要在几周到几个月才出现。脑部受损的症状很晚才出现。东非锥虫病是通过发现血液、下疳和脊髓液里面的锥虫而做出诊断。

治疗

处理这种疾病需要专家的经验。苏拉明用于治疗早期的东非锥虫病。美拉胂醇，一种砷的衍生物，用于治疗第 2 阶段的疾病，这个阶段病情已经发展到中枢神经系统。第 2 阶段的治疗复杂而漫长，严重的不良反应可能造成治疗的困难。西非锥虫病早期可以用喷他脒治疗，第 2 阶段用依氟鸟氨酸治疗。

预防

唯一的预防是要避免白天采采蝇叮咬。

chagas 病

chagas 病*很可能导致死亡，不过很少感染旅行者。chagas 病是通过猎蝽（俗称接吻虫）传播的寄生虫引起的。猎蝽藏在房子的裂缝和孔洞里，通常在人睡眠的时候叮咬面部。虫子粪便里面的寄生虫通过咬痕进入人体。疾病也可以通过输血、器官移植、母婴传播。食用被感染的猎蝽粪便污染的食物也可以感染 chagas 病。2005 年，巴西医疗机构报告了一起由于食用被污染的甘蔗汁导致的 chagas 病大范围暴发。这种传播方式最常见于亚马逊地区的移民。

chagas 病分布于北至智利、阿根廷到墨西哥的拉美农村地区。最高发病率发生于玻利维亚，20%的人口被感染；按全球流行率为 1.3%，巴西有 500 万人感染 chagas 病。阿根廷、洪都拉斯、巴拉圭和萨尔瓦多流行率为 5%～10%；智利、哥伦比亚、厄瓜多尔、乌拉圭和委内瑞拉为 1%～5%；墨西哥和尼加拉瓜小于 1%。

症状

寄生虫可导致急性疾病，但是更多的时候症状不明显甚至被忽略。直到几十年后，被感染的人群有 30%出现心脏、消化道损伤的明显迹象。

chagas 病开始无症状或者症状不明显。只有不到 1/3 的人出现急性疾病，其中大部分为儿童和年轻人。叮咬后 1～3 周在叮咬的部位出现肿胀的结节或者小脓疱，伴随发烧和局部淋巴结肿大。叮咬经常发生在面部，如果寄生虫通过眼结膜进入，就会造成无痛性眼皮肿胀和结膜炎（Romaña 征），这些都是用于确诊的症状。局部的症状可能伴随像流感的病症如发烧、头疼、肌肉酸痛、呕吐和皮疹。大约 30%的感染人群会出现一定程度的心肌炎，但是需要住院治疗的严重疾病很少。

慢性阶段——30～60 天后所有的早期症状都会消失，但寄生虫在人体内保持活跃，引起持续而隐匿的感染。到了 40 岁左右，1/3 的慢性感染人群出现心脏、消化道损伤的明显迹象。心脏问题包括心肌病、心脏传导阻滞和心力衰竭。食管和大肠慢性扩张会导致吞咽困难、腹痛、胃胀和便秘。

急性 chagas 病可能与疟疾、腮腺炎、眼部感染、鼻窦炎和皮肤的蜂窝

---

*这种疾病——美洲锥虫病，以巴西医生 Carlos Chagas 的名字命名，他最早在 1909 年描述这种疾病。病原体是克氏锥虫，一种单细胞寄生虫。

织炎混淆。可以通过显微镜下区分克氏锥虫而确诊。在无症状的长时间或者出现后期心脏、肠的病变时候进行血清学检查也是有用的。

治疗

急性 chagas 病可以用苄硝唑（Ragonil，Roche）或者硝呋替莫（Lampit，Bayer）治疗。这两种药在美国和加拿大都不可能通过商业途径购买。尽管目前没有药物能有效治疗慢性 chagas 病，但是趋向于在后期病症出现以前治疗隐匿的慢性感染。

预防

该虫媒传播主要发生在破乱的居住区。停留在旅游住所的人并不危险。如果居住的环境有可能导致感染，可以采用以下措施：

- 在起居室和卧室喷洒杀虫剂（如 RAID Formula II Crack 和 Crevice Spray）。
- 在房子屋顶和墙壁上使用滞效杀虫剂。
- 使用扑灭司林浸泡的蚊帐并把蚊帐塞在床垫下。

注意 chagas 病也可以经过未过滤的输血传播，所以也要尽量避免。

丝虫病

丝虫病在热带地区流行，是由丝虫（丝状蛔虫）通过不同蚊蝇传播的一组疾病的统称。丝虫病的种类包括：（1）淋巴丝虫病——班氏丝虫和马来丝虫病（象皮病）；（2）皮下丝虫病——盘尾丝虫病（"河盲"）；（3）罗阿丝虫病。

班氏丝虫和马来丝虫病

这些疾病在中美和南美、加勒比海地区、非洲、中国、印度、东南亚和大洋洲的热带地区通过几种不同的蚊子传播。传染性的幼虫（微丝蚴）通过蚊子叮咬进入人体，移动到淋巴系统，滞留在淋巴结内，直到发育成为成虫。大部分情况下宿主的淋巴系统会对成虫产生免疫反应，造成淋巴系统伤害，进而变成疾病。

症状

轻微的感染不会有症状。通常需要严重的接触（几个月内被多次叮咬）才能出现病症。开始的症状是皮肤发红、手脚淋巴结肿胀、头疼、虚弱无力；有时候还有肌肉酸痛、咳嗽、喘息和发烧。出现症状往往意味着经受了上千次的叮咬。持续的暴露会造成永久性的淋巴管阻塞。疾病的进一步发展——通常只会在病区本地居民身上出现，将导致腿部（以及男性的阴囊）出现奇异的肿胀，就是所谓象皮病。

检查是否感染，医生可能要求检查白细胞以确定是否嗜酸性粒细胞增多，在午夜检查血液中是否有微丝蚴，因为微丝蚴通常在晚上10点到早上2点的时段进入血液。抗体检验敏感度为95%以上，但是不能做出特异性的判断。抗体检验结果为阴性则能排除活动性感染。

治疗

丝虫病可以用乙胺嗪（DEC）有效治疗。用量为 $6\,mg/(kg\cdot d)$，持续12天。以后6～12个月再坚持每隔一个月服用一剂DEC以加强效果。阿苯达唑也是有效的替代药物。

预防

见后文所述方法

盘尾丝虫病

盘尾丝虫病（河盲）是特别有危险性的丝虫病，常见于近赤道的非洲、撒哈拉、也门和拉美部分地区（墨西哥、危地马拉、委内瑞拉、厄瓜多尔、哥伦比亚和巴西）。这种疾病是通过这些地区湍急河流旁的一种植食性黑蝇传播的。盘尾丝虫病偶尔传播如移民和Peace Corps自愿者这样的长期旅行者。这种情况下，成虫停留在皮下的结节中，成虫释放出来的微丝蚴也停留在皮肤里。

症状

症状包括瘙痒的皮疹（被感染的旅行者最常见的症状）、皮肤结节、淋巴结肿胀、眼部发炎、长时间严重感染和失明。

感染后几个月内症状不会发生。这时候血嗜酸性粒细胞会增多，所以全血细胞计数通常会有很好的筛选效果。血液检查（抗丝虫抗体和抗原化验）可以确诊。[国立卫生研究院（NIH）临床和寄生虫分部可以做血清检验。] 如需确诊，需要收集小块皮肤找到微丝蚴。

治疗

使用伊维菌素（Stromectol, Merck），每次 $150\sim220\,\mu g/kg$，每 6 个月一次，直到症状不再复发。（通常成人剂量是 6 mg 药片，2 片）。伊维菌素不会杀死成虫，而只是通过杀死皮肤里的微丝蚴从而抑制症状。美国疾病预防与控制中心（CDC）寄生虫热线电话是 301-496-5398，更多问题可以热线咨询。

预防

没有预防药。小心防止白天黑蝇叮咬。

罗阿丝虫病

这种皮下丝虫病在西非和中非的雨林中常见。虽然仍是一种少见疾病，罗阿丝虫病已经是从非洲回到北美和英国的旅行者中被确诊最多的血液丝虫感染。罗阿丝虫幼虫（微丝蚴）通过一种传染性斑虻蝇叮咬进行传播，这种蝇在非洲被称为鹿蝇。这是一种雨林里繁殖的蝇，白天叮人。微丝蚴进入人体后在皮下组织里发育成成虫，然后释放出的微丝蚴进入血液。

症状

罗阿丝虫病的症状是由于皮下的罗阿丝虫成虫移动造成的。症状在感染以后 12 个月或者更久才出现，包括发烧、瘙痒和皮肤肿胀（卡拉巴丝虫肿），部位通常包括手、手腕、前臂或者脸部。成虫寄居在眼表时可以看见结膜下的成虫。

诊断

血液检查可以检查嗜酸性粒细胞过多和微丝蚴（白天时在血液中数量达高峰），另外 ELISA 检验可以查出是否感染。

治疗

乙胺嗪（DEC）是用来治疗罗阿丝虫的首选药，总剂量为 75 mg/kg。通常对人体无害，但是丝虫成虫的破坏还是可能造成严重的过敏反应。严重感染的情况下，全剂量的药物要求在 2~3 周内服用。一些难控制的罗阿丝虫病需要用阿苯达唑，200 mg 口服，每天 2 次，持续 21 天。

丝虫病和罗阿丝虫病的预防

没有疫苗。要求采取措施预防蚊虫叮咬，白天有罗阿丝虫的风险，晚上是班氏丝虫。预防措施包括使用 DEET 皮肤驱虫剂，穿着用扑灭司林处理过的衣服，睡在没有蚊虫的房间或者蚊帐里。

预防 可以每周或者每月服用 DEC 以预防罗阿丝虫病或者淋巴丝虫病（班氏或者马来）。DEC 方案很少推荐给居住在高风险病区的移民服用。用量：每周 300 mg DEC 以预防罗阿丝虫病，每月 500 mg DEC 2 天内服用以预防淋巴丝虫病。

注意：作为一种治疗丝虫病的研究用药，DEC 在美国可以从 CDC 购买，加拿大则在健康保护分支机构有售。在很多发展中国家也可以买到。

利什曼病

利什曼病一种世界范围内常见寄生虫感染，在 80 个国家以不同形式出现。除了大洋洲和南极洲，其他大陆都有这种疾病的踪迹。在墨西哥、中美、南美、北非、撒哈拉以南非洲、中东、中亚、俄罗斯南部、中国北部和印度都已经成为严重的公共卫生问题。在欧洲南部（主要是葡萄牙、法国南部、意大利、希腊的岛屿、Costa del Sol 和马略卡岛）也有分布。美国的德克萨斯州和俄克拉荷马州也有病例报告。

利什曼病是由利什曼原虫造成的，利什曼原虫是一种单细胞的生物（原生动物），比红细胞还小。被感染的白蛉叮咬后利什曼原虫进入人体引起感染。发生哪种形式的利什曼病（内脏、皮肤、黏膜皮肤）受下列因素影响：(1) 致病的利什曼原虫种类（大约 20 种）；(2) 主要被感染的器官和细胞；(3) 宿主的免疫状况（很多利什曼病不治而愈）。白蛉通常存在于森林地带边沿的焦点区或者啮齿动物的洞穴，从黄昏到清晨是它们进食时间，白蛉有很短距离飞行的能力。

蚊虫传播疾病

内脏利什曼病（黑热病）

这种疾病主要影响内脏和骨髓。每年大约有150万人被感染，一半的病例集中在印度东北部。内脏利什曼病还分布在地中海周围、俄罗斯南部、中国、东非（肯尼亚、苏丹、乌干达）、中美洲、巴西、委内瑞拉和巴拉圭。内脏利什曼病遍及印度和中国的农村地区。

症状

这种疾病的标志就是肝和脾大、寒战、发烧和贫血。症状包括疲劳、体重减轻、咳嗽和腹泻。很多感染没有症状，但是寄生虫在体内保持休眠状态，日后如果免疫系统减弱时（如艾滋病患者）会引起严重的疾病。

诊断

血液检查和骨髓的检验与培养对诊断非常重要。抗体检验也有帮助。容易引起混淆的疾病有疟疾、伤寒、布氏菌病、chagas病、血吸虫病、结核病和阿米巴肝脓肿。有时候有巨脾，与白血病和淋巴瘤相似。

治疗

除非经过治疗，否则有症状的内脏利什曼病可能是致命的。葡萄糖酸锑是这种疾病的首选药物，静脉注射20 mg/(kg·d)，持续30~40天。葡萄糖酸锑可以在乔治亚州亚特兰大的疾病控制中心寄生虫疾病药物服务分部购买，也可以从加拿大健康保护分部的特别通道计划得到。如果疾病为葡萄糖酸锑耐药性，两性霉素B可以替代。米替福新是一种新的口服药物，坚持服用28天也有很好效果。

更多关于利什曼病的药物治疗和血清诊断的信息，请咨询CDC寄生虫疾病药物服务中心。

皮肤利什曼病（变种A）

这种感染的特点是溃疡性皮肤损害，有时为结节，几种利什曼原虫均可导致该病。这种疾病的俗称有东方疖（*Oriental sore*）和巴格达疖（*Baghdad boil*）。有风险的地区包括地中海周围、中东、非洲（从塞内加尔延伸到

健康游遍全球

苏丹、埃塞俄比亚和肯尼亚)、俄罗斯南部、中亚和印度东北部。

症状

如同其名字一样,皮肤利什曼病影响皮肤,伤害主要有:自愈的溃疡、久治不愈的疼痛或者溃疡、似疣的不溃烂的皮肤结节。最常见的形式是慢性皮肤溃疡。溃疡的地方通常都是衣服没有保护到的地方,如脸、前臂、手背和腿。叮咬后2~3周出现症状。伤处可能溃疡,一般流出液体,也有病例是干燥的。经过几个月到2年的时间后会慢慢自愈。

皮肤利什曼病(变种B)

2个利什曼原虫种类(墨西哥利什曼原虫和巴西利什曼原虫)造成了大多数墨西哥和中南美洲的皮肤利什曼病。

症状

皮肤暴露部分(通常脸和耳)出现皮肤结节/溃疡,这些伤害在感染后2~8周出现。经过6~18个月甚至更长的时间后会慢慢自愈。

黏膜皮肤利什曼病(鼻咽黏膜利什曼病)

这种疾病似乎被完全限制在西半球,多数发生在南美的北部。

症状

寄生虫遍布于皮肤到口、鼻、咽喉的黏膜。鼻咽黏膜利什曼病通常开始是单纯的皮肤溃疡,可以治愈。1个月到多年以后口和鼻出现破坏性的溃疡。治疗如果延误的话会导致严重的毁容。

诊断

诊断皮肤利什曼病,从皮肤上收集组织样品进行显微镜检查/培养。除鼻咽黏膜利什曼病和结节性的利什曼病外,抗体检查效果有限。疾病控制中心寄生虫疾病分部能检测出组织中的寄生虫,进行恰当的抗体检查,还可以给出治疗建议。

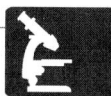

治疗

对严重皮肤表现的治疗建议是静脉注射葡萄糖酸锑钠（Pentostam），剂量为 20 mg/kg 每天一次，持续 30 天。也有其他如氨苯砜、酮康唑、喷他脒这些药物，不过它们的效果与寄生虫种类、感染的地点和疾病的形式相关。

预防

没有疫苗。这种疾病无论哪种类型，都是通过白蛉传播。要保护自己，就要使用 DEET 驱虫剂，用扑灭司林处理衣服，必要的话，睡在蚊帐里面。

回归热

这是一种可以由蜱或者虱传播给人的急性细菌性感染。病因是一种螺旋体（回归热疏螺旋体）。蜱传回归热在亚洲、非洲、欧洲和美洲（包括美国西部山区）都有发现。虱传回归热几乎所有都集中在穷人和难民营的人身上，在亚洲、非洲、欧洲都有分布。

症状包括寒战、发烧、恶心、呕吐、严重头疼，还有各种皮疹。最有效的治疗药物是四环素、红霉素或者青霉素。不经治疗病症会在 3~10 天内自愈，但在 1~2 周后复发，症状轻微。预防主要是预防蜱和虱叮咬。

裂谷热

这是一种病毒引起的动物疾病，可以通过蚊子传染给人类。裂谷热主要发生在撒哈拉以南非洲。开始的症状是寒战、发热、头疼、背疼、虚弱和呕吐，类似于疟疾和登革热，然而裂谷热病人眼睛变红，很容易与疟疾病人区分。该病的发病规律是持续 4~7 天后完全康复，但是 2% 的被感染者会出现出血性并发症、黄疸或者脑部/脊髓膜发炎。没有特别针对性的治疗，不过利巴韦林和干扰素会有一定作用。预防以防止蚊叮为重点。

西尼罗河病毒

这种蚊子传播的病毒最早于 1937 年从一个乌干达病人体内分离出来。从非洲传播到亚洲和欧洲的部分地区，1999 年突然出现在纽约。疾病很可能是欧洲飞过来的旅行者传播到美国的。2002年美国约有3000例神经侵袭性疾病（脑炎）的报告，但在2004年数字降低到741例。该病现在从美国东海岸转移到西部。2004年约1/3的神经侵袭性病出现在亚利桑那州和加利福尼亚州；其他的病例散布在全国各地。20％西尼罗河病毒感染者出现症状，其中只有1/140发展成为严重的神经疾病或者死亡。目前尚无疫苗。

白蛉热

白蛉热是一种病毒引起的疾病，通过被感染了的白蛉叮咬而传播，分布在欧洲、亚洲、非洲和拉美的部分地区。发病地区主要是气候炎热干燥的热带、亚热带地区。这种病原的携带者是普通的白蛉，通常在晚上叮咬人。

白蛉叮咬后3~6天出现症状，包括发烧、头疼、恶心、虚弱和肌痛。症状可能会很严重，但是很少致命。输液和镇痛药治疗即可。预防主要是晚上防止虫子叮咬。

丛林斑疹伤寒

这是一种螨传播的疾病，分布在亚洲、西太平洋和澳大利亚。丛林斑疹伤寒是从日本北部和西伯利亚东南部往北；澳大利亚的昆士兰往南和巴基斯坦往西组成的三角地带的地方病。病因是一种立克次体属微生物——恙虫病立克次体。该病在螨密集的灌木和森林空地中传播。

症状

幼虫叫恙螨，当人接触有螨的植物时被螨叮咬。1~3周后，症状出现，包括寒战、发烧、皮疹、咬痕附近淋巴结肿胀，甚至衰竭。咬痕处出现水泡，然后是黑痂，或者焦痂。这种感染可能很严重。

治疗

四环素或者多西环素是首选治疗用药。

预防

预防主要是采取措施防止螨叮咬。要特别注意的是，步行穿过病区的草地和森林时应该穿着浸泡过扑灭司林的衣服（推荐长袖衬衣），裤子塞

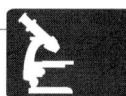

进靴子里面。每周服用 200 mg 的多西环素作为预防药是有效的。

鼠疫

鼠疫是赤穷者的疾病。旅游者感染鼠疫的机会极小。鼠疫的病原体是耶尔森鼠疫杆菌（Yersinia pestis），是老鼠或者其他啮齿动物和它们身上的跳蚤携带传播的。大多数病例是因为带菌的跳蚤叮咬传播的，也有触摸感染了的动物传播的。如果有人患有鼠疫性肺炎（肺鼠疫），咳嗽时喷出的带菌飞沫被别人吸入也可以传播。这种疾病很少，只在美国西南部、非洲、亚洲、小亚细亚、欧洲和南美零星暴发。每年报告有鼠疫最多的地方是越南和玻利维亚。

鼠疫在感染后 2～7 天出现症状，迅速出现发烧、寒战、头疼、全身酸痛，甚至衰竭。腹股沟淋巴结炎形式的患者出现腹股沟、腋窝或者颈部淋巴结肿胀；肺炎形式的患者出现咳嗽和呼吸困难。

治疗

不经过治疗 50%～60% 的鼠疫病例是致命的。早期治疗抗生素有效，特别在症状刚出现几个小时的时候。建议的药物包括链霉素、氯霉素和四环素。

预防

鼠疫疫苗的有效性尚未证实，美国已经不再提供。预防性抗生素可以预防鼠疫；特定个人（医疗及救援人员）可能遇到面对面传播的时候应该服用预防性抗生素。成人服用多西环素，每天 100 mg；或者四环素，500 mg 每天 2 次；9 岁以下儿童服用磺胺类药物。预防腹股沟淋巴结炎形式的鼠疫最重要的措施是预防病区的跳蚤和啮齿动物（老鼠、兔子、松鼠和花栗鼠）。不要触摸生病或者死亡的动物。在鼠疫活跃地区，对于能接触人类居所又能接触啮齿动物栖息地的宠物，应经常用跳蚤粉消毒。在暴露的皮肤上使用 DEET 驱虫剂，衣服用扑灭司林处理能降低跳蚤叮咬的机会。如果有很大可能会接触带菌的跳蚤，那么建议服用预防性抗生素。

地中海斑疹热

这种蜱传立克次体疾病在北非也被称为南欧斑疹热；在撒哈拉以南非洲

被称为非洲或者肯尼亚蜱传斑疹伤寒；在南亚被称为印度蜱传斑疹伤寒。该病在地中海是因为康氏立克次体导致的；在南非是因为非洲立克次体导致的；通过硬蜱传播。与身上有蜱的狗、啮齿动物和牛的亲密接触都有可能传染。已经回家的旅行者如果发热，很可能是蜱传斑疹伤寒。症状包括寒战、发热、头疼和皮疹。蜱叮咬的地方可能会有溃疡和黑痂（焦痂）。

治疗

四环素和多西环素都有效。

预防

采用标准措施（DEET 和扑灭司林）预防叮咬，包括把裤子塞进袜子，以及在接触后注意皮肤上是否有蜱。

蜱传脑炎

蜱传脑炎（TBE）是病毒引起的疾病，分布在前苏联、中欧、东欧和斯堪的纳维亚半岛的森林地区*。TBE 通过硬蜱（传播莱姆病是同一种蜱）传播，主要传播对象是病区长时间户外活动的野营者和徒步旅行者，风险很小。该病也可以通过食用被感染的牛、羊产出的未经高温消毒的奶制品传播。

3～9 月是蜱活跃期，也是感染疾病风险最大的时候。带菌的蜱分布在针叶、落叶混合树林，延伸到灌木林边沿和草原，还沿河流和溪谷分布（包括靠近大城市的森林）。

症状

经过 8 天左右（4～28 天）的潜伏期，感染者出现发烧和头疼，1/3 的患者发展到意识不清、动作不协调、记忆改变、意识降低和肢体麻痹。几乎 45% 的患者会留下终身神经性后遗症。不到 2% 的患者死亡。

---

* TBE 有 2 个亚型：（1）西方型（或者中欧脑炎），通过蓖子硬蜱传播，分布在中、东、北欧的森林地区；（2）东方型（或者俄罗斯春/夏脑炎），通过全沟硬蜱传播，分布在前苏联、乌拉尔山脉以东，还有中国、日本和韩国。

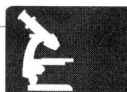

治疗

只有支持性治疗。

预防

欧洲（包括俄罗斯）和加拿大有 TBE 的疫苗，12 个月内使用 3 次。不建议一般旅游者接种，只有那些在病区停留时间长、感染风险大的人需要接种。在病区有很大可能接触病原的人要注意防止蜱叮咬。

埃利希体病

该病是由蜱传播的微生物——埃利希体造成。有 5 个种类会感染人类。在美国已经发现了 2 种人埃利希体感染。感染的症状和治疗手段相同，但是分布地区不同，因为它们是由不同种类的蜱传播的。

- 人类单核细胞埃利希体病（HME），病原体是查菲埃利希体，由美洲钝眼蜱传播，这种蜱主要分布在东南和中大西洋的各州。
- 人粒细胞性埃利希体病（HGE），最早是在明尼苏达州和威斯康星州确认的，主要由鹿蜱（肩突碑蜱）传播，这种疾病在美国主要发生在东北、中西部的北方和其他鹿蜱的栖息地。美国以外，欧洲的很多国家以及阿根廷、日本、马来西亚和委内瑞拉都有 HGE 病例的出现。

症状

两种感染的症状一样。大多数患者的症状象流感，伴随寒战、发烧、头疼、肌痛和不舒服。15% 的患者病情严重，可发展到肾衰竭、肺炎和神经性病变如癫痫发作和昏迷。死亡率为 2%～5%。

诊断

典型的实验室检查结果包括白细胞减少、血小板减少和肝功能检查异常。一些 HME 和 HGE 患者的白细胞出现特征性的包涵体。抗体检查也可以用于确诊。

治疗

埃利希体病疑似患者应该马上开始治疗。有类似流感的症状、白细胞减少、血小板减少,或者有可能在病区接触到蜱(特别在 4 月到 9 月),这些情况都要求马上开始治疗。首选药物是多西环素,每次 100 mg,每天 2 次,持续 10~14 天。

预防

这是一种蜱传播的疾病,可以采用第 8 章所说的措施防止蚊虫叮咬。

在美国其他蜱传播疾病

在美国,除了莱姆病(第 11 章)和埃利希体病以外,落矶山斑疹热、科罗拉多蜱传热、蜱性麻痹、兔热病、巴贝西虫病和回归热也是比较重要的蜱传播疾病。下表汇总了传播这些疾病的蜱及其地理分布。

在美国重要的蜱以及蜱传播疾病

鹿蜱(肩突硬蜱)大量分布在维吉尼亚到缅因州的地区,以及威斯康星州和明尼苏达州;活跃在西海岸的西部鹿蜱(太平洋硬蜱、黑腿蜱)是与鹿蜱最接近的种类。鹿蜱体型很小,远小于犬蜱和木蜱。无论是成虫还是若虫都是暗红褐色,黑脚,梨形身体。所有阶段,特别是成虫和若虫,都是从人体吸血为生。鹿蜱是传播莱姆病最重要的途径,也是已知的传播巴贝西虫病的唯一途径,同时还是人粒细胞性埃利希体病主要的传播者。

孤星蜱(美洲钝眼蜱)大量分布在美国南部和东南部,Ozarks 尤为密集。成虫大约 1¼ 英寸长,叮咬最凶猛的若虫只有针头大小。孤星蜱红褐色,雌虫背部中央有个白点。雄虫体型较小,背部后缘有白色花边。孤星蜱传播单核细胞埃利希体病、兔热病、莱姆病的一个变种以及南部蜱传皮疹疾病(STARI)。

美洲犬蜱(变异革蜱)大量分布在美国东部,也出现在西海岸。外形很像木蜱。还未进食的雌虫背部壳上有银灰色的点,身体其他部分是红褐色。比其他种类的蜱大,大约 1⅛ 到 1¼ 英寸长,叮咬狗,也叮咬人。美洲犬蜱是传播落矶山斑疹热最重要的途径,也传播兔热病,还可能传播人粒细胞性埃利希体病,美洲犬蜱可以引起蜱性麻痹。

落矶山木蜱（安氏革蜱）是一种硬蜱，与美洲犬蜱和太平洋海岸蜱相似。雌虫背部壳上有银灰色的点，身体其他部分是红褐色。落矶山木蜱是西部落矶山斑疹热主要的传染源，也传播兔热病和科罗拉多蜱传热（登山热），它还是美国蜱性麻痹最重要的病原。

回归热蜱（钝缘蜱）是软蜱，传播回归热（一种螺旋体疾病）。回归热蜱的叮咬很痛。回归热蜱大量分布在密西西比河以西。成虫为椭圆形，颜色从灰色到浅蓝，幼虫和若虫是灰色。

褐色犬蜱（血红扇头蜱）在全美国范围有狗的地方都有分布。虽然怀疑携带埃利希体病，也可能这些蜱并不传播疾病。雄虫全身深褐色。雌虫褐色，其背部的壳比身体其他部分颜色更深。

第十章
旅行相关疾病

> **关键点：**
> - 大约3％～5％的持续性腹泻是寄生虫引起的。
> - 贾第鞭毛虫病导致大部分的持续性腹泻。
> - 旅行者很少感染霍乱，疫苗不再被推荐常规使用。
> - 伤寒疫苗70％有效。伤寒威胁最大的地方是印度。
> - 印度没有血吸虫病威胁。

贾第鞭毛虫病

导致贾第鞭毛虫病（兰伯贾第鞭毛虫）的寄生虫通常是在污染了的水里（较少在食物里），人和动物（主要是狗、海狸和牛）的粪便可污染水。贾第鞭毛虫病在世界范围内分布，不过印度次大陆、东南亚和印度尼西亚的旅行者感染病例较多。虽然到墨西哥、拉美、亚洲和非洲国家旅行的人也有感染者，不过从这些地方回来的旅行者只有不到3％被发现寄生有贾第鞭毛虫。贾第鞭毛虫包囊在家里和日间护理中心很容易进行从人到人的传播。个人卫生较差、不洗手和身体亲密接触特别是口腔、肛门性行为增加了感染机会。

贾第鞭毛虫病也叫背包人腹泻，因为即使在美国和加拿大也有这种寄生虫藏身于农村和山区的河流湖泊中，野营者和徒步旅行者饮用这些地方的水便可能感染疾病。注意：已经有公开的报告清楚地说明了北美户外休闲的人容易感染贾第鞭毛虫病。然而饮用穷乡僻壤的水和感染贾第鞭毛虫病之间关联的证据很少。人到人的传播看来是背包人腹泻传播更明显的因素。也许应该着重于改善如洗手、个人卫生和其他在穷乡僻壤旅行的行为习惯，而不是简单的净化水质。

症状可能迅速猛烈地暴发，也可能慢慢地出现。一些旅行者除每天有一次大量、松散的肠蠕动外没有其他主诉。恶心、疲劳、体重减轻、腹部绞痛、非血性腹泻、过多排气、肠鸣和腹胀也可能不同程度的发生。"臭鸡蛋"味较普遍。发烧在贾第鞭毛虫病中少见。当疾病进入持续状态，由于消化不良或肠易激综合征，症状可能持续数周或数月和死亡。慢性疲劳综合征的一些病例可能是由贾第鞭毛虫病引起的。与腹泻程度不成比例的疲劳常见。在严重的病例中，食物的吸收障碍可能导致严重的体重减轻和营养不良。

如果你有持续 2～3 周以上的腹泻，你应该进行肠寄生虫检测。你的医生最可能让你提交几个大便样本做显微镜检查。由于这种生物并不是一直存在于大便中，检测出贾第鞭毛虫寄生虫是困难的；因此显微镜检查是阴性的，需要行侵入的方法，如小肠活组织检查。一种敏感而特异的非侵入性大便检查——酶免疫分析法，也是可以选择的。（GiardEIA 贾第鞭毛虫试剂盒；Antibodies Incorporated，Davis，加利福尼亚；http://www.antibodiesinc.com）。如果免疫分析测试是阴性的，那么就不太可能是贾第鞭毛虫病。较少见的能引起长期腹泻的肠寄生虫包括脆双核阿米巴、贝氏等孢子球虫、隐孢子虫、圆胞子虫和溶组织内阿米巴（引起阿米巴病的病因）。

治疗

一种可选择的药物，替硝唑（Tindamax），最近在美国发布用于治疗贾第鞭毛虫病。成人剂量是每日一次 2 克。对于大于 3 岁且体重达到 40 公斤的儿童，剂量是每日一次 50 mg/kg。对于 1～11 岁的儿童，需选用另一种新产品——硝唑尼特（Alinia），现在为液体制剂。4 岁以下儿童的剂量是每天 2 次，每次 1 茶匙，连服 3 天。而 4 岁以上儿童的剂量是每天 2 次，每次 2 茶匙。单剂甲硝唑（成人 2 克）睡前服用，每日一次，连服 3 天治疗的效果与每日 3 次 250 mg 的标准 5 日疗程是一样有效的。轻于 25 公斤的儿童服用的单次剂量是 35 mg/kg（每日单次剂量，连服 3 天）。对于体重在 25～40 公斤的儿童，每日剂量是 50 mg/kg，连服 3 天。可选择的治疗方案包括替硝唑（一次 2 克）、呋喃唑酮、阿苯达唑、杆菌肽锌。每日 4 次 100 mg，连服 7～10 天呋喃唑酮（Furoxone）是一种好的但昂贵的选择，原因如下：(1) 它可以液体制剂使用（对儿童有用）；(2) 这种药对治疗大部分细菌引起的旅行者腹泻也是有效的。当腹泻原因不明时，呋喃唑酮作为广谱治疗是有用的。阿苯达唑每天 2 次 400 mg，连服 7 天（3 天通常是不够的），是一种治愈率差异较大的安全的替代药物。

如果你在遥远的地区有着与贾第鞭毛虫病一致的症状，但无法做检测，可依据贾第鞭毛虫病可能是你腹泻的原因这一假设，选用上面介绍的一种药物开始治疗。如果症状没有改善，请尽快就诊。注意：乳糖不耐受症经常伴随着贾第鞭毛虫病，而且可能在根除寄生虫之后持续数周或数月。

预防

没有针对贾第鞭毛虫病的预防药物或疫苗。可遵循在第五章介绍的对食物、饮料和水进行消毒的方针，但要注意氯和碘在对付寄生虫时可能没有效果。洗手和良好的个人卫生是重要的保护方法。

阿米巴病

这种潜在严重的疾病是由溶组织内阿米巴（Entamoeba histolytica）寄生虫引起的。这种单细胞寄生虫侵袭大肠壁，从而引起急性痢疾或不同程度的慢性腹泻。这些寄生虫还可以感染肝，引发炎症和肝脓肿。在常见的携带者中，寄生虫寄居在肠里，但不引起症状。最近的研究显示90％溶组织内阿米巴的携带者实际上是由一种显微镜下形态一致但却无害的不致病的原生寄生虫所感染，这种寄生虫现在被称为迪斯帕内阿米巴（Entamoeba dispar）。对这种情况，治疗是不必要的。

传染通过摄取被排泄物污染的食物或水发生。苍蝇是阿米巴包囊的携带者。被感染的饮食业从业者和家蝇也能够传播疾病。人与人的接触在传播中是重要的；家庭成员和性伴侣，特别是男同性恋者，很容易被感染。墨西哥、南美、印度、西非和南非是高风险地区（高达一半的人口携带该寄生虫）。

阿米巴在旅行者中相当少见，在发展中国家它经常被过度诊断（overdiagnose）。大部分胃肠感染病例并不是由溶组织内阿米巴引起，但是无害的迪斯帕内阿米巴的出现干扰了诊断。阿米巴抗体测试能区分这两种外形相同的寄生虫。如果对阿米巴血清抗体测试结果是阴性的，你可以认为你可能被迪斯帕内阿米巴感染或一些其他生物引起这种疾病。粪便溶组织内阿米巴抗原或DNA（TechLab 溶组织内阿米巴试剂盒；TECHLABS Inc.，Blacksburg, VA; www.techlabinc.com）也能检测出。

阿米巴病的症状是多样的。大部分受感染的人群携带此寄生虫但却没有症状。轻微的疾病引起腹部绞痛、低烧或不发烧、半成形便。黏液可能出现但通常不含血液。软便或腹泻可能与便秘所交替。你可能会出现疲劳、食欲不振和体重减轻。在这一阶段的症状与贾第鞭毛虫病是相似的，除了腹部不适是在下腹部并且腹泻是少量的。更严重的疾病（阿米巴痢疾）可引起高烧、出血性腹泻、无显著特点的腹部压痛、呕吐和更大的毒性。这一阶段的疾病需要紧急处理。

有阿米巴肝脓肿的旅行者通常没有腹泻或其他肠道症状。相反，他们可能出现发烧、右上腹部疼痛和肝部肿大有压痛。发汗、寒颤、体重减轻和疲劳通常出现。注意：阿米巴脓肿是少见的，即使在长期旅行者中。

鉴别滋养体或阿米巴包囊的显微镜粪便检测将能确定诊断，尤其如果红细胞在寄生虫中被发现。抗体测试通常是确诊性的，特别是疑似阿米巴肝脓肿或大肠炎。阿米巴痢疾必须被从引起出血性腹泻的其他感染中区分出来（例如由志贺杆菌、弯曲杆菌、沙门菌、耶尔森菌或艰难梭状芽胞杆菌引起的小肠结肠炎）。克隆病（Crohn Disease）和溃疡性结肠炎与阿米巴病相似，年轻病人尤应注意。在老年人中，应考虑憩室炎或癌症。

治疗

在美国，侵袭性阿米巴病（结肠炎或脓肿）的理想治疗方法现在是使用替硝唑（Tindamax），每天一次2g，服用3天。甲硝唑750mg，每天3次服用5天，或每日一次2.5g服用3天，是同样有效的。在这两种方法之后必须再服用一种能够作用于肠腔的药物，例如双碘喹啉650mg，每日3次，服用20天。这种方法治愈了100%的阿米巴肝脓肿患者和93%的阿米巴结肠炎患者。即使单次剂量的甲硝唑（2.5g）在治愈单纯肝脓肿方面通常是有效的。无症状的囊肿病人和那些非侵袭性患者可单独使用双碘喹啉。

霍 乱

这种疾病是由霍乱弧菌引起的，它通常是通过受污染的食物和水或人与人的接触而传播的。霍乱通常是无症状的，但是在严重的感染情况下，它有时引起威胁生命的腹泻，尤其在发展中国家本地人中。来自霍乱的严重腹泻需要大量细菌，因此这种疾病的严重类型很少在遵守谨慎饮食习惯的健康旅行者中发现。

霍乱既零星发生也呈全世界流行。非洲撒哈拉沙漠以南地区有世界上最高的霍乱发生率和死亡率。到1999年底，61个国家有病例报告，但是这种疾病的传播比官方公认的数字更加广泛。

霍乱基本上是一种贫穷疾病，大部分病情出现在那些在不发达国家暴露于严重受污染的水或食物的人群。因此，大部分旅游路线的旅行者不需要担心这种疾病。实际上，官方报道在 500 000 返回的旅行者中只有 1 人患上霍乱。有感染霍乱风险的健康人通常在高风险环境下工作，例如难民营或救济中心。

不像一些微生物，霍乱细菌可以迅速地被胃酸杀死。然而，如果你从严重受污染的水中摄取大量细菌——或者如果你服用抗酸剂或抗溃疡药——细菌能穿过胃部并进入你的小肠。接着霍乱肠毒素作用于肠壁引起水和盐流到肠腔。

霍乱的临床表现相差较大。75%的感染是轻微的或没有任何症状。只有 2%～5%的感染引起严重的症状。最严重的霍乱症状是大量的水样腹泻、呕吐和肌肉绞痛。呕吐是常见的，并且可能是严重的。频繁的水样便很快失去所有的粪便样子（"米泔样便"）和所有的气味。如果不进行补液，液体和电解质的损失在数小时后能引起休克和死亡。

更轻微的霍乱病例类似由产生毒素的大肠埃希杆菌、沙门菌、肠道病毒和寄生虫引起的旅行者腹泻。霍乱病例大便里没有血或脓以及不发烧是可供鉴别的特征。

治疗

霍乱只通过脱水而致命。如果你出现严重的水样腹泻，你应该立即开始补水治疗。

补液 饮用口服补液溶液（ORS）是至关重要的，它的及时使用已经挽救了很多生命。用水、糖和盐，或者更方便的混合好的袋装盐，例如 CeraLyte（第 6 章），就能制备出 ORS。在补水后，你应该在每次软便之后喝 8～12 盎司或更多的高浓度补液溶液。如果你大量腹泻并且超出了你饮用的补液量，或者如果你呕吐和不能保留足够的补液，你可能需要住院治疗和使用静脉补液进行治疗。注意：不要低估补液量——一些患有严重水样腹泻的病人可能每天需要 10～12 升的液体。

抗生素 抗生素会缩短病程，它是对补液疗法的重要补充。治疗腹泻最好的抗生素是喹诺酮，例如环丙沙星（Cipro）、氧氟沙星（Floxin）、左氧氟沙星（Levaquin）。这些抗生素是有效的，即使是单剂量治疗（环丙沙星，1 g；氧氟沙星，800 mg；左氧氟沙星，500 mg）。喹诺酮比其他抗生素有更大的有效性是因为它们在大便中有更高的浓度。可供选择的其他抗生素是多西环素、四环素、甲氧苄啶/磺胺甲噁唑（Bactrim）、呋喃唑酮（Furoxone）和阿奇霉素（Zithromax）。注意：霍乱对四环素和甲氧苄啶/磺胺甲噁唑的全球性的耐药性日益普遍。

儿童治疗：尽管喹诺酮通常被禁忌在儿童中使用，但这些药物的单剂量疗法没有危害。呋喃唑酮和阿奇霉素对于所有年龄段的儿童是安全的。

预防

食物和饮水预防措施 预防霍乱的最好方法是细心观察你所食用和饮用的东西（第5章）。尤其重要的是：（1）避免生的或未煮熟的食物和海鲜［例如酸橘汁腌鱼（ceviche）］；（2）只饮用商业上瓶装的、煮熟的、过滤的或用化学方法消毒的没有冰块的水。

疫苗接种 在美国可注射霍乱疫苗的生产和销售在2000年6月停止了。更新的疫苗现在可以获得：活性减毒口服疫苗（Mutachol和Orachol）以及灭活全细胞细菌口服疫苗（Dukoral）。对于一般旅行者来说，霍乱的风险是极低的，疫苗接种只被推荐给那些去卫生条件差的高风险地方性疾病或流行性疾病地区的人。然而口服疫苗在美国还无法获得。

伤 寒

伤寒［有时被称为肠热病（enteric fever）］是一种严重的、有时威胁生命的疾病，它由一种特别的沙门菌属（伤寒沙门菌）所引起，并通过食用受污染的食物或水，或通过与受感染的人接触而被感染。如果未经治疗，伤寒持续2～6周，死亡率高达30％。然而，如果进行治疗，死亡率低于1％。

尽管伤寒在所有的发展中国家存在，更高的疾病率发生在秘鲁、智利、海地、尼日利亚、印度、巴基斯坦、东南亚和印度尼西亚。在美国旅行者中大部分伤寒病例是源于印度次大陆或南美洲。

伤寒的早期症状通常包括寒颤、发烧、头疼、虚弱、食欲不振、腹部疼痛、身体痛（肌痛）、咳嗽和便秘。2～4 mm粉红斑点样皮疹可能出现在胸部和腹部。此病有50％的腹泻发生率，有时在病情的第2～3周有出血现象。腹泻大部分经常发生在儿童中和病情的第2～3周。实际上，如果你的医生认为腹泻是诊断这种疾病的先决条件，诊断可能被延误。诊断伤寒的通常方法是血液培养结合大便的病原菌培养（40%~60%的阳性率）。尽管骨髓化验是更加灵敏的（80%~95%呈阳性），但这种方法更加痛苦和更具侵袭性。

治疗

伤寒沙门菌对氨苄西林、甲氧苄啶/磺胺甲噁唑、氯霉素的耐药性变得日益流行，特别在拉丁美洲之外（在这里这些药物可能仍有效）。氟喹诺酮类（如环丙沙星、氧氟沙星、左氧氟沙星）是现在选择使用的药物，尽管印度、尼泊尔和越南有抗喹诺酮的报告。口服喹诺酮导致：(1) 非常高的粪便药物浓度；(2) 快速控制腹泻以及从粪便中消除沙门菌；(3) 减少复发率和携带率；(4) 预防血液感染（菌血症）和其他并发症。喹诺酮在无并发症的伤寒中的显著优势是它们只需 3 天治疗疗程。服用 3 天氧氟沙星（每天 15 mg/kg）的治愈率高达 96%~100%，但是由于耐药性的提高，大部分专家现在推荐完整的 10~14 天的治疗疗程以便减少复发。较长时间的治疗疗程主要推荐给在亚洲或东南亚患这种疾病的旅行者。第 3 代头孢菌素（例如头孢曲松）也是有效的，但病人可能病程超过 1 周，然而使用喹诺酮退烧的平均时间大约是 4 天。另一个好处：喹诺酮可由旅行者自己服用，而大部分头孢菌素必须通过静脉或肌肉注射。

喹诺酮对有多重耐药性伤寒或其他系统性沙门菌感染的儿童是非常有效的。然而，喹诺酮不应该用于治疗沙门菌性脑膜炎，推荐使用第 3 代头孢菌素。

阿奇霉素（Zithromax）也是一种有效药物。在一份研究中，在第一天服用 1000 mg，随后的 6 天每天 500 mg，是 100% 有效的。儿童服用 7 天 10 mg/(kg·d) 的剂量，有效性超过 90% 并且很少的不良反应。

预防

人类携带者传播伤寒沙门菌，并且所有卫生条件不合标准的国家有伤寒传播的风险。密切注意饮食安全。尤其避免生的蔬菜和沙拉，因为这些东西经常是用受污染的灌溉水来种植的。所有的食物应该被煮熟。你应该只饮用商业上瓶装的、煮过的、经过处理的水或商业饮料。街边小贩售卖的有各种味道的冰尤其有风险。

疫苗接种 参照第 3 章的伤寒疫苗程序表、适用人群、注意事项和禁忌证。

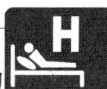

现在可以得到的疫苗大约 70% 是有效的。因此，如果旅行者暴露于过量的细菌剂量，或者如果疫苗没有被正确地使用或处理，就像口服疫苗可能发生的那样，旅行者仍旧会患上伤寒或副伤寒（相似的疾病）。在 1994 年，在去印度尼西亚的一个旅行团中 8 名荷兰旅行者被诊断出患有伤寒，尽管他们已经接受过口服 Typhim 21a 疫苗。因此，注意饮食仍是预防疾病的重要因素。不要完全依赖于疫苗进行预防。

沙门菌肠炎（沙门菌病）

其他沙门菌属（肠炎沙门菌、猪霍乱沙门菌）主要引起腹泻，这是一种被称为沙门菌肠炎的肠道疾病。典型的症状包括发烧、恶心、呕吐、腹部绞痛和腹泻。有时候，沙门菌进入血液，并引起严重威胁生命的沙门菌血症，它的特征是寒颤、高烧和虚脱。菌血症的死亡大部分发生在婴儿、老人、有慢性疾病和免疫系统缺陷的人中。

不像只寄居在人体的伤寒沙门菌，其他沙门菌属被发现在各种动物中，包括家禽（尤其是鸡）、火鸡、鸭、家畜（猪、马、羊）、狗、猫、啮齿动物和爬行动物（蛇、蜥蜴、龟）。记住在世界任何地方购买宠物都有感染沙门菌的风险。在宠物店中，高达 60% 的龟、蛇、鬣蜥、蜥蜴可能寄居该细菌。

感染通常通过与被感染动物的肉直接接触（例如在屠宰或准备食物时）或通过食用未煮熟的被污染的食物而传播的。未煮熟的鸡蛋和未经高温消毒的奶制品也是患病的常见原因。家禽产品导致了一半以上的沙门菌病病例。

治疗

沙门菌病最好使用喹诺酮抗生素进行治疗。第三代头孢菌素（头孢曲松或头孢克肟）是替代药物。

预防

没有疫苗预防。伤寒疫苗在预防引起沙门菌病的其他沙门菌上无效。预防完全依靠于食用煮熟的食物（特别是奶制品）以及避免携带疾病的宠物，例如龟和蜥蜴。

志贺菌病（杆菌性痢疾）

细菌性痢疾最常见的病因是志贺细菌性痢疾，这是一种志贺杆菌，属细菌感染。这种疾病引起全世界 10%～40% 的腹泻。因为这种疾病需要非常少量的细菌就能传播，所以感染非常容易从受污染的食物或与细菌携带者的接触而获得。

杆菌性痢疾的特征是突然发作的高热、腹部绞痛、少量的出血性腹泻和反复的里急后重感。大量的水便可能在出血性腹泻发作之前出现。与杆菌性痢疾不同的是，阿米巴痢疾显示出腹泻的逐渐发作，并伴随有低烧。志贺菌病的暴发性结肠炎是不常见的。

尽管大便的病原菌培养能用于准确的诊断，但应该在症状的基础上对志贺菌病有所察觉。其他能引起相似症状的细菌包括弯曲杆菌、沙门菌、副溶血性弧菌、耶尔森菌和肠侵袭性大肠杆菌。由于这些微生物（如志贺杆菌）都能用喹诺酮抗生素治疗，因此在开始治疗之前，不需要准确地知道细菌诊断。

治疗

因为对四环素、甲氧苄啶/磺胺甲噁唑和呋喃唑酮的细菌耐药性在全世界提高，志贺菌病最好用喹诺酮抗生素治疗。口服头孢菌素并没表现出有效性。如果最初的症状严重，伴有高烧和脱水，可能需要住院治疗。志贺杆菌的一种——志贺痢疾杆菌，经常对抗生素更具有耐药性，并导致严重的并发症，通常需要 5～10 天的喹诺酮治疗。

阿奇霉素（Zithromax）也是一种有效药物。在第一天服用 500 mg，然后在以后的 4～5 天服用 250 mg。治愈率大约达到 80%，与喹诺酮相似（环丙沙星的治愈率大约在 90%）。

流行性脑脊髓膜炎

这种疾病是因感染脑膜和脊髓膜的细菌[脑膜炎双球菌（*Neisseria meningitidis*）]而引起。除非立即治疗，否则流行性脑脊髓膜炎能迅速致命。

脑膜炎双球菌通常在少数健康人的鼻道内被无害的携带。这种细菌携带是季节性的，在干燥季节呈上升趋势。咳嗽和打喷嚏在人与人之间传播细菌。拥挤的居住条件增加了携带者数量以及疾病的传播。旅行者一般只通过在地方性疾病地区与当地人紧密接触而暴露于感染。然而，触发携带细菌人群感染的原因是不完全清楚的。在一些情况中，原因可能是上呼吸道感染损害了鼻和咽喉的黏膜免疫防御机能；气候条件以及温度和湿度也可能有

旅行相关疾病

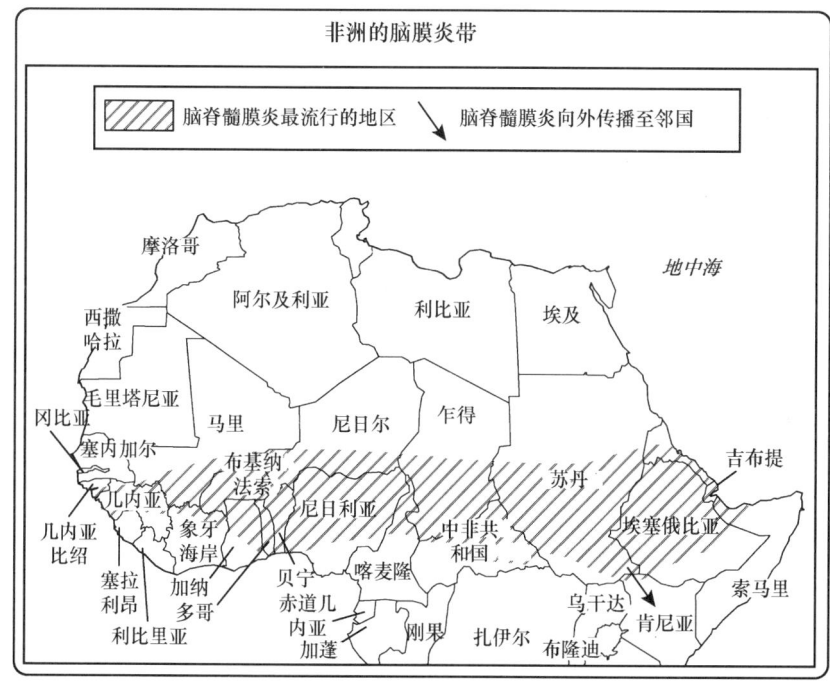

图 10.1　脑脊髓膜炎的分布，中非

影响。

这种致病菌有 5 种血清型：A、B、C、Y 和 W-135。A 组是世界上流行最主要的原因，尤其在非洲"脑膜炎带"。W-135 组成为非洲和中东的重要致病原因，尤其在沙特阿拉伯的大朝（Hajj）和小朝（Umra）期间的朝圣者中间。B 组是造成工业化国家中大部分病情暴发的原因。在美国，B、C 和 Y 组分别大约各占病历的 1/3。C 组造成在大学生和军队新兵中的成群暴发。

症状和治疗

发烧、呕吐、头疼、颈痛和僵硬，以及意识混乱和嗜睡是最常见的症状，但是早期的病情也可能类似流感。颈和背部疼痛与僵硬是任何形式脑膜炎的特点，但并不必然出现。治疗流行性脑脊髓膜炎的有效抗生素包括头孢曲松（Rocephin）和头孢噻肟（Claforan）。当细菌培养结果未出来时，万古霉素通常可替代使用。氯霉素能被用于对青霉素过敏的病人，尽管有耐药报告。喹诺酮也有效。由于脑膜炎双球菌耐药性的发生，使用青霉素 G 治疗的病人可能花更长的时间复原。

预防

不抽烟　吸烟损害气道的黏膜，是感染脑膜炎的风险因素。

疫苗接种　四价多糖疫苗 Menomune 疫苗（Aventis Pasteur）在对抗血清组 A、C、Y 和 W-135 方面能提供 3 年保护。在 2005 年 1 月，美国食品和药物管理局批准了 Menactra 疫苗（Aventis Pasteur），它是一种四价疫苗，能有效预防同样四种血清组，它被批准用于年龄在 11～55 岁的青少年和成人。Menactra 疫苗是一种提供 8 年保护的联合疫苗；它还使鼻道携带双球菌减少，在病情暴发期间这限制了疾病传播。研制 Menactra 疫苗主要为了预防在青少年中的脑膜炎，尤其是住在宿舍中的大学生，但是它或许成为旅行者的首选疫苗，即使这些人已经超出 11～55 岁的年龄范围。

在干燥季节 11 月到次年 6 月期间，前往在撒哈拉以南非洲地区脑膜炎带的国家，并且会与当地人有紧密接触的旅行者适合接种疫苗。有高风险的旅行者包括拜访亲朋好友的人、探险旅行者、保健工作人员、传教士以及志愿者或救济工作者。那些按旅游者路线旅行的人们与当地人接触有限，并且在旅游者住宿地方停留，可能不需要接种疫苗。

流行性脑脊髓膜炎通常并不推荐给低于 2 岁的儿童使用，但是在特殊情况下也可能用于只有 3 个月大的婴儿。注意：多糖疫苗在非常年幼的儿童中并不能很好地起作用；新的联合疫苗（Menactra）在婴儿和年幼的儿童中更能产生免疫性和更有效。对于去尼泊尔、印度、蒙古、肯尼亚、布隆迪或坦桑尼亚的旅行，CDC 不再推荐使用流行性脑脊髓膜炎疫苗。然而，对于那些启程去麦加进行每年 Hajj 朝圣的人来说，进入沙特阿拉伯要求接种疫苗。

世界性的脑膜炎暴发事件能通过 CDC 网站 www.cdc.gov/travel 查到。

血吸虫病

血吸虫病（在非洲称为裂体吸虫）是一种由血吸虫引起的寄生虫疾病。这种疾病在 75 个国家感染了超过 2 亿人。它在非洲（大部分国家）、南美洲（巴西、委内瑞拉、苏里南）以及中东和亚洲的部分国家是地方流行病。在

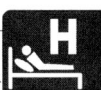

加勒比海,血吸虫病零星发生在波多黎各、安提瓜、多米尼加、瓜德罗普岛、马提尼克和圣卢西亚岛。

三种最常见的血吸虫种类是曼氏血吸虫(肠道血吸虫病的病因)、埃及血吸虫(尿血吸虫病的病因)和日本血吸虫(远东血吸虫病)。其他种类,例如在东南亚的湄公河血吸虫和在非洲的间插血吸虫是较少见的。感染发生在当血吸虫幼虫无尾蚴(幼虫)流入到有小螺中间宿主的淡水中,在数分钟内渗入到人的破损皮肤中时,这些人可能正在地方病地区的池塘、湖泊或缓流的河、小溪或灌溉渠中洗东西、沐浴、涉水或游泳。在皮肤渗透后,跟随着4~6周的孵卵期,在这段期间年轻的血吸虫移动到肝部和血管并损害肠或膀胱。完全长大的成虫寄居在膀胱血管或肠壁上,它们在这里繁殖大量的卵,这些卵能引起炎症和进展的组织损伤。成虫能存活几十年,经常产生各种令人费解的症状。

轻微感染通常是无症状的。如果你暴露了,应该擦干身体并用擦洗用酒精清洗你的皮肤。这能防止无尾蚴的渗透。当血吸虫幼虫渗入到皮肤内时,可能会有被称为游泳者瘙痒症的短暂刺痛感和皮疹。皮质类固醇乳膏和抗组胺药能帮助控制症状。

急性血吸虫病(片山热) 在严重暴露后的4~6周,你可能出现被称为片山热(Katayama fever)的急性疾病。症状包括发烧、头疼、咳嗽、皮疹

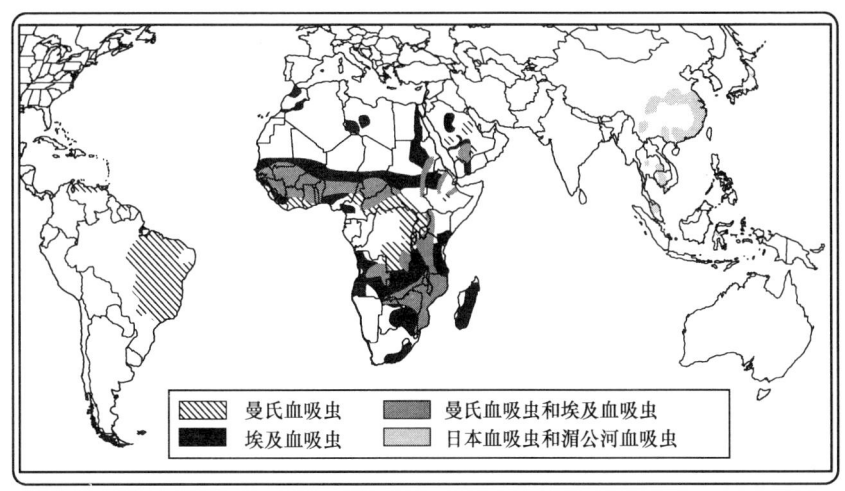

图 10.2 血吸虫病在世界范围的分布

（荨麻疹）、疲劳、腹部疼痛、肝脾疼痛肿大、体重下降和肌肉疼痛。这些症状被认为表示对卵沉淀的过敏反应。片山热能够与疟疾或伤寒混淆，但是白血细胞计数通常会显示显著的嗜酸性粒细胞增多。注意：在急性感染期间，大部分人不会出现片山热；有时仅仅出现疲劳感或身体不适。

中枢神经系统血吸虫病 移动的卵或成虫很少能侵入中枢神经系统。如果感染在脑部，脑血吸虫病症状包括头疼、视力丧失和癫痫发作。脊髓血吸虫病的症状包括尿失禁、腿部疼痛和瘫痪。

慢性血吸虫病 严重的感染（主要在本地人中发现）能持续数年，并损害肝、膀胱、肠和/或神经系统。曼氏血吸虫、日本血吸虫、湄公河血吸虫主要感染肠和肝；慢性感染能导致肝脾大，随后是肝瘢痕化以及从扩大的食管血管中发生胃肠出血。肠感染可能导致慢性腹泻和腹部疼痛，这提示着炎性肠病。埃及血吸虫主要感染泌尿生殖器。慢性感染能导致长期的膀胱炎、尿频、血尿、梗阻性肾疾病以及增大膀胱癌的发生率；然而，患有血吸虫病的大部分旅行者是没有症状的。症状通常只出现在由于反复或长期暴露于大量滋生寄生虫的淡水中而造成的严重虫负荷时。

诊断血吸虫病最重要的要素之一是获得在地方病地区的淡水暴露史。血白细胞计数可能显示出嗜酸性粒细胞增多，但这一发现对于血吸虫病并不特异（大约 20%～30% 的病人会嗜酸性粒细胞增多）。标准的诊断测试是检验大便和尿中是否有血吸虫卵。在一些情况下，直肠或膀胱活组织切片检查会发现卵；然而，血吸虫卵在初次暴露后至少 40 天内不会出现。在可疑的血吸虫病中，使用酶联免疫吸附试验（ELISA）的高精确血清抗体测试通常在暴露后 6 周或更长时间是可诊断的。这种测试远远比大便或尿检更加灵敏。CDC **寄生虫病分部**能提供关于 ELISA 试验的信息。阳性测试结果说明现在或过去的感染，但并不能区分二者。

罕见的神经系统血吸虫病引起各种神经学症状。血液中的嗜酸性粒细胞计数可能是正常的，尿便虫卵检测可能是阴性的。诊断需要用 ELISA 试验结合中枢神经系统的 MRI 检查来完成。

治疗

对于曼氏血吸虫和埃及血吸虫，服用单次剂量 40 mg/kg 的吡喹酮是可治愈的。对于日本血吸虫和湄公河血吸虫的治疗，需要隔 6 小时分 3 次服用 60 mg/kg 的吡喹酮。

旅行相关疾病

表 10.1 血吸虫病

通常认为地方病地区的淡水水域感染有血吸虫。甚至深水及远离海滨的水也受到感染，但通常比岸边水域要安全。含盐及有咸味的水是安全的。

水上运动因为其暴露程度而具有危险性。

被感染水的暴露史是血吸虫病诊断最为重要的因素之一。当便或尿液检验血吸虫卵是阴性时，应进一步检测血吸虫抗体。

血吸虫病的高危地区包括尼罗河、埃塞俄比亚的 Omo 河、维多利亚湖、马拉维湖、津巴布韦的 Kariba 湖、加纳的沃尔特湖以及底格里斯河和幼发拉底河。

CDC 血吸虫信息
http://www.cdc.gov/ncidod/dpd/parasites/schistosomiasis/factsht_schistosomiasis.htm

预防

没有疫苗预防血吸虫病；因此，避免接触滋生寄生虫的水是最重要的预防措施。不要在缓慢流动的淡水中游泳，除非你确信水源是可靠安全的（氯化的游泳池和海水是安全的）。用于沐浴的水如果被加热超过 5 分钟到 50℃（122℉）以上，或者水在浴盆或容器中停留 48 小时以上，或者它像对饮用水那样经过化学方法处理过（例如氯化），被认为是安全的。如果你不能避免淡水暴露，在快速流动的河水或小溪中游泳或沐浴，并远离湖岸。研究者提示使用控释剂 DEET 可能防止幼虫的皮肤渗透，但是数据只是初步的。

肝吸虫病

不像血吸虫（引起血吸虫病），这些吸虫是通过食用生或未煮熟的鱼、贝类或生水蔬菜而获得的。

支睾吸虫病 华支睾吸虫感染发生于食用含有寄生幼虫的生的、未煮熟的、腌制的或熏制的淡水鱼后。支睾吸虫病普遍出现在老挝、柬埔寨、泰国、中国南部、香港、韩国、日本和远东俄罗斯。旅行者通过只食用煮熟的鱼才能够避免这种疾病。症状与小胆管梗阻有关，它包括腹部疼痛和黄疸。然而，大部分被感染的个人是没有症状的。支睾吸虫病用吡喹酮治疗，75 mg/kg，一天内分 3 次服用。阿苯达唑也是一种有效的替代药。未经治疗的支睾吸虫病与小胆管癌和胆结石有关。

后睾吸虫病 这种疾病是由吸虫种类的后睾吸虫引起。它的获得方式与支睾吸虫病相同，并且症状和治疗也相同。

片吸虫病 人类感染是相当广泛的，发生在非洲、中国、拉丁美洲和欧洲的 66 个国家。肝片吸虫是通过摄取附着在水生植物上的寄生幼虫而被获得的，通常是水田芥。症状包括发烧、上腹部疼痛、体重下降和嗜酸性粒细胞显著上升。在成像研究中，在肝部经常发现低密度囊性损伤。使用三氯苯达唑治疗，单次剂量 11 mg/kg。

肺吸虫病

并殖吸虫病 人类在食用生的、盐渍的或泡酒的甲壳类动物（淡水蟹、小龙虾和虾）后会发生并殖吸虫病。卫氏并殖吸虫在中国的部分地区、韩国、日本、菲律宾和台湾普遍流行。其他并殖吸虫在西非以及美洲中部和南部感染人类。症状包括咳血和胸痛。用吡喹酮治疗，连续 2 天，75 mg/kg 分 3 次使用。三氯苯达唑也是有效的。旅行者通过不食用生的或未煮熟的淡水贝类可避免该肺吸虫病。

肠吸虫病

布氏姜片虫病 该巨大肠内吸虫病在远东地区是常见的，它是通过摄取附着在水生植物上的寄生幼虫而获得，例如已经被哺乳动物（猪、人）的排泄物所污染的荸荠。其病原寄生虫是布氏姜片吸虫。严重的感染症状包括腹部疼痛、慢性腹泻、食欲下降以及体重下降。可用吡喹酮治疗。

其他肠道寄生虫感染

鼠肺蠕虫、哥斯达黎加血管圆线虫是腹部血管圆线虫病的病因，它的同类广州血管圆线虫是人类嗜酸细胞性脑膜炎（脊髓膜发炎）最常见的病因。它发生在哥斯达黎加和其他中美洲国家，以及东南亚、太平洋盆地和加勒比

海。人类感染是通过摄取存在于蜗牛或蛞蝓中的幼虫;或者转运宿主,例如淡水虾、蛙或鱼;或被二者之一污染的蔬菜产品。摄取的幼虫穿过腹壁并来到肠道淋巴结,引起类似阑尾炎的炎症。进入到脑部的幼虫会引起脑膜脑炎。可用阿苯达唑和皮质类固醇治疗。

肠道蛔虫疾病

鞭虫病 鞭虫是世界上最流行的蠕虫感染之一。成虫能在肠道内存活高达7年,繁殖数以千计的卵被排在粪便里。严重的感染能引起腹部疼痛、慢性腹泻、直肠脱垂和儿童发育迟缓。然而,大部分感染是没有症状的。推荐用甲苯咪唑进行治疗,100 mg,每天2次,连服3天,或者阿苯达唑,每天400 mg,服用3天。通过只食用煮熟的食物和在热水[65℃(149℉)或以上]、碘溶液或漂白剂中洗净的蔬菜,旅行者能够预防感染。

肠道毛细线虫病——这是一种严重的感染,发生在菲律宾、泰国,偶尔在东南亚的其他国家。感染是通过摄取寄居着感染性蠕虫幼虫的生淡水鱼而获得的。寄生虫菲律宾毛细线虫侵入小肠,引起慢性腹泻、营养不良和消瘦。这种疾病可能导致死亡。

毛细线虫病的诊断是通过发现在粪便中特有的卵或小肠活组织检查来完成的。血清测试(ELISA)在特定的实验室中可以采用。嗜酸性粒细胞过多,但是一个非特异的表现。用甲苯咪唑治疗,每天2次,每次200 mg,服用20天有效。阿苯达唑也有效果。避免食用生鱼可预防这种(罕见的)感染。

蛔虫病 这是世界上最常见的蠕虫感染。蛔虫寄生在肠内,繁殖卵被排在粪便里;然后卵在对人类具有感染性之前,在土壤中孵化2到3个月。当这些卵通过被粪便污染过的食物或水被摄取时,它们进入到肠道内,并孵化成能渗透到肠壁的幼虫。然后幼虫长成成虫,并繁殖卵,最后生命周期结束。

幼虫在早期移动时通过肺组织以及肠道内成虫的存在引起蛔虫病的症状。蛔虫病的症状包括咳嗽、哮喘、发烧和胸痛。可能出现肺组织嗜酸性细胞增多性炎症。严重的肠道感染症状包括恶心、食欲下降和腹部疼痛。移动的蠕虫能引起肠穿孔、胆小管梗阻、阑尾炎和胰腺炎。在发展中国家的儿童中,蛔虫病是肠梗阻最常见的原因。大部分的感染是没有症状的。偶尔8英寸的成虫(看似蚯蚓)会自然地在粪便中或口鼻外排出。使用单剂量400 mg

的阿苯达唑能 100% 治愈感染。甲苯咪唑，100 mg 每天 2 次，服用 3 天，或者单剂量 11 mg/kg 的双羟萘酸噻嘧啶（Antiminth，Reese's Pinworm）也是有效的。

钩虫病　这种疾病是通过光脚在受粪便污染而寄居着钩虫幼虫的土壤上行走而获得的。幼虫通过渗入到脚部破裂的皮肤而进入体内，穿过肺部，并停留在肠内，在这里它们发育成成虫。钩虫病的症状可能包括咳嗽和哮喘、消化器官的溃疡样疼痛以及来自贫血症的疲劳。大部分感染是无症状的。治疗用甲苯咪唑，每天 2 次，每次 100 mg，服用 3 天，阿苯达唑 400 mg（单剂量），或双羟萘酸噻嘧啶每天 11 mg/kg，服用 3 天，这些治疗是有效的。

类圆线虫病　类似钩虫，类圆线虫幼虫也通过皮肤渗透进入体内，穿过肺部，进入到肠内。在旅行者中，类圆线虫病是最重要的肠道蠕虫之一，它在那些免疫系统被癌症、艾滋病、放射疗法和药物（特别是皮质类固醇）所损害的人中是潜在致命疾病。症状包括荨麻疹和消化器官的溃疡样腹部疼痛。在严重感染病例的早期症状是腹泻和咳嗽。然而，大部分感染者是无症状的。因为这是能在人体内进行繁殖的少数几种蠕虫之一，除非治疗，否则它会在体内无限期的存活下去。

　　类圆线虫病和钩虫病是旅行者中未能确诊的嗜酸性粒细胞过多的常见原因。类圆线虫感染经常被忽略，即使在多次大便检验之后。CDC 的血清测试灵敏性是 95%，当疑似诊断并且实验室大便检验呈阴性时，应该进行血清测试。使用伊维菌素进行治疗，每天 200 μg/kg，服用 2 天，或者使用阿苯达唑，400 mg，每天 2 次，服用 7 天。

异尖线虫病　这种寄生虫疾病是通过食用生的、未煮熟的、轻微腌制的咸水鱼而传播的，特别是鲑鱼、鲱鱼、鲭鱼、白鲑、鳕鱼、鲣鱼和鳎鱼。该寄生虫是海产蛔虫的幼虫形式，可能出现在上面提及的鱼的肌肉和器官中。蠕虫附着在胃或肠壁上。症状包括恶心和呕吐或与阑尾炎相似的腹部疼痛。所有好的寿司厨师准备生鱼时必须消除感染异尖线虫的风险。冷冻也能杀死寄生虫。治疗方法是手术切除在肠道的蠕虫。

肠道绦虫病

裂头绦虫病（鱼绦虫病）　这种感染是通过被称为阔节裂头绦虫的鱼绦虫所

引起，并发生在食用生的、熏制、腌制或未煮熟的淡水鱼的人中。这些人包括爱斯基摩人、渔夫、热衷寿司（鲑鱼）的人以及在烹饪时品尝生鱼（例如白鲑）的人。症状少见，主要包括腹部绞痛和腹泻；疲劳以及很少出现的维生素 B_{12} 缺乏性贫血也可发生，因为鱼绦虫食用这种维生素。使用 10 mg/kg 的单剂量吡喹酮进行治疗（成人和儿童）。

牛肉绦虫病 这种感染通过食用生的或未煮熟的牛肉而获得，是由牛肉绦虫所引起。很多感染是无症状的。典型的病例是感染者可能发现一个小虫段，或较长的蠕虫在大便中排出，或者在肠道运动时爬出肛门。症状可能包括恶心和腹部绞痛。使用 10 mg/kg 的单次吡喹酮进行治疗（成人和儿童）。

猪肉绦虫病 这种肠道感染类似于牛肉绦虫病，是由猪肉绦虫引起的，并通过食用含有绦虫包蚴幼虫的未煮熟的猪肉而获得。

囊虫病 这是一种比猪肉绦虫病更加严重的感染，因为它累及肠外器官。囊虫病发生在人通过食用受粪便污染的食物而摄取猪肉绦虫卵（不是幼虫）时。这些卵在肠内孵化并发育成能渗入肠壁和侵入身体各种器官和组织的幼虫。当绦虫幼虫侵占大脑，形成囊，从而引起癫痫发作和其他神经症状，是脑囊虫病最严重的情况。囊虫病主要发生在墨西哥、中美和南美、非洲、印度、中国、东欧和印度尼西亚。旅行者中感染是非常罕见的，但在从发展中国家来的移民中却很常见。

吡喹酮和阿苯达唑是治疗囊虫病的有效药物，但更推荐使用后者 [15 mg/(kg·d)，服用 10~30 天，或者最多 400 mg 每日 2 次，服用 10~30 天]。吡喹酮的剂量是 50~75 mg/d，服用 15 天。皮质类固醇经常作为辅助治疗，用于预防对垂死的幼虫产生的严重过敏反应。

旋毛虫病 这种疾病（也被称为毛线虫病）在全世界发生，除了澳大利亚，大部分常常是通过吃生的或未煮熟的含有旋毛虫幼虫囊的猪肉而获得。然而，旋毛虫病也可通过摄取其他未煮熟的食肉类动物和野生猎物肉而获得，例如黑熊、北极熊、海象、野猪、树丛猪和疣猪。

在进食后的第一周，肠内幼虫发育成成虫，引起腹部疼痛、腹泻、恶心、呕吐和衰竭。接下来，新繁殖的幼虫侵入组织，引起发烧、头痛、眼睑和脸部肿大、结膜炎、肌肉疼痛、虚弱和荨麻疹。幼虫侵入心脏和中枢神经系统而引起的症状包括心律失常和癫痫发作。

泼尼松治疗（60 mg/d）用于急性旋毛虫病以减少炎症和减轻症状。治疗用阿苯达唑，400 mg，每日 2 次，服用 14 天。另一种替代治疗是甲苯咪唑，400 mg，每日 3 次，服用 4 天，然后每天 400～500 mg，服用 10 天。充分的烹煮会预防这种感染。冷冻、烟熏或腌渍也同样有效。

布氏菌病

这种细菌性疾病通过：（1）食用被污染的奶制品，特别是未经高温加热的软奶酪和牛奶，或（2）与被感染动物的肉接触，特别是牛、猪或山羊而被感染。农民、放牧人、兽医和屠宰场工人是高危人群。

布氏菌病发生率最高出现在中东国家，例如沙特阿拉伯、科威特和黎巴嫩，发生率在中美和南美洲、非洲撒哈拉沙漠以南地区、印度、希腊、法国和西班牙也很高。去过这些地区的旅行者出现长期的发烧应该被怀疑患上布氏菌病。

症状出现前，布氏菌可能在人体内潜伏一个月或更久，早期诊断往往被忽略。最常见的症状包括发烧、寒战、大汗、肌肉和关节疼痛、腹部疼痛、虚弱、体重下降和头疼。背痛和睾丸疼痛不常见。物理检查发现肝脾大和淋巴结肿胀。其他类似布氏菌病的疾病包括伤寒、单核细胞增多症、利什曼病和结核病。

早期诊断布氏菌病依靠于对这种疾病的高度警惕，了解旅行史和对这种疾病的可能暴露是非常重要的。阳性的血清测试和阳性的血液或骨髓细菌培养可确定诊断。

治疗

即使使用抗生素，布氏菌会持续存在于白细胞里。因此，需要使用至少 6 周的两种抗生素进行治疗。服用 6 周多西环素，100 mg，每日 2 次，同时服用另一种药（利福平、链霉素或庆大霉素）至少数周。喹诺酮和磺胺甲基异噁唑也是有效的。

预防 消灭被感染的产奶动物、可疑动物接种疫苗以及牛奶和奶制品的高温消毒，能预防布氏菌病。旅行者不应该食用未经高温消毒的牛奶和其他奶制品，并且应该避免与高风险国家的动物尸体接触。

钩端螺旋体病

钩端螺旋体病是世界上最常见的动物源性寄生虫病。(动物源性寄生虫病指人类可能从动物处获得的任何疾病。)分布是世界性的(除了在极地地区),但是这种疾病在热带地区最流行。致病性问号钩端螺旋体(*Leptospira interrogans*)是通过与受污染的淡水或潮湿土壤接触,包括丛林沼泽和淤泥而被传播的。(污染通常来源于被感染动物的尿液,例如蝙蝠、老鼠、猪、牛和狗。)与被感染动物的组织接触也能传播疾病。钩端螺旋体通过皮肤的创口或擦伤或暴露的黏膜(鼻、嘴、眼)进入体内。传统上钩端螺旋体病被认为是职业病(农民、污水工、屠夫),但它现在越来越与休闲暴露有关(例如徒步旅行、游泳、筏运),常发生在严重的洪水之后;近期主要的暴发在发生严重洪水后的哥斯达黎加、婆罗州、尼加拉瓜、洪都拉斯和危地马拉的生态挑战赛者中。去热带的娱乐和野外旅行者应该意识到感染的风险。

很多病例是无症状或轻微的。更严重的病例显示出高烧、头痛、结膜充血(没有分泌物的眼睛红肿)、严重的肌肉疼痛(肌痛)和颈部僵硬(来自于无菌性脑膜炎)。Weil 病是最严重有时甚至致命的钩端螺旋体病形式,表现为肝功能障碍和黄疸,但主要死于肾功能障碍,而不是肝衰竭。在严重的钩端螺旋体病中其他表现为出血性凝血病和毛细血管损伤所致的流血、显著的白细胞增多和出血性肺炎。鉴别诊断包括肝炎、疟疾、伤寒、登革热、丛林斑疹伤寒和出血热肾病综合征。

治疗和预防

潜伏期通常是 7~14 天(变动范围在 2~21 天)。如果症状类似钩端螺旋体病,且在淡水暴露后的潜伏期内出现,你应该立即就诊。

有效的抗生素包括青霉素、阿莫西林、红霉素、多西环素、头孢曲松。急性肾功能衰竭需要做透析。预防包括避免潜在受污染的淡水(河、湖、溪流)和土壤。饮用水应该被过滤、煮熟或碘处理过。使用每周 200 mg 多西环素的化学预防对于短期高风险暴露是有效和安全的。

狂 犬 病

狂犬病是最古老和最令人害怕的疾病之一。估计每年全世界有 50000 人死于狂犬病,大部分在非洲、亚洲和拉丁美洲的发展中国家。去这些国家的旅行者(尤其那些访问小村庄和乡村地区的人们)需要评估他们潜在的暴露风险,特别对狗,在不发达国家狗传播大部分人类狂犬病病例。

狂犬病最大风险地区在萨尔瓦多、危地马拉、墨西哥、哥伦比亚、厄瓜多尔、秘鲁、尼泊尔、印度、巴基斯坦、孟加拉国、斯里兰卡、泰国、越南和菲律宾。多于 50 个国家没有狂犬病病例报告*。

所有的哺乳动物易受狂犬病感染,并能传播病毒,但实际上这种病毒持续存在的真正自然宿主是肉食动物和蝙蝠。暴露到这样的宿主后,未接种疫苗的家畜和人类会患上狂犬病。受感染的家畜在传播疾病之前会死于这种病;猫(通常被狗或野生动物感染)能传播这种疾病,但它们并不是宿主。

在北美,浣熊、臭鼬、蝙蝠和狐狸是能够传播感染的主要宿主。因为大部分狗现在接种了疫苗,在 2002 年美国疯狗的报告少于 100 例。实际上,更多的猫狂犬病病例被报告,因为这些动物较少被监督并且经常不接种疫苗。在波多黎各猫鼬是重要的传播媒介,在欧洲是狐狸,在很多非洲国家是豺,在伊朗及其邻国是狼,在某些拉丁美洲国家是吸血蝙蝠。因此,旅行者至少不应该接近或抱流浪狗、猫、猴子和野生动物。

行前疫苗接种 冒险旅行者和长期移居者经常低估狂犬病的风险。如果你计划在狂犬病是持续威胁的国家中停留超过 30 天,尤其如果你计划去偏远地区旅行,你应该认真考虑行前狂犬病疫苗接种。对于经常被动物吸引并可能不报告咬伤的儿童,以及长期旅行者和移居者来说,这是特别重要的。在被可能有狂犬病的动物咬伤情况下,行前疫苗接种有以下好处:

- 你不需要接受狂犬病免疫球蛋白(RIG),它经常在发展中国家得不到。
- 在暴露后,你只需 2 剂,而不是 5 剂狂犬病疫苗。尽管 3 剂暴露前的疫苗提供终生保护,但暴露后的强化注射剂量是必要的。
- 延缓治疗将会变得不太严重,因为你已经有了一些免疫力。如果狂犬病疫苗在当地得不到,你可能需要到能得到疫苗的地方,但这就不需要太紧急。

美国市场上有 3 种同样有效的狂犬病疫苗:(1) Imovax 疫苗(人二倍体细胞疫苗——HDCV);(2) RabAvert 疫苗(纯化鸡胚细胞培养——PCEC);

---

*这些国家包括澳大利亚、新西兰、巴布亚新几内亚、太平洋大部分岛屿、大部分加勒比海岛(除了 Hispaniola 岛)、英国、塞浦路斯、芬兰、冰岛、挪威、葡萄牙、西班牙、瑞典、日本、韩国、马来西亚、新加坡和台湾。

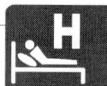

(3) Rabies Vaccine Adsorbed 疫苗（RVA，来自于胎儿恒河猴肺细胞）。

行前疫苗接种时间表 狂犬病疫苗在第 0、7 和 21 或 28 天时注射 3 剂。RabAvert 和 RVA 疫苗应该被注射到三角肌或四头肌（大腿前部）。避免臀部注射。Imovax 疫苗能进行肌肉（IM）或皮内（ID）注射。注意：皮内狂犬病疫苗接种必须在开始服用氯喹或甲氟喹之前完成。如果这不能实现，那么必须通过肌肉注射疫苗。

加速计划 如果时间不允许 3 剂疫苗在 21～28 天注射完毕时，可以间隔一周注射 2 剂（只能通过肌肉内注射方法）。

暴露后治疗 在已知或可疑患有狂犬病的动物暴露后，最重要的是第一步用肥皂和水或杀菌溶液彻底清洗咬伤部位。未接种疫苗的人应该接受狂犬病免疫球蛋白（RIG）和狂犬病疫苗治疗。已经接种疫苗的人只用狂犬病疫苗治疗。注意：暴露包括被动物咬伤或抓伤，或舔小伤口或擦伤处。接触蝙蝠，即使在没有观察到咬伤的情况下，也可能成为暴露。狂犬病病毒存在于受感染动物的唾液和特定身体组织中（例如脑部和脊髓液）。因此，与动物的血液、尿或排泄物接触并不构成暴露，也不需要接种疫苗。

　　如果你已完成行前狂犬病疫苗接种，你将会需要 2 剂额外的肌肉内注射疫苗（在第 0 和 3 天执行）。如果没有接种疫苗，你必须接受狂犬病免疫球蛋白（RIG）和随后的 5 剂狂犬病疫苗（在第 0、3、7、14 和 28 天执行）。治疗最好在暴露后最初的 24 小时内开始。如果在解剖学上是可行的话，计算好的狂犬病免疫球蛋白（人或马）总量应该被直接注射到咬伤处和伤口周围的组织中。如果有大面积或多处咬伤，需要更多的量渗透到所有伤口区域，狂犬病免疫球蛋白可以用生理盐水稀释。如果将全部 RIG 剂量注射到伤口中在解剖学上是不可行的，那么任何剩下的剂量应该在远距离处注射到肌肉内，通常在三角肌或股前外侧肌肉。注意：注射到臀肌有坐骨神经受损伤的风险。注射的药物有可能沉淀到脂肪组织，导致较少的吸收。RIG 剂量：20IU/kg（人 RIG）或 40IU/kg（马 RIG）。注意：理论上，氯喹可能干扰免疫反应，这种药在暴露后的狂犬病预防期间应该中断。当然，如果氯喹被停止使用，病人应该被监控疟疾症状。

　　治疗失败可能出现，但这些失败通常是可预防的，并由下列原因引起：(1) 咬伤处没有立即彻底用肥皂和水清洗；(2) 延迟（超过 24 小时）治疗；(3) RIG 没有与疫苗一起使用；(4) RIG 没有直接渗入到伤口里和伤口周围。

风险最高的伤口依次是头、颈和手部的咬伤。注意：无论何时暴露发生或强烈怀疑暴露，预防都应该开始进行，而无论时间间隔。狂犬病的潜伏期是1~3个月，但是有病例发生在暴露后2周内，甚至1年后。

海外疫苗接种　在美国和加拿大使用的疫苗在不发达国家经常买不到。同样情况也发生在人狂犬病免疫球蛋白（Imogam，BayRab），它是非常贵的产品。当在海外暴露于狂犬病时，你可能被给予Vero细胞疫苗、鸡细胞源性疫苗或纯化鸭胚源性疫苗。这些产品是有效和安全的，并且几乎没有副作用。替代人RIG，你可以接受纯化马RIG，这种产品有可能引起严重的不良反应，除非能使用更新的制剂（来自欧洲）。在海外开始进行暴露后治疗之后，如果你返回美国或加拿大，疫苗接种能够通过使用肌肉内注射的Imovax（HDCV）、RabAvert（PCEC）或者RVA完成。在很多发展中国家，神经组织疫苗（Semple，Fermi，乳鼠）仍旧普遍使用。这些疫苗价格低廉，但却不太有效并且可能非常危险。如果可能的话，它们应尽量避免。在出现可能的狂犬病暴露时，联系最近的美国或加拿大大使馆，获得最近的可靠医疗机构地址。如果必要，你应该准备转运到另外的国家进行适当的医疗护理（带有狂犬病免疫球蛋白和组织培养疫苗）。然而，如果你在海外开始进行神经组织疫苗（Semple，Fermi，乳鼠脑）治疗，你应该尽可能快地到能用更新的细胞培养疫苗开始疫苗接种的机构（即使这意味着你需要从旅途中返回）。

海鲜毒素

在旅行者中，海鲜中的毒素是一种重要的并且经常被忽视的病因。不幸的是，经常很难或不可能发现毒素，因为它们通常不影响鱼或贝类的外观、气味或味道。另外，冷冻、烘干、烟熏或烹饪通常并不消灭它们。

鱼中毒

鲭鱼肉中毒　通常发生在食用捕获后没有被充分冷冻的鱼之后。它最普遍出现在鲔鱼和相关种类以及mahi-mahi鱼。受感染的鱼含有组胺，可能会有明显的苦或辣味。然而，鱼的样子、气味和味道经常是正常的。鲭鱼肉中毒的症状类似过敏反应，包括脸红、头痛、恶心、呕吐、腹部绞痛和腹泻。另外，可能出现荨麻疹和哮喘。用抗组胺药治疗非常有效。

肉毒鱼类中毒　发生在食用含有强效毒素的珊瑚礁鱼，这种毒素来源于珊瑚

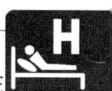

礁内的海藻中,尤其在能引起海藻增加的暴风雨之后。这种毒素通过食草性鱼沿食物链向上传递到肉食性鱼,并最终到达人类。这种鱼的任何部分可能含有毒素,但是最高的浓度被发现在头部、内脏、鱼卵和肝。几乎任何礁鱼都能够引起肉毒鱼类中毒,但它普遍存在于梭鱼、海鳗、鲶鱼、鲷鱼和黑鲈中。体重超过6磅的大型肉食性鱼是最危险的。症状包括腹泻、恶心、呕吐和腹部绞痛,并伴随神经症状,例如在胳臂和腿部以及嘴周围出现麻痹和刺痛感觉。可能出现温度倒错症状,即感觉冷物体是热的。例如,冰激淋可能引起嘴部的灼热感。另一种奇异的症状是牙齿经常感觉麻木或松动。另外,可能出现肌肉疼痛、疲劳、皮肤发痒和抑郁。一些症状可能持续数周或数月。在暴露后,旅行者应该数月避免接触酒、任何类别的鱼和坚果。这些物质可能加剧症状。治疗被定位于减轻症状,但是发作72小时内静脉注射甘露醇有些时候能显著改善病情。最近有一种商业检验(Cigna-check, Oceanit Test)能检测鱼是否有鱼肉毒素(http://www.cigua.com)。这种检测非常灵敏并且容易完成,但却相对昂贵,可能对旅行者来说价值有限。

河豚中毒 发生在食用含有强效河豚毒素的河豚(一个坏主意)和较不常见的刺鲀或翻车鱼之后。它比士的宁(strychnine)有强50多倍的毒性,通常集中在受感染鱼的卵巢、肝、内脏和皮肤中。大部分河豚中毒病例发生在日本,在这个国家食用河豚被认为是非常昂贵和珍视的佳肴。食用河豚的经历是一种幸福和愉快的感觉,这是摄取微量毒素的结果。不幸的是,更大的毒素量是快速致命的。中毒症状包括恶心、出汗、头晕以及神经综合征,例如麻痹、刺痛感觉和虚弱。在严重的情况下,广泛分布的麻痹经常涉及呼吸肌。曾经报告过高达60%的死亡率。不幸的是,没有特异性解毒剂,治疗只是减轻症状和提供支持性的护理。

贝类中毒

有两种重要的贝类种类:甲壳类动物(例如螃蟹、小虾和龙虾)和双壳软体动物(例如牡蛎、贻贝、蛤和扇贝)。大部分有毒性的贝类中毒病例发生在食用双壳软体动物之后。毒素来源于海藻,贝类中毒在海藻大量繁殖或赤潮之后尤其普遍。对于贝类中毒还没有明确的治疗方法或有效的解毒剂,治疗只是减轻症状和提供支持性的护理。

麻痹性贝类中毒 这是最常见和最严重的贝类中毒形式。典型的症状包括麻痹、刺痛以及游离感。在严重的病情下,可能会出现呼吸肌瘫痪。死亡在儿童中是最普遍的，死亡率超过 40%。

神经毒性贝类中毒　这种中毒引起恶心、呕吐、腹泻和神经综合征，例如麻痹、刺痛、虚弱以及头晕。当成烟雾状散开的毒素在冲浪时被吸入体内，咳嗽、哮喘和眼部发炎可能出现在暴露者中。

腹泻性贝类中毒　这种中毒引起肠胃炎，伴有腹泻、恶心、呕吐、腹部绞痛、虚弱和发冷的症状。没有死亡报告。

记忆缺失性贝类中毒　这种中毒是少见的，但可能引起胃肠炎和神经综合征，例如头疼、记忆缺失、癫痫发作和长期痴呆。它可能导致老年病人死亡。

预防海产品中毒的指导方针

- 避免食用在捕捉后没有被及时冷藏的鱼（鲭鱼风险）。
- 避免有氨气味或强烈胡椒味道的鱼（鲭鱼风险）。
- 避免礁鱼，特别是大的食肉鱼，例如梭鱼、海鳗、鲶鱼、鲷鱼和黑鲈（肉毒鱼中毒的风险）。
- 有一句格言是："不吃比你盘子大的食肉鱼。"
- 永远不食用与藻类大量繁殖或"赤潮"相关的贝类。
- 避免在发展中国家食用双壳软体动物（牡蛎、蛤、扇贝和贻贝）。
- 一些调查者提出，充满鱼肉毒素的鱼能够通过将一片鱼沿牙龈摩擦（在食入之前）看是否有刺痛的感觉发生这种方式而被发现。

第十一章
莱姆病

关键点：

- 莱姆病是在美国最常见的虫媒病，除了蒙大拿、夏威夷和俄克拉荷马州，其他每一州都有病例报告。
- 大部分莱姆病是由鹿蜱（deer tick）传播的；然而，在南部一种稍微不同的"莱姆病"可能是由孤星蜱（Lone Star tick）传播的。
- 一个正在摄食的蜱要花多于24小时的时间传播感染，并且在叮咬之后典型的正在扩大的牛眼状皮疹要花3～5天才逐步显示出来。
- 在叮咬时服用单剂200 mg多西环素能够预防传染。
- 莱姆病的诊断主要基于特征性皮疹和其他症状，而不是血液检查。
- 治疗可能要求用2～3周或更长时间的抗生素。
- 莱姆病的体征和症状可能被误诊为其他疾病。未治疗的疾病可能导致慢性、致残性健康问题。

莱姆病的模式

莱姆病是一种发生在全世界的潜在严重疾病。在对康涅狄格州莱姆市的一组患有关节炎的儿童调查之后，莱姆病首先于1975年在美国被确认。莱姆病现在在美国是最普遍的虫媒病。在2002年，报告了将近24 000个病例，但是真实的数据可能更高。在美国，90％的病例报告来自于9个州——康涅狄格州、特拉华州、马里兰州、新泽西、纽约、宾夕法尼亚、罗得岛州、威斯康星和明尼苏达。在加拿大，这种疾病集中在安大略和马尼托巴。

海外 大部分病例报告来自于欧洲（尤其是德国的黑森林地区、瑞典南部、奥地利南部和东部、瑞士高原北部）、前苏联（从波罗的海到太平洋）、中国、日本和澳大利亚。在拉丁美洲，莱姆病的发生率是很低的。在非洲，病例报告来自于尼日利亚、安哥拉、肯尼亚、坦桑尼亚和赞比亚。南极洲没有这种疾病。

在美国不同类型的莱姆病

发生在美国东北部、上中西部和太平洋各州的莱姆病主要是由伯氏疏螺旋体所引起，并通过鹿蜱传播。南方蜱相关皮疹病（southern tick-associated rash illness，STARI）也是一种莱姆病——类似美国东南部和中南部病人的感染，尽管典型的莱姆病相对很少发生。在被孤星蜱（美洲钝眼蜱）叮咬之后，出现 STARI 症状，它被认为是由暂时被称为 Borrelia lonestari 的螺旋体感染所引起。在新泽西和马里兰州曾经有 STARI 的一些病例报告。

蜱如何成长

幼虫期的蜱在晚夏摄食，稚蜱(nymph)在春天和早夏摄食，成蜱(adult)主要在秋天摄食。小的稚蜱是你主要的威胁，因为它们是最活跃的摄食者，而且它们的体型小（图 11.1），很难被发现。实际上，3/4 患有这种疾病的人从来没有发现试图隐藏在头发、腹股沟、腋窝和后膝处的小蜱。然而，不是所有的蜱都被感染上莱姆螺旋体。在一些地区，只有 1% 的蜱携带螺旋体；在其他地区比例会更高一些。

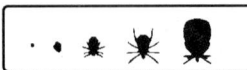

图 11.1 五个阶段中鹿蜱的实际大小。从左到右：幼蜱、稚蜱、公成蜱、母成蜱和充血的母蜱。

蜱主要寄居在多草或多树的地区。它们不会在没有草的沙丘中被发现。蜱不会飞，不会从地上跳起或从树上落下。相反，它们爬上植物的末端，等待你触碰它们。由于蜱十分小并且它们的叮咬没有痛感，当蜱附在你衣服或皮肤上时，你可能并不知道。

最有风险的人 从事户外活动的人们最有风险——露营者、徒步旅行者、猎人、农民、园林工人、电话线工作者、护林人员和进行训练演习的军事人员。

症状

因为你可能不会注意到蜱咬,并且因为莱姆病的症状有时被忽略作为"流感",疾病可能被忽视或误诊。10%~20%的受感染人群甚至可能不会出现早期症状。多达40%的受害者可能不会出现或想起有典型的皮疹。

阶段1(早期局部感染) 扩散的、圆形的、粉色或红色皮疹(游走性红斑)是早期莱姆病的特点。这种皮疹是在蜱咬的地方形成的,是由以扩散方式从感染中心点移动的伯氏疏螺旋体所引起。皮疹能够变得相当大——直径5~10英寸或更大。皮疹的外观稍微有变化。在一些病例中,它是呈环状的,由粉色或红色外环包围一个几乎清晰的中心地区(牛眼状皮疹)。其他的皮疹有深红中心和继发的圆圈以及红色的外边界。红色部位可能轻微隆起,触摸时感到发热。你可能还注意到局部淋巴结肿大和疲劳。15%~40%的患者不会有特征性皮疹。没有典型的皮疹使得早期诊断更加困难。

阶段2(早期扩散的感染) 在第一阶段之后,螺旋体扩散到全身,引起类似流感的症状:发烧、头痛、肌肉和关节疼、腺体肿大、疲劳加剧、恶心和没有食欲。其他的症状包括多重皮疹;肌肉、关节和腱疼痛(纤维肌痛);脑膜炎;脑炎;以及面部神经麻痹(Bell麻痹)。心脏问题包括伴有不同程度心脏传导阻滞的传导异常、心肌心包炎和心肌病。虽然主要的游走性红斑仍旧可见或被延迟数周或数月,第2阶段的症状还是会发生的。

阶段3(晚期感染) 如果没有治疗,你会出现一个或多个关节(经常是膝)的长期关节炎发作,慢性疲劳和神经系统疾病(多神经炎、麻痹、脑病)。神经炎症状包括伴有射痛的背痛和手足感觉缺失。

脑病的症状包括智力变化,例如忘记名字、误放物品或错过约会。可能出现说话问题和找字的麻烦。带有炎症的多种皮疹和皮肤变薄也可能发生。

预防

抵御莱姆病和其他蜱传疾病的主要方式仍旧是避免接触蜱滋生的栖息地,使用个人保护措施,并且检查和除去蜱。

预防蜱咬 防止蜱咬的最好方法是穿着经过"化学处理"的保护性衣服。如果天气允许,将尽可能多的暴露肌肤遮盖住。将长裤塞进袜子中是非常有效的。用杀虫剂扑灭司林处理外衣(第8章)。在暴露的肌肤上使用含有

DEET的驱虫剂。每日检查你的身体是否有附着的蜱。

预防性抗生素 发现蜱附在你身上并不意味着你会得莱姆病，因为(1)蜱可能不是传染性的，或(2)蜱可能没有附着足够长时间去传播螺旋体。（螺旋体的传播花费24～36小时。）然而，如果蜱已经吸血（它将会充满血），蜱咬表示可能会有风险。单次剂量200 mg的多西环素是有效的预防药。不要让医生仅仅为叮咬开具2～3周的抗生素。这么大量的抗生素是治疗剂量。

接种疫苗 莱姆疫苗（Lymerix-GSK）于2002年在市场上被取消，并且不再能够获得。缺乏疫苗使得防止蜱咬的措施更加重要。

诊断

早期莱姆病的诊断应该主要基于在地方病地区可能的暴露史和典型症状。为了诊断莱姆病，你需要有（1）典型的皮疹，或（2）与莱姆病一致的症状，并结合阳性的血液测试结果。

注意：最可能获得的实验室测试——ELISA，用来作为可靠的诊断测试不但对早期感染不敏感并且缺乏足够的特异性。尽管免疫印迹试验提高了感染晚期诊断的特异性，但是它还缺少在早期感染中的特异性和敏感性。抗体捕捉酶免疫分析法（EIA）和免疫印迹的结合，再加上正确的解释，可提供最好的诊断信息。

> **莱姆病的事实**
>
> 对莱姆病的检测在第一阶段也许不能用于诊断。因此，对早期莱姆病及时和积极的抗生素治疗能够单独根据症状开始，特别是出现典型的牛眼状皮疹。然而，如果症状还暗示感染的其他特征，没有皮疹也不能消除对莱姆病的考虑。

治疗

如果基于你的暴露史和症状（特别是皮疹），诊断看起来清楚明了，你应该接受立即的抗生素治疗。对早期莱姆病的治疗选择是多西环素。不要让医生仅为了等待是否你的血液测试会呈阳性而保留治疗。

治疗建议基于有限的数据。治疗的持续时间在这种疾病的任何阶段都没有明确建立，并且尽管进行了一个推荐抗生素的完整疗程，旧病复发是可能的。

因此，抗生素治疗的第二个疗程可能被要求。表 11.1 总结了现在的治疗建议。

表 11.1　莱姆病的治疗[1]

	药物	成人剂量	儿童剂量[2]
游走性红斑	多西环素[3]	100 mg，口服，一日两次×14～21 天	
	阿莫西林	500 mg，口服，一日两次×14～21 天	25～50 mg/(kg·d)，一日三次
	头孢呋辛酯 (Ceftin)	500 mg，口服，一日两次×14～21 天	250 mg，一日两次
神经系统疾病			
面神经麻痹	多西环素[3]	100 mg，一日两次×14～21 天	小于 8 岁的儿童禁忌
	阿莫西林	500 mg，口服，一日三次×21～28 天	25～50 mg/(kg·d)，一日三次
更严重的 CNS 疾病	头孢曲松 (Rocephin)	2 g/d 静脉注射×14～28 天	75～100 mg/(kg·d)，静脉注射
	头孢噻肟 (Claforan)	每 8 小时 2 g×14～28 天	90～180 mg/(kg·d)，一日三次
	青霉素	每天 2000～2400 万单位，静脉注射×14～28 天	300 000 单位/(kg·d)，静脉注射
心脏疾病			
轻微	多西环素[3]	100 mg，口服，一日两次×21 天	
	阿莫西林	250～500 mg，口服，一日三次×21 天	25～50 mg/(kg·d)，一日三次

表 11.1 莱姆病的治疗[1]，续

	药物	成人剂量	儿童剂量[2]
更严重[4]	头孢曲松	2 g/d 静脉注射×14～21 天	50～75 mg/(kg·d) 静脉注射
	青霉素	每天 2000～2400 万单位，静脉注射×14～21 天	300 000 单位/(kg·d) 静脉注射
关节炎[5]			
口服	多西环素[3]	100 mg，口服，一日两次×28 天	
	阿莫西林	500 mg，口服，一日四次×28 天	50 mg/(kg·d)，一日三次
不经肠道	头孢曲松	2 g/d 静脉注射×14～28 天	50～75 mg/(kg·d) 静脉注射
	青霉素	每天 2000～2400 万单位，静脉注射×14～28 天	300 000 单位/(kg·d) 静脉注射

[1] 建议基于有限的数据。治疗的持续时间在该病任何阶段都没有明确建立。复发可发生于所有这些治疗方案；复发患者需要第二疗程的治疗。然而，没有证据表明反复治疗或延长治疗有利于莱姆病的主观症状。
[2] 不应超出成人剂量。
[3] 多西环素和四环素不应用于 8 岁以下儿童、孕妇或哺乳期妇女。
[4] 安装临时起搏器是必要的。
[5] 在疾病晚期，治疗反应可能延迟数周或数月。

摘自 The Medical Letter, Vol. 39, 1997. Reprinted with permission.

对儿童和孕妇的治疗　阿莫西林是孕妇和小于 8 岁儿童的药物选择。对青霉素过敏的妇女应该接受红霉素治疗，250～500 mg，每日 4 次连服 4 周。

除去蜱

- 尽可能靠近皮肤，用镊子抓住蜱的头部，并轻轻向上和向后拉起直到蜱头完全被除去。不要试图碾或刺蜱。不要试图扭动或急拉它。如果蜱身被扯掉而嘴部陷入皮肤里，那就需要看医生或去急诊室或流动救护中心把嘴部除去（在局部麻醉下，它们可能需要被刮出）。

莱 姆 病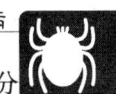

- 如果用以上方法不能除去蜱,使用少量扑灭司林冲蜱喷洒。等待10分钟,并且再次尝试去除方法。
- 不要使用凡士林或热物去除蜱。
- 永远不要使用赤裸的手指除去蜱。感染可能传染给你。
- 用镊子除去蜱之后,用酒精或聚维酮碘(Betadine)擦拭接触部位。
- 以一种安全的方式除掉蜱或者用火柴烧它。然而,如果你想检查或检测蜱,把它放入带盖的容器中以便于日后检验(见后面)。
- 完成时,用香皂和水彻底清洗你的手;或使用手部消毒剂,例如Purell。

除去蜱之后,观察叮咬位置检查是否有皮疹的迹象。典型的莱姆病皮疹在叮咬后3~30天出现。如果你立即或在叮咬后24小时内出现皮疹,它不是莱姆病皮疹——而是对叮咬的过敏(高敏)反应(这些过敏的皮疹通常发痒)。

蜱是否被感染?

一旦你除去了蜱,通过聚合酶链反应(PCR)——一种发现在蜱中的莱姆病螺旋体DNA的方法,你能够测试蜱是否有莱姆病。在不知道蜱是否被感染的情况下,医学专家意见被分为是否单独依据蜱咬而进行治疗。阳性的PCR测试明确指出你在蜱咬之后应该服用抗生素。PCR测试可以通过邮件寄送活的或死的蜱进行。

程序:将蜱(活或死)放置在干净的、有盖的处方小瓶里,瓶子需要事先完全清洗并用自来水冲洗。冷藏瓶子直到它能被寄送。将小瓶邮寄到Imugen公司(Imugen Inc.)。明确说明你想进行莱姆病测试。

第十二章
肝　炎

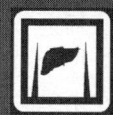

关键点：

- 甲型肝炎是世界上最常见的疫苗能预防的疾病之一。
- 对所有旅行者来说，对抗甲型肝炎的疫苗接种应该是常规的。
- 乙型肝炎通过受污染的血液、污染的针头和未经保护的性行为传播。
- 乙型肝炎疫苗被推荐给长期停留的旅行者；或有任何职业或社会风险；或希望得到最大保护的任何人士。
- 联合疫苗 TwinRix（GSK）既可预防甲型肝炎也可预防乙型肝炎，并且方便执行。
- 戊型肝炎在印度次大陆是最普遍的肝炎类型。它对高达20%的怀孕晚期妇女是致命的。戊型肝炎通常是由受污染的饮用水传播的，还没有疫苗预防戊型肝炎。

四种不同的类型

肝炎是肝脏炎症的统称。它是由大量病毒、其他有传染性的媒介物和毒素所引起的。旅行者应该特别警惕四种肝炎病毒：甲、乙、丙和戊型肝炎*。根据引起这种疾病的病毒类型，传播的方式和长期影响会有不同。对于旅行者，主要关注的是病毒性肝炎——不仅因为潜在的健康风险，而且因为很多病例能够通过免疫接种预防。

---

*第5种病毒——丁型肝炎病毒，是一种不完全病毒，需要乙型肝炎病毒的存在，对普通旅行者较少构成威胁。它可发生于乙肝慢性感染者，偶尔可与急性乙肝感染联合发生。它主要通过静脉注射毒品或与携带者性接触传播。大部分丁型肝炎患者发现于意大利南部、毗邻地中海的意大利北部部分地区，以及亚马逊的上游。

肝 炎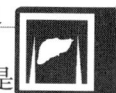

甲型肝炎和戊型肝炎主要是由受污染的食物和水传播的。高风险地区是不发达国家，在这些地方不良的卫生条件导致地下水、自来水和井水受到污染。甲型肝炎的暴发还由被感染的食物处理者所污染的食物引起。乙型肝炎和丙型肝炎是通过性接触、体液交换、受污染的针头和注射器的注射、未经检验的输血所传播。

肝炎的症状

症状会有变化。实际上，大部分肝炎病例完全未经注意地发展着。然而，在典型病例中，你会出现发烧、疲劳、没有食欲、黄疸（黄皮肤）、深色尿、腹部疼痛和关节痛。

急性肝炎的症状可能在暴露数周到数月后出现，并且通常持续2～6周。完全康复的可能性取决于特定的病毒感染和你潜在的健康状态。完全的康复出现在大部分甲型和戊型肝炎病例中，但是5%～80%的乙型和丙型肝炎可能进展，引起慢性的、有时致命的肝脏疾病。

甲型肝炎

这是世界上最普遍的疫苗能预防的病毒性疾病之一，并且是从发展中国家返回的旅行者中最频繁的被诊断出的肝炎类型。甲型肝炎的传播是非常广泛的，在不发达国家接近100%年满10岁的人感染过甲型肝炎病毒（HAV）。然而，在一些工业化国家，不超过10%的人口被感染。在美国，大约33%的人有以前HAV感染的血清学证据。

对旅行者的风险　对未免疫的旅行者来说，估计暴露在度假地区每月每1000人中有1人有患上甲型肝炎的风险，在发展中国家的遥远地区每月每1000人中有5人。虽然在卫生条件不合格的国家甲型肝炎的风险更高，去发达国家或工业化国家旅行仍旧有一些风险。

症状通常在暴露后出现2～6周。HAV感染在儿童中经常是轻微或无症状的，但是成人有增加的发病率和死亡率。大约0.15%～0.5%被感染的成人出现急性肝功能衰竭，这些病例中一半死亡。在大于50岁的人中，急性感染的死亡率可能达到3%。在带有慢性丙型肝炎或其他慢性肝脏疾病的人中，重叠的HAV感染甚至可能带有更高的重症和死亡风险。

治疗

治疗包括支持性的护理。食用有营养的食物并避免酒精。要知道酒精和对乙酰氨基酚（在一些国家也被称为扑热息痛）的结合会引起直接的肝毒性。没有明确的治疗会缩短你的疾病。限制运动对康复率不会有影响。住院治疗是不必要的，除非你遭受更严重的急性肝功能衰竭或难控制的恶心、呕吐和脱水症状。密切接触者，例如以前没有被感染或没有接种疫苗的家庭成员或同事，应该立即接受免疫球蛋白（如果可得到）或甲型肝炎疫苗。

预防

甲型肝炎疫苗 几种有效的疫苗是可以得到的。这些包括：VAQTA（Merck）、Havrix（GlaxoSmithKline）、Avaxim（Aventis Pasteur MSD）和 Apaxal（Berna）。还有 TwinRix（GlaxoSmithKline）—甲型肝炎和乙型肝炎的联合疫苗。这些疫苗在一次注射后2周内提高可测量的血清免疫抗体水平；加强剂量推荐在6～12个月，极大地提高了抗体的水平并提供实际上至少10～20年100%的免疫，并且可能终生免疫。甲型肝炎疫苗现在被推荐给所有未免疫的大于2岁的旅行者（在加拿大和欧洲是1岁），尤其是那些去不发达国家的人们。

免疫球蛋白 当未免疫的旅行者紧急去地方性甲型肝炎疾病地区，推荐旅行者接受：(1) 对于短暂的旅行者，使用单独的免疫球蛋白（IG）；(2) 甲型肝炎疫苗加上免疫球蛋白。将 IG 同疫苗一起使用的原理是为提供立即的保护，直到来自于疫苗的免疫力产生效果。然而，大部分旅行医师现在认为给予免疫球蛋白是不必要的。理由是甲型肝炎病毒花费2～6周引起临床的感染；来自于疫苗的免疫力有充分的时间发展去预防疾病——因此，补充的 IG 是不需要的。IG（经常缺乏）已经在旅行诊所中有增加的数量，但它不再被用于保护旅行者对抗甲型肝炎。

儿童的疫苗接种 对疫苗在低于2岁儿童中的使用还没有进行过广泛的安全和功效研究；因此在美国它没有被 FDA 批准。不过，一旦婴儿失去母亲的抗体保护去对抗 HAV，疫苗在婴儿中确实显示有效。在母亲传播 HAV 抗体给孩子的情况中，这种被动的免疫在数月里逐渐消失，因此儿童的疫苗接

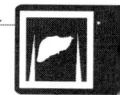

种可能是有效的*。

对接种疫苗年龄仍旧太小的儿童通常被给予免疫球蛋白（IG），剂量由儿童的体重和暴露在甲型肝炎的时间长度所决定。IG 的不足是它的保护不超过 6 个月。它还干扰减毒活疫苗，例如麻疹、腮腺炎、风疹和水痘。

安全食品和饮料　即使你已经接受抗甲型肝炎的免疫，遵循这些原则以便减少获得由受污染的食物和水传播的其他疾病。这对可能暴露于戊型肝炎的怀孕妇女尤其重要：

- 只饮用煮熟的、商业上瓶装的、碳酸的或化学上被处理过的水、软饮料、果汁、啤酒或葡萄酒。
- 不要在你的饮料中放冰块除非它们是用安全的水做成。
- 只食用煮熟的食物。避免生的或未烹调好的肉、鱼和贝类，以及生水果和蔬菜，除非你自己剥皮。如果可能，坚持食用滚热的食物。
- 避免沙拉。

手部卫生也是非常重要和有效的。在饭前洗手或使用手部消毒剂凝胶如 Purell，不仅降低胃肠疾病，而且还减少呼吸病毒的传播。

乙型肝炎

乙型肝炎是重要的，由于它的潜在严重程度和全世界范围广泛传播的发生率。尽管乙型肝炎病毒不像艾滋病毒那样致命，但它的传染性是其百倍，并且更加容易通过人与人的接触传播。

急性乙型肝炎在暴露后 6 周到 6 月发生，平均 75 天。对这种病毒最普遍的反应是无症状的感染，因此你甚至可能没有意识到这种疾病（在感染期间出现黄疸的机会低于 50%）。不管你是否有症状，你的疾病可能持续数周，甚至数月，但如果你是成人，你有 90%～95% 的机会能完全复原并有对抗更多侵袭的终身免疫。尽管这样，乙型肝炎在一个重要方面不同于甲型肝炎：它有 0.1%～1% 死于急性感染的风险，平均死亡率是 1%～3%。5% 或更少的被感染成人（但是高达 90% 的被感染新生儿）变成这种病毒的慢性携带者。受感染的年长者有更大的风险变成病毒的慢性携带者。如果你成

---

* 甲型肝炎疫苗对 1 岁以下的婴儿是安全的，但是仅在来自母体的抗体消失以后有效。婴儿在 2、4、6 月龄接种疫苗显示出 100% 的血清阳转，提示甲型肝炎疫苗（Havrix 360 ELISA Units）在血清阴性的婴儿中具有高度免疫性，可以被包括在婴儿常规免疫接种表中。

为病毒携带者,你会传染其他人,并且你也会出现慢性肝炎、肝硬化和肝癌。实际上,10%的慢性携带者逐渐出现肝癌。

高风险的国家和对病毒的暴露

乙型肝炎病毒携带者达到人口5%~20%的地区包括所有撒哈拉以南的非洲地区、巴尔干半岛、中东、中国、东南亚(包括韩国和印度尼西亚)、南太平洋群岛(大洋洲)、内陆亚马逊盆地、海地和多米尼加共和国。如果去这些地区的旅行者接触受感染人群的血液或体液,他们会有更大的风险。性接触看来是这种疾病传播最频繁的方式,特别是在长期停留于风险地区的移居国外者中。在移居国外的人中,乙型肝炎的风险是每停留在海外一个月1000人中有一人感染。病毒传播还来自于静脉注射毒品、用受污染的针头和/或注射器进行医疗注射或疫苗接种、接受未经检验的输血,或与有疮口的病毒携带者进行皮肤对皮肤的接触,这些疮口是由热带溃疡、脓疱、疥疮或受感染的昆虫叮咬所引起的。从这些疮口中流出的液体能够传播病毒,儿童如果与有这些皮肤疮口的玩伴一起,他们尤其有风险。

急性和慢性肝炎病毒(HBV)感染的诊断

表12.1总结了被用来评估旅行者状态的血清学测试。旅行者可能(1)急性感染上HBV;(2)慢性感染并且是HBV的携带者;(3)不免疫的并且易受感染。

治疗

乙型肝炎的治疗随后总结。

预防

乙型肝炎免疫球蛋白和疫苗接种都会保护你对抗乙型肝炎。可以在美国获得的疫苗——Recombivax-HB、Engerix-B和TwinRix是来自于酵母菌的基因工程疫苗。这些疫苗是完全安全的,并且实际上在那些注射3次剂量后出现抗体反应的人们中是100%有效的。大约10%的接受者没有出现可测量的抗体水平。一些接受者从额外的或增加的疫苗剂量中会出现可测量的抗体。

肝 炎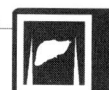

表 12.1 乙型肝炎血清学测试总结

测试	结果	解释
HBsAg	阴性	
Anti-HBc	阴性	易受感染
Anti-HBs	阴性	
HBsAg	阴性	
Anti-HBc	阴性或阳性	免疫
Anti-HBs	阳性	
HBsAg	阳性	
Anti-HBc	阳性	
IgM Anti-HBc	阳性	急性感染
Anti-HBs	阴性	
HBsAg	阳性	
Anti-HBc	阳性	
IgM Anti-HBc	阴性	慢性感染
Anti-HBs	阴性	
HBsAg	阴性	
Anti-HBc	阳性	4种解释都有可能*
Anti-HBs	阴性	

* 可能的解释：

1. 可能处于急性 HBV 感染恢复期。
2. 可能是很久以前免疫，现在血清 Anti-HBs 抗体水平太低，以致不能检测出来。
3. 可能是假阳性 Anti-HBc。
4. 可能血清 HBsAg 水平太低以致未被检出，但实际仍为携带者。HBsAg：如果阳性，检测 IgM anti-HBc 以鉴别急性乙型肝炎与慢性乙型肝炎。间隔 6 个月的两次 HBsAg 阳性也确定为慢性乙型肝炎。

如果你还没有被免疫，你获得乙型肝炎的风险也可以通过安全的性行为或避免性接触而降低或消除。如果可能的话，你应该避免在不发达国家进行

健康游遍全球

医疗注射或外科手术，因为设备可能没有消毒。考虑携带消毒的针头和注射器装备。

加速免疫 因为大部分旅行者在他们初次去旅行诊所一个月内出发，如果根据标准时间表（0、1和6个月），他们可能没有足够时间被完全免疫对抗乙型肝炎。然而研究显示加速的疫苗接种时间表（0、1和2个月或0、7和21天）到第28天在80％的接受者中产生可测量的抗体，并且在3个月提供高于90％的保护。如果你在短时间内出发，诊所能够按加速的时间表执行疫苗接种。注意：即使单次剂量的乙型肝炎疫苗也可能"启动"你的免疫系统并提供一些保护。如果你在出发之前只有时间进行一次疫苗注射，看起来这也是值得接受的。

以下几类人应该考虑免疫接种：频繁的短期旅行者或任何从事有风险活动的短期旅行者；在流行病地区长期居住的人（超过3个月）；探险旅行者；有慢性疾病的旅行者，特别是慢性肝病；年老的旅行者；与当地人口有密切长期接触的人，例如健康护理者、传教士和救援工作者；可能与当地人口有性接触的旅行者；任何希望做最大准备、厌恶风险的旅行者，尤其如果他们要去不能保证消毒用于医疗注射的针头和注射器的国家以及有接受牙科或医疗注射的可能性者。

加强剂量 疫苗的加强剂量并不常规被推荐给有健康免疫系统的人。研究显示1/3接受乙型肝炎疫苗的人5年之后不会再有可以测量的抗体，但是由于身体的"免疫记忆"，他们仍被认为能保护对抗感染。由于这个原因，乙型肝炎中和抗体的测定不被常规推荐，除非在有高风险职业的人中，例如可能偶然暴露于病毒的健康护理者*。

暴露后的预防 如果你未接种疫苗并且有血液或体液暴露，你应该接受乙型肝炎免疫球蛋白（HBIG）和疫苗。在血液暴露后24～48小时之内，给予暴露后预防。如果你有性暴露，你应该在不安全性接触的14天内接受HBIG和疫苗。

丙型肝炎

丙型肝炎在最初获得时一般并不引起显著的症状。它通常在数年甚至几

---

* 一些旅行者在遥远的过去曾免疫接种过疫苗，预期可能暴露于HBV（例如将去难民营工作的医生或护士），可以在未预先测定抗体水平的情况下给予加强注射。

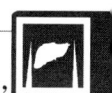

十年之后被偶然检查出来。在80%获得感染的人中，感染变成永久性的，这些人成为"长期携带者"。携带者的状态是持久、活跃的病毒感染（慢性丙型肝炎），它会损害肝脏，在20%～50%的携带者中经过几十年演变成肝硬化（肝的纤维瘢痕）或少部分发展成肝癌。

自从发现了丙型肝炎病毒（HCV），在发达国家丙型肝炎的新病例数量下降超过5倍。在20世纪60和70年代，当有大量药物实验时，HCV进入到捐助血液的人群中。现在，当在发达国家所有的血液都经过HCV检测时，最普遍的传播方式是与毒品使用者共用针头。

在发达国家，HCV通过下列方式获得：

- 静脉注射毒品（病例的50%～60%）
- 性接触（10%～15%）。HCV通过性接触传播不像HBV和HIV那样有效。
- 多种或不知道的原因：一些人被认为曾经在医院工作期间、在接受血液透析期间、在出生或共用牙刷或刮胡刀时被暴露，或任何其他方式暴露于受感染的血液。有10%的人完全没有感染的解释。一种可能：在没有其他风险因素下，最近发现使用鼻内可卡因与HCV感染有关。

在不发达国家HCV发生率趋势的对比信息无法获得。一些不发达国家并不为HCV进行血液检查，因此在这些国家输血必须被避免，除非是紧急情况。针头和注射器也可能被污染，你应该在这些地区避免不必要的医疗注射或其他形式的皮肤刺破，例如针刺疗法或文身。

乙型肝炎和丙型肝炎的治疗

无论乙型肝炎或丙型肝炎，支持疗法是需要的，但是卧床休息既没必要也没帮助。你的食物应该是有营养的，但其他方面没有限制。然而，在疾病发展最重要的因素中，酒精必须去除。更有害的是将酒精与对乙酰氨基酚结合使用。即使健康人饮用适量的酒精——可能每天只喝3～4杯啤酒或混合酒，持续至少几星期，并每天服用通常被推荐的对乙酰氨基酚剂量（6～8片长效药），也有获得急性中毒肝炎的风险。

干扰素　目前，干扰素α-2b（Intron A, Schering）和聚乙二醇干扰素（pegylated interferon）被FDA批准用于治疗乙型肝炎。在6个月的治疗后，大约40%的HBeAg（+）病人会变成HBeAg（−）。近来，药物拉米夫定与很多慢性乙型肝炎病人中的显著组织改善有关。

干扰素和利巴韦林　3种干扰素已经被批准用于治疗慢性丙型肝炎：干扰素α-2b（Intron A，Schering-Plough）；干扰素α-2a（Referon，Roche）；干扰素alfacon-1（Infergen，Amgen）和聚乙二醇干扰素（Pegasys and PegIntron）。利巴韦林与干扰素α-2b（Rebetron，Schering-Plough）的联合使用已经显示出比单独使用干扰素α-2b更占优势。丙型肝炎的基因型决定了用联合疗法的时间和反应速度。带有基因型1的人们占据HCV感染人群的70%～80%，他们中的30%在12个月疗程完成后的6个月病毒清除，然而多于2/3的带有基因型2或3的人在6个月治疗后清除HCV。肝移植是治疗任何一种此类疾病的最后手段。

丙型肝炎的预防

你应该避免在不发达国家进行未经检验的输血。如果要求输血，在家庭成员或同事中找到适合的捐血者。如果没有捐血者，考虑转运到有更高级医疗机构的国家。还要避免不安全的性行为和使用潜在受污染的针头和注射器。患有丙型肝炎的人不应该共用牙刷或美容工具，应该覆盖切口或疮口，并且不应该捐献血液或组织。

没有疫苗能够预防丙型肝炎，免疫球蛋白不被推荐使用在暴露后。然而，HCV携带者应该接种对抗甲型肝炎和乙型肝炎的疫苗，因为与任何一种病毒的多重感染能引起更加严重的肝脏伤害。

戊型肝炎

戊型肝炎有很多与甲型肝炎相同的特征。它们是由同样的路径传播，并且在它们引起的大部分病例中是急性的和能自我痊愈的。戊型肝炎病毒能够通过人对人进行传播，但是这样的二级传播是较少见的，与甲型肝炎50%的发生率相比，戊型肝炎的发生率是5%。这可能是因为这种疾病需要更大的病毒量进行传播。戊型肝炎在很多热带和亚热带国家是地方流行性疾病，印度、东南亚、中国和俄罗斯有暴发报告。发达国家还没有这种疾病的暴发，大概是因为水供应和卫生系统是令人满意的。

戊型肝炎的大部分病例出现在年轻人中，他们通常有轻微症状，随后完全康复。慢性的肝病不会出现。然而，有20%死亡率的急性肝功能衰竭能够发生在怀孕妇女身上，特别是在妊娠晚期。受感染的母亲还能把戊型肝炎

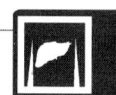

病毒传播给胎儿，造成严重后果。

对一般旅行者的风险是相当低的，但是缺乏数据。对长期移居者的风险看上去更高。最近的研究发现在各种不发达国家居住9年的发展援助工作者中，总的血清阳性率是5.2%。印度次大陆显示更高的感染发生率（10%）。在拉丁美洲、东非、西非和中非以及亚洲的感染率介于6%～9%之间。中东有2.1%的流行率。获得戊型肝炎最高风险的个别国家包括缅甸、尼泊尔、巴基斯坦、苏丹、中国和印度。

诊断

返回的旅行者如果有发烧和肝炎应该被考虑患上戊型肝炎。如果对其他肝炎形式的测试是阴性的，应该行HEV的血清测试。关于血清学测试的信息可以通过在乔治亚州的CDC肝炎分部获得（404-371-5910）。

治疗

没有特异性的治疗。遵循在本章对甲型肝炎相同的建议。

预防

没有疫苗。如果你在地方性疾病地区，尤其是乡村地区，严格坚持对食物和水的预防措施，特别是如果你正在怀孕。避免未经处理的自来水、井水或地表水。如果你正在处理潜在受污染的水，记住使用消灭病毒的方法，例如煮沸、化学消毒或用净水机净化，而不是过滤机。净水机不像过滤机，可消除病毒。免疫球蛋白对抗戊型肝炎是没有保护力的，因为在这个国家产品不是来自于携带对这种病毒有充足抗体的捐赠者。

第十三章
糖尿病

关键点：

- 行前计划对于糖尿病人是非常重要的，尤其那些使用胰岛素的人。
- 跨越超过5个时区可能要求调整药物治疗的剂量。
- 当依靠胰岛素的糖尿病旅行者有未曾预期到的食物摄入或饮食习惯时，赖脯胰岛素（insulin lispro, Humalog）和门冬胰岛素（insulin aspart, Novolog）的灵活性使得这些超短效胰岛素能在进餐同时使用。
- 长效甘精胰岛素（insulin glargine），结合超短效赖脯胰岛素或门冬胰岛素，可能在长距离飞行中提供最好、最方便的血糖控制。
- 频繁的血糖监测是糖尿病良好控制的关键。

带着糖尿病旅行的想法能使最自信的旅行者失去信心。糖尿病可能不是理想的旅行伴侣，但是在充分的准备和具备常识的情况下，糖尿病和旅行还是非常兼容的。预先考虑和避免在热带和温带气候中常见的健康问题，并且能够自己处理它们，将会确保一次更愉快、更健康的旅行。随意的和在没有必要的准备下离家可能会充满风险，而过度的谨慎可能导致你失去充满冒险的旅行；但在两者之间能找到合适的平衡点。

行前咨询 除了接触你的基础治疗提供者外，在出发前6~8周拜访一位旅行医学专家可能是明智之举。你需要明确的行程建议，和一种或多种免疫。还要获得一份关于你的医疗史的总结，包括过敏。要求一份在你医师的信笺中经署名和带有日期的信，上面概述你的糖尿病护理和需要你携带的药物和注射用品。这封信会帮你避免来自于过度热心或充满怀疑的海关和安检人员的麻烦。FAA指南允许你带着胰岛素笔/针头/注射器登机，前提是这些物

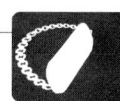

糖 尿 病

品与它们原有的制药公司商标一致；还建议你携带有贴上药品商标的包装。

时区变换　如果你将要跨越多于 5 个时区，你可能需要修改你的胰岛素或口服药的剂量。你的医生或糖尿病教育者能帮你计划注射的剂量和时间。向东方的旅行意味着日子更短，需要较少的胰岛素。向西方的旅行意味着日子更长，需要更多的胰岛素。

药物　复习第 2 章看哪种药物推荐用于像旅行者腹泻这样的疾病。将所有的药物和血糖监测设备放入你的随身行李中。但托运的行李可能暴露在极端的温度下，并且最重要的是你的行李可能丢失。尽管胰岛素在室温下能储存 30 天，在温暖的气候下，你最好要求一间带有冰箱或空调的房间。在使用胰岛素之前，检查小瓶是否有损坏的迹象（结晶、成块、变色等），并放弃冻结的或损坏的小瓶。除了在 86°F 以上或 32°F 以下，胰岛素都正常发挥作用，因此永远不要把胰岛素放置于直射的阳光下或冰上。在温度可能有问题的地方，考虑携带隔热的药物箱。这些可从 B&A Products（www.baproducts.com）那儿获得。在你的随身行李中带上小吃和瓶装水以便应对未预料到的延迟或计划突然改变。

海外的医疗保健　采用外文形式的身份证和有用的短语（如'sugar, please'）可以从美国糖尿病协会（www.diabetes.com）获得。海外卫生保健提供者的信息可以从国际糖尿病联盟（www.idf.org）获得，也可以从下面收费的或要求捐助的商业组织中得到：国际旅行者医疗援助协会（IAMAT：417 Center Street, Lewiston, NY 14092）、国际 SOS（www.internationalsos.com）和 Medex 援助公司（www.medexassist.com）。

旅行清单

下面的供应品是对在第 2 章列出的基本物品进行的补充。注意：一个小的急救药箱是至关重要的。确保带上水泡垫。受感染的水泡会给你带来健康风险，并且可能破坏一些计划好的活动。

口服糖尿病药物
其他处方药
带有品牌和通用名的处方复印件
各种胰岛素瓶

健康游遍全球

注射器

胰岛素笔和药筒

刀割设备或柳叶刀

血糖测试纸条

尿酮测试纸条

胰岛素泵装置

每种设备的备用电池

酒精拭纸、棉纸、棉球

用于注射的胰高血糖素

糖类食品（例如点心、葡萄糖冻、人造糖）

医用糖尿病识别器材 /腕带

医生/诊所的电话号码和 e-mail 地址

药房的电话号码

有你的医师或保健提供者签名的糖尿病旅行信

更多的旅行准备清单指南可以在美国糖尿病协会网站上找到：www. diabetes. org/pre-diabetes/travel/when-you-travel. jsp。

通过机场安检

告知检查人员你有糖尿病并且正随身携带你的药物装备。下面与糖尿病相关的材料和设备一旦被检查，可被允许通过检查站。

- 能被清楚识别和标注的胰岛素和装胰岛素的配药产品（小瓶或独立小瓶的盒子、喷射注射器、笔、注入器和预载的注射器）。
- 当伴随有胰岛素或其他可注射药物时，可带不限量未使用的注射器。
- 柳叶刀、血糖测试仪、血糖测试纸条、酒精海棉、仪表测试装置。
- 胰岛素泵和胰岛素泵的配套品（清洗剂、电池、塑料管、注输工具、导管和针头）。
- 被清楚识别和标注的胰高血糖素急救盒。
- 尿酮测试纸条。
- 可携带不限量使用过的注射器，它们需在尖锐物容器或其他类似的硬曲面容器里运输。

泵佩带者 尽管胰岛素泵的生产商指出泵能够安全通过机场的安全系统，佩带泵的人可能要求视觉检查，而不是通过金属探测器或手杖。注意这可能使

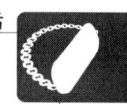

你遭受更近的审查或"轻拍"。
- 告知检查者胰岛素泵不能被除掉,因为它与插入你皮肤底下的导管相连。
- 胰岛素泵和配套物必须同带有清楚药物识别标注的胰岛素在一起。

飞行期间

把你的随身行李放在容易接触的位置。给你的旅行同伴或你的旅行团长看你的血糖测试仪和治疗低血糖的药物被放在哪里。当旅行到8000英尺以上高度时,胰岛素瓶的压力需要调整;一旦你回到水平面,确保重新调整压力。可将不带活塞的注射器插入小瓶。然后,取出注射器,换上活塞并像往常取出胰岛素。在高海拔将空气注入小瓶是不必要的。

在飞行期间的两个小提示:(1)大量地饮用液体;(2)频繁运动以便改善下肢循环和控制血糖。每2小时绕机舱走至少10分钟,并做收缩运动,例如利用你前面的座位按压脚趾来收紧你的小腿肌肉。

飞行期间的食物选择 在航空飞行中的糖尿病食物有相当低的碳水化合物,并且更多是为2型糖尿病设计。这些食物可能有低血糖症倾向。最好预定普通的食物,通过胰岛素补偿它,而不是冒由于过低含糖量食物导致低血糖症的风险。

跨时区调整胰岛素剂量和进餐时间 *

糖尿病管理中更加具有挑战性的方面是旅行跨越很多时区的问题。如果你跨越少于5个时区,不需要改变你的剂量,南北旅行也不要求胰岛素剂量调整。

旅行期间控制的目的是避免极端——严格的控制不是目标。让你的葡萄糖水平比通常时候高一些好于在面对陌生人说着陌生语言的陌生土地上遭受低血糖症发作。在有更多风险的情况下,"监控、监控、监控你的血糖水平!"。即使你在家不经常做测试,在旅行时你应该每4~6小时测试一次你的血液。这是决定旅行是如何影响你并且你需要在饮食或胰岛素剂量方面做哪些调整的唯一方式。要知道葡萄糖仪表可能受高海拔影响。在出发之前检查使用手册或联系客户服务免费热线,并确保携带额外的电池。

---

* 见附录1有关跨时区胰岛素剂量和进餐时间调整的更多细节。

超短效赖脯胰岛素（Humalog）和门冬胰岛素（Novolog）以及长效甘精胰岛素（Lantus）为糖尿病管理增添灵活性。你每日一次在睡前服用 Lantus（甘精胰岛素），得到 24 小时的基础胰岛素水平；然后，仅仅在每次主要就餐前 15 分钟内或饭后立即服用超短效胰岛素（Humalog 或 Novolog）。图 13.1 说明赖脯胰岛素（Humalog）相对于普通的胰岛素有更快的活性。

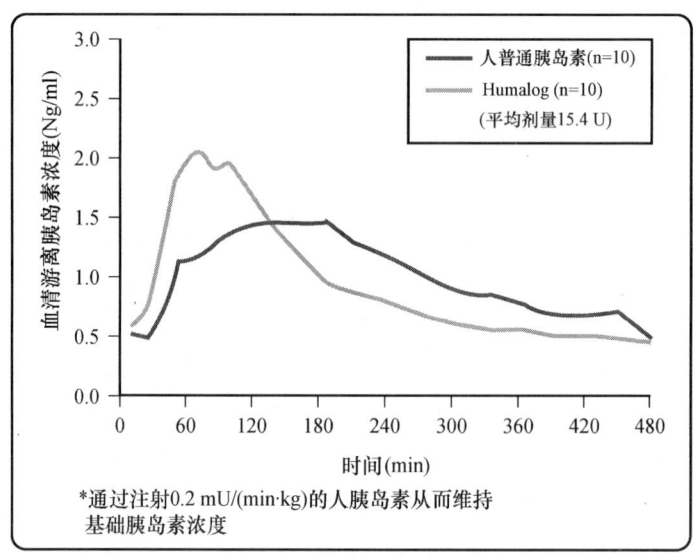

图 13.1　1 型糖尿病患者在高糖饮食前，在注射人普通胰岛素或 Humalog 后即刻血清 Humalog 和胰岛素水平

已发表的复杂的图表建议糖尿病人如何在旅行期间使用胰岛素，但是胰岛素泵以及超长效甘精胰岛素（Lantus）和超短效胰岛素——Humalog 和 Novolog——近来的应用简化了问题。你可以用 Lantus 进行长效基本控制和用其他一种进行餐时控制。下面阐述它是如何在一个持续大约 11 小时向东飞行的旅行中工作的。例如，如果你在晚上出发，从旧金山飞到巴黎（9 小时的时差），你会

- 在晚上 10 点服用甘精胰岛素（Lantus）24 小时全量（当在飞机时）。
- 第二天，就餐时服用短效胰岛素，剂量取决于一餐的大小和碳水化合物含量。
- 24 小时后（现在是巴黎时间早上 7 点），使用甘精胰岛素一半的剂量，另

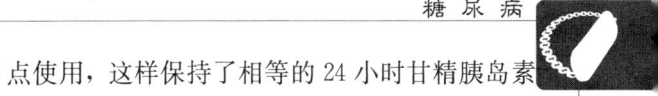

糖 尿 病

一半剂量在该天晚上 10 点使用,这样保持了相等的 24 小时甘精胰岛素剂量。
- 下一天晚上 10 点(第三天晚上),使用甘精胰岛素全剂量。

注意:最好在旅行时让你的手表保持本土时间以便决定何时使用你的餐时胰岛素剂量。到达后的早上将你的手表设置在当地时间以便与目的地国家进餐活动保持一致。在飞行期间,进餐时使用超短效胰岛素。

向西飞行的例子是从新泽西州到夏威夷的火奴鲁鲁。航班在早上 11:40 离开新泽西州,此时是火奴鲁鲁早上 6:40(5 小时时差)。它在新泽西时间晚上 10:40、火奴鲁鲁时间下午 5:40 到达火奴鲁鲁。总共飞行时间是 11 小时。
- 在出发前晚上 10 点使用长效甘精胰岛素(Lantus)一日剂量。
- 进餐时用速效胰岛素调节。
- 24 小时后,在新泽西时间晚上 10:40 刚刚在火奴鲁鲁落地之前,使用你通常甘精胰岛素一半的剂量。
- 那一晚在火奴鲁鲁时间晚上 10:00,使用甘精胰岛素剩下的一半剂量。

在饭前使用速效胰岛素的剂量相同,除非在飞行期间你食用额外的食物,剂量依据于食物的碳水化合物含量和你的血糖水平调整。

使用胰岛素泵的旅游者[*]

使用胰岛素泵的患者可继续使用他们的常规基础胰岛素和餐时胰岛素剂量。他们需要到达目的地后调整泵的时间设置。第一天比正常值稍高的血糖水平更安全,因其可以避免低血糖的危险。

戴泵患者应携带长效胰岛素(超长效胰岛素或甘精胰岛素)、普通胰岛素、速效胰岛素类似物(赖脯胰岛素或门冬胰岛素),携带注射器和电池以防泵故障和电量不足。患者应在处方医生的指导下使用甘精胰岛素补充 24 小时基础量。如果病人有超长效胰岛素(ultralente insulin),总剂量(再次补充后与总基础剂量相等)应分为早晨和晚上两次。所有的短效和速效胰岛素剂量应与往常相同,并照常在每次用餐前给予。

[*]版权信息:Copyright © 2003 American Diabetes Association,Clinical Diabetes, Vol. 21, 2003; 82-85. Reprinted with permission from The American Diabetes Association.

2 型糖尿病的口服药物治疗 糖尿病口服药物的时间不如胰岛素那样重要。如果你一日两次服用二甲双胍(Glucophage)、噻唑烷二酮类(Actos,

健康游遍全球 **213**

Avandia）或磺酰脲类（如格列吡嗪、Glucotrol），这可能很容易省掉一次药；如果你一天一次剂量，可减少一半剂量。有 1～2 天轻微的血糖过高要好于冒低血糖的风险。服用碳水化合物吸收抑制剂或更新的非磺酰脲类药物之一（如 Prandin 或 Starlix）的病人能够像往常一样继续使用这些药物。

如果你使用胰岛素和口服糖尿病药物，与你的保健提供者讨论你的药物。记住低血糖症是你要避免的，频繁的监控血糖是关键的。如果你没有吃够食物或你服用过多药物，低血糖症会出现。

到达之后

你的血糖仪是对你持续的良好健康状态最好的旅行指南，它是必需的，因为你的饮食方式和活动水平可能在旅行期间是不同的。你必须更频繁地测试你的血糖水平以便在到达后做出合适的调整。

海外的胰岛素 在其他国家生产的胰岛素可能降低了纯度，因此减少了活性。在北美之外，胰岛素经常在 U80 或 U40 浓度被配制，而不是标准的 U100。对应这些浓度的注射器可能是唯一可用的。仔细地阅读标签以避免剂量危险。不建议使用 U100 注射器去抽取 U40 或 U80 胰岛素，因为这会导致非常严重的剂量错误。而且，子弹药筒和/或笔式针头不一定在全世界可以得到。最好的安全措施是从本国携带额外的药物和用品。

当外出时，不管计划的持续时间和外出种类，永远随身携带至关重要的用品。不要忘记瓶装水。试图尽可能食用与你平时就餐计划相近的食物。计算碳水化合物和进餐计划平板法会特别有用。

旅行者腹泻 尽管预防旅行者腹泻的标准食物原则经常是不实际的，努力避免下列事项：生的、未煮熟的食物（如沙拉）；路边小摊；未净化的水和冰块；自助餐；以及未经高温消毒的奶制品。每位患有糖尿病的旅行者应该携带抗生素（最好是喹诺酮）用于自我治疗旅行者腹泻。

太阳暴露 去炎热气候旅行伴随日晒的风险，糖尿病患者应特别关注，因为治愈变慢并且继发感染可能性增加。可穿着淡色棉质衣服和帽子，使用防晒霜（最小 SPF 15）；在到达后推迟立刻的重体力活动并且饮用足够的无糖液体以便促进排尿，不管你是否饥饿；适度摄取酒精和咖啡因是可接受的。

高原病 在高海拔地区，体温过低可能被误认为是血糖过低，反之亦然。在大约 16 000 英尺，视网膜出血可能发生，对先前存在糖尿病视网膜病患者

要特别关注。高原病,表现为头疼和疲劳,通常能通过缓慢的上升和服用乙酰唑胺(Diamox)预防。

脚部护理 脚部问题能够毁掉你的旅行。永远不要穿还未磨合的新鞋旅行。带一双或更多双穿过的步行鞋、酒店房间用的拖鞋和沙滩鞋。通过频繁地更换鞋袜以避免压力点。每日检查脚部是否有水泡、发红和皮肤破裂。永远不要拖延治疗损伤。永远不要光脚走路,即使在沙滩上。

不要忘记与你的药剂师或保健提供者一起分析旅行药物可能的风险:格列本脲和多西环素提高了阳光敏感性;氯喹、奎宁和碱式水杨酸铋(Pepto-Bismol)可能增加低血糖症;乙酰唑胺(Diamox)可能加重高血糖症;抗生素使人易受阴道真菌感染。记住不服用药物,例如抗疟药,可能增加疾病的风险,这会引起血糖控制失败。在这方面,用DEET驱虫剂、扑灭司林织物喷洒剂、蚊帐和防护衣物作为保护对于预防疟疾(由晚间叮咬的蚊子传播)和登革热(由白天叮咬的蚊子传播)是至关重要的。

事故 记住在旅行期间最主要的可预防的死亡原因不是传染性疾病,例如疟疾、霍乱或埃博拉病毒。机动车事故是一个可能性更大的原因。由于不佳的路况、没被好好保养的车辆(经常没有安全带)、缺乏经验和/或鲁莽的司机以及对道路规章普遍的忽视,在海外的事故风险(尤其在不发达国家)增大。记住三点重要的安全提示:不要骑摩托车;不要在过度拥挤的公共车辆中穿行;永远不要晚间在乡村地区沿公路旅行。

大多数糖尿病旅行者从旅行中安全健康地返回。记住坚持对食物、水、昆虫叮咬、安全性行为、公路旅行以及紧密关注糖尿病控制等这些方面的常识性警惕,有助于健康舒适地旅行。

第十四章
HIV/AIDS 和性传播疾病(STD)

关键点：

- ▶ 获得性免疫缺陷综合征（艾滋病，AIDS）和人类免疫缺陷病毒（艾滋病病毒，HIV）感染发生在全世界，实际病例数字可能远远大于官方报道。
- ▶ 然而旅行者感染 HIV 的风险在统计学上是非常低的。
- ▶ 感染 HIV 的机会主要由旅行者的生活方式决定。
- ▶ 与高风险性伴侣进行未经保护的性行为以及注射毒品是大部分 AIDS 病例的原因。
- ▶ 未经检查的输血以及用未经消毒的设备进行医疗注射也会传染 HIV，但这些很大程度上是可避免的。
- ▶ 蚊子不会传播 HIV。
- ▶ 一些国家要求在入境时进行 HIV 测试，但这些测试通常是为长期停留的旅行者和移民者所预备。
- ▶ 印度、俄罗斯、东欧和加勒比海地区有增长最快的 AIDS 和 HIV 感染率。

HIV 和 AIDS 概要

AIDS 的发展不应该是旅行者所主要关心的。然而，一部分可能暴露于 HIV 的旅行者可能会关注。HIV 是引起艾滋病的病毒，通过接触他人体液或血液传播。尽管旅行在一般意义上促进了艾滋病的全球扩散，由于这种疾病而害怕旅行的理由是不正确的。

HIV/AIDS 和性传播疾病（STD）

什么是 HIV 和 AIDS？

获得性免疫缺陷综合征（Acquired Immune Deficiency Syndrome，AIDS）最早于 1981 年被发现，从那以后成为一种主要的世界性流行病。AIDS 是由于感染了 HIV——人类免疫缺陷病毒而引起的。这种病毒破坏和/或损害人体免疫系统。在 HIV 充分损害免疫系统从而引起 AIDS 症状之前要花费数月到数年时间*。

HIV 病毒通常由下列方式传播：

- 与受感染的人进行未经保护的阴道或肛门性行为（口交有较低的风险）。病毒通过阴道、外阴、阴茎、直肠或口部任何黏膜破损而进入身体。这是有风险的旅行者感染 HIV 最常见的路径，并且他们可能并没意识到风险。
- 与受感染的人共用针头或注射器进行毒品注射。
- HIV 较不常见地通过下列方式传播：
  - 意外接触受感染的血液。这经常是在医疗工作者中的职业性暴露，例如飞溅到开放的切口或伤口，或意外的针头刺戳†。
  - 输入受污染的血液或血液制品。在不发达国家一些血库并不为 AIDS 病毒筛检血液。
  - 使用未经消毒的设备进行不安全的医疗注射或外科/牙科手术。很多不发达国家循环使用针头和注射器，这些可能被 HIV（和肝炎病毒）感染。
  - 用未消毒的针头进行针灸、文身或身体穿孔。

---

* AIDS 是 HIV 感染的终末结果。它通常于每毫升血液免疫 T 细胞（$CD4^+$ T 细胞）浓度降至 200 以下时发生，其特征是出现罕见的感染和某些癌症。这些包括：耶氏肺孢子虫肺炎；弓形虫病；结核病；体重极度减低和消瘦，经常因腹泻恶化；真菌感染，包括脑（脊）膜炎；梅毒；恶性肿瘤，如淋巴瘤、宫颈癌和 Kaposi 肉瘤。

† 与乙型肝炎和丙型肝炎相比，人类免疫缺陷病毒感染性相对较小。例如，从污染的针头感染乙型肝炎的机会是 1/3，感染丙型肝炎的机会是 1/10，感染 HIV 的机会是 1/200～1/300。

全世界 HIV/AIDS 概要

HIV/AIDS 在美国、加拿大、西欧、澳大利亚和新西兰

在这些国家，AIDS 在很大程度上仍是男人与男人进行性交（MSM）和都市毒品使用者的男性疾病，同时 AIDS 和 HIV 感染率在双性性行为的女性伴侣和注射毒品者中增加。在美国，这种流行病在少数民族人口中增长最快，它是非洲裔美国男性的主要杀手。

HIV/AIDS 在拉丁美洲和加勒比海

AIDS 在拉丁美洲、巴哈马群岛和加勒比海地区迅速传播。HIV 扩散到妇女，包括受感染的双性者、静脉注射吸毒者，以及进行与毒品相关的商业性交易的妇女。

HIV/AIDS 在中东和北非

中东只有少量的病例报告，而且这些病例主要发生在从高感染率地区返回的人中。在这些国家，普遍保守的社会和政治态度使得直接从事风险行为或讨论它变得困难。

HIV/AIDS 在俄罗斯、东欧和中亚

受感染最多的国家是俄罗斯联邦、乌克兰和波罗的海国家（爱沙尼亚、拉脱维亚和立陶宛），但是 HIV 持续在白俄罗斯、摩尔多瓦和哈萨克斯坦传播，而更近来的疫情明显出现在吉尔吉斯坦和乌兹别克斯坦。推动这种传染病传播的是广泛分布的行为改变——增加的注射毒品和不安全的性行为——特别在年轻人中。滥用毒品是猖狂的，尤其在俄罗斯，并且它仍是 HIV 传播的主要途径，但是这种疾病的传播现在已经达到了一个关键点：病毒从高风险人群，例如吸毒者、性工作者和囚犯移动到桥梁人群——罪犯的妻子和药瘾者的性伴侣，并到达普通人群。预计接下来流行会以非洲同样的方式发展，在非洲 HIV 主要是通过异性性行为感染的。

HIV/AIDS 在撒哈拉以南的非洲地区

在撒哈拉以南的非洲地区，AIDS 是一个毁灭性的问题。在"艾滋病

HIV/AIDS 和性传播疾病（STD）

带"——中非和东非国家——感染主要通过异性性交传播，男性和女性受感染的数量几乎相同。在很多都市地区，30％或更多的性活跃人群携带艾滋病病毒，高达90％的商业性工作者被感染。世界上每5个HIV-阳性的妇女有4个在非洲。在非洲这种流行病背后的因素包括：

- 多个性伴侣——很多国家有分布广泛的、文化上被容忍的男性乱交。
- 商业性行为——在撒哈拉以南非洲地区的较大城市，高达90％的商业性工作者被艾滋病毒感染。
- 性传播疾病广泛的发生率——这些疾病极大地增强了艾滋病病毒的传播。
- 对使用避孕套的社会抵触和缺乏有效的公共健康项目以直接抵抗HIV/AIDS和其他性传播疾病妨碍了遏制政策。
- 受污染的针头和注射器——极少有国家能为安全的注射承担消毒的、一次性的供应品。针头和注射器经常被重复使用，这几乎是所有不发达国家的普遍问题。
- 输血——一些国家并没有为HIV（以及乙型和丙型肝炎）检测血液的途径。

在非洲艾滋病流行的社会意义是深远的，并且也影响了其他国家。在撒哈拉以南非洲地区的成年人口缩减代表了增大的社会和安全问题。在社会中缺少成年人，包括父母、警察、老师、劳动者、医生、护士和很多其他的中产阶级，导致经济混乱、社会无序、煽动政治家的出现，以及增加的地区不稳定。这些状况中很多已经存在于非洲的一些国家。AIDS孤儿或父母死于艾滋病的儿童是这些地区日益扩大的问题。

HIV/AIDS 在印度、中国和东南亚

AIDS流行病在印度迅速扩散。估计多于400万人感染HIV病毒，这使得印度成为世界上HIV感染人数最多的国家。HIV已经传播扩散出高风险人群，现在已经牢固地进入到印度人口中，并迅速传播到乡村地区。30％～60％的商业性行为工作者和15％的卡车司机感染艾滋病病毒或患有艾滋病。性工作者在HIV的异性传播中持续扮演重要角色，这是在印度传播的主要方式，除了2个静脉毒品注射分布广泛的地区（Nagaland和Manipur）。另一种传播方式是通过受污染的血液和血液制品以及未消毒的针头和注射器。被卖到卖淫场所的儿童是另一种传播HIV病毒的途径。

直到1988年中国才有艾滋病病例报告，当时在中国西部与金三角接

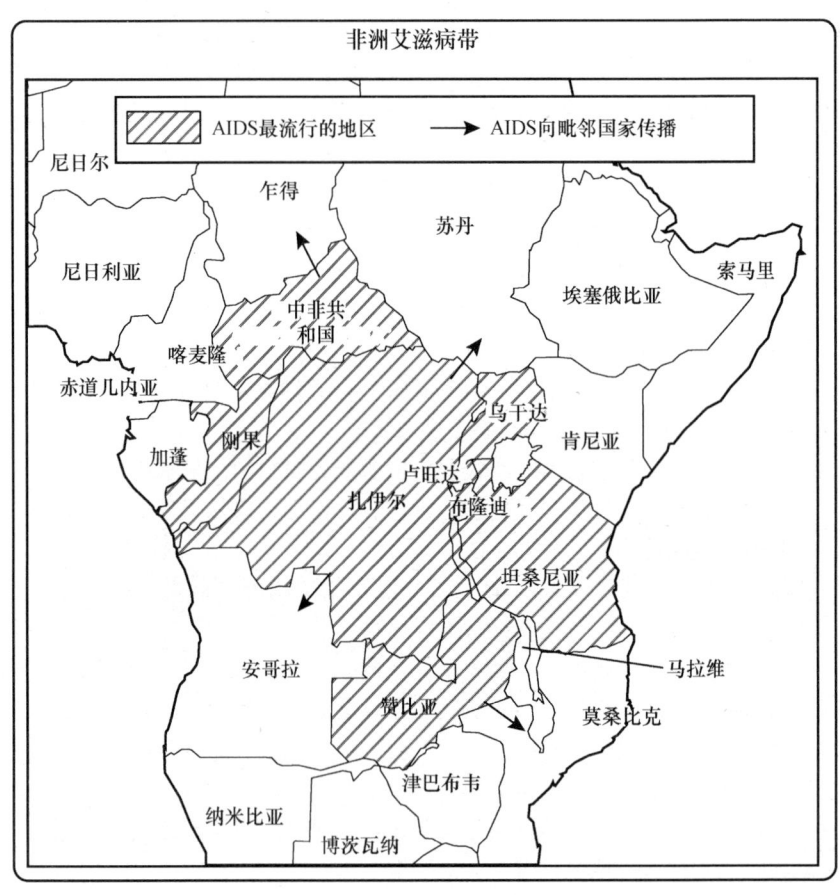

图 14.1 在撒哈拉以南非洲的"艾滋病带"国家

壤的云南省里,部落男性中有病例暴发。中国政府估计在 1996 年底有 200 000 人感染 HIV/AIDS。估计这一数字在 1998 年开始时已经增加一倍。毒品注射的增加,特别在西南部,以及在东部沿海商业性交易的增多是主要的原因。

在泰国毒品使用者中感染率在 1987~1998 年间从 1% 提高到 43%。现在高达 70% 的乡村商业性交易工作者受到感染,扩散到异性人口中,这引起了严重的公共健康问题。泰国政府开始正式提出这些问题,这在很多其他国家还没有被提出。

HIV/AIDS 在菲律宾、韩国、印度尼西亚、日本和大洋洲

现在，在这些国家的 AIDS 发生率仍然很低，尽管在商业性交易广泛分布的地区传播到异性人口是一种威胁。

预防 HIV 传播

如果旅行者在性方面不活跃，或者与未受感染的性伴侣或配偶是一夫一妻的关系，并且不注射毒品，他们实际上能消除感染艾滋病病毒的可能性。然而，很多旅行者确实与新结交的人，甚至陌生人发生性关系。他们获得艾滋病毒的风险是什么？正如前面所显示的，一些国家比其他国家有更高的 HIV/AIDS 发生率；因此在特定地理区域可能自动使他们有更高的风险。但是其他因素是什么？仅仅性行为是有风险的吗？

在开始，一个人可能会问：在美国通过阴道性交获得艾滋病病毒的预计风险有多大？在整个大众人口中实际的风险在统计上是低的。研究者估计在与"低风险"性伴侣进行单次未经保护的阴道性交后获得艾滋病病毒的几率是 1/5 000 000。如果性伴侣是"高风险"的，每个事件男-女艾滋病病毒传播率大约是 1/1000，如果伴侣是 HIV 阳性，这一比率是 1/500。避孕套会使传播风险降低 10 倍。这些统计数字使人安心因为它们说明与人口中被认为是"低风险"的人进行随意的性交而获得 HIV 是相对困难的。但是这些数字有一个重大的缺点——统计数字的误导。单次未经保护的性交仍旧可能传播艾滋病病毒。并且旅行者可能在"高风险"人群中。实际上，研究显示频繁的旅行者确实代表更高的风险群体。在一些场合，旅行者比在本国有 50～500 倍的艾滋病病毒感染率。当旅行时旅行者可能从事他们在家不会从事的行为。另外，尽管旅行者不会与商业性工作者进行随便的和未经保护的性行为，但是他们可能会与他们认为来自相似社会经济和教育背景的新结识的人进行性行为。

不幸的是，这是错误的判断。因此，真正保护自己的唯一办法是采取预防措施，包括：

- 避免与高风险伴侣有性行为。
- 使用避孕套或主张避孕套的使用。

什么是高风险伴侣？一般来说，是频繁与很多人有性接触（即滥交）的人，或注射毒品者，或曾经或现在是高风险个人的伴侣。另外，带有性传播

疾病（STD，见后文）的任何人以及未割包皮的男性应该被认为有高风险；他们有更大的机会被感染上 HIV。而且，一些带有 HIV 的人可能比其他有这种疾病的人更有传染性。例如，如果你的伴侣刚刚获得 HIV 感染，他或她的血液和体液里有比感染后期阶段的人更多的 HIV 病毒；如果你碰巧在嘴部或生殖器上有未愈合伤口，你更加容易受到感染。

如果你确实进行了未经保护的性行为，拥有一个低风险的伴侣是更加安全的，但困难的是你会对一个偶然结识的人肯定感到安全。当你们相遇时，你是在酒精的影响下，还是在药物的影响下？不管是异性、同性或双性，很多人没有进行安全的性行为，可能不会告诉真相，并且不揭示他们的性取向。你对于安全关系的直觉可能是被误导的。向新结识的人询问他或她过去的性习惯或药物使用可能是不合适的。实际上，*Archives of Internal Medicine*（1998）报告说在 2 家美国医院的 203 位连续 HIV 阳性的病人中，40％并没有告诉他们的伴侣，并且将近 2/3 并没有一直使用避孕套。有多个伴侣、同性和异性性行为的人不太可能揭示他们的 HIV 状况，是那些只有一个伴侣人的 3 倍。

避孕套　进行肛交、口交和阴道性交时，你应该永远使用避孕套，或坚持有一个避孕套被使用。但是它们的有效性如何？简单地说，它们是非常有效，但并不是 100％有效的。在 1994 年 *The New England Journal of Medicine* 发表的一份研究调查了 256 对 HIV 不一致的异性夫妇（即一个伴侣呈 HIV 阴性，另一个是 HIV 阳性）。在持续使用避孕套的 124 对夫妇中，在研究中 HIV 阴性伴侣没有一个被感染。在没有持续使用避孕套的 121 对夫妇中，12 对（大约 10％）HIV 阴性伴侣被感染。这并不是说避孕套不会破裂或滑落，但是考虑到精液（和射出前液体）在任何体液中有最高浓度的 HIV，使用避孕套是非常合理的。

有很多途径传播 HIV，但你首先要认识到这些途径是不传播 HIV 的
- 学校和工作的偶然接触
- 触摸和拥抱
- 握手
- 咳嗽和喷嚏
- 昆虫和蚊子叮咬
- 食物和水
- 共用茶杯、盘子和餐具
- 马桶
- 游泳池和浴室

杀精子剂和阴道隔膜　妇女在使用杀精子胶的同时也应该使用阴道隔膜；这种方式更进一步保护子宫颈和子宫免于 HIV 感染（但不是阴道壁）。一起使用避孕套、阴道隔膜（或宫颈帽）和杀精子胶还帮助保护其他的性传播疾病以及怀孕。注意：单独使用避孕胶可能并不阻止怀孕，而且在预防 HIV 传染方面也可能并不有效。一起使用阴道隔膜和杀精子胶稍微可以减少性传播感染的风险，但并没有避孕套有效。

注意：服用口服避孕药的妇女有更低的 HIV 传播风险。有未经保护的性行为和使用 IUD（宫内节育器）的妇女，有更高的 HIV 传播风险。割过包皮的男性有更低的获得 HIV 的风险。

在带有 HIV 病毒的情况下，单次未经保护的阴道或直肠性交对于传染可能是足够的。然而，通常认为在大部分病例中，通过多次性交反复暴露于病毒对于传染是必要的。

紧急预防

暴露后的 HIV 预防　那些通过安全性行为或药物使用行为的失误、或通过性攻击或事故、或与 HIV 呈阳性的性伴侣经历避孕套打滑而被暴露在艾滋病病毒的人们，能够联合使用 3 种抗逆转录病毒（antiretroviral）药物接受紧急预防。这种复杂的"事后药片"疗法必须在暴露后 72 小时内开始，并服用 28 天。不应该认为它是节制、安全的性行为、相互的一夫一妻、坚持使用避孕套或消毒针头的替代物。药物选择包括美国健康与人类服务部（U. S. Department of Health and Human Services）推荐的 3 种抗逆转录病毒药物的联合使用，除了那些包含奈韦拉平的药物，奈韦拉平与严重反应和肝损伤有关。如果暴露接触后需要预防，应该立即寻找医疗帮助。

HIV 检测和国外旅行

在大部分国家，停留期少于 1 个月的旅游者不需要出示 HIV 检测的证据。但是许多国家——包括美国——要求那些来此学习、工作、长时间居住或申请移民身份的人提供 HIV 检测。在这些要求下，那些 HIV 检测呈阳性的人通常被拒绝进入，尽管有时豁免书可能被签发。对 HIV 进行移民者筛选的国家包括阿根廷、中国、哥伦比亚、哥斯达黎加、古巴、匈牙利、伊拉克、以色列、蒙古、缅甸、菲律宾、俄罗斯、南非、南韩、叙利亚、泰国和英国。此外，一些国家有拒绝或驱逐所有患艾滋病的外国人的政策。在印度尼西亚、马来西亚、斯里兰卡和泰国这些国家里，政策有改变的趋势。

有时签证表询问到访者是否有任何传染病，因此如果你是 HIV 阳性，请准备好这个问题——以及如果你诚实回答，申请会被拒绝。世界健康组织认为从公共健康观点看，HIV 筛选是歧视性的和不必要的。

如果可能，应尽量避免在海外抽血。如果你预见到需要海外检测，考虑随身携带消毒的、一次性针头和注射器。如果你将要在海外进行检测，给你在目的地国家的本国大使馆打电话询问在当地进行检测的安全性以及是否使用消毒针头。

需要意识到一个国家公开的政策和实际发生的可能不同。随机的检测也可能发生。而且，被发现携带抗艾滋病病毒药物（如 AZT）的旅行者可能不允许进入。

性传播疾病（STD）

除了艾滋病病毒，其他性传播疾病（sexually transmitted disease，STD）可能通过不安全的性行为而获得。有风险的行为与性暴露的次数、不同性伴侣的数量和/或匿名的伴侣（如商业性工作者）、肛门性交（特别是 MSM——男人与男人发生性行为），以及使用（或不使用）避孕套有关。患有其他性传播疾病会大大提高艾滋病病毒传播的风险。

STD 的病因

性传播疾病可由细菌、真菌、寄生虫和病毒所引起。一些 STD 可通过接吻和口对生殖器的接触（如疱疹和生殖器疣）被传播。

细菌引起的 STD

- 淋病；梅毒；软下疳
- 衣原体感染（尿道炎、性病淋巴肉芽肿）
- 志贺杆菌、沙门菌或其他细菌，经常通过 MSM 传播

病毒引起的 STD

- 艾滋病；乙型肝炎；丙型肝炎

- 甲型肝炎（口-肛门接触）
- 生殖器疱疹；生殖器疣

寄生虫（原生动物）引起的 STD

- 贾第鞭毛虫、等孢子球虫、隐孢子虫、溶组织内阿米巴或其他寄生虫，尤其在 MSM
- 由毛滴虫引起的阴道或尿道感染

STD 的症状

在美国最常见的 STD 感染是由淋球菌和衣原体以及通过疱疹病毒所引起的感染，但是发生在旅行者中的 STD 程度和种类缺乏统计。在那些有淋病或生殖器疱疹的人中，症状通常出现在暴露后 4～10 天，显然可能与旅行有关。有更长潜伏期的疾病如肝炎，可能并不认为与旅行相关，因为他们的症状可能在旅行者回家之后才发生。

盆腔炎症性疾病　出现下腹疼痛、阴道异常分泌物和发烧的妇女应该检查患盆腔炎症性疾病（pelvic inflammatory disease，PID）的可能性，它是一种子宫和/或输卵管感染。这经常是一种混合感染，通常由淋球菌和/或衣原体伴随其他细菌所引起。记住阑尾炎、卵巢囊肿甚至异位妊娠酷似 PID，因此正确的诊断是重要的。

如果你注意到在你的生殖器上有任何溃疡或疼痛——疱疹、梅毒或软性下疳是可能原因。无痛的溃疡可能预示着梅毒，而疱疹性溃疡通常是浅的并且相当疼。这些损害要求明确的诊断以利于正确的治疗。确定寻找有资格的医疗护理。

一些疗法能够治疗无并发症的 PID：

- 250 mg 头孢曲松（Rocephin）注射剂，加上 14 天多西环素，100 mg 一天 2 次（或四环素，500 mg 一天 4 次），加上甲硝唑（Flagyl），500 mg 一天 2 次服用 14 天。
- 氧氟沙星（Floxin）400 mg 一天 2 次服用 14 天（或左氧氟沙星每天 500 mg），加上甲硝唑 500 mg 一天 2 次服用 14 天。

男性淋病　对于男性淋病的治疗，必须考虑与衣原体的共同感染。使用以上治疗方法之一，但是不需要甲硝唑。7 天口服疗法是足够的。

1 克单剂量口服阿奇霉素能有效治疗淋病和衣原体感染。它更容易服用并且有更少的依从性问题。

抗喹诺酮淋病　喹诺酮不再被推荐给在夏威夷或加利福尼亚州的淋病患者,以及在亚洲或太平洋地区获得感染的病人。在其他地区,左氧氟沙星疗法,每天 500 mg 服用 7 天是有效的。

在妊娠期间的治疗　如果你怀孕了并且有盆腔炎症(PID),你能安全地用头孢曲松或普鲁卡因青霉素加上丙磺舒来治疗。这些经常与阿奇霉素一起服用,每天 500 mg 连续服 3 天,以便消除衣原体。当使用替代药物(如前所述)时,避免使用喹诺酮。

治疗后的复查　如果当旅行时你正治疗淋病或盆腔炎症(PID),当你回家时你应该联系你的医生。妇女应该复查子宫颈培养察看她们是否仍然带有淋病和/或衣原体。男性和女性都应该进行血液测试看是否有梅毒,并且应该检查是否有 HIV 感染(以及乙型肝炎和可能的其他感染)。在暴露后 12 周或更久,HIV 筛检测试可能不是呈阳性的。HIV 感染的早期诊断是重要的,因为使用抗逆转录病毒药物进行早期积极地抗 HIV 治疗可能保护免疫系统的关键部分。注意:FDA 批准的由 Home Access 公司生产的家庭 HIV 检测,它与在医院进行的检测效果是相似的。详情可登录 www.homeaccess.com 查询。

STD 的预防

遵循与 HIV 相同的预防措施。

第十五章
高原病

关键点:

- 急性高山病（acute mountain sickness，AMS）是常见的，影响了高达40%的处于高海拔（达10000英尺）的旅行者。
- 头疼是AMS最普遍的症状。
- 急性肺水肿是高原病（High-altitude disease）死亡最常见的原因。
- 如果旅行者有高原病的任何症状，他们决不应该继续攀登。
- 下降是任何类型高原病最可靠的治疗方法。
- 上升到中等高度看来对有稳定性冠心病的人危险较小。

术语"高原病"描述了在攀登者上升到超过8000英尺（2500米）的高度后所出现的影响大脑和肺部的疾病。

最普遍的与海拔高度相关的疾病是影响大脑的急性高山病（AMS）。急性高山病的特点是头疼，该综合征被定义为在最近到达海拔高于2500米的不适应者中出现头疼，加上出现下列症状中的一个或多个：缺乏食欲、恶心、呕吐、疲劳、头晕或失眠。头疼是钝痛和搏动性痛，在晚间和早上更严重，用力或俯身会加剧头疼。AMS症状通常在6～10小时内逐步显现出来（但有时只要1个小时）；在1～2天内达到最严重的程度，并且大约在第3天开始下降——只要额外的上升不发生。AMS代表了影响大脑的高原病病谱的一端：它能发展成高山脑水肿（high altitude cerebral edema，HACE），一种威胁生命的高原病类型。

高山肺水肿（high altitude pulmonary edema，HAPE）影响肺部。它不如急性高山病普遍，但却占据来自于高原病的大部分死亡原因。高山肺水肿经常出现在已经遭受急性高山病的人中。事实上，50%有高山肺水肿的登山者有急性高山病，14%的人有高山脑水肿。

急性高山病(AMS)的发生率

高原病的发生率是由所达到的高度、上升速度和个人敏感度决定的。AMS 出现在 22% 的上升到 7000～9000 英尺的成人中，42% 上升到 10 000 英尺的人中，以及大约 3/4 上升到 15 000 英尺的人中。一份对尼泊尔的研究显示，在上升到 16 000 英尺并在高海拔地区睡觉的登山爱好者中有 58% 的疾病发生率。潜在受害者的特殊群体是那些上升到并经常睡在非常高（12 000～18 000 英尺）和极度高（18 000 英尺以上）的海拔处的登山者。在高于 15 000 英尺处出现急性高山病的登山者中，大约 8% 的人继续逐步出现脑水肿和/或肺水肿。

增加你获急性高山病机会的因素

对急性高山病的敏感度随时间而变化。以前上升到高海拔也不得急性高山病的能力并不能保证你将来不会发生，但是如果你曾经在不出现问题前到达某一高度，你可能会不出现症状而返回到那一高度，只要你正确地适应环境。急性高山病的风险因素包括以下：

- 快速上升（每天多于 3000 英尺）
- 达到的高度，特别是睡觉时的海拔超过 10 000 英尺
- 在高海拔处使劲用力
- 低于 50 岁
- 花费在高海拔处的时间
- 高原病的历史（最重要的风险因素）
- 不能充分适应环境

与急性高山病无关——或不能对急性高山病起保护作用的因素

- 以前的高海拔经历
- 吸烟
- 年龄较轻
- 性别
- 去高海拔地区前的训练
- 好的身体条件
  好的身体条件不能防止急性高山病看起来可能是令人吃惊的，但是年轻

的健康人经常比其他人走得更高更快,并且他们还可能在高海拔的地方从事更剧烈的活动。尽管吸烟不是急性高山病的风险因素,吸烟者可能比不吸烟者有更少的耐久力。普通的疾病,如高血压、冠心病、轻微慢性阻塞性肺病(COPD)、糖尿病和怀孕看来并不影响对高原病的敏感度。

在高海拔处的通常症状

用力时呼吸短促 用力时呼吸短促(呼吸困难)对于任何在高海拔处进行运动的人都正常的。然而,如果呼吸困难发生在休息时,高山肺水肿应该被考虑。

频繁夜间觉醒 由于周期性呼吸(见后文)或需要小便,这种情况经常发生。

高山性水肿 由于液体潴留,四肢和面部水肿可作为单独症状发生,而不出现急性高山病的症状。它对利尿剂、地塞米松和高度下降有反应。

周期性呼吸 睡觉时发生的周期性呼吸通常发生在高海拔处。它的特征是周期性的缓慢呼吸跟随着快速深呼吸,然后呼吸完全停止(呼吸暂停)。在呼吸和循环重新开始之前,呼吸暂停的时间可能持续10~15秒。这是相当令人吃惊的,因为此人事实上确实(短暂地)停止了呼吸。它出现于在个人海拔阈值之上的每一个人身上。周期性呼吸的程度(严重性)是由遗传决定的。乙酰唑胺减少周期性呼吸,提高氧合和减少急性高山病的风险。

低氧性通气反应(HVR)

什么是低氧性通气反应(hypoxic ventilatory response,HVR)?简单地说,它是发生在当你没有得到足够氧气时而引起的通气量增加。有较低低氧性通气反应比有较高低氧性通气反应的人更有可能遭受急性高山病、高山脑水肿和高山肺水肿。低氧性通气反应是由位于你颈动脉的受体(颈动脉体)所控制的,当它发现缺氧,它会给你脑部的呼吸中心发信号去增加换气。增加呼吸频率和深度从你的血液中释放出二氧化碳,以利动脉氧气相应的增加。有迟缓的低氧性通气反应和吸氧不足的人们会更加缺氧,特别是睡觉时。缺氧的不利影响包括增加脑血流量从而引发脑水肿、肺血管收缩和肺动脉压力增加,以及肾部水潴留增加。

急性高山病的起因

发生在上升到高海拔期间的生理改变是复杂的,并且每个人如何反应是有大量变化的。可能出现的最重要的改变是流动到大脑的血液增加。由此产生的脑动脉毛细血管压力上升,与缺氧相关,导致液体穿过血-脑屏障渗漏,因此产生的脑水分增加被称为血管源性脑水肿。这种过程看起来是急性高山病病因和高山脑水肿症状的关键步骤。

关于急性高山病的事实

- 在所有的器官中,大脑似乎是对高海拔,特别是极度高海拔缺氧最敏感的。
- 缺氧引起的脑动脉扩张通过低碳酸血症(低动脉二氧化碳)引起的对动脉的收缩作用而减轻。一般到大脑的氧气运输是血管舒张和血管收缩之间平衡的结果。一般来说,血管舒张凌驾于血管收缩之上。
- 增加的脑血流量和缺氧能共同导致血管源性脑水肿(如上所述)。
- 增加的脑血流量还会引起来自于脑充血的大脑肿胀。
- 所有脑在上升到高海拔处都会肿大——由于脑水肿和/或充血的结果,但并不是所有的登山者出现急性高山病。
- 根据"紧密配合(tight fit)"假说,头颅解剖学决定了谁可能出现急性高山病。在保持相对无症状的登山者中,脑容量提高和颅内压相应的提高被减少的颅内血流量(来自于血管收缩)和脑脊髓液自颅骨增加的排量所"缓冲"。
- 如果缓冲是不成功的,脑水肿和颅内压持续上升,导致急性高山病的症状出现。
- 急性高山病能发展成为高山脑水肿。高山脑水肿只发生于少数登山者,通常是在极度高海拔的人们。
- 轻微急性高山病病例可能是由早期脑水肿所引起的。
- 在中至重度急性高山病和高山脑水肿之间有一条模糊界限。较严重的急性高山病症状包括未减轻的头疼、尿量减少、呕吐和嗜睡——但并非定义高山脑水肿的平衡受损(共济失调)和精神混乱或昏迷。

高山脑水肿

这是急性高山病最严重的形式。在这一阶段,出现严重的脑水肿和增加的颅内压。高山脑水肿发生前会有急性高山病的症状或突然发生。症状包括意识混乱、定向障碍、不合理行为、嗜睡，特别是共济失调。恶心和呕吐可能是严重的。从初始症状到进展为昏迷可能只需 12 小时。如果没有进行早期治疗，会导致死亡。

高山肺水肿

最受缺氧影响的第二个器官是肺，但是高山肺水肿的病因完全不同于急性高山病和高山脑水肿。基本上，在高山肺水肿中，高压液体渗漏出现在肺部。机制是：缺氧引起肺动脉血管收缩和肺动脉压力上升。然而，血管收缩不是平均地分布在肺部，那些不太收缩的肺组织区域被血液过度灌注，导致局部肺毛细血管压力上升。增加的毛细血管压力迫使水和蛋白质通过毛细血管壁进入到肺间质，导致肺水肿（高压过度灌注水肿）。这部分肺组织区域的溢出进一步减少氧气传输到血液，更加加重缺氧。

有低氧性通气反应的人有更严重的肺动脉高压，并且对高山肺水肿更敏感。更重要的是，低氧性通气反应可能导致睡觉时极度血氧不足，这解释了为什么高山肺水肿经常在半夜侵袭。另外，易患高山肺水肿的人有其他的遗传因素；例如，他们在肺部一氧化氮（一种扩张动脉的化学物质）的产生减少了。

高山肺水肿通常发生在快速艰辛的上升到高或非常高的海拔地方并在此停留之后。高山肺水肿的早期症状是用力活动时喘息，并且运动耐量减少。如果不曾治疗过，会进展到在休息时也气喘，特别在夜间，以及持续的咳嗽。咳嗽会是干咳或进展到产生白色泡沫痰。严重的疲劳或不能耐受运动几乎是普遍的，并且可能是高山肺水肿最可靠的特点。最可靠的诊断体征和症状是干咳和疲劳加上肺部湿罗音以及血氧饱和度下降（用脉搏血氧计测量，比计算高度水平更显著），或心动过速和血氧饱和度进一步下降。

高山肺水肿累及 1%～2% 的那些旅行到 12 000 英尺以上的人们。（然而，死亡病例在 8000 英尺就出现过。）每年高山肺水肿比任何其他与高度相关的疾病都导致更多的旅行者死亡，但是如果早期确诊和正确治疗，它也是可逆的。那些以前经历过高山肺水肿的人有更大的风险；在另外暴露到高海拔期间，他们有 60% 的机会复发。

减少急性高山病和高山肺水肿的风险

减少活动　如果你快速旅行到高于 8000 英尺（2500 米）的高度，在最开始的 2 天里不从事费力的活动会降低你患病的机会。

适应新环境 高原病的主要原因是走得太高太快。通过缓慢的、逐渐地上升，你能避免或减轻急性高山病。缓慢的上升意味着在连续的夜晚，不要提高你的睡眠高度超过 2000～3000 英尺（600～900 米），特别当爬到 10 000 英尺以上时。一种称为分段的替代策略是在重新开始上升之前花 2～3 天时间停留在中间高度（例如 8000～10 000 英尺）。此后每 3000～4000 英尺，你应该停留一天做进一步适应。另外，不管当天你爬了多高，试图在较低的海拔睡觉，如果这是一种选择的话。

不幸的是，谨慎的上升速度方针对大部分攀登者来说是不实际的。例如，如果你要在被引导的旅行中攀登乞力马扎罗山（Mt. Kilimanjaro），你会发现自己上升的计划强迫你在每个连续的晚上睡在更高的海拔。你在 5000 英尺处开始攀登。你睡觉的小屋在 9000、12 000 和 14 500 英尺。你只有一天单独的休息日（有时）花在最高的小屋处，在接下来的早晨最后上升到 19 000 英尺的顶峰。不用说，急性高山病频繁发生在那些攀登乞力马扎罗山的人中。

服用预防药物 在你快速上到 8000 英尺以上的海拔，或坐飞机到达高海拔的目的地时（表 15.1），有两种药物起帮助作用：（1）乙酰唑胺，它加快适应环境；（2）地塞米松，它减轻症状，但是对适应环境本身没有影响。预防是尤其重要的，如果你以前曾经历过高原病，但是一些专家不是一致地推荐药物预防给那些计划合理地缓慢上升到中等高度时间表的人。现在的问题是：实际上有多少人实践缓慢的上升？

乙酰唑胺（Diamox）——乙酰唑胺已经显示出能减小对急性高山病的易感性以及高山肺水肿和高山脑水肿的发生率。这是预防急性高山病的药物选择。乙酰唑胺通过一些机制工作：（1）它迫使肾排出碳酸氢盐，使血液酸化。由此产生的新陈代谢性酸中毒作为呼吸刺激物，增加换气和提高动脉氧化作用。这种药在睡觉时预防极度缺氧尤其有效——这种情况还会引发高山肺水肿，特别在有这种病史的人中；（2）它减少了脑脊髓液体（CSF）形成和可能的 CSF 压力；（3）它引起利尿，抵消出现在急性高山病的液体滞留。

标准剂量：每 12 个小时 125～250 mg，或每天 500 mg 的缓释制剂（Diamox-SR）。在开始上升之前 24 小时，开始服用乙酰唑胺，并在更高的海拔连续服用 3 天。不良反应包括频繁的排尿（多尿症）和脸与唇部的刺痛感（感觉异常）。

表 15.1　AMS 治疗选择

下降	
有利	患者通常在下降时迅速恢复；在数小时内可完全恢复。
不利	无法继续前进至山顶或旅行目的地；在恶劣气候或夜间下降困难；患者需要有人陪伴。
在相同高度休息	
有利	适应当前高度；无需放弃前进。
不利	症状缓解需要 24～48 小时；爬山者的身体条件在此期间可能会恶化。
休息加乙酰唑胺	
有利	休息有益，加用乙酰唑胺可加速缓解；症状可在 12～24 小时内恢复。
不利	症状需在 12～24 小时内恢复。
休息加地塞米松	
有利	休息有益，加用后中度 AMS 可在 2～6 小时内缓解。此措施和下降一样有效，且无需步行。
不利	有发生皮质类固醇不良反应的潜在危险（不太可能出现）。
休息加乙酰唑胺及地塞米松	
有利	休息有益，加用后可更快地适应环境并解除症状。
不利	如果不能马上下降，这是大多数 AMS 患者最可能选择的治疗。
氧气和(或)高压治疗	
有利	每分钟吸氧 2～4 升或应用高压袋模拟下降和短期下降一样有效；且无需步行。
不利	由于氧气罐重，高压袋价格昂贵且需劳动量大，故不常应用；通常用于更为严重的疾病，且只有在仪器装备更精密、海拔更高的远征队中才可见到。两种治疗 2 小时均可改善多数患者的症状，但可能会出现反跳症状。

地塞米松（Decadron）：尽管在治疗急性高山病的脑部症状方面是有效的，但是地塞米松并没有被常规推荐作为预防药物。然而，对于那些需要突然上升到非常高海拔的人——例如登山救援队——或那些对乙酰唑胺过敏的人来说，地塞米松是一种有用的药物。这种药通常被用于治疗急性高山病（见治疗部分）。

预防剂量：每 6 小时 2 mg，在上升那天开始服用，在更高的海拔处连服 3 天，然后递减剂量 5 天。不良反应：戒断地塞米松可能增加抑郁的风险。
硝苯地平——在有高山肺水肿史并渴望预防的人中，每 8 小时使用 20 mg 缓释胶囊（在欧洲和亚洲有各种品牌），或者每 12 小时服用 30 mg 缓释药（在北美可以获得 Adalat-CC 或 Procardia-XL）。在 10 000 英尺所有的登山者应该携带 10 mg 速效胶囊的备用治疗剂量。
阿司匹林——去高海拔地区旅行前，用阿司匹林做预处理看来可以减少头疼的发生率和严重程度，这是轻微急性高山病的主要症状。在出发前每 4 个小时服用一片阿司匹林，连服 3 剂。到达后，一天 3 次服用 2 片，连服 3 天。（Ibuprofen 也起作用。）
银杏片—这种草药显示出在预防急性高山病方面的综合效果。

诊断高原病

诊断和治疗急性高山病、高山脑水肿、高山肺水肿时，记住其他酷似高原病的疾病。考虑：
- 脱水（能引起恶心、虚弱、头疼）
- 体温过低（能引起平衡失调、蹒跚步态）
- 疲惫（能引起嗜睡、平衡失调、蹒跚步态）
- 呼吸道感染（症状包括咳嗽、呼吸短促）
- 一氧化碳中毒（来源于在封闭空间做饭，例如帐篷、雪窖；引起快速呼吸、头疼、精神变化、昏迷。）
- 换气过度（源于焦虑的快速呼吸；与肺水肿症状相似）
- 精神病方面问题能引起类似一些高山脑水肿症状的非理性行为。
- 高海拔、缺氧和脱水三者合并能使人易患静脉血栓症——脑部、视网膜和肺部。服用避孕药的吸烟妇女可能有更高的肺栓塞风险。
- 高度——无关的疾病，例如糖尿病、癫痫发作、未确诊的脑肿瘤症状、病毒或细菌感染。

尽管一句有价值的格言"任何在高山的疾病应该被认为是急性高山病直到被证明是其他疾病"通常是正确的，但有时是不可能、甚至可能是不必要的去做立即诊断。对症治疗，例如及时的氧气治疗，然后迅速下降，应该是首选。准确的诊断经常等到攀登者下降之后进行。

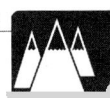

治 疗

轻微急性高山病本身是一种无风险的疾病,但你必须监视是否进展到更严重的急性高山病、高山脑水肿或高山肺水肿。一般来说,处理视症状的剧烈和严重性而定。治疗的原则如下:
- 停止进一步上升并休息。执行指定的辅助治疗。
- 如果没有改善或症状恶化,应下降。
- 如果出现脑水肿或肺水肿的症状或迹象,立即下降。

轻微急性高山病

第一条应用原则:停止进一步上升并休息。症状应该在 8~12 小时内得到改善;如果不是这样,则需要下降。为了治疗头疼,服用阿司匹林、对乙酰氨基酚或布洛芬。每天 2 次 125~250 mg 的乙酰唑胺(Diamox)能在 12 小时内减轻症状。地塞米松(口服 4 mg 或每 6 小时肌肉注射一次)在 6 小时内起作用,可能比乙酰唑胺更有效。联合使用地塞米松和乙酰唑胺可能更加有效,但是还没有研究证明这种方法。不要试图作进一步的上升直到症状已经消失。连续几天继续服用乙酰唑胺作为预防。饮用额外的液体不能治疗急性高山病,但如果你脱水了,这样做会让你感觉好一些。

更严重的急性高山病

治疗更严重的急性高山病(本质上是高山脑水肿之前的病情)主要是减少脑容量和颅内压以及阻止血管源性脑水肿的形成。下降 1500~3000 英尺是最好的初始治疗。附加的方法包括氧气、类固醇、乙酰唑胺、休息和让登山者保持温暖。如果可以,以每分钟 2~4 升的流动速度开始氧疗,并立即服用 8 mg 地塞米松,然后每 6 小时 4 mg,加上每 12 小时 250 mg 的乙酰唑胺。尽可能快地计划下降。

高山脑水肿(HACE)

高山脑水肿的特点是意识混乱和共济失调。为了检测共济失调,让登山者试图走直线,一只脚在另一只脚的前面,脚后跟对脚趾。挣扎着停留在直线上、摔倒在一侧或摔倒的登山者应该被认为有高山脑水肿。如果以前没有发生过共济失调,应该在共济失调的最初迹象时开始下降。辅助治疗在上段中列出。可携带式高压氧舱,例如 Gamow bag(见后面),将会提供充氧,暂时减轻痛苦、并帮助下降;但是即使使用 Gamow bag,也不应过度延缓下降。注意:高山脑水肿和高山肺水肿经常同时发生,但是高山脑水肿也会在没有肺部症状的情况下单独出现。

高山肺水肿(HAPE)

治疗视病情的严重程度和环境而定。如果没有氧气和医疗专业知识,立即下降是必须的。如果早期诊断出病情,下降 1500～3000 英尺通常能快速改善病情,在较低的海拔处休息 2～3 天通常能让病人完全康复。一旦症状消失,可以重新尝试小心的上升。注意:然而一些专家声称,一旦高山肺水肿被诊断出来,病人应该被转运到医疗机构进行正确的追踪治疗。这种做法可能只需要在更严重的情况下进行。如果尝试重新上升,预防药乙酰唑胺和硝苯地平应该被考虑使用。

辅助治疗方法包括:

- 氧气,在最初每分钟 2～4 升的流量,可以挽救生命。将流量减少到 1～2 升以保持 $SaO_2>90\%$。
- 服用硝苯地平。尽管氧气和下降是治疗高山肺水肿最好的方法,但是硝苯地平是一种有效的辅助方法,尤其当没有氧气的时候。如果病人有知觉,让他最开始服用一片 10 mg 的胶囊。如果不省人事,刺破胶囊,将它喷射在病人舌下。每隔 12 小时,使用 20～30 mg 的缓释胶囊进行持续治疗。硝苯地平快速减少肺部血管收缩,从而减小肺部高血压和过度灌注性水肿。血管收缩的减少使得肺部血液流动更加均匀,从而提高氧化作用。舌下服用硝苯地平在 10～15 分钟内导致动脉氧饱和度上升 10%。硝苯地平有时被单独用于只有非常轻微的高山肺水肿并需要卧床休息的病人,否则它只与其他治疗方法结合使用:下降、氧气和高压疗法。
- 注意:昔多芬(Viagra,伟哥)最近显示出治疗高山肺水肿是有效的。剂量是每 8 小时服用 50 mg。它的优势在于不会减小全身血压。
- 使用 Gamow bag(见下文)进行总共 2～4 小时的高压治疗通常显著改善病情,有利于下降。
- 让病人保持温暖。不仅病人会感觉更舒服,而且冷应力可以提高肺动脉压力。

便携式高压舱(Gamow Bag)

这种设备是密封的,7英尺圆柱袋,外面涂上一层尼龙,大约18磅重,带有泵和/或再呼吸部件。它被用于治疗更严重的急性高山病或高山脑水肿,尤其当病人症状严重而不能立即下降。患病的登山者被置于袋中,然后使用脚泵或手泵加压。这种增压视起始高度模拟下降1500~2500米的高度,这对提高动脉氧饱和度到超过90%通常是足够的。一个小时的治疗可以快速减轻大部分急性高山病的症状,但是效果是短暂的,仅持续10~11个小时。这可能换取足够时间陪患病的登山者走到更低的高度。相比而言,接受地塞米松的登山者会更缓慢地改善病情,但却可以得到持续、长久的效果。服用地塞米松简单,但便携式高压舱就不是这样了。在经常极端的天气下维持治疗压力和空气流动是一件使人畏缩的任务。另外,有条件使用的病人是受限制的。

高压袋的主要优点是能快速产生效果,并独立于可消耗的氧气。这种设备最适合不携带瓶装氧的高山探险队以及搜救队。Gamow Bag能从Chinook Medical Gear公司处购买或租用,公司地址是120 Rock Point Drive,Unit C,Durango,CO 81301;电话:970-375-1241;800-766-1365。

氧气

氧气通常由重约18磅的E型圆柱容器体供应。一个充满氧气的容器在2 L/min的流量下大约持续4小时。在提高动脉氧饱和度方面,补充氧气略微比Gamow Bag更加有效,并且它对病人没有严格的限制。

安眠药

通常建议高海拔旅行者不要服用安眠药,因为它们可能抑制呼吸、减少氧饱和度和加重缺氧,并且增加急性高山病的发生率和严重程度。然而,在对英国珠穆朗玛峰登山队成员的最近研究中(在海拔5300米的高度进行),发现小剂量(10 mg)短效性地西泮、替马西泮(Restoril)能提高睡眠的主观质量而对呼吸作用没有不良影响。在较长时间没有觉醒的良好睡眠导致较少的白天困倦并提高持久力。在1996年,法国研究者发现在4000米的模拟高度服用10 mg唑吡坦(Ambien)与更少的睡眠觉醒和不增加呼吸周期有关。从这些研究中发现,短效催眠药在提高舒适度和休息以及高山表现方面,可能实际上是安全的辅助疗法。

儿童急性高山病

儿童急性高山病的发病率与成人大致相同,但是诊断病情可能会有麻烦,由于这种病的症状——咳嗽、头疼、易激惹和无食欲——经常被误诊为病毒性疾病。如果儿童在高海拔处生病,父母应该考虑到这可能是急性高山病,并且下降寻求及时的医疗咨询。急性高山病的预防/治疗药物被认为是成人服用的,但也有合适的儿童剂量。这些治疗儿童急性高山病的药物还没有被明确研究过。

在高海拔处的心脏

对患有冠状动脉疾病的旅行者来说,如果他们平时没有症状或有适度的运动耐力的话,上升到适当高度看起来是没有风险的。在较低运动强度时,他们可能出现心绞痛,但通常不会损伤他们适应环境的能力。他们到达高海拔处后,应该先休息数天,然后再缓慢上升。如果旅行者正在治疗心绞痛、心房颤动、高血压或轻度代偿性充血性心力衰竭,他们的药物应该被仔细调整,特别是控制好血压和脉搏。

然而,很多人(和他们的医生)询问关于"高山旅行会不会引起心脏病发作?"或者"是否有猝死的风险?"较年轻的人不需要担心这个问题,但你若是一名50岁的男性,有相对较差的身体条件,并且可能带有一些循环系统风险因素,那又怎样呢?长途跋涉是好的想法吗?医学文献中的报告证明突然心脏死亡增加的发生率与久坐人的突然运动有关,但没有数据显示在参加高山运动期间的风险。

在一份关于在澳大利亚高山徒步旅行者和滑雪者的猝死报告中,徒步旅行者死亡的可能性是滑雪者的2倍以上。在徒步旅行者中,死亡风险与40岁以上年龄和缺乏身体活动高度相关。相反,在尼泊尔登山者和长途旅行者医疗转运的一份研究中显示,心脏疾病只占医疗转运的5%,并且没有出现死亡。这种差异的一个原因可能是去尼泊尔的登山者有更好的身体条件。

急性心脏病的可能性促使筛检无症状的旅行者,努力在严重问题发生之前鉴定冠状动脉疾病的存在。运动试验经常被推荐。不幸地是,运动负荷试验只有有限的有效性,因为它们没有显示冠状动脉解剖学。它们不能发现斑块,斑块不足够大难以阻塞血液流动,但可能破坏和破裂,从而引起心绞痛、心脏病发作,或心搏停止。需要更灵敏的测试检查这些无症状的斑块,

并且如果发现，就需要稳定它们。
- 冠心病（CAD）是一种在动脉壁内沉积动脉粥样硬化斑块的疾病。
- 斑块包括富含脂质的核、炎性细胞、钙和纤维帽。
- 心脏病发作的风险不仅与冠状动脉斑块的存在和大小有关，还与它们的生化稳定性有关。
- 不稳定的斑块会裂开或破裂，引起血栓和冠状动脉阻塞。
- 较大的斑块比小斑块更可能破裂，但是较小的斑块数量更多，并且对于心脏病发作有更大的风险。
- 稳定斑块是减小风险的重要目标。
- 他汀类药物能稳定斑块。规律的运动减小斑块破裂的风险。
- 减少心脏的风险因素可减少斑块的形成。

运动负荷试验在评估已经诊断患有冠心病的病人心脏功能方面可能是最有用的。评估结果还能帮助他们的医师调整药物以便获得最大化的好处。

如果你计划去中等到高海拔地区旅行，这里有一些指导方针：
- 如果低于 50 岁，没有心脏疾病的症状，有良好的身体条件，并且你没有心脏风险因素，特别是没有早期心脏疾病的家族史，那么在你旅行之前你不需要心脏评估。标准的行前咨询（第二章）是足够的。遵循本章的指导方针用于预防高原病。
- 如果你有一个或多个风险因素（包括大于 50 岁的男性），但没有心脏症状，咨询你的医师。根据你所计划中的远足状态、风险因素的数量、你全面的医疗和身体条件，加上无论你有何种对你心脏的焦虑——上升之前的踏车运动试验可能被推荐。然而，测试没有症状的人是有缺点的。即使有显著的潜在冠心病时，运动测试可能会是正常的。并且如果测试是可疑的或略微不正常，这可能会打开潘多拉盒子。接下来你会需要核素灌注扫描；你可能甚至需做血管造影照片。血管造影照片是侵入性的，并且是有风险的。最近的新技术——多排计算机断层扫描（Multi-detector CT scanner）能够显示出冠状动脉的足够细节以便诊断冠心病以及任何斑块形成的程度。这种测试是非侵入性的，只需 15 分钟就可完成。
- 如果你有心脏病发作史、进行过冠状动脉旁路移植手术（CABG）或血管成形术，爬山或旅行到高海拔的地方当然是可能的，但是登高的指标应该仔细审查。如果你有正常的运动负荷试验，你可能处于低风险。如果你在较高的风险类别中，正如你的运动试验和/或症状所显示的那样，预防措施应该更加严密。
- 如果你有症状或确定的冠心病，并且你的运动试验是不正常的，那么你的活动水平应该联系到测试结果。如果测试是轻微不正常的，并且你能在高运动水平完成测试，那么几乎不应该对你的体力活动施加限制，除非活动能引发症状。如果你有症状或在低运动水平时表现不正常，那么最好在此水平之下运动。

表 15.2　一些海拔高于 7500 英尺的城市

地点	海拔（英尺）
Addis Ababa，埃塞俄比亚	7900
Thimphu，不丹	7700
Bogota，哥伦比亚	8653
Cuzco，秘鲁	11 152
Arequipa，秘鲁	7559
La Paz，玻利维亚	12 001
Darjeeling，印度	7431
Toluca，墨西哥	8793
Sucre，玻利维尔	8530
Lhasa，西藏	11 830
Quito，厄瓜多尔	9300
墨西哥城	7546

关于心脏疾病和高海拔的要点

- 在高海拔处进行理性的运动通常在有稳定心脏疾病的旅行者中几乎不引起问题。
- 在高处最开始的 3 或 4 天，高海拔增加了心脏的工作。在这段期间，过度重体力活动应该被避免。活动应该被限制在能够容忍的较低高度。
- 在山上开始任何重体力活动之前，至少有中等程度的身体状况才是合理的。对于那些 40 岁以上的人，身体状况尤其重要。
- 在习惯久坐的人中，重体力活动能引起心脏病发作（心肌梗死）。规律的运动能预防心脏病发作。

- 逐渐而不是突然地上升总是更好的。
- 血压应该保持在良好的控制下。
- 由于液体滞留，有充血性心力衰竭病史的旅行者经常在高海拔处失代偿。
- 当开具心绞痛药物时，钙通道阻滞剂可能比β-受体阻滞剂更好。
- 心律失常如心房纤颤，甚至在没有潜在的冠心病时，在快速上升到高海拔处可能变得更严重。
- 进行过心脏旁路移植手术的长途跋涉者可以攀登到19 000英尺高度而不出现问题，但对于他们在高海拔处登山和旅行的风险完全不清楚。每一个旅行者应该单独评估。
- 你的肺功能通常比你的心脏更加多地限制你在高海拔处的最大体力活动。
- 有心脏病的人去更高海拔地方旅行的方针有些难懂，而且没有很好地标准化。
- 服用降低胆固醇的他汀类药物，例如阿托伐他汀（Lipitor），可能减少心脏病发作的风险。较高剂量的阿托伐他汀稳定冠状动脉斑块，减少斑块破裂和急性冠状动脉综合征（新发心绞痛、心脏病发作）的风险。
- 阿司匹林和氯吡格雷（Plavix）减少心脏病发作和卒中的风险，但是出血是一个副作用。

做出旅行的决定应该基于你的医生的建议，加上你自己出发的愿望。记住如果问题出现，你可能正远离医院。然而，很多聪明而见识广博的人，知道风险以及他们自己的能力和极限，都想要过最充实的生活。这是一种不应该被过多限制的人类愿望。

两名医生是如何建议他们的病人登山

Drummond Rennie医生是一名内科医生和有经验的长途旅行者/登山者，他建议"我自己的实践经验是从询问是否能在高海拔处旅行的人那里得到仔细的病史。我解释说如果他们能够在海平面进行费力、长时间连续运动，他们或许能在高海拔处那样做。我还建议如果可能的话，他们应该在中等高度，比方说8000英尺，进行一次试验。如果他们有任何症状，比如心绞痛，他们应该比正常时上升地更加缓慢以便他们能够适应环境。"Charles Houston医生在高原病方面是世界著名的专家，他说"本质上冠心病不是一种去高海拔处旅行的绝对禁忌。如果循环储备是充分的，如果病人聪明地认识到症状和接受极限，如果可预期的徒步旅行和登山的压力在海平面不产生体征和症状，那么由于情绪和心灵上的好处，一个被正确告诫和充足准备的人可以前往。"

第十六章
海外医疗保健

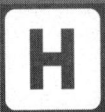

关键点：

- 良好的旅行准备有助减少对海外医疗的需要。
- 短期旅行者最关注紧急医疗保健；移居海外者和长期停留的旅行者可能有不同的健康保健需求。
- 有紧急医疗或手术急症的旅行者应该寻找最近的机构进行立即治疗。大部分情况下这种救治都会是充分的。
- 大部分旅行者应该购买包括救援利益的旅行保险单。
- 救援公司能提供会讲英文的医生治疗、监护健康护理和安排必要的紧急医疗转运。
- 海外医疗保健有广泛不同，在很多国家是高品质的。然而，这种高品质的保健可能只有一小部分人群获得。旅行者应该查明如何找到这种医疗保健的所在位置。
- 所有的旅行者应该携带至少一个基本的医疗箱。他们应该有自己的疼痛用药、抗生素、腹泻治疗用药、心痛药等药物储备。这有助于避免在旅行中去找医生或医院。
- 旅行者应该考虑携带一部能打国际电话的手机。他们应该带上其私人医生的办公室电话号码、移动电话号码、传真号、电子邮箱地址，以便旅行者、他的家庭和/或海外医生能够更好地评估医疗问题。

如果你在外国突然生病或遇到严重事故，你会怎么做？你如何找到一名会说英文的医生？或者找到一家有声望的医院？你去哪里寻求帮助和建议？避免灾难的第一步是预防。这意味着精心的行前计划，正如在这本健康指南中所概述的。但是假如意外的疾病或事故发生，该怎么办？统计学显示25％的旅行者在2周期间会出现某种医疗问题。事故和医疗疾病案例相对较少。问题可能是不证自明的。大部分疾病可自行解决，或者能够被简单的急救措施治疗，或者用你手中的药物治疗。

但是假如你需要医生治疗或者住院治疗，你该怎么办？当紧急事件发生在远离家庭的地方，即使经验丰富的旅行者也可能需要处理麻烦，特别是需要紧急医疗护理。本来是日常的度假或商务旅行可能最后变成真实的噩梦。

当疾病或伤害突然发生时该如何应对

保持冷静 你也许能够自己解决问题。你可能自己带有药物去治疗小的感染、皮疹、伤口、擦伤、扭伤。如果腹泻发生，遵循第6章旅行者腹泻中的治疗方针。查看你的医疗箱中有些什么？家庭健康保健指南和急救手册是有用建议的来源，因此你最好随身携带其中的一本。

严重的事故或疾病要求立即关注 如果你遇到更严重的受伤，例如深度裂伤或骨折、出血、不间断的胸部或腹部疼痛、呼吸困难，不要将时间浪费在试图寻找当地医生上面。应该立即去最近的医院。如果你在大城市，可能的话去与医学院校有关的医院（这些医院在人员上通常有会说英文的医生和有资格的专家）。你可以从你的酒店、旅游团导游、出租车司机、警察那里询问方向或寻求救助。记住，在紧急情况下，分秒必争。不要拖延！

注意：如果你认为你的心脏病正在发作，早期的诊断和治疗是至关重要的。服用溶解血栓的药物或行血管成形术将会极大地提高你存活的几率。

不紧急的疾病 不紧急的疾病通常能够在白天到医生的办公室里治疗，但是一些医生提供下班后的酒店"家庭出诊"。你的酒店通常能提供一名或多名会说英文的医生名字。更好的是，如果你在当地有朋友、亲属、商业同事，让他们向你推荐他们所知道的合格医生。

感冒、嗓子痛、耳痛、支气管炎、腹泻、大部分尿道感染和流感是一些通常不需要紧急救治的疾病，但是却要求监护和可能的医生随访。你可能不会在海外找到在美国和加拿大普遍可获得的非处方药；因此带上你自己的抗生素药、疼痛用药、腹泻药等。你所带的药物可能治愈或充分改善病情，或者在你等候看医生时让你感觉较好。在接受近一步的医疗评估之前，你可以服用左氧氟沙星（治疗旅行者腹泻的备用抗生素）治疗疼痛的、频繁的排尿（尿道感染？）或者伴有发烧的咳嗽（肺炎？）。使用抗疟药的自我治疗是一个自我用药能够潜在地挽救生命的好例子。然而，如果你确实患有可能来自于疟疾的发烧时，确保你自己在24小时内接受检查。

要求你从医生那里获得的所有药物是用通用名和商标名识别或标明的。这是重要的如果你有药物过敏以及必须避免某种药物，或者如果你出现与药物相关的反应，或者为正在进行的治疗不得不看另一名医生。那个医生需要知道你正在服用哪些药物。注意：相似的药物在不同的国家会有不同的商品名，通用名也可能有变化。例如，醋氨酚（acetaminophen）（泰诺，Tylenol）在一些国家有另外的通用名——对乙酰氨基酚（paracetamol）；唛啶（meperidine）（度冷丁，Demerol）有时在通用名上标明哌替啶（pethedine）。

携带医疗箱和急救手册 如果你能自己治疗小伤口、擦伤以及其他轻度损伤，你就能够经常避免旅行中去看医生。确保你的常规免疫是最新的，以便你不用非得去医院接受破伤风加强注射。

携带词典 当语言障碍阻止了立即医疗所需要的充分沟通时，用以多种外语提供医学单词和词组的词典，或者 KwikPoint 医学视觉语言翻译机（www.kwikpoint.com），会是无价之宝。尽快找到翻译者。

联系你在本国的医生 在旅行中，将移动电话带在身边。如果你住院了，同你自己的国内医生咨询会是无价的。如果运气好的话，在你打电话的时间会联系到你的医生或同事。（如果必要的话，留下你的电话号码或另外的回复电话。）描述你的病史、你的症状、诊断结果和你所接受的治疗。让你的医生知道你是否在有热带疾病的国家。让你自己的医生与当地照顾你的医生讨论你的病情。显然，对于特定疾病，治疗是标准的和简单明了的——阑尾炎手术、为骨折的地方打石膏等——并且你的治疗可能已经被实施了。然而，对于更严重的或危及生命的问题，这种讨论是重要的。你的诊断可能悬而未决，医院和医生可能没有专门技术提供充分的护理。你的医生能帮助评估情况和保证你正在接受合适的治疗以及不需要担心，或者你的医生可能感到另一种方法是有保证的，或者甚至转到其他机构是明智的。

> **决定紧急医疗转运的因素**
> - 合格的医疗咨询确定当地的医疗护理是不充分的。
> - 能够提供更高医疗水平的其他机构是可获得的和可达到的，并且接受转送的病人。
> - 病人的病情在运输之前已经充分稳定下来。
> - 病人能支付运输的费用。

找到海外医生的位置

在很多情况,在海外找到好的医疗保健并不是一个问题——甚至比你在国内的急诊室等上数小时问题还小。当你有多种选择时,问题变成如何寻找一个为你治疗的医生。大使馆和领事馆拥有供你选择的参考名单。然而,大使馆或领事馆不会在名单上官方地推荐私人医生。要考虑的其他选择包括以下:

旅行保险/救援公司 如果你购买了旅行健康保险,拨打 24 小时热线电话,你会联系上能够给你医生参考名单的救援中心。像国际 SOS 救援和 Shoreland 公司有全球医疗机构和联系信息的清单,提供收取费用的社团和旅行医生。

国际医疗诊所 由于全球化,为跨国公司雇员、访问者、移居者和被保险旅行者的医疗需要提供服务的西方医学市场正在扩大。这些诊所,通常是连锁店的一部分,存在于大城市中,并且可能为任何医疗问题提供最好的首次接触。这样的提供者之一是美国医疗中心(American Medical Center),它在莫斯科、圣彼得堡、基辅开有诊所。国际 SOS 和 MEDEX 在北京和全世界很多其他地方开设诊所。

IAMAT 国际旅行者医疗援助协会(IAMAT)是一个加拿大的基金会,它出版了列有同意使用标准收费计划的医院和会说英文的医生的小册子。医生并不是通过专长列出的。联系 IAMAT(www.iamat.org),417 Center Street, Lewiston, NY 14092;在加拿大,40 Regal Road, Guelph, Ontario, N1K 1B5;不收取费用,但是鼓励捐款。

持卡人救援 信用卡公司向很多他们的持卡人,通常是那些"金卡"或"白金卡"客户,提供 24 小时紧急医疗热线。具有代表性的是,热线能向你提供会说英文的医生和牙医以及配有讲英文工作人员的医院、安排处方药的更换,以及帮助你租用救护飞机。

酒店和度假村的医生 大部分大酒店会为你提供一名当地医生或来你房间实施治疗的医生。然而,需要警告的是,一些医生的主要资格是与酒店管理相关的偿还安排。他们可能在提供参考方面有帮助。

电话本 你可能在当地电话簿的黄页中找到一些医生和诊所。这些医生经常提到他们的资格，一些可能指出他们已在美国、加拿大、英国或其他医学先进的国家接受过专业训练。

私人推荐　一个经时间检验的找到合格医生的方法（假设时间允许）是去咨询一名满意的病人。向当地人询问私人的推荐。联系可能在这个国家接受过医疗护理的跨国公司雇员或移民者，例如学校老师、救援工作者或传教士。他们通常熟悉高质量的私人综合医院或专科诊所。

外国医生

由于文化差异，在外国医生对病人的态度经常不同于美国或加拿大的医生。海外的医生经常被认为有些独裁和专制。这可能使得病人与医生的沟通变得困难。照顾你的医生可能不想让你对他/她的护理提出疑问，也可能没空回答你的问题。这并不意味着你的护理是不合格的。实际上，照顾你的医生可能比你自己的医生有更多当地疾病的知识，完全有资格诊断和治疗你的疾病。不过，如果你怀疑护理的品质，你应该寻找另外的途径。

外国医院

外国医院可以从基本到最高级排列，但是你的医疗护理质量不应当必然由你的环境判断。如果你住在不发达国家的医院，你可能不知道是否你应该被转移到更"现代"的机构。这个问题面对的是各处的住院病人，而不仅是海外旅行者。在美国，较小的社区医院对于几乎所有的医疗护理是足够的。然而，偶尔一名病人为了更高级和有时是挽救生命的治疗，要求转到专科中心。同样的事情在海外也是属实的。你可能在一家小的看上去不够格的机构，但实际上对于你的医疗需要是完全足够的。在严重的情况下，让某人评估你的诊断和治疗会帮助你或你的家庭知道何时转移或决定医疗转运。

评估外国医院

如果你需要紧急护理和分秒必争，去最近的医疗机构。然而，如果情况并不是危急的——并且附近有多于1家医院——使用下面的清单以便基本知道你能获得何种程度的医疗护理。另外，这份清单还会告诉你国内的医生哪些服务已被提供。

海外医疗保健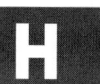

- 医院有冠心病监护室（Coronary Care Unit）、ICU、恢复室（recovery room），以及高级复苏和诊断设备吗？
- 何种医疗和手术过程能够被执行？有整形外科医生、神经外科医生和其他专家吗？如果没有，最近的转诊机构在哪里？
- 他们用溶栓剂、血管成形术、植入支架（stenting）或心脏搭桥手术（CABG）治疗心脏病发作吗？
- 医院能够给予合格的产科和产后护理吗？他们有肾透析服务吗？
- 可以提供计算机断层成像技术（CT）、核磁共振成像（MRI）和超声吗？
- 医院或诊所储备有一次性供应物，特别是针头和注射器吗？
- 血库审查 HIV、乙肝抗原和丙肝抗体吗？
- 可以提供何种疫苗（例如破伤风、狂犬病、狂犬病免疫球蛋白、乙型肝炎、乙肝免疫球蛋白）？
- 医院有空调吗？有私人房间吗？提供何种膳食？
- 能提供私人护士吗？
- 医院有 24 小时收诊能力吗？
- 医院有急诊室、接受急救车、治疗严重外伤吗？
- 大部分医生说英语吗？
- 房费和各种医疗及手术程序的费用是多少？
- 你会如何支付医院？他们接受主要的信用卡吗？他们要求你或你的旅行保险/救援公司预先付款保证吗？

健康游遍全球　247

第十七章
旅行保险

关键点：

- 外国医院和医生不会接受你的定期健康保险，他们通常要求在治疗时用现金或信用卡付款。你的保险公司在你的要求被处理和旅行结束后可能会偿还给你（仅对于经同意的治疗）。
- 旅行者使用旅行健康保险/救援凭单就能够避免这种问题。这些保险保证在海外现场支付医疗账单。
- 这些保险还包括另外的实质性好处——医疗转送到更高水平或更合适的医疗机构，如果必要可通过航空急救。救援公司还可以在其他事务上帮助入保险者——获得处方药、法律事务、证件遗失等。
- 有很多不同的保险可以选择，它们能够覆盖不同种类的海外旅行，包括：短期、频繁、长期、海外学习、海外居住。还有很多医疗救援公司存在。它们在规模上有所差异，从拥有一间小办公室到在很多国家拥有办公室或代表处。通常，选择与在很多国家有办事处的较大救援公司有关的保险条款是明智的。

为什么旅行者需要旅行保险

在美国健康保险是以其多样性为特征的。有不同成本、收益、保险免赔额、不保事项（exclusions）和限制的众多保险计划。然而，很多已投保的旅行者缺乏充分的旅行保护。政府资助的健康项目如 Medicare，几乎从来不覆盖在国外接受的治疗。雇主资助的保险计划通常仅将海外保险项目限制在紧急救助（而且你有证明这是紧急情况的义务）。紧急医疗转运几乎从来没

旅行保险

有被覆盖。即使你正进行商务旅行,你可能在你的保险项目上有重要的漏洞。

在你旅行之前,检查你现在的健康保险条款,看它为哪些项目付钱。它可能补偿你100%的海外紧急治疗费用,不包括任何免赔额或共同付款。在治疗时或在医院住院前,你通常会不得不先支付医生或医院——可能上千美元。当然,医院必须接受你的信用卡,而且你的卡必须有足够的信用额度。然后你希望你的保险公司将会在以后补偿你。然而,这种情况会变得复杂:为了住院或采用其他治疗,你按要求在24小时内向保险承保人申报了吗?(这种要求在紧急情况时可被免除。)你有你的英文治疗记录和医疗帐单复印件吗?或者它们都是外文形式的?保险公司可能不接受没有详细列举的不完整的记录或帐单。

如果你需要紧急医疗转运,可能通过航空急救,同样的进退两难局面会发生。如果再一次采用的话,你会不得不提前付款,但是航空急救运输会更加昂贵——有时上万美元。

带救援的旅行保险

想像下面的场景:你发现自己在外国患有严重的疾病而住院,照顾你的医生几乎不能说英语。你被用一种不熟悉的药物治疗,你担心会有过敏反应或者严重的不良反应。然后医生说你可能需要手术,但是你并不确信这个诊断或者这个外科医生的资格。情况变得越来越像一场恶梦。你在哪里能寻求帮助和建议?如果你发现自己处于这种情况,那么拥有带救援的旅行保险会是一份天赐之物。理由如下:

医疗监护 带援助的旅游保险给你救援中心的24小时电话号码。在救援中心,有医学专家做支持,能说多国语言的工作人员能够夜以继日地评估你的治疗和监护你的医疗。

紧急医疗转送/遣返 如果决定你需要立即通过航空急救或其他形式的紧急医疗转送,被运送到更高水平或更合适的医疗机构,救援中心将会安排和支付成本,直到条款上限。(一些条款没有医疗转运福利的限制。)并且在你的情况稳定后,如果你不能独自回家,保险公司通过救援中心,会安排和支付运输(配有合格的医疗护理员)以便你能够在离住宅和家庭更近的地方康复。

紧急医疗支付 救援中心还会保证支付给那些为你提供医疗的医院或医生，当必要时，能够为现场支付提供预付款。这就意味着除了可能支付的一小部分免赔额，你将不需要自己支付现金，只要条款覆盖这种疾病并且医生和/或医院会接受旅行保险（他们经常会接受）。

旅行者救援 救援中心还可以为大量的其他问题提供帮助，包括丢失处方的替换、医师推荐、帮你找到当地的牙医。非医疗救援包括旅行文件和票据的更换、紧急现金转账、紧急信息中心、法律援助（例如借你保释金、找律师）和在替换丢失的处方或护照或其他文件方面提供援助。

旅行安全救援 这是一个正在增长的服务领域，由于地缘政治动荡和恐怖主义威胁。一些救援公司有能力找出旅行者下落，并且提供给他们最新的健康和安全的电子邮件警示。最近在印度尼西亚的海啸让很多旅行者和他们的雇主意识到当灾害袭击时沟通的必要性。

这些条款能覆盖哪些其他内容？

意外死亡和残疾——对于额外的费用，大部分条款会覆盖意外死亡和残疾（AD&D）、行李丢失、车辆碰撞损害免责和旅行中断或取消保险。考虑你是否真的需要这种额外的保险范围。如果你已经拥有自己的人寿保险，小的AD&D福利可能不值它的成本；并且行李丢失可能被你的房主保险条款（homeowner's policy）所覆盖。

旅行中断保险 这可能是一个重要的省钱方法，如果疾病或其他问题迫使你误掉计划好的飞行。一些医疗紧急条款在基本服务中提供这种福利，或者支付额外的费用作为可选择的福利。旅行中断条款应该覆盖以下内容：

- 由于生病、伤害或死亡对你、你的直系家庭成员、你的旅行朋友、你的商务伙伴造成的中断
- 当你旅行去出发地点时，造成你耽误计划好的出发（或联络）的意外或紧急情况
- 由未经宣布的罢工、坏天气或抢劫造成的旅行延迟
- 在目的地恐怖分子引起的导致行程取消的意外事件

我需要多少旅游保险？

一些旅行保险让你买高达 $100 000 的医疗保险，但是如果你是旅游者

或短期旅行者，你不太可能会需要这样高的保险去支付海外的医疗帐单，因为：(1) 旅行条款只支付紧急医疗；(2) 如果生病或受伤，一但你的情况稳定下来，你最可能会被遣送回国；(3) 海外医疗（至少在不发达国家）通常比在美国便宜。

然而，需确保条款的医疗转运福利是充分的。一个长途租用的救护飞机能够花费 $75 000 或更多。对于去加勒比海或欧洲的行程，一份 $30 000 的急救转运福利可能是足够的，但是如果你将要进行环绕半个地球的旅行，你需要一个能支付没有限额转运费用的条款，或者高额美元如 $100 000。

保险条款种类

你能为单程旅行购买医疗保障，或者买一份整年覆盖多次旅行的年费或会员资格。根据年龄，短期行程的成本大约是每天每人 $4～$8。一份个人的每年会员资格通常花费 $450～$475，可享受到 $25 000 的医疗福利和无限额的医疗转运支付。这里还有对公司旅行者、海外学生和海外居住人士的多种条款。

责任免除——仔细阅读！

仔细阅读条款，看什么是没有被覆盖的。责任免除和限制项目随着条款而变化。例如，大部分条款支付怀孕的并发症，但有一些不会。体育活动，例如水肺潜水、高空跳伞和爬山通常是不被覆盖的，但是单独的水肺保险可以从潜水者警报网络（Divers Alert Network，DAN）获得。

对很多旅行者来说——特别是老人，可能责任免除最大的重要性是对原有医疗疾病的责任免除。如果旅行期间病情变得活跃，并且要求紧急治疗或医疗转运，这种责任免除会在财务上有点复杂。责任免除可能声明保险范围不包括"自身原有的、或在保险期之前 180 天被开处方或进行医治或药物治疗的任何伤害或疾病（或由此产生的并发症）。"然而，其他条款可能是限制性不强的，仅不包括"在过去 60 天被要求治疗的任何病情，除非病情通过接受处方药或药物治疗被控制并且在整个 60 天期间得到控制。"假如你在 7 天之内在你的行程上存钱购买保险，一些情况下是没有对原有病情进行责任免除的。

带救援的旅行保险

这里有大量可得的几乎覆盖每种旅行情况的保险条款。每家公司的网站提供了有关他们产品最好的概述。

国际 SOS 救援公司（International SOS Assistance, Inc）

3600 Horizon Boulevard, Suite 300

Trevose, PA USA 19053

800-523-8930 或 1-215-942 8000

http://www.internationalsos.com/

  会员资格提供救援（如医疗监护）和遍及世界的紧急医疗转运。如果在 60 天内未被治疗，则没有对原有病情的医疗责任免除，也没有在医疗转运福利上的成本限制。SOS 在 50 个国家有办事处，并在 24 个国家设有报警中心，而且在中国配备他们自己的医疗诊所。

全球救援服务公司（Worldwide Assitance Services, Inc）

1133 15th Street, N.W., Suite 400

Washington, DC 20005

800-821-2828 或 1-202-331-1609

www.worldwideassistance.com

  范围广泛的紧急医疗转运和医疗保障可以单次行程或每年基础的形式提供。包括个人、海外学生和公司项目。他们的旅行救援国际计划 A（Travel Assistance International Plan A）提供高达 $60 000 的医疗福利和 $1 000 000 的紧急医疗转运。全球有 36 个救援中心，在 200 个国家有协调员。条款覆盖怀孕后三月的怀孕内科并发症。$100 免赔额。原有病情：60 天。

MEDEX 救援公司（MEDEX Assistance Corporation）

8501 LaSalle Road

Suite 200

Towson, MD 21286

800-732-5309 或 410-453-6300

www.medexassist.com

  每天 $4 可覆盖 $100 000 医疗和航空急救保险。71 岁及以上人士，每天 $5。$25 免赔额。每天额外的 $1 可获得水肺潜水保险项目。原有病情：6 个月。

国际医疗组（International Medical Group, IMG）

407 N. Fulton Street

Indianapolis, IN 46202

旅行保险

800-628-4664 或 309-296-0600
www.imglobal.com

IMG 提供多种计划，包括对极限运动的保险覆盖，并对居住在国外的人士给予长期医疗保险。提供高达 500 万美元的保险范围。计划包括紧急医疗转运、住院和出院保险项目，以及免赔额的选择。

Wallach & Company
107 West Federal Street
Middleburg，VA 20118
800-237-6616 或 540-687-3172
www.wallach.com

海外健康护理条款（HealthCare Abroad policy）支付 $250 000 的保险福利，并且会包括高达 $10 000 的下山滑雪和水肺潜水保险项目。85 岁以下人士可获得保险项目。

水肺潜水保险

潜水者警报网络（DAN）
800-446-2671 或 919-684-2948

DAN 水肺潜水保险是附加险，DAN 会员可以得到。以下列出的水肺潜水保险条款是除 DAN 成员自动带有的 $100 000 DAN 旅行救援（DAN TravelAssist）医疗航空转运福利之外。

DAN Standard Plan
对于在 130 英尺深的限度内导致的减压疾病可获 $45 000（最大终身福利）赔偿。

DAN Plus Plan
$50 000（最大终身福利）赔偿覆盖减压疾病，加上高达 $10 000 赔偿来自于被保潜水疾病或伤害导致的意外死亡/残疾，加上高达 $10 000 完全残疾赔偿。

DAN Master Plan
$125 000（最大终身福利）赔偿覆盖减压疾病和所有受保的水中伤害，加上高达 $15 000 对来自于被保潜水疾病或伤害导致的意外死亡和残疾的福利赔偿，加上高达 $15 000 永久性完全残疾福利，加上条款支付高达 $1500 的住宿、$1000 的航空机票和 $2500 的遗失潜水设备赔偿。

第十八章
医疗转运

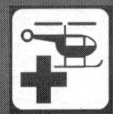

> **关键点：**
>
> - 提供紧急医疗转运的公司要求预付或付款保证。
> - 旅行者，特别是那些将要去遥远的或医疗服务不周全的地区旅行的人士，应该购买能支付紧急医疗转运的保险。
> - 在商业航班的担架运输要比租用的航空急救便宜很多。
> - 进入很多国家的飞行许可证在短时间内可能难以获得。更大的、经验更丰富的航空急救和救援公司一般能够更好地安排去非洲、中东和亚洲国家的飞行。

什么是医疗转运？

当医疗病情不能够在现在的地方被充分处理，医疗转运（medical evacuation）就会被要求。它意味着将病人转移到有更高治疗标准的地方。医疗转运可能并不意味着将病人移动到他的原住国；将病人带到在同一区域内有高质量医疗护理的地方可能更加合适。

医疗转运可以像地面急救车运载一样简单，也可以像用航空急救将无意识的病人从一个国家移动到另一国家一样复杂。航空急救配有经过特殊训练的医疗人员，是基本的飞行重症监护单元。

安排医疗转运

组织医疗转运是复杂的，尤其如果你是病人！甚至对你的家庭或朋友，后勤和成本会令他们恐惧。如果你被旅行保险条款所保障，保险公司将会与医疗救援公司一起做所有的安排（第 17 章），并且顺利的话通过保险条款支付成本。

如果你没有投保，你可以自己做安排，或者直接联系医疗救援公司并付

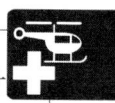

医疗转运

给他们费用。无论哪种方式,你会不得不预先付款,并希望你的医疗保险计划回国后会补偿给你。在你被补偿之前,你的计划想要查看证明为什么运输在医疗上是必需的文件,并且还想查看所有发票的副本。他们可能拖延很久或拒绝你的要求。因此,除非情况是非常紧急的,否则试图从海外联系你的主要医疗保健提供者或健康计划以获得运输的批准。这将会帮助避免以后在补偿方面的问题。如果你自己做安排,以下是一些会对你有帮助的信息。

通过商业飞机运输 这种情况能从运输只要求登机帮助的坐轮椅的旅行者,延伸到运输卧病在床的病人。在病人必须躺下时,航空公司用帘子隔开一部分座椅并安装担架和氧气(如果需要的话)。座位被分配给医疗人员,有时会有一名家庭成员。

担架运输被一些航空公司提供,但并不是所有的。如果旅行包含飞机或航线的转换,安排会更加复杂。商业航空公司不会接受不稳定病情的病人。这是因为如果病人的病情在飞行中恶化,飞机(和它的乘客与机组人员)可能需要改变航向到能治疗病人的最近地点去。对航空公司来说这是非常昂贵的,而且对乘客来说也是不方便的。不稳定的病人只能通过航空急救转运。

为了通过商业飞机安排医疗转运,你第一步要给航空公司打电话,询问他们的医疗部、特殊服务部或"担架台"。(如果你是病人,让你的朋友或亲属做安排。)航空公司会告诉你他们是否和如何帮助你。航空公司的医疗主管必须批准运输,并且必须有一名医疗随从人员——护士或医生陪伴病人。有时当在途中不需要治疗或监护时,一名家庭成员可以是随从人员。

接机的地面救护车必须在另一端安排好,并且与出发和到达协作。担架经常不适合走下登机道和通过飞机门。在这种情况,升降车(与用来装载食物和供给物到飞机上的车是一样的)被用来将担架提升到更大的后方机门。所有这些安排必须运作非常顺利,做这些安排是一门技术,尤其当你可能在环游世界中途和跨越很多时区与不会说英文的人士打交道时。

在商业飞机上担架运输的成本通常是单程经济舱座位的9~10倍(或者头等舱座位的4倍)。氧气、护士或医生的费用,以及地面运输将会是额外的。行程安排通常花费48~72小时或更久,视座位可获得性和航空公司对状况的接受性而定。

大部分航空公司并不承担担架运输。如果你正安排生病或受伤的亲属通过担架运输返回本国,病人会首先到达一家大型国际机场,然后你还不得不

健康游遍全球 255

安排另外的运输到他们的家乡——这只能通过地面或航空急救来完成。

一些航空急救和救援公司还能代表你在商业飞机上安排担架。这会非常有帮助,尤其在需要大量跑腿工作的时候。他们会为飞行提供医疗随行人员,获得医疗飞行许可证和让他们的医师顾问同照顾病人的医生交谈,安排地面急救车接机,以及必要时从海外到达后,在本国安排继续的航空急救运输。收取的费用会根据公司的不同而变化,因此最好获取一些报价。

通过航空急救运输　如果病情要求立即的航空急救转运,你必须联系一家航空急救公司,它能提供配备医疗设备和人员的飞机——经常是小型喷射机或涡轮螺旋桨飞机。航空急救公司在能力上是不同的,特别是在发达国家之外的地方,而且确定是否这家公司能提供有质量的医疗护理和安全飞行可能是困难的。航空急救是昂贵的,通常相当于装备担架商业飞行成本的3倍。你会被要求预付飞行的所有成本——或者安排付款保证,如果你有保险保障的话。

对于从墨西哥、加勒比海、加拿大和/或南美洲的医疗转运,由于地理接近,最好使用在美国设立的航空急救公司。美国公司通常能够安排从欧洲或太平洋海域运输到美国,但是当处理从世界其他地区的医疗转运时,与在欧洲或亚洲设立的公司打交道可能会更好。当租用飞机必须飞到非洲、亚洲、中东、前苏联或东欧时,这是尤其正确的。除非美国公司有海外分支机构,否则他们的距离太远以致不能提供这种服务,并且他们可能有困难获得进入在这些区域国家所必需的飞行许可证。

航空急救通常被要求提供从遥远的或医疗水平不足的地区紧急转运到更适合的、更高水平的医疗机构。例如,受伤的病人可能被从北非转运到瑞士。经过进一步的治疗后稳定,病人可能通过装备担架的商业飞机返家继续接受治疗或恢复。这种行程的最后一步被称为遣送。

提供航空急救服务的公司

如果你在任意都市电话簿的黄页上查看,你会发现列出了许多航空急救公司。你不能确定的是它们的质量。在这一章列出的是经营很好的公司,并且有高质量护理和可靠的记录。这些公司的一些是以医院为基础的,提供当地直升机"生命飞行",而且为海外转运固定翼飞机配备他们的医疗队伍。

医疗转运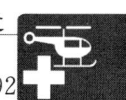

美国和加拿大的公司（也服务于加勒比海/墨西哥/拉丁美洲）

National Air Ambulance
Fort Lauderdale，佛罗里达州
800-327-3710
www.nationalairambulance.com

Life Flight
Hermann Hospital
休斯敦，德克萨斯州
800-231-4357

Skyservice Lifeguard
蒙特利尔和 Ft. Lauderdale
800-463-3482

INTERNATIONAL SOS
费城，宾夕法尼亚州
800-468-5232（美国和加拿大）或
1-215-245-4707（海外）
www.internationalsos.com

MEDEX ASSISTANCE CORP.
Baltimore，马里兰州
1-800-537-2029
1-800-527-0218
1-410-453-6330（海外对方付费）

英国/欧洲

Heathrow Air Ambulance Services
伦敦，英国

[44] 208-897-6185 或 800-513-5192
（美国接入话费免费）
http://www.heathrowairambulance.com
连接欧洲、中东、北非和西非

Swiss Air Ambulance
苏黎士，瑞士
[41] (1)-383-1111
http://www.rega.ch
在欧洲、俄罗斯、非洲和中东有广泛的运作

Austrian Air Ambulance
维也纳，奥地利
[43] 1-40-1-44
ambulance@oafa.com
http://www.oafa.com

German Air Rescue
斯图加特，西德
[49] 711-701-070
alertcenter@drf.de
http://www.german-air-rescue.de

MEDIC'AIR International
巴黎，法国
[33] 1-41-72-1414
http://www.medic-air.com/

土耳其

Redstar/MARM Assistance
Sabiha Gokcen International Airport
Kurtkoy

redstar@redstar-aviation.com
www.redstar-aviation.com
[90] (216)-588-0216
土耳其主要的航空急救和营救公司

以色列

HMC MEDEVAC INTERNATIONAL
Herzliya Medical Center
Herzliya
[972] (9)-959-2444 或 972-9-959-2433
aj@hmc-ims.com

东非

AMREF Flying Doctors Service
内罗毕,肯尼亚
为东非和周边国家提供医疗转运服务
[254] (0)-20 315 454 或
[254] (0)-20 605 093

博茨瓦纳/津巴布韦/赞比亚/莫桑比克

Medical Air Rescue Service, Ltd.
Belgravia、Harare 和津巴布韦
[263] (0)-73-45-13/14/15

南非

Medical Rescue International
约翰内斯堡
[27] (0) 11-403-7080
在非洲撒哈拉沙漠以南地区有广泛的救援网络。移动式减压舱救援潜水者的紧急情况。

EuropAssistance(总部在欧洲)
纳翰内斯堡
[27] (0) 11-315-3999

印度

East West Rescue
新德里,印度
[91] (11)-698-865/623-738/698-554
www.eastwestrescue.com
印度最大的救援公司。服务于印度、孟加拉国、不丹、斯里兰卡、尼泊尔、马尔代夫和巴基斯坦

东南亚

International SOS
800-468-5232(美国和加拿大)
1-215-245-4707(海外)
www.internationalsos.com
从中国、东南亚、环太平洋和太平洋最西端的群岛

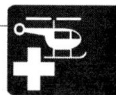

海外雇员的医疗转运

如果你是一名海外雇员并且生病或受伤了，你的公司能帮你安排医疗运送到当地医院。如果当地医院水平不足，你可能需要转到其他医院。下面的清单将会帮助你的公司安排这种运输。他们能做以下事情：

- 评估当地地面急救车和营救服务的可获得性。
- 签订地面急救车接入协议。决定你是否在紧急情况下需要一名语言翻译。建议：联系本国大使馆、本国领事馆或一家在附近的公司。因为他们曾经已为他们自己的人员安排过紧急协议，他们能确定可靠的会说英语的医生，还能够用他们的经验联系当地医院、药房和急救车服务。
- 对不能够在当地处理的紧急情况，阐明医疗转运协议，包括对灾害和个人医疗转运的计划。
- 检查非紧急情况下在商业飞机上担架运输的可获得性
- 同国际航空急救公司建立接触和可靠的安排，例如国际 SOS 救援、瑞士航空营救、EuropAssistance 或在本章列出的其他公司中任何一家。商业飞机不会为紧急情况运输。
- 决定是否需要出境签证或其他手续。
- 在医疗紧急情况下，提供给现场雇员救援公司和/或本国办公室的 24 小时电话或电报机号码。

第十九章
商务旅行和健康

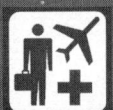

关键点：

- 公司有责任确保雇员旅行尽可能安全。
- 当雇员在海外有家庭成员陪伴时，这种责任还延伸到雇员的家庭。
- 旅行准备必须考虑到旅游者通常不会遇到的压力因素。
- 商务旅行者应该能24小时联系到救援中心，救援中心可以提供紧急医疗转运或处理可能出现的安全问题。

商务旅行在国际上规模正在扩大，越来越多的公司采取措施保护他们正在海外旅行或居住的雇员的健康和安全。原因是什么？在与旅行相关的健康和安全问题上，商务旅行者可能有相当大的风险。

商务旅行不同于旅游。除了商务或公司旅行者可能暴露于热带疾病和传染性疾病，由于工作要求、紧张的行程、突然的出发、与家庭的分离——加上日益增加的对绑架或恐怖主义事件的恐惧，这些旅行者经常处于更高的压力下。如果你长期被委派到海外，不仅你而且你的配偶必须应对文化冲击和适应海外生活。

旅行准备

作为公司或商务旅行者，你需要在家保持高水平的个人健康、知道你的医疗史、接触你的医疗记录。与你公司的医务室保持紧密的联系。如果你的公司没有医务室，联系旅行者诊所得到建议、注射和获得药物。

常规免疫 这些免疫应该是保持是最新的，包括以下：
- 破伤风/白喉（Td）

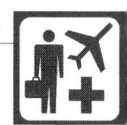

- 脊髓灰质炎
- 麻疹、腮腺炎、风疹（MMR）
- 水痘
- 肺炎球菌流感
  - 气候温和的南半球：从4月到9月是重要的
  - 气候温和的北半球：从11月到3月是重要的
  - 热带：全年都很重要

特殊旅行免疫 越来越多的商务旅行是临时通知的，因此很多旅行者很少有时间预定机票和收拾行李、没有时间安排去旅行诊所。而且，很多旅行者不知道特定免疫（例如乙型肝炎）需要在6个月内注射3针。

很多旅行健康专家正在实践"主动"疫苗接种管理以便旅行者可以在任何时间准备旅行。旅行者针对最有可能的目的地被给出合适的疫苗接种，而且这些接种是保持最新的。这些疫苗可能包括：甲型肝炎、乙型肝炎、伤寒、霍乱、脑膜炎球菌疫苗、狂犬病、乙型脑炎和/或黄热病。对肺结核的基线PPD/ Mantoux皮肤测试也可能是合适的。

黄热病疫苗只能在被授权的诊所或健康部门执行。疫苗接种被记录在WHO"国际疫苗接种证书"小册子上（由于它的颜色，经常被称为"黄册子"），而且当进入要求黄热病疫苗证明的国家时，这个证明是必需的。注意证明直到接受疫苗接种10天后才生效。缺少一个生效的疫苗接种证书可能意味着被隔离、被拒绝进入一个国家，或者更糟糕的是现场被注射疫苗，可能使用的是未消毒的针头/注射器。

甲型肝炎 甲型肝炎在世界上是最普通的疫苗，在所有的发展中国家和甚至一些发达国家都是非常普遍的。一组两次注射的第一剂量即可提供很好的保护，即使仅在出发之前被执行。第二次剂量，通常在6~18个月之后，实质性地给你对这种疾病的终生免疫。甲型肝炎疫苗现在实际被认为是国外旅行的常规免疫。

乙型肝炎 有些旅行健康专家给所有的国际旅行者推荐乙型肝炎疫苗。然而，疫苗接种肯定被推荐给所有去发展中国家的健康护理工作者、移民和经常旅行者。如果停留期间在海外有接受医疗或牙科注射或有新的性伴侣可能时，这是重要的。在出发前咨询体液和血液注意事项——以及安全的性行为——被强烈地推荐。

通过性行为获得的乙型肝炎可能对公司旅行者的健康是一个重要的威胁。英国医学期刊的一份研究报告显示，5年期间在东南亚的移民男性公司雇员中对乙型肝炎病毒有50%的暴露。同当地人的性接触是明显的传播方式。想得到对抗乙型肝炎最大保护的人士和男性应该接受免疫，尤其那些旅行到亚洲或撒哈拉以南非洲地区的人士，这些地方有高发生率的乙型肝炎。

- 药物治疗——向你的旅行健康顾问咨询预防或治疗与旅行相关问题的药物治疗，例如运动病、旅行者腹泻、时差综合征（短效安眠药?）、高原病和疟疾。
- 开始药物治疗——如果你将要去有恶性疟的国家，而且你的医生开具预防药物甲氟喹（mefloquine），你需要在出发前2周开始这种药物治疗。这一时间段将会确保药物保护性的血液水平并警告你可能出现的不良反应。

在特殊环境下，你的健康服务提供者可能让你开始一个预防旅行者腹泻的短期抗生素疗程（最多2周）。如果你的项目要求你处于疾病高风险环境，并且身体健康并完全胜任工作，你实施这种治疗是正确的。

其他药物治疗 携带足够的你定期使用的用于治疗任何慢性医学疾病的任何药物，例如高血压或糖尿病。

医疗工具箱/旅行供给物 获取一个旅行工具箱，它包括基本的急救物品，加上止痛药、抗酸药（antacids）、治疗旅行者腹泻的喹诺酮类抗生素、洛哌丁胺（Imodium）、抗疟药（如果需要）和可能治疗时差综合征的短效安眠药。当去有疟疾或其他昆虫传播疾病的国家时，蚊子驱虫剂和扑灭司林衣服喷洒剂是非常重要的。经扑灭司林处理过的蚊帐经常是有用的。（看第2章的清单。）

避免不安全的性行为和不安全的注射 如果你避免随便的性关系（或者至少进行安全的性行为），并且避免不安全的注射和未检查过的输血，感染艾滋病病毒或乙型肝炎实际上是不可能的。尽管在海外接受不安全的注射是不太可能的，但是当旅行者在发展中国家的医院或诊所进行紧急医疗或牙科治疗时，这也是可能发生的。一些海外卫生保健机构不能负担一次性注射针头和注射器，因此这些东西有时被循环使用，通常没有消毒。由于这种现状，当需要注射、伤口修复或静脉补液时，一些旅行者需要携带储备有消毒针头和注射器、缝合线物品的工具箱。

HIV 检测　判断这种测试是否适用于你。作为给予某些签证的条件,大约 50 个国家要求长期停留的旅行者出示检测结果。不同的国家检测要求可以在网上获得(http:∥travel.state.gov),但是你应该在出发前联系这个国家的大使馆或领事馆以确认检测要求。

海外医疗护理　你的公司可能同医疗救援或保险公司签定有照顾它的国际旅行者的合约。你需要知道联系谁和如何接触这种系统。如果没有这样的安排存在,确保你知道如何在海外找到或安排医疗护理(和药物治疗)(见第 16 章)。

旅行保险　如果你的公司没有计划,你应该购买旅行健康保险以便:(1)现场支付你的医院账单;(2)在严重疾病或受伤时为你提供医疗转运。最好的旅行条款还通过 24 小时热线提供紧急救援中心的电话接入。在救援中心,经过医疗培训的多语言种工作人员为你提供合适的医疗护理、监测你的病情,并且如果本地医院的医疗条件不足以治疗你的病情,在必要时安排紧急医疗转运。在第 17 章,你会找到提供旅行健康保险的其他公司列表。

医疗救援　保护旅行雇员的另一个方法是直接为公司购买旅行救援保险。你的公司在救援公司建立一个信用账户。救援公司会监督你的医疗保健,提供对海外医生和医院的直接付款,如果必要并安排医疗转运。联系国际 SOS(215 942 8000)、Medex Assistance Corporation(410-453-6300)或 AXA Assistance(800-756-5900)。

绑架和恐怖主义

你不仅应该关心你的健康,还应该考虑你的人身安全。被绑架、抢劫或作为人质的风险是什么?减少这些风险的最佳方法是什么?在恐怖主义事件中你应该如何反应?当去敌对或不稳定的国家旅行时,你应该遵循什么规则去保持低姿态?这些和很多其他问题逐渐地关注现在的商务旅行者,尤其在 9.11 和中东正在扩大的冲突之后。跨国公司和他们的雇员经常成为叛乱或持不同政见组织的目标,他们正在试图制造政治宣言、人质或勒索。

安全旅行的准备

一个大的行业在公务旅行安全领域中正在发展。如果你的公司有公司安全部门，联系那个办公室获得简报。你还需要开始一些背景知识阅读。建议的书籍包括 Peter Savage 的《安全旅行图书——国际旅行者指南》（*The Safe Travel Book—A Guide for the International Traveler*）(Lexington 图书：800-462-6420) 和 Robert L. Siciliano 的《安全备忘录：如何安全地在街上、家里和海外以便你能挽救自己的生命》（*The Security Minute：How to Be Safe in the Streets, at Home, and Abroad So You Can Save Your Life*！）(Safety Zone 出版社：800-438-6223)。

安全旅行秘诀

不要
- 穿着的像一个高调商务人士
- 携带贵重的行李
- 展示美国航空公司的机票
- 穿带有美国公司标志的衬衣或帽子
- 在视线内携带英文出版物

要
- 乘坐直航飞机
- 分别发送敏感文件
- 在办公室留下详细行程
- 携带医疗转运保险
- 查看国务院旅行警告和建议

风险管理

通常由国务院或 CIA 前雇员运作的风险管理公司已经开始去满足跨国公司和一些高风险旅行者的安全需求。这些公司所做的比仅仅安排绑架保险要多。他们能够做下列事情：
- 培训雇员减少他们成为人质的风险
- 举行反恐怖主义培训研讨会
- 提供个人安全培训
- 准备危机管理计划
- 交涉人质释放
- 提供对抗绑架的设备（如装甲车）
- 提醒你哪些航线处于提高的恐怖主义威胁之下（并建议合适的旅行备选

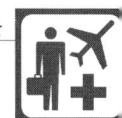

方案)

- 在去高风险国家旅行前，提供详细的安全建议

一些知名的公司列在下面。绑架保险通过与他们附属的保险公司安排：

The Ackerman Group, Inc.
1666 Kennedy Causeway
Miami Beach, FL 33141
(305-865-0072)
www.ackermangroup.com

Control Risks Group, LLC
1600 K Street, NW
Suite 450
Washington, DC 20006
1-202-449-3330
www.control-risks.com

iJET Travel Risk Management
910F Bestgate Road
Annapolis, MD 21401
1-410-573-3860
www.iJet.com

Parvus International/Armor Group
1401 K Street, NW, 10th floor
Washington, DC 20005
202-289-5600
www.armorgroup.com

International SOS Assistance, Inc
3600 Horizon Boulevard, Suite 300
Trevose, PA USA 19053
215-942 8000 或 1-800-523-8930
http://www.internationalsos.com

商务旅行和压力

你的健康可能有风险

商务旅行可能是刺激的和有回报的,但它也可能有压力以致能危害到你的健康。Hyatt 酒店公司的一份研究发现超过 5.2 天的商务旅行严重干扰旅行者的个人生活。

问题不仅仅是慢性时差综合征。频繁的在短时间内接到通知立即出发、高压力的工作计划、对工作表现的焦虑、在酒店和汽车旅馆居住、独自旅行和感到孤立、食用高热量的饭馆和航空食品以及不做运动都给你的健康敲响了警钟。另外还有与你的家、你的家庭和你通常的日常事务隔离。无疑你会感觉沮丧和孤独——甚至有时无判断力。你可能开始过多抽烟和喝酒或者进食过量。在晚上你需要安眠药,然后在早上需要镇静剂。疲劳增加,表现受影响,事情急转直下。可能的结果是什么?爆发或是更糟。你需要一份计划。

- 开始健身。定期的运动计划促进身心健康。运动还帮助控制你的体重和对抗失眠。身体不强健能够降低你的自尊。什么是最好的运动?它是你喜欢做的运动,但专家经常推荐走路或慢跑运动。你几乎可在任何地方没有费用地做这些运动,而且它们还可增强氧耐力。
- 在旅行期间,计划你想从事的运动活动并带上必需的装备:鞋、运动装、游泳衣、网球拍等。考虑你目的地的气候(有多热?)和地理(海滨?山?)
- 停留在为对健身感兴趣的旅行者提供服务的酒店。当预定房间时,询问健身设施。大部分主要的酒店和度假村现在有健身房和健身俱乐部。这里是否还有游泳池?网球场?Hyatt、Hilton 和 Marriott 酒店甚至为客人提供对付各种类型压力的信息。
- 使用旅行指南计划徒步去当地旅游胜地、博物馆、景区等。如果可能,步行到你的商务约会地点。穿上由 Rockport 这样的公司制造的步行鞋,很多款式对于商务着装是足够正式的。

旅行者的感情需要——除了运动和饮食,你要关注你的感情和心理需要。

- 与你的办公室和家庭保持紧密的联系。携带你配偶、孩子或亲密朋友的

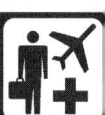

商务旅行和健康

照片。写明信片和信件。坚持记日记。照相。买礼物和纪念品带回家。
- 携带扑克牌、桌上游戏（board game）、装有你最喜欢磁带（或外语磁带）的随身听，以及短波收音机去收听音乐和新闻。
- 如果你是一名正在戒酒的人士，找出这一区域是否有当地的 AA 分会或其他的自我帮助组织。联系 AA 海外分会的指南：AA World Services, P. O. Box 459, Grand Central Station, New York, NY 10163；或电话 212-686-1100。
- 调查你的目的地。尽可能多的找出你所去国家的历史和文化。做一个项目了解文化的一些方面。如果你能说一些当地语言，尽可能多地做一些调查。
- 使你的旅行转变成一次心理探险。没有你日常的环境、你的朋友和家庭以及你的日常事务，你可能被迫有一个更加直接的经历伴随着新环境和新的自我。这可能是痛苦的，但是不要撤退。不仅根据工作审视你的新环境，而且要把它作为学习和成长的机会。

长期委派和压力

如果你被派到一个海外岗位，而且将会在海外居住数月甚至数年，你和你的家庭将会遇到额外的压力。如果你的配偶和孩子与你一起旅行，他（她）们将会如何调整？研究显示配偶（通常是繁忙的主管人员的妻子）承受着最大的适应海外生活的负担。现今，大部分公司预料到这些压力并提供合适的咨询。行前培训和咨询对你的心理健康和成功旅行能有巨大的影响。

为了更好地准备你的行程，还应该考虑以下事项：

- 《海外居住救生箱：给计划在海外居住和工作的美国人》（*Survival Kit for Overseas Living: For Americans Planning to Live and Work Abroad*），作者 L. Robert Kohls。它是广泛被使用的如何适应海外生活的指南。平装本＄16.95。Amazon.com 有折扣价。
- 《文化冲击！》（*Culture Shock!*），国家指南。这些独立的指南探究了暴露在不熟悉环境下的心理结果。他们声称"带你走出经常在访问外国之前的固有观念和错误信息"。可以从 Amazon.com 和其他在线书商处得到。

适应期　当你彻底被派到海外居住和工作时将会发生什么？调查研究在海外居住的人们的生活，分析他们对新环境的心理反应。这些研究显示适应过程通常将会出现三个阶段。
- 阶段1：你会经历最初阶段的激动和满意，通常持续大约一个月。然后随着在外国现实生活的开始，你开始冷静下来。
- 阶段2：这是一个幻灭的阶段，通常持续数月。幻灭的原因可能是你的东道国、你的工作，或两者兼而有之。不是认同你的感觉，相反你可能经历身体的症状，例如疲劳、头疼和胃部问题，并且忽略它们。你或你的配偶，甚至可能变得明显地沮丧。在这种情况下，你应该寻求心理咨询。（一些雇员或他们的配偶，不能克服这一阶段。他们不能适应新环境，因此重新考虑他们留在海外的决定。）
- 阶段3：大约6个月之后，你会已经适应你在外国的新生活。你还会熟悉一些当地语言，你的孩子会适应学校，你的家会安置下来，而且你的社会关系会建立起来。

压力因素和商务旅行概述

国际商务旅行者的数量持续快速增加，可能大约每10年增长一倍，这种增长可能继续。

一份研究报告提出，频繁旅行的银行雇员看医师和其他卫生保健专家的次数大约是对比组没有旅行雇员的三倍。旅行的男性比对比的非旅行男性有多于80％的可能性看健康专家；而旅行的女性比对比的不旅行女性有多于18％的可能性看健康专家。尽管很多身体不适与已知的旅行相关健康危害（如传染性疾病）有关，仍旧有惊人的心理疾病数量。心理疾病的数量随着每年旅行数量的增加而提高，并且女性旅行者的增长率高于男性旅行者。

商务旅行的雇员倾向于对家庭有强烈的社会和情感关注以及孤立感。这些旅行的雇员相信在压力和他们的身体及情感健康之间有很强的联系，频繁的国际商务旅行成为重要的、从前被忽视的职业医学关注。此外，可以合理假定为小公司工作或自我雇用的无数商务旅行者经历着相似的与压力有关的问题。在旅行者和非旅行者之间所做的以前研究显示，与工作相关的心理压力的积累与身体疾病有关，包括普遍认知的健康不良、心血管疾病和心理健康问题。

很多因素并不是压力的重要决定因素，包括所访问的世界地理区域、跨越的时区数量、有低于18岁的儿童在家、工作满意度、在海外的休息日和派遣期长短。

尽管商务旅行者有频繁的抱怨，但很少有任务最终完全失败，这意味着商务旅行者很少因为压力有关的问题而提前返家。但是压力看起来确实引起很多难以量化、达不到最佳的工作表现。在海外岗位的雇员中（远离超过6个月），失败是相当普遍的，并且在大部分情况中这样的失败是因为处理由海外陪伴家属所经历的问题，而不是雇员本身。在财务方面，每一个这样的失败在实际成本中花费雇主数以万计的美元（少于雇员培训和搬迁费用），和来自于生意失败的额外收入损失。

压力的原因

国际商务旅行者经历下列的应激源：
- 所有远距离旅行者面临的日常不适和烦恼，例如计划行程、进入和通过机场的麻烦、改变的饮食和睡眠习惯、气候的改变、安全忧虑。
- 对频繁的远距离的商务旅行者独特的挑战。这些分为三类（有两类已经讨论过）：
    - 担忧频繁和长期的旅行对个人身体和心理健康的影响，时差的影响、孤独、对很多发展中国家危险的地面运输的恐惧；
    - 反复离家对家庭的影响，这是到目前为止在自我评估问卷中最频繁提到的造成与旅行相关压力的原因，每年的派遣次数是重要的决定因素；
    - 商务旅行者在每次派遣中被期望完成的工作量和当他们返回办公室时正等待着他们的工作量——"工作量"经常被认为是"不合理的"。在派遣期间，有压力的活动包括不得不远离办公室并在没有通常的办公室支持系统下做出决定、用外语交流、在不熟悉的商业文化中运作和花费长时间在协商中。
- 在家的配偶经常感到被抛弃，担心旅行者的安全，并且有时担心不忠行为。没有孩子的配偶倾向于要么在派遣前要么在派遣后经历压力；有孩子的配偶主要在派遣期经历压力。

对付压力的策略

这里有一些座谈会参与者推荐的现实策略来减轻在海外商务旅行时的压力。

为旅行做更好的雇员选择 因为大约1/3的商务旅行者并没有抱怨与旅行相关的压力，这个问题在不同人之间有明确的差异，但是这些差异很少被了解。可能心理测试能被用来更好地筛选需持续旅行职位的工作申请者。

雇主应该向工作申请者坦白说明这个职位要求多少旅行，并且并不总是目前这种情况。工作描述有时会改变，非旅行职位可能突然变成出差密集型的。组织内的晋升还可能改变旅行要求。工作申请者可看见这样一个事实——在很多组织中在派遣中获得的经验是晋升中一个重要的考虑因素。并且，海外旅行经常吸引年轻的（可能未婚）找工作者，但是经过一段时间它变得沉闷和有压力。

- **灵活的旅行计划，允许更多的时间在家**——公司旅行预算经常是"贪小便宜吃大亏"。成本考虑有时迫使旅行者在周六晚出发或使用计划灵活性有限的航线。理想情况是，商务旅行者应该能在周末之前返回家中，并在周末之后离开家里。当可能的时候，应该询问雇员他们派遣的时机。还应该对员工每年离家的时间量有实际的限制。实际上，很多组织有这样的限制，但是他们很少遵循。在很多组织中，直接管理者轻视有关减少旅行委派的官方政策。

- **旅行计划和工作委派要由曾经经历过商务旅行的高级工作人员审查**——从人力资源的角度看，现实的计划可能要求在委派前和返回后给员工休假日处理家事和公事。家庭杂事可能包含看上去世俗的工作，例如付帐单、修车和其他任务，这些事情不应该被留给待在家中的配偶。女性商务旅行者似乎比男性有更艰难的时间用于准备她们的离家，例如这可能是因为女性一般更多地被卷入到安排照顾孩子和合伙使用汽车的事务中。

- **在出差之前，办公室工作量有增多的趋势**——做日常工作再加上准备出差——以及立即地返回。最优的办公计划可能规定在出发前有一些天被完全投入到出差上，不安排其他工作，返回后安排一两天作任务报告，另一天处理已经堆积的桌面工作和电脑工作。

- **最小化取消行程和改变日期**——经历旅行计划的反复改变会频繁发生，虽然经常不得已，但严重破坏商务旅行者的个人生活。不得不重新安排任务经常要求重新计划已经改变的家庭义务。如果这种情况经常发生，雇员应该被给予拒绝任务的选择权利。

- **咨询顾问帮助处理海外旅行的具体细节**——专家能够帮助旅行者处理很多基本的旅行问题（例如健康和安全问题）。实际上，很多公司已经有内部的医务室，有时甚至有旅行诊所，一些组织甚至保持广泛的网络帮助商务旅行者更好地计划旅行；然而，很多旅行者并不使用这些可以获得的资源。

商务旅行和健康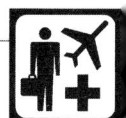

准备离开

父母频繁离家对孩子的影响并没有被很好地了解,但是推测他们对孩子有负面影响;有时孩子表现生气,尤其当父母为重要事情离开的时候。(然而,根据一个曾经被访问的男孩所说:"我的父亲出差旅行几乎没有差别。当他在家时他花大量时间在办公室以致他从没待在家里。")这种影响可能通过在出发前计划特殊的家庭事件而被最小化(例如在公园一天、一天的旅行或去一个喜欢的餐馆)。让年小的孩子陪同将要出发的父母去机场,讨论行程和查看地图,并给他们关于他们父母将要访问国家的相关书籍和录像带也可能是有益的。

处理海外事务并与家庭保持联络

旅行者应该与家中的配偶和孩子保持紧密的联系,通过使用定期的信件、电话和电子邮件,即使旅行者不得不承担可能的高成本。一些组织负担每日电子信件和电话的费用;那些不负担这些成本的组织应该被鼓励这样做。孩子喜欢收到定期的信件,尽管父母可能每天打电话或用电子邮件联系。电子邮件看起来对父母来说是一种非常有效的与足够大能使用电脑的孩子保持联系的方法。收到从海外来的磁带和录像可能帮助更小的孩子。根据一些专家的研究,青春期的少年是最难维持远距离关系的年龄组。一些少年对出行任务的目的感兴趣,并且保持知道每日的进展,但是大部分青春期的少年不关心这些。

在家的孩子和配偶 当一个父母离家旅行时,孩子表现为要求更多的个人关注。熟悉的日常事务比额外的改变(例如待在家而不是去祖父母那里)更能让他们感觉舒适。在日历上标记日子直到父母回家看起来让一些孩子找到安慰感。同事和邻居中有商务旅行者的家庭支持小组似乎对在家中的配偶很有帮助。

回家

将近100%的配偶描述他们返回的配偶在回家时表现为易怒和孤僻,可能是由于疲劳和压力的影响。意识到这样的行为能帮助家庭对付它。最好推迟几天任何的回家庆祝。如果可能的话,旅行者应该在周末之前回家。

在工作旅行中带上孩子不再是有保姆随行的好莱坞明星的唯一特权,或者是绝望的单身父母的最后求助。令人惊奇地,它是全世界平凡的选择,并且经常被雇主鼓励或至少被容忍;他们中的一些甚至乐意负担费用。去年

健康游遍全球 **271**

在美国，多于 2300 万的旅行是带着一个或更多的孩子，占所有商务旅行的大约 11%。带孩子同行的父母认为这是有教育性的和有趣的，并且帮助建立家庭凝聚感。大部分被采访的父母认为旅行是值得放弃一些天上学的。如果公司不愿意的话，飞行里程计划经常帮助支付账单。

没有数字显示在国际旅行中儿童陪伴父母有多频繁，但是百分比可能远远小于他们在国内旅行中的数量。明显的原因是成本。旅行一般更长，可能过分干扰孩子上学和配偶的工作计划，并且大部分目的地并不是去伦敦、夏威夷或香港，而是有时候去单调的、令人不舒服的危险地方。

第二十章
旅行和怀孕

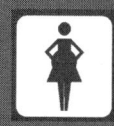

关键点：

- 怀孕的妇女不应该去不容易获得充分卫生保健的地区。
- 不建议去世界上有疟疾的地区旅行。
- 在28周之后的旅行应该被限制在方圆100英里之内。
- 怀孕的旅行者应该接受完全免疫，排除活病毒疫苗，不包括黄热病在内。
- 在怀孕期间，普遍用于治疗旅行者腹泻的药物可以安全地使用。

如果你是一名无妊娠并发症的健康怀孕妇女，你并不需要缩短合理的旅行。根据美国妇产科学院报告，旅行的最佳时间是在妊娠第二期当你的身体已经适应怀孕但并不是如此庞大以致到处移动变得困难的时候。妊娠第二期更安全的理由是流产的概率更低。在第六个月之后，早产分娩和其他并发症的风险提高了。

何时限制旅行

在妊娠第二期去主要欧洲城市的短暂旅行远远比去发展中国家的长期旅行更加安全，在发展中国家你可能有外来疾病的潜在暴露和可利用的有限的医疗护理。如果你难以获得很专业的内科和产科护理，和/或有更大的旅行相关疾病的暴露风险，例如疟疾，那么你需要考虑推迟旅行直到分娩之后。

第28周之后——大部分产科医生建议他们的病人在28周之后不要去方圆100英里以外的地方旅行。在这个时间之后的问题包括早产风险增加、早期破水、发生高血压、静脉炎，以及若发生机动车辆意外事故子宫和胎盘受损的风险增加。

行前清单

在出发前,仔细评估你的就医和孕产史以及你现在的健康状况是必须的。它应该包括以下事项:

- 孕产史——你是否有下列情形中的任何一个?
  - 自然流产
  - 异位妊娠(宫外孕)
  - 先兆子痫或子痫
  - 早产
  - 宫颈机能不全(incompetent cervix)
  - 滞产
  - 剖宫产
  - 胎膜早破
  - 子宫或胎盘异常
  - 高血压
  - 盆腔炎
  - 静脉炎或肺栓塞
  - D(Rho)阴性血型
  - 严重早孕反应
  - 双胎生产
- 内科病史——你是否
  - 有糖尿病?服用胰岛素?
  - 为任何其他疾病进行药物治疗?
  - 有症状的先天性或后天心脏疾病?
  - 有贫血、哮喘、癫痫、静脉炎,或任何其他重大疾病?
  - 有严重的运动病?
  - 有显著的过敏?
- 现在的怀孕——你有任何直接的产科并发症吗(例如轻度先兆子痫)?
- 个人舒适度——在你旅行期间,它是可控制和可接受的吗?
- 旅行的持续时间——它会多出一些天吗?旅行要求久坐吗?
- 目的地——它离家远于 100 英里吗?
- 在你行程中所去国家医疗和产科护理的质量和可获得性——它是可获得的和充分的吗?

旅行和怀孕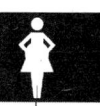

旅行医疗许可 在回顾完以上清单后，你的医生会与你讨论你的旅行计划的相对安全性，并提供合适的建议。

产前检查

你的第一个产前检查应该在妊娠第 10 周进行。胎儿的心音通常到这时能被听到，它们的出现保证了你的妊娠可能正常地进行。一旦胎儿的心音能被听到，自发性流产的可能性变小。然后你应该每 4 周进行一次产前检查直到孕 30 周，接下来每 2 周进行一次直到孕 36 周，最后每周进行一次直到分娩。旅行计划不应该干扰这些重要的检查。

盆腔超声——在离开之前，与你的产科医师讨论进行盆腔超声检查，确定有无输卵管妊娠、多胎妊娠或胎盘异常。

海外医疗保健

所有的旅行者应该问：如果紧急情况出现我将要做些什么？在离家之前，尽可能多地了解你行程中国家的产科和医疗护理的可获得性和质量。不幸的是，大部分医生不会过多帮助你，因为很少有内科医师或产科医师熟悉外国的医生和医院。旅行者诊所能更好地帮助你。在海外的本国大使馆和领事馆通常有当地能说英语的医师名单，能给你作为参考。（问大使馆工作人员个人会用哪个医师。）

IAMAT——旅行者通过拨打电话 519-836-0102 联系 IAMAT（国际旅行者医疗援助协会），能够获得说英文的医生清单。清单是免费的，但是鼓励会员对这个免税的基金会捐款。

旅行保险——去较不发达国家的旅行者应该购买补充的旅行健康保险，条款能提供全球 24 小时医疗救援的热线电话号码。这种条款让你能电话联系医疗人员，帮助你安排紧急医疗咨询和治疗，监控护理，并在必要时提供紧急医疗转运到更高等的医疗机构。

注意：旅行保险条款不会覆盖与正常怀孕相关的医疗费用（例如分娩）。一些条款不会包含在怀孕第三期出现的并发症。其他条款不包含流产，这通常是怀孕第一期的问题。检查条款是否包含出生不足一个月的新生儿。在购买之前，你应该比较各种条款和阅读他们的不保事项。下面公司的条款包含了怀孕第三期的妊娠并发症：

健康游遍全球

International SOS Assistance, Inc.
3600 Horizon Boulevard, Suite 300
Trevose, PA 19053
800-523-8930 或 1-215-942 8000
http://www.internationalsos.com/

Worldwide Assistance Services, Inc.
1133 15th Street, N.W., Suite 400
Washington, DC 20005
800-821-2828 或 1-202-331-1609
www.worldwideassistance.com

打电话回家——旅行者应该一直携带她们医生的电话号码或电子邮件地址。当问题出现并且旅行者想从最了解她的医师那里得到直接的建议时，打电话回本国通常是可能的。另外，提供个人医师的电话号码给海外的医师可能在紧急情况期间极其有帮助。

产科紧急事件

同你的医生分析那些预示可能为产科紧急事件的体征和症状，并且如果你有任何下列情况出现，直接寻找合格的产科医疗。

- 阴道出血
- 排出组织或血凝块
- 腹部疼痛、绞痛或紧缩
- 从阴道涌出水样液体
- 头疼、视力模糊、上腹部疼痛、恶心和呕吐可能是严重的先兆子痫症状。

疾病的其他原因不应该被忽视。例如，腹部疼痛并不必然代表你有产科的紧急情况。你可能有阑尾炎、尿道感染或者仅仅是简单的消化不良。诊断腹部疼痛的原因在妊娠期间通常是更加困难的。如果你有令人不安的症状，容易获得的、高质量的医疗护理是至关重要的。

可能无需关注的症状（但如果是持续的，应该被评估）包括以下情况：

- 多尿
- 疲劳、失眠
- 心前区疼痛

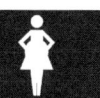

旅行和怀孕

- 消化不良
- 便秘
- 阴道分泌物轻微增多
- 疼痛、出血的牙床
- 腿部抽筋
- 偶尔的轻微头昏眼花
- 踝关节轻微肿胀
- 痔疮

妊娠期间的外伤

机动车事故——事故是低于55岁的旅行者主要的死亡原因，并且机动车事故是造成怀孕中的妇女遭受钝性伤害的大部分原因。当妇女被机动车撞出时，母亲死亡率提高6倍，胎儿死亡率提高5倍。因此，座椅安全带的使用被推荐用来降低母亲和胎儿的外伤。然而，单独使用安全腰带已经牵连胎盘损伤和胎儿受伤。最好的保护是通过使用对角线的肩带和腰带来提供。肩带应该在腹部隆起部位之上和以下，这样分散了撞击到前胸和骨盆的能量。

跌倒——在怀孕第三期的妇女有更多跌到的倾向。这些跌倒的80%发生在第32周后，大部分是由疲劳、晕厥发作、隆起的腹部、平衡和协调能力损失，以及增加的关节活动度，尤其是骨盆关节松弛引起。大部分第三期跌倒通常是后果较小的，但是一些可能需要你接受短期观察或胎儿检查。

胎盘早期剥离（胎盘剥离）——对腹部的直接打击较之于伤害胎儿更倾向伤害胎盘。温和的腹部外伤可能导致1%~5%的胎盘剥离。严重的钝性损伤导致20%~50%的胎盘剥离。胎盘剥离的症状包括腹部疼痛和阴道出血；没有出血的严重疼痛也能发生。

胎儿监护——胎盘剥离的早期发现和治疗对阻止胎儿死亡和维护母亲的健康起着至关重要的作用。早到第20周妊娠的胎儿监护就能诊断。研究显示在外伤之后最开始的几小时监护过程中，最终发生胎盘剥离的所有病人有频繁的子宫收缩——多于每小时8次子宫收缩。然而，监护只建议在胎儿成活阶段（大约24周）之后进行，因为在这个发育阶段没有治疗胎儿窘迫的疗法存在。在胎儿成活阶段之前，关注母亲健康是住院治疗的唯一目的。

健康游遍全球 **277**

超声——超声对于胎盘剥离的诊断可能是不可信的。胎儿监护（胎心监护，cardiotocographic monitoring）是有优势的。超声的用处在于：(1)如果监护结果有疑问，决定胎儿是否健康；(2)如果怀疑胎儿死亡，测量胎儿心率和确认胎儿缺少心脏活动；(3)如果有胎膜破裂的问题，预测羊水量。

何时监护——如果你遇到直接的腹部打击或机动车事故（有或没有直接的腹部外伤），那么你应该进行至少4小时的连续监护，监护在受伤之后立即开始。

如果你受到轻度外伤，通常要求做短期监护或观察。如果胎儿监护不能立即实施，并且你有任何下列警告症状：阴道出血、液体从阴道流出、胎动减少或缺乏、子宫周围有严重腹部疼痛、节律性收缩、头晕眼花、晕厥，你应该立即联系内科医师。

怀孕期间的疫苗接种

如果你怀孕（或认为你可能正在怀孕或预期在旅行时你可能怀孕），对国际旅行的疫苗接种方法可能会呈现特殊问题。问题是面对患上严重的、可能有生命威胁的感染的风险，需权衡疫苗接种的风险和收益。对于很多疫苗，没有研究记录它们在怀孕时的安全性，但是从理论上预测风险，它们仍被认为是安全的。如果可能的话，你的免疫应该在怀孕第一期后进行。

怀孕期间接受的常规免疫

- **流行性感冒**：CDC现在公布流感疫苗在妊娠所有三期和哺乳期是安全的。因此，所有怀孕的妇女应该接受免疫（通常是注射疫苗，而不是活病毒FluMist疫苗）。不幸的是，一些内科医师不会在妊娠第一期接种疫苗，由于担心一些流产的妇女会归咎于疫苗，尽管没有证据显示流感疫苗会引起流产的事实。
  注意南半球的流感季节是在我们的夏季。
- **破伤风白喉混合疫苗 (Td)**：这种疫苗常规地用于易受感染的妊娠妇女。

在妊娠期可能被执行的免疫，但仅当暴露风险明确增加时执行

- **霍乱**：这种疫苗在美国不再能够获得，而且并不推荐给旅行。没有数据

显示它在妊娠期的安全性。

- **甲肝疫苗**：在妊娠期甲肝疫苗的安全性还没有被测定，但是对胎儿理论上的风险是非常低的。如果你对甲型肝炎无免疫并打算去发展中国家旅行，这种疫苗推荐给你。
- **乙型肝炎**：乙型肝炎疫苗被认为是安全的，可以在妊娠期被执行。
- **乙型脑炎**：严重的不良反应是可能的，包括发烧、血管性水肿和低血压。没有数据显示它在妊娠期的安全性。仅当去病区旅行不可避免，而且暴露风险将会很大时，你才应该接受这种疫苗。
- **脑膜炎球菌病**：如果你有相当的暴露风险，这种疫苗可以在妊娠期被接种。
- **肺炎球菌疫苗（多糖疫苗或结合疫苗）**：如果你准备接受这种疫苗，通常是由于慢性感染或消耗状态，每一次注射应该在你怀孕之前执行。如果你有大量的暴露风险，这种疫苗可以在妊娠期被接种。
- **脊髓灰质炎疫苗**：在国际旅行前，指定用 IPV（灭活脊髓灰质炎疫苗）进行一次性加强注射。
- **狂犬病**：如果有潜在的暴露风险，这种疫苗通过肌肉注射或皮内注射可以被接种。
- **伤寒疫苗**：伤寒 Vi 注射疫苗被指示用于有风险的旅行者。它是安全的，并且只要求单次剂量。口服 Ty21a 疫苗（Vivotif-Berna）并不被常规推荐，因为它是活（细菌）疫苗。
- **黄热病疫苗**：尽管这是一种活病毒疫苗，如果你在黄热病疫区有高风险，你应该接受这种疫苗。理想的是，去要求接种黄热病疫苗地区的旅行应该被推迟到分娩之后。

根据世界卫生组织规定，如果处于黄热病暴露高风险的地区，黄热病疫苗可以在怀孕六个月后被接种。如果接种疫苗只是为了遵守国际旅行要求，你可以从内科医师那儿得到豁免证书。

在妊娠期禁忌的免疫

- **麻疹、腮腺炎、风疹（MMR）**：这些是活病毒疫苗，永远不应该在怀孕期间被单独或混合使用。如果你不确定你的免疫状态，你能够进行这些疾病的免疫力测试。在接受这种疫苗之后，至少 3 个月不要怀孕。
- **水痘**：这是活病毒疫苗，永远不应该在怀孕期间被使用。如果你不确定你的免疫状态，你可以进行免疫力测试。水痘在怀孕期是尤其严重的疾病，每一次注射应该在任何怀孕之前进行。在接受这种疫苗之后，至少一个月避免怀孕。

疟 疾

疟疾是你需要避免的最重要的昆虫传播疾病，尤其是恶性疟。这种疾病在怀孕时更加严重，部分由于免疫力的下降使得更高比例的红细胞被寄生虫感染，以及由于胎盘是被寄生红细胞的优先集中地。

恶性疟的母亲并发症包括严重的低血糖症、增加的贫血、肾功能衰竭、成人呼吸窘迫综合征、休克、昏迷。母亲的死亡率达到10%。疟疾的产科并发症包括自然流产、早产、死产和新生儿死亡。间日疟与更严重的贫血和更低的出生体重有关，但是与流产或死产无关。

建议你最好避免去疟疾地区旅行，特别是氯喹耐药性疟疾呈地方性流行的地区（如撒哈拉以南的非洲地区和大洋洲）。如果你必须旅行，必须（1）预防蚊子叮咬和（2）服用有效的预防药物。

预 防

蚊子叮咬——在热带防范昆虫叮咬是重要的。疟疾、登革热、莱姆病和其他昆虫传播疾病能够严重影响你和胎儿。抵制疟疾的第一步——和最好的一步——是防止蚊子叮咬。你应该在暴露的皮肤上使用含有30%DEET（避蚊胺）的驱虫剂，以及用扑灭司林处理你的衣服。这种组合防止蚊子叮咬上是99%~100%有效的。你应该用杀虫剂喷洒居住地和睡觉的寓所。蚊帐，特别是用扑灭司林喷洒或浸渍过的，已经显示可以明显减少地方性疾病地区的疟疾发生率。有力的防昆虫叮咬的方法不仅会防止疟疾，还能够降低你患上其他昆虫传播疾病的风险，例如登革热和利什曼病。

药物预防——当去间日疟和对氯喹敏感的恶性疟地区时，氯喹是一种药物选择。甲氟喹（Lariam）是去氯喹耐药性恶性疟地区旅行时的药物选择。在怀孕期间服用阿托伐醌/氯胍（Malarone）、多西环素和伯氨喹是不安全的。

甲氟喹与自然流产增加、先天畸形或出生后不良结果无关。疾病控制和预防中心（CDC）和世界健康组织认为，在妊娠第二期和第三期使用它是安全的。在对抗泰国边界与柬埔寨和缅甸接壤地区的恶性疟原虫方面，甲氟喹只有50%的有效性，去这些边境地区旅行应该被避免。

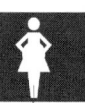

多西环素在怀孕期间不应该被用于预防疟疾,但是当没有其他选择时,多西环素在怀孕期间能够用来治疗严重的或危及生命的感染,例如氯喹耐药性恶性疟和埃利希体病。

疟疾的治疗

无并发症的对氯喹敏感的间日疟原虫和恶性疟原虫应该用3日疗程的氯喹来治疗。无并发症的氯喹耐药性恶性疟原虫能够用甲氟喹或口服奎宁加上乙胺嘧啶/磺胺多辛(P/S)或克林霉素治疗。最近的研究提出高剂量的甲氟喹治疗与胎儿死亡风险增加有关。在亚马逊盆地和东南亚,P/S可能并不有效。在泰国被感染的恶性疟可以用奎宁和克林霉素治疗,但抗奎宁的疟疾在这一区域正在增多。

阿托伐醌/氯胍(Malarone)在孕期使用时被评为C类,它仅应该当潜在的收益大于可能的风险时被使用。

有并发症的恶性疟要求用奎尼丁加上多西环素或克林霉素的肠道外治疗。挽救母亲的适当治疗优先于关注与药物相关的胎儿中毒,而且个体环境会指出在已知条件下何种疗法是最好的。但可能的话,妊娠期的疟疾最好通过这一地区的专家来治疗。

根治疗法

伯氨喹在怀孕期间不应该被使用,因为它能在胎儿中促进葡萄糖-6-磷酸脱氢酶(G6PD)导致的溶血性贫血。如果你治疗过间日疟原虫或卵形疟原虫,当你用伯氨喹治疗时,你应该继续使用氯喹预防疗法直到分娩后。

药物使用指南

一般说来,药物只应该在症状的严重性或对母亲的健康威胁超过了对胎儿危害的可能风险时才被服用。当在家处理疾病时,可能你应该利用非药物治疗。例如,你能使用热敷治疗肌肉疼痛而不是利用止痛药。然而,如果你得了严重的威胁生命的疾病,例如感染,由于考虑到胎儿中毒,合适的药物不应该被拒绝。

治疗疼痛的药物

对乙酰氨基酚(Tylenol)——适量时是安全的。选择止痛药用来治疗轻至中度的疼痛。

含可待因的对乙酰氨基酚——安全

阿司匹林——避免，尤其在怀孕最后一期。可能提高出血的发生率，尤其在分娩之后母亲和新生儿有血液损失时。阿司匹林是前列腺合成酶的有效抑制剂，并且一直以来与动脉导管早期关闭有关。

低剂量阿司匹林——每天 60～100 mg 降低了妊娠导致的高血压的发生率；可被用于有先兆子痫的妇女。只应该在你产科医生的建议下使用。

非甾体类抗炎药（NSAID，例如布洛芬）——避免。

NSAID 没有表现出增加了不良出生结果的风险，但却与流产有很大关系。NSAID 也许还增加流血的可能性。理论上，任何 NSAID 都能够引起动脉导管早期关闭。

阿片类——被认为是安全的。

治疗腹泻和呕吐的药物

阿奇霉素（希舒美，Zithromax）——被认为是安全的，尽管缺乏研究。在泰国，阿奇霉素在治疗弯曲菌肠炎上是优于环丙沙星的。其他研究证明在对抗志贺杆菌、沙门菌和大肠杆菌上部分有效。

碱式水杨酸铋（Pepto-Bismol）——避免（包含水杨酸盐）。

呋喃唑酮——呋喃唑酮是一种广谱的有效抗生素，它能对抗很多种引起腹泻的病原体（大肠杆菌、沙门菌、志贺杆菌、霍乱弧菌）。呋喃唑酮对抗兰伯贾第鞭毛虫有 80% 的有效性。没有报告显示它对胎儿有致畸性、致癌性或其他不好的影响。

止泻宁（Lomotil）——避免。含有阿托品。比洛哌丁胺有更大的潜在不良反应。

洛哌丁胺（Imodium）——对于水样便腹泻是可接受的。避免使用在与高烧和/或血便有关的腹泻上。

甲硝唑（Flagyl）——对于治疗贾第鞭毛虫病或侵袭性阿米巴病是可接受的。尽管甲硝唑的使用在啮齿类动物中有致癌性，以及在某些细菌中有致突变性，七份研究的最近分析提出在妊娠第一期暴露在甲硝唑的婴儿没有增加出生缺陷。

巴龙霉素——这是不被肠道吸收的口服氨基糖苷类药，它被认为在怀孕期间治疗腔内非侵袭性阿米巴病是安全的。作为对甲硝唑的一种替代药，它是 60%～70% 有效的。巴龙霉素还能用于治疗贾第鞭毛虫病。

哌嗪和酚噻嗪（Antivert, Compazine）——可接受的。没有报告显示提高了先天畸形的风险。

喹诺酮——喹诺酮在怀孕期间并没有被禁忌，但它们是 C 类药物。根据《内科医师桌面参考》（*Physicians' Desk Reference*，PDR），"在怀孕妇女中没有充分的或控制很好的研究。喹诺酮抗生素在怀孕期间仅当对胎儿的潜在利益比潜在风险大时被使用。"喹诺酮抗生素不应该在严重疾病出现时被停用。

甲氧苄啶/磺胺甲噁唑（如 Bactrim, Septra）——早期怀孕期间对暴露在甲氧苄啶/磺胺甲噁唑的婴儿的研究中，先天缺陷的概率并没有增加。然而由于高胆红素血症的风险，磺胺类药物应该在此期间避免。

治疗高原病的药物

乙酰唑胺（Diamox）——避免在妊娠第一期使用。乙酰唑胺与动物中的肢体畸形有关。它是磺胺类似物。

钙通道阻滞剂（如硝苯地平）——没有胎儿畸形增加的风险，但是降低胎儿血液流动是可能的。

地塞米松（Decadron）——被认为是安全的。没有报告显示与先天畸形无关。

安眠药和镇定剂

乙醇——致畸性的；避免，即使是很小的剂量。

地西泮——避免。一份研究显示地西泮与唇裂有关。

治疗运动病、咳嗽和感冒的药物

茶苯海明、美可洛嗪（meclizine）——被认为是安全的。如果运动病是一个重大问题时使用。

抗组胺剂——可能是安全的，但是苯海拉明是 C 类药物。

含碘的咳嗽药——避免。过多的碘可能影响胎儿的甲状腺发育。含有愈创甘油醚（guaifenesin）和右美沙芬的咳嗽药剂是可以接受的。

减充血剂——伪麻黄碱（Sudafed）和羟甲唑啉（Afrin）被认为是安全的。

治疗疟疾和其他感染的药物

阿托伐醌/氯胍（Malarone）——不要用来做预防；怀孕期间的安全性还没有被确定。

头孢菌素——安全的。

氯喹——被认为是安全的。

克林霉素——没有研究显示不良的胚胎-胎儿影响。当与奎宁或奎尼丁联合使用时，这种药在治疗恶性疟上是多西环素的一个良好替代药。

二氯尼特——避免。

多西环素——避免。这种药仅应当在治疗危及生命的感染时被使用。

红霉素——被认为是安全的。然而如果被用于治疗母体的梅毒，充分的胎儿血液水平也许不能达到，因为几乎没有药物通过胎盘。

卤泛群——避免。卤泛群是胎盘毒性的。

双碘喹啉——避免。

甲氟喹——防止氯喹耐药性疟疾的药物选择。

呋喃妥因——被很多产科医生用来作为治疗大部分尿道感染的最初选择。先天异常不曾被报告。

青霉素、氨苄西林、阿莫西林——被认为是安全的。这包括更新的青霉素，例如哌拉西林，以及那些与β-内酰胺酶抑制剂、克拉维酸（Augmentin）和舒巴坦联用的药物。

吡喹酮——可能是安全的。仅当医生清楚指示时使用。

伯氨喹——避免使用直到分娩后。可能在G-6-PD缺陷的胎儿中引起溶血性贫血。

氯胍——可能是安全的。

乙胺嘧啶/磺胺多辛（Fansidar）——作为单次剂量（三片）的疟疾治疗是安全的。这种药不再被推荐用于预防。

奎宁和奎尼丁——指明用于治疗氯喹耐药性恶性疟。一份在泰国的研究发现，奎宁对胎儿没有有害的影响或者增加药物诱导流产的发生率。奎宁可能提高正在怀孕的疟疾病人低血糖症的发生率。

磺胺异噁唑（Gantrisin）——可接受的，避免在分娩期使用。

四环素、多西环素——避免使用，除非需要氯喹耐药性恶性疟的辅助治疗或者其他威胁生命的感染性疾病（例如埃利希体病）。

其他药物

碘片和碘-树脂净水器——在任何6个月期间不要使用它们超过3周作为唯一的净化水来源。过多的碘能够在理论上引起胎儿甲状腺肿，但是在使用碘净化水的怀孕旅行者中很少有或没有数据来源。煮沸水仍是较长期水净化的

旅行和怀孕

选择。注意：在非洲的和平队（Peace Corps）工作者长时间使用（多于2年）碘-树脂滤水器，导致甲状腺肿和甲状腺功能不全的风险增加4倍（Lancet 1998）。在碘-树脂滤水器设备上安装碳芯会降低在处理过的水中碘的浓度。

DEET——根据商标上的说明使用是安全的。没有任何致畸性报告，也没有任何关于在怀孕期间使用DEET的EPA警告。

运动和怀孕

生孩子需要花费大量的体力，无疑运动适合于健康的怀孕妇女。现今，越来越多的女人是积极的和喜欢运动的，很多产科医生认为一些费力的运动，甚至跑步或慢跑，对胎儿没有伤害，并可能帮助提高分娩时的体力和这之后的康复。但是多少运动量是过于多的？谁应该避免运动？由美国妇产科学院（ACOG）设立的指导方针如下：

- 在运动期间母亲的心跳不应超过每分钟150次。
- 费力的运动不应超过15分钟。
- 应该避免体温过高。体温不应该超过38℃（101.4°F）。
- 在怀孕第四个月之后不应该进行仰卧位的运动。

然而一些专家认为15分钟的限度对于习惯激烈运动的妇女可能过于限制，并提倡下列方法：

- 怀孕的妇女应该使运动适合她们的需要和能力。对于从未进行激烈运动的习惯久坐的人来说，走路、骑自行车和游泳等低强度训练是最好的。
- 运动应该在舒适的区域进行。对在湿热天气下运动时要特别警惕。（身体通常花大约2周时间适应热度）。体温过高应该被避免，尤其在胎儿神经系统正在发育的妊娠第一期。
- 如果妇女健康并适应非常激烈的运动，只要她没有变得体温过高、血糖过低或严重脱水，没有理由她不能超出ACOG的指导方针。
- 低热量摄食量对高强度运动员的可能影响还需要警惕——这可能出现比实际运动本身更大的风险。
- 滑水不被推荐，因为流体静力学对阴道、宫颈或子宫有伤害的可能性。在妊娠第一期后进行高山下滑和骑马应该被避免。在不平的地形上进行越野滑雪或徒步旅行应该在妊娠第三期被避免，因为有增大的摔倒风险。
- 怀孕妇女不应该进行水肺潜水。胎儿有患减压病的风险。不安全的深度/时间数据已经为怀孕建立起来。戴呼吸管潜泳是安全的。
- 激烈运动（或有压力的旅行）的相对禁忌证包括高血压、贫血、甲状腺疾病、糖尿病、心律失常、急产史、宫内生长迟缓史、在现在怀孕期间的任何出血、在妊娠最后一期胎儿臀先露、过度肥胖或过着极度久坐的生活方式。
- 对激烈运动的绝对禁忌包括下列疾病病史：3次或更多的自发性流产、胎膜破裂、早产、多胎妊娠、宫颈机能不全、出血或诊断为前置胎盘以及心脏疾病。

高海拔、艰苦的长途旅行和怀孕

如果你去高海拔地区一些天，没有已知的胎儿风险。然而一些权威专家反对在海拔8000英尺以上的遥远地区作长途旅行。不仅你可能出现急性高山病，而且紧急医疗和产科护理也很遥远。

在怀孕期间一直处于高海拔的妇女有与高度相关的胎儿生长发育迟缓、高血压和早产发生率的增加。如果你将到海拔高于6000英尺的地方旅行或计划居住，你应该咨询你的医生。

商业飞行

国内的航空公司通常不允许在怀孕36周后旅行；外国航空公司的界限是35周。

在24周之后——你应该从你的医生那里得到详细说明有关你怀孕和允许你旅行的信件。这封信对于在35周之后的旅行是强制的。你应该给你将要使用的特定航空公司打电话去证实他们明确的要求。

除非你有严重的贫血（血红蛋白低于8.5gm%）或者镰刀形细胞贫血病，降低的机舱氧气压力不会伤害你或你的胎儿。然而如果你的血常规减少多于25%～30%，你可能要求行前治疗贫血和/或在途中补充氧气。

宇宙辐射在商业喷气式飞机的飞行高度上是增加的。研究提出每月50毫雷姆（millirem）的辐射暴露（大约80小时的飞行时间）不会伤害胎儿。这是怀孕的飞行人员可允许的每月暴露量。注意：机场金属检测器不会伤害胎儿。

静脉曲张的血管和腿部水肿可能是一个问题，尤其在妊娠第3期。你应该要求靠过道的座位以便你能每20~30分钟起身并走动。如果你在妊娠第3期，要求第一排座位以便你能伸展和举起你的腿。这些方法会提升舒适度、帮助减缓肿胀和降低深静脉血栓的风险。

食物和水

你应当只饮用煮熟的、瓶装的（尤其含二氧化碳的）或用化学方法处理除去细菌、寄生虫和病毒的水。这是尤其重要的，如果你去卫生条件差的地区旅行，在这里戊型肝炎是最流行的（中国南部和西部、尼泊尔、印度北部、印度尼西亚、缅甸、巴基斯坦、阿尔及利亚、肯尼亚、苏丹、埃塞俄比亚和墨西哥）。在妊娠第二期和第三期，戊型肝炎死亡率高达25%。如果必要，你可以短期（2~3周）使用碘片处理的纯度可以的水。不要单独使用水过滤器——它不会除去病毒。相反使用净水器。净水器含有碘-树脂基质，能够消除戊型肝炎和其他病毒。注意：推荐在任何6个月期间不应该使用碘-树脂净水器作为唯一的饮用水来源超过3周，因为在被处理过的水中有残留的高标准的碘（见第5章）。所有的食物应该被煮熟和热食以避免多种感染性疾病。

旅行者腹泻

治疗旅行者腹泻可能是有问题的。你不会想冒引起与药物相关的胎儿伤害的风险（即使这种情况也许非常不可能发生），但是不治疗腹泻可能导致从极度个人不适和不便到危及生命的疾病症状。一些权威，主要出于胎儿安全的考虑，集中于液体补充和回避在实践中推荐任何药物治疗。而另一些则有不同的观点：他们认为严重的症状和特殊疾病情形应该果断治疗——不是武断的方针。

基本治疗——饮用额外的液体防止脱水。如果你有轻微或中等程度的水样便腹泻，你可以放心地服用洛哌丁胺（Imodium）。这种药是特别有效的，如果厕所不在附近以及不受控制的症状会引起过度不便、不舒服或困窘。

抗生素治疗——对于抗生素用量推荐可参照第5章。抗生素的使用由症状的严重性而定：粪便量和频率、腹部疼痛、疾病的大体感觉和不方便的程度。《健康指南》(*Health Guide*)认为如果你使用抗生素，最开始的选择应该是喹诺酮，例如环丙沙星或左氧氟沙星。喹诺酮是治疗感染性腹泻最好的药物，而且如果抗生素治疗被指示，那么最有效的药物应该被使用。可替代的药物，以优先选择的顺序，分别是阿奇霉素、头孢克肟和呋喃唑酮。

- 阿奇霉素（希舒美，Zithromax）是一种治疗旅行者腹泻的重要药物。它被认为在妊娠期是安全的。一份在泰国完成的研究显示，阿奇霉素在治疗弯曲菌肠炎上是优于环丙沙星的。其他研究证明其在对抗多重耐药的志贺杆菌以及沙门菌、大肠杆菌和霍乱弧菌上的有效性。
- 头孢克肟（Suprax），一种头孢菌素，在对抗大部分引起感染性腹泻的病原体上是有效的，并且在妊娠期被认为是安全的。然而，有报告显示它缺乏治疗志贺菌病的有效性。
- 呋喃唑酮（Furoxone）有对抗广泛肠胃病原体的活性，包括大肠杆菌、沙门菌、志贺杆菌、弯曲杆菌和弧菌类（它引起霍乱）。它在对抗贾第鞭毛虫上也是有效的。

治疗更严重的腹泻/痢疾——如果你有严重的或使失去能力的腹泻、引起脱水的腹泻以及带有痢疾的腹泻，开始用喹诺酮抗生素治疗。建立积极的补液疗法。如果在24小时内情况没有好转，寻找医疗咨询。尽管补液是非常重要的，抗生素对于治疗疾病的病因，不仅仅是症状，也是关键的。抗生素治疗经常只需要数天，药物对胎儿产生不良影响是不太可能发生的。注意：喹诺酮是C类怀孕药物：不利的影响已经在一些动物测试中显示出来，但还没有在人类测试中被证明。使用喹诺酮治疗的好处有可能远远超过任何对胎儿的潜在伤害。记住，你疾病的本质和严重性决定了治疗的选择，不是胎儿的风险。对你感染的有效治疗是最先考虑的事，让你自己保持健康也是确保婴儿健康的最佳方式。

第二十一章
与儿童一起旅行

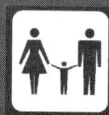

关键点：

- 旅行的儿童应该更新他们的常规免疫。
- 低于2岁的儿童能够接受甲型肝炎疫苗。
- 儿童使用喹诺酮类抗生素环丙沙星是安全和有效的。
- 阿奇霉素用于治疗旅行者腹泻，是对环丙沙星的有效替代物。
- "BRAT"饮食（香蕉、米饭、苹果酱和面包）不包含充分的热量和营养物质。
- 当儿童被尽可能快的喂食正常食物时，脱水的儿童恢复得更快，并且感觉更好。
- 儿童是伟大的旅行者。他们是好奇的、有趣的，并且一旦选择就不知疲倦。带他们旅行可使他们接触新的经历、培养家庭凝聚力和构建持续一生的记忆。

　　但是与儿童一起旅行不会永远都是欢乐和游戏。父母必须意识到健康和安全问题，尤其当去海外旅行时。当去发展中国家旅行时，需要更加关注。儿童可能需要免疫，即使成人不需要。儿童对旅行者腹泻、疟疾和其他与旅行相关的疾病是易受感染的。不管是否旅行，儿童还会得大量常见疾病——例如发烧、上呼吸道感染和耳部感染。如果可能，父母应该熟悉在他们所旅行区域的医疗保健条件。

　　当去海外旅行时，还应考虑其他问题。婴儿车座和安全带经常不容易获得。在海外买的玩具也许不能达到国内同样产品的安全标准。雇佣当地人看孩子可能让孩子暴露在感染疾病下（结核病是一个需要认真考虑的事项）。在热带地区度假，儿童易受严重晒伤，而且严重晒伤在以后生活中与患皮肤癌的风险增加有关，例如恶性黑素瘤。游泳池几乎很少有救生员。青少年经常想参加在家没有的潜在危险活动（如滑翔跳伞运动和水肺潜水）。

尽管提醒了你一些健康风险，只要对食物、水和昆虫有行前准备和加倍警惕以及具备旅行时常识，与孩子一起旅行的收益通常远远大于风险。

对海外旅行的疫苗接种

对海外旅行的儿童进行疫苗接种需要考虑两方面：常规儿童疫苗接种和与旅行相关的疫苗接种。对于海外旅行，达到上学年龄的儿童通常只要更新他们的常规疫苗，并不需要进一步的疫苗注射。然而，婴儿和学龄前儿童可能需要这些疫苗的额外剂量。在美国不再存在或很少发生的儿科疾病仍然在很多发展中国家流行，有时也在发达国家。这些疾病包括白喉、百日咳、麻疹、腮腺炎和风疹（德国麻疹）等。尽管美国儿童通过常规接种疫苗来对抗这些疾病，然而疫苗是在儿童对疫苗反应最佳并产生长期保护反应的年龄接种的。这并不必然是在儿童最先易受感染的年龄。因此，旅行的婴儿和儿童比不去旅行的孩子可能需要在更早的年龄接种疫苗。然而当常规的疫苗在早于正常年龄接种时，或者当疫苗剂量之间的间隔缩短时，疫苗可能只提供部分免疫——好于完全没有免疫——并且应该在以后的日子重复接种。这些额外的接种剂量确实引起未知的不良反应。

更新的疫苗接种计划对将要与海外的当地儿童有紧密接触的儿童尤其重要。父母应该检查他们自己对儿童疾病的免疫状态。与孩子一起旅行可能增加父母对当地儿童的暴露程度。一些儿童疾病当被成人感染时是更加严重的；例如，风疹和水痘对怀孕的妇女是尤其严重的。

表 21.1 由于旅行常规免疫接种时间表的变化

疫苗	常规给予年龄	旅行快速免疫程序
DTaP	2、4 和 6 个月	6 周、10 周和 14 周
乙型肝炎	出生、1 个月、6～12 个月	0、1 个月、2 个月（在 12 个月加强）
Hib	2、4 和 6 个月	6 周、10 周和 14 周
MMR	12～15 个月	6 个月（麻疹）
脊髓灰质炎	2、4 和 6 个月	6 周、9 周和 12 周

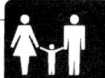

与旅行相关的儿童疫苗

霍乱 霍乱疫苗在美国不再能获得。对任何年龄段的美国旅行者来说，霍乱的风险是极其低的。母乳喂养在对抗霍乱上起保护作用；仔细准备配方奶和来自安全的水和粮食的食品应该能保护非母乳喂养的婴儿。

甲型肝炎 甲型肝炎在卫生条件差的国家是普遍存在的；去这些国家旅行的儿童应该被预防。在儿童时期获得的疾病几乎很少引起症状，并且实际上导致终生免疫。受感染的儿童，特别还在带尿布阶段，能够将疾病传播给照顾他们的人。在美国，甲型肝炎疫苗（HAV）被批准用于2岁及以上的儿童使用（在欧洲是1岁及以上儿童）*。

注意：甲型肝炎疫苗对于1岁以下的儿童是安全的，但只在母亲抗体消失之后才有效。在2、4、6个月被接种疫苗的婴儿显示出100%的血清转化，预示HAV（Havrix 360 ELISA units）在血清反应阴性的婴儿中是高度免疫性的，可以被包括入常规婴儿免疫接种程序中。

乙型脑炎 乙型脑炎（JE）在整个东南亚是普遍的，它是世界范围病毒性脑炎的主要原因。中国、日本和远东的其他国家为他们的儿童进行抗这种疾病的疫苗接种。然而，这并不能降低旅行者的风险。农场的动物是病毒的主要宿主，蚊子传播病毒。在传播季节所有会去乡村流行病地区停留数周或更长时间的儿童，特别是去农场或附近地方的儿童被推荐进行疫苗接种。对疫苗接种的反应是普遍的，儿童比成年人发生反应的更多。脑炎疫苗被批准使用于一岁或更大年龄的儿童。

流行性脑脊膜炎 这种疾病在旅行者中是少见的。然而，年幼的儿童（和老年人）可能比其他年龄段的人更容易受感染。脑膜炎球菌疫苗在儿童中的有效性视儿童接种疫苗的年龄而定。在3个月到2岁，特别是3个月之前接种疫苗的儿童中，保护可能并不完全有效。疫苗能安全地接种给婴儿，但是可能比接种给成年人的效果差。

狂犬病 长时间停留在发展中国家的乡村地区需要接种暴露前的狂犬病疫

---

*因年龄太小而不适宜接种HAV的儿童，通常给予免疫球蛋白（IG）——剂量视儿童体重和暴露于甲型肝炎的时间长短而定。IG的缺点是它所提供的保护期不超过6个月。同时它还干扰减毒病毒活疫苗如麻疹、腮腺炎、风疹和水痘疫苗的疗效。

苗，狂犬病在这些地区由家畜传播，例如狗和猫。疫苗对儿童可能比对成人更重要。在很多地区，在当地人中，40%的所有人狂犬病病例发生在低于14岁的儿童身上。儿童倾向于对动物感兴趣，对它们使用错误的判断，不报告小的咬伤，并且由于他们的身高，他们可能更容易遭受在头部和脖子的咬伤。这样的伤口更易引起狂犬病。暴露前的狂犬病疫苗接种并不排除正确的伤口护理或在遭遇可能患有狂犬病的动物后接受暴露后的疫苗。但是暴露前的疫苗接种确实消除了在暴露后对狂犬病免疫球蛋白的需要，它将暴露后注射的数量从5针减到2针。注意：狂犬病疫苗的更新制剂和狂犬病免疫球蛋白可能在发展中国家很难或不可能得到。

伤寒 对于伤寒，母乳喂养可以保护婴儿避免与受污染的食物和水接触。用煮沸的、氯化的或过滤的水仔细准备配方奶和食品能够帮助保护非母乳喂养的婴儿和2岁以下的儿童。因为现在没有2岁以下儿童使用的疫苗，更严格地准备配方奶、食品和水对于减少2岁以下儿童的风险是必要的。可注射的Typhim Vi型伤寒疫苗被推荐给去卫生条件有问题地区的2岁以上儿童。

黄热病 黄热病疫苗不应该给任何小于4个月的婴儿，4~6个月的婴儿只应该在非常特殊的情况下被考虑。6~9个月的婴儿如果不能避免去风险地区旅行，并且当不能对蚊子叮咬进行高度保护时，他们能接受疫苗。9个月或更大的婴儿应该按去南美或非洲旅行的要求或建议接种疫苗。未接种疫苗的儿童有获得这种疾病的风险，并且他们只有当旅行是必需的时候才去受感染的地区。

肺结核 在去发展中国家旅行前和旅行后，尤其当这样的旅行被延长并使儿童近距离暴露在当地人时，儿童应该进行检查肺结核的PPD皮肤测试。肺结核疫苗（Bacille Calmette-Guérin，BCG）几乎从没有在美国使用。然而，最近的文献综述强烈推荐BCG在儿童中减少了严重的肺结核感染发生率和对中枢神经系统（脑和脊髓）的传播以及无法抵抗的感染。这些并发症在新近被感染的年幼儿童中是特别普遍的。大部分发展中国家给所有新生儿接种疫苗，并且很多的欧洲国家给有风险的儿童接种，包括那些去发展中国家旅行的儿童。

为父母提供与儿童进行海外旅行建议的卫生保健专家必须自己十分熟悉他们执行或开具的各种疫苗或注射剂的禁忌证、不良反应和相互作用。

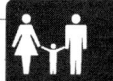

旅行者腹泻

对于去发展中国家旅行者的腹泻研究显示，儿童（特别是低于3岁的儿童），有比成人更高的旅行者腹泻发生率，有更严重的症状，以及症状持续更久。儿童把他们的手指和其他物体放入口中，在洗澡和游泳时吞水，比成年人更少的洗手，做出不适当的食物和饮料选择，并且可能由当地护理者照顾。更好的父母监督能够减少旅行者腹泻的发生率，但是缺少对引起腹泻的病原体的免疫力也可能是一个因素。治疗儿童腹泻会有问题：小孩经常在他们最需要补液的时候拒绝它；一些对大人有效的药物可能不合适；可信任的医疗机构可能不在身边。而且，带尿布的婴儿能够把这种疾病传播给为他们换尿布的人——父母。

治疗脱水

补液和防止脱水在历史上被认为是治疗儿童旅行者腹泻的基础（尽管现在用更新的抗生素可能同等重要）。正确治疗腹泻是紧急的，开始于最初的稀松样便之后，但评估病情的严重性是重要的。腹泻是轻微的还是大量的？尽管有腹泻，儿童的进食量和喝水量是否足够？儿童不会脱水，如果他们很好地接受了补液并且表现适当地活跃和满意，即使腹泻还会持续一周。不是每一次腹泻要求执行特殊的配方。大部分时候，仅仅提高儿童的饮水量，并结合摄取微咸食物就能解决问题。食物提高了水的吸收，降低大便量和频率，提供营养物质和热量，并加速复原。换句话说，用常识的方法治疗通常有效果。

然而，如果腹泻是大量的和严重的，并且儿童没有充分饮食或喝水将会怎样？或者儿童发烧和相当不舒服将会怎样？迫切的脱水症状包括持续的呕吐和腹泻、拒绝接受或不能保持补液、以及倦怠。年幼的儿童能够快速地脱水，有时是几小时的事情。在这种情况下，更大量的口服补液或静脉注射液可能变得必要，可能被要求住院治疗。与小孩一起旅行的成人当选择目的地时应该以防万一。幸运的是，大部分更严重的腹泻对良好的执行口服补液有反应。

一些治疗腹泻的普通方法应该被避免,例如只给清液和 BRAT* 食物。这些食物不能减少大便量,并且缺乏热量。一些其他的食物也达不到预期效果。软饮料含有过多的糖,钠和钾很少或没有。类果汁的饮料紧紧是充满味道的糖水。试图补充出汗引起液体损失的 Gatorade 和其他运动饮料含有过低的钠浓度。鸡汤含有过多的钠,但却缺少葡萄糖。

用口服补液溶液治疗 口服补液溶液(ORS)含有适当的葡萄糖(或淀粉)、钠、钾和碱(柠檬酸盐或碳酸氢盐),对在更严重的脱水时保持身体代谢平衡是至关重要的。预先混合的 ORS 溶液(PediaLyte,RiceLyte)在美国和加拿大的药店可以得到,但是它们容积大适合在家使用,不适合携带出国。有小包口服补液盐(WHO 配方,CeraLyte)适合旅行,精确的无污染水被加入到口服补液盐中。没有这种包装的旅行者能够使用调味盐、糖和水很容易准备有效的"自制"口服补液盐。请见第六章的说明。

理想的是,年幼的儿童应该在每次稀便或呕吐发作时,服用大约 100 ml(大约 3 盎司)的口服补液盐。只要呕吐继续,应该避免进食固体食物,呕吐很少能超过 12 小时。如果年幼的儿童拒绝服用,可以每隔几分钟使用茶匙或滴管给他们很少的量。当儿童呕吐时,大于 100 ml(3 盎司)的量应该被避免;大量可能引起呕吐。除非呕吐比每 45 分钟一次更加频繁地发生,否则水能够达到肠内并被吸收。婴儿应该继续母乳喂养或饮用配方和普通牛奶。父母应该监视尿量和儿童外观和行为的改善,并且尽可能快地恢复正常饮食。

以谷物为基础的口服补液溶液(CB-ORS)比普通的口服补液溶液更加有效。CB-ORS 含有替换葡萄糖的煮熟淀粉(通常是米饭)。淀粉产生更多的热量和水被肠吸收。作为即饮溶液(如 RiceLyte,在大部分商店和药店有售)和小包装(CeraLyte,从 Travel Medicine 公司获得,www.travmed.com),CB-ORS可以在美国得到。如果没有 RiceLyte,可用白水与下面的一种或多种方法给儿童服用:脆饼干、加盐饼干、土豆泥、大米麦片粥或小麦麦片粥。用预煮的婴儿大米麦片粥、未加糖的酸奶或蔬菜汁制成的饮料也能被使用。在过渡到正常饮食时,年长的儿童能够被提供以大米、土豆、麦片、意大利面和面包为形式的碳水化合物。

---

* BRAT 饮食(香蕉、大米、苹果酱和烤面包)——提供的热量和营养物质不足,大部分儿科医生现在认为单独 BRAT 饮食在蛋白质、脂肪和能量上含量太低,阻碍了恢复过程。儿童当被尽快给予正常饮食时恢复更快,感觉会更好。

抗胃肠动力药物

抗胃肠动力药并不被认为是治疗婴儿和儿童腹泻的首选药物。洛哌丁胺（Imodium-AD）能够引起昏睡、腹部膨胀和肠梗阻（肠蠕动阻滞），因此应仔细遵循标签说明*。地芬诺酯（Lomotil）会给儿童造成无法预期的结果，尤其是那些脱水的儿童，并且可能导致严重的、延长的与麻醉剂相关的毒性。这种药物应该被避免。在中度和严重腹泻时，抗腹泻药如 kaolin-pectate（Kaopectate）可能减少大便量，但可能是通过将液体留在肠内的方式做到的，这会加重电解质不平衡。

Pepto-Bismol（碱式水杨酸铋）

《新英格兰医学杂志》(*New England Journal of Medicine*) 中的研究显示了碱式水杨酸铋（BSS-Pepto-Bismol）和口服补液结合使用对于治疗婴儿腹泻的功效。婴儿服用 100~150 mg/（kg·d）的 BSS 能显著减少他们的总排便量、口服补液的总摄取量和住院治疗的时间。（铋和水杨酸在血液中的浓度非常低，在毒性水平之下。）

大于3岁的儿童：当需要时每小时重复剂量，在任意24小时期间达到最大8次剂量。暂时的无害的大便颜色变深可能会发生。不要把这种药给有水痘或流感的儿童，因为有患雷氏综合征（Reye syndrome）的轻度风险。注意：使用非阿司匹林的水杨酸盐（如碱式水杨酸铋中所发现的），未见有雷氏综合征的报道。

表 21.2　儿童剂量

>12 岁	2 汤匙（1 剂量杯，30 ml）
9~12 岁	1 汤匙（1/2 剂量杯，15 ml）
6~9 岁	2 茶匙（1/3 剂量杯，10 ml）
3~6 岁	1 茶匙（1/6 剂量杯，5 ml）
<3 岁	每 4 小时 1/2 茶匙，24 小时最多服用 6 次

---

*警告：两岁以下儿童不适用。

抗生素

历史上，口服补液疗法被认为是治疗儿童腹泻的基础，而抗生素被降低到次要角色。这种次要地位是由于对功效（由于抗生素耐药）和/或安全性（有害不良反应的可能性）的质疑。现在，由于它们在治疗引起旅行者腹泻和痢疾的几乎所有细菌菌株方面有显著的功效——并且由于对安全问题的重新评估——喹诺酮抗生素被很多权威接受作为一线疗法，尤其儿童有严重症状的腹泻，譬如肠侵袭性腹泻（enteroinvasive diarrhea）。

在测试动物中观察到的关节损伤没有在接受治疗如囊性纤维病、骨髓炎和慢性中耳炎的长期喹诺酮疗程的婴儿和儿童中发现。现在认为关节损伤的理论风险并没有对刻意不使用这些抗生素提供正当的理由，尤其对于有严重腹泻或痢疾的儿童来说。在以色列最近的一份210例儿童侵袭性腹泻病例的研究支持了这种观点。儿童（35％小于1岁）使用了口服液态环丙沙星或肌肉注射的头孢曲松治疗。临床的成功率达到99.5％。这两种药物是同等有效的。临床风湿病专家发现没有证据显示服用环丙沙星会造成病人关节损伤。

尽管这个问题并没有被完全解决，大部分医师现在认为生病的儿童应该使用最有效的抗生素进行治疗。根据有效性，以下是被推荐用于治疗旅行者腹泻的抗生素：

喹诺酮	呋喃唑酮或头孢克肟
阿奇霉素	甲氧苄啶/磺胺甲噁唑（Co-trimoxazole, Bactrim）

喹诺酮　环丙沙星有液体和药片两种形式。在出现呕吐的情况下，环丙沙星、氧氟沙星或左氧氟沙星可以进行静脉注射。

环丙沙星（Cipro）——环丙沙星是最经常为儿童开具的喹诺酮药。它能有效对抗大肠杆菌、志贺杆菌、沙门菌和弯曲杆菌，这些细菌能引起旅行者腹泻和痢疾的大部分病例。剂量：250～500 mg，一天2次，服用1～3天。

氧氟沙星（Floxin）——氧氟沙星同环丙沙星一样有效，但是有更好的疗效治疗衣原体和革兰阳性菌，如葡萄球菌、链球菌和肺炎球菌。剂量：治疗腹泻时，200～400 mg，一日2次，服用1～3天。

左氧氟沙星（Levaquin）——这种抗生素是氧氟沙星的活性成分。它也是一种有用的抗生素用于治疗其他感染，如鼻窦炎、一些肺炎、细菌性支气管炎、尿道感染、伤寒、无并发症的皮肤感染和衣原体。剂量：治疗腹泻

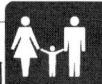

时，250～500 mg，每日一次，服用 1～3 天。对于肺炎和蜂窝组织炎，剂量：每日 250～500 mg，服用 5 天。

头孢曲松　这种头孢菌素抗生素能有效治疗肠侵袭性微生物，例如大肠杆菌、志贺杆菌和沙门菌，但必须通过注射进行治疗。它适合于在医院环境下使用。它用于治疗弯曲菌无效。

阿奇霉素（Zithromax）　这种药物是有效的，尤其用于治疗轻微到中度腹泻。阿奇霉素能治疗沙门菌和志贺杆菌——以及肠侵袭性的、致肠病的、肠出血性的和肠毒性的大肠杆菌，这是旅行者腹泻最普遍的原因。在泰国，阿奇霉素在治疗弯曲菌方面已经显示出比环丙沙星更加有效。儿童剂量：10 mg/(kg·d)，服用 3 天。

头孢克肟（Suprax）　这是一种有活性的广谱头孢菌素，可以治疗引起旅行者腹泻（不包括弯曲菌）的常见微生物。有志贺杆菌耐药的报告。头孢克肟也是一种治疗耳部感染的有效药物。儿童剂量：对于腹泻，每日一次 8 mg/kg，服用 3～5 天。

呋喃唑酮（Furoxone）　尽管呋喃唑酮不像喹诺酮那样快速有效，呋喃唑酮确实有着强大的活性治疗大部分肠胃病原体，包括大肠杆菌、沙门菌、志贺杆菌、弯曲菌和弧菌（能引起霍乱）。呋喃唑酮在治疗贾第鞭毛虫方面也是有效的。儿童剂量：5 岁及以上儿童，25～50 mg（1/4～1/2 药片），每天 4 次。液态呋喃唑酮每汤匙（15 ml）含 50 mg。不良反应：偶尔的恶心和呕吐。一个月以下婴儿禁止服用。

5 岁及以上儿童	1/2～1 汤匙每日 4 次
1～4 岁	1～1½ 茶匙每日 4 次
1 个月到 1 岁	1/2～1 茶匙每日 4 次

甲氧苄啶/磺胺甲噁唑（Co-trimoxazole，Bactrim）　大部分的大肠杆菌、志贺杆菌、沙门菌和霍乱细菌现在对甲氧苄啶/磺胺甲噁唑（TMP/SMX）是有抵抗力的，这种抗生素被认为是最后的选择。注意：对于圆孢子虫病，一种寄生虫肠道感染，TMP/SMX 仍然是一种有效治疗药物。儿童剂量：视儿童的体重而定，每 12 小时 1～4 茶匙的儿童悬浮液，服用 1～3 天。对于

体重在88磅以上的儿童,每12小时1个双效(double-strength,DS)药片,服用1~3天。不良反应:肠胃不适、皮疹。TMP/SMX对于2月龄以上的儿童是安全的,怀孕妇女可以服用。

儿童、昆虫和热带地区

在热带地区,保护儿童免于昆虫叮咬是抵御疟疾、登革热和大量其他昆虫传播疾病的最先方法。预防包括以下方法:
- 在婴儿车和婴儿床上装上蚊帐
- 清除在住处周围不流动的水
- 在黄昏和天黑后待在屋内
- 在黄昏和黎明期间,给儿童穿上长袖的能正好盖住脖子、手腕和脚踝的衣服。
- 不允许儿童不穿鞋
- 在暴露的肌肤涂抹含有DEET的昆虫驱虫剂
- 用含有扑灭司林的杀虫剂喷洒床帐
- 傍晚和夜间期间,在居住和睡觉的地方喷洒拟除虫菊酯昆虫喷雾剂
- 可能的话,在有空调的住处睡觉

使用含有20%~35%DEET的昆虫驱虫剂。这在疟疾地区是尤其重要的。有更高浓度的产品并不是更加有效而且可能产生皮疹;神经症状是极其少见的而且只与食入或极度不合适的过量使用有关。当DEET正确使用的时候,它是一种安全的产品,并且不需要EPA或FDA的警告。对DEET的皮肤反应可被减小,通过只在暴露的而不是过敏的皮肤上使用,并且当保护不再需要时用水冲洗干净。只用在衣服或蚊帐的扑灭司林杀虫剂没有已知的严重不良反应。

疟疾的化学预防

抗疟疾预防药物的有效性取决于所去地区和获得疟疾(特别是氯喹耐药性恶性疟)的风险而定。

氯喹 氯喹是治疗氯喹敏感性疟疾的药物选择。在美国,氯喹只有苦味的药片。剂量根据体重而定。在海外,它还有糖浆形式。在不同国家,氯喹在糖

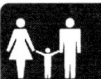

浆中的浓度不同。氯喹通常对儿童有很好的耐受性。不良反应不经常发生，并且是轻微的。反应能通过与食物一起服用或被分为每周两次服用而减小。把氯喹储存在儿童接触不到的防儿童打开的容器中。仅 1～2 片过量剂量对小孩来说是致命的。注意：当计算氯喹的儿童剂量时，配方要用"盐"或"碱"注明剂量。

甲氟喹 甲氟喹对抗大部分氯喹耐药性恶性疟（CRFM）是有效的；然而，甲氟喹耐药性疟疾被证明在沿泰国边境的乡村地区存在。儿童的甲氟喹剂量通常是一片药的一部分。没有液体制剂可以获得。准确的剂量可以通过先碾碎药片再划分粉末而得到。药粉可以用苹果酱或其他相似物送服。甲氟喹最近被批准可以用在体重小至 5 kg 的儿童上，并且大部分医生甚至会为去高风险氯喹耐药性恶性疟（CRFM）地区的新生儿开具这种药。很多小孩在服用甲氟喹后呕吐。在成年人常见的甲氟喹对神经心理的不良反应在年幼儿童中非常少见，甚至还没有病例报告。

阿托伐醌/氯胍（Malarone） 这种药物是阿托伐醌（250 mg）和氯胍（100 mg）的混合物。Malarone 是一种受欢迎的化合物，因为它不仅是 98%～100% 有效的，而且对于不能耐受甲氟喹或多西环素的人们、低于 8 岁不能服用多西环素的儿童，以及那些去短途旅行或频繁的旅行者来说，它提供了另一种选择。儿童剂量：在美国有儿童配方，预防剂量依据儿童的体重而定。

10～20 kg	1 片儿童增强型药片
21～30 kg	2 片儿童增强型药片
31～40 kg	3 片儿童增强型药片
>10 kg	一片成人增强型药片

药片应该在每天同一时刻用食物或以牛奶为基础的饮料送服。如果在服用一小时以内出现呕吐，应该服用重复剂量。不良反应很小，它们包括胃不适、咳嗽和皮疹。

多西环素 多西环素是用于预防 CRFM 的甲氟喹替代药物。多西环素严禁使用在 8 岁以下的儿童，除非被需要用于治疗威胁生命的疾病，例如疟疾。这种药物还能够夸大晒伤反应；服用多西环素的人应该被告知避免长时间的阳光暴露，并且使用有效地阻挡 UVA 和 UVB 紫外线的防晒霜。其他不良反应包括真菌性阴道炎（在儿童中少见）以及胃不适。后者可通过与食物一起服用多西环素而被减轻。

服用抗疟药的哺乳期母亲在她们的乳液中分泌少量药物。这种量不足以伤害婴儿并且不足以保护婴儿对抗疟疾。

治疗

父母应该知道在疟疾病区任何没有理由的发热应该被认为是疟疾的症状，而且必须被马上评估，最好由这种疾病的专家评估。问题是儿童常常由于病毒性疾病发烧，医疗专家经常不在身边，以及抗疟药会掩盖其他重要的感染。当没有医疗帮助的时候，用阿托伐醌/氯胍（Malarone）、甲氟喹（Lariam）或奎宁，结合多西环素或克林霉素的紧急治疗应该实施。对这样的可能事件，必须提供给父母清楚的指导。见第 7 章抗疟药的儿童治疗剂量。

高原病

急性高山病（AMS）在婴儿和儿童的发生率大致与成人 AMS 相同，像成人一样，高度越高，攀登越快，AMS 发生率越大。问题看来更经常发生在最近曾有上呼吸道感染的儿童中。在年幼儿童中鉴定 AMS 会是困难的；儿童频繁地患上与 AMS 症状相似的不明确的病毒疾病——例如头痛（易激惹）、食欲不振、不能入睡和疲劳——并且儿童不能描述正在烦扰他们的事情。建议父母如果孩子生病，假设他们的病因来自于高原病，应立即下降。乙酰唑胺（Diamox）在上升之前服用，它可能对减少 AMS 有帮助。

航空旅行

航空旅行看起来对有上呼吸道感染（URI）和鼻过敏的儿童是安全的。在飞行期间，儿童有时候确实会经历耳痛，通常在降落时，但是比成人较少见。并且，这样的疼痛不会引起对耳朵永久性的伤害。治疗上呼吸道感染和鼻过敏的口服减充血剂和鼻喷雾剂可能会帮助减小疼痛，尽管一些研究指出减充血剂对孩子是没有帮助的。鼻喷雾剂能减轻一些痛苦。按指示并在下降

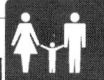

开始使用喷雾剂,接着 5 分钟后重复使用。年纪大的儿童应该在使用喷雾剂前吹他们的鼻子。

耳朵感染的儿童在飞行时可能比没有这种感染的儿童有较低的耳痛风险。耳朵感染经常在中耳产生液体。液体充满中耳空间,并且压力差并不出现。充气管也可以预防压力差和疼痛。

当婴儿在飞行中哭时,一般常识建议给婴儿奶瓶或喂奶。常识认为婴儿哭是因为他们正在经受气压性损伤(对耳朵的压力伤害)或者由于飞机上低湿度造成的脱水,但是气压性损伤是很少见的并且纯粹来自低湿度的脱水并不发生。机舱的低湿度使嘴和嗓子的黏膜变干,造成饥渴感。频繁的喂养可能起反作用,因为在喷气式飞机的巡航高度,肠内空气已经扩张 20%,摄取食物促进吞咽空气。因此,父母不应该比在家时更频繁喂养婴儿。

汽车安全

重玩具、尖物或不用的车座不应该被松散地留在后座或后窗台上。在突然刹车或事故时这些可能成为发射物。一些专家建议把大型宠物束缚在座位上。年长的儿童也应该在后座使用安全带。座椅安全带使喧闹最小化。然而,在很多发展中国家,安全带很难找到或得不到。不受拘束的儿童分散司机的注意力。更坏的是,儿童有时偶然地戳司机或碰到司机的大腿。父母应该在他们的衣袋里保留额外的汽车钥匙。年幼的儿童锁在车里比他们打开车门好,并且有时父母偶然将儿童锁在车内。父母应该提醒孩子当车停下来时不要突然走出车门到大街上。

晕车病 汽车移动期间的运动病在儿童中比在成人发生更普遍。对于易患儿童,父母不应该在旅行前或期间给他们大量的食物,但是应该频繁地给果汁或苏打水。当必要时,抗运动病的药物,例如茶苯海明可能是有效的。

在移动的车辆中读书或涂颜色可能带来运动病。对于年幼的儿童,汽车座椅应该被放置在儿童能看到窗外的高度上。汽车应该保持凉爽和通风,并且没人抽烟。如果儿童抱怨感觉生病,最好的办法是用活动使儿童分心,例如唱歌,并且不要谈论运动病。

住 宿

父母应该立即通过检查阳台和浴室,用家具或绝缘胶布遮盖电源插座,确保能从桌上被拉下的灯和其他物体安全,并且重新安排带有尖角的家具,以便房间对孩子是安全的。在晚上,应打开一盏小灯,帮助防止儿童在不熟悉环境下起床而受到伤害。让手提箱和衣物远离地板也能帮助防止摔倒。因为中毒经常在远离家的时候发生,检查确定没有药物或腐蚀性的物质是可触及的。避免使用吐根糖浆——它不再被毒药控制中心所推荐,并且可能引起损害。由于酒店的管道可能错综复杂,特别是当冷热水龙头的通常位置被颠倒时,应该帮助儿童沐浴和淋浴。甚至成人有时候也由于转错按钮而被烫伤。

户外和野外

父母应该去旅行者办事处和访问者中心咨询有关安全和愉快的活动,并且获得有关当地健康和安全问题的资料——在海滩危险的潜流、远离动物和植物等。例如,在国家公园最普遍的灾难来源经常是刀子、轴和营火。

指导方针

- 告诫儿童如果他们与你分开,要坐下和保持不动。这将帮你找到他们。让他们携带一个口哨以应对这样的紧急情况;口哨是比喊叫更加有效的信号。
- 让儿童穿上宽松合适的长袖上衣、长裤、鞋与袜子,以便使昆虫叮咬、日晒(使用 SPF30 或以上的防晒霜)、被灌木擦伤和暴露于有毒的常青藤减少到最小。当可能的时候,在外出后给儿童沐浴或淋浴。每日察看是否有昆虫嵌入皮肤里。使用香皂帮助防止有毒的常青藤,清洗伤口和擦伤,以及除去昆虫驱虫剂和防晒霜。
- 在炎热和潮湿的热带,儿童需要额外的液体和休息以避免脱水。旅行的速度应该被减缓以便适应儿童的需要。
- 很多溺死或几乎溺死的儿童并不是在游泳时出事的。当大人们分散精力或拍照时,他们有时绊倒、滑倒或从船和码头上落下。在可能的时候,当在近水地方游玩时儿童应该穿上年龄和大小合适的个人漂浮装备。

- 鞋袜保护双脚防止割伤、真菌、爬行昆虫和很多刚刚在地面以上飞行的昆虫。衣服应该远离地面，但是如果它已经被放在地上，它应该被剧烈抖动从而释放昆虫。当儿童从树和植物上剥去叶子，摇晃灌木，踢木头和翻石头时，昆虫叮咬也会发生。必要时使用昆虫驱虫剂，尤其在春天的湿地里。
- 儿童应该被指示不要饮用自然水。即使在远离文明社会的溪流和湖泊中清澈透明的水也可能含有引起腹泻的微生物。在使用井水之前询问有见识的当地人。疾病可能在数周后发生。生病时，医生应该被告知儿童去哪里旅行过。
- 当儿童伸出手喂动物食物时，特别是随着动物靠近而儿童突然移动时，动物经常误解儿童的意图。所有的动物咬伤和擦伤应该被报告给当地野生动物看守人和医师。
- 如果幼小的儿童食用未知的浆果和植物，应带上样本让专家辨识。

海外疾病

医疗箱　携带一个小型医疗箱用于紧急治疗。你可以在药箱中储备备用的物品，例如接下来所列的。若所选择的目的地没有与医疗专家进行快速沟通的方式，则增加了旅行的风险因素。

一个典型的医疗药箱应该包括下列物品：
- 孩子在过去用过的药物
- 抗菌的抹布、体温计和纱布绷带
- 昆虫驱虫剂和防晒霜
- 小包装的口服补液盐
- 常规使用或治疗旅行者腹泻的抗生素（阿奇霉素或环丙沙星）
- 抗组胺药（例如 Benadryl 糖浆）
- 抗生素和抗真菌药
- 治疗疼痛或发烧的对乙酰氨基酚或布洛芬
- 氢化可的松药膏
- 根据行程要求，疟疾预防或备用治疗
  注意：吐根糖浆不再推荐给儿童使用。

世界医疗指南

目 录

疾病风险总结

加勒比海地区，312
墨西哥和中美洲，314
南美洲，317
欧洲、东欧和俄罗斯，320
印度次大陆——中亚，323
北非，326
撒哈拉以南的非洲地区，328
中东，332
东南亚，333
澳大利亚、新西兰、巴布亚新几内亚和大洋洲，337

地 图

北美洲，339
南美洲，340
欧洲，341
非洲，342
亚洲，343
澳大利亚/大洋洲，344

国家和地区列表（A～Z）

Afghanistan-阿富汗，347
Albania-阿尔巴尼亚，349
Algeria-阿尔及利亚，350
Angola-安哥拉，353

Argentina-阿根廷，357
Armenia-亚美尼亚，360
Aruba-阿鲁巴岛，364
Australia-澳大利亚，366

Austria-奥地利，370
Azerbaijan-阿塞拜疆，372
Bahamas-巴哈马，376
Bahrain-巴林，378
Bangladesh-孟加拉国，380
Barbados-巴巴多斯，383
Belarus-白俄罗斯，384
Belgium-比利时，384
Belize-伯利兹，386
Benin-贝宁，388
Bhutan-不丹，389
Bolivia-玻利维亚，392
Bonaire-博内尔岛，395
Bosnia and Herzegovina-波斯尼亚和黑塞哥维那，396
Botswana-博茨瓦纳，399
Brazil-巴西，402
British Virgin Islands-英属维尔京群岛，406
Brunei Darussalam-文莱达鲁萨兰，407
Bulgaria-保加利亚，409
Burkina Faso-布基纳法索，410
Burundi-布隆迪，413
Cambodia-柬埔寨，414
Cameroon-喀麦隆，418
Canada-加拿大，421
Cape Verde-佛得角，423
Cayman Islands (British West Indies)-开曼群岛（英属西印度群岛），426
Central African Republic-中非共和国，427
Chad-乍得，430
Chile-智利，431

Christmas Island (Australia)-圣诞岛（澳大利亚），433
Colombia-哥伦比亚，435
Comoros Islands-科摩罗群岛，438
Congo-刚果，439
Cook Islands (New Zealand)-库克群岛（新西兰），442
Costa Rica-哥斯达黎加，443
Croatia-克罗地亚，445
Cuba-古巴，446
Curaçao-库拉索岛，448
Czech Republic-捷克共和国，450
Denmark (including Greenland)-丹麦（包括格陵兰），453
Djibouti-吉布提，454
Dominica-多米尼加，455
Dominican Republic-多米尼加共和国，456
Ecuador-厄瓜多尔，458
Egypt-埃及，463
El Salvador-萨尔瓦多，466
Estonia-爱沙尼亚，468
Ethiopia-埃塞俄比亚，469
Fiji-斐济，473
Finland-芬兰，474
France-法国，476
French Guiana-法属圭亚那，478
French Polynesia-法属玻利尼西亚，480
Gabon-加蓬，482
Gambia-冈比亚，484
Georgia-格鲁吉亚，487
Germany (Federal Republic of)-德国（联邦共和国），488

目 录

Ghana-加纳，490
Great Britain-英国，494
Greece-希腊，495
Grenada-格林纳达，497
Guadeloupe (French West Indies)-
　瓜德罗普岛(法属西印度群岛)，499
Guatemala-危地马拉，500
Guinea-Bissau-几内亚比绍，502
Guyana-圭亚那，505
Haiti-海地，507
Honduras-洪都拉斯，509
Hungary-匈牙利，512
India-印度，513
Indonesia-印度尼西亚，518
Iran-伊朗，521
Iraq-伊拉克，523
Ireland-爱尔兰，525
Israel-以色列，526
Italy-意大利，529
Ivory Coast (Côte d'Ivoire)-
　象牙海岸(科特迪瓦)，531
Jamaica-牙买加，535
Japan-日本，537
Jordan-约旦，539
Kazakhstan-哈萨克斯坦，542
Kenya-肯尼亚，545
Kiribati-基里巴斯，549
Kuwait-科威特，551
Kyrgyzstan-吉尔吉斯斯坦，554
Laos-老挝，557
Latvia-拉脱维亚，560
Lebanon-黎巴嫩，563
Lesotho-莱索托，564

Liberia-利比里亚，566
Libya-利比亚，567
Lithuania-立陶宛，570
Luxembourg-卢森堡，572
Madagascar-马达加斯加，573
Malawi-马拉维，575
Malaysia-马来西亚，578
Mali-马里，580
Martinique (French West Indies)-
　马提尼克岛(法属西印度群岛)，585
Mauritania-毛里塔尼亚，586
Mauritius-毛里求斯，588
Mexico-墨西哥，591
Micronesia-密克罗尼西亚，596
Moldova-摩尔多瓦，599
Mongolia-蒙古，600
Morocco-摩洛哥，603
Mozambique-莫桑比克，605
Myanmar (Burma)-缅甸，609
Namibia-纳米比亚，612
Nepal-尼泊尔，615
Netherlands-荷兰，618
New Caledonia-新喀里多尼亚，619
New Zealand-新西兰，620
Nicaragua-尼加拉瓜，622
Niger-尼日尔，624
Nigeria-尼日利亚，627
North Korea-北朝鲜，631
Norway-挪威，633
Oman-阿曼，635
Pakistan-巴基斯坦，638
Palau-帕劳，641
Panama-巴拿马，643

世界医疗指南　　**309**

Papua New Guinea-巴布亚新几内亚,645
Paraguay-巴拉圭,648
Peru-秘鲁,651
Philippines-菲律宾,654
Poland-波兰,658
Portugal-葡萄牙,661
Puerto Rico and U. S. Virgin Islands-波多黎各和美属维尔京群岛,663
Qatar-卡塔尔,664
Romania-罗马尼亚,666
Russia-俄罗斯,669
Rwanda-卢旺达,673
Saint Barthélemy-圣巴泰勒米,675
St. Croix, St. John, and St. Thomas, U. S. Virgin Islands-圣克鲁斯、圣约翰和圣托马斯,美属维尔京群岛,677
St. Kitts and Nevis-圣基茨和尼维斯,678
Saint Lucia-圣卢西亚,679
Saint Martin-圣马丁,680
St. Vincent and the Grenadines-圣文森特和格林那丁斯,681
Samoa Western-西萨摩亚,682
São Tomé and Principe-圣多美和普林西比,684
Saudi Arabia-沙特阿拉伯,686
Senegal-塞内加尔,689
Serbia and Montenegro (formerly Yugoslavia)-塞尔维亚和黑山(前南斯拉夫),692
Sierra Leone-塞拉利昂,693
Singapore-新加坡,695

Slovak Republic-斯洛伐克共和国,697
Slovenia-斯洛文尼亚,700
Solomon Islands-所罗门群岛,701
Somalia-索马里,703
South Africa-南非,705
South Korea-南韩,709
Spain-西班牙,712
Sri Lanka-斯里兰卡,714
Sudan-苏丹,717
Suriname-苏里南,720
Sweden-瑞典,722
Switzerland-瑞士,723
Syria (Syrian Arab Republic)-叙利亚(阿拉伯叙利亚共和国),725
Tajikistan-塔吉克斯坦,727
Tanzania-坦桑尼亚,728
Thailand-泰国,732
Togo-多哥,737
Tonga-汤加,739
Trinidad and Tobago-特立尼达和多巴哥,742
Tunisia-突尼斯,744
Turkey-土耳其,746
Turkmenistan-土库曼斯坦,748
Turks and Caicos-特克斯和凯科斯群岛,749
Uganda-乌干达,751
Ukraine-乌克兰,756
United Arab Emirates-阿拉伯联合酋长国,758
United States of America-美国,760
Uruguay-乌拉圭,763
Uzbekistan-乌兹别克斯坦,765

Vanuatu-瓦努阿图,766
Venezuela-委内瑞拉,768
Vietnam-越南,772
Wallis and Futuna (France)-瓦利斯和富图纳(法国),775

Yemen (Republic of)-也门(共和国),776
Zambia-赞比亚,780
Zimbabwe-津巴布韦,783

疾病风险总结

加勒比海地区

免疫接种　所有去加勒比海地区的旅行者应该更新他们的常规免疫：白喉-破伤风疫苗（Td）、麻疹-腮腺炎-风疹（MMR）、流感和水痘。甲型肝炎和乙型肝炎疫苗被强烈推荐给所有的旅行者。基于旅行者个人情况，根据旅行者的行程和可能的疾病暴露，伤寒、狂犬病和黄热病疫苗推荐给需要的人士。

AIDS/HIV　AIDS/HIV在巴哈马和加勒比海地区正在迅速地传播。这种疾病从两性者、静脉药物滥用者以及通过与药物滥用相关的商业性交易扩散到妇女。AIDS/HIV最高的发生率和异性间性传播疾病最高的比例被发现在海地、多米尼加共和国和巴哈马。

登革热（Dengue fever）　这种蚊虫传播病毒性疾病在整个加勒比海广泛传播，包括波多黎各和维尔京群岛。传播终年发生在近海的和低地的城市地区。只有百慕大和开曼岛被报告没有登革热。

腹泻病　在整个区域，这种疾病是高度地方流行性的。旅行者腹泻的大部分病例是由细菌引起的，例如肠毒性大肠杆菌（ETEC）、志贺杆菌、弯曲菌和沙门菌属。喹诺酮类抗生素，联合洛哌丁胺（Imodium）被推荐给急性腹泻的治疗。持续性腹泻可能由于寄生虫病所致，例如贾第鞭毛虫病、阿米巴病或隐孢子虫病。由诺瓦克病毒（norovirus）引起的呕吐和腹泻暴发发生在从美国港口来的旅游船上。治疗是支持性的。食物安全措施、个人卫生和洗手有助于限制这些疾病的暴发。

丝虫病（Filariasis）　这是一种蚊虫传播疾病。最高的风险发生在海地和多米尼加共和国。丝虫病发生（很少）在从特立尼达岛北部到瓜德罗普的小安地列斯群岛。到这些国家的旅行者应该采取措施防止蚊子叮咬。

肝炎（Hepatitis）　在大部分国家，甲型肝炎在中等到高等程度上是地方流行性的。甲型肝炎疫苗被推荐给所有的旅行者。戊型肝炎可能发生，程度不清楚。在加勒比海，乙型肝炎携带率在 0.8%～4.1%之间。乙型肝炎由受感染的血液、受污染的针头和未经保护的性交而扩散。疫苗接种被推荐给停留 3 个月以上、有任何职业和社会风险或希望得到最大保护的任何人士。

利什曼病（Leishmaniasis） 风险低到可以忽略。现在，皮肤型和黏膜皮肤型利什曼病只出现在伊斯帕尼奥拉岛（Hispaniola）（海地和多米尼加共和国）。旅行者应该采取措施防止昆虫（白蛉）的叮咬。

钩端螺旋体病（Leptospirosis） 它是在加勒比海的一个公共健康问题。疾病的传播是通过接触被感染的动物尿污染的水或湿土。最高的风险发生在巴巴多斯、多米尼加、牙买加、圣卢西亚、圣文森特岛、特立尼达和多巴哥。

疟疾（Malaria） 疟疾出现在海地和多米尼加共和国，其中恶性疟占据将近所有病例的 90%。在 2005 年 2 月，美国疾病预防与控制中心（CDC）收到去多米尼加地区的旅行者 21 例恶性疟的新病例报告。所有这些新病例已经蔓延到多米尼加共和国以前没有疟疾的地区。CDC 建议去多米尼加共和国 La Altagracia 省的所有旅行者，包括 Punta Cana 度假区，以及所有去海地（所有地区）的旅行者采取氯喹预防。没有抗氯喹的恶性疟病例报告。另外，旅行者应该采取措施防止蚊子叮咬。

狂犬病（Rabies） 海地、多米尼加共和国和格林纳达有狂犬病的风险。尽管如此，去加勒比海任何国家的旅行者应该避免接触流浪动物，特别是狗，并且对任何的动物咬伤应该寻求立即的治疗。以下是在 1999 年被 CDC 宣布没有狂犬病的国家：安提瓜和巴布达、阿鲁巴、巴哈马、巴巴多斯、开曼岛、瓜德罗普岛、牙买加、马提尼克、蒙特塞拉特、荷兰安地列斯群岛（博内尔岛、库拉索岛、Saba、Saint Eustatius 和 Saint Maarten）、圣基茨和尼维斯、圣卢西亚、圣马丁、圣文森特和格林纳丁斯、美国、英属维尔京群岛。

血吸虫病（Schistosomiasis） 有限或潜在的风险出现在安提瓜、瓜德罗普岛、马提尼克、蒙特塞拉特、波多黎各和圣卢西亚。这种疾病可能分散发生在其他岛上。旅行者应该避免在可能有螺出没的淡水池塘或溪流中游泳、洗浴及涉水。

伤寒（Typhoid fever） 伤寒疫苗被推荐给非常规线路的旅行者、拜访朋友或亲戚的人士，以及长时间停留的访问者。

黄热病（Yellow fever） 黄热病只在特立尼达遥远的森林区域被报告。自从1980年以来，没有出现人类病例。CDC推荐黄热病疫苗用于在这个国家的乡村疫区旅行。

其他疾病/健康威胁 布氏菌病、Chagas病(低发生率；在特立尼达和多巴哥被发现)、组织胞浆菌病、片吸虫病(在瓜德罗普岛被确认)、蠕虫感染(钩虫病、蛔虫病、类圆线虫病和鞭虫病)、梅毒(巴哈马、英属维尔京群岛、开曼岛、特克斯和凯科斯群岛有最高的发生率)、弓蛔虫病[来自于犬蛔虫的"匐行疹(creeping eruption)"；一些岛上有此病例报告]、肺结核(在整个加勒比海是地方性疾病)。

事故和疾病 事故，尤其是机动车事故，是55岁以下的旅行者中主要的死亡原因；心血管病，例如心脏病，在老年旅行者中造成大部分死亡。在加勒比海的一些地区，充分的医疗保健可能不是容易获得的。旅行者被建议获取额外的带有明确海外保险项目的旅行健康保险。条款应该提供当在严重的事故或疾病要求到更高级的医疗机构治疗时所需的急救医疗转运。

海洋灾害 与游泳相关的灾害包括水母、刺海胆和珊瑚。肉毒鱼类中毒（ciguatera poisoning）在加勒比海是普遍存在的，它来源于食用珊瑚礁鱼，例如石斑鱼、鲷鱼、海鲈鱼、Jack鱼和梭鱼。烹饪并没有消除鱼肉毒素（Ciguatoxin）。

水肺潜水 潜水者警报网络（DAN）拥有在北美和加勒比海的所有高压舱名录。DAN与北卡罗来纳州的杜克（Duke）大学医疗中心联合，为会员和非会员呼救，提供24小时紧急电话号码（919-684-8111）；他们的工作人员可以提供问题解答，而且在必要的时候可以推荐最近的高压舱给呼救者。

墨西哥和中美洲

免疫接种 所有去墨西哥和中美洲的旅行者应该更新他们的常规免疫：白喉-破伤风疫苗（Td）、麻疹-腮腺炎-风疹（MMR）、流感、水痘。甲型肝炎和乙型肝炎疫苗被强烈推荐给所有的旅行者。基于旅行者个人情况，根据旅行者的行程和可能的疾病暴露，伤寒、狂犬病和黄热病疫苗被推荐给需要的人士。

AIDS/HIV 在墨西哥和中美洲，同性和两性活动是传播的主要方式，但是 HIV 的异性传播正在上升。

Chagas 病 风险主要出现在中美洲的乡村-农业地区，这些地区有夜间咬人的锥猎蝽（猎蝽）寄居的泥砖式小屋和房子。输血也是一种潜在的感染来源。

霍乱 (Cholera) 遵循正常旅游行程和遵守食物安全建议的人士，即使在有霍乱报告的国家，实际上是没有风险的。对于在地方性病区饮用未经处理的水或食用未煮熟的或生海鲜的人们，患霍乱的风险加大。对美国旅行者来说，霍乱的风险是如此低以致疫苗接种的好处是可疑的。口服霍乱疫苗可以在加拿大和欧洲获得。注意：口服霍乱疫苗（Dukoral）提供达到 60% 的对抗肠毒性大肠杆菌的交叉保护。在这一区域，肠毒性大肠杆菌是一种普遍的引起旅行者腹泻的细菌性原因。

登革热 登革热在整个中美洲广泛传播。在墨西哥，登革热主要发生在 7、8 和 9 月。传播登革热的伊蚊主要在黄昏和黎明时活跃，它们出现在人口众多的城市地区以及度假和乡村地区。登革热的预防包括采取对抗蚊子叮咬的保护性措施。

蠕虫病 (Helminthic diseases) 钩虫普遍存在，特别是在乡村地区。旅行者应该穿鞋以避免这种疾病的传播。蛔虫病和鞭虫病是由摄取被这些虫卵污染的食物所引起，它们可以通过清洗蔬菜和充分煮熟所有食物而被避免。在墨西哥和中美洲，猪肉绦虫病（由猪肉绦虫寄生虫引起）是普遍的，它可以通过完全煮熟食物被避免。囊尾蚴病（Cysticercosis）和脑囊尾蚴病是流行的，由摄取猪肉绦虫卵所引起。（猪肉绦虫卵是由被排泄物污染的食物和水传播的。）

肝炎 所有旅行者在去这些区域之前应该接受甲型肝炎疫苗。在这些区域的人口中，乙型肝炎的携带率大约在 1%～2% 之间。乙型肝炎通过受感染的血液、受污染的针头和未经保护的性行为而被传播。疫苗接种被推荐给停留超过三个月、有任何职业和社会风险或希望得到最大保护的任何人士。戊型肝炎的暴发，来自于受污染的饮用水，报告来自墨西哥。没有疫苗能预防戊型肝炎。

利什曼病 皮肤利什曼病（chiclero 溃疡）、黏膜皮肤利什曼病（鼻咽黏膜利什曼病)、内脏利什曼病（黑热病）发生在墨西哥和中美洲分散的地区。这些疾病由白蛉传播（在傍晚和整个夜间叮咬）。所有旅行者应该采取措施防止昆虫叮咬。

疟疾 疟疾在墨西哥是低风险的。大部分病例被限制在西海岸的乡村地区。中美洲的其他乡村地区有间日疟的风险。伯利兹（Belize）有最高的发生率，接下来是尼加拉瓜和危地马拉。当参观墨西哥的度假村时，疟疾预防不是必需的，在这些地方个人对抗蚊子叮咬的保护措施被推荐。中美洲的主要城市没有疟疾。氯喹预防被建议给去参观乡村地区的旅行者，包括巴拿马的北地区。间日疟原虫占据95％以上的疟疾感染；剩下的归因于恶性疟原虫。除了巴拿马南部有抗氯喹的恶性疟原虫发生，其他地区还没有抗氯喹的疟疾病例报告。所有旅行者应该采取措施防止蚊子叮咬。这些方法包括使用含DEET的皮肤驱虫剂、穿着扑灭司林喷洒处理过的衣服，以及在合适的时候睡在蚊帐里。

盘尾丝虫病（Onchocerciasis） 这是丝虫病的一种形式，流行于墨西哥南部和危地马拉。对旅行者来说是低风险的。旅行者应该采取措施防止昆虫（黑蝇）叮咬。

狂犬病 这种疾病出现在所有中美洲的国家，但是风险最高地区是墨西哥、萨尔瓦多、危地马拉和洪都拉斯。旅行者应该避免接触流浪动物，特别是狗，并且对任何的动物咬伤要寻求紧急治疗。狂犬病疫苗被推荐给所有计划在墨西哥和中美洲乡村地区有长时间停留（4周或更多）或广泛旅行的人士。

旅行者腹泻 整个墨西哥和中美洲有高风险的旅行者腹泻。由于更好的公共卫生，在伯利兹和哥斯达黎加的发生率较低。旅行者应该观察所有的食物和饮料安全警示。喹诺酮抗生素被推荐给急性腹泻的自我治疗。对抗生素治疗无反应的腹泻或持续的腹泻可能由于寄生虫病所致，例如贾第鞭毛虫病、阿米巴病或隐孢子虫病。

伤寒 伤寒疫苗被推荐给去乡村地区旅行停留时间超过3～4周和在卫生条件不合格的地方停留的人士。这种疫苗对那些到疫源国拜访亲朋好友的人士尤其重要。

黄热病 黄热病在巴拿马是潜在活跃的，但是还没有病例报告。疫苗接种被推荐给计划在巴拿马地方流行性地区（Chepo、Darien 或 San Blas）旅行的人士。运河区域没有黄热病。

其他疾病 阿米巴病（在整个墨西哥和中美洲有高发生率）、布氏菌病（来自于食用受污染的奶制品或通过与受感染的动物进行职业接触）、球孢子菌病、组织胞浆菌病、颚口线虫病（在墨西哥暴发）、弓蛔虫病、弓形虫病。

事故和疾病 事故，尤其是机动车事故，是55岁以下的旅行者中主要的死亡原因；心血管病，例如心脏病，在老年旅行者中造成大部分死亡。在中美洲的很多地区，充分的医疗保健可能不是容易获得的。旅行者被建议获取额外的带有明确海外保险项目的旅行健康保险。条款应该提供当在严重的事故或疾病要求在更高级的医疗机构中治疗时所需的急救医疗转运。

动物灾害 蝎子、黑寡妇蜘蛛、棕色遁蛛（brown recluse spider）和一些种类的毒蜘蛛在墨西哥和中美洲的很多地区是普遍存在的。墨西哥毒蜥蜴（beaded lizard）、希拉毒蜥（Gila Monster）和吸血蝙蝠出现在墨西哥和这一区域的其他地方。

海洋灾害 僧帽水母、黄貂鱼、一些有毒的鱼、带刺的海葵、珊瑚与水螅以及水母出现在近海水域。它们对于未经保护的游泳者来说是潜在的危险。

南 美 洲

免疫接种 所有去南美洲的旅行者应该更新他们的常规免疫：白喉-破伤风疫苗（Td）、麻疹-腮腺炎-风疹（MMR）、流感、水痘。甲型肝炎和乙型肝炎疫苗被强烈推荐给所有的旅行者。根据旅行者的行程和可能的疾病暴露，伤寒、狂犬病和黄热病疫苗被推荐给需要的人士，建议个人参考。

AIDS/HIV 在南美洲，同性和两性性行为是HIV传播的主要方式，但是更多的异性传播成为趋势，尤其在巴西和智利的主要城市。HIV-1型的感染率预计低于拉丁美洲国家人口的1%，但是在一些城市地区（例如里约热内卢），30%的女性商业性工作者和80%的药瘾使用者是HIV阳性的。HIV-2型、HTLV-1型和HTLV-2型病毒在南美洲有病例报告。

巴尔通体病（Bartonellosis，奥罗亚热） 这是一种由白蛉传播的疾病，被发现在海波达3000米的安第斯山脉北坡的干燥河谷（秘鲁、厄瓜多尔和哥伦比亚）。没有这种疾病的疫苗。旅行者应该采取防止昆虫叮咬的措施。

Chagas 病 发生在南美洲所有热带地区。Chagos 病主要在乡村地区传播，这些地区有夜间叮咬的锥猎蝽（猎蝽）寄居的泥砖式小屋和房子。睡在这些地方的旅行者应该警惕防止夜间叮咬。这些警戒包括用杀虫剂（例如 Raid）喷洒睡觉的寓所、在远离墙壁的地方睡觉或在蚊帐里面睡觉。受污染的食物和未经筛选的输血也是感染的来源。

霍乱 这种疾病活动广泛传播，但确是偶尔发生的。旅行者患上霍乱的风险被认为是极低的（大约 $1:500\,000$）。预防主要包括坚持安全的食物和饮料原则。注意：口服霍乱疫苗（Dukoral）提供达到 60% 的对抗肠毒性大肠杆菌的交叉保护。在这一区域，肠毒性大肠杆菌是一种普遍的引起旅行者腹泻的细菌原因。

登革热 在过去的十年间，南美洲的登革热和登革出血热（Dengue hemorrhagic fever）有明显增多。巴西、厄瓜多尔、哥伦比亚、秘鲁、委内瑞拉和其他国家有暴发和流行报告。传播登革热的埃及伊蚊出现在人口众多的城市地区以及度假和乡村地区。登革热的预防包括采取对抗蚊子叮咬的保护措施，尤其在伊蚊最活跃的黄昏和黎明。

丝虫病 一种蚊传播疾病。风险出现在巴西、法属圭亚那、圭亚那、苏里南和委内瑞拉的部分地区。到风险地区的旅行者应该采取措施防止昆虫（蚊子）叮咬。

蠕虫病 钩虫、蛔虫和绦虫是普遍的，尤其在乡村地区。

甲型肝炎和戊型肝炎 所有敏感的（未免疫）旅行者应该接受甲型肝炎疫苗。戊型肝炎在整个南美洲是地方性的，但是缺乏数据。旅行者应该避免饮用受污染的水。

乙型肝炎 在巴西亚马逊流域的乙型肝炎携带率高达 20%。在委内瑞拉和法属圭亚那的土著部落中也有高携带率的报告。南美洲其他国家的大众人口中乙型肝炎携带率在 1%~3%。乙型肝炎由被感染的血液、受污染的针头和未经保护的性行为而传播。疫苗接种被推荐给停留超过三个月、有任何职业和社会风险或希望得到最大保护的任何人士。

利什曼病 风险存在于南美洲热带的大部分国家。皮肤利什曼病、黏膜皮肤利什曼病、内脏利什曼病（黑热病）在很多国家出现。去乡村地区的旅行者应该采取措施防止昆虫（白蛉）叮咬。白蛉在黄昏和黎明之间叮咬最为活跃，而且大部分数量被发现在乡村森林地区周围。

疟疾　南美洲大部分热带区域有疟疾风险。将近一半的病例报告来自于巴西；1/3 来自于玻利维亚、哥伦比亚、厄瓜多尔、秘鲁、委内瑞拉。最高的发生率出现在圭亚那、法属圭亚那、巴西亚马逊地区和秘鲁。抗氯喹的恶性疟是一个越来越严重的问题，尤其在亚马逊流域。用甲氟喹、阿托伐醌/氯胍或多西环素的化学预防现在被推荐给去这些地区旅行的人们。去阿根廷与巴拉圭接壤区域的旅行者可以采取氯喹预防。旅行者还应该采取抗昆虫的预防。这些方法包括经常使用含 DEET 的皮肤驱虫剂、穿着扑灭司林喷洒处理过的衣服和最好在经扑灭司林处理过的蚊帐里睡觉。

盘尾丝虫病　这种形式的丝虫病是由蚋属黑蝇传播的。这些蝇在河流附近被发现，它们在周围植物中繁殖。疾病在委内瑞拉、哥伦比亚、厄瓜多尔和巴西北部流行。去这些地区的旅行者应该采取个人保护措施对抗昆虫（黑蝇）的叮咬。

狂犬病　很多国家有动物狂犬病报告，尤其在阿根廷、巴西、哥伦比亚和厄瓜多尔。在南美洲的人类狂犬病通常是由狗传播的，但是由吸血蝙蝠传播的狂犬病在秘鲁的亚马逊丛林有暴发报告。狂犬病疫苗在遭到狗、猫、蝙蝠或猴子的咬伤之后使用。被其他动物的咬伤应该视个人情况而定。对抗狂犬病的免疫被推荐给去南美洲遥远乡村地区的长期旅行者。

血吸虫病　风险存在于巴西、苏里南和委内瑞拉中北部。旅行者应该避免在可能有螺出没的淡水湖、池塘或溪流中游泳、涉水或洗浴，携带血吸虫的螺幼虫可能在这些地方滋生。

旅行者腹泻　这种疾病在豪华饭店和度假村以外的地方有高风险。较低的风险出现在公共卫生条件较好的阿根廷和福克兰群岛。旅行者应该遵循所有的食物和饮料安全警告。喹诺酮抗生素（环丙沙星、氧氟沙星、左氧氟沙星等）被推荐给急性腹泻的自我治疗。对抗生素治疗无反应的腹泻或持续腹泻可能由于寄生虫病所致，例如贾第鞭毛虫病。用甲硝唑（Flagyl）或替硝唑（Fasigyn）治疗应该被考虑用于寄生虫病。所有腹泻病例应该进行充分的补液治疗。

伤寒　在南美洲最高的伤寒发生率出现在秘鲁和智利。伤寒疫苗被推荐给去卫生条件不合格的地方旅行停留时间超过 2~4 周的人士，以及那些回疫源国家拜访亲朋好友的人士。伤寒疫苗大约 70% 有效，因此避免不安全的食物和饮水仍是一种重要的预防措施。

黄热病　风险存在于所有国家的乡村和丛林地区，除了巴拉圭、乌拉圭、阿根廷、福克兰群岛和智利。疫苗接种被推荐给所有去黄热病呈地方性流行国家的乡村地区的旅行人士。对未接种疫苗的旅行者来说，在地方病地区每停留 2 周预计风险在 1:25 000。

其他疾病/危害　布氏菌病、包虫病（发生在饲养羊的区域）、球孢子菌病、囊尾蚴病和脑囊尾蚴病（哥伦比亚有非常高的发生率）、蠕虫病（蛔虫、钩虫和鞭虫感染在乡村地区是普遍的）、组织胞浆菌病、人类汉坦病毒感染（在整个南美洲的许多地方发生）、钩端螺旋体病、弓蛔虫病、旋毛虫病和病毒性脑炎。僧帽水母、海黄蜂、水母、刺海胆、海葵和锐利的珊瑚可能出现在这些国家沿岸水域，对游泳者来说是一个潜在威胁。肉食性鱼类（包括食人鱼）可能在一些国家的淡水体中发现。动物危险包括蛇（银环蛇、蝰蛇）、蝎子、黑寡妇蜘蛛和猫科中的大型动物，特别是美洲虎。

事故和伤害　由于差的道路条件、无秩序的交通、司机缺乏培训和汽车维护差，发展中国家有来自于机动车、摩托车和轻便摩托车事故所造成的高风险伤害。租借的汽车和出租车可能没有装备安全带。所有旅行者在开车时应极度警惕，并且避免天黑后在乡村地区沿公路旅行。

欧洲、东欧和俄罗斯

免疫接种　所有去欧洲和俄罗斯的旅行者应该更新他们的常规免疫：白喉-破伤风疫苗（Td）、麻疹-腮腺炎-风疹（MMR）、流感、水痘。甲型肝炎和乙型肝炎疫苗被强烈推荐给所有的旅行者。根据旅行者的行程和可能的疾病暴露，伤寒、狂犬病和蜱传脑炎疫苗被推荐给需要的人士，建议个人参考。

AIDS/HIV　AIDS 和 HIV 发生率最高的国家是俄罗斯联邦、波罗的海国家（爱沙尼亚、拉脱维亚和立陶宛）、保加利亚、白俄罗斯、摩尔多瓦、罗马尼亚和乌克兰。毒品注射和不安全的性行为正推动着 HIV 的传播，但是病毒也正从高风险群体移动到大众人口。在大众人口中,异性接触是主要的传播路径。在东欧和俄罗斯,旅行者应该避免同新伴侣进行未经保护的性行为,还应避免未检验过的输血和药物注射。(很多旅行者现在携带他们自己的消毒针头和注射器)。血液供应在捷克斯洛伐克、匈牙利和波兰是经过检查的,但是公共健康基金的缺乏可能妨碍 HIV 与乙型肝炎和丙型肝炎的完全检查。当外科救治或需要输血的时候,旅行者应该考虑到西欧的医疗机构接受治疗。

白喉(Diphtheria) 自从 20 世纪 90 年代早期在俄罗斯发生这种流行病以来,通过改善的儿童疫苗接种项目,白喉已经得到了很好的控制。

埃利希体病(Ehrlichiosis) 斯洛文尼亚和荷兰有人类粒细胞埃利希体病的病例报告。

欧洲蜱传脑炎(TBE) 蜱是欧洲蜱传脑炎的媒介。它与莱姆病的传播媒介都是蓖子硬蜱。蜱广泛分布在海拔高达 1500 米的灌木丛和森林地区。欧洲蜱传脑炎发生在所有的欧洲国家(尤其是奥地利、德国、瑞士、捷克共和国、匈牙利、巴尔干半岛和东欧),除了比荷卢经济联盟(Benelux)国家和伊伯利亚半岛。传播高峰发生在春秋季节。疫苗可以在欧洲和加拿大获得。

出血热肾病综合征(HFRS) 汉坦病毒(Hantavirus)病例在巴尔干半岛和东欧出现过。HFRS 较轻的种类(由 Puumala 病毒引起)发生在斯堪的那维亚、其他的欧洲国家和俄罗斯。旅行者应该避免同能传播病毒的啮齿类动物的尿和粪便接触。

甲型肝炎 甲型肝炎疫苗被推荐给所有的旅行者。在西班牙、希腊、巴尔干半岛、东欧和俄罗斯,患上甲型肝炎的风险在增加。

乙型肝炎 乙型肝炎携带率在欧洲是不一样的。在大部分西欧国家,乙型肝炎携带率小于 1%。在西班牙、希腊、东欧和俄罗斯,该比率提高到 1%~4%。乙型肝炎由受感染的血液、受污染的针头和未经保护的性交而扩散。接种疫苗被推荐给停留 3 个月以上、有任何职业和社会风险或希望得到最大保护的任何人士。

利什曼病 皮肤型和内脏型利什曼病出现在沿地中海国家。风险地区包括葡萄牙、西班牙、法国南部、那不勒斯地区、Majorca、雅典的市郊和希腊的小岛。到这些地区的旅行者应该采取防止白蛉叮咬的措施。

莱姆病　传播的风险发生在整个欧洲乡村海拔高达 1500 米的灌木丛和森林地区，尤其在斯堪的那维亚、奥地利、瑞士、德国南部和意大利北部。传播莱姆病的蜱在 4 月到 9 月间是最丰富和活跃的。

疟疾　在欧洲或俄罗斯没有疟疾的风险。

地中海斑疹热（南欧斑疹热）　发生在法国南部、其他地中海国家的沿海区域、沿黑海海岸和低于 1000 米的灌木丛和森林地区。高峰传播期在 7～9 月。疾病发生在受蜱侵袭的房屋和地带，但是 95％以上的病例与接触有寄生蜱的狗有关。

百日咳（Pertussis）　被发现于荷兰。百日咳杆菌对某些疫苗是抵抗的。它既攻击成人也攻击小孩。

狂犬病　主要发生在很多欧洲乡村的野生动物上，尤其是狐狸。未出现人狂犬病的国家包括：阿尔巴尼亚、塞浦路斯、丹麦、法罗群岛、芬兰、直布罗陀、希腊、冰岛、爱尔兰、意大利、马恩岛、马其顿、马耳他、摩纳哥、挪威、葡萄牙、西班牙、瑞典和英国。

白蛉热和西尼罗河热　阿尔巴尼亚和亚得里亚海地区有这样的病例。

旅行者腹泻　在大部分西欧国家是低风险的。更高的风险出现在西班牙、希腊、巴尔干半岛和欧洲东部，尤其在保加利亚、匈牙利和罗马尼亚。贾第鞭毛虫病在俄罗斯是一种威胁。去高风险地区的旅行者应该只饮用瓶装的、煮熟的或经过处理的水，还要避免食用未煮熟的食物。喹诺酮类抗生素被推荐用在腹泻的治疗上。

伤寒　广泛地旅行于西班牙、希腊、南斯拉夫、巴尔干半岛或者东欧国家，尤其是到保加利亚、匈牙利和罗马尼亚的人们应该考虑注射伤寒疫苗。

其他疾病/危害　布氏菌病、包虫病（南欧）、军团病（在去西班牙和意大利那不勒斯的旅行团游客中有军团杆菌病暴发的报道；受污染的水是可能的原因）、钩端螺旋体病、李斯特菌病（来自于受污染的软奶酪和肉；在法国被报道）、蜱传回归热（在多岩石的有家畜乡村地区有风险）、土壤传播的蠕虫感染（蛔虫、钩虫和鞭虫感染；在南欧报道）。在斯堪的那维亚的生鳕鱼可能包含着引起贫血的阔节裂头绦虫（鱼绦虫）。

公路安全 当在左侧行驶的国家穿越街道时,徒步者应该提高警惕。在西班牙、葡萄牙、南斯拉夫、希腊和东欧有更高的摩托车意外事故发生率。应该时刻系好安全带。

印度次大陆——中亚
(阿富汗、孟加拉国、不丹、印度、哈萨克斯坦、吉尔吉斯斯坦、尼泊尔、巴基斯坦、塔吉克斯坦、乌兹别克斯坦、土库曼斯坦)

免疫接种 所有去印度次大陆的旅行者应该用最新的常规免疫:白喉-破伤风疫苗(Td)、麻疹-腮腺炎-风疹(MMR)、流感、水痘、脊髓灰质炎疫苗。甲型和乙型肝炎疫苗被强烈推荐给所有旅行者。根据旅行者的行程、可能的疾病暴露和旅行者个人情况,推荐使用伤寒、狂犬病、脑膜炎球菌、乙型脑炎和口服霍乱疫苗。

推荐的免疫接种 甲型肝炎、乙型肝炎和伤寒。根据停留时间长短和行程,狂犬病、乙型脑炎、脑(脊)膜炎、霍乱疫苗可以被推荐给适合的人。如果来自于黄热病活跃的国家,或者来自于黄热病呈地方性流行的任何国家,可能需要黄热病免疫接种证书(例如,巴基斯坦有此要求)。

AIDS/HIV 印度现在被认为是拥有世界上感染 HIV 最多人口的国家。商业的性工作者在 HIV 的异性传播中一直以来扮演着重要角色。在印度,HIV 的异性传播是传播的主要方式,除了两个区域(Nagaland 和 Manipur)是由于广泛使用静脉药物外。在印度,30%~60%的妓女和15%的卡车司机感染了 HIV/AIDS。另一种重要的传播方式是通过受污染的血液和血液产品以及未消毒的针头和注射器。

霍乱 这种疾病在整个印度次大陆活跃,但是对旅行者的威胁是非常低的。霍乱主要是贫穷和卫生条件差的疾病。口服霍乱疫苗主要被推荐给高风险旅行者,例如在不洁的环境中从事医疗保健和救济的工作者。注意:口服霍乱疫苗(Dukoral)提供达到60%的对抗肠毒性大肠杆菌的交叉保护。在这一区域,肠毒性大肠杆菌是一种普遍的引起旅行者腹泻的细菌原因。

登革热 周期性的登革热传染和登革出血热出现在印度和其他国家。为了阻止登革热,旅行者应该采取白天防止蚊子叮咬的措施。

肝炎 甲型肝炎疫苗被推荐给去这一区域的所有旅行者。戊型肝炎占这些国家中70%的急性病毒性肝炎，它在乡村地区通过污水被广泛地传播。抗戊型肝炎的疫苗是不可获得的。在这个地区中乙型肝炎携带率预计在5%。接种疫苗被推荐给停留3个月以上、有任何职业和社会风险或希望得到最大保护的任何人士。因为在旅行期间疾病和受伤不能被预测，所以所有的旅行者应该考虑接种乙型肝炎疫苗，由于有接受未消毒的针头和注射器而造成医疗感染的风险。

流感 流感从11月到次年3月在北回归线以北地区，在以南地区整年都被传播。接种疫苗被推荐给有风险的所有旅行者。

乙型脑炎（JE） 这种疾病整年发生在印度和孟加拉，除了在印度北部主要发生在4~11月间。在西部省份是低风险的。接种对抗乙型脑炎的疫苗被推荐给在高传播期的乡村-农业流行地区停留超过3~4周的旅行者。在可能会进行乡村旅游的情况下，长期的城市旅行者也应该接种疫苗。另外，防止蚊子叮咬的个人保护措施应该被采取，尤其是在夜间。

利什曼病 患皮肤型利什曼病的风险在乌兹别克斯坦、哈萨克斯坦、土库曼斯坦是存在的。内脏型利什曼病的病例在印度东北部省份被报告。偶发的皮肤型利什曼病在沿巴基斯坦-印度的边境上曾经被报告。去这些地区的旅行者应该采取防止白蛉叮咬的措施。

疟疾 间日疟存在于哈萨克斯坦和乌兹别克斯坦。在塔吉克斯坦的Khatlon Oblast地区有这样的病例报道。土库曼斯坦在Mary地区有间日疟暴发；吉尔吉斯斯坦在与塔吉克斯坦和乌兹别克斯坦接壤的南部和西部地区有疟疾发生；氯喹预防被建议使用在有疟疾的风险地区。在阿富汗，疟疾发生在海拔2000米以下，除了在喀布尔没有风险外；大部分恶性疟病例出现在阿富汗与巴基斯坦接壤的东部地区。阿托伐醌/氯胍（A/P）、多西环素（DOX）或者甲氟喹（MEF）的药物预防被推荐使用。疟疾广泛传播于印度，包括孟买和新德里；氯喹耐药性恶性疟有病例报告。使用A/P、DOX、MEF的药物预防被推荐给所有的旅行者，尤其对那些拜访朋友和家庭的人们。

海洋灾害 黄貂鱼、海黄蜂、cones、水母、海胆和海葵在近海中普遍存在。它们对于未预防接种的游泳者来说是潜在的危险。

脑(脊)膜炎 脑膜炎球菌病（A组和C组）的风险存在于新德里地区和邻

接的曾经有疫情的南部区域。CDC 现在并不推荐旅行前接种脑膜炎球菌疫苗，但是预期近距离接触本地人口的长期旅行者应该考虑接种四价脑膜炎球菌疫苗。注意：在 2005 年 6 月，新德里报告有脑(脊)膜炎出现。

脊髓灰质炎（Polio）　脊髓灰质炎在印度次大陆一直保持活跃。所有的旅行者应该完全被免疫。

狂犬病　印度有在世界上最高的狂犬病发生率，每年有超过 3 万人的病例。旅行者应该寻求对任何动物咬伤的直接治疗，尤其是狗。狂犬病疫苗接种被指示在狗、猫、蝙蝠或猴子咬伤之后进行。被其他动物的咬伤应该按个案考虑。狂犬病疫苗被推荐给任何计划到这一地区长期旅行和渴望得到额外保护的短期旅行者，尤其如果他们要参观乡村地区。

蜱传脑炎（TBE）　高峰传播期在四月到六月间，尤其在森林地区。蜱传脑炎在欧洲被广泛传播。在中亚，它又名"俄罗斯春夏脑炎"。

旅行者腹泻　在所有这些国家全年都有高风险。经常从井中获得的水供应普遍是受污染的。未处理的污水、工业废水和农业流失物污染了很多溪流和河水。以管道输送的水是相当有限的。所有水应该被认为是不适合饮用的，除了在豪华酒店。喹诺酮抗生素联合洛哌丁胺（Imodium），被推荐给所有的急性腹泻者。持续的腹泻可能由于寄生虫病所致，例如贾第鞭毛虫病、阿米巴病或隐孢子虫病。

肺结核　肺结核是整个亚洲的一个主要健康问题。计划长时间停留的旅行者应该做行前 TB 皮肤测试（PPD 测试），并且在从这个国家返回之后还需重新做测试。被长期访问者雇用的国内雇员应该被审查是否患有结核病。

伤寒　这一区域有患伤寒的高风险，特别在印度。伤寒疫苗被推荐给所有的旅行者，尤其对那些非常规线路旅行、拜访亲朋好友和长时间停留的旅行者。

黄热病　在印度次大陆没有患上黄热病的风险，但是很多国家要求从黄热病疫区到来的旅行者提供黄热病疫苗接种证明。

其他疾病/危害　虫媒病毒疾病［Tahjna 病毒热——蚊传播，病毒在很多前苏联地区散播；白蛉热——仅限于中亚南部地区（高峰传播期是 4～10 月间）；西尼罗病毒热——蚊传播，塔吉克斯坦有此病例；北亚蜱热——发生在任何蜱宿主被发现的地方；南欧斑疹热——蜱传播，在里海海岸上普遍存在］；布氏菌病（来源于未经巴氏消毒的奶制品）；包虫病（狗粪是可传染的）；军团病、钩端螺旋体病、立克次体痘、蜱传回归热（吉尔吉斯斯坦、土库曼斯坦和乌兹别克斯坦有此病例报告）；旋毛虫病、兔热病、土壤传播的蠕虫感染（蛔虫、钩虫和鞭虫感染以及类圆线虫病）。

事故和疾病 机动车事故、受伤和溺水在55岁以下的旅行者中是主要的死亡原因。心血管病在老年旅行者中造成大部分死亡。这些国家的医疗保健在遇到严重的事故或疾病时可能是不充分的。旅行者被建议获取额外的带有明确海外保险项目的旅行健康保险。条款应该提供在保险期内给海外医院或医师直接付款和包括医疗转运的内容。

动物危害 动物危害包括蛇（金环蛇、眼镜蛇、银环蛇、蝰蛇）、蝎子、蜘蛛和水蛭（在溪流、沼泽和丛林很丰富）。

北 非

免疫接种 所有去北非的旅行者应该更新他们的常规免疫：白喉-破伤风疫苗（Td）、麻疹-腮腺炎-风疹（MMR）、脊髓灰质炎、流感和水痘。甲型肝炎和乙型肝炎疫苗被强烈推荐给所有的旅行者。根据旅行者的行程和可能的疾病暴露，伤寒和狂犬病疫苗被推荐给需要的人士作为个人参考。

AIDS/HIV AIDS在北非不普遍。

虫媒病毒热 极少登革热病例在北非被报道。白蛉热广泛分布，尤其在埃及、利比亚和突尼斯。裂谷热和西尼罗热在埃及有重大风险。克里米亚-刚果出血热和切昆贡亚热：没有充分的数据显示这些虫媒病毒热是否在这一地区有重要的传播。

丝虫病 集中发生在尼罗河三角洲。去这一地区的旅行者应该采取防范蚊子叮咬的措施。

肝炎 所有去北非的旅行者应该接受甲型肝炎疫苗。在这些国家的人口中，乙型肝炎携带率预计在4%～10%之间。对抗乙型肝炎的疫苗接种被推荐给所有去这一区域的旅行者，特别是那些计划停留长时间的人士。

利什曼病 皮肤型和内脏型利什曼病（黑热病）在北非都有发生。大部分病例来自于摩洛哥、阿尔及利亚、利比亚和突尼斯的中部和北部地区。在埃及，风险区域包括尼罗河三角洲东部、苏伊士运河区和西奈半岛北部。去这些地区的旅行者应该采取防止昆虫叮咬的措施。

疟疾 在北非，这种疾病不是一个主要的公共健康问题。有疟疾的地区只在阿尔及利亚和埃及的部分地区发现。间日疟原虫是主要的种类，但是恶性疟原虫和三日疟原虫也被报告过。这里没有抗氯喹恶性疟发生的报告。在去有疟疾的地区旅行时，氯喹预防法被推荐使用。所有去有疟疾的地区旅行者应该采取对抗蚊子叮咬的个人保护措施。

地中海斑疹热（南欧斑疹热） 散在的病例被报告。旅行者被建议避免接触或拥抱狗，传播大部分地中海斑疹热病的蜱寄居于狗身上。

狂犬病 动物狂犬病发生在所有国家。人类病例也有报告，通常在都市地区。旅行者应该尤其避免接触流浪狗，并且对任何的动物咬伤应该寻求立即的治疗。暴露前的抗狂犬病疫苗接种（三次）应该被任何计划长时间到这一区域旅行的人士考虑。

血吸虫病 高风险出现在整个尼罗河沿岸和尼罗河三角洲区域。风险集中在阿尔及利亚（低风险）、利比亚、突尼斯、摩洛哥和撒哈拉西部。去这些国家的旅行者应该避免在淡水湖、池塘、溪流、灌溉水渠中游泳或涉水。

旅行者腹泻 在度假区和高级饭店外有高风险。在这一区域，管道运输的水供应经常是未经加工处理的，并且可能被污染。旅行者应该观察所有的食物和饮料安全警戒。喹诺酮抗生素（环丙沙星、氧氟沙星、左氧氟沙星等）被推荐给急性腹泻的治疗。对抗生素治疗无反应的腹泻或持续腹泻可能由于寄生虫病所致，例如贾第鞭毛虫病。用甲硝唑（Flagyl）或替硝唑（Fasigyn）治疗应该被考虑用于寄生虫病。

伤寒 疫苗接种被推荐给长期在这些国家进行非常规线路旅行的人士，特别是对那些返回家乡拜访亲朋好友的人。

黄热病 北非没有黄热病的风险。

其他疾病 布氏菌病（通常由生山羊或羊奶传播）、包虫病（是突尼斯中部的一个主要健康问题，在别处也有发生）、回归热（虱传和蜱传；撒哈拉北部和沿岸地区有报告）、肺结核（普遍）、蠕虫感染（蛔虫、钩虫和鞭虫）在乡村地区是普遍的；发生率估计在 5%。由于以前大规模的对血吸虫病的注射治疗，埃及的丙型肝炎携带率是世界最高的。在 1997 年，携带率估计占据人口的 18%。

撒哈拉以南的非洲地区

免疫接种 所有去撒哈拉以南非洲地区的旅行者应该更新他们的常规免疫：白喉-破伤风疫苗（Td）、麻疹-腮腺炎-风疹（MMR）、流感、水痘和脊髓灰质炎。甲型肝炎和乙型肝炎疫苗被强烈推荐给所有的旅行者。根据旅行者的行程和可能的疾病暴露，伤寒、狂犬病、脑膜炎球菌和黄热病疫苗被推荐给需要的人士作为个人参考。

非洲昏睡病（锥虫病） 这种疾病发生在非洲中部和东部的一些国家。对旅行者来说，大部分危险发生在游览游乐园的时候。去乡村地区的旅行者应该采取措施防止昆虫（采采蝇）叮咬。不幸的是，驱虫剂在对付这种非常有侵略性的蝇时并不是有效的。

AIDA/HIV 非洲中部和东部的国家有广泛的 HIV 感染发生率。在这些地方，30% 的城市人口是 HIV-1 阳性。在非洲西部，HIV-2 是地区流行性的，10% 的城市人口血清学呈阳性。旅行者应该避免不安全的性接触、用未经消毒的针头和注射器注射和未经检查的输血。旅行者应该考虑在任何需要医疗注射的紧急情况下，自带消毒的针头和注射器。

阿米巴病 阿米巴病在非洲西部和南部有高发生率；为了避免阿米巴病，旅行者应该只喝安全的水，并且只吃煮熟的食品。所有的水果在吃之前应该削皮。

霍乱 这种疾病在很多国家被报告是活跃的。霍乱发生在公共卫生不完善的区域，像都市贫民窟和乡村地区。旅行者患上霍乱的风险被认为是很低的，但是在健康保健工作者和难民营援助工作者中增大。这些人应该考虑接种可以在加拿大和欧洲获得的有效的口服疫苗。注意：口服霍乱疫苗（Dukoral）提供达到 60% 的对抗肠毒性大肠杆菌的交叉保护。在这一区域，肠毒性大肠杆菌是一种普遍的引起旅行者腹泻的细菌原因。

登革热 非常低的风险。尽管在非洲的大部分国家发现有传播登革热的埃及伊蚊，登革热病还是少见的。

丝虫病 除了非洲南部，蚊传班氏丝虫病广泛存在于所有国家。为了阻止丝虫病，旅行者应该采取防止蚊子叮咬的措施。

蠕虫感染 这一区域有广泛的钩虫、蛔虫和鞭虫感染。类圆线虫感染也是普遍的。通过穿鞋以防止感染性的幼虫渗透到肌肤，并且完全烹饪食物以毁灭感染性的蛔虫和鞭虫卵，旅行者能够避免这些感染。肺吸虫病发生在西非，通过食用生甲壳类动物而被传播。

肝炎 所有非免疫的旅行者应该在参观这一区域之前接受甲型肝炎疫苗。在撒哈拉以南的非洲国家，乙型肝炎的携带率预计超过10%。疫苗接种被推荐给停留超过三个月、有任何职业和社会风险或希望得到最大保护的任何人士。因为在旅行期间的疾病和受伤不能被预测，可能有接受未消毒的针头和注射器而造成医疗感染的风险，因此所有的旅行者应该考虑接种乙型肝炎疫苗。

拉沙热（Lassa fever） 对旅行者来说是低风险的。拉沙热主要发生在非洲西部（从尼日利亚到几内亚）。拉沙热的病毒被认为是由传染性的鼠和啮齿类动物的尿传播的。旅行者应该通过消灭房间里的啮齿类动物来减少暴露。

利什曼病 内脏型利什曼病（黑热病）的流行发生在非洲东部、埃塞俄比亚和苏丹，但是也有散发病例发生在乍得、布基纳法索、中非共和国、乌干达、扎伊尔和赞比亚。皮肤型利什曼病（东方疖）广泛存在于马里、毛里塔尼亚、乍得和中非共和国。在其他地方，尤其是较干燥的地区，它出现但并不活跃。为了阻止利什曼病，旅行者应该采取防止昆虫（白蛉）叮咬的措施。

罗阿丝虫病（Loiasis） 这种形式的丝虫病在赤道附近的非洲是普遍的，特别是西非和中非。它被白天叮咬的鹿蝇传播。旅行者应该采取在乡村地区对抗昆虫（蝇）叮咬的防护性措施

疟疾 在大部分国家是高风险的，包括城市地区。疾病的传播在雨季期间和雨季刚过后更多，这时蚊子的数量增加。对于旅行者最高疟疾发作率发生在东非、加纳、尼日利亚和马拉维。撒哈拉以南的非洲地区大部分疟疾是由恶性疟原虫引起，但是间日疟原虫发生在埃塞俄比亚、索马里和苏丹。整个撒

哈拉以南的非洲地区有广泛的抗氯喹的恶性疟原虫。用阿托伐醌/氯胍（Malarone）、甲氟喹（Lariam）或多西环素的化学预防现在被推荐给到有疟疾地区的人们。需要提醒旅行者注意的是，没有预防药物能提供对抗所有种类疟疾的100%的保护。正因为如此，旅行者还应该采取小心谨慎的措施以防止蚊子叮咬。这些方法包括经常使用含DEET的驱虫剂、穿着扑灭司林喷洒处理过的衣服和在需要的时候用扑灭司林喷洒处理床帐。对于一个可疑的疟疾发作，旅行者应该寻求立即的医疗咨询，即使他们已经服用了预防药物。值得注意的是在撒哈拉以南的非洲地区，疟疾血液涂片经常呈现假阳性。当面临疟疾诊断时，不管血液涂片结果如何，正服用推荐的抗疟药做预防的旅行者都不应该停止他们的药物治疗。注意：疟疾在内罗毕、埃塞俄比亚高原、佛得角群岛、毛里求斯、留尼旺岛和塞舌尔是低风险或者无风险的。

脑(脊)膜炎 长期去撒哈拉以南非洲地区的旅行者（尤其是教师、救援工作者、传教士等）应该接种四价脑膜炎球菌疫苗，特别是在干燥季节11月到次年6月间。

盘尾丝虫病 在西非和中非有广泛的发生率，扩散到乌干达、苏丹和埃塞俄比亚高原。肯尼亚西部是没有风险的。去风险地区的旅行者应该采取防止黑蝇叮咬的措施。黑蝇在白天叮咬，并且在屋内非常少见。

脊髓灰质炎 在西非和中非，主要在尼日利亚，脊髓灰质炎由于政府运作的免疫项目崩溃而复活。病例在贝宁、博茨瓦纳、布基纳法索、喀麦隆、乍得、中非共和国、加纳、几内亚、象牙海岸、马里、尼日尔、苏丹和多哥均已报道。近来在沙特阿拉伯和也门也发现此病例，这是由从非洲来的穆斯林朝圣者引入的。

狂犬病 所有的国家都有动物狂犬病。大部分人狂犬病病例通过狗咬传播，在城市和乡村地区都有发生的风险。胡狼和獴也应该被认为有潜在的狂犬病。对于任何动物咬伤，旅行者应该寻求急诊治疗，尤其如果咬伤是未受刺激的。暴露前的狂犬病疫苗接种被推荐给所有计划长期在撒哈拉以南非洲地区的旅行者（特别是儿童）。

血吸虫病 风险存在于所有国家，除了佛得角、留尼旺岛和塞舌尔。旅行者应该避免在淡水湖、池塘或溪流中游泳、洗浴或涉水。

旅行者腹泻 在度假区和高级饭店外有高风险。大部分水资源应该被认为是潜在受污染的。旅行者应该严格遵守食物和饮料的安全警戒。喹诺酮抗生素（环丙沙星、氧氟沙星、左氧氟沙星等）被推荐给腹泻成年患者的自我治疗。阿奇霉素或喹诺酮被推荐给儿童的治疗。对抗生素治疗无反应的腹泻或持续腹泻可能由于寄生虫病所致，例如贾第鞭毛虫病。甲硝唑（Flagyl）或替硝唑（Fasigyn）的治疗应该被考虑用于寄生虫病。

伤寒 伤寒疫苗被推荐给所有的旅行者，除了饮食限制在主要的餐馆和酒店的短期旅行者外。因为伤寒疫苗只有60%~70%的有效性，选择安全的食品和饮料仍然很重要。

西尼罗热、切昆贡亚热和裂谷热 这些蚊虫传播疾病通过采取对抗昆虫叮咬的个人保护措施可以被避免。

黄热病 这种疾病现在在9个国家中被报告是活跃的——安哥拉、喀麦隆、冈比亚、几内亚、肯尼亚、马里、尼日利亚、苏丹和扎伊尔。当进入贝宁、布基纳法索、喀麦隆、象牙海岸、加蓬、加纳、利比里亚、马里、毛里塔尼亚、尼日尔、塞内加尔、圣多美和普林西比、多哥，即使是直接从美国或加拿大到达，疫苗接种证书是绝对需要的。去佛得角群岛、赤道几内亚、冈比亚、几内亚比绍、尼日利亚和塞拉利昂的旅行者，如果他们从非洲或拉丁美洲的任何受感染或黄热病地方性国家进入，将会需要疫苗接种证书。在两周停留时间中，黄热病的风险估计是1∶2500；在流行期间，将有10倍更高的风险。

其他疾病 非洲蜱传斑疹伤寒（主要由犬蜱传播）、布氏菌病、克里米亚-刚果出血热（蜱传病毒病；发生在整个非洲）、囊尾蚴病和猪肉绦虫病、包虫病、麻风病、鼠疫（人鼠疫在马达加斯加、马拉维、莫桑比克、坦桑尼亚、扎伊尔和津巴布韦有报道）、梅毒、沙眼、斑疹伤寒（虱传）和急性出血性结膜炎被报道。最近，埃博拉（Ebola）病毒和鼠疫暴发发生在刚果民主共和国北部。

动物灾害 鼓腹毒蛇、蜂蛇、黑颈眼镜蛇是最重要的种类。普通旅游者有低风险；陆上旅行者有更高的被蛇咬的风险。陆路旅行者应该预先知道流行的种类和考虑储备冷藏抗蛇毒素的需要。消毒针头、注射器和静脉注射装置是至关重要的。

中 东

免疫接种 所有去中东的旅行者应该更新他们的常规免疫：白喉-破伤风疫苗（Td）、麻疹-腮腺炎-风疹（MMR）、流感、水痘和脊髓灰质炎。甲型肝炎和乙型肝炎疫苗被强烈推荐给所有的旅行者。根据旅行者的行程和可能的疾病暴露，伤寒、狂犬病和脑膜炎球菌疫苗被推荐给需要的人士作为个人参考。

皮肤利什曼病（Cutaneous Leishmaniasis） 低风险，但是整个中东有这种白蛉传播的疾病。从黄昏到黎明，旅行者应该采取保护性措施防止昆虫（白蛉）的叮咬。数百病例在驻伊拉克的美国军队中被发现。

肝炎 高风险，所有旅行者应该接种甲型肝炎疫苗。在这个地区的人口中乙型肝炎携带率预计在2%~10%之间。抗乙型肝炎的疫苗接种被推荐给所有去这一区域的访问者，特别是长时间停留的旅行者。戊型肝炎普遍存在于在这些国家的劳工中，可能对旅行者是一种威胁。防止戊型肝炎要求对食物和水保持警戒，因为没有抗戊型肝炎的疫苗。

疟疾 在这一区域中疟疾是低风险的。科威特、巴林、塞浦路斯、以色列、约旦、黎巴嫩、卡塔尔没有疟疾。间日疟被发现在海拔1500米以下的伊拉克北部。在沙特阿拉伯，疟疾被限制在最西南部，大约在吉达南部500公里的地方。在中东，疟疾的最高风险发生在雨季，从12月到次年3月。恶性疟占据50%~70%的病例，剩下的为间日疟。氯喹耐药性恶性疟在也门、伊朗和沙特阿拉伯被报道；在去这些国家的疟疾地区旅行时，甲氟喹（Lariam）、阿托伐醌/氯胍或多西环素预防应该被考虑使用。在其他疟疾区域，氯喹预防被推荐使用。所有旅行者应该使用对抗蚊子叮咬的个人保护措施，包括扑灭司林浸透处理过的床帐。

脊髓灰质炎 在沙特阿拉伯和也门曾有暴发，这与从撒哈拉以南非洲地区来的穆斯林旅行者有关。

狂犬病 动物狂犬病，主要在狗和狐狸中，是在大部分国家中的一个问题，但是人类病例不经常发生。如果旅行者在遥远或者乡村地区停留长时间，而且在被狗或野生动物咬伤后不能获得及时的医疗救治，他们应该考虑狂犬病疫苗。

血吸虫病 风险存在于也门、阿曼、约旦、伊拉克、沙特阿拉伯和叙利亚。旅行者应该避免在这些地区的淡水湖、池塘、溪流或灌溉地区游泳、洗浴或涉水。

旅行者腹泻 整个区域有中到高风险。旅行者应该只喝商业售卖的瓶装水、煮沸的水、化学上被处理过的水,尤其在乡村地区。所有食物应该被煮熟。水果应该被削皮。喹诺酮抗生素(环丙沙星、氧氟沙星、左氧氟沙星等)被推荐给急性腹泻的自我治疗。对抗生素治疗无反应的腹泻或持续腹泻可能由于寄生虫病所致,例如贾第鞭毛虫病。用甲硝唑(Flagyl)或替硝唑(Fasigyn)治疗应该被考虑用于寄生虫病。所有腹泻病例应该进行充分的补液治疗。

内脏利什曼病(黑热病) 整个区域有此病例报告,尤其在乡村地区。去中东的所有旅行者被建议采取对抗昆虫(白蛉)叮咬的保护性措施。

其他疾病/灾害 流行性斑疹伤寒、地方性斑疹伤寒、Q型热、白蛉热(由白蛉传播的病毒性疾病)、克里米亚-刚果出血热(蜱传病毒性疾病)、布氏菌病(由未经巴氏消毒的奶制品传播)、包虫病、伤寒(大部分病例发生在夏天和早秋;多重耐药沙门菌属细菌被报道。可选择的治疗药物是喹喹诺酮类和第三代头孢菌素类)。很多地区报告有绦虫和钩虫病以及肺结核病。脑(脊)膜炎(脑膜炎球菌血清群 A 和 W-135 血清型)零星发生在沙特阿拉伯传染病地区和在去麦加的穆斯林旅行者中。现在进入沙特阿拉伯需要注射四价脑膜炎球菌疫苗。近来脊髓灰质炎的一些病例在麦加朝圣期间被报道。所有参加麦加朝圣的人士应该进行最新的脊髓灰质炎免疫接种。

东 南 亚

免疫接种 所有去东南亚的旅行者应该及时更新他们的常规免疫:白喉-破伤风疫苗(Td)、麻疹-腮腺炎-风疹(MMR)、流感、水痘和脊髓灰质炎。甲型肝炎和乙型肝炎疫苗被强烈推荐给所有的旅行者。根据旅行者的行程和可能的疾病暴露,伤寒、狂犬病和乙型脑炎疫苗被推荐给需要的人士作为个人参考。

AIDS/HIV 尽管 HIV 仅在最近被引入到东南亚,它正以惊人的速度传播着。泰国有最高的发生率。最初病毒大部分感染同性恋者,但是很快传播到静脉药瘾者（IVDU）。这种流行病的第三波现在波及妓女和她们的异性伙伴。在泰国一些乡村地区 70% 的妓女现在是血清阳性的，与受感染的妓女接触正传播到大众人群中。在菲律宾、马来西亚、新加坡、台湾、韩国和印度尼西亚，HIV 在妓女和本土人口中的感染率仍然是相对低的。然而在这些地区最终 AIDS 传播的潜在力被认为是高的。

禽流感（H5N1） 近来禽流感的暴发正在整个泰国、柬埔寨和越南传播。一小部分致死病例已经发生在暴露于活家禽的病例中。旅行者应该避免活鸟市场，而且应该考虑携带一疗程的 Tamiflu（奥塞米韦）以便自我治疗疑似的流感。他们还应该携带消毒洗手液（Purell）并且随时使用它。

霍乱 在很多东南亚国家有散发的疾病活动。霍乱主要发生在污水处理不充分和水供应不安全的地区，例如城市贫民窟和乡村地区。旅行者患霍乱的风险被认为是非常低的。预防措施包括严格坚持安全的食物和饮水方针。注意：口服霍乱疫苗（Dukoral）提供达到 60% 的对抗肠毒性大肠杆菌的交叉保护。在这一区域，肠毒性大肠杆菌是一种普遍的引起旅行者腹泻的细菌原因。

登革热 这种疾病在整个东南亚城市和乡村地区以散发和流行的形式广泛传播。曼谷有高发生率的登革出血热。传播登革热的伊蚊在黄昏和黎明是最活跃的。旅行者应该采取防止蚊子叮咬的措施。

丝虫病 班氏丝虫病和马来丝虫病形式在东南亚广泛传播。丝虫病由四种不同的蚊子所传播。推荐乡村旅行者警惕昆虫叮咬。旅行者应该使用包含 DEET 的皮肤驱虫剂、穿着扑灭司林喷洒处理过的衣服，并且当睡觉的时候应该使用蚊帐（用扑灭司林喷洒处理过）防止蚊子叮咬。

蠕虫感染（吸虫病） 东方肺吸虫病和肝吸虫病（支睾吸虫病，片吸虫病）在中南半岛和菲律宾普遍流行。旅行者应该避免吃生的、盐味的或酒泡过的甲壳类动物，例如淡水蟹或小龙虾（可以传播支睾吸虫病和肺吸虫病），还应该避免能传播片吸虫病的生的水生蔬菜，例如水田芥。姜片虫病（大肠吸虫病）也可以通过食用未煮熟的水生植物所引起，例如荸荠、笋尖和菱角。如果是生的，这些食物也应该被避免。异尖线虫病和毛细线虫病是另外的肠感染，通过食用生的或未煮熟的鱼（包括鲜蟹或乌贼）获得。菲律宾、泰国、台湾和近来的印度尼西亚有此病例报道。

蠕虫感染 钩虫、蛔虫、鞭虫和线虫在东南亚大部分乡村地区是普遍存在的。旅行者应该穿鞋防止钩虫和线虫幼虫进入脚部皮肤,食物应该彻底洗净或煮熟以便消灭蛔虫和鞭虫卵。

肝炎 所有未免疫的旅行者应该在到达东南亚之前接受甲型肝炎疫苗。乙型肝炎的携带率在东南亚人口中预计在 10%~20%。抗乙型肝炎的疫苗接种被推荐给所有的旅行者,特别是医疗护理工作者、海外公司雇员、援助工作者、教师和其他将会与这一区域本土人口有长时间接触的人士(超过四个月)。戊型肝炎是普遍的,是造成严重疾病和怀孕中死亡的重要原因。没有疫苗防止戊型肝炎。

乙型脑炎(JE) 这种疾病在整个亚洲广泛传播。乙型脑炎可能季节性或全年(在热带区域)被传播。对抗乙型脑炎的疫苗接种(三剂)被推荐给将在传播高峰期停留或参观(超过 30 天)乡村-农业、种植稻米的地方性地区的旅行者。根据流行病情况,进行高风险暴露活动少于 30 天的人们,例如在乡村地区广泛的户外活动,应该考虑接种疫苗。去风险地区的所有旅行者还应该在黄昏和黎明之间采取防止蚊子叮咬的措施。

疟疾 间日疟和恶性疟发生在东南亚。在大部分地区恶性疟对间日疟的比例通常是 2:1,但是可能会不同。抗氯喹和多重耐药的恶性疟原虫被报道。在婆罗州 Kalamantan、巴布亚新几内亚、伊里安查亚、缅甸、苏门答腊和 Sulewesa(西里伯斯),有氯喹耐药性间日疟的报告。甲氟喹(Lariam)、阿托伐醌/氯胍(Malarone)或多西环素的化学预防被推荐给到乡村有风险地区旅行的人们。去疟疾地区的所有旅行者应该采取措施防止昆虫叮咬。这些方法包括经常使用含 DEET 的驱虫剂、穿着扑灭司林喷洒处理过的衣服和在需要的时候用扑灭司林喷洒处理床帐。

脊髓灰质炎 在印度尼西亚是活跃的。所有旅行者应该被完全免疫。

狂犬病 东南亚的所有国家有动物狂犬病。最高的风险发生在泰国。旅行者,特别是儿童,应该避免接触或爱抚流浪狗。对于任何动物咬伤,旅行者应该寻求立即的治疗。狂犬病疫苗在遭到狗、猫、蝙蝠或猴子未受刺激的咬伤之后使用。被其他动物的咬伤,包括家畜,应该视情况而定。暴露前的狂犬病疫苗接种应该在长期到这一区域旅行前被考虑。对去遥远的乡村地区的旅行者,这是尤其正确的。

血吸虫病 东南亚的大部分国家有低风险的血吸虫病。风险存在于菲律宾和 Slaws 中部（印度尼西亚），还发生在越南湄公河三角洲的小范围。在马来西亚 Peak 和 Pashing 州的土著马来人中有一些小范围流行。旅行者应该避免在这些地区的淡水湖、池塘或溪流中游泳或涉水。

恙虫病 很多亚洲国家有这种恙螨传播疾病的报告。恙螨一般寄居在次生森林、水果、油棕榈树或橡胶园有高草的地方。穿越热带灌木地带的人们应该察看他们的皮肤是否有螨或蜱出现。在这些地区，驱虫剂和扑灭司林衣物喷雾器应该被使用。

旅行者腹泻 在很多地区是高风险的，但东南亚的一些主要城市（例如新加坡、曼谷）比其他地方要更安全。建议去东南亚的旅行者只饮用瓶装的、煮沸的或被处理过的水，只食用被煮熟的食物。生鱼、小龙虾和蟹，以及生水生植物（例如水田芥）应该被严格避免。旅行者应该携带喹诺酮抗生素（环丙沙星、氧氟沙星、左氧氟沙星等）用于治疗急性腹泻。然而，在泰国，由于抗药性的高度流行，阿奇霉素（Zithromax）应该被使用。对抗生素治疗无反应的腹泻或持续腹泻可能由于寄生虫病所致，例如贾第虫鞭毛病。用甲硝唑（Flagyl）或替硝唑（Fasigyn）治疗应该被考虑用于寄生虫病。所有腹泻病例应该进行充分的补液治疗。

伤寒 伤寒疫苗被推荐给所有的旅行者，除了只限制在主要餐馆和饭店用餐的短期旅客。因为伤寒疫苗的有效性只有 60%~70%，安全的食物和饮料选择依然是重要的。

黄热病 这种疾病没有发生在亚洲，但很多国家要求从黄热病感染的国家或从黄热病地方性流行的国家而来的旅行者提供疫苗接种证明。

其他疾病/灾害 有不同发生率的其他疾病包括炭疽病、布氏菌病、麻风病、钩端螺旋体病、类鼻疽病、流行性脑脊膜炎、鼠疫、弓形虫病、雅司病和肺结核。对一般旅行者来说，获得这些疾病是低风险的。刺魟、有毒的鱼、海葵、印-中僧帽水母和非常危险的海黄蜂在东南亚国家的沿珊瑚礁地区被发现。游泳者应该有敏感的警惕以避免这些灾害。

植物灾害 能引起严重的刺伤和愈合缓慢的割伤的竹子、藤、大棕榈树和树蕨广泛存在于这些国家的森林地区。另外普遍的是 Regas 树，它是大的森林树木，黑色的树脂液能引起强烈的常春藤类皮肤反应。带刺的荨麻、带有小刺的树和很多大戟科类也能引起皮肤反应。

澳大利亚、新西兰、巴布亚新几内亚和大洋洲
(玻利尼西亚、密克罗尼西亚和美拉尼西亚群岛)

免疫接种 所有去澳大利亚、新西兰和太平洋岛屿的旅行者应该及时更新他们的常规免疫：白喉-破伤风疫苗（Td）、麻疹-腮腺炎-风疹（MMR）、流感、水痘和脊髓灰质炎。强烈建议所有的旅行者接种甲型肝炎和乙型肝炎疫苗。根据旅行者的行程和可能的疾病暴露，伤寒、狂犬病和乙型脑炎疫苗被推荐给需要的人士作为个人参考。

AIDS/HIV 少量AIDS病例和HIV感染在一些地区有报道。目前在澳大利亚、新西兰或大洋洲还不被认为是一个重要的公共健康问题。

霍乱 整个地区有零星病例。旅行者患霍乱的风险被认为是非常低的。预防措施包括严格坚持安全的食物和饮水方针。注意：口服霍乱疫苗（Dukoral）能对肠毒性大肠杆菌提供达到60%的交叉防护。在这一区域，肠毒性大肠杆菌是一种普遍的引起旅行者腹泻的细菌原因。

登革热 这种疾病在整个南太平洋各个岛屿有零星病例和广泛传播。澳大利亚昆士兰北部也有病例报道。传播高峰期是12月至次年1月和5～6月的雨季。旅行者应该采取防止蚊子叮咬的措施。

丝虫病 马来丝虫病在大洋州部分地区（包括所罗门群岛和瓦努阿图）广泛传播，法属玻利尼西亚的感染率为16%。库克群岛曾经有高度地方性疾病的暴发。旅行者应该采取防止蚊子叮咬的措施。

肝炎 甲型肝炎在澳大利亚和新西兰威胁小，其他地方比较严重。乙型肝炎的携带者在大洋州的人口中预计占15%。对抗乙型肝炎的疫苗接种被推荐给计划到巴布亚新几内亚或大洋洲长期旅行（停留超过3个月）、有任何职业或社会风险以及希望得到最大保护的旅行者。乙型肝炎在澳大利亚和新西兰的风险小，不建议常规接种。

钩端螺旋体病 可能遍布整个地区。病例报道最多的是新喀里多尼亚群岛和法属玻利尼西亚。斐济、密克罗尼西亚、所罗门群岛和瓦努阿图也有病例报道。

疟疾 只分布于巴布亚新几内亚、所罗门群岛和瓦努阿图。恶性疟与间日疟的比例为 2∶1。氯喹耐药性以及多重耐药性的恶性疟流行。成人游客建议使用甲氟喹作为抗疟预防药,每周 250 mg;而在巴布亚新几内亚,建议使用多西环素,每天 100 mg。巴布亚新几内亚也有抗氯喹的间日疟原虫。澳大利亚、新西兰或者玻利尼西亚、密克罗尼西亚、美拉尼西亚的其他岛屿没有疟疾威胁。

狂犬病 该地区基本没有狂犬病威胁。

旅行者腹泻 澳大利亚、新西兰威胁小,法属玻利尼西亚威胁较大,所罗门群岛、瓦努阿图和密克罗尼西亚威胁最大。旅行者应该只饮用煮沸的、瓶装的或经过处理的水,吃完全煮熟的食物。推荐喹诺酮抗生素治疗急性腹泻。如果抗生素对腹泻无效,那可能是由寄生虫病引起,例如贾第鞭毛虫病、阿米巴病或隐孢子虫病。贾第鞭毛虫病、阿米巴病常见于所罗门群岛、吉里巴斯、瓦努阿图和密克罗尼西亚,斐济和法属领地较少。

伤寒 瓦努阿图在 1987 年、斐济在 1985 年曾有暴发。去大洋洲旅行的游客建议注射伤寒疫苗。游客需注意食品和饮料的卫生状况。

其他疾病/灾害 血管圆线虫病(人类病例报道见于库克群岛、斐济、法属玻利尼西亚、新喀里多尼亚、西萨摩亚和瓦努阿图)、异尖线虫病(全地区流行;与生食海鲜有关;病例报道于基里巴斯)、布氏菌病、包虫病、肺吸虫病(所罗门群岛的地方性动物病;更可能传播)、丛林斑疹伤寒(报道于所罗门群岛和瓦努阿图的乡村地区)、罗斯河热(病毒流行性多关节炎;蚊传播;在澳大利亚北部和东部地方性流行;现在报道于太平洋中部和南部地区)、钩虫病、蛔虫病、类圆线虫病以及其他蠕虫感染涉及整个大洋洲地区。结核病(中等程度流行)、沙眼和雅司病也有报道。

来自海洋的威胁 对游泳者的威胁主要是珊瑚、水母、黄貂鱼、有毒的鱼、鲨鱼以及海蛇。箱形水母(box jellyfish)是世界上最危险的水母,还有海黄蜂分布于澳大利亚北部沿岸。4 种其他种类的水母(jimble、Carukia、紫水母、hairy stinger)也应该被避免。游泳者应该保持高度警惕避免这些危险。

北美洲

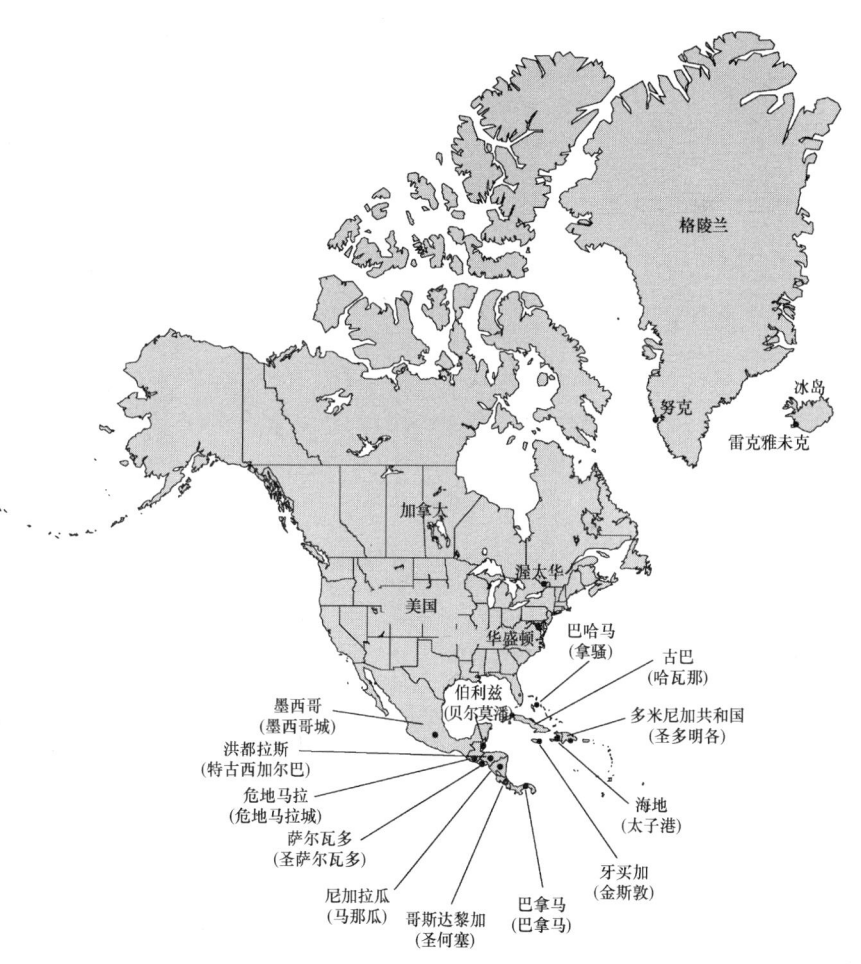

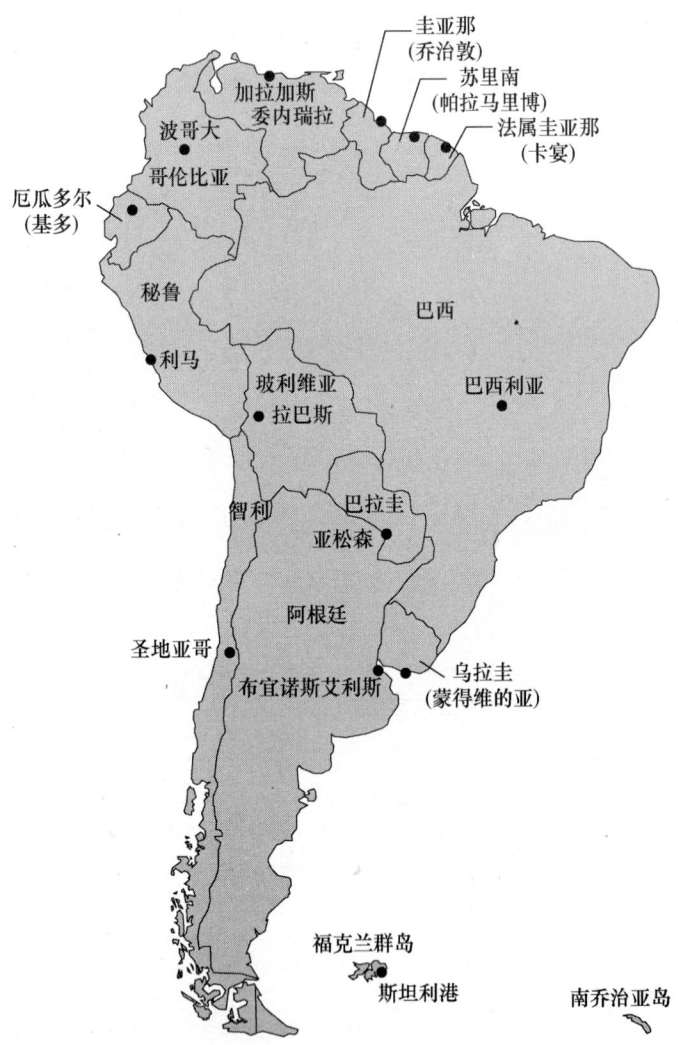

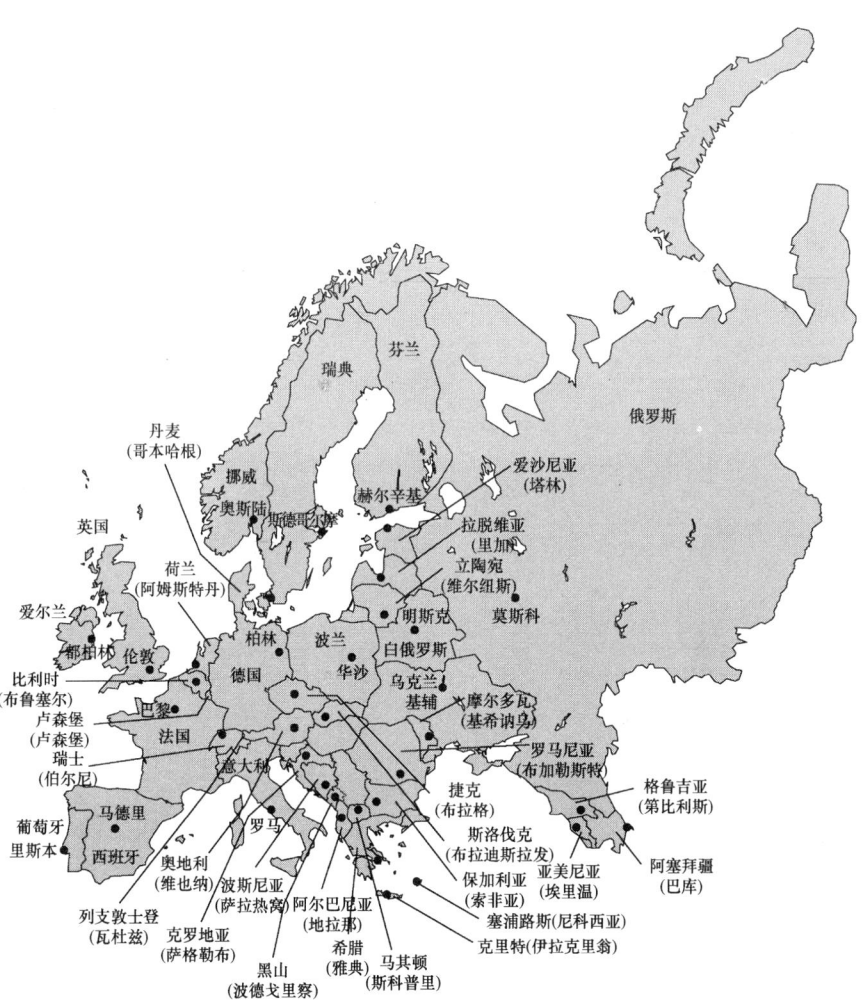

非洲

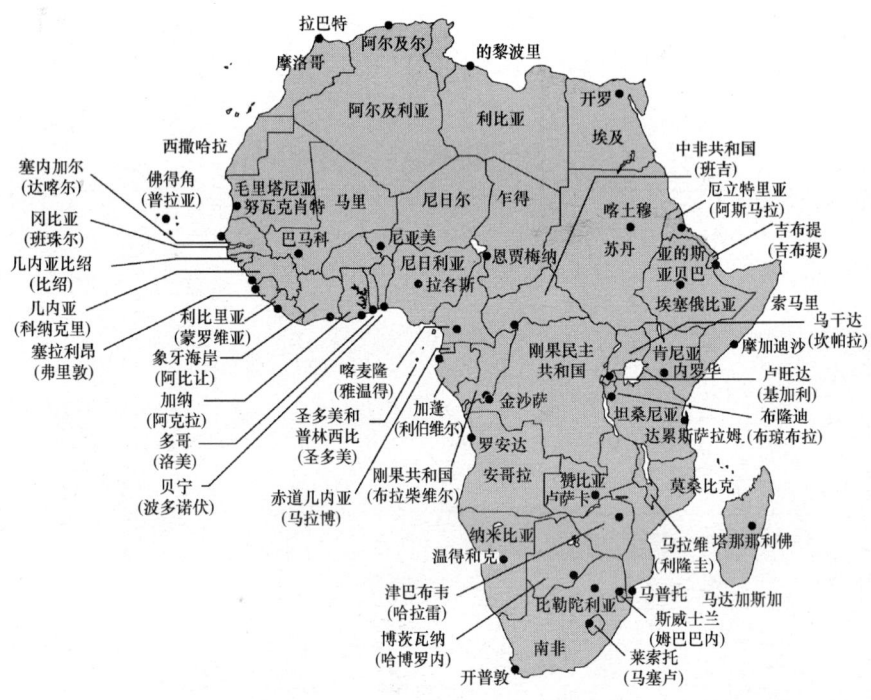

亚洲

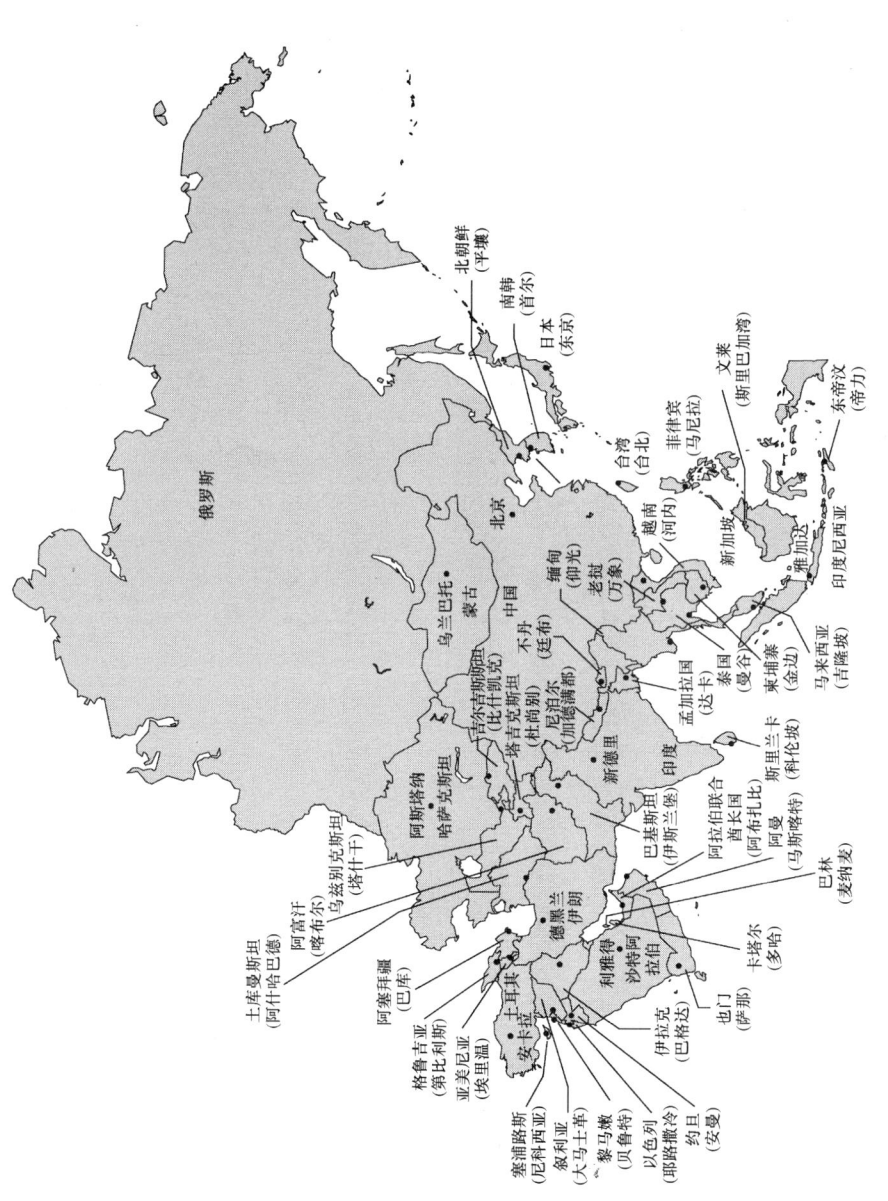

澳大利亚/大洋洲

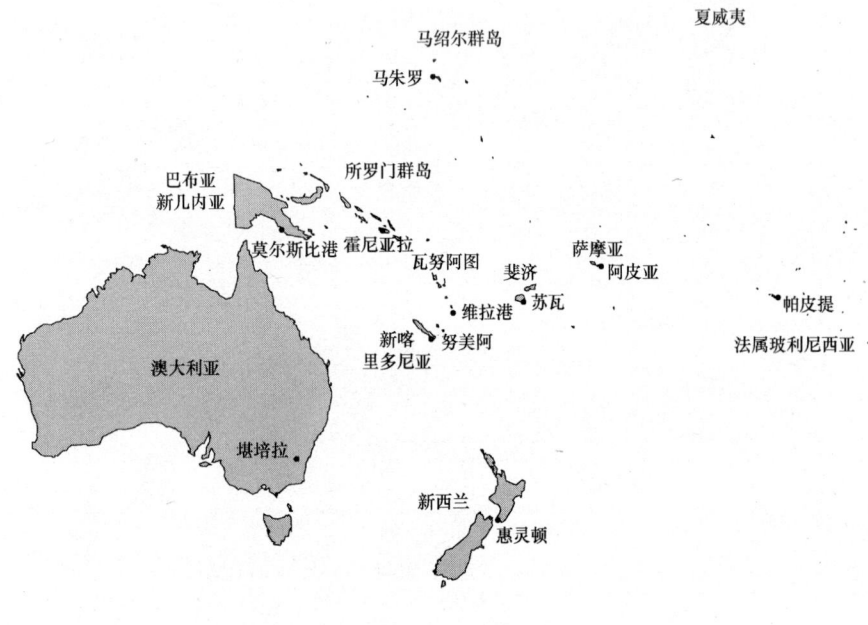

世界医疗指南
——国家和地区列表

阿富汗（Afghanistan）

首都：
喀布尔（Kabul）

时差（与格林威治标准时间差）：
+4 小时。

国家电话代码：
93

大使馆/领事馆：

- **中国大使馆**：Sardar Shan Mahmoud Ghazi Wai，Kabul，Afghanistan；电话：0093-20-2102545，0093-20-2102728；电子邮箱：chinaemb_af@mfa.gov.cn。
- **加拿大大使馆**：House 256，Street 15，Wazir-Akbar-Khan，Kabul，Afghanistan；电话：93-70-294-281；电子邮箱：homcanadakabul@yahoo.com
- **英国大使馆**：15th Street, Roundabout Wazir Akbar Khan, PO Box 334, Kabul, Afghanistan；电话：93-0-70-102-000，00-873-762-854-939（Satphone）；传真：93-0-70-102-250（Management），93-0-70-102-274（Political Section）；电子邮箱：britishembassy.kabul@fco.gov.uk；网址：www.britishembassy.gov.uk/afghanistan
- 目前尚无美国代办处。前往阿富汗的美国游客应在印度、巴基斯坦、塔吉克斯坦、土库曼斯坦和乌兹别克斯坦的美国大使馆注册。最近的美国大使馆是在巴基斯坦的伊斯兰堡和塔吉克斯坦的杜尚别。

医院/医生：
当地医疗服务低于西方水平，只适合紧急情况下的医疗护理。

近期忠告和健康风险

霍乱：霍乱在这个国家十分活跃。高危人群（如救援、医疗保健人员）应建议注射疫苗。包括加拿大在内的很多国家许可口服霍乱疫苗。美国没有这种口服疫苗。

世界医疗指南——国家和地区列表

肝炎：所有未免疫的游客在来阿富汗之前都应接种甲肝疫苗。在普通人群中乙肝病毒的携带率估计为5%。对于希望得到最大保护和逗留3个月以上的任何游客来说应该注射乙肝疫苗。游客应该意识到乙肝病毒可通过不安全性交、使用受污染的针头及注射器传播。

戊型肝炎：高风险。该病的传播范围十分广泛，尤其在乡村地区。预防该病的主要方法是对饮用水进行消毒处理。目前还没有戊肝疫苗。

流行性感冒：每年11月至次年3月是流行性感冒的流行期。建议在这期间来阿富汗旅游的游客接种疫苗。

乙型脑炎 (JE)：低风险。历史上，乙型脑炎在阿富汗的东部边境处暴发过。去乡村的游客应采取措施防止蚊子叮咬。

利什曼病：皮肤利什曼病出现在乡村和半乡村地区，尤其在海拔介于400~800米之间的北部地区。主要的风险地区包括北阿富汗平原和喀布尔市郊。其他风险区域包括南部的Qandahar和西部的Herat。有零星的内脏利什曼病例。所有旅行者应该采取预防昆虫（白蛉）叮咬的措施。

疟疾：在阿富汗疟疾的主要传播时间为5~10月的偏热季节，在8月与9月为传播高峰期。在阿富汗所有海拔2000米以下的地区均有感染疟疾的风险。在喀布尔，游客不会受疟疾的威胁。但是在南部的城市地区，游客可能会感染疟疾。估计间日疟占病例的95%~98%，但是氯喹耐药性恶性疟也有病例报告，主要在沿巴基斯坦边境地区。

所有游客应该服用下列药物之一：阿托伐醌/氯胍（Malarone）、甲氟喹（Lariam）或多西环素。游客应采取措施防止蚊虫在傍晚和黑夜叮咬。

脊髓灰质炎：报道活跃。所有游客需保证完全免疫。

狂犬病：零星的人狂犬病病例在阿富汗有报道。建议那些打算长期滞留、经常和动物（尤其是犬）接触的人以及需要特别保护的人接种狂犬病疫苗。一旦被动物咬伤，要及时就医诊治。

旅行者腹泻：高风险。志贺细菌性痢疾是阿富汗的一个主要卫生问题。在阿富汗仅桶装水、烧开的水与经过处理的水能饮用。所有的食物在食用前都应充分加热。建议使用喹诺酮类抗生素治疗腹泻。持续腹泻可能是由于寄生虫疾病引起，例如贾第鞭毛虫病、阿米巴病或隐孢子虫病。

肺结核：肺结核是该国的主要健康问题。计划长期停留在当地的游客应在出发前做 TB 皮试（PPD 测试），并在返回后再做一次测试。

伤寒：建议接种伤寒疫苗。由于伤寒疫苗只有 60%～70% 的有效性，因此游客仍需注意食品和饮料的安全卫生问题。

其他疾病和危险：布氏菌病，白喉（WHO 报告了最近的病例），包虫病，钩端螺旋体病（在北部和东部平原流行），虱传斑疹伤寒，百日咳，白蛉热，西伯利亚蜱斑疹伤寒，恙虫病，蜱传回归热，伤寒（高度流行），肺结核与肠蠕虫感染。

阿尔巴尼亚（Albania）

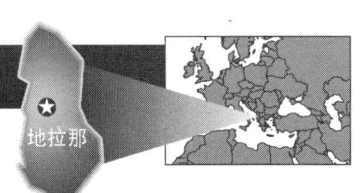

首都：
地拉那（Tirana）

时差（与格林威治标准时间差）：
+1 小时

国家电话代码：
355

大使馆/领事馆：

- 中国大使馆：Skenderbej Str. 57，Tirana Albania；电话：00355-4-232385，228303，232077；传真：00355-4-233159；电子邮箱：chinaemb_al@mfa.gov.cn。
- 美国大使馆：Rruga E Elbasanit 103，Tirana（电话：355-42-32875；传真：355-42-74957）。
- 加拿大大使馆：Rruga "Brigada VIII," Pallati 2，Apartamenti 1，PO Box 47，Tirana（电话：355-42-57274，57275，58344 和 58345；传真：355-42-

57273)。
- 英国大使馆：Rruga Skenderbej 12，Tirana；电话：355-42-34973/4/5；传真：355-42-47697。

医院/医生：

阿尔巴尼亚的医疗护理足够解决大部分问题。建议旅行者在出发前投保带有明确海外保险范围的补充旅行健康保险。在保险期内，条款应该能提供对海外医院和/或医生的直接支付，并且包括医疗转运。
- Tirane Clinical Hospital #2（900床位）；综合内/外科设施；是该国最好的医疗机构。
- ABC Health Center，Qemal Stafa #260，Tirana（地拉那）；电话：355-42-3-4105。该诊所为地拉那的外国与当地人群提供服务。

近期忠告和健康风险：

需要更多的详情，参照第320页的欧洲疾病风险总结。

阿尔及利亚（Algeria）

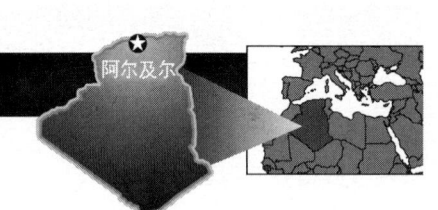

首都：
阿尔及尔（Algiers）
时差（与格林威治标准时间差）：
+1小时
国家电话代码：
213
网址：
www.algeria-us.org
大使馆/领事馆：
- 中国大使馆：34 Boulevard Des Martyrs，Alger；电话：00213-21-692724，692962；传真：00213-21-693056，693082；电子邮箱：chinaemb_dz@mfa.gov.cn；网址：http://dz.china-embassy.org，http://dz.chineseembassy.org。

- **美国大使馆**：4 Chemin Cheikh Bachir El-Ibrahimi, Algiers. 电话：213-21-691-425, 691-255, 691-186；传真：213-21-693-979.
- **加拿大大使馆**：18, rue Mustapha-Khalef, Ben Aknoun, Alger-Gare, 16000 Alger. 电话：213-21-914-951；4960；传真：213-21-914-973；电子邮箱：alger@dfait-maeci.gc.ca
- **英国大使馆**：7th Floor, Hotel Hilton International, Palais des Expositions, Pins Maritimes, El Mohammadia, Algiers；电话：213-021-23-00-68；传真：213-021-23-00-67；电子邮箱：BritishEmbassy.Algiers@fco.gov.uk；网址：http://www.britishembassy.gov.uk/algeria

医院/医生：
- University Hospital, Algiers (2900 个床位)；专科齐全。
- Institute Pasteur d'Algerie.
- University Hospital, Oran (2200 个床位)；综合内/外科设施；专科齐全。

近期忠告和健康风险

霍乱：有零星病例可能发生。霍乱疫苗主要是针对生活、工作在卫生条件较差的高发区的高危人群（如救援工作者）。

肝炎：所有未免疫的旅游者应该接种甲肝疫苗。戊型肝炎可能发生，但威胁程度不清楚。乙肝病毒携带者占总人口的比例约为 3%。对于停留时间超过 3 个月和希望得到最大保护的任何游客应该考虑注射乙肝疫苗。旅游者还应注意，乙肝可以通过暴露于血液（如医疗保健工作者）、与当地人不安全的性行为或者使用污染的针具传播。

流行性感冒：在阿尔及利亚流行性感冒的流行时期为 11 月至次年 3 月。建议在这期间旅游的游客注射疫苗。

利什曼病：传播主要发生在 4 月到 10 月。皮肤利什曼病在阿尔及利亚撒哈拉沙漠北部的半干旱草原地区广泛流行。主要的危险地区包括 Biskra（尤其是接近 Sidi Okba 的地区）、Bechar（尤其是接近 Abadla 的地区）以及 M'sila 省。内脏利什曼病（黑热病）主要发生在北部沿海多山地区较少湿气的中部和东部；主要集中在 Grande Kabylie 地区（Tizi Ouzou 和 Bejaia 省）以及 Alger、

Boumerdes 和 Constantine 的周边地区。

疟疾：该病主要限于 Adrar、Ouargla 和 Tamanghasset 省撒哈拉地区的偏远绿洲，传播期为 7～11 月。间日疟占据 90% 以上的病例。偶尔病例是由三日疟原虫引起。到该国旅行不推荐疟疾化学药物预防，但是必须采取措施防止蚊虫叮咬。

地中海斑疹热（南欧斑疹热，非洲蜱型）：潜在的危险主要发生在郊外的沿海地区。游客应该采取措施防止蜱的叮咬。

狂犬病：每年大约有 20～30 例狂犬病病例。人类感染狂犬病主要是因为被狗咬伤，但是被豺和狐狸咬伤危险也很大。建议停留时间超过 3 个月的游客或者从暴露后狂犬病疫苗的可靠来源地到旅行目的地时间长于 24 小时的短期停留者接种疫苗。所有的动物咬伤或抓伤都应进行医疗评估。

血吸虫病：该病全年存在。泌尿器官血吸虫病发生在两个地区。一个是在北部，主要是接近 Alger 的 Mitidja 平原，以及 Khemis El Khechna。另一个是在东南部的 Tassili N'Ajjer 地区。游客应避免在这些地区的淡水湖、池塘、小溪中游泳或涉水。

旅行者腹泻：在阿尔及利亚所有的水源都应该被视为是不安全的。所有的游客都应注意饮食卫生，只饮用瓶装水、煮沸的或者经过化学处理的水。建议使用喹诺酮抗生素联合洛哌丁胺（Imodium）治疗急性腹泻。持续腹泻可能是由于寄生虫疾病引起，例如贾第鞭毛虫病、阿米巴病或隐孢子虫病。

肺结核：肺结核是该国的主要公众健康问题。计划长期停留在当地的游客应在出发前做 TB 皮试测试（PPD 测试），在离开该国后再做一次测试。

伤寒：建议接种伤寒疫苗。由于伤寒疫苗只有 60%～70% 的有效性，因此游客仍需注意食品和饮料的安全卫生问题。

其他疾病和危险：AIDS/HIV（发病率较低），布氏菌病，包虫病（该国主要的健康问题,尤其是在农村和高地),片吸虫病(绵羊肝吸虫病;由于食用受污染的水田芥获得),回归热(蜱和虱传播),白蛉热(在沿海地区以及阿尔及利亚撒哈拉北部的草原地区危险升高),沙眼,伤寒,肺结核,以及肠蠕虫感染(钩虫、蛔虫和鞭虫病,以及类圆线虫病,均常见于农村地区和低社会经济群体中)。

安哥拉(Angola)

首都:
罗安达(Luanda)

时差(与格林威治标准时间差):
+1小时

国家电话代码:
244

网址:
www.angola.org

大使馆/领事馆:
- 中国大使馆:Rua Presidente Houari Boumedienne NO. 196-200,Miramar Luanda,Angola;电话:00244-222-441683,444658;传真:00244-222-444185;电子邮箱:chinaemb_ao@mfa.gov.cn。
- 美国大使馆:Rua Houari Boumedienne,#32 Luanda. 电话:244-2-447-028,244-2-445-481;24小时办公电话:244-9-501-343;传真:244-2-446-924;电子邮箱:amembassyluanda@netangola.com。
- 加拿大大使馆:Rua Rei Katyavala 113,Luanda;电话:244-2-448-366/71/77;传真:244-2-449-494;电子邮箱:consul.can@angonet.org。
- 英国大使馆:Rua Diogo Cao, 4, Caixa Postal 1244, Luanda;电话:244-2-334582,334583,392991,387681;传真:244-2-333331;电子邮箱:postmaster@luanda.fco.gov.uk

医院/医生:
- University Hospital,Luanda(500+床位)。
- Americo Boavioa(600个床位);综合内/外科设施。
- 注意:全国医疗保健低于标准水平,包括首都罗安达的医疗保健。

- 国际 SOS：
  - International SOS Angola, Limitada, Rua Luis Mota Feo, n 22, 1 Andar Luanda Angola；电话：244-2-311742；传真：244-2-310595
  - International Clinic—Ilha Clinica Sagrada Esperanca, Avenida Mortella—Mohamed, Ilha da Luanda, Angola；电话：244-923-330845；传真：244-2-309063；电子邮箱：internationalclinic@netangola.com
  - International Clinic—Gamek, Gamek Residential Camp, Lunda Sul, Luanda, Angola；电话：244-923-330843, 244-923-642601；传真：244-2-309063；电子邮箱：internationalclinic@netangola.com

近期忠告和健康风险

AIDS/HIV：HIV 的感染比率大约占总人口的 5%，城市青年人的感染率更高。异性性交是目前该国 HIV 传播的主要方式。所有的游客都应采取措施防止不安全性交、未消毒的医疗或牙科注射以及未经检验的输血。

非洲昏睡病（锥虫病）：非洲锥虫病广泛流行于该国的局部地区。东南部有罗德西亚型锥虫病的病例报道。冈比亚型锥虫病主要见于西北部 Zaire、Uige、Luanda 以及 Cuanza Norte 省，往南还有 Bengo 省。旅行者应该采取措施防止昆虫（采采蝇）的叮咬。

来自动物的威胁：包括蛇（蝰蛇、眼镜蛇、黑曼巴蛇）、蜈蚣，蝎子和黑寡妇蜘蛛。

切昆贡亚热（Chikungunya Fever）：这是一种蚊媒病毒性疾病，类似登革热；在这一地区人类病例暴发主要出现在乡村人口中，但是城市暴发也会发生。建议日间采取措施防止蚊虫叮咬。

霍乱：霍乱在该国十分活跃，全年都可能发生。霍乱对于从发达国家来的旅游者是一种罕见疾病。霍乱疫苗主要是针对高度地方性流行地区的高危人群（如卫生保健工作者和救援工作者）。包括加拿大在内的很多国家许可口服霍乱疫苗。美国没有这种口服疫苗。

登革热：威胁较小，但是城市和乡村地区确有发生。建议旅行者采取措施防止日间蚊子叮咬。

肝炎：所有未免疫的旅游者都应接种甲肝疫苗。从一些地区的数据来看，戊肝可能发生，但发生程度不清楚。乙肝病毒携带者占总人口的比例超过10%。任何希望得到最大保护的个人、可能暴露于血液的旅行者（如卫生保健工作者）、与当地居民有性接触、停留时间超过3个月或通过医疗治疗暴露于HBV的旅行者，应该考虑接种乙肝病毒（HBV）疫苗。

流行性感冒：该国流行性感冒全年流行。建议游客接种流感疫苗。

疟疾：该国疟疾风险全年存在，包括城市地区和Cabinda周边。恶性疟占据90%的病例，接下来是三日疟。氯喹耐药性恶性疟是普遍的。所有去安哥拉的旅行者，包括婴儿、儿童和这个国家以前的居民应该服用下列抗疟药物之一：阿托伐醌/氯胍（Malarone）、多西环素、甲氟喹（Lariam）或（特殊情况下）伯氨喹。所有的旅游者都应当采取措施防止傍晚和夜间蚊虫叮咬。预防蚊虫叮咬的方法包括在皮肤表面涂抹含有DEET的驱蚊剂，将杀虫剂（扑灭司林）喷洒在衣物表面，在晚上使用扑灭司林处理过的蚊帐。

脑(脊)膜炎：安哥拉处于非洲"脑膜炎带"的南部，并且近年来有流行性脑(脊)膜炎暴发的报道。所有于11月至次年6月到安哥拉旅行、预期与当地人有近距离接触的游客，都建议接种四价脑膜炎球菌疫苗。

盘尾丝虫病：由急流江河边的黑蝇传播，危险主要存在于北部省份Cuanza Norte、Lunda、Malanje、Uige和Zaire，以及中部平原地区省份Bie和Cabinda外围地区。旅行者应该采取措施防止昆虫叮咬。

脊髓灰质炎：这种疾病在安哥拉是地方流行性病。建议所有游客均充分免疫。

狂犬病：狂犬病是安哥拉的公共健康问题，许多城镇和乡村都时有发生；流浪的狗是人类感染该病的主要原因。任何旅行者若停留超过3个月或目的地距离有可靠暴露后狂犬病疫苗的地方超过24小时路程，应该考虑接受暴露前的狂犬病疫苗。一旦被动物（尤其是狗）抓咬后应进行医疗评估，需要的

话采取暴露后预防措施。

血吸虫病：泌尿器官血吸虫病主要发生在沿海省份 Luanda、Bengo 和 Benguela，向东呈危险减少趋势。肠血吸虫病在全国分散存在，尤以东南部 Cuando Cubango 省最流行。游客应避免在淡水湖、池塘或小溪中游泳、洗澡或跋涉。

旅行者腹泻：高风险。在安哥拉所有的水源都应该被视为是不安全的，只有大型城市才有公共供水系统，这在以前是为欧洲殖民地服务的。这些供水系统是潜在污染的。所有的游客都应注意饮食卫生，只饮用瓶装水、烧开的水或者经过化学处理的水。建议使用喹诺酮抗生素加洛哌丁胺（Imodium）治疗急性腹泻。持续腹泻可能是由寄生虫疾病引起的，例如贾第鞭毛虫病或阿米巴病。

肺结核：肺结核是该国的主要健康问题。计划长期停留在当地的游客应在出发前做 TB 皮试测试（PPD 测试），在离开该国后再做一次测试。

伤寒：建议到该国旅行的游客接种伤寒疫苗。由于伤寒疫苗只有 60%～70% 的有效性，因此游客仍需注意食品和饮料的安全卫生问题。

黄热病：该病在安哥拉十分活跃。CDC 建议所有年龄在 9 个月以上的旅行者接种黄热病疫苗。

其他疾病和危险：非洲蜱传斑疹伤寒（接触狗身上的蜱，尤其是在城区，还有可能接触灌木丛的蜱），布氏菌病（食用了生的奶制品），班氏丝虫病（由蚊传播；在北部有报道，主要在 Cabinda 周边和 Zaire 省），利什曼病（威胁较低；可能有零星病例发生），马尔堡（Marburg）病毒出血热（2005 年 3 月暴发，在 Uige 省、安哥拉北部有报道；Ebola 病毒家族，通过与受感染者紧密接触传播），鼠疫（跳蚤传播；最近的人类病例发生在 Benguela 省），回归热（蜱和虱传播），弓形虫病，梅毒，肺结核（公众健康问题），伤寒，斑疹伤寒（虱和跳蚤传播），以及肠蠕虫感染（非常常见）。

阿根廷（Argentina）

首都：
布宜诺斯艾利斯（Buenos Aires）

时差（与格林威治标准时间差）：
－3 小时

国家电话代码：
54

大使馆/领事馆：

- **中国大使馆：** Crisologo Larralde 5349，Cap. Fed. Buenos Aires，Argentina. 电话：005411-45478100，45478199；传真：005411-45451141；电子邮箱：EmbChinaargentina@hotmail.com；网址：http://ar.chineseembassy.org

- **美国大使馆：** 4300 Avenida Colombia，1425 Buenos Aires. 电子邮箱：BuenosAiresConsulate@state.gov；网址：embassy.state.gov/baires embassy.

- **加拿大大使馆：** 2828 Tagle，Buenos Aires. 电话：11-4805-3032；传真：54-11-4806-1209；电子邮箱：bairs@dfait-maeci.gc.ca.

- **英国大使馆：** Dr. Luis Agote 2412/52，1425 Capital Federal，Buenos Aires；电话：54-11-4808-2200. 传真：54-11-4808-2274；电子邮箱：askconsular.baires@fco.gov.uk；askcommercial.baires@fco.gov.uk；askinformation.baires@fco.gov.uk；网址：www.britain.org.ar

医院/医生：

由于与加拿大或欧洲没有互惠的健康协议，推荐购买医疗保险。医疗机构通常是高水平的。

- Clinica y Matemidad Suizo Argentina & The Swiss Medical Center，Avenida Pueyrredón 1461-1118，Buenos Aires. 有 155 个床位的私人医院和医疗中心，每天 24 小时提供急救服务。

- The British Hospital（Hospital Britanico），Perdriel 74，Buenos Aires；243 个床位的私人医院，通常为旅游者和外籍定居者服务，24 小时提供急救服务。

- Mater Dei Hospital，Buenos Aires（100 床位）；能提供大部分专科服务；通常为旅游者和外籍定居者服务。

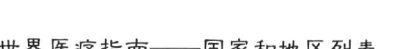

近期忠告和健康风险

Chagas 病：在阿根廷该病对游客的威胁不大，但是阿根廷有 60% 的地区都有该病传播。主要可能感染的地区是乡村-农业地区与锥猎蝽（夜间咬人）出没的砖坯房屋。预防：游客应在就寝之处使用杀虫剂，床远离墙，或使用扑灭司林处理过的蚊帐。未经检验的输血也有可能成为感染该病的原因。

霍乱：霍乱在这个国家有所报道，但是在来自发达国家的游客中感染霍乱的病例十分罕见。霍乱疫苗主要是针对生活、工作在卫生条件较差的高发区的高危人群（如卫生保健工作者和救援工作者）。包括加拿大在内的很多国家许可口服霍乱疫苗。美国没有这种疫苗。

登革热：总的来说，在阿根廷感染登革热的风险较低。可能感染的地区为东北部靠近巴拉圭的低地地区。到该国东北部地区的游客应该采取措施防止昆虫叮咬。

包虫病：在该国南部饲养牛羊的地区该病有十分高的发病率。这些地区人类发病率是全球最高的。到这些地区的游客应该避免与狗接触，因为包虫病的虫卵可能藏匿于狗的排泄物中。游客应严格注意个人卫生，尤其是洗手习惯。游客还应注意饮食卫生，避免摄取有潜在可能被污染的食物。

食物和用水安全：自来水可放心饮用。大城市以外的饮用水有可能污染，建议对水消毒。巴氏法消毒牛奶和奶制品可放心食用，但旅游者要避免食用未经巴氏消毒的牛奶，可能会产生布氏菌病。当地的肉、家禽、海鲜、水果和蔬菜通常可放心食用。

肝炎：建议所有未免疫的游客都接种甲肝疫苗。在该国总人口中乙肝病毒携带者的比率约为 1%。建议停留 3 个月以上和希望得到最大保护的游客注射乙肝疫苗。旅游者还应注意，乙肝可以通过暴露于血液（如卫生保健工作者）、与当地居民的性接触或者使用污染的针具传播。

流行性感冒：流行性感冒在 4~9 月在南半球地区传播。建议游客接种流感疫苗。

利什曼病：皮肤和黏膜皮肤利什曼病的危险主要限制于该国北部 1/3 地区，多数病例报道来自于 Salta、Jujuy、Catamarca 和 Santiago del Estero 省。偶有内脏利什曼病例报道来自于 Salta 和 Chaco 省。前往该国这些地区的游客应采取措施防止白蛉叮咬。

疟疾：在海拔 1200 米以下的乡村地区如 Salta 和 Jujuy 省（沿玻利维亚边界）以及 Misiones 和 Corrientes 省（沿巴拉圭边界），危险全年都存在。间日疟实际上占据 100% 的病例。所有去阿根廷有疟疾风险地区的旅行者，包括婴儿、儿童和阿根廷以前的居民，应该服用氯喹作为抗疟药。所有的游客都应该采取措施防止傍晚和夜间蚊虫叮咬。防止蚊虫叮咬的方法包括在皮肤的表面涂含有 DEET 的驱虫剂，在衣物和帐篷表面喷洒扑灭司林，晚上睡觉时使用扑灭司林处理过的蚊帐。

狂犬病：低风险。每年来自于乡村和城市的人类感染病例为 18～20 例。狂犬病疫苗仅推荐给打算长久停留的人、因工作或活动需要与动物（特别是流浪狗）直接接触的人以及需要特别保护的人。一旦被动物抓咬后应高度重视，不管是否接种疫苗均应采取紧急诊断和治疗措施。

旅行者腹泻：在布宜诺斯艾利斯以及其他城市地区以外游客感染该病的风险一般较高。建议使用喹诺酮抗生素联合洛哌丁胺（Imodium）治疗急性腹泻。持续腹泻可能是由于寄生虫疾病引起，例如贾第鞭毛虫病、阿米巴病或隐孢子虫病。

伤寒：建议在非旅游区旅游、长期在该国旅行或热爱冒险的旅行者，以及希望得到最大保护的短途旅游者接种伤寒疫苗。由于伤寒疫苗只有 60%～70% 的有效性，因此游客仍需注意食品和饮料的安全卫生问题。

黄热病：尽管到目前为止没有人感染黄热病的病例报道，在阿根廷东北部森林地区有感染黄热病的潜在危险。建议到这些乡村地区，包括 Iguassu 瀑布景区的游客接种黄热病疫苗。
注意：Iguassu 瀑布是阿根廷东北部和巴西 Matto Grosso do Sul 省的共享区

域。CDC 建议去这个地区要注射疫苗。

其他疾病和危险：阿根廷出血热［病毒性疾病，通过与受感染的啮齿动物排泄物接触而被传染］；在阿根廷东-中部潮湿的潘帕斯草原（pampas）的农业区更加普遍］，炭疽热（大部分是皮肤性的；与农场和屠宰场有关），虫媒病毒热（蚊子传染；东部马脑炎、St. Louis 脑炎、委内瑞拉脑炎），布氏菌病（高发生率；游客需避免食用未消毒奶酪），片吸虫病（源于食用污染的水田芥），汉坦病毒疾病，钩端螺旋体病，鼠疫（发病地区不明确，官方没有报道过），沙眼（发生在东北地区），旋毛虫病，结核病，类圆线虫病和其他肠道蠕虫感染。

亚美尼亚（Armenia）

埃里温

首都：
埃里温（Yerevan）

时差（与格林威治标准时间差）：
＋4 小时

国家电话代码：
374

大使馆/领事馆：

- 中国大使馆：NO. 12, Marshal Bagramian Str. Yerevan, Armenia；电话：0037410-560067，581352；传真：0037410-545761；电子邮箱：chiemb@arminco.com；网址：http://am.chineseembassy.org
- 美国大使馆：18 General Bagramian street, Yerevan；电话：3741-151-551；传真：3741-151-550；网址：www.armeniaemb.org.
- 加拿大大使馆：25 Demirjian Street, Apt. 21, Yerevan；电话和传真：3741-567-903；手机：3749-401-238.
- 英国大使馆：34 Baghramyan Ave, Yerevan 375019；电话：3741-264301；传真：3741-264318；电子邮箱：britemb@arminco.com.

医院/医生：
旅行者应该与本国大使馆联系进行医疗咨询。在遇到严重的病情时，应该去先进的医疗机构进行治疗。在整个国家，医院的设施是不完善的并且缺乏先进的技术。

近期忠告和健康风险

AIDS/HIV：AIDS病例正在增加。原因包括：（1）静脉滥用药物的增加；（2）卖淫和性乱的增加；（3）性传播疾病的增加；（4）消毒安全针头和注射器的减少；（5）缺乏教育和预防措施。

事故和医疗保险：
- 对于年龄低于55岁的旅行者来说，交通事故和意外伤害是导致他们死亡的主要原因，其次是溺水、空难、谋杀和火灾。
- 对于年老的旅行者来说心脏病是致命的主要原因。
- 旅行者中由于感染而致命仅占1%，但是总的来说感染是引起旅游相关疾病的最主要原因。
- 建议旅游者出行前针对具体风险购买海外专项健康保险。这份保险应保证游客在海外医院或私人医生就诊时直接替游客支付费用，并提供医疗转运条款。该保险还提供24小时多国语言服务热线，以此帮助安排并监督医疗救治的执行，并决定是否需要医疗转运或航空急救服务。

虫媒病毒病：
- 卡累利阿热（Karelian fever）（由蚊传播，多数病例于7~9月发生在卡累利阿地区）。
- Tahjna病毒热（由蚊传播，从波罗的海地区北部到Kolsky半岛零星发生）。
- 白蛉热（由白蛉传播，仅见于摩尔多瓦和克里米亚）。
- 登革热（由蚊传播，以前的病例都是发生在非常南部的区域）。
- 西尼罗河热（由蚊传播，病毒于5~9月在伏尔加河三角洲地区传播）。
- 辛德毕斯病毒热（Sindbis virus fever）（6~8月在伏尔加河三角洲地区发现）。
- 所有的旅游者都应当采取措施避免蚊虫在傍晚和黑夜叮咬。预防叮咬的方法包括在皮肤表面涂抹含有DEET的驱蚊剂，将扑灭司林喷洒在衣物和帐篷的表面，在晚上睡觉时使用用扑灭司林处理过的蚊帐。

霍乱：
- 该国可能出现零星病例，但是对从发达国家来的旅行者来说威胁很低。霍乱疫苗主要是针对生活、工作在卫生条件较差的高发区的人们（例如医疗救援人员）。
- 口服霍乱疫苗（Dukoral）对肠毒性大肠杆菌（ETEC）腹泻提供高达60%的交叉保护。
- 包括加拿大在内的很多国家许可口服霍乱疫苗。美国没有这种口服疫苗。
- 在出入境任何国家之前注射霍乱疫苗并非官方要求。尽管如此，有时一些国家还是需要那些来自受霍乱威胁国家的游客出示接受霍乱疫苗的证明。如果一些旅行者预期到这样的情况，他们可能希望携带一封卫生保健提供者开具的医疗豁免信。Travel Medicine 公司推荐旅行者为了这种目的使用国际疫苗接种证书（黄卡），让卫生保健提供者说明他们"免除霍乱疫苗"，并且在上面签署他们的名字和加盖官方印章以使免除有效。

克里米亚-刚果出血热：主要发生在南部区域，但在 4~11 月在罗斯托夫州（接近亚述海）地区曾经发生过大规模暴发。有威胁的地区是乡村草原、大平原、半沙漠地区以及海拔低于 2000 米的山脚。

白喉：俄罗斯 1990 年暴发的白喉很快影响了当时前苏联的所有国家。70%的病例发生在年龄大于 15 岁的人。所有到该国旅行的游客都应该接种白喉疫苗。（CDC 预测 20%~60% 20 岁以上的美国人缺少对白喉的免疫力。）白喉疫苗在美国可以广泛得到，并且与破伤风类毒素疫苗（Td 疫苗）一起执行。

食物和饮水安全：所有的水源都应该被认为是对健康有威胁的，用于饮用、刷牙和制冰的水必须经过高温或其他净化处理。只食用熟透的肉和鱼，最好是刚刚煮熟的。猪肉、沙拉和蛋黄酱有可能带有潜在威胁。蔬菜必须洗净，水果也要削皮后才能食用。经过巴氏消毒法消毒过的牛奶应该是安全的，但是由于疫苗接种计划的实施不利，牲畜之间传播疾病的可能性增加了。

肝炎：所有未接种过疫苗的旅行者都应该注射甲肝疫苗。戊型肝炎在南部地

区急性肝炎病例中达到 18%。乙肝携带者占俄罗斯总人口的比例约为 3.8%。对于逗留时间超过 3 个月和希望得到全面疾病防御的游客应该考虑注射乙肝疫苗。旅游者还应注意，乙肝可以通过未加防御措施的性交或者使用污染的针具传播。不卫生的输血有可能感染乙肝和丙肝。

流行性感冒：在亚美尼亚流行性感冒的流行时期为 11 月至次年 3 月。建议所有年龄超过 50 岁、有慢性疾病或者自身免疫系统较差，以及希望避免感染这种疾病的游客接种流感疫苗。怀孕妇女需在怀孕三个月后接种疫苗。

利什曼病：皮肤利什曼病主要局限于南部地区，包括格鲁吉亚共和国部分地区和乌克兰南部，海拔低于 1300 米的地区。内脏利什曼病主要发生在东南部沿黑海地区、东南部和西南部沿里海地区以及与格鲁吉亚和阿塞拜疆的交界地区。到这些地区的旅行者都应该采取措施防止白蛉的叮咬。

莱姆病：主要发生在乡村森林地区，尤其是乌拉尔山脉地区。也有可能发生在西北部和中部地区。

疟疾：传播期仅限于 6~9 月温暖的月份。危险（全部为间日疟原虫）存在于与土耳其接壤的西部边界地区。危险主要在 Ararat 山谷，病例大多在 Masis 地区，较少发生在 Artashat 和 Ararat 地区。在游客常去目的地没有该病的威胁。
- 携带氯喹进行预防是有必要的。
- 游客应采取措施防止蚊在傍晚和黑夜叮咬。防止昆虫叮咬的方法包括在皮肤表面涂含有 DEET 的驱蚊剂，在衣物和帐篷等表面喷洒杀虫剂（扑灭司林），晚上睡觉的时候用扑灭司林处理过的蚊帐。

地中海斑疹热（南欧斑疹热）：由蜱传播，主要发生在黑海沿岸的高加索山脉、外高加索和克里米亚半岛，以及里海沿岸。

蜱传脑炎：蜱传脑炎从波罗的海到克里米亚半岛传播。传播期为 4~10 月。危险主要存在于海拔低于 1500 米的灌木丛和森林地区。危险区包括乌拉尔山脉、北部森林山区的大部分和大城市周边的森林。病例报道最密集的是来自于中南部地区，包括 Altay、Kemerovo、Novosibirsk Oblasts 和 Krasnoyarsk Kray. 同时感染（coinfection）莱姆病的情况正在增加。去这些地区的游客应采取措施防止蜱叮咬。

旅行者腹泻：此病在亚美尼亚中等程度流行。建议使用喹诺酮抗生素联用洛哌丁胺（Imodium）治疗急性腹泻。如果抗生素对腹泻无效，那持续腹泻可能是由寄生虫疾病引起，例如贾第鞭毛虫病、阿米巴病、隐孢子虫病。

肺结核：肺结核是该国的主要健康问题。计划长期停留在当地的游客应在出发前做 TB 皮试（PPD 测试），在离开该国后再做一次测试。

伤寒：建议长期居住在该国、热爱冒险以及希望得到全面疾病防御的游客接种伤寒疫苗。由于伤寒疫苗只有 60%～70% 有效性，因此游客仍需注意食品和饮料的卫生状况。

其他疾病和危险：炭疽热（有零星人类病例发生，尤其在南部，与接触郊区的牲畜有关），布氏菌病（避免食用未经巴氏消毒的山羊奶酪），包虫病（发生在南部和东北部，北部多房棘球绦虫与驯鹿培养有关），军团杆菌病，钩端螺旋体病（主要发生在罗斯托夫省养鱼区；东中部地区发生过暴发），北亚蜱斑疹伤寒（也称西伯利亚蜱斑疹伤寒；发生在哈萨克、格鲁吉亚和阿塞拜疆的边境大草原；多发于 5～6 月），后睾吸虫病（通过食用生淡水鱼获得；报道于西部欧洲俄罗斯），鼠疫（跳蚤传播；多发于南部国家如阿塞拜疆、亚美尼亚和格鲁吉亚的半干旱地区），狂犬病、立克次体痘、蜱传回归热（可能发生于北纬 55 度以南），旋毛虫病（威胁较大地区为白俄罗斯西部和乌克兰），野兔病（"兔热病"；北方威胁较大），肺结核（40% 的病例发生在 1995 年以后），以及蠕虫感染（如蛔虫、钩虫和鞭虫感染，以及类圆线虫病）都有报道，尤其是在外高加索和阿塞拜疆。

阿鲁巴岛（Aruba）

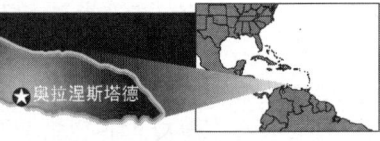
★奥拉涅斯塔德

首府：
奥拉涅斯塔德（Oranjestad）

时差（与格林威治标准时间差）：
－4 小时

地区电话代码：
297

大使馆/领事馆：
- 中国大使馆：无，与我国没有建交。
- 美国大使馆：J.B.Gorsiraweg #1，Willemstad，Curacao；电话：599-9-461-3066；传真：599-9-461-6489；电子邮箱：cgcuracao@interneeds.net.
- 加拿大大使馆：Maduro and Curiels Bank，N.V.，Scharlooweg 55，Willemstad，Curacao；电话：599-9-466-1115/1121；传真：599-9-1122/1130.

医院/医生：
- Oduber Hospital, Oranjestad：（279个床位）。该医院在西印度群岛被认为是较好的医疗单位之一。
- 在Aruba、Curacao和Saint Maarten可以得到充分的护理，但当遇到威胁生命的医疗或手术情况下，应该考虑转运到更加先进的医疗机构。

近期忠告和健康风险

事故和医疗保险：
- 对于年龄低于55岁的旅行者来说，交通事故和意外伤害是导致他们死亡的主要原因，其次是溺水、空难、谋杀和火灾。
- 对于年老的旅行者来说心脏病是致命的主要原因。
- 旅行者中由于感染而致命的仅占1%，但是总的来说感染是引起旅游相关疾病的最主要原因。
- 建议旅游者出行前购买带有明确海外保险范围的补充旅行健康保险。该保险在游客接受医疗服务时，提供对海外医院和/或医生的直接支付，并包括医疗转运服务。该保险还提供24小时多国语言服务热线，能安排和监督医疗救治的执行，并决定是否需要医疗转运或航空急救服务。

登革热： 该病在加勒比海广泛流行，到荷属安地列斯群岛旅行的人应该采取措施避免白天被蚊虫叮咬。

食物和饮水安全： 自来水被认为可以安全饮用，牛奶经过巴氏消毒，奶制品可以安全食用。当地的肉类、海鲜、蔬菜和水果总的来讲可以安全食用。

肝炎：建议所有以前未免疫的旅游者都应接种甲肝疫苗。对于逗留时间超过3个月或希望得到最大保护的旅游者来说，应该考虑注射乙肝疫苗。旅游者还应注意，乙肝可以通过不安全的性交或者使用污染的针具传播。

流行性感冒：该国流行性感冒全年流行。建议所有年龄超过50岁、有慢性疾病或者自身免疫系统减弱，以及希望避免感染这种疾病的游客接种流感疫苗。怀孕妇女应在怀孕三个月后接种疫苗。

来自海洋的威胁：
- 对游泳者的威胁主要是水母、多刺的海胆以及珊瑚。
- 肉毒鱼类中毒较为普遍，主要是由于食用了珊瑚礁鱼类如石斑鱼、鲷鱼、黑鲈和梭鱼类。有些鱼肉毒素甚至是煮熟之后都不能消除。
- 水肺潜水——高压舱介绍：潜水者警报网络（DAN）有最新的所有在北美和加勒比海地区正在运作的高压舱名单。DAN不公开这份名单，因为在某个时间某些高压舱可能并没运作，或者它的操作者可能联络不到。通过Duke大学，DAN设置了一个24小时紧急电话，任何人（会员和非会员）可以打电话请求给予潜水事故救援。在Duke大学医疗中心潜水医物携带着呼机，因此总是有人在线回答问题，并且如果必要，还可推荐最近的正在运作的高压舱。在遇到潜水紧急情况或要询问最近的减压舱地址，请拨打919-684-8111。

旅行者腹泻：低到中度危险，该地的食物和供水一般可以安全饮用。建议使用喹诺酮类抗生素联合洛哌丁胺（Imodium）治疗急性腹泻。

澳大利亚（Australia）

首都：
堪培拉（Canberra）

时差（与格林威治标准时间差）：
+10小时

国家电话代码：
61

大使馆/领事馆：
- 中国大使馆：15 Coronation Drive，Yarralumla，ACT2600，Australia；电话：0061-2-62734780；传真：0061-2-62734878，62735189；电子信箱：chinaemb_au@mfa.gov.cn；网址：http://au.china-embassy.org
- 美国大使馆：Moonah Place，Yarralumla；电话：61-2-6214-5600；传真：2-6273-3191；网址：www.usis-australia.gov
- 加拿大大使馆：Commonwealth Avenue，Canberra；电话：2-6270-4000；传真：6270-4081；电子邮箱：cnbra@dfait-maeci.gc.ca；网址：www.dfait-maeci.gc.ca/australia.
- 英国高级专员公署（High Commission）：Commonwealth Avenue，Yarralumla，Canberra，ACT 2600；电话：61-2-6270-6666；传真：61-2-6273-3236，61-2-6273-4360，61-2-6270-6653；电子邮箱：bhc.canberra@mail.uk.emb.gov.au；网址：www.britaus.net

医院/医生：
- Royal Melbourne Hospital（702个床位）；可以做大部分专科治疗和诊断；有急救服务
- Traveler's Medical and Vaccination Centre，Melbourne
- Royal Prince Alfred Hospital，Sydney（1532个床位）；可以做大部分专科治疗和诊断；有急救和重症监护(ICU)服务
- Traveler's Medical and Vaccination Center，Sydney
- Royal Darwin Hospital（648个床位）；可以做大部分专科治疗和诊断；有急救服务
- Royal Perth Hospital（1072个床位）；重症监护(ICU)、心脏病监护(CCU)和烧伤病房；24小时急救；救护车服务
- Traveler's Medical and Vaccination Centre，Perth
- Queen Elizabeth Hospital，Adelaide（Travel Clinic）
- Princess Alexandra Hospital，Brisbane（1104个床位）；专科较齐全；急救和救护车服务。
- 国际SOS：
  - International SOS（Australasia）Pty Ltd.，Level 5，Challis House，4 Martin Place，Sydney NSW 2000，Australia；警报中心电话：61-2-9372-2468；警报中心传真：61-2-9372-2455
  - International SOS（Australasia）Pty Ltd.，Ground Floor 566 St Kil-

da Rd. Melboume 3004，Australia；电话：61-3-9526-7477；传真：61-3-9526-7461

近期忠告和健康风险

来自动物的威胁：来自动物的威胁包括蛇（致死毒蛇、澳洲铜斑蛇、澳洲珊瑚虫等）、蜈蚣、蝎子、蜘蛛等。澳洲的淡水鳄鱼与咸水鳄鱼（但至今仅知道咸水鳄鱼攻击人类），雄性鸭嘴兽可能会导致疼痛的伤口。另外，离群的家牛十分危险，可能无故袭击人与车辆。

霍乱：在澳大利亚无霍乱威胁。

登革热：在昆士兰州北部部分地区以及Torres海峡岛屿有登革热病例报道。从Comavon到达尔文港到Townsville的沿岸地区是感染风险最大的地区。10月到次年3、4月是登革热传播的高峰期。传播登革热的伊蚊白天叮咬人，在人口密集的城市地区、乡村地区与风景胜地活动。预防登革热的措施主要是防止白天伊蚊叮咬。

贾第鞭毛虫病：贾第鞭毛虫病在Tasmania地方性流行，并对游客（尤其是那些喜欢野外活动如穿梭灌木林的游客）构成威胁。

肝炎：在该国甲肝的地方性传播不广泛。未接种过甲肝疫苗的游客可以考虑接种甲肝疫苗。该国至今还没有戊型肝炎病例报道。澳大利亚总人口中乙肝病毒携带率约为0.05%～0.1%。对于逗留时间超过3个月的长期旅游者、卫生保健工作者、与当地人可能有性接触或可能通过医疗治疗和违禁药物暴露于乙肝病毒的旅游者以及希望得到全面保护的旅游者，均应注射乙肝疫苗。

流行性感冒：在南半球，4～9月是流感的传播期。建议在这期间旅游的人接种流感疫苗。

乙型脑炎（JE）：在Torres海峡的外部岛屿，也可能在邻近的约克角半岛地区存在着感染乙型脑炎的低微风险。乙型脑炎整年传播。建议在Torres海峡逗留1个月以上的游客接种乙型脑炎疫苗。游客还应该注意防止蚊虫傍晚和夜间叮咬。

疟疾：在澳大利亚该病对游客没有威胁。

来自海洋的威胁：在北部沿海水域能发现世界上最危险的水母——箱形水母和海黄蜂。还应该避免四种其他种类的水母（jimble、Carukia、mauve stinger 和 hairy stinger）。水母的数量在增加，部分由于过度打捞水母的捕食者、上升的水温和污染。其他威胁，包括鲨鱼、黄貂鱼和有毒的鸡心螺，是澳大利亚沿岸水域的潜在危险。游泳者应该提高警惕以避免这些危险。

狂犬病：至今在没有在该国国内感染狂犬病的报道。

蜱传疾病：去悉尼港北部海滩的游客有昆士兰蜱传斑疹伤寒的病例报道。恙虫病病例在 Litchfield 公园的热带雨林中有报道。据报道，在澳大利亚东南沿海到 Flinders 岛和 Tasmania 北部出现一种新型蜱传立克次体病——Flinders 岛斑疹热。

旅行者腹泻：低风险。在该国主要城市与市区的水都可饮用，但是乡村地区水源可能达不到严格的净化要求。建议使用喹诺酮抗生素治疗急性腹泻。

病毒性脑炎：由墨累谷（Murray Valley）脑炎病毒导致的澳大利亚脑炎暴发每年都发生。在夏季与秋季（11月至次年5月），尤其是大雨过后，该病的发病率最高。大多数病例发生于澳大利亚西部（西澳大利亚北部的热带 Kimberly 地区）、维多利亚与澳大利亚南部。也有小部分病例发生于北部地区。脑炎病毒是由蚊传播的。在澳大利亚大陆之外 Torres 海峡的岛屿上有乙型脑炎小规模暴发的报道。所有的游客应采取措施防止蚊叮咬。

其他疾病和危险：布氏菌病（在澳大利亚罐装羊奶不要求巴氏消毒，这是疾病的潜在来源），Barmah 森林病（蚊媒病毒性疾病），HIV（低传播风险），钩端螺旋体病，罗斯河热（病毒传染性多关节炎——蚊媒；发生于整个澳大利亚沿海和内地有蚊地区），类鼻疽和蠕虫感染（低水平的地方性疾病；钩虫病、类圆线虫病）。

奥地利（Austria）

首都：
维也纳（Vienna）

时差（与格林威治标准时间时差）：
+1 小时

国家电话代码：
43

大使馆/领事馆：

- 中国大使馆：Metternichgasse 4，1030 Wien；电话：00431-714314948；传真：00431-7136816；电子邮件：chinaemb_at@mfa.gov.cn；网址：http://www.chinaembassy.at
- 美国大使馆：Boltzmanngasse 16 in the Ninth District；电话：43-1-31-339；网址：www.usembassy.at
- 加拿大大使馆：Laurenzenberg 2, Vienna；电话：43-1-531-38-3000；传真：43-1-531-38-3905；电子邮箱：vienn@dfait-maeci.gc.ca；网址：www.kanada.at
- 英国大使馆：Jauresgasse 12，1030 Vienna；电话：43-1-716-130；传真：43-1-716-13-2999，43-1-716-13-6900，43-1-716-13-2900；电子邮箱：press@britishembassy.at，commerce@britishembassy.at，visa-consular@britishembassy.at，chancery@britishembassy.at；网址：www.britishembassy.at

医院/医生：

- Vienna Municipal General Hospital（2460 个床位）；重要教学机构；专科齐全
- Landeskrankenhaus Salzburg（1300 个床位）；Müllner Hauptstraβe 48, Salzburg；重要医疗咨询中心；专科齐全；24 小时急救服务
- 欲咨询医师信息，请联系 American Medical Society of Vienna，电话：43-(1)-424-568；或者 Doctor's Board of Vienna——外国病人服务部，电话：43-(1)-40-144，该组织还提供全奥地利 24 小时咨询服务。

近期忠告和健康风险

食物和饮水安全：牛奶均经过巴氏消毒，奶制品可以安全食用。当地的肉

类、海鲜、蔬菜和水果可以安全食用。

肝炎：作为一个普通预防措施，建议所有未免疫的旅游者都应接种甲肝疫苗。乙肝病毒携带率在总人口中不到1%。乙肝可以通过感染的血液、污染的针具和未加保护的性交传播。建议停留3个月以上的游客、由于工作或者社会原因有感染风险的游客和希望得到全面保护的游客注射疫苗。

流行性感冒：该国流行性感冒流行期为11月至次年3月。建议所有旅游者都接种流感疫苗。

莱姆病：蜱传播的莱姆病主要发现于海拔低于1000米的森林地区，尤其是奥地利东部的多瑙河流域。建议旅游者在3~9月的流行期采取措施防止蜱叮咬。

狂犬病：最近没有任何人类病例报道，但是狐有可能携带狂犬病毒。

游泳者痒病（swimmer's itch）：尾蚴皮炎（"游泳者痒病"）在夏季出现于奥地利温水湖，这里寄居着含有鸟或啮齿类动物血吸虫幼虫（称为无尾尾蚴）的螺。无尾尾蚴能够渗进游泳者的表层皮肤，引起皮疹。

蜱传脑炎（TBE）：这是一种病毒性蜱传疾病，出现在奥地利东部和东南部的低地森林，特别是在Klagenfurt、Graz、Wiener Neustadt和Linz周围区域，以及维也纳多瑙河河谷西部。在Tyrol和Voralberg省没有明显的风险。去风险地区的旅行者应该采用预防蜱咬的措施。TBE疫苗（在加拿大和欧洲可以得到）只被推荐给有暴露于蜱咬重大风险的人士，例如长期旅行的露营者和徒步旅行者或森林工人。

旅行者腹泻：低风险。市政水系统供应的自来水是可以饮用的。最好用喹诺酮抗生素结合洛哌丁胺（Imodium）治疗急性腹泻。

其他疾病和危险：钩端螺旋体病（与暴露于家畜或在湖/溪流中游泳有关），旋毛虫病（来自食用野猪），以及野兔病（在接触杀死的猎物肉后偶尔发生）。

阿塞拜疆（Azerbaijan）

巴库★

首都：
巴库（Baku）

时差（与格林威治标准时间差）：
＋4小时

国家电话代码：
994

大使馆/领事馆：

- **中国大使馆**：67，ST.Khagani，Baku，Azerbaijan；电话：00994-12-4936587，4936129，4936933；传真：00994-12-4980010；电子邮箱：CHINAEMB_AZ@AZEUROTEL.COM；网址：http：// az. china-embassy. org
- **美国大使馆**：Prospect Azadlig 83，Baku；电话：994-12-98-03-35，36或37，994-12-90-66-71；网址：www. usembassybaku. org
- **加拿大大使馆**：委任于驻土耳其加拿大大使馆。Cinnah Caddesi No. 58，Çankaya 06690，Ankara，Turkey；电话：90-312-409-2700；传真：90-312-409-2810；电子邮箱：ankra@international. gc. ca；网址：www. dfait-maeci. gc. ca/ankara
- **英国大使馆**：45，Khagani Street，Baku AZ1000；电话：99-412-497-5188/89/90；传真：99-412-492-2739；电子邮箱：office@britemb. baku. az；网址：www. britishembassy. gov. uk/azerbaijan

医院/医生：

- OMS Baku，45 Islam Safarli Street，Baku. 电话：12-973-150，973-151. OMS Baku 为在阿塞拜疆的大型石油公司和大使馆提供服务。
- 健康机构向所有市民提供免费医疗服务。但是阿塞拜疆的国营健康机构数量有限，同时也缺乏基本医疗供给和现代设备。如果游客在有组织的旅行期间在阿塞拜疆患病，可以得到免费的紧急治疗，只需要少量的钱用于支付药物和住院费用。如果因病需要停留时间超过计划时间，继续治疗费用全部由游客自付，这就是需要旅游保险的原因。
- 国际 SOS：German Medical Center，30 Rashid Behbutov street，370000 Baku，Azerbaijan；诊所电话：994-12-4937-354；诊所传真：994-12-

近期忠告和健康风险

AIDS/HIV：AIDS 病例正在增加，可能会成为流行病。原因包括：(1) 静脉药物滥用的增加；(2) 卖淫和性乱的增加；(3) 性传播疾病的增加；(4) 消毒安全针具的减少；(5) 缺乏教育和预防措施。

事故和医疗保险：
- 对于年龄低于 55 岁的旅行者来说，交通事故和意外伤害是导致他们死亡的主要原因，其次是溺水、空难、谋杀和火灾。
- 对于年老的旅行者来说心脏病是致命的主要原因。
- 旅行者中由于感染而致命仅占 1%，但是总的来说感染是引起旅游相关疾病的最主要原因。
- 建议旅游者出行前购买带有明确海外保险范围的补充旅行健康保险。该保险在游客接受医疗服务时，提供对海外医院和/或医生的直接支付，同时包括医疗转运服务。并且它还提供 24 小时多种语言服务热线，能帮助安排和监控医疗救治的执行，并决定是否需要医疗转运或航空急救服务。

虫媒病毒热：
- 卡累利阿热（Karelian fever）（由蚊传播，多数病例于 7~9 月发生在卡累利阿地区）
- Tahjna 病毒热（由蚊传播，从波罗的海地区北部到 Kolsky 半岛零星发生）
- 白蛉热（由白蛉传播，仅见于摩尔多瓦和克里米亚半岛）
- 登革热（由蚊传播，以前的病例都是发生在非常南部的区域）
- 西尼罗河热（由蚊传播，病毒于 5~9 月在伏尔加河三角洲地区传播）
- 辛德毕斯（Sindbis）病毒热（在伏尔加河三角洲被发现；发生在七月和八月；发生率不详）

注意：所有的旅游者都应当采取措施避免蚊虫叮咬。预防叮咬的方法包括在皮肤表面涂抹含有 DEET 的驱虫剂，将杀虫剂（扑灭司林）喷洒在衣物和帐篷的表面，晚上睡觉时使用扑灭司林处理的蚊帐。

霍乱：零星的霍乱病例在这个国家可能出现。霍乱在来自发达国家的旅行者中是一种非常罕见的疾病。霍乱疫苗被推荐给在卫生条件低下的高度地方性疾病地区工作和居住的高风险人群（例如救助工作者）。

- 口服霍乱疫苗（Dukoral）提供高达60％的交叉保护以预防肠毒性大肠杆菌（ETEC）腹泻，它是这一区域旅行者腹泻的一种普遍原因。
- 包括加拿大在内的很多国家批准口服霍乱疫苗。口服疫苗在美国买不到。
- 霍乱疫苗并没有被官方要求在进入或离开任何国家时使用。尽管如此，一些国家有时要求来自霍乱感染国家的旅行者提供霍乱疫苗接种证明。如果一些旅行者预期到这样的情况，他们可能希望携带一封医疗保健提供者开具的医疗豁免信。Travel Medicine 公司推荐旅行者为了这种目的使用国际疫苗接种证书（黄卡），让医疗保健提供者说明他们"免除霍乱疫苗"，并且在上面签署他们的名字和加盖官方印章以使免除有效。

克里米亚-刚果出血热：报告大部分来自于南部地区，但是在4～11月期间，暴发曾经出现在 Rostov Oblast 的一些地区（靠近亚述海）。风险地区包括海拔2000米以下的乡村大草原、稀树草原、半沙漠以及山麓小丘/低山栖息地。

白喉：在俄罗斯联邦，开始于1990年的白喉流行病广泛蔓延，席卷了前苏联所有国家。70％的病例发生于15岁以上的人士。所有去俄罗斯和新独立国家（NIS）的旅行者，尤其是成人，应该完全接受预防这种疾病的免疫。CDC 预测20％～60％的美国人缺少对白喉的免疫力。白喉疫苗在美国可以广泛得到，并且与破伤风类毒素疫苗（Td疫苗）一起注射。

肝炎：所有未免疫的旅行者应该接受甲型肝炎疫苗。戊型肝炎在南部占据高达18％的急性肝炎。在俄罗斯人群中乙型肝炎携带率预计在3.8％。预防乙型肝炎的疫苗接种被推荐给长期停留的人士（多于3个月）和希望得到最大保护的短期旅行者。旅行者应该意识到乙型肝炎能够通过不安全的性行为和使用受污染的针头和注射器而被传播。血液供给可能受乙型肝炎和丙型肝炎病毒的污染。

流行性感冒：流行性感冒从11月到次年3月传播。流感疫苗被推荐给年龄高于50岁的所有旅行者；有慢性疾病或免疫系统减弱的所有旅行者；希望降低这种疾病风险的任何年龄旅行者；以及妊娠头三个月之后的怀孕妇女。

利什曼病：皮肤利什曼病的风险主要限定在海拔低于 1300 米的南部区域，包括格鲁吉亚共和国和乌克兰南部。内脏利什曼病出现在延黑海东南海岸、里海的东南和西南海岸，以及格鲁吉亚和阿塞拜疆边境地区。去这些地区的旅行者应该采取预防白蛉叮咬的措施。

莱姆病：莱姆病集中出现在乡村林区，乌拉尔山脉地区有最高的发生率。风险大概还出现在西北和中部地区。建议旅行者在传播高峰期（3～9月），采取预防蜱叮咬的措施。

疟疾：疟疾风险仅是间日疟的形式，在夏季它出现在阿塞拜疆南部低地地区以及北部的 Khachmas 地区。零星的病例也出现在巴库郊区。
- 每周 300 mg 剂量的氯喹只被推荐用于去风险地区的预防药物。
- 所有旅行者应该采取预防傍晚和夜间蚊子叮咬的措施。昆虫叮咬预防措施包括应用于暴露皮肤的含有 DEET 的驱虫剂、喷洒于衣服上的杀虫剂（扑灭司林），以及在夜间睡觉时使用扑灭司林处理过的床帐。

地中海斑疹热（南欧斑疹热）：最普遍发生于高加索的黑海沿海地区、外高加索、克里米亚和里海沿海岸线地区。旅行者应该采取预防蜱叮咬的措施。

蜱传脑炎（TBE）：蜱传脑炎从波罗的海传播到克里米亚。高峰传播期在 4～10 月。风险主要出现在海拔低于 1500 米的乡村灌木区和林区。高度地方性动物病的中心出现在整个乌拉尔山脉和很多北部被森林覆盖的山区，包括大城市边缘的郊外森林。最多的本地病例报告来自于中南部地区，包括 Altay、Kemerovo、Novosibirsk Oblasts 和 Krasnoyarsk Kray。同时感染莱姆病的病例正在增加。

建议去这些地区的旅行者采取预防蜱叮咬的措施，尤其在 3～10 月的传播高峰季节。蜱传脑炎疫苗（可以在加拿大和欧洲得到）只被推荐给有重大风险暴露于蜱叮咬的人士，例如长期旅行的露营者和徒步旅行者，或者森林工人。

旅行者腹泻：在高等酒店之外有高风险。所有的水供应是可疑的，包括市政的自来水，它们可能是未经处理和整体受感染的。旅行者应该只饮用瓶装水或煮熟或经过化学处理的水。旅行者应该严格遵守食物和水安全预防措施。

喹诺酮抗生素结合咯派丁胺（Imodium）被推荐用于治疗急性腹泻。对抗生素治疗没有反应的腹泻可能由于寄生虫疾病所致，尤其是贾第鞭毛虫病。

伤寒：伤寒疫苗被推荐给长期旅行者、冒险旅行者和希望得到最大疾病保护的人士。由于伤寒疫苗只有60%～70%的有效性，应该持续遵守安全食物和饮用水的方针。

其他疾病和危险：炭疽热（零星的人类病例出现，与暴露于乡村地区，特别是南部地区的家畜有关）、布氏菌病（来自于未经高温消毒的奶制品）、包虫病（出现在南部和东北部地区）。多房棘球绦虫与北部的驯鹿养殖有关；军团病、钩端螺旋体病（Rostov省养鱼地区的特殊问题；广泛的暴发出现在中东部地区）；北亚蜱传斑疹伤寒（又名西伯利亚蜱传斑疹伤寒；出现在与哈萨克斯坦、格鲁吉亚和阿塞拜疆接壤的草原地区；风险在5月和6月增大）、后睾吸虫病（来自于食用生的淡水鱼；病例报告来自西欧部分的俄罗斯）、鼠疫（跳蚤传播；通常作为单独的病例或在阿塞拜疆、亚美尼亚和格鲁吉亚共和国南部半干旱地区小规模暴发）、狂犬病、立克次体痘、蜱传回归热（可能发生在北纬55度以南地区）、旋毛虫病（最大的风险出现在白俄罗斯和乌克兰西部）、野兔病（"兔热病"；风险可能在北部增大）、肺结核（从1995年病例上升40%；从1991年在莫斯科的发生率已经加倍）和蠕虫感染（蛔虫、钩虫和鞭虫感染以及类圆线虫病），病例报告来自外高加索，尤其是阿塞拜疆。

巴哈马（Bahamas）

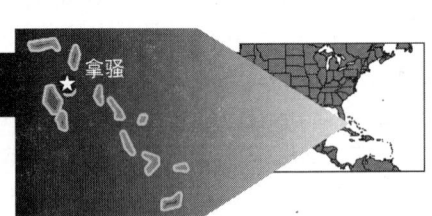

首都：
拿骚（Nassau）

时差（与格林威治标准时间差）：
−5小时

国家电话代码：
1-242

大使馆/领事馆：
- 中国大使馆：3rd Orchard Terrace, Village Road, Nassau, The Baha-

mas；电话：001-242-3931415；传真：001-242-3930733；电子邮箱：chinaemb_bs@mfa.gov.cn；网址：http://bs.china-embassy.org
- 美国大使馆：Queen Street, downtown Nassau；电话：322-1181，下班后电话：328-2206。
- 加拿大大使馆：Shirley Street, Shopping Plaza, Nassau；电话：393-2123 和 2124；传真：393-1305；电子邮箱：cdncon@bahamas.net.bs。
- 英国高级专员公署：委任给驻牙买加的英国高级专员公署。PO Box 575, 28 Trafalgar Road, Kingston 10, Jamaica；电话：1-876-510-0700；传真：1-876-511-5355；电子邮箱：bhckingston@cwjamaica.com

医院/医生：

- Princess Margaret Hospital, Nassau, New Providence；教学医院，有大部分专科，包括妇产科；无需预约的诊所；紧急医疗服务，急诊有 4 个严重创伤病床。
- Rand Memorial Hospital, Freeport, Grand Bahama；基本医疗，内、外专科比较齐全；紧急医疗服务，急诊科有 9 个床位。

近期忠告和健康风险

AIDS/HIV：该地 HIV/AIDS 的发生率非常高，是加勒比海发生率最高的地区之一。异性性交和静脉注射是主要的传播方式。

登革热：危险低，但是登革热在整个加勒比海地区流行很广。旅行者应该采取措施避免日间蚊虫叮咬。

肝炎：建议所有以前未免疫的游客都应接种甲肝疫苗。乙肝可以通过血液感染、使用污染的针具或者未加防御措施的性交传播。对于逗留时间超过 3 个月、有职业或社会风险以及任何希望得到最大保护的旅游者，应该考虑注射乙肝疫苗。

流行性感冒：该国流行性感冒全年流行。建议接种疫苗。

来自海洋的威胁：

- 对游泳者的威胁主要是水母、多刺的海胆以及尖头珊瑚。

- 可发生肉毒鱼类中毒，主要是由于食用了珊瑚礁鱼类如石斑鱼、鲷鱼、黑鲈和梭鱼类。鱼肉毒素甚至是煮熟之后都不能消除。
- 水肺潜水——高压舱介绍：潜水者警报网络（DAN）有最新的所有在北美和加勒比海地区正在运作的高压舱名单。在遇到潜水紧急情况或询问最近的减压舱地址，请拨打919-684-8111。

旅行者腹泻：危险低到中度。建议使用喹诺酮类抗生素联合洛哌丁胺（Imodium）治疗急性腹泻。如果抗生素对腹泻无效，那持续腹泻有可能是由寄生虫疾病引起，例如贾第鞭毛虫病、阿米巴病、隐孢子虫病。

其他疾病和危险：加勒比海飓风季节一般发生在6～11月。

巴林（Bahrain）

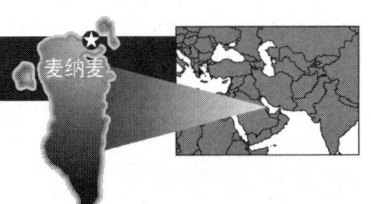

首都：
麦纳麦（Manama）
时差（与格林威治标准时间差）：
＋3小时
国家电话代码：
973
大使馆/领事馆：
- 中国大使馆：Building 158，Road 4156，Juffair Avenue，Block 341，Manama，Bahrain；电话：00973-17723800，17723900；传真：00973-17727304；电子邮箱：chinaemb_bh@mfa.gov.cn；网址：http：//bh.china-embassy.org
- 美国大使馆：Bldg.979，Road #3119，Zinj District（next to Al Ahli Sports Club），Manama；电话：273-300；传真：973-256-242；网址：www.usembassy.com.bh.
- 加拿大大使馆：委任于驻沙特阿拉伯的加拿大大使馆。Diplomatic Quarter，Riyadh，Saudi Arabia；电话：966-1-488-2288；传真：966-1-488-1997。
- 英国大使馆：21 Government Avenue，Manama 306，PO Box 114，Kingdom of Bahrain；电话：973-17-574100，973-17-574167，973-17-9600274；传真：

973-17-574161,973-17-574101,973-17-574138,973-17-574121;电子邮箱：britemb@batelco.com.bh；网址：www.ukembassy.gov.bh。

医院/医生：

可以得到全面的医疗服务，主要城镇中有综合性和专科医院。免费或只收微不足道的费用就可提供紧急健康服务。药房配有充足的药品。

- American Mission Hospital,Manama,Bahrain；100多年来AMH为巴林和阿拉伯海湾的居民提供了现代医疗服务；电话：253447。
- International Hospital,Bahrain（300张床位）；新建的民用服务设施；专科基本齐全；有急诊和手术服务。
- Salmaniya Medical Complex,Manama（620张床位）；国立教学机构；除神经外科以外所有专科齐全。
- 国际SOS：International SOS,Middle East Representative Office,11th Floor,Building 722,Road 1708,Block 317,Diplomatic Area Manama,Bahrain；电话：973-17-532392；传真：973-17-530969。

近期忠告和健康风险

肝炎：所有未免疫的人都应该注射甲肝疫苗。戊肝目前没有报道。乙肝携带者占总人口的比例大约为2%。对于逗留时间超过3个月或希望得到最大保护的旅游者来说，应考虑接种乙肝疫苗。

流行性感冒：在巴林流行性感冒的流行时期为11月至次年3月。建议所有旅游者接种疫苗。

利什曼病：皮肤利什曼病有报道，但程度还不清楚。旅行者应该采取措施防止昆虫（白蛉）的叮咬。

疟疾：该国没有疟疾的威胁。

旅行者腹泻：自来水是可以饮用的。建议使用喹诺酮类抗生素联合洛哌丁胺（Imodium）治疗急性腹泻。

孟加拉国（Bangladesh）

首都：
达卡（Dhaka）

时差（与格林威治标准时间差）：
＋6 小时

国家电话代码：
880

大使馆/领事馆：
- 中国大使馆：Plot 2＄4，Embassy Road, Baridhara, Dhaka, Bangladesh；电话：008802-8824862，8824164；传真：008802-8823004；电子邮箱：CHINAEMB-DB@MFA.GOV.CN；网址：http://bd.china-embassy.org
- 美国大使馆：Diplomatic Enclave, Madani Avenue, Baridhara, Dhaka；电话：2-882-4700 through 4722；网址：www.usembassy-dhaka.org/state/embassy.htm
- 加拿大大使馆：House CWN 16/A, Road 48, Gulshan, Dhaka；电话：2-988-7091 through 988-7097；电子邮箱：dhaka@dfait-maeci.gc.ca；网址：www.dfait-maeci.gc.ca/dhaka.
- 英国高级专员公署：United Nations Road, Baridhara, Dhaka 1212；地址：PO Box 6079, Dhaka 1212；电话：880-2-882-2705；传真：880-2-882-3437，880-2-882-3666，880-2-882-3437，880-2-881-6135；电子邮箱：ppabhc@citecho.net；网址：www.ukinbangladesh.org

医院/医生：
- Holy Family Hospital，Dhaka（286 张床位）；设备很少；只适合在紧急情况下需稳定病情时使用。

近期忠告和健康风险

来自动物的威胁： 来自动物的威胁包括蛇（眼镜蛇、蝰蛇、金环蛇）、蜈蚣、蝎子、蜘蛛（黑寡妇）、水蛭、鳄鱼、巨蟒、毒蛙、毒蟾蜍、蜥蜴、老虎、豹与熊（树獭、喜马拉雅黑熊和马来熊）等。

霍乱：据报道霍乱在这个国家十分活跃，但是对来自发达国家的游客威胁较小。霍乱疫苗主要是针对生活、工作在卫生条件较差的高发区的人们（例如医疗救援人员）。包括加拿大在内的很多国家许可口服霍乱疫苗。美国没有这种口服疫苗。

登革热：该国登革热整年在全国范围内流行。在 6～9 月的季风季节期中，登革热发生率增加。所有的游客都应当采取措施防止蚊叮咬。

丝虫病：据统计，该国 10% 的人口都感染了班氏丝虫病。丝虫病感染率在孟加拉国的北部与中部地区最高。游客应当警惕蚊虫叮咬。

食物与饮水卫生：该国所有水都应被视作已潜在污染。只食用熟透的食物，最好是刚刚煮熟的。沙拉有可能存在潜在的饮食安全隐患。所有的蔬菜都不能生吃，所有的水果都要在削皮后才能食用。

肝炎：建议所有未免疫的游客都接种甲肝疫苗。戊肝通过污染的饮水大范围传播，呈地方性流行，时有暴发。乙肝病毒通过血液感染、被污染的针头以及没有保护措施的性生活传播，在大众中乙肝病毒的携带率估计为 10%。对于逗留 3 个月以上的游客、由于职业或社会风险存在感染可能的人和希望得到最大保护的任何游客来说，应注射乙肝疫苗。

流行性感冒：在热带，流行性感冒整年传播。建议所有旅游者接种疫苗。

乙型脑炎（JE）：在孟加拉国的农村农耕地区，6～10 月是乙型脑炎的传播高峰期，乙型脑炎感染病例整年都有报道。建议计划在农村流行病区停留几周的游客注射抗乙型脑炎疫苗。同时，游客还应注意采取措施防止蚊叮咬，特别是在夜间。对于只去城市旅游或去大众景点做短途旅游的游客，不建议注射疫苗。

利什曼病：内脏利什曼病（黑热病）在孟加拉国全国范围内全年流行，包括城市地区。在中部三角洲地区如 Mymensingh 和 Pabna 发病率升高。游客（尤其在乡村地区的游客）应当注意采取措施防止昆虫（白蛉）叮咬。

疟疾：该病在孟加拉国整年流行。除达卡外，在其他孟加拉国城市的游客也会受到疟疾威胁。疟疾的感染率在该国与印度及缅甸交界的东南部和东部的丛林地区与丘陵地带较高。恶性疟在这个国家占 50%～75% 的疟疾病例，余下的是间日疟。抗氯喹的恶性疟出现在东部和东北部地区。建议在风险地区使用阿托伐醌/氯胍（Malarone）、甲氟喹（Lariam）或多西环素的预防措施。游客应采取措施防止蚊在傍晚和黑夜叮咬。

狂犬病：在该国每年有 2000 多人因感染狂犬病而死亡。一旦被动物（尤其是狗）抓咬后应高度重视，紧急采取医疗措施。也许需要注射疫苗。尽管在游客中感染狂犬病很少见，但仍有风险。游客不要拥抱或者收留任何流浪的动物。家长应该告诉孩子们不要和不熟悉的动物接触。建议那些旅程超过 3 个月或计划沿非常规旅游路线冒险的短期停留者，以及可能接触到流浪狗的游客接种狂犬病疫苗。

旅行者腹泻：高风险。由于在该国所有的水源都来自乡村的渠道、池塘与小溪以及城市地区的运河与池塘，因此孟加拉国的所有水源都可能被人与牲畜的排泄物污染。另外，水（尤其是井水）的矿物含量较高。游客应严格注意食物和饮水的卫生。建议使用喹诺酮类抗生素联合洛哌丁胺（Imodium）治疗急性腹泻。腹泻可能由于寄生虫病如贾第鞭毛虫病、阿米巴病或隐孢子虫病引起。

肺结核：肺结核是该国的主要健康问题。计划长期滞留在当地的游客应在出发前做 TB 皮试（PPD 测试），在离开该国后再做一次测试。

伤寒：建议去常规旅游线路以外地区的游客、探亲访友和长期居住在该国的游客，接种伤寒疫苗。由于伤寒疫苗只有 60%～70% 的有效性，因此游客仍需注意食品和饮料的安全卫生状况。

其他疾病和危险：包虫病、白蛉热（在全国范围低水平流行）、恙虫病、蠕虫感染（鞭虫、蛔虫、钩虫）等疾病。

巴巴多斯（Barbados）

首都：
布里奇敦（Bridgetown）

时差（与格林威治标准时间差）：
－4小时

国家电话代码：
246

大使馆/领事馆：
- **中国大使馆**：NO. 17，Golf View Terrace，Golf Club Road，Rockley，Christ Church，Barbados；电话：001-246-4356890；传真：001-246-4358300；电子邮箱：CHINESEEMBBDS@CARIBSURF.COM；网址：http://bb.china-embassy.org/
- **美国大使馆**：Canadian Imperial Bank of Commerce Building，Broad Street；电话：246-436-4950.
- **加拿大大使馆**：Bridgetown. 电话：429-3550；传真：429-3780；电子邮箱：bdgtn@dfait-maeci.gc.ca；网址：www.dfait-maeci.gc.ca/bridgetown.
- **英国高级专员公署**：Lower Collymore Rock（PO Box 676），Bridgetown；电话：1-246-430-7800；传真：1-246-430-7851.

医院/医生：
巴巴多斯有出色的医疗设施，包括私人和综合性病房。巴巴多斯和英国有互惠的健康协议。建议其他国家的人士购买医疗保险。
- Diagnostic Clinic & Hospital，St. Michael.
- Queen Elizabeth's Hospital，Bridgetown.
- Westgate Clinic，Bridgetown.

近期忠告和健康风险

参照第312和314页的加勒比海地区、墨西哥和中美洲的疾病风险总结。

白俄罗斯（Belarus）

首都：
明斯克（Minsk）

时差（与格林威治标准时间差）：
+2/3 小时

国家电话代码：
375

大使馆/领事馆：
- 中国大使馆：22，Berestyanskaya Str.，Minsk，The Republic of Belarus，220071；电话：00375-17-2849728；传真：00375-17-2853681
- 美国大使馆：46 Starovilenskaya Ulitsa. 电话：375-172-10-12-83 或 234-77-61；传真：375-172-76-88-62.
- 加拿大大使馆：加拿大在白俄罗斯没有大使馆。
- 英国大使馆：37 Karl Marx Street，220030 Minsk；电话：375-172-105920；传真：375-172-292306；电子邮箱：britinfo@nsys.by；网址：www.britishembassy.gov.uk/belarus.

医院/医生：
全国医疗护理水平低下，包括明斯克。所有的旅行者应该优先选择充分的健康保险，并覆盖医疗转运范围。在出现严重的医疗病情时，应该转运到先进医疗机构。

近期忠告和健康风险

参照第 320 页的欧洲和俄罗斯疾病风险总结。

比利时（Belgium）

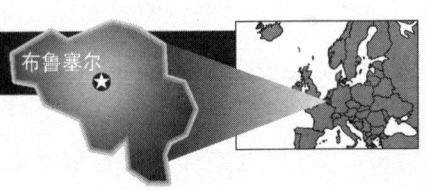

首都：
布鲁塞尔（Brussels）

时差（与格林威治标准时间差）：
+1 小时

国家电话代码：
32

大使馆/领事馆：
- 中国大使馆：443-445 Ave. de Tervuren，1150 Woluwe Saint-Pierre；电话：0032-475820752；传真：0032-27792895；电子邮箱：chinaemb_be@mfa.gov.cn；网址：http://be.china-embassy.org
- 美国大使馆：27 Boulevard du Regent，Brussels；电话：02-508-2111；传真：2-511-2725；网址：www.usinfo.be.
- 加拿大大使馆：2，Avenue de Tervuren，Brussels；电话：2-741-0611；传真：2-741-0619；电子邮箱：bru@dfait-maeci.gc.ca；网址：www.dfait-maeci.gc.ca/brussels.
- 英国大使馆：Rue D'Arlon/Aarlenstraat 85，B-1040 Brussels；电话：32-2-287-6211；网址：www.britishembassy.gov.uk/belgium.

医院/医生：
西欧有高水平的医疗护理，很多医生能讲英文。建议旅行者在出发前获得带有明确海外保险范围的补充旅行健康保险。游客接受医疗服务时，该保险应能给海外医院和/或医生直接付款，并且包括医疗转运条款。

Hospital Universitaire St. Pierre, Brussels（567张床位）；专科齐全；急诊室；烧伤科；被认为是比利时最好的医院之一。

Regionaal Ziekenhuis Lier（550张床位）；Kolvenierseverst，Belgium. 电话：3-491-2345。专科齐全，包括神经外科；急诊开放时间为7/24点。

近期忠告和健康风险

所有旅游者都应及时更新他们的常规免疫接种：白喉-破伤风（Td）、麻疹-腮腺炎-风疹（MMR）、脊髓灰质炎、流行性感冒和水痘疫苗。推荐注射甲肝疫苗和乙肝疫苗。

参照第320页的欧洲疾病风险总结。

伯利兹（Belize）

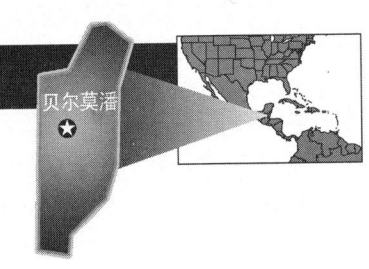
贝尔莫潘

首都：
贝尔莫潘（Belmopan）

时差（与格林威治标准时间差）：
－6 小时

国家电话代码：
501

大使馆/领事馆：
- 中国大使馆：无，与我国没有建交。
- 美国大使馆：Gabourel lane and Hutson Street，Belize City；电话：501-2-77161/62/63。
- 加拿大大使馆：85 North Front Street，Belize City；电话：501-231-060；传真：501-230-060；电子邮箱：cdncon.bze@btl.net。
- 英国高级专员公署：PO Box 91，Belmopan；电话：501-822-2146；传真：501-822-2761；电子邮箱：brithicom@btl.net；网址：www.british-highbze.com

医院/医生：

国营医院有 7 个——首都贝尔莫潘一个，伯利兹城一个，其他 5 个主要地区城市各有一个。乡村健康护理中心提供医疗服务，偏远地区则有移动医疗服务。强烈建议前往伯利兹的国际旅游者在出发前获得医疗保险。

- Belize City Hospital；综合内、外科设施。
- William J. Willitts，MD（医学博士），DTM&H；Belize Diagnostic Center，218 Leslie Street，Belize City；美国人，在内科学、胃肠病学和旅行医学领域获得广泛认可。
- 水肺潜水急诊：在 San Pedro 有一个减压舱。

近期忠告和健康风险

霍乱： 霍乱没有官方报道，但是偶尔也有发生。

登革热： 该病在全国范围内全年流行，尤其是城市地区。建议所有的旅行者采取措施避免被蚊虫叮咬。

肝炎：建议所有以前未免疫的旅游者都应接种甲肝疫苗。戊型肝炎有报道发生过，但威胁程度不清楚。乙肝可以通过感染的血液、使用污染的针具或者无防御措施的性交传播。建议停留3个月以上的游客、任何由于工作原因或者社会原因有感染风险的游客和希望得到全面疾病防御的游客注射疫苗。

流行性感冒：流行性感冒在热带全年流行。建议旅游者接种疫苗。

利什曼病：危险全年都存在，尤其是在乡村的树林地区。该国中部危险最大，南部危险最小。传播期为5～12月。皮肤利什曼病在游客和野外工作者中曾经发生过。旅行者应该采取措施防止昆虫（白蛉）的叮咬。

疟疾：伯利兹在美洲有最高的疟疾发生率。风险全年存在于海拔低于400米的所有乡村地区，尤其在雨季期间和之后。总体上，发生率在南部是最高的，但是大部分恶性疟病例来自北部。伯利兹城没有疟疾风险。间日疟原虫引起96%的病例，恶性疟原虫占4%，但是恶性疟原虫在一些地区高达16%。偶尔的病例由于三日疟原虫。还没有抗氯喹的恶性疟报告。推荐在晚上参观乡村地区、雨林或海岛时使用氯喹药物预防。所有旅游者应采取措施防止傍晚和夜间蚊子叮咬。

来自海洋的威胁：对游泳者的威胁主要是水母、多刺的海胆以及珊瑚。鱼肉中毒是普遍的，主要原因是食用了珊瑚礁鱼例如石斑鱼、鲷鱼、黑鲈、jack鱼和梭鱼类。鱼肉毒素甚至是煮熟之后都不能消除。

水肺潜水-高压舱介绍：减压舱位于San Pedro。潜水者警报网络（DAN）有最新的所有在北美和加勒比海地区正在运作的高压舱名单。通过与Duke大学医学中心合作，DAN为会员和非会员设置一个24小时紧急电话线（919-684-8111），他们的工作人员可以回答问题，并且如果必要，还可以推荐最近的正在运作的高压舱。

狂犬病：危险较低。每年约有1或2个人类病例。狗是主要的传播途径，但是吸血蝙蝠有时也传播该病。旅行者应该避免与狗接触，一旦被动物抓伤立即就医。

旅行者腹泻：旅游景点危险小，其他地区为中度危险。未经处理的城市污水排放到海洋是引起海滩污染的原因之一。旅游者应注意摄入安全卫生的食物和饮水。建议使用喹诺酮类抗生素联合洛哌丁胺（Imodium）治疗急性腹泻。

伤寒：建议到该国常规旅游景点以外地区旅游的游客、探亲访友的游客或者长期居住在该国的游客接种伤寒疫苗。由于伤寒疫苗只有 60%～70% 的有效性，因此游客仍需注意食品和饮水的安全卫生状况。

其他疾病和危险：阿米巴虫和贾第鞭毛虫病（发病率较低），布氏菌病，Chagas 病（在 Cayo 地区有低度流行），皮肤幼虫移行症（旅行者应避免赤脚在海滩或有猫和狗粪污染的地面上行走），皮肤蝇蛆病（由人肤蝇的幼虫引起），囊虫病，组织胞浆菌病（暴发与蝙蝠洞穴的粪便有关），钩端螺旋体病，肺结核（发生率低），伤寒（很少有官方报道），以及肠道蠕虫感染。

贝宁（Benin）

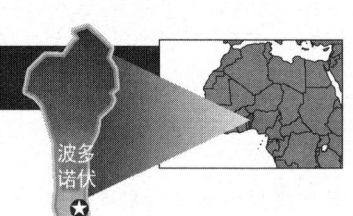

首都：
波多诺伏（Porto-Novo）

时差（与格林威治标准时间差）：
+1 小时

国家电话代码：
229

大使馆/领事馆：

- 中国大使馆：NO.2，Route De L'Aeroport，Cotonou，Benin；电话：00229-21301292，21300765；传真：00229-21300841；电子邮箱：CHINAEMB_BJ@MFA.GOV.CN；网址：http://bj.china-embassy.org
- 美国大使馆：Cotonou. 电话：229-30-06-50，30-05-13 或 30-17-92；传真：229-30-14-39，30-19-74。
- 加拿大大使馆：委任于驻科特迪瓦的加拿大大使馆。Immeuble Trade

Center, 23, avenue Noguès, Le Plateau, Abidjan, Côte d'Ivoire；电话：225-20-30-07-00；传真：225-20-30-07-20；电子邮箱：abdjn@international.gc.ca，网址：www.dfait-maeci.gc.ca/abidjan。
- 英国高级专员公署：委任于驻尼日利亚的英国大使馆。Shehu Shangari Way（North），Maitama, Abuja；电话：234-9-413-2010, 2011, 2796, 2880, 2883, 2887, 9817；传真：234-9-413-3552.

医院/医生：

医疗机构有限，尤其在主要城市之外，并且不是所有的药都能买到。医生和医院经常期望为其医疗服务提供立即的现金支付。强烈推荐医疗保险。
- General Hospital, Porto-Novo；综合内、外科设施；耳鼻喉科，儿科。
- General Hospital, Cotonou（350 床位）；综合内/外科设施；教学医院。

近期忠告和健康风险

免疫接种：所有旅游者都应及时更新他们的常规免疫接种：破伤风-白喉疫苗（Td）、麻疹-腮腺炎-风疹（MMR）、脊髓灰质炎、流行性感冒、水痘疫苗。建议注射预防甲肝、乙肝、脑(脊)膜炎、狂犬病和伤寒的疫苗。

疟疾：所有到贝宁的旅游者（包括婴儿、儿童和以前居住在该国的人）都应携带下列治疗疟疾的药物：阿托伐醌/氯胍、多西环素、甲氟喹或（在特殊情况下）伯氨喹。所有的旅游者都应当采取措施避免蚊虫在傍晚和黑夜叮咬。预防叮咬的方法包括在皮肤表面涂含有 DEET 的驱虫剂，将杀虫剂（扑灭司林）喷洒在衣物和帐篷的表面，在晚上睡觉的时候使用扑灭司林处理过的蚊帐。

更多详情，请参照第 328 页的撒哈拉以南非洲地区的疾病风险总结。

不丹（Bhutan）

首都：

廷布（Thimphu）

时差（与格林威治标准时间差）：

＋5 小时

国家电话代码:
975

大使馆/领事馆:
- 中国大使馆:无。该国与我国没有建交。
- 在美国、加拿大、英国和不丹之间未建立正式的外交关系。美国在新德里的大使馆(电话:91-11-688-9033)处理非正式的外交接触。

医院/医生:
全国医疗护理水平低下,包括廷布。所有的旅行者应该首选带有医疗转运的旅行健康保险。在出现严重的医疗病情时,应该转运到曼谷或新加坡。

近期忠告和健康风险

霍乱:据报道霍乱在这个国家十分活跃,但在来自发达国家的游客中,霍乱病例十分罕见。霍乱疫苗主要是针对生活、工作在卫生条件较差的高发区的人们(例如医疗救援人员)。

登革热:登革热整年在该国南部平原地区呈现地方性流行,在雨季(5~10月中期)为传播高峰期。所有的游客都应采取措施防止白天蚊虫叮咬。

肝炎:所有未接种过甲肝疫苗的游客应当接种甲肝疫苗。戊型肝炎在该国急性肝炎病例中占据主要地位,传播的途径主要是污水污染的食物和水。零星暴发和大规模流行曾经报道过。目前还没有戊肝疫苗。游客应注意饮食安全。在大众中乙肝病毒携带率估计为6%。乙肝可以通过血液感染、使用污染的针具和未加防御措施的性交传播。建议停留3个月以上的游客、任何由于工作原因或者社会原因有感染风险的游客和希望得到全面疾病防御的游客注射乙肝疫苗。

流行性感冒:在该国流感的传播季节为11月至次年3月。建议游客接种疫苗。

乙型脑炎(JE):乙型脑炎在该国南部乡村的丘陵地带地区(terai)有传播,但是风险较小,5~10月是乙型脑炎的传播高峰期。建议计划在农村农耕(种植水稻、养猪)地区停留时间超过3~4周的游客和多次往返该国疫区的短期游客(尤其在传播高峰季节)注射疫苗。所有游客应采取各种措施防止傍晚和夜间蚊子叮咬。

利什曼病：内脏利什曼病在该国全国范围内流行，Bramaputra 和 Ganges 河谷地区是高危险区。游客应采取各种措施防止白蛉的叮咬。

疟疾：中至高等程度流行。危险全年存在于南部和东南部与印度交界处的地区，包括城市地区。危险通常限制在 Duars 平原和 Chirang、Gaylegphug、Samchi、Samdrup Jongkhar 以及 Shemgang 区高达 1700 米海拔的小喜马拉雅山山谷。在 5~10 月中旬的雨季流行风险会增加。廷布没有风险。恶性疟原虫引起全国 45% 的病例，其余为间日疟原虫。建议在风险地区使用阿托伐醌/氯胍、甲氟喹或多西环素的预防措施。所有旅游者应采取措施防止傍晚和夜间蚊叮咬。

狂犬病：狂犬病在该国流行十分普遍。狗是人感染狂犬病的主要病源。一旦被动物尤其是狗抓咬后应高度重视，紧急采取医疗措施。尽管在游客中感染狂犬病很少见，但还是有风险的。游客不要拥抱或者收留任何流浪的动物。建议那些旅程超过 1 个月，或到 24 小时内无法得到医疗救助的不发达偏远地区作短途旅行的游客，接种狂犬病暴露前疫苗。

白蛉热：在全国范围内低水平流行。游客应采取各种措施防止昆虫（白蛉）的叮咬。

旅行者腹泻：由于该国低水平的卫生状况，该国的水源经常受污染。预防游客腹泻的主要方法是严格注意饮食卫生。建议使用喹诺酮类抗生素联合洛哌丁胺（Imodium）治疗急性腹泻。如果抗生素对腹泻无效，那持续腹泻可能是由寄生虫疾病引起，如贾第鞭毛虫病、阿米巴病、

肺结核：肺结核是该国的主要健康问题。计划长期滞留在当地的游客应在出发前做 TB 皮试（PPD 测试），在离开该国后再做一次测试。

伤寒：建议到旅游区以外的游客接种伤寒疫苗。由于伤寒疫苗只有 60%~70% 的有效性，因此游客仍需注意食品和饮料的安全卫生状况。

其他疾病和危险：布氏菌病（据报道有很少病例出现），麻风病（高发病，预计发病率为 5/1000～10/1000），疥疮，恙虫病，伤寒和肠蠕虫感染（鞭虫、蛔虫、钩虫）。

玻利维亚（Bolivia）

★ 拉巴斯

首都：

拉巴斯（La Paz）

时差（与格林威治标准时间差）：

一4 小时

国家电话代码：

591

大使馆/领事馆：

- 中国大使馆：Calle 1，NO. 8532，Los Pinos，Calacoto La Paz，Bolivia；电话：00591-2-2793851，2792902；传真：00591-2-2797121；电子邮箱：EMB-CHINA@KOLLA. NET
- 美国大使馆：2780 Avenida Arce，La Paz. 电话：591-2-433-812（上班时间）或 591-2-430-251（下班时间）；传真：591-2-433-854；网址：www. megalink. com/usemblapaz.
- 加拿大大使馆：Calle Victor Sangines 2678，Edificio Barcelona，Plaza Espana，La Paz. 电话：591-2-415-021，414-517 或 415-141；传真：591-2-414-453；电子邮箱：lapaz@dfait-maeci. gc. ca.
- 英国大使馆：Avenida Arce No. 2732，Casilla（PO Box）694，La Paz；电话：591-2-2433424；传真：591-2-2431073；电子邮箱：ppa@megalink. com，dfid@zuper. net；网址：www. britishembassy. gov. uk/bolivia

医院/医生：

- Clinica Del Sur，3539 Avenida Hernando Siles，La Paz. 高等级 45 个床位设施。
- Methodist Hospital，La Paz（113 床位）；私营医院；有限的急诊服务。
- Trauma Klinik，San Miguel Calle Claudio Aliaga，La Paz. 17 个床位设施提供较高水平的急诊医疗服务。
- 在 Cochabamba：Centro Medico Quirurgico Boliviano Belga；60 个床位的

医院；24小时提供急诊服务。
- 在 Santa Cruz：Clinica Angel Foianini，Avenida Irala；设备齐全的 44 个床位的医院，游客和外国定居者经常光顾。

近期忠告和健康风险

高原病（AMS）：危险发生在拉巴斯地区（海拔 3500 米）和玻利维亚西南部海拔在 3350~4265 米之间的高原地区。到高原地区旅行的游客应该考虑服用乙酰唑胺（Diamox）进行预防。最好的治疗方式是下降到低海拔地区。

Chagas 病：在海拔高达 3600 米的乡村地区广泛分布，尤其是高原地区。在中南部的 Cochabamba，几乎 100% 的当地居民血清反应呈阳性。危险主要发生在那些乡村的农业区，那里通常有传播 Chagas 病的夜间咬人的锥猎蝽栖息的砖坯房。在此类房屋中居住的游客应采取各种措施防止夜间叮咬。

霍乱：该国有零星霍乱病例报道，但是对从发达国家来的旅行者来说危险很低。霍乱疫苗主要是针对生活、工作在卫生条件较差的高发区的高危人群（例如救援人员）。包括加拿大在内的很多国家许可口服霍乱疫苗。美国没有这种口服疫苗。

登革热：该病主要发生在海拔低于 1200 米的市区。最近的一次大规模暴发发生于 20 世纪 90 年代玻利维亚的东南部。为了避免传染该病，旅行者应该采取各种措施防止白天蚊子叮咬。

肝炎：所有未接种过甲肝疫苗的旅行者都应该注射甲肝疫苗。乙肝可以通过血液感染、使用污染的针具和未加防御措施的性交传播。建议停留 3 个月以上的游客、任何由于工作或者社会原因有感染风险的游客和希望得到全面疾病防御的游客注射疫苗。

利什曼病：皮肤和内脏利什曼病全年在海拔低于 2000 米的地区发生。Yungas 地区危险增加，尤其是安第斯山脉东部海拔在 1000~2000 米的山脚森林地区。有几例内脏利什曼病发生在拉巴斯东北部的 Yungas 地区。到这些地区的旅行者都应该采取措施防止昆虫（白蛉）的叮咬。

疟疾：该病在拉巴斯高地、Oruro 和 Potosi 两省（在该国的西南部）以及 Cochabamba 和 Sucre 城市没有风险。该国其他海拔低于 1000 米的乡村地区都应该认为是有危险的，尤其是安第斯山脉和 Pando 地区。在海拔高达 2500 米的郊区也有一些危险。由间日疟原虫引起的疟疾占 95%，剩下的为恶性疟。然而恶性疟可能在北部地区占大多数。抗氯喹的恶性疟在北部和沿巴西边境处变得越来越普遍。建议在风险地区使用阿托伐醌/氯胍（Malarone）、甲氟喹（Lariam）或多西环素的预防措施。游客应采取措施防止傍晚和黑夜蚊虫叮咬。

狂犬病：狗是引起人类病例的主要原因，其他原因还包括猫、吸血蝙蝠和猴子。一旦被动物尤其是狗抓咬后应高度重视，紧急采取医疗措施。尽管在游客中感染狂犬病很少见，但仍有危险。游客不要拥抱或者收留任何流浪的动物。建议那些旅程超过 1 个月或到 24 小时得不到有效医疗救助的偏远地区作短途旅行的游客接种狂犬病疫苗。

旅行者腹泻：豪华酒店和旅游区以外的危险非常大。游客要严格注意饮食卫生。建议使用喹诺酮类抗生素联合洛哌丁胺（Imodium）治疗急性腹泻。如果抗生素对腹泻无效，那持续腹泻可能是由寄生虫疾病引起，例如贾第鞭毛虫病、阿米巴病或隐孢子虫病。

肺结核：肺结核是该国的主要健康问题。计划长期滞留在当地的游客应在出发前做 TB 皮试（PPD 测试），在离开该国后再做一次测试。

伤寒：建议到该国常规旅游景点以外地区旅游的游客、探亲访友的游客和长期居住在该国的游客接种伤寒疫苗。由于伤寒疫苗只有 60%~70% 的有效性，因此游客仍需注意食品和饮水的安全卫生状况。

黄热病：该病在安第斯高地的丛林地区东部非常活跃。建议到高危区（Beni、Cochabamba、拉巴斯和 Santa Cruz）旅游的人们接种黄热病疫苗。

其他疾病和危险：AIDS（发生率低），玻利维亚出血热（低危，但是可能致命，20 世纪 90 年代在 El Beni 地区发生过暴发。病毒是由啮齿类动物气雾化的尿液传播。如果睡在接近啮齿类动物栖息地的地方传染危险增加，人与人之间的传播也有可能发生),布氏菌病,包虫病(主要发生在饲养绵羊的高原地区),片吸虫病(肝吸虫病,在高原西北部发生率高),莱姆病(可能发生),肺结核(严重的公共健康问题,在南美洲威胁很大),类圆线虫病和其他蠕虫感染,弓形虫病,伤寒和斑疹伤寒(虱传播)。

博内尔岛(Bonaire)

首府:
克拉伦代克(Kralendijk)

时差(与格林威治标准时间差):
—4小时

地区电话代码:
599

大使馆/领事馆:
- 中国大使馆:无,与我国没有建交。
- 美国大使馆:J. B. Gorsiraweg #1,Willemstad,Curacao;电话:599-9-461-3066;传真:599-9-461-6489;电子邮箱:cgcuracao@interneeds.net.
- 加拿大大使馆:Maduro and Curiels Bank, N.V., Scharlooweg 55, Willemstad, Curacao;电话:599-9-466-1115/1121;传真:599-9-1122/1130.

医院/医生:
Aruba、Curacao和Saint Maarten有充分的医疗护理,但是达不到工业化国家的标准。医疗保健水平低于其他岛,即博内尔岛、Saba和Statia.
- San Francisco医院有处理紧急事件的设备,并有减压舱处理水肺潜水的紧急事件。

近期忠告和健康风险

更多详情,请参照第312页的加勒比海地区疾病风险总结。

波斯尼亚和黑塞哥维那 (Bosnia and Herzegovina)

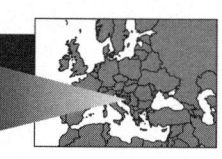

首都：
萨拉热窝（Sarajevo）

时差（与格林威治标准时间差）：
+1 小时

国家电话代码：
387

大使馆/领事馆：

- 中国大使馆：Braće Begića 17，71000 Sarajevo；电话：00387-33-215102，262110；传真：00387-33-215108；电子邮箱：chinaemb_ba@mfa.gov.cn
- 美国大使馆：Lipasina 43，Sarajevo；电话：387-33-445-700；传真：387-33-659-722；网址：www.usis.com.ba.
- 加拿大大使馆：Logavina 7，Sarajevo；电话：387-33-447-900；传真：387-447-901；电子邮箱：sjevo@dfait-maeci.gc.ca.
- 英国大使馆：Tina Ujevica 8，Sarajevo；电话：00-387-33-28-2200；传真：00-387-33-20-4780；电子邮箱：britemb@bih.net.ba；网址：www.britishembassy.ba.

医院/医生：

- 全国医疗护理水平低下，包括主要城市。医院床位供应不足，并且缺乏先进的技术。可能会遇到日常药物和供给短缺。
- 建议所有的国际旅行者获得完整的医疗保险。优先选择带有充分医疗转运的保险。在出现严重的医疗病情时，应该转运到西欧。
- 英国与医院有互惠的健康协议。医院治疗、一些牙科治疗和其他医疗通常是免费的。开具的药物必须付费。

近期忠告和健康风险

AIDS/HIV：该病例在东欧呈上升趋势（尤其是罗马尼亚和保加利亚）。携带病毒的血液以及被污染的针管和注射器是引起该病的主要原因。旅行者应该考虑携带经过消毒的针管，并且避免不必要的输血和注射。如果必须进行外科手术或输血，旅行者应该考虑转运到其他欧洲国家的医院接受治疗。

事故、疾病和医疗保险：
- 对于年龄低于 55 岁的旅行者来说交通事故和意外伤害是导致他们死亡的主要原因，其次是溺水、空难、谋杀和火灾。
- 对于年老的旅行者来说心脏病是致命的主要原因。
- 旅行者中由于感染而致命仅占 1%，但是总的来说感染是引起旅游相关疾病的最主要原因。
- 建议旅游者出行前购买带有明确海外保险范围的补充旅行健康保险。该保险在游客接受医疗服务时，会对海外医院和/或医生提供直接支付，还包括医疗转运服务。并且它还提供 24 小时多种语言服务热线，能帮助安排和监控医疗实施，决定是否需要医疗转运或航空急救服务。

克里米亚-刚果出血热：这是一种蜱传播的病毒性脑炎。传播季节主要是在 4~8 月，高峰期为 4~5 月。旅行者应该采取各种措施防止蜱的叮咬。

埃利希体病：斯洛文尼亚和荷兰有人粒细胞埃利希体病病例报道。

欧洲蜱传脑炎：传播该病（同时也传播莱姆病）的蜱主要分布在海拔高达 1500 米的灌木丛和森林地区，除了该国北部 Sava 河附近的区域。危险发生在 4~10 月。欧洲和加拿大有蜱传脑炎疫苗。只建议在危险地区逗留 3 周以上的人们特别是野营者、徒步旅行者以及类似户外活动的旅游者接种疫苗。建议采取措施防范蜱咬。

出血热肾病综合征：该病在巴尔干半岛有报道，旅行者必须注意避免接触可传播病毒的啮齿类动物的尿液和粪便。

肝炎：所有未接种过疫苗的旅行者都应该注射甲肝疫苗。乙肝携带者占总人口的比例为 1%~4%。对于逗留时间超过 3 个月的旅游者和需要更多医疗保护的人来说，应该考虑注射乙肝疫苗。旅游者还应注意，乙肝可以通过未加防御措施的性交或者使用污染的针具传播。

莱姆病：莱姆病的危险存在于欧洲海拔高达 1500 米的广阔乡村灌木丛和森林地区。巴尔干半岛有危险。传播该病的蜱主要在 4～9 月活动。旅行者应该采取各种措施防止蜱的叮咬，有效的办法是在裸露的皮肤上涂抹含有 DEET 的驱虫剂以及穿着经过扑灭司林处理的衣物。

疟疾：欧洲没有疟疾的威胁。

地中海斑疹热（南欧斑疹热）：危险程度不清楚，但主要发生在法国南部和地中海国家的沿岸地区，以及海拔低于 1000 米的黑海沿岸灌木丛和森林地区。传播高峰期发生在 7～9 月。疾病有可能在蜱出没的房屋和地区获得，但是 95% 以上的病例都是因为接触了带有蜱的犬类。

交通安全
- 任何时候都必须系好安全带。
- 波斯尼亚-黑塞哥维那是欧洲少有的几个四车道高速公路少于 10 公里的国家。连结主要城市之间的两车道公路非常狭窄，缺乏安全护栏，并且弯路偏多。因为路面状况不好，特别是在冬天，公路行驶存在风险。在有雾、下雪和结冰的冬天行驶很危险。长途旅游应驾驶有预备零件、备胎、汽油、食品、水、毯子、手电筒和医疗箱的四轮汽车。

白蛉热和西尼罗河热：在 Adriatic 地区有报道出现过，但危险程度不清楚。建议旅游者避免夜间昆虫叮咬。

旅行者腹泻：在西班牙、希腊、巴尔干半岛和东欧地区出现的风险大。旅游者应只饮用瓶装水、开水、经过处理的水，并且避免食用不熟的食物。建议使用喹诺酮类抗生素联合洛哌丁胺（Imodium）治疗急性腹泻。

伤寒：建议到巴尔干地区大范围旅游的人注射伤寒疫苗。由于伤寒疫苗只有 60%～70% 的有效性，因此游客仍需注意食品和饮料的安全卫生状况。

博茨瓦纳（Botswana）

首都：

哈博罗内（Gaborone）

时差（与格林威治标准时间差）：

+2 小时

国家电话代码：

267

大使馆/领事馆：

- 中国大使馆：Plot 3096，North Ring Road，Gaborone，Botswana；电话：00267-3952209；传真：00267-3900156；电子邮箱：chinaemb_bw@mfa.gov.cn；网址：http://bw.china-embassy.org
- 美国大使馆：Embassy Drive，Government Enclave，Gaborone；电话：353-982；传真：356-947。
- 加拿大大使馆：Vision Hire Building，Queens Toad，Plot 182，Gaborone；电话和传真：30-44-11；电子邮箱：canada.consul@info.bw。
- 英国高级专员公署：Private Bag 0023，Gaborone；电话：267-395-2841；传真：267-395-6105；电子邮箱：bhc@botsnet.bw；网址：www.britishhighcommission.gov.uk/botswana。

医院/医生：

- Princess Marina Hospital，Gaborone（237 张床位）；综合内、外科设施。
- 全国的医疗水平普遍低下，即便在哈博罗内和 Francistown 最好的私营医疗机构也是如此。在遇到严重医疗病情时，建议尽力前往南非的约翰内斯堡进行医疗处理。所有主要城市均有医院和药房，有充足的药物供给。健康保险很重要。当地有政府医疗计划，国有医院提供的药物是免费的。
- 尘土和高温可能导致对尘土过敏性人群的哮喘。皮肤过敏者需采取预防措施。博茨瓦纳海拔 1000 米（3300 英尺），大气层的过滤效应降低，建议戴帽子和擦防晒霜。
- 国际 SOS：MRI Centre，Physical Location，Plot 10 216，Unit 1，Mandela Road，Gaborone，Botswana；报警中心电话：267-3901-601；传真：267-316-4728

近期健康风险和忠告

AIDS/HIV：HIV病毒携带者的比例在15～49岁的人群中为36%，异性性交是艾滋病传播的主要途径。

非洲昏睡病（锥虫病）：发病率数据不清楚。北部地区有零星病例报道，包括来自Ngamiland西北部地区旅游地Okavango沼泽的病例报道。所有的旅行者都应该采取各种措施防止昆虫（采采蝇）的叮咬。

动物的威胁：主要包括蛇类（蝰蛇、眼镜蛇）、蜈蚣、蝎子以及黑寡妇蜘蛛。

霍乱：霍乱在该国有零星病例报道。但对于从发达国家来的旅游者来讲威胁非常小。霍乱疫苗主要是针对生活、工作在卫生条件较差的高发区的人们（例如医疗救援人员）。

肝炎：建议所有以前未注射过甲肝疫苗的旅游者都应接种甲肝疫苗。戊肝流行范围很广，中北部地区有暴发报道。乙肝病毒携带者占总人口的比例约为5%～19%。乙肝可以通过血液感染、使用污染的针具和未加防御措施的性交传播。建议停留3个月以上的游客、任何由于工作或者社会原因有感染风险的游客和希望得到全面疾病防御的游客注射疫苗。由于旅游中疾病和受伤不能提前预知，一些专家认为所有旅游者都应注射乙肝疫苗以防接触消毒不彻底的医疗针具。

流行性感冒：该国流行性感冒全年流行。建议所有旅游者接种流感疫苗。

利什曼病：利什曼病的危险很低，在一些医学文献里提到过零星病例。

疟疾：该病在北部地区有中度季节性的危险，在东南部边境也有零星病例发生。传播期为雨季以及雨季过后的月份，10月至次年4月中旬。疟疾在该国的北部中度流行，包括Boteti、Chobe、Ngamiland、Okavango以及Tutume地区。在东南部与南非的边界到南非边界沿Molopo河有少量的传播。首都哈博罗内基本上没有什么威胁，但是如果遇到很强的雨季也有可能发生该病。恶性疟原虫占据 95% 的疟疾病例。推荐在风险地区使用阿托伐醌/氯胍（Malarone）、甲氟喹（Lariam）或多西环素的预防措施。所有旅游者应采取措施防止傍晚和夜间蚊的叮咬。

脊髓灰质炎：近期在北尼日利亚暴发的脊髓灰质炎导致贝宁、博茨瓦纳、乍得、科特迪瓦、布基纳法索、喀麦隆、中非共和国、几内亚和苏丹一带也出现该病例，前往博茨瓦纳的游客应全面接种疫苗以预防该病。

狂犬病：狂犬病主要由犬类传播。在东部的乡村地区，受感染的豺也是一个传播渠道。一旦被动物尤其是狗抓咬后应高度重视，紧急采取医疗措施。

血吸虫病：泌尿器官血吸虫病分布广泛，分布于从 Francistown 到 Lobatse 的东部边境地带以及北部一些零星地区。肠血吸虫病则局限在 Ngamiland 西北部地区的 Okavango 三角洲地区以及东北部 Chobe 灌溉渠，包括 Kasane 附近。去这些地区的游客应避免在淡水湖、池塘、小溪中游泳、洗澡或跋涉。

旅行者腹泻：威胁很大。从很深的凿井中取得的水源由于含有很高的盐分所以味道很差。不加处理的排污使得该国的地下水体受到了很大的污染。虽然很多城镇都有供水设施，但都可能是潜在污染的。所有的游客都应注意饮食卫生。建议使用喹诺酮类抗生素联合洛哌丁胺（Imodium）治疗急性腹泻。如果抗生素对腹泻无效，那持续腹泻可能是由寄生虫疾病引起，例如贾第鞭毛虫病、阿米巴病或隐孢子虫病。

肺结核：肺结核是该国的主要健康问题。计划长期滞留在当地的游客应在出发前做 TB 皮试（PPD 测试），在离开该国后再做一次测试。

伤寒：建议到该国常规旅游景点以外地区旅游的游客、探亲访友的游客和长期居住在该国的游客接种伤寒疫苗。由于伤寒疫苗只有 60%～70% 的有效性，因此游客仍需注意食品和饮料的安全卫生状况。

其他疾病和危险：非洲蜱传斑疹伤寒（通常由于在城市里接触到了狗身上的蜱或者是灌木丛中的蜱），虫媒病毒热（蚊传播；可发生西尼罗河热和裂谷热，切昆贡亚热曾在城市暴发性发生，但是人类病例主要发生在乡村地区），布氏菌病，钩端螺旋体病，蜱传回归热，跳蚤和虱传斑疹伤寒，肺结核（该国的公共健康问题），沙眼，伤寒以及肠蠕虫感染（常见）。

巴西（Brazil）

首都：

巴西利亚（Brasilia）

时差（与格林威治标准时间差）：

－3小时

国家电话代码：

55

大使馆/领事馆：

- 中国大使馆：Q813，Lote51，Av. Of Nations，Brasilia-Df，Brazil；电话：0055-61-21958200；传真：0055-61-33463299；电子邮箱：chinaemb_br@mfa.gov.cn；网址：http://br.china-embassy.org
- 美国大使馆：Avenida das Nacoes, Lote 3, Brasilia. 电话：55-61-321-7272；网址：www.embaixada-americana.org.br.
- 加拿大大使馆：Setor de Embaixadas Sul, Avenida das Naçoes, Lote 16, 70359-900, Brasilia DF. 电话：55-61-321-2171；电子邮箱：brsla@dfait-maeci.gc.ca；网址：www.dfait-maeci.gc.ca/brazil/brasilia/bsa-menu-e.html.
- 英国大使馆：Setor de Embaixadas Sul, Quadra 801, Conjunto K, CEP 70200-010, Brasilia—DF；电话：55-61-329-2300；传真：55-61-329-2369，电子邮箱：contact@uk.org.br；网址：www.uk.org.br

医院/医生：

- 巴西利亚：Hospital de Base（600张床位）；有包括损伤在内的大部分专科；24小时急诊室。
- Casa de Saude Santa Lucia；部分专科以及急诊服务。
- Sao Paulo：Hospital Samaritano；24小时急诊服务。
- Clinica Hamermesz；被外国定居者强烈推荐。
- Albert Einstein Hospital；优良的设施，但是护士培训不足。
- 里约热内卢：Hospital Miguel Couto（117张床位）；包括损伤和急诊在内

的部分专科服务。
- Hospital Souza Aguiar（480 张床位）；包括整形外科、损伤和急诊在内的大部分专科。
- The Evangelical Hospital；设施良好，效率高。
- Hospital Israelita Albert Sabin，56，rua Lucio de Mendonca，Tijuca，Rio de Janeiro。
- Anapolis (Goias)：Hospital Evengelico；教会医院，员工由英国定居者组成。
- Cuiaba (Mato Grosso State)：Sao Rafael Hospital；有 CT，MRI、超声等先进设施。
- Manaus：Adventist Hospital，Mineiros (Goias)。

近期忠告和健康风险

AIDS/HIV：该国艾滋病发病率在南美各国中最高。据报道艾滋病多数在里约热内卢和圣保罗发生。导致感染的主要原因是异性性接触、同性性接触、卖淫与吸毒。

Chagas 病：在该国东部与南部乡村地区 Chagas 病流行广泛。该病的主要病例集中于以砖坯房为主的乡村农业区，在这些房屋中经常有传染 Chagas 病的夜间咬人的锥猎蝽出没。在此类房屋中居住的游客应采取各种措施防止晚上昆虫叮咬。

霍乱：据报道霍乱在这个国家十分活跃，但是在来自发达国家的游客中感染霍乱的病例十分少。霍乱疫苗主要是针对生活、工作在卫生条件较差的高发区的人们（如救援人员）。包括加拿大在内的很多国家许可口服霍乱疫苗。美国没有这种口服疫苗。

登革热：蚊传播。最近的暴发发生在 12 月至次年 6 月的该国南部地区。4～8 月在较北部地区危险性会增加。在里约热内卢、圣保罗和 Ceara 州全年都有危险。所有的游客应采取各种措施防止白天蚊子叮咬。

丝虫病：该病主要在巴西东北部的城市沿海地区包括 Belem、Maceio 和 Recife 局部流行。到这些地区的游客应采取各种措施防止蚊子叮咬。

肝炎：建议所有未接种过甲肝疫苗的游客都接种甲肝疫苗。在该国所有人口中乙肝病毒携带者的比率约为 1%～2%，但是在亚马逊盆地的一些地区可能达到 20%。乙肝可以通过血液感染、使用污染的针具和未加防御措施的性交传播。建议停留 3 个月以上的游客、任何由于工作或者社会原因有感染风险的游客和希望得到全面疾病防御的游客注射疫苗。

流行性感冒：流行性感冒在巴西整年传播。建议游客接种疫苗。

昆虫传播的病毒性疾病：Oropouche 热（由叮咬人的蠓传播；有可能大规模暴发）、Mayaro 病毒病（类似登革热，蚊传播；在亚马逊盆地包括 Paro 州感染风险高达 20%）、东方马脑炎、圣路易斯脑炎、西方马脑炎和委内瑞拉马脑炎有病例报道。至少 30 种其他昆虫传播性病毒疾病与人类疾病有关。

利什曼病：皮肤利什曼病、黏膜皮肤利什曼病与内脏利什曼病在巴西传播。皮肤利什曼病与黏膜皮肤利什曼病在巴西的乡村地区与城郊结合处流行，在北部、中北部与中部气候湿润的省份流行情况相对严重。大多数内脏利什曼病发生在半干燥的东北部地区（在 Maranhao、Piaui 和 Rio Grande do Norte 州有明显增长），但是在边远西部和南部如极西部的 Mato Grosso do Sul 州和 Rio de Janiero 州也有报道过。所有到这些地方旅游的人都应采取各种防护措施防止昆虫（白蛉）的叮咬。

疟疾：风险出现在 Acre、Rondônia、Amapá、Amazonas、Roraima 和 Tocantins 州，以及部分 Maranhaō（西部）、Mato Grosso（北部）和 Pará 州（除了 Belem 市）。都市地区也有传播，包括大城市，例如 Porto Velho、Boa Vista、Macapa、Manaus、Santarem 和 Maraba。在全国范围内，恶性疟原虫引起的疟疾在官方报道的疟疾病例中占据 40%。几乎所有其他的病例是由间日疟引起的。抗氯喹的恶性疟是亚马逊地区的主要问题。推荐在风险地区使用阿托伐醌/氯胍（Malarone）、甲氟喹（Lariam）或多西环素的预防措施。所有的游客都应当采取措施防止傍晚和夜间蚊虫叮咬。

盘尾丝虫病：可能感染该病的主要地区为亚马逊北部和 Poraima 州丛林密布

的高地中湍急的溪流附近。游客应采取各种措施防止昆虫（黑蝇）的叮咬。

鼠疫：每年报道 35～150 例，该病主要在巴西干燥的北部和东部省市传播，从 Bahia 和 Ceara 向南到 Minas Gerais 地区。到这些地区的游客应注意防止与啮齿动物（可能携带感染的跳蚤）接触。用四环素预防具有保护性。

狂犬病：与其他南美洲的国家相比，在巴西感染狂犬病的风险较高。巴西每年有 40～120 例人感染狂犬病的病例发生，流浪犬是主要的传播渠道。怀疑吸血蝙蝠也可以传播。主要的病例都发生在东北部省份，但是全国范围内城市与乡村地区都有病例报道。建议逗留时间超过 3 个月的游客或旅游目的地在 24 小时内无法得到暴露后狂犬病疫苗的短期旅游者接种狂犬病疫苗。一旦被动物尤其是狗抓咬后应高度重视，紧急采取医疗措施。

血吸虫病：肠血吸虫病是巴西一种主要的疾病。大多数病例在 Minas Gerais 和 Bahia 州有报道发生。该病目前在巴西的北部与东部从 Maranhao 向南到 Parana 州传播，包括城市和乡村地区。在亚马逊盆地没有明显的危险。在危险地区的游客应避免在淡水池塘、湖与小溪中游泳、跋涉或洗澡。

旅行者腹泻：在该国一级酒店与旅游胜地以外的地区有高风险。游客应严格注意饮食卫生。建议使用喹诺酮类抗生素联合洛哌丁胺（Imodium）治疗急性腹泻。如果抗生素对腹泻无效，那持续腹泻可能是由寄生虫疾病引起，例如贾第鞭毛虫病、阿米巴、隐孢子虫病。

肺结核：肺结核是该国的主要健康问题。计划长期滞留在当地的游客应在出发前做 TB 皮试（PPD 测试），在离开该国后再做一次测试。

伤寒：建议到该国常规旅游景点以外地区旅游的游客、探亲访友的游客和长期居住在该国的游客接种伤寒疫苗。由于伤寒疫苗只有 60%～70% 的有效性，因此游客仍需注意食品和饮料的安全卫生状况。

黄热病：该国建议计划前往以下流行地区（包括乡村地区）的游客接种黄热病疫苗：Acre、Amapá、Amazonas、Goiás、Maranhão、Mato Grosso、Mato Grosso do Sul、Pará、Rondônia、Roraima 和 Tocantins，以及 Bahia、Minas Gerais、

Parana、Piaui、Rio Grande do Sul、Santa Catarina 和圣保罗的部分地区。

其他疾病和危险：血管圆线虫病，布氏菌病，皮肤幼虫移行病，隐球菌病，囊尾蚴病（巴西东北部的一个主要健康问题，别处也有可能出现），包虫病，人类单核细胞性埃利希体病，肝毛细线虫病（来自于摄取食物或污物中的胚胎卵），麻风病（在 Recife 地区是高度地方性疾病），钩端螺旋体病（大部分在滋生老鼠的都市贫民窟），曼森线虫病，麻疹，脑膜炎（来自圣保罗的流行性疾病；大部分病例由于血清群 B 型脑膜炎球菌所引起）、呼吸道合胞病毒（最普遍的儿童支气管炎的病因），回归热、沙眼，弓蛔虫病，肺结核（主要健康问题；在有些地区 25% 的儿童可能感染），类圆线虫病，以及其他蠕虫感染。

英属维尔京群岛 (British Virgin Islands)

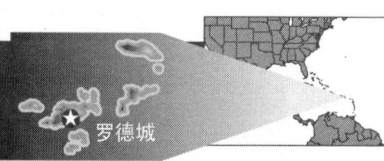

首府：
罗德城（Road Town）

时差（与格林威治标准时间差）：
－4 小时

地区电话代码：
809

大使馆/领事馆：
- 中国大使馆：无，与我国没有建交。
- 委任于驻巴巴多斯首都布里奇敦的美国和加拿大大使馆。

医院/医生：

大部分问题能够得到有限但却足够的护理。所有严重的事故或损伤应该通过航空急救被转运到圣胡安或迈阿密。建议旅行者在出发前投保带有明确海外保险范围的补充旅行健康保险。在保险期内，条款应该能在游客接受医疗服务时，提供对海外医院和/或医生的直接支付，并且包括医疗转运。

- Peebles Hospital, Tortola（50 张床位）；有限的内/外科服务。

近期忠告和健康风险

更多详情，请参照第 314 页的墨西哥和中美洲疾病风险总结。

文莱达鲁萨兰
(Brunei Darussalam)

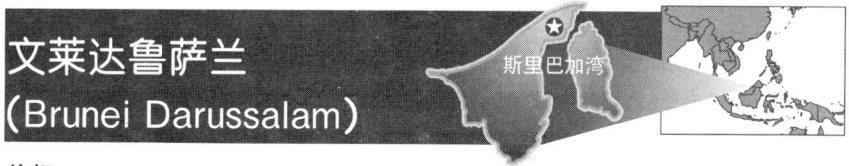

首都：
斯里巴加湾（Bandar Seri Begawan）

时差（与格林威治标准时间差）：
+8 小时

国家电话代码：
673

大使馆/领事馆：

- 中国大使馆：NO. 1,3,5 Simpang 462, Kampung Sungai Hanching Baru, Jalan Muara, Bc 2115, Bandar Seri Begawan, Brunei Darussalam；电话：00673-2-334163（领事），339609（礼宾）；传真：00673-2-335710（领事），338277（礼宾）；电子邮箱：EMBPROC@BRUNET.BN；网址：http://bn.china-embassy.org

- 美国大使馆：3rd floor, Teck Guan Plaza, Jalan Sultan, Bandar Seri Begawan. 电话：673-2-229-670；传真：673-2-225-293；电子邮箱：amembbsb@brunet.bn。

- 加拿大大使馆：5th Floor, Jalan McArthur Building, No. 1, Janlan McArthur, Bandar Seri Begawan. 电话：673-2-22-00-43；传真：673-2-22-00-40；电子邮箱：bsbgn@dfait-maeci.gc.ca；网址：www.dfait-maeci.gc.ca/Brunei。

- 英国高级专员公署：PO Box 2197, Bandar Seri Begawan 8674；电话：673-2-222231/223121；传真：673-2-234315；电子邮箱：brithc@brunet.bn；网址：www.britishhighcommission.gov.uk/brunei。

医院/医生：

在文莱大部分问题能够得到足够的护理，但是在严重的医疗病情下，需要运送到新加坡的医疗机构。建议旅行者在出发前投保带有明确海外保险范围的补充旅行健康保险。在保险期内，条款应该能在游客接受医疗服务时，提供对海外医院和/或医生的直接支付，并且包括医疗转运。

近期忠告和健康风险

霍乱：不需要注射疫苗。病例零星出现，但游客的风险很小。

登革热：在城市和乡村地区都有登革热和登革出血热的危险。传播登革热的蚊子主要在白天叮咬。

肝炎：建议所有旅游者都应接种甲肝疫苗。乙肝病毒携带者占总人口比例的10%~12%。乙肝可以通过血液感染、使用污染的针具和未加防御措施的性交传播。建议停留3个月以上的游客、任何由于工作或者社会原因有感染风险的游客和希望得到全面疾病防御的游客注射疫苗。

流行性感冒：流行性感冒在11月至次年3月传播。建议有感染风险的游客注射疫苗。

乙型脑炎（JE）：全年传播，但危险性不大。建议在传播高峰期在农村长期停留（4周以上）的游客注射疫苗。

狂犬病：据世界卫生组织报道，1997—1998年文莱没有狂犬病病例，但并不代表不存在风险。被任何动物咬伤，尤其是犬，要尽快就医。

疟疾：没有疟疾风险。

旅行者腹泻：高档饭店和酒店的饮食一般很安全。建议使用喹诺酮类抗生素联合洛哌丁胺（Imodium）治疗急性腹泻。如果抗生素对腹泻无效，持续腹泻可能是由寄生虫疾病引起，例如贾第鞭毛虫病、阿米巴病。

肺结核：肺结核是该国的主要健康问题。计划长期滞留在当地的游客应在出发前做 TB 皮试（PPD 测试），在离开该国后再做一次测试。

伤寒：推荐所有旅行者接种伤寒疫苗，除了短途旅行并局限在一定饭店就餐的游客。由于伤寒疫苗只有 60%～70% 的有效性，因此游客仍需注意食品和饮料的安全卫生状况。

其他疾病和危险：AIDS/HIV（低发生率；一些风险与未经保护的性接触、注射毒品或未经检验的输血有关）、布氏姜片虫病（巨大肠内吸虫；风险与摄取水生植物有关）、其他蠕虫感染（钩虫、蛔虫）、丝虫病（通过蚊传播）、螨传斑疹伤寒（恙虫病）、类鼻疽以及伤寒有报告发生。动物危险包括各种蛇和水蛭。海洋危害包括石头鱼、狮子鱼和箱形水母，被其刺伤潜在地威胁生命。有抗蛇毒素，但可能并不容易得到。

保加利亚（Bulgaria）

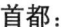
索非亚

首都：
索非亚（Sofia）

时差（与格林威治标准时间差）：
+1 小时

国家电话代码：
359

大使馆/领事馆：

- 中国大使馆：Str. Alexander Von Humboldt 7，Sofia 1113 Republic Of Bulgaria；电话：00359-2-9733910，9733894，9733947；传真：00359-2-9711081；电子邮箱：webmaster@chinaembassy.bg；网址：http://www.chinaembassy.bg

- 美国大使馆：1 Saborna St., Sofia. 电话：359-2-937-5100；传真：359-2-981-8977；网址：www.usembassy.bg。领事馆：1 Kapitan Andreev St, Sofia. 电话：359-2-963-2022；传真：359-2-963-2859

- 加拿大大使馆：Sofia. 电话：359-2-943-3700；传真：359-943-3707；电子邮箱：canada@mail.techno-link.com

- 英国大使馆：9 Moskovska Street, Sofia；电话：359-2-933-9222；传真：

933-9219；网址：www. british-embassy. bg.

医院/医生：

保加利亚的医疗保健低于西方水平。建议旅行者在出发前投保带有明确海外保险范围的补充旅行健康保险。在保险期内，条款应该能在游客接受医疗服务时，提供对海外医院和/或医生的直接支付，并且包括医疗转运。

- Institute of Traumatology and Orthopedics，Sofia（400 张床位）；全国性的专科治疗中心.

近期忠告和健康风险

更多详情，请参照第 320 页的欧洲疾病风险总结。

布基纳法索（Burkina Faso）

首都：

瓦加杜古（Ouagadougou）

时差（与格林威治标准时间差）：

＋0 小时

国家电话代码：

226

大使馆/领事馆：

- **中国大使馆：** 无，该国与我国没有建交。
- **美国大使馆：** Avenue John F. Kennedy, Ouagadougou. 电话：226-30-67-23/24/25；传真：226-31-23-68.
- **加拿大使馆：** rue Agostino Néto, Ouagadougou, Province du Kadiogo. 电话：226-31-18-94；传真：226-31-19-00；电子邮箱：ouaga@dfait-maeci.gc.ca.
- **英国名誉领事馆：** Mr. Yves Pichot, British Consulate, Hotel Yibi, 10 BP 13593, Ouagadougou. 电话：226-50-30-73-23；传真：226-50-30-59-00；电子邮箱：ypi@cenatrin.bf

医院/医生：

旅行者应该与本国大使馆联系进行医疗咨询。强烈推荐医疗转运保险。

近期忠告和健康风险

AIDS/HIV：异性性交是主要传播途径。在城市高危人群中 HIV 患病率估计达到 17%。所有的游客都应采取各种措施防止不安全性交、未消毒的医疗或牙科注射以及不必要的输血。

非洲昏睡病（锥虫病）：在西南部 Banfora 和 Bobo Diolasso 地区以及瓦加杜古（Ouagadougou）西部的 Koudougou 地区都是该病的多发区。所有旅行者都应该采取各种措施防止昆虫（采采蝇）的叮咬。

霍乱：霍乱在该国十分活跃。霍乱疫苗主要是针对生活和工作在卫生条件较差的高发区的人们（例如医疗救援人员）。

丝虫病：班氏丝虫病呈地方流行。旅行者应该采取措施防止蚊虫的叮咬。

肝炎：建议所有以前未注射过甲肝疫苗的旅游者接种甲肝疫苗。乙肝病毒携带者占总人口的比例约为 10%。乙肝可以通过血液感染、使用污染的针具和未加防御措施的性交传播。建议停留 3 个月以上的游客、任何由于工作或者社会原因有感染风险的游客和希望得到全面疾病防御的游客注射疫苗。由于旅行中患病和受伤不可预测，一些专家认为所有旅游者都应注射乙肝疫苗以防接触没有消毒的医疗针具。

流行性感冒：该国流行性感冒全年流行。建议所有游客接种流感疫苗。

利什曼病：危险较低，皮肤利什曼病在西部和东部地区都有报道，严重地区为 Arabinda 附近（东北部 Soum 省）。旅行者应该采取措施防止昆虫（白蛉）叮咬。

疟疾：该病在全国范围内全年存在，包括城市地区。传播期为雨季和雨季过后的月份（6~10 月）。恶性疟占据 85%~95% 的病例，接下来是卵形疟原虫。有多重耐药性的恶性疟报告。推荐使用阿托伐醌/氯胍（Malarone）、甲氟喹（Lariam）或多西环素的预防措施。所有旅游者应采取措施防止傍晚和夜间的蚊虫叮咬。

脑(脊)膜炎：血清群 W-135 型脑膜炎球菌病已经在一些地区被证实。四价脑(脊)膜炎疫苗提供针对血清群 A、C、Y 和 W-135 型的保护，推荐在干燥季节（12月到次年6月）停留超过1个月的旅行者接种这种疫苗；短期停留、任何时候与当地居民有广泛、紧密接触的人士应该考虑接种疫苗。

盘尾丝虫病：在急流江河边有很高的发病率。由于黑蝇的控制计划，发生率有所下降。旅行者应该采取各种措施防止昆虫（黑蝇）的叮咬。

脊髓灰质炎：该病呈地方流行性。所有游客都应全面接种疫苗。

狂犬病：狂犬病在该国范围内有零星病例报道。一旦被动物尤其是狗抓咬后应高度重视，紧急采取医疗措施。可以考虑接种狂犬病疫苗。建议逗留时间超过3个月的游客、计划到非旅游区探险和需要特殊保护的游客接种狂犬病疫苗。

血吸虫病：泌尿器官血吸虫病在该国分布很广，尤其是该国东部的1/3地区，危险集中在所有主要的江河流域。肠血吸虫病在西南部地区广泛分布，在其他地区也有零星分布。游客应避免在淡水湖、池塘、小溪中游泳、洗澡或跋涉。

旅行者腹泻：所有的地面水源都应该被视为是不安全的。从一些深井里面打上来的水可能没有被污染，但是往往含有过量的矿物质和沉淀物。所有的游客都应注意饮食卫生。建议使用喹诺酮类抗生素联合洛哌丁胺（Imodium）治疗急性腹泻。如果抗生素对腹泻无效，那持续腹泻可能是由寄生虫疾病引起，例如贾第鞭毛虫病、阿米巴病、隐孢子虫病。

肺结核：肺结核是该国的主要健康问题。计划长期滞留在当地的游客应在出发前做 TB 皮试（PPD 测试），在离开该国后再做一次测试。

伤寒：建议到该国常规旅游景点以外地区旅游的游客、探亲访友的游客和长期居住在该国的游客接种伤寒疫苗。由于伤寒疫苗只有 60%～70% 的有效性，因此游客仍需注意食品和饮料的安全卫生状况。

黄热病：据报道2003年布基纳法索暴发了黄热病。近期没有报道发生。所有1岁以上的游客在入境时需要出示黄热病的免疫接种证明书。

其他疾病和危险：非洲蜱传斑疹伤寒（由狗身上的蜱以及灌木丛中的蜱传播），炭疽热（大部分为皮肤性的），布氏菌病（由于食用了未经巴氏消毒的奶制品），龙线虫病（全国范围内都有发生），拉沙热（很少，零星病例；由感染的啮齿类动物通过干燥的尿/粪传播，通常在乡村住处的粉尘可传播），麻风病（总体上患病率为2/1000），钩端螺旋体病，罗阿丝虫病，虱传斑疹伤寒和回归热，肺结核（主要的公共健康问题），蠕虫感染，伤寒。

布隆迪（Burundi）

首都：
布琼布拉（Bujumbura）

时差（与格林威治标准时间差）：
+2小时

国家电话代码：
257

大使馆/领事馆：

- **中国大使馆**：Sur La Parcelle 675 A Vugizo Bujumbura Burundi；电话：00257-224307，216856；传真：00257-213735，224082；电子邮箱：AMBCHINE@USAN-BV.NET
- **美国大使馆**：Avenue des Etats-Unis, B.P.34, Bujumbura. 电话：257-223-454；传真：257-222-926.
- **加拿大领事馆**：4708, Boulevard de l'uprona, Bujumbura, Burundi；电话：257 24-58-98；传真：257 24-58-99；电子邮箱：consulat.canada@usan-bu.net.
- **英国大使馆**：委任于驻加纳的英国大使馆。Parcelle No 1131, Boulevard de l'Umuganda, Kacyiru Sud, BP 576 Kigali；电话：250-585771，585773，584098，586072；传真：250-582044，511586.

医院/医生：
布隆迪的医疗护理低于西方水平。建议旅行者在出发前投保带有明确海

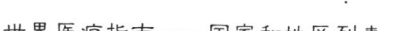

外保险范围的补充旅行健康保险。在保险期内,条款应该能在游客接受医疗服务时,提供对海外医院和/或医生的直接支付,并且包括医疗转运。

- Hospital Prince Regent Charles;综合内/外科设施;ICU。
- Clinique Prince Louis Rwagasore (13张床位)。
- 游客应向本国大使馆索取医生名录。

近期忠告和健康风险

免疫接种:所有旅游者应及时更新他们的常规免疫接种:白喉-破伤风(Td)、麻疹-腮腺炎-风疹(MMR)、脊髓灰质炎、流行性感冒、水痘。同时建议注射预防甲肝、乙肝、脑(脊)膜炎、狂犬病和伤寒的疫苗。

疟疾:该病在布隆迪全国范围内全年存在,包括城市地区。传播期为雨季和雨季过后的月份,9~12月和3~5月。在Rusizi山谷,5~9月的旱季,疟疾的发病率最高。在海拔1800米以上的高地,发病率有所下降。恶性疟原虫大约占80%的病例,接下来是三日疟原虫占20%的病例。有抗氯喹的恶性疟报告。推荐使用阿托伐醌/氯胍(Malarone)、甲氟喹(Lariam)或多西环素的预防措施。

预防蚊虫叮咬:所有的旅游者都应当采取措施避免傍晚和黑夜蚊子叮咬。预防叮咬的方法包括在皮肤表面涂含有DEET的驱虫剂,将杀虫剂(扑灭司林)喷洒在衣物和帐篷的表面,在晚上睡觉的时候使用扑灭司林处理过的蚊帐。

更多详情,请参照第328页的撒哈拉以南非洲地区疾病风险总结。

柬埔寨(Cambodia)

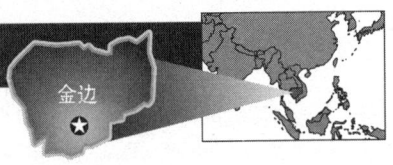

首都:
金边(Phnom Penh)

时差(与格林威治标准时间差):
+7小时

国家电话代码：
855

大使馆/领事馆：
- 中国大使馆：No.156 Blvd Mao Tsetung，Phnom Penh，Cambodia；传真：00855-23-364738；值班手机：00855-12810928，12901923；电子邮箱：chinaemb_kh@mfa.gov.cn；网址：http://kh.china-embassy.org
- 美国大使馆：No.16，Street 228（between streets 51 and 63），Phnom Penh；电话：855-23-216-436 或 218-931。
- 加拿大大使馆：Villa 11，R.V. Senei Vinnavaut Oum（street 254），Chaktamouk Ward，Daun Penh District，Phnom Penh 23；电话：855-23-213-470；电子邮箱：pnmpn@dfait-maeci.gc.ca。
- 英国大使馆：27-29 Street 75，Phnom Penh；电话：855-23-427124，428295；传真：855-23-427125；电子邮箱：BRITEMB@bigpond.com.kh；网址：www.britishembassy.gov.uk/cambodia。

医院/医生：
- 7 Jan 1979 Hospital，Phnom Penh（500 张床位）；部分专科；急诊服务；该国最值得推荐的医院。
- Battambang Provincial Hospital（325 张床位）。
- Raffles Medical Center，Hotel Sofitel Cambodiana，Phnom Penh。私人旅店式诊所，方便游客和外国定居者就医。
- 国际 SOS：International SOS（Cambodia）Pte Ltd.，House 161，Street 51，Sang-Kat Boeung Peng，Khon Doun Penh，Phnom Penh，Cambodia；电话：755-23-216-911；传真：755-23-215-711。

近期忠告和健康和风险

事故和疾病： 对于年龄低于 55 岁的旅行者来说，交通事故和意外伤害是导致他们死亡的主要原因；对于年老的旅行者来说心脏病是致命的主要原因。旅行者中由于感染而致命仅占 1%，但是总的来说感染是引起旅游相关疾病的最主要原因。

AIDS/HIV： 柬埔寨在亚洲的艾滋病感染率最高。最初是通过该国广泛的商业性交易卖淫传播，但现在由于男性通过接受色情服务感染 HIV，并通过性生活把病毒传染给其性伙伴和配偶而传播。针管注射毒品感染 HIV 病毒的几率很小。

来自动物的威胁：来自动物的威胁包括蛇（眼镜蛇、蝰蛇），蜘蛛（黑寡妇）、鳄鱼和水蛭。

霍乱：据报道霍乱在这个国家十分活跃，但是对游客威胁较小。通常不建议注射疫苗。

登革热：这种地方病整年流行。在城市中可能危险增加。传播登革热的伊蚊主要在白天叮咬。它们不仅出没在旅游胜地和乡村地区，而且在人口众多的城市也有。建议所有的游客采取措施防止蚊叮咬。

肝炎：甲肝在这个国家有很高的发病率。所有未接种过甲肝疫苗的游客应当接种甲肝疫苗。据报道该国曾因水传播而暴发戊肝，但数据不详。在大众中乙肝病毒的携带者估计超过 10%。乙肝可以通过血液感染、使用污染的针具和未加防御措施的性交传播。建议停留 3 个月以上的游客、任何由于工作或者社会原因有感染风险的游客和希望得到全面疾病防御的游客注射乙肝疫苗。

流行性感冒：在热带，流行性感冒整年传播。建议所有旅游者接种流感疫苗。

乙型脑炎（JE）：全年有零星的发病，主要集中在农村，但是偶尔也会发生在城市或城市附近。6~10 月是该病传播的高发季节，建议在此期间计划在农村-农业区长期停留（3~4 周以上）的游客注射疫苗。

疟疾：危险在全国范围内全年存在，尤其在沿边境的森林覆盖区域、山区和乡村地区。中部地区有中度危险，从 Tonle Sap 湖、由湄公河向下至越南边境是该病的低发地带。金边没有疟疾的威胁。恶性疟疾占病例的 90%，余下的为间日疟。在西柬埔寨，尤其是沿泰国-柬埔寨边界，抗氯喹的恶性疟是常见的。建议使用阿托伐醌/氯胍（Malarone）或者多西环素预防。游客应采取措施防止蚊在傍晚和黑夜叮咬。

来自海洋的威胁：在该国的沿海区域，黄貂鱼、水母和一些有毒鱼种常见，对于不设任何防范措施的游客是一种潜在的威胁。

狂犬病：在该国人类狂犬病病例仅有零星报道，但是在农村地区该病危险增加。一旦被动物尤其是狗抓咬后应高度重视，紧急采取医疗措施。建议旅程超过3个月、计划在常规旅游路线之外可能接触到流浪狗的地区冒险做短途旅行或希望得到额外保护的游客，接种狂犬病疫苗。建议所有移居在国外的公司雇员及他们的家属（尤其是孩子）应接种疫苗。

血吸虫病：危险全年存在，尤其是湄公河和 Mun 河沿岸及 Battambang 省。游客应避免在淡水湖、池塘、小溪中游泳、跋涉、洗澡。

旅行者腹泻：游客应严格注意食物和饮料的安全卫生。建议使用喹诺酮类抗生素联合洛哌丁胺（Imodium）治疗急性腹泻。如果抗生素对腹泻无效，那持续腹泻可能是由寄生虫疾病引起，例如贾第鞭毛虫病、阿米巴病。

肺结核：肺结核是该国的主要健康问题。计划长期滞留在当地的游客应在出发前做 TB 皮试（PPD 测试），在离开该国后再做一次测试。外国公司雇用的本地雇员应做 TB 筛查。

伤寒：建议注射伤寒疫苗，尤其是长期旅游者、冒险旅游者、探亲访友和需要疾病全面防护的游客接种疫苗。由于伤寒疫苗只有 60%～70% 的有效性，因此游客仍需注意食品和饮料的安全卫生状况。

其他疾病和危险：炭疽热（可能与食用感染的牛肉有关），切昆贡亚热（地方性流行，偶有暴发），包虫病，丝虫病（地方性流行，目前状况不明），麻风病（高发病），钩端螺旋体病，鼠疫，狂犬病，恙虫病，肺结核（高发病），土壤传播蠕虫病（蛔虫病、钩虫病、类圆线虫病）。其他蠕虫感染（姜片虫病、腭口线虫病、后睾吸虫病和支睾吸虫病）也有报道。

喀麦隆（Cameroon）

首都：
雅温得（Yaoundé）

时差（与格林威治标准时间差）：
+1 小时

国家电话代码：
237

大使馆/领事馆：
- **中国大使馆：** Nouveau Bastos, Yaounde, Cameroun；电话：00237-22210083；传真：00237-22214395；电子邮箱：chinaemb_cm@mfa.gov.cn
- **美国大使馆：** Rue Nachtigal, Yaoundé. 电话：23-40-14，传真：237-23-07-53.
- **加拿大大使馆：** Immeuble Stamatiades, Place de l'Hotel de Ville, Yaoundé. 电话：23-23-11；传真：237-22-10-90；电子邮箱：yunde@dfait-maeci.gc.ca.
- **英国高级专员公署：** Avenue Winston Churchill, BP 547, Yaoundé；电话：237-2-22-05-45/2-22-07-96；传真：237-2-22-01-48；电子邮箱：BH-Cyaounde@fco.gov.uk.

医院/医生：
- Polyclinic Bonanjo, Douala；流动诊所；也可以在病人医疗转运前稳定病情。
- LaQuintinie Hospital, Douala（930 张床位）；综合医疗服务；ICU；X 线片。
- University of Yaoundé Medical Center（雅温得大学医疗中心）；综合医疗服务。
- Central Hospital, Yaoundé（554 张床位）；综合医疗服务；血库。
- Polyclinique Sende, Yaoundé；综合医疗服务。

近期忠告和健康风险

AIDS/HIV： 预计到 2010 年，AIDS 死亡率将多于 2 倍。异性性交是目前该国艾滋病传播的主要方式。该国艾滋病的感染比率在城市人口中达到 9%，而在商业性工作者中这一比率则达到 45% 或更高。所有的游客都应采取各种措施防止不安全性交、未消毒的医疗或口腔注射以及不必要的输血。

非洲昏睡病（锥虫病）：非洲昏睡病主要见于 Bafia 周边地区（Mbam 区，Centre 省）以及 Fontem/Mamfe（Manyu/Fontem 区，Sud-Ouest 省）。大部分病例报道来自于 Mbam 区。可能复发的潜在区域包括 Extreme-Nord 省与乍得交界地区，以及 Est 省与中非共和国 Nola 省交界地区。所有去危险地区的旅行者都应该采取各种措施防止昆虫（采采蝇）叮咬。

动物的威胁：主要包括蛇类（蝰蛇、树眼镜蛇、眼镜蛇）、蜈蚣、蝎子以及黑寡妇蜘蛛。

霍乱：霍乱在该国十分活跃，但对于从发达国家来的旅游者来讲危险非常小。霍乱疫苗主要是针对生活、工作在卫生条件较差的高发区的人们。

肝炎：建议所有以前未注射过甲肝疫苗的旅游者都应接种甲肝疫苗。戊型肝炎呈地方性流行，但程度不清楚。乙肝病毒携带者占总人口的比例约为 10%~12%。乙肝可以通过血液感染、使用污染的针具和未加防御措施的性交传播。建议停留 3 个月以上的游客、任何由于工作或者社会原因有感染风险的游客和希望得到全面疾病防御的游客注射疫苗。由于旅游中疾病和受伤的危险不可能提前预测，一些专家认为所有旅游者都应注射乙肝疫苗以防接触消毒不彻底的医疗针具。

流行性感冒：该国流行性感冒全年传播。建议所有游客都接种流感疫苗。

利什曼病：皮肤利什曼病在喀麦隆北部地区呈地方性流行，但在该国其他地区也可能存在危险。皮肤利什曼病的高风险地区主要是北部 Mokolo 周边地区（Maroua 往西 50 公里）以及与乍得交界的地区（包括 N'Djamena 附近）。另外东部地区也有该病报道。最近在 Extreme-Nord 省的 Kousseri 有内脏利什曼病的病例报道。

罗阿丝虫病：在南部热带雨林和沼泽林区有很高的发病率。到这些地区的所有旅行者都应该采取措施防止昆虫（鹿蝇）的叮咬。

疟疾：该病在喀麦隆全国范围内全年存在，包括城市地区。传播期为雨季和雨季过后的月份（在南方是3～6月和9～11月；在干旱的北方是6～9月）。恶性疟疾占病例的90%。氯喹耐药性恶性疟普遍流行。建议使用阿托代醌/氯胍（Malarone）、甲氟喹（Lariam）或者多西环素等进行预防。游客应采取措施防止蚊在傍晚和黑夜叮咬。

脑(脊)膜炎：喀麦隆北部处在撒哈拉以南地区脑(脊)膜炎带的范围中。在干旱的季节（12月至次年6月）在当地逗留1个月以上的旅客应该接种脑膜炎球菌疫苗，如果短期停留但预计会与当地人有广泛、密切接触者也应考虑接种疫苗。

盘尾丝虫病：在南部和西南部的急流江河边有很高的发病率，同样的情况也发生在喀麦隆北部的热带稀树草原地区。旅行者应该采取各种措施防止昆虫（黑蝇）的叮咬，尤其是在沿河流域。

肺吸虫病：该病呈地方性流行，旅行者应该避免食用未煮熟的淡水贝壳类动物，例如螃蟹。

脊髓灰质炎：近期在尼日利亚北部暴发的脊髓灰质炎导致喀麦隆、贝宁、博茨瓦纳、乍得、科特迪瓦、布基纳法索、中非共和国、几内亚和苏丹也出现脊髓灰质炎病例，前往喀麦隆的游客应全面接种以预防该病。

狂犬病：狂犬病是喀麦隆的公共健康问题，许多城镇和乡村都有发生，包括首都雅温得。一旦被动物尤其是狗抓咬后应高度重视，紧急采取医疗措施。建议逗留时间超过3个月的游客和计划到常规旅游景点以外地区短期探险的游客接种狂犬病疫苗。

血吸虫病：泌尿器官血吸虫病和肠血吸虫病在北部和西南部高度流行。肠血吸虫病主要发生Nord省和Center-Sud省，还包括雅温得、Edea和Douala等地区。游客应避免在淡水湖、池塘或小溪中游泳、洗澡或跋涉。

旅行者腹泻：高风险。南部的一些城市，包括 Douala、雅温得和 Mbalmayo，拥有水处理厂和供水管道系统，但是工厂不当的操作和差劲的维护使得细菌得以繁殖污染。因此所有的水源都应该被视为是不安全的。建议使用喹诺酮类抗生素联合洛哌丁胺（Imodium）治疗急性腹泻。如果抗生素对腹泻无效，那持续腹泻可能是由寄生虫疾病引起，例如贾第鞭毛虫病、阿米巴病或隐孢子虫病。

肺结核：肺结核是该国的主要健康问题。计划长期滞留在当地的游客应在出发前做 TB 皮试（PPD 测试），在离开该国后再做一次测试。

伤寒：建议到该国常规旅游景点以外地区旅游的游客、探亲访友的游客和长期居住在该国的游客接种伤寒疫苗。由于伤寒疫苗只有 60%～70% 的有效性，因此游客仍需注意食品和饮料的安全卫生状况。

黄热病：该国入境时需要出示黄热病的免疫接种证明书。该国处在黄热病流行带。黄热病接种证明在进入其他非洲、亚洲和南美洲国家时也有可能被要求出示。

其他疾病和危险：布氏菌病（由于食用了生的奶制品或者是职业暴露），班氏丝虫病（蚊传播），皮肤幼虫移行症，拉沙热（目前流行程度不清楚），麻风病（发生率达 1.9/1000），曼森线虫病，弓形虫病，肺结核（该国主要健康问题），斑疹伤寒（鼠和虱传播），回归热（虱传播），裂谷热，伤寒以及蠕虫感染。

加拿大（Canada）

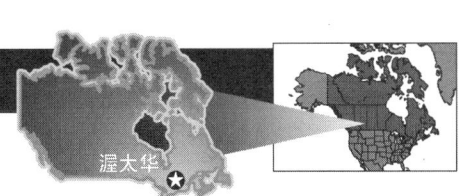

首都：
渥太华（Ottawa）

时差（与格林威治标准时间差）：
－5 小时

国家电话代码：
1

大使馆/领事馆:
- **中国大使馆**：515 St. Patrick Street，Ottawa，Ontario，Canada，Kin5H3；电话：001-613-7893434，7910511；传真：001-613-7891911，7891414；电子邮箱：chinaemb_ca@mfa.gov.cn；网址：http://ca.china-embassy.org
- **美国大使馆**：Ottawa，100 Wellington Street；电话：613-238-5335.
- **加拿大大使馆**：501 Pennsylvania Ave.，N.W.，Washington，DC 20001；电话：202-682-1740.
- **英国高级专员公署**：80 Elgin Street，Ottawa，Ontario KIP 5K7；电话：1-613-237-1530；传真：1-613-237-7980.

医院/医生：

加拿大有高水平的医疗护理。建议去这个国家的旅行者获得带有明确海外保险范围的补充旅行健康保险。游客接受医疗服务时，该保险应能给海外医院和/或医生直接付款，并且包括医疗转运条款。
- **国际SOS**：International SOS Canada Inc.，80 Tiverton Court，Suite 401，Markham，Ontario，L3R 0G4 Canada；电话：1-905-940-2444；传真：1-905-940-3551.

近期忠告和健康风险

事故和疾病：对于年龄低于55岁的旅行者来说，交通事故、意外伤害和溺水是导致他们死亡的主要原因。对于年老的旅行者来说心血管疾病是致命的主要原因。旅行者中由于感染性疾病而致命的仅占不到1%。

肝炎：所有游客都应注射甲肝疫苗。在加拿大北部地区携带乙肝病毒的人数比率较高。乙肝可以通过血液感染、使用污染的针具和未加防御措施的性交传播。建议停留3个月以上的游客、任何由于工作或者社会原因有感染风险的游客和希望得到全面疾病防御的游客注射疫苗。

流行性感冒：在10月至次年4月的流感流行期，所有游客都应注射流感疫苗。

预防昆虫叮咬：黑蝇、蚊和其他咬人昆虫在春季与夏季对游客是一个威胁。建议进行露营、跋涉、户外活动的游客采取措施防止昆虫叮咬，包括使用含有 DEET（避蚊胺）的皮肤驱虫剂和穿经过扑灭司林处理的衣服。头网和网状外套以及晚上使用的床帐也是有用的。

肠寄生虫：贾第鞭毛虫病和隐孢子虫病出现在荒野地区，但是对露营者和徒步旅行者的风险并不清楚。乡村的河流、湖、池塘可能受人或动物的污水所污染，建议过滤饮用水；但单独使用氯处理并不足以去除饮用水中的贾第虫和隐孢子虫卵囊。

常洗手能预防人与人之间的传播。在市政水处理系统出现故障后，偶尔曾经发生社区的隐孢子虫病暴发。

狂犬病：在加拿大感染该病的可能十分小。不到5％的人类病例是由狗传播。大多数狂犬病在加拿大局限于动物，尤其北极狐与红狐。旅行者如果遭受任何没有理由的动物咬伤，尤其是狐狸、浣熊、臭鼬和蝙蝠，都应立即就医。在加拿大，其他一些野生动物也可能传播狂犬病，如土拨鼠、狼、美洲野猫和黑熊。

佛得角（Cape Verde）

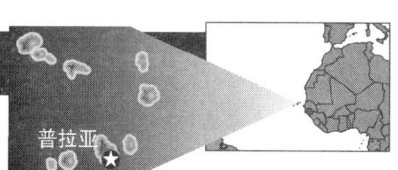

首都：
普拉亚（Praia）

时差（与格林威治标准时间差）：
＋1小时

国家电话代码：
238

大使馆/领事馆：
- 中国大使馆：Achada Do Santo Antonio；电话：00238-623027，623028，623029；传真：00238-623047，623007；电子邮箱：EMCHINA@CVT-ELECOM.CV
- 美国大使馆：Rua Abilio M. Macedo 81，Praia，Island of Santiago；电话：61-56-16 或 17；传真：61-13-55.
- 加拿大大使馆：委任于驻塞内加尔首都达喀尔的加拿大大使馆。
- 英国大使馆：委任于驻塞内加尔的英国大使馆。20 Rue du Docteur

Guillet，(Boite Postale 6025)，Dakar；电话：221-823-7392，823-9971；传真：221-823-2766，823-8415；电子邮箱：britemb@sentoo.sn。

医院/医生：

即使在首都普拉亚，当地医疗质量也参差不齐，并且普遍低下。

近期忠告和健康风险

事故、疾病和医疗保险：
- 对于年龄低于55岁的旅行者来说交通事故和意外伤害是导致他们死亡的主要原因，其次是溺水、空难、谋杀和火灾。
- 对于年老的旅行者来说心脏病是致命的主要原因。
- 旅行者中由于感染而致命仅占1％，但是总的来说感染是引起旅游相关疾病的最主要原因。
- 建议旅游者出行前针对具体风险购买海外专项健康保险。这份保险应保证游客在海外医院或私人医生就诊时直接替游客支付费用，并提供医疗转运条款。该保险还要提供24小时多国语言服务热线，并帮助安排和监督医疗救治的执行，决定是否需要医疗转运或航空急救服务。

霍乱：霍乱在该国十分活跃，但对于从发达国家来的旅游者来讲危险非常小。霍乱疫苗主要是针对生活、工作在卫生条件较差的高发区的人们（例如医疗救援人员）。
- 口服霍乱疫苗（Dukoral）对预防ETEC腹泻提供60％的交叉保护。
- 包括加拿大在内的很多国家许可口服霍乱疫苗。美国没有这种口服疫苗。
- 在出入境任何国家之前注射霍乱疫苗并非官方要求。尽管如此，有时一些国家还是需要那些来自受霍乱威胁国家的游客出示一份霍乱疫苗接种证明。一些游客可能希望携带一封由其卫生保健提供者开具的医疗豁免证明来旅游。Travel Medicine公司建议游客为该目的使用国际疫苗接种证明（黄卡），同时携带由其卫生保健提供者提供的"免除霍乱疫苗"的证明，该证明必须同时具有提供者的签名和合适的官方印章才有效。

肝炎：建议所有以前未注射过甲肝疫苗的旅游者都应接种甲肝疫苗。戊肝呈地方性流行，但程度不清楚。对于逗留时间超过3个月或想提高疾病防御的短期旅游者来说，应该考虑注射乙肝疫苗。旅游者还应注意，乙肝可以通过未加防御措施的性交或者使用污染的针具传播。

流行性感冒：流行性感冒在热带地区全年流行。建议所有年龄超过 50 岁、有慢性疾病或者自身免疫系统减弱，以及希望避免感染这种疾病的游客接种流感疫苗。怀孕妇女应在怀孕三个月后方可接种疫苗。

疟疾：自从 2001 年 9 月以来，当地的卫生部门报道了 66 例恶性疟疾病例，包括一例由于脑型疟疾并发症引起的死亡，发生在佛得角群岛 Sao Tiago 的普拉亚地区。多数患病者居住在普拉亚西北部的郊区 Fontao，其他患病者住在 Terra Brance 附近。来自西非其他国家的输入性疟疾病例可能导致暴发。

- 通常并不推荐疟疾预防。
- 所有的旅游者都应当采取措施避免蚊虫在傍晚和黑夜叮咬。预防叮咬的方法包括在皮肤表面涂含有 DEET 的驱虫剂，将扑灭司林喷洒在衣物和帐篷的表面，晚上睡觉时使用扑灭司林处理过的蚊帐。

旅行者腹泻：高风险，所有的水源都是潜在污染的。建议使用喹诺酮类抗生素联合洛哌丁胺（Imodium）治疗急性腹泻。如果抗生素对腹泻无效，那持续腹泻可能是由寄生虫疾病引起，例如贾第鞭毛虫病、阿米巴病或隐孢子虫病。

肺结核：肺结核是该国的主要健康问题。计划长期滞留在当地的游客应在出发前做 TB 皮试（PPD 测试），在离开该国后再做一次测试。

伤寒：建议到该国旅游的游客接种伤寒疫苗。由于伤寒疫苗只有 $60\%\sim70\%$ 的有效性，因此游客仍需注意食品和饮料的安全卫生状况。

黄热病：该病在佛得角不是很活跃。从疫区或者从肯尼亚、马里或塞内加尔来的游客会被要求出示黄热病疫苗接种证明。其他游客则不必或不要求提供证明。

开曼群岛（英属西印度群岛）
Cayman Islands (British West Indies)

首府：

乔治城（George Town）

时差（与格林威治标准时间差）：

—5 小时

地区电话代码：

345

大使馆/领事馆：

- 中国大使馆：无，与我国没有建交。
- 开曼群岛是英属海外领地。美国在开曼群岛没有大使馆。开曼群岛被委托于驻牙买加首都金斯敦的加拿大高级专员公署，电话：876-926-1500.

医院/医生：

医疗护理对于大部分健康问题是足够的。建议旅行者在出发前获得带有明确海外保险范围的补充旅行健康保险。游客接受医疗服务时，该保险应能给海外医院和/或医生直接付款，并且包括医疗转运条款。

- Georgetown Hospital（128 张床位）；Grand Cayman；电话：949-8600；最近进行了更新和扩张；包括产科、外科、内科和儿科，急诊室 24 小时服务，任何时候均有一位医生值班。医院配备两人制双保险减压舱以处理潜水急诊。Georgetown Hospital 与迈阿密的 Baptist Hospital 是联盟医院，当病人要求进一步治疗或者护理的时候可安排 Learjet 紧急医疗空运。
- 在大开曼岛有两家私营医疗机构：the Professional medical Center（345-949-6066）和 the Cayman Medical and Surgical Center（345-949-8150）。

近期忠告和健康风险

更多详情，请参照第 314 页的墨西哥和中美洲疾病风险总结。

中非共和国
(Central African Republic)

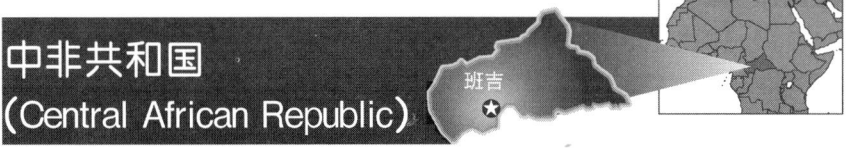

首都：
班吉（Bangui）

时差（与格林威治标准时间差）：
+1 小时

国家电话代码：
236

大使馆/领事馆：
- 中国大使馆：Avenue Des Martyrs Bangui, Republique Centragricaine；电话：00236-21612760；传真：00236-21613183；电子邮箱：chinaemb_cf@mfa.gov.cn
- 美国大使馆：Bangui at Avenue David Dacko；电话：236-61-02-00；传真：236-61-44-94。
- 加拿大使馆：Quartier Assana, Bangui；电话：236-61-09-73；传真：236-61-40-74。
- 英国高级专员公署：委任于驻喀麦隆的英国大使馆。Avenue Winston Churchill, BP 547, Yaoundé；电话：237-2-22-05-45/2-22-07-96；传真：237-2-22-01-48；电子邮箱：BHCyaounde@fco.gov.uk。

医院/医生：
- National University Hospital Center, Bangui；综合内/外科设施；员工包括一些法国军医。
- American Lutheran Church Missionary Hospital, Bouar；综合医疗服务。
- Clinicas las Condes, Bangui。

近期忠告和健康风险

AIDS/HIV：该国艾滋病的感染比率在成人中超过10%，在城市高危人群中感染比率超过20%。异性性交是目前该国艾滋病传播的主要方式。所有的游客都应采取各种措施防止不安全的性交、医疗或牙科注射以及输血。

非洲昏睡病（锥虫病）：危险区域包括西北部的 Ouham 峡谷、Nola 附近（西南部邻近喀麦隆边界），以及东南部。所有旅行者都应采取各种措施防止昆虫（采采蝇）的叮咬。

来自动物的威胁：包括蛇类（非洲树蛇、蝰蛇、眼镜蛇），蜈蚣、蝎子以及蜘蛛（黑寡妇蜘蛛、棕色遁蛛）等。

霍乱：霍乱在该国十分活跃，但对于旅游者来讲威胁非常小。霍乱疫苗主要是针对生活、工作在卫生条件较差的高发区的人们（例如医疗救援人员）。包括加拿大在内的很多国家许可口服霍乱疫苗。美国没有这种口服疫苗。

肝炎：高风险。建议所有以前未注射过甲肝疫苗的旅游者都应接种甲肝疫苗。戊型肝炎：20%急性肝炎为戊肝阳性。乙肝可以通过血液感染、使用污染的针具和未加防御措施的性交传播。建议停留 3 个月以上的游客、任何由于工作或者社会原因有感染风险的游客和希望得到全面疾病防御的游客注射疫苗。由于旅游中的疾病和受伤不可能提前预测，一些专家认为所有旅游者都应注射乙肝疫苗以防接触消毒不彻底的医疗针具。

流行性感冒：由于该国地处热带地区，流行性感冒全年流行。建议所有游客都接种流感疫苗。

利什曼病：在西北部和西南部，偶尔会有皮肤利什曼病的病例报道。内脏利什曼病可能发生在西南部。旅行者应该采取措施防止白蛉叮咬。

罗阿丝虫病：在西南部热带雨林和沼泽林区有很高的发病率。到这些地区的所有旅行者都应该采取相应措施防止昆虫（鹿蝇）叮咬。

疟疾：该病在全国范围内全年存在，包括城市地区。抗氯喹的恶性疟占据大部分病例。建议使用阿托代醌/氯胍（Malarone）、甲氟喹（Lariam）或者多西环素进行预防。游客应采取措施防止蚊在傍晚和黑夜的叮咬。

脑(脊)膜炎：中非共和国地处撒哈拉以南脑膜炎带的范围中。A 组脑膜炎球菌病暴发偶尔发生。针对脑膜炎球菌血清群 A、C、Y 和 W-135 提供保护的四价脑膜炎疫苗被推荐给在干燥季节（12月至次年6月）停留超过1个月的旅行者。

狂犬病：狂犬病在全国都时有发生。一旦被动物尤其是狗抓咬后应高度重视，紧急采取医疗措施。尽管在游客中感染狂犬病很少见，但这不容忽视。游客不要拥抱或者收留任何流浪的动物。家长应该告诉孩子们不要和不熟悉的动物接触。建议逗留时间超过3个月的游客或计划远离常规旅游路线进行探险而有可能遭遇野狗的游客，以及需要额外保护的游客接种狂犬病疫苗。

血吸虫病：血吸虫病在该国大部分范围内普遍存在，以西北部威胁最高。游客应避免在淡水中暴露。

旅行者腹泻：所有的水源，包括城市经过市政设施处理的自来水，都被视为是不安全的。所有的游客都应注意饮食卫生。建议使用喹诺酮类抗生素联合洛哌丁胺（Imodium）治疗急性腹泻。如果抗生素对腹泻无效，那持续腹泻可能是由寄生虫疾病引起，例如贾第鞭毛虫病、阿米巴病或隐孢子虫病。

肺结核：肺结核是该国的主要健康问题。计划长期滞留在当地的游客应在出发前做TB皮试（PPD测试），在离开该国后再做一次测试。

伤寒：建议到该国常规旅游景点以外地区旅游的游客、探亲访友的游客和长期居住在该国的游客接种伤寒疫苗。由于伤寒疫苗只有60%～70%的有效性，因此游客仍需注意食品和饮料的安全卫生状况。

黄热病：该国入境的时候需要出示黄热病免疫接种证明书。

其他疾病和危险：非洲蜱传斑疹伤寒（由于接触狗身上的蜱，通常是在城市地区，以及灌木丛的蜱），布氏菌病（通常是由于食用了未经巴氏消毒的奶制品），丝虫病（蚊传播），拉沙热（危险较低，目前流行程度不清楚），麻风病（高发生率，达2.7/1000），狂犬病（主要由城市和乡村的狗传播），弓形虫病，肺结核（主要的公众健康问题），伤寒以及肠蠕虫感染（非常常见）。

乍得（Chad）

首都：
恩贾梅纳（N'Djamena）

时差（与格林威治标准时间差）：
＋1 小时

国家电话代码：
235

大使馆/领事馆：

- 中国大使馆：Rue No. 1021 (Boulevard De Koufra) Quartier Residentiel、Administratif Et Commercial Premier Arrondissement，N'Djamena Republique Du Tchad；电话：00235-2522949；传真：00235-2530045；邮箱：chinaemb_td@mfa.gov.cn；网址：http://td.china-embassy.org
- 美国大使馆：N'Djamena. Avenue Felix Eboue；电话：51-62-18/32-69.
- 加拿大大使馆：委任于驻喀麦隆的加拿大大使馆；电话：011-237-223-2311.
- 英国高级专员公署：委任于驻喀麦隆的英国大使馆。Avenue Winston Churchill，BP 547，Yaoundé；电话：237-2-22-05-45/2-22-07-96；传真：237-2-22-01-48；电子邮箱：BHCyaounde@fco.gov.uk.

医院/医生：

乍得的医疗护理低于西方水平。建议旅行者在出发前投保带有明确海外保险范围的补充旅行健康保险。在保险期内，条款应该能在游客接受医疗服务时，提供对海外医院和/或医生的直接支付，并且包括医疗转运。

- N'Djamena Central Hospital（620 张床位）；综合医疗服务；一些专科。
- Sahr Hospital（325 张床位）；综合医疗机构。旅行者应该与本国大使馆联系获得医生推荐名单。
- International SOS：Le Centre Medical International，Route de l'Aéroport，BP 1215，N'Djamena，Chad；电话：235-52-25-01；传真：235-52-25-03；急诊：235-27-19-13.

近期忠告和健康风险

疟疾风险全年在全国范围内存在，包括城市地区。建议使用阿托伐醌/氯胍

(Malarone)、甲氟喹（Lariam）或者多西环素来预防。乍得处于撒哈拉以南非洲"脑膜炎带"范围中。建议预计会与当地人有广泛、密切接触的游客接种四价脑膜炎疫苗。

更多信息，请参照第 328 页的撒哈拉以南非洲地区疾病风险总结。

智利（Chile）

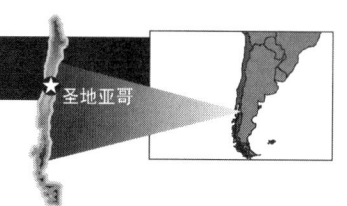

圣地亚哥

首都：
圣地亚哥（Santiago）

时差（与格林威治标准时间差）：
－4 小时

国家电话代码：
56

大使馆/领事馆：
- 中国大使馆：Av. Pedro de Valdivia 550，Santiago，Chile；电话：0056-2-2339880，2049443；传真：0056-2-2341129；电子邮箱：EMBAJADACHINA@ENTELCHILE.NET；网址：http://cl.china-embassy.org
- 美国大使馆：Avenida Andres Bello 2800，Santiago。电话：56-2-335-6550，232-2600；下班后电话：56-2-330-3321；传真：56-2-330-3005；电子邮箱：SantiagoAmcit@state.gov；网址：www.usembassy.cl.
- 加拿大大使馆：Nueva Tajamar 481，Torre Norte；12th Floor，Las Condes，Santiago。电话：56-2-362-9660；传真：56-362-9393；电子邮箱：stago@dfait-maeci.gc.ca；网址：www.dfait-maeci.gc.ca/santiago.
- 英国大使馆：Av.El Bosque Norte 0125，Casilla 72-D，Santiago；电话：56-2-370-4100；电子邮箱：chancery.santiago@fco.gov.uk；网址：www.britemb.cl.

医院/医生：
Jose Joaquin Aguirre Hospital（1700 张床位）；综合内外科设施；Clinica las Condes，Santiago. La Clinica Francesca，Concepcion. La Clinica Sanitorio Aleman，Concepcion.

近期忠告和健康风险

AIDS/HIV：在智利艾滋病发病率不高，但是目前病例数量正在上升，尤其在城市更为明显。据统计，艾滋病病例中72%是由于同性以及双性性接触而导致的，并且由于异性性接触导致的病例数量处于上升趋势。

事故、疾病和医疗保险：对于55岁以下的旅行者来说，交通事故和意外伤害是导致死亡的主要原因，大多数是由机动车辆和摩托车碰撞引起；其次是溺水、空难、谋杀和火灾。建议遵循以下重要的安全原则：（1）不开夜车；（2）即使很有经验，也不要租用摩托车、机动脚踏两用车、自行车或摩托车；（3）不要独自在夜间或醉酒后游泳。

- 对于年老的旅行者来说心脏病发作是致命的主要原因。
- 虽然旅行者中由于感染而致命仅占1%，但是总的来说感染是引起旅游相关疾病的最主要因素。

医疗保险：建议旅游者出行前购买带有海外专项保险的补充旅行健康保险。该保险能够保证游客在海外医院或私人诊所就诊时及时支付费用，并提供医疗转运福利。保险还可提供24小时的多国语言服务热线，以帮助安排并监督医疗救治的实施，并决定是否需要医疗转运或航空急救服务。

来自动物的威胁：来自动物的威胁包括黑色和棕色寡妇蜘蛛等。在该国大陆地区没有毒蛇出没，而沿海水域有僧帽水母（Portuguese man-o'-war）、海黄蜂和一些黄貂鱼种出没，这些会对不设防的游泳者构成潜在的威胁。

Chagas 病：自1999年以来，该国已经没有 Chagas 病的病例报道。尽管如此，到乡间旅行的游客还是应使用蚊帐。如果居住在砖坯的房间里，睡觉时应尽量远离墙，并且在睡觉前喷洒杀虫剂防止蚊虫叮咬。另外，未经检验的输血也是该病的传播途径之一。智利血库报告血液的感染率在1.9%～6.5%之间。

霍乱：据报道，霍乱在该国十分活跃，但是对游客威胁较小。霍乱在来自发达国家的游客中非常罕见。霍乱疫苗的接种人群主要是生活、工作在卫生条

- 口服霍乱疫苗（Dukoral）对预防肠毒性大肠杆菌（ETEC）引起的腹泻提供大约60%的交叉保护。
- 包括加拿大在内的很多国家许可口服霍乱疫苗，但美国没有这种口服疫苗。
- 在出入境这个国家时接种霍乱疫苗并非官方要求。尽管如此，有时一些国家还是需要那些来自受霍乱威胁国家的游客出示一份霍乱疫苗接种证明。因此，游客可能需要携带他们国家卫生保健中心提供的医疗豁免证明来旅游。Travel Medicine公司建议游客为此目的携带国际疫苗接种证明书（黄卡）去旅游。

更多建议，请参照第317页的南美洲疾病风险总结。

圣诞岛（澳大利亚）
[Christmas Island (Australia)]

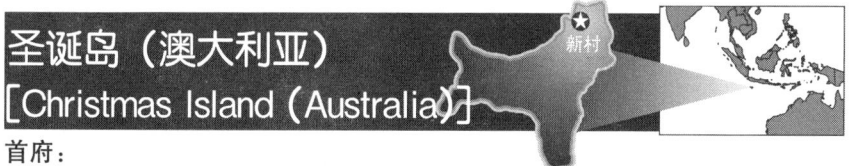

首府：
新村（The Settlement）

时差（与格林威治标准时间差）：
+7小时

地区电话代码：
6724

大使馆/领事馆：
- 中国大使馆：无，与我国没有建交。
- 美国、加拿大和英国在圣诞岛都没有大使馆。作为澳大利亚的领土，圣诞岛位于印度洋，澳大利亚西北870英里（1400公里）。热带气候，全年平均气温为81°F（27°C）。

医院/医生：
首都新村的几个小型医院提供充足的医疗服务。考虑到地处偏远，如何将游客安全转运至关重要。病情严重者都应该送到澳大利亚处理。

近期忠告和健康风险

事故、疾病和医疗保险：
- 对于年龄低于 55 岁的旅行者来说交通事故和意外伤害是导致他们死亡的主要原因，其次是溺水、空难、谋杀和火灾。
- 对于年老的旅行者来说心脏病是致命的主要原因。
- 旅行者中由于感染而致命仅占 1%，但是总的来说感染是引起旅游相关疾病的最主要原因。
- 建议旅游者出行前购买带有海外专项保险的补充旅行健康保险。该保险能够保证游客在海外医院或私人诊所就诊时及时支付费用，并提供医疗转运福利。保险还可提供 24 小时的多国语言服务热线，以帮助安排并监督医疗救治的实施，并决定是否需要医疗转运或航空急救服务。

登革热： 存在风险。游客应采取措施防止蚊虫叮咬。

肝炎： 建议所有以前未接种的游客都应接种甲肝疫苗。停留时间超过 3 个月的游客以及希望得到全面疾病防御的短期游客应注射乙肝疫苗。游客需注意乙肝可以通过不安全的性交和使用污染的注射器传播。

流行性感冒： 在热带地区，流行性感冒全年流行。建议以下人群接种流感疫苗：所有 50 岁以上旅游者；有慢性疾病；自身免疫系统较差以及希望避免感染这种疾病的游客。怀孕妇女应在怀孕三个月后接种疫苗。

疟疾： 无风险。

来自海洋的威胁：
- 对游泳者的威胁主要是水母、多刺的海胆以及珊瑚。
- 肉毒鱼类中毒较常见，主要原因是食用了珊瑚礁鱼类，例如石斑鱼、鲷鱼、黑鲈和梭鱼。有些鱼肉毒素甚至是煮熟之后都不能消除。

旅行者腹泻： 低风险。建议使用喹诺酮类抗生素联合洛哌丁胺（Imodium）治疗急性腹泻。

哥伦比亚（Colombia）

首都：
波哥大（Bogotá）

时差（与格林威治标准时间差）：
－5 小时

国家电话代码：
57

大使馆/领事馆：

- 中国大使馆：Carrera 16 No. 98-30，Bogota，Colombia；电话：0057-1-6223215，6223202，6223213；传真：0057-1-6223114；电子邮箱：chinaemb_co@mfa.gov.cn；网址：http://co.china-embassy.org
- 美国大使馆：Avenida El Dorado and Carrera 50，Bogotá. 办公时间电话：57-1-315-0811，非办公时间紧急电话：315-2109/2110；传真：57-1-315-2196/2197；网址：usembassy.state.gov/bogota.
- 加拿大大使馆：Cra. 7，No. 115-3，Bogotá；电话：57-1-657-9800；传真：57-1-657-9912；电子邮箱：bgota@dfait-maeci.gc.ca. 网址：www.dfait-maeci.gc.ca/bogota.
- 英国大使馆：Edificio ING Barings，Carrera 9 No 76-49 Piso 9，Bogotá；电话：57-1-326-8300；电子邮箱：britain@cable.net.co.

医院/医生：

- San Ignacio University Hospital, Santafé de Bogotá, Colombia. 电话：57-1-288-8188. 私立医院（264 张床位），是 Javeriana 大学医学院附属医院。专科齐全，包括创伤科。
- Fundacion Santa Fe de；Calle 116 #9-02，Santafé de Bogotá；综合医院（170 张床位），信誉良好；电话：57-1-629-0766. 24 小时急诊服务；可进行肾透析；创伤治疗能力有限。

近期忠告和健康风险

AIDS/HIV：艾滋病患病率预计在同性恋男性中达 41%，在妓女中达 30%。但在目前，异性恋传播该病的程度高于同性恋者。

急性高山病（AMS）：危险发生在波哥大地区（海拔2600米）和中部海拔高于3000米的高地。到高原地区旅行的游客应该考虑用乙酰唑胺进行预防并逐渐适应，最好的治疗方式是迅速下到低海拔地区。

巴尔通体病（奥罗亚热）：这种由白蛉传播的严重细菌疾病发生在海拔在800～3000米的西南部地区。在该病的第一阶段（发热和贫血阶段）可以选用氯霉素、青霉素或者四环素进行治疗。第二阶段（皮肤损伤阶段）最好用利福平或者链霉素来治疗。旅行者应该采取各种措施防止白蛉的叮咬。

Chagas 病：在海拔低于2700米的北部和西部地区（尤其是安第斯东部山脚西面）大量存在。Norte de Santander 地区危险增大。危险主要发生在那些乡村的农业区，那里通常有供传播 Chagas 病的锥猎蝽栖息的砖坯房。在此类房屋中居住的游客应采取各种措施防止晚上被虫叮咬。

霍乱：该国可能出现散在病例，但是对从发达国家来的旅行者来说威胁很低，例如美国和加拿大。霍乱疫苗（在美国已无供应）主要是针对生活和工作在卫生条件较差的高发区的人群。

- 口服霍乱疫苗（Dukoral）对肠毒性大肠杆菌（ETEC）引起的腹泻有60%的交叉性保护作用。

出入境任何国家时注射霍乱疫苗并非官方要求。尽管如此，有时一些国家还是需要那些来自受霍乱威胁国家的游客出示一份霍乱疫苗接种证明。因此，游客可能希望携带一封由他们国家卫生保健中心提供的医疗豁免证明来旅游。如果可能，明智的做法是联系目的地国家的大使馆或领事馆，以确认对霍乱疫苗接种的要求，以及是否接受医疗豁免证明。

登革热：该病全年存在风险（在雨季风险增高），主要发生在海拔低于1800米的市区及其周边。危险较大的地区是北部、中北部（Magdalena 河谷）以及西部地区。旅行者应该采取各种措施防止蚊子叮咬。

肝炎：所有未接种过疫苗的旅行者来该国旅游前都应该注射甲肝疫苗。乙肝携带者占总人口的比例约为1.3%，在亚马逊盆地和高危险人群（比如妓女、吸毒者）中这一比例有可能高达20%。对于逗留时间达3个月以上的旅游者以及希望得到全面疾病防御的短期旅游者，应该考虑注射乙肝疫苗。

旅游者还应注意，乙肝可以通过未加防御措施的性交或者使用污染的注射器传播。

流行性感冒：在热带地区，流行性感冒全年流行。建议以下人群接种流感疫苗：所有50岁以上人员；有慢性疾病；自身免疫系统损害以及希望避免感染这种疾病的游客。孕妇应在怀孕三个月后接种疫苗。

利什曼病：皮肤利什曼病（95%的病例）广泛分布于海拔高达1500米的丛林高地。许多病例发生在太平洋沿岸地区。内脏利什曼病主要发生在海拔低于900米的Cundinamarca郡南部的Magdalena河谷及其支流地区。到这些地区的旅行者都应该采取措施防止昆虫（白蛉）的叮咬。

疟疾：该病在波哥大、主要市区、San Andres以及Providencia群岛没有威胁。该国其他海拔低于800米的地区全年都有威胁。疟疾活动在不同的地区有明显不同，在一些特殊区域全年都流行，当地雨季流行风险会增加。间日疟占病例的60%，恶性疟其次。（但在有些沿太平洋地区，恶性疟占病例的98%。）抗氯喹的恶性疟发生在所有的疟疾地区。另外，现在有抗氯喹的间日疟。曾经在亚马逊河区域有未经证实的甲氟喹抵抗的报告。对于疟疾高发地区的旅游者，建议使用阿托伐醌/氯胍（Malarone）、甲氟喹（Lariam）或者多西环素等防治。

狂犬病：该国狂犬病的威胁相对来说比较小，但危险仍然存在。狗是引起人类病例的主要原因，但蝙蝠也传播该病。建议逗留时间长达3个月以上的游客，或者虽短暂停留，但其目的地距离有暴露后狂犬病疫苗可靠来源的路程超过24小时，应该注射狂犬病疫苗。一旦被动物尤其是狗抓咬后应高度重视，紧急采取医疗措施。

落矶山班疹热：这种立克次体疾病也在美国以外的地区发现。

其他疾病和危险：布氏菌病（在Antioquia省的Uraba地区威胁较大）、囊尾蚴病、包虫病、丝虫病（蚊传播，在Cartegena有部分病例报道）、钩端螺旋体病、曼森线虫病（黑蝇传播，在哥伦比亚东南部河谷地区流行）、盘尾丝虫病（黑蝇传播，在中南部太平洋沿岸流行）、肺吸虫病（由被污染的生淡水螃蟹和小龙虾传播)、肺结核(严重的公共健康问题)、病毒性脑炎(蚊传播)、类圆线虫病以及其他蠕虫感染。动物的威胁包括蛇(毒蛇、珊瑚蛇)、蜈蚣、蝎子和蜘蛛(黑寡妇、褐色隐士、香蕉蜘蛛和狼蛛)。凯门鳄等鳄鱼数量很多,电鳗和毒蛙在乡村的水域也能看到。美洲狮、美洲虎、野猪和大型的热带啮齿类动物在哥伦比亚也会碰到。在哥伦比亚沿岸地区的水域也生活着一些海黄蜂、僧帽水母和黄貂鱼,它们会对游泳者造成威胁。

科摩罗群岛
(Comoros Islands)

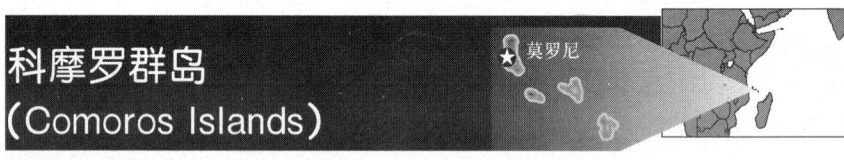

莫罗尼

首都:
莫罗尼(Moroni)

时差(与格林威治标准时间差):
+3 小时

国家电话代码:
269

大使馆/领事馆:

- 中国大使馆:Coulee de lave No. C109,Noroni,Comores;电话:00269-732521;传真:00269-732866;电子邮箱:chinaemb_km@mfa.gov.cn
- 美国大使馆:无。
- 加拿大大使馆:委任给驻坦桑尼亚的加拿大高级专员公署;电话:225-22-211-2831/2/3/4
- 英国大使馆:委任给驻马达加斯加的英国大使馆。Lot II 164 Ter,Alarobia-Amboniloha,BP 167,Antananarivo 101;电话:261-20-22-49378/79/80;传真:261-20-22-49381;电子邮箱:ukembant@simicro.mg

医院/医生:

科摩罗的医疗护理水平较低。建议旅游者出行前购买带有海外保险范围的补充旅行健康保险。这项保险保证游客在海外医院或私人诊所就诊时能够及时支付费用,并提供医疗转运帮助。

近期忠告和健康风险

疟疾：恶性疟疾风险存在于全国，其中包括城市地区。建议使用阿托伐醌/氯胍（Malarone）、甲氟喹（Lariam）或多西环素作为预防性用药，并且游客应采取措施防止蚊的叮咬。

更多详情，请参照第328页的撒哈拉以南非洲地区的疾病风险总结。

刚果（Congo）

首都：
布拉柴维尔（Brazzaville）

时差（与格林威治标准时间差）：
+1小时

国家电话代码：
242

大使馆/领事馆：

- 中国大使馆：Boulevard Du Marechal Lyautey, Brazzaville, Republique Du Congo；电话：00242-811132；传真：00242-811135；电子邮箱：chinaemb_cg@mfa.gov.cn
- 美国大使馆：Brazzaville. Avenue Amilcar Cabral；电话：832-070/832-624
- 加拿大大使馆：Zaire. 电话：[243]（12）27551
- 英国大使馆：83 Avenue du Roi Baudouin, Kinshasa；电话：243-98169100，98169111，98169200；传真：243-8846102；电子邮箱：ambrit@ic.cd

医院/医生：

- Centre Medical Guenin, Pointe-Noire. 小医疗机构（9个床位），提供有限护理。全天24小时均提供紧急服务。
- Brazzaville General Hospital（900个床位）；综合医疗服务机构。
- 游客可联系本国大使馆咨询医生名录。

近期忠告和健康风险

AIDS/HIV：地区性大规模的人口流动使艾滋病更易传播；少女和妇女更易感染，主要是因为性侵犯导致的暴力伤害。总体来说，30 岁以上的人群感染率最高：大约 10% 的 35～49 岁的男性和 7% 的 25～39 岁的女性患有艾滋病。

非洲昏睡病（锥虫病）：该病在该国很活跃。主要见于南部 Niari 和 Bouenza 地区的草原地带以及北部布拉柴维尔到 Betou 的刚果河流域，还有西北部（Etoumbi 地区）和西南部最远的 Cuvette 地区（Okoyo 邻近地区）；威胁也存在于 Lefini 河流域。因此，所有的旅行者都应该采取各种措施防止昆虫（采采蝇）的叮咬。

动物的威胁：主要包括蛇类（树眼镜蛇、蝰蛇、毒蛇、眼镜蛇）、蜈蚣、蝎子以及黑寡妇蜘蛛。

霍乱：霍乱在该国十分活跃，但对于旅游者来讲威胁非常小，尤其对于来自发达国家的旅游者几乎没有危险。霍乱疫苗主要是针对生活、工作在卫生条件较差的高发区的人们（例如医疗救援人员）。包括加拿大在内的很多国家许可口服霍乱疫苗，但美国没有这种口服疫苗。

埃博拉(Ebola)病毒出血热：病例散在出现。旅行者需要注意的是埃博拉病毒的传播是因为接触了感染者的体液或分泌物，该病毒不会因为昆虫叮咬而传播。

马尔堡(Marburg)病毒出血热：1998 年有马尔堡出血热暴发的报道。虽然病毒的发源地还不清楚，但至少包括乌干达部分地区、肯尼亚西部，可能还有津巴布韦地区。和埃博拉病毒的情况类似，也没有找到确切传染病毒的动物。患者易传播该病，特别是在和病人接触密切的环境下，例如医院。

肝炎：建议所有以前未接种的游客都应接种甲肝疫苗。乙肝病毒携带者占总人口的比例约为 17.5%。乙肝可以通过感染的血液、使用污染的针具和未加防御措施的性交而传播。建议停留 3 个月以上的游客、任何由于工作或者社会原因有感染风险的游客和希望得到最大限度疾病防御的游客注射疫苗。由于旅游中的发病和受伤不可能预测，一些专家认为所有旅游者都应注射乙肝疫苗，以防止接触消毒不彻底的医疗针具。

流行性感冒：在热带地区，流行性感冒全年流行。建议所有旅游者接种流感疫苗。

罗阿丝虫病：在 Chaillu 山脉的热带雨林和村庄都有很高的发病率。到这些地区旅行的所有旅行者都应该采取相应的措施防止鹿绳的叮咬。

疟疾：该病在刚果全国范围内全年存在，包括城市地区。传播期为雨季和雨季过后的月份（赤道以北是 4～10 月；赤道以南是 10 月至次年 5 月）。建议使用阿托伐醌/氯胍（Malarone）、甲氟喹（Lariam）或多西环素作为预防性用药，并且游客应采取措施防止傍晚和夜晚的蚊子叮咬。

盘尾丝虫病：在西南部的 Djoue 河流域以及刚果河的浅滩两个地区有很高的发病率，旅行者应该采取各种措施防止昆虫（黑蝇）的叮咬。

血吸虫病：泌尿系统血吸虫病存在于西南部地区，如 Bouenza、Niari、Kouilou 和 Brazzaville 地区，而北部地区威胁较小。游客应避免在淡水湖、池塘、小溪中游泳、洗澡或跋涉。

旅行者腹泻：高风险。乡村和城镇用水的来源都是未经过化学处理的。所有的游客都应注意饮食卫生。建议使用喹诺酮类抗生素联合洛哌丁胺（Imodium）治疗急性腹泻。如果抗生素对腹泻无效，则持续腹泻可能是由寄生虫疾病引起，例如贾第鞭毛虫病、阿米巴病或隐孢子虫病。

肺结核：肺结核是该国的主要健康问题。计划长期滞留在当地的游客应在出发前做 TB 皮试（PPD 测试），并且在离开该国后再做一次测试。

伤寒：建议到该国常规旅游景点以外地区旅游、探亲访友以及长期居住在该国的游客接种伤寒疫苗。由于伤寒疫苗只有 60%～70% 的有效性，因此游客仍需注意选择卫生安全的食品和饮料。

黄热病：该病散在出现，入境时需要出示黄热病的接种证明书。

其他疾病和危险：布氏菌病（由于食用了生的奶制品或者职业环境因素），切昆贡亚热（蚊子传播；区域性循环暴发），曼森线虫病（丝虫病的蚊媒形式），麻风病，钩端螺旋体病，肺吸虫病（由于食用了生的蟹类），人类猴天花，狂犬病，弓形虫病，肺结核（主要的健康问题）以及肠蠕虫感染（非常普遍）。

库克群岛(新西兰)
Cook Islands(New Zealand)

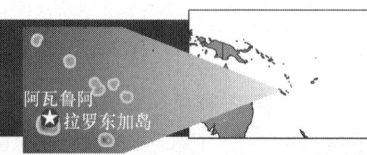

首府：

阿瓦鲁阿，拉罗东加岛（Avarua，Rarotonga）

时差（与格林威治标准时间差）：

－10 小时

地区电话代码：

682

大使馆/领事馆：

- 中国大使馆：由驻新西兰大使馆代办。
- 在新西兰惠灵顿的美国大使馆对这一地区有管辖权。库克群岛委任于驻澳大利亚悉尼的加拿大大使馆。

医院/医生：

大多数情况下，库克群岛的医疗条件还是不错的，但是岛屿之间的交通是个问题。在遇到严重事故或者伤害的时候，建议游客转运到医疗条件更好的国家接受治疗。建议旅行者在出发前购买带有明确海外保险范围的旅行健康附加保险。在保险期内，条款应该能保证游客在接受医疗服务时，对海外医院和/或医生直接支付费用，并且包括医疗转运。

- Avarua Hospital/Rarotonga General Hospital，阿瓦鲁阿；电话：22-664
- Mauke Hospital，Mauke，南库克群岛；电话：35-664

其他岛屿的医院（提供最简单的医疗服务）：

- Aitutaki Hospital，Aitutaki；电话：31-041
- Mangaia Hospital，Mangaia；电话：34-027

- Atiu Hospital，Atiu；电话：33-664

近期忠告和健康风险

疟疾：在库克群岛没有疟疾威胁。

请参照第 337 页大洋洲疾病风险总结。

哥斯达黎加（Costa Rica）

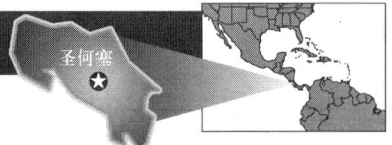

首都：
圣何塞（San José）

时差（与格林威治标准时间差）：
－6 小时

国家电话代码：
506

大使馆/领事馆：

- 中国大使馆：De la case de D. Oscar Arias 100 metros al sur y 50 metros al oeste，Rohrmoser，Pavas San Jose，Costa Rica；电话：00506-2914811；传真：00506-2914820.
- 美国大使馆：Pavas，San José. 电话：506-220-3050.
- 加拿大大使馆：Oficentro La Sabana，Building No. 5，Centro Colon，San José，电话：506-296-4149；传真：506-296-4270；电子邮箱：sjose@dfait-maeci.gc.ca；网址：www.dfait-maeci.gc.ca/sanjose
- 英国大使馆：Apartado 815，Edificio Centro Colon（11th Floor），San José 1007；电话：506-258-2025；传真：506-233-9938；电子邮箱：britemb@racsa.co.cr；网址：www.britishembassycr.com.

医院/医生：

- Hospital Clinica Biblica：私营医院，内/外科诊治能力强，包括心外科、24 小时急诊室以及急救车服务。现在还有 CT 和 MRI。院内医生 90% 会讲英语；在职的很多医生都曾在美国接受过高等教育。前往 Hospital Clinica Biblica 就诊的有大使馆人员、旅游者和外国定居者。地址：Calle Central and Ave. 14.
- Dr. Max Gutreiman Goldberg，Hospital San Jose CIMA
- Autopista Prospero Fernandez（收费站往西 500 米），Torre Medica，4th Floor，Suite 4，San José
- Dr. Roberto Herrera Guido（儿科），Hospital San José CIMA，Autopista Prospero Fernandez. Torre Medica，San José.

近期忠告和健康风险

霍乱：有散在病例报道，但来自发达国家的旅行者几乎不会受到什么威胁。霍乱疫苗主要是针对生活、工作在卫生条件较差的高发区的人们。

登革热：全国范围内全年流行，尤其是海拔低于 1300 米的城市地区，沿海城市威胁更高。为了预防登革热，旅行者应该采取措施防止蚊子的叮咬。

肝炎：所有未接种过疫苗的旅行者都应该注射甲肝疫苗。乙肝携带者占总人口的比例小于 1%。乙肝可以通过感染的血液、使用污染的针具和未加防御措施的性交传播。建议停留 3 个月以上的游客、任何由于工作原因或者社会关系原因有感染风险的游客以及希望得到全面疾病防御的游客注射疫苗。

流行性感冒：在热带地区流行性感冒全年流行。建议所有旅游者接种流感疫苗。

利什曼病：皮肤利什曼病主要在海拔低于 800 米的森林地区流行，高峰期在 5~7 月，主要发生在与巴拿马交界的地区。旅行者应该采取措施防止昆虫（白蛉）的叮咬。

钩端螺旋体病：参与运动者有该病威胁，如橡皮筏漂流，该运动易接触到江河内污染的水。

疟疾：海拔低于 500 米的乡村地区全年都有威胁，不过威胁程度较小。中部高地（Cartago 和 San José 省）没有该病威胁。该病主要发生在雨季和雨季之后的 5~11 月，高峰期在 9~10 月。威胁较大的地区是大西洋沿岸的低地以及北部与尼加拉瓜接壤的地区。70% 的病例发生在大西洋海岸上的 Limon

省。由间日疟原虫引起的疟疾占97%。还没有报道有抗药性恶性疟疾出现。通常不建议那些到哥斯达黎加旅游的旅行者常规使用氯喹类药物预防,但对于在尼加拉瓜边境过夜的旅行者来讲,是应该考虑氯喹预防的。游客应该采取措施防止蚊虫叮咬,尤其是在黄昏到日出这段时间内。

旅行者腹泻:在大多数地区威胁很小。San José和大的旅游城市的自来水可以直接饮用。建议使用喹诺酮类抗生素治疗急性腹泻。如果抗生素对腹泻无效,那持续腹泻可能是由寄生虫疾病引起,例如贾第鞭毛虫病、阿米巴病或隐孢子虫病。

伤寒:建议到该国常规旅游景点以外地区旅游、探亲访友以及长期居住的游客接种伤寒疫苗。由于伤寒疫苗只有60%~70%有效性,因此游客仍需注意选择安全卫生的食品和饮料。

黄热病:哥斯达黎加位于"黄热病发病带",但这种病不活跃。无需注射疫苗。

其他疾病/危险:腹部血管圆线虫病,布氏菌病,Chagas病(散在病例发生在海拔低于1300米的Alajuela、Guanacaste、Heredia和San José省的乡村地区,但并不是一个主要的公共健康问题),囊尾蚴病,丝虫病(由黑蝇传播,在Puerto Limon附近流行),片吸虫病(肝吸虫病,来自受污染的水生植物),肺吸虫病(由于食用了受污染的淡水蟹和小龙虾),狂犬病(威胁很小),蜱传立克次体病(落矶山斑疹热病例报告来自Limon省;蜱传回归热),委内瑞拉马脑炎,类圆线虫病和其他蠕虫感染。

克罗地亚(Croatia)

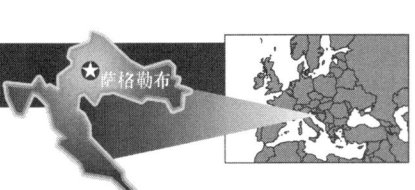

首都:
萨格勒布(Zagreb)
时差(与格林威治标准时间差):
+1小时
国家电话代码:
385

大使馆/领事馆：

- **中国大使馆**：Mlinovi 132，10000 Zagreb，Republic of Croatia；电话：003851-4637011，4693014，4693002；传真：003851-4637012；电子邮箱：E. C. OFFICE. CHN@ZG. HTNET. HR；网址：http：//hr.china-embassy.org.
- **美国大使馆**：Andrije Hebranga 2，Zagreb；电话：1-455-5500；网址：www.usembassy.hr.
- **加拿大大使馆**：Prilaz Gjure Dezelica 4，Zagreb；电话：1-488-1200，488-1211；传真：1-488-1230；电子邮箱：zagrb@dfait-maeci.gc.ca.
- **英国大使馆**：UI Ivana Lucica 4，10000 Zagreb；电话：385-1-600-9100；传真：385-1-600-9111；电子邮箱：british.embassyzagreb@fco.gov.uk.

医院/医生：

克罗地亚的健康机构尽管通常是按照西方标准设置，但是仍然承受着巨大压力。部分药物紧缺。医生和医院可能会期望在其提供健康服务后能立即支付现金。建议旅行者在出发前购买带有明确海外保险范围的旅行健康附加保险。在保险期内，条款应该能保证游客在接受医疗服务时，对海外医院和/或医生的直接支付，并且包括医疗转运。萨格勒布（Zagreb）的美国大使馆有当地医生和医院名录。详见 www.mdtravelhealth.com/destinations/europe/croatia.html.

近期忠告和健康风险

所有旅游者应及时接种最新的破伤风-白喉、麻疹-腮腺炎-风疹、脊髓灰质炎和水痘疫苗。

更多详情，请参照第 320 页的欧洲疾病风险总结。

古巴（Cuba）

首都：
哈瓦那（Havana）

时差（与格林威治标准时间差）：
—5 小时

国家电话代码：
53

大使馆/领事馆：
- **中国大使馆**：Calle 13 No. 551，Entre C Y D，Vedado，Ciudad De La Habana，Republic De Cuba；电话：0053-7-8333005；传真：0053-7-8333092；电子邮箱：chinaemb_cu@mfa.gov.cn。
- **美国办事处**（Interest Section）：Havana. Calzado, between Calles L and M, Vedado. 电话：32-0551-59. 美国与古巴没有正式建交。
- **加拿大大使馆**：Calle 30 No. 518，Miramar（Playa），Ciudad de la Havana，Cuba；电话：（53-7）204-2516；传真：（53-7）204-1069；网址：www.havana.gc.ca。
- **英国大使馆**：Calle 34 No. 702/4 entre 7ma Avenida y 17，Miramar，Havana；电话：53-7-204-1771；传真：53-7-204-8104；电子邮箱：embrit@ceniai.inf.cu。

医院/医生：
古巴有组织很好的可享受的医疗保健系统，以街道为基础的家庭医疗可以广泛获得。建议旅行者在出发前购买带有明确海外保险范围的旅行健康附加保险。在保险期内，条款应该能保证在游客接受医疗服务时，提供对海外医院和/或医生的直接支付，并且包括医疗转运。

近期忠告和健康风险

霍乱：据报道霍乱在这个国家十分活跃，但是对游客威胁较小。在来自发达国家的游客中感染霍乱的病例十分罕见。霍乱疫苗主要是针对生活、工作在卫生条件较差的高发区的人们。

登革热：登革热在这个国家内普遍流行。有登革出血热的病例报告。游客应采取各种措施防止白天蚊子的叮咬。

片吸虫病（肝吸虫病）：人类片吸虫病是一种地方流行病，在古巴的加勒比海地区发病率最高。游客应避免食用水生蔬菜，如水田芥，并对羊肉和羊肝进行充分加热后才能食用。

食品与水源的安全：大部分水源是经过氯化消毒的，虽然是相对安全的，但仍有可能导致轻度腹泻。古巴有瓶装水出售，建议游客饮用瓶装水。牛奶经过高温灭菌，奶制品也是安全的。地方的肉类、家禽类、海产品和水果都是可以安全食用的。

肝炎：建议游客接种甲肝疫苗。在该国所有人口中乙肝病毒携带者的比率约为0.8%。乙肝可以通过感染的血液、使用污染的针具和未加防御措施的性交传播。建议停留3个月以上的游客、任何由于工作原因或者社会关系有感染风险的游客和希望得到全面疾病防御的游客注射疫苗。由于旅游中的发病和受伤无法提前预测，一些专家认为所有旅游者都应注射乙肝疫苗以防接触了消毒不彻底的医疗针具。

旅行者腹泻：中等风险。建议使用喹诺酮类抗生素治疗急性腹泻。如果抗生素对腹泻无效，那持续腹泻可能是由寄生虫疾病引起，例如贾第鞭毛虫病、阿米巴病及隐孢子虫病。

伤寒：建议到该国常规旅游景点以外地区旅游、探亲访友和长期居住在该国的游客接种伤寒疫苗。由于伤寒疫苗只有60%～70%有效性，因此游客仍需注意食品和饮料的卫生状况。

库拉索岛（Curaçao）

首府：
威廉斯塔德（Willemstad）

时差（与格林威治标准时间差）：
+1小时

地区电话代码：
599

大使馆/领事馆：
- 中国大使馆：无，与我国没有建交。
- 美国大使馆：J. B. Gorsiraweg #1, Willemstad, Curaçao；电话：599-9-461-3066；传真：599-9-461-6489；电子邮箱：cgcuracao@interneeds.net.
- 加拿大大使馆：Maduro and Curiels Bank, N. V., Scharlooweg 55, Wil-

lemstad, Curaçao；电话：599-9-466-1115/1121；传真：599-9-1122/1130.
- 英国大使馆：Jan Sofat 38，Willemstad，Curaçao；电话：599-9-747-3322；传真：599-9-747-3330.

医院/医生：

在库拉索岛有三个医院，St Elizabeth 是最大的医院，设备良好。建议旅行者购买旅行健康保险。

近期忠告和健康风险

事故、疾病和医疗保险：
- 对于年龄低于 55 岁的旅行者来说，交通事故和意外伤害是导致他们死亡的主要原因，其次是溺水、空难、谋杀和火灾。
- 对于年老的旅行者来说，心脏病是致命的主要原因。
- 旅行者中由于传染病而致命的仅占 1%，但是总的来说传染病是引起旅游相关疾病的最主要原因。
- 建议旅游者出行前购买带有明确海外保险范围的旅行健康附加保险。该保险在游客接受医疗服务时，提供对海外医院和/或医生的直接支付，并包括医疗转运服务。它还提供 24 小时多种语言服务热线，能帮助安排和监控医疗过程，决定是否需要医疗转运或航空急救服务。

登革热：该病在加勒比海区域广泛流行，旅行者应该避免白天蚊虫的叮咬。

食物和饮水安全：所有的饮用水都来自蒸馏处理的海水，所以可以安全饮用。瓶装的矿泉水随处可见。牛奶经过高温消毒，奶制品可以安全食用。当地的肉类、海鲜、蔬菜和水果总的来讲可以安全食用。

肝炎：建议所有以前未接种的游客都应接种甲肝疫苗。对于逗留时间超过 3 个月以及需要全面保护的旅游者来说，应该考虑注射乙肝疫苗。旅游者还应注意，乙肝可以通过未加防御措施的性交或者使用污染的针具传播。

流行性感冒：流行性感冒在该国全年流行。建议所有年龄超过 50 岁、有慢性疾病或者自身免疫系统较差以及希望避免感染这种疾病的游客接种流感疫苗。孕妇应在怀孕三个月后方可接种疫苗。

疟疾：没有威胁。

来自海洋的威胁：
- 对游泳者的威胁主要是水母、多刺的海胆以及珊瑚。
- 肉毒鱼类中毒主要原因是食用了礁鱼类，例如石斑鱼、鲷鱼、黑鲈和梭鱼。鱼肉毒素甚至是煮熟之后都不能消除的。
- 水肺潜水——高压舱介绍：潜水者警报网络（DAN）有最新的所有在北美和加勒比海地区正在运作的高压舱名单。DAN 不公开这份名单，因为在某个时间已知的高压舱可能并没运作，或者它的操作者可能联络不到。通过 Duke 大学，DAN 开通一个 24 小时紧急电话热线，任何人（会员和非会员）可以打电话请求给予潜水事故救援。在 Duke 大学医学中心，潜水救援医师携带着呼机，因此总是有人在线回答问题，并且如果必要，还可推荐最近的正在运作的高压舱。在遇到潜水紧急情况或询问最近的减压舱地址，请拨打 919-684-8111。

旅行者腹泻：低到中等风险。该国的水和食物是基本安全的。建议使用喹诺酮类抗生素联合洛哌丁胺治疗急性腹泻。

黄热病：没有威胁，但来自疫区的旅客需要提供黄热病疫苗接种证明。

捷克共和国（Czech Republic）

★布拉格

首都：
布拉格（Prague）

时差（与格林威治标准时间差）：
＋1 小时

国家电话代码：
42

大使馆/领事馆：
- 中国大使馆：Pelleova 18，16000 Prah A 6-Bubenec；电话：00420-224311323；传真：00420-224319888；电子邮箱：chinaembassy＿cz@

sina. com；网址：http：//www.chinaembassy. cz.
- 美国大使馆：Trziste 15，Prague；电话：0-2-5753-0663；网址：www. usembassy. cz.
- 加拿大大使馆：Mickiewiczova 6，125-33，Prague；电话：0-2-7210-1800；传真：420-2-7210-1890；电子邮箱：canada@canada. cz
- 英国大使馆：Thunovska 14，118 00 Prague 1；电话：420-2-5740-2111；传真：420-2-5740-2296；电子邮箱：info@britain. cz.

医院/医生：

- 有大量的私人诊所和医生随时待命为旅行者提供医疗服务。
- UNICARE Medical Center：Na Dlouhem lanu 11，Prague；电话：42-23535-6553；分部办公室（儿科和综合内科）：Kosatcova，Pruhonice；电话和传真：42-26775-0427；Unicare Medical Center 是私营医疗中心，提供基本门诊服务，推荐并护送病人到布拉格最好的医疗机构。24 小时急诊服务（限于不严重的急诊），接待当地和国外病人。
- Canadian Medical Centres，1/30 Veleslavinska；电话：3167-951；现代化的私营诊所，提供门诊服务。会讲英语的捷克籍医生提供上门医疗服务，也提供会员服务。
- American Medical Centers，Janovskeho 48，Prague；电话：02- 807-756；医院在布拉格市中心，24 小时急诊服务，医生会讲英语，无需预约。医院提供常规门诊、有限急诊和每天 24 小时急救服务；拥有 7 个过夜床位。诊所不能处理严重创伤，但是可以在稳定重伤的病人后将其转运。医院有心电图、除颤器和氧气供应，员工会讲英语和捷克语两种语言。
- 国际 SOS：
  - International SOS Assistance（CZ）s. r. o.，Vaclavske namesti 62，11 000 Prague 1，Czech Republic；报警中心电话：420-222-111-155；报警中心传真：420-222-111-156
  - BaltAssist Ltd.，Physical Location，Vaike-Ameerika 8，Room 313，10129 Tallinn，Estonia；电话：372-524-4426；传真：372-656-7894

近期忠告和健康风险

AIDS/HIV：与俄罗斯或东欧一些国家不同的是，在捷克、匈牙利、斯洛文尼亚和斯洛伐克，主要是男性之间的性交导致艾滋病的传播。

肝炎：东欧国家甲肝的威胁较欧洲其他地区高。未接种过疫苗的人们都应该注射甲肝疫苗。乙肝可以通过感染的血液、使用污染的针具和未加防御措施的性交传播。建议停留3个月以上的游客、任何由于工作原因或者社会原因有感染风险的游客和希望得到全面疾病防御的游客注射疫苗。由于旅游中的发病和受伤无法提前预测，一些专家认为所有旅游者都应注射乙肝疫苗以防接触了消毒不彻底的医疗针具。

流行性感冒：在捷克流行性感冒的流行时间为11月至次年4月。建议所有旅游者接种流感疫苗。

莱姆病：在温暖的月份，主要是4～9月，莱姆病在全国范围内传播，包括布拉格和其他城市。旅行者应该采取各种措施方式防止蜱的叮咬。

蜱传脑炎（TBE）：欧洲蜱传脑炎自4～10月发生在低地森林区域，主要是Vlatva河流域布拉格南部地区、Brno北部、Plzen周边以及接近Bratislava的多瑙河流域。仅建议那些长期在乡村地区逗留，可能广泛接触到蜱的人们（如徒步旅行者、露营者）接种TBE疫苗（欧洲和加拿大有此疫苗）。所有的旅行者都必须采取措施防止蜱的叮咬。

旅行者腹泻：低至中度危险，城市供水是可以饮用的。建议使用喹诺酮类抗生素联合洛哌丁胺（Imodium）治疗急性腹泻。持续性腹泻可能是由寄生虫疾病引起，例如贾第鞭毛虫病、阿米巴病及隐孢子虫病。

伤寒：建议到该国常规旅游景点以外地区旅游、探亲访友和长期居住在该国的游客接种伤寒疫苗。由于伤寒疫苗只有60%～70%有效性，因此游客仍需注意食品和饮料的卫生状况。

其他疾病/危险：布氏菌病，包虫病，狂犬病（地方性动物病，狐狸是重要的传播者，大约60%的家畜狂犬病发生在流浪猫身上），野兔病以及肠道蠕虫感染。由于食用了被污染的肉类和奶制品而引起的利斯特菌病在波希米亚南部和摩拉维亚北部有报道。

丹麦（包括格陵兰）
[Denmark (including Greenland)]

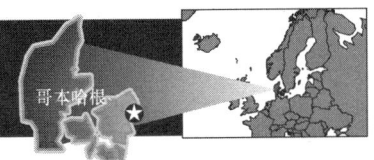

首都：

哥本哈根（Copenhagen）

时差（与格林威治标准时间差）：

+1 小时

国家电话代码：

45

大使馆/领事馆：

- **中国大使馆：** Oeregarrds Alle 25，2900 Hellerup, Copenhagen，Denmark；电话：0045-39460889，39460890；传真：0045-39625484；电子邮箱：mail@chinaembassy.dk；网址：http://www.chinaembassy.dk.
- **美国大使馆：** Dag Hammarskjolds Alle 24，Copenhagen. 电话：35-55-31-44；传真：45-35-43-02-23；网址：www.usembassy.dk.
- **加拿大大使馆：** Kr. Bernikowsgade 1, Copenhagen K. 电话：33-48-32-00；传真：45-33-48-32-20/21；电子邮箱：copen@dfait-maeci.gc.ca，网址：www.canada.dk.
- **英国大使馆：** Kastelsvej 36/38/40，DK-2100 Copenhagenϕ；电话：45-35-44-52-00；传真：45-35-44-52-93；电子邮箱：info@britishembassy.dk；网址：www.britishembassy.dk.

医院/医生：

- 医疗设施可以广泛使用。在格陵兰和法罗（Faroe）群岛，设施有限，严重疾病/创伤需要将病人转运。该国提供健康附加保险，包括航空转运以及去格陵兰和法罗群岛旅行时的北极地区专项保险。
- Bispebjerb Hospital，Copenhagen（1150 个床位）；有急诊科和创伤科。

近期忠告和健康风险

- 所有旅游者应及时接种最新的破伤风-白喉、麻疹-腮腺炎-风疹、脊髓灰质炎和水痘疫苗。
- 在丹麦，蜱传脑炎并非地方性流行。

更多详情，请参照第 320 页的欧洲疾病风险总结。

吉布提（Djibouti）

首都：
吉布提（Djibouti）

时差（与格林威治标准时间差）：
+3 小时

国家电话代码：
253

大使馆/领事馆：
- 中国大使馆：Rue Addis-Abeba, Lotissement Du Heron, Djibouti, B.P. 2021, Djibouti；电话：00253-352247；传真：00253-354833；电子邮箱：chinaemb_dj@mfa.gov.cn；网址：http://dj.china-embassy.org.
- 美国大使馆：Djibouti；Villa Plateau du Serpent Boulevard；电话：353-849，353-995，352-916.
- 加拿大大使馆：委任于驻埃塞俄比亚的加拿大大使馆；电话：251-1-151-100.
- 英国大使馆：委任于驻埃塞俄比亚的英国大使馆；领事部 Comoros Street, PO Box 858, Addis Ababa, Ethiopia；电话：251-1-612354；传真：251-1-614154

医院/医生：

吉布提的医疗护理水平不如西方。建议旅行者在出发前投保带有明确海外保险范围的旅行健康附加保险。在保险期内，条款应该能提供在游客接受医疗服务时，对海外医院和/或医生的直接支付，并且包括医疗转运服务。

- Peltier Hospital, Djibouti City（700 个床位）；急诊和手术设施有限；建筑年代久远，缺乏维护。

近期忠告和健康风险

疟疾：在全国范围内该病全年流行，包括城市地区。11 月至次年 4 月是流行的高危险期。在首都吉布提威胁很小。建议使用阿托伐醌/氯胍（Malarone）、甲氟喹（Lariam）或多西环素作为预防性用药。

脊髓灰质炎：该病在非洲和沙特阿拉伯的部分地区活跃。所有旅游者都应该接种疫苗，并且建议成年人接种脊髓灰质炎加强疫苗。

更多详情，请参照第 328 页的撒哈拉以南非洲地区疾病风险总结。

多米尼加（Dominica）

首都：
罗索（Roseau）

时差（与格林威治标准时间差）：
－4 小时

国家电话代码：
809

大使馆/领事馆：
- 中国大使馆：无，与我国没有建交。
- 多米尼加联邦没有美国和加拿大大使馆。
- 英国高级专员公署：Lower Collymore Rock（PO Box 676），Bridgetown, Barbados；电话：1-246-430-7800；电子邮箱：britishhc@sunbeach.net.

医院/医生：

多数情况下，多米尼加基本的医疗护理是充足的，但所有的紧急病情应该被航空转运到有更高护理水平的地方。建议旅行者在出发前投保带有明确海外保险范围的旅行健康附加保险。在保险期内，条款应该能保证游客在接受医疗服务时，提供对海外医院和/或医生的直接支付，并且包括医疗转运。
- General Hospital, Portsmouth（50 个床位）；有限的医疗服务。
- Princess Margaret Hospital, Roseau（247 个床位）；综合内/外科设施。

近期忠告和健康风险

更多详情，请参照第 312 和 314 页的加勒比海、墨西哥和中美洲疾病风险总结。

多米尼加共和国
(Dominican Republic)

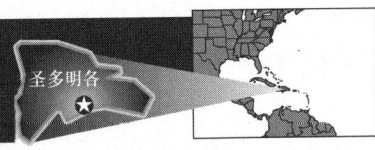

首都：
圣多明各（Santo Domingo）

时差（与格林威治标准时间差）：
-4 小时

国家电话代码：
809

大使馆/领事馆：
- 中国大使馆：无，与我国没有建交。
- 美国大使馆：Calle Cesar Nicolas Penson and Calle Leopoldo Navarro, Santo Domingo. 电话：809-221-2171, 下班后电话：809-221-8100；网址：usemb.gov.do/acs.htm.
- 加拿大大使馆：Capitán Eugenio de Marchena No. 39, La Esperilla, Santo Domingo；电话：809-685-1136；传真：682-2691；电子邮箱：sdmgo@dfait-maeci.gc.ca.
- 英国大使馆：Ave 27 de Febrero No 233, Edificio Corominas Pepín, Santo Domingo；电话：1-809-472-7111；传真：1-809-472-7190；电子邮箱：brit.emb.sadom@codetel.net.do.

医院/医生：
- Clinica Abreu（76 个床位）；综合内/外科设施；急诊科；使馆人员经常前往就诊。
- Centro Medico Universidad Hospital（200 个床位）；综合内/外科设施。
- 私营医疗服务好，但是价格贵。建议旅行者在出发前投保带有明确海外保险范围的旅行健康附加保险。在保险期内，条款应该能提供在游客接受医疗服务时，对海外医院和/或医生的直接支付，并且包括医疗转运。

近期健康风险和忠告

肝炎： 所有未接种过甲肝疫苗的旅行者都应该考虑接种甲肝疫苗。建议停留

3 个月以上和需要得到全面疾病防御的旅行者注射乙肝疫苗。需要注意的是，乙肝可以通过不安全的性交和使用污染的针具传播。

流行性感冒：在热带地区全年流行。建议所有游客接种流感疫苗。

疟疾：美国疾病预防与控制中心（CDC）建议到 La Altagracia 省和 Duarte 省以及到 Punta Cana 景点旅游的游客使用抗疟疾药。另外，建议到该国乡村地区的游客也要使用抗疟疾药。氯喹是前往多米尼加共和国的游客推荐用药物。所有的旅游者都应当采取措施防止傍晚和夜间蚊叮咬。预防叮咬的方法包括在皮肤表面涂含有 DEET 的驱蚊剂，将杀虫剂（扑灭司林）喷洒在衣物和帐篷的表面，并且在晚上睡觉的时候使用扑灭司林处理过的蚊帐。

来自海洋的威胁：对游泳者的威胁是水母、多刺的海胆以及珊瑚。

肉毒鱼类中毒：大部分肉毒鱼类中毒的病例报告来自度假时食用加勒比海鱼的旅行者。这些病例包括食用多米尼加共和国的石斑鱼、牙买加的无鳔石首鱼、海地的梭鱼和古巴的鱼炖锅。任何珊瑚礁鱼能引起肉毒鱼类中毒，但是诸如梭鱼、海鳗、石斑鱼、红鲷鱼、jack、鲟鱼和黑鲈这样的种类是最普遍的原因。中毒事件是散在发生的，并且不是所有已知种类的鱼或来自明确地点的鱼都有毒。鱼肉毒素不能通过煮熟而被消灭。

水肺潜水：潜水者警报网络（DAN）有最新的所有在北美和加勒比海地区正在运作的高压舱名单。通过与 Duke 大学医学中心合作，DAN 为会员和非会员开通一个 24 小时紧急电话热线（919-684-8111），他们的工作人员可以答疑，并且如果必要，还可以推荐最近的正在运作的高压舱。

旅行者腹泻：豪华度假胜地以外的地区危险非常大，但是在停留在这种设施的旅行者中发现有志贺菌病（痢疾）的病例报告。建议使用喹诺酮类抗生素联合洛哌丁胺治疗急性腹泻。如果抗生素对腹泻无效，那持续腹泻可能是由寄生虫疾病引起，例如贾第鞭毛虫病、阿米巴病或隐孢子虫病。

丝虫病：蚊传播；淋巴丝虫病在加勒比海地区持续流行，尤其在圭亚那、海地和多米尼加共和国。

利什曼病：在最近 20 年，多米尼加共和国是西印度群岛中发现有本土皮肤利什曼病的唯一国家。大部分病例是临床扩散类型，但是临床症状不明显或轻微的病例也很普遍。媒介是一种新的利什曼虫，可疑的带菌者是利什曼原虫 cristophei，它是岛上唯一咬人的白蛉。旅游者应采取措施防止昆虫叮咬。

血吸虫病：该病是一种寄生虫感染，在多米尼加共和国部分地区的淡水区有报道。旅游者不要在淡水地区游泳，除非是经过消毒的游泳池或水的安全性有保证的地方。

厄瓜多尔（Ecuador）

首都：
基多（Quito）

时差（与格林威治标准时间差）：
－5 小时

国家电话代码：
593

大使馆/领事馆：

- **中国大使馆**：Av. Atahualpa 349 y Av. Amazonas, Quito, Ecuador；电话：00593-2-2444362；传真：00593-2-2444364；电子邮箱：chinaemb_ec@mfa.gov.cn；网址：http://ec.china-embassy.org.

- **美国大使馆**：corner of Avenida 12 de Octubre and Avenida Patria (across from the Casa de la Cultura)；电话：593-2-562-890，分机号码 480，或下班后紧急电话：561-749；传真：593-2-561-524；网址：www.usembassy.org.ec.

- **加拿大大使馆**：Edificio Josueth Gonzalez, 4th Floor, Av. 6 de diciembre 2816, PO Box 17-11-6512 (CCI), Quito；电话：593-2-506-162 或 232-114；传真：503-108；电子邮箱：quito@dfait-maeci.gc.ca.

- **英国大使馆**：Citiplaza Building, Naciones Unidas Ave & República de El Salvador 14th Floor；电话：593-2-2-970-800-/-970-801；传真：593-2-2-970-807；电子邮箱：britembq@interactive.net.ec.

医院/医生：

- Hospital Vozandes Quito（75 个床位）；254 Villa Lengua, Quito. 电话：

593-2-26-2142。建议患有传染病或者热带病的游客前往就诊。急诊室 24 小时提供服务。
- Metropolitano Hospital（120 个床位），Avenida Mariana de Jesús y Nicolas Arteta y Calisto, Quito；电话：593- 2-26-1520，2-26-9030. 该医院 24 小时处理创伤和心脏急诊，并提供 MRI 和 CT 检查。
- Hospital Clinica Pichincha, Avendas Veintimilla y Paez, Quito；电话：593-2-56-2408，2-56-2410。Hospital Clinica Pichincha 是一家小医院（100 个床位），以治疗心脏病和重症护理而闻名；综合医疗服务水平不如基多的其他大医院。24 小时提供急诊服务。

近期忠告和健康风险

AIDS/HIV：目前该病的发生率相对较低，但在 Guayaquil 的海港城市发生率较高。

事故、疾病和医疗保险：
- 对于年龄低于 55 岁的旅行者来说，交通事故和意外伤害是导致他们死亡的主要原因，其次是溺水、空难、谋杀和火灾。
- 对于年老的旅行者来说，心脏病是致命的主要原因。
- 旅行者中由于传染病而致命仅占 1%，但是总的来说传染病是引起旅游相关疾病的最主要原因。
- 建议旅游者出行前购买带有明确海外保险范围的旅行健康附加保险。该保险会保证游客在接受医疗服务时，对海外医院和/或医生提供直接支付，并且包括医疗转运。并且它还提供 24 小时多种语言服务中心热线，能帮助安排和监控医疗救治的实施，决定是否需要医疗转运或空中救护服务。

高原病（AMS）：在该国，该病由于海拔的不同而有很大差异。高原病（急性高山病——AMS）的危险发生在基多（海拔 3000 米）和其他高海拔地区。到高海拔地区旅行的游客应该考虑用乙酰唑胺（Diamox）进行预防，到高海拔地区时要逐渐攀升，最好的治疗方式是尽快下到低海拔地区。

巴尔通体病（奥罗亚热）：这种由白蛉传播的伴随溶血症状（奥罗亚热）的

严重发热形式近十年都有报道，主要发生在高地省份以及与秘鲁交界的城市，包括 Zumba、Ibarra 和 Zaruma 乡村。传播该病的白蛉出没在海拔 500～3000 米的地区。在 Manabi 省的海岸低地，皮肤性巴尔通体病的病例呈上升趋势，症状为慢性皮疣损伤。

Chagas 病：多发于乡村地区，尤其是太平洋沿岸的 Manabi 和 Guayas 省。危险主要发生在那些乡村的农业区，那里通常有供传播 Chagas 病的锥猎蝽栖息的砖坯房。在此类房屋中居住的游客应采取各种措施防止晚上昆虫的叮咬。污染的食物及未经检验的输血也是潜在的传染源。

霍乱：该病在本国活跃，但是对于旅行者威胁很低，尤其对发达国家来的旅行者来说几乎没有威胁。霍乱疫苗主要是针对生活、工作在卫生条件较差的高发区的人们。

- 口服霍乱疫苗（Dukoral）对预防肠毒性大肠杆菌（ETEC）引起的腹泻有 60% 的交叉保护有效率。
- 包括加拿大在内的很多国家许可口服霍乱疫苗。美国没有这种口服疫苗。
- 在出入境任何国家之前注射霍乱疫苗并非官方要求。尽管如此，有时一些国家还是需要那些来自受霍乱威胁国家的游客出示一份霍乱疫苗接种的证明。为了避免不必要的麻烦，游客可以带着他们国家卫生保健提供者提供的医疗豁免证明来旅游。如果可能的话，建议联系目的地大使馆或领事馆来确认是否需要接种霍乱疫苗（如果有）以及是否认可医疗豁免证明。

登革热：最大的威胁发生于沿海的市区，尤其是 Guayas、Loja 和 Esmeraldas 省。但是就全国各地区来讲，仍然是普遍存在的。传播登革热的埃及伊蚊，主要在白天叮咬人。

片吸虫病（肝吸虫病）：该病在厄瓜多尔西部，尤其是 Chimborazo、Cotopaxi 和 Azuay 并不常见。家养牲畜是主要寄生宿主，旅行者应该避免食用没有煮熟的食物。

肝炎：所有未接种过疫苗的旅行者都应该注射甲肝疫苗。戊肝在当地普遍流行。乙肝携带者占总人口的比例约为 2%，在亚马逊盆地比例更高。对于逗留时间达 3 个月以上和希望得到全面疾病防御的旅游者来说，应该注射乙肝疫苗。旅游者还应注意，乙肝可以通过未加防御措施的性交或者使用污染的针具传播。据报道在亚马逊河流域的 Waorani 部落有乙肝暴发。

利什曼病：该病在海拔低于 2000 米的太平洋沿岸、安第斯平原、东部亚马逊河低地（尤其是 Imbabura、Pichincha、Zamora、Esmeraldas 和 Manabi 省）的乡村地区是一个普遍的健康问题。超过 90% 的病例都是皮肤性的，其他是黏膜皮肤性的。"Uta" 是一种皮肤利什曼病，主要发生在海拔高达 3000 米的地区。内脏利什曼病还没有得到证实。

疟疾：该病普遍发生在海拔低于 2000 米的沿海乡村地区，安第斯山脉两侧北部低地威胁较大。但只到基多、中部旅游高地（包括 Cotopaxi 火山）、Cuenca、Guayaquil 城和 Galapagos 群岛旅游的旅客将不会受到该病的威胁，无需采取预防措施。在疟疾威胁区，2~8 月的危险增加。沿海的 Esmeraldas 省、Guayas 省（包括 Guayaquil）和 Manabi 省疟疾发病率约占 2/3，其次是 Los Rios、Pinchincha 和 Napo 省。其他有疟疾发病的省有 El Oro、Morona-Santiago、Pastaza、Sucumbios 和 Zamora-Chinchipe。全国范围内，65%~70% 的疟疾是间日疟，30%~35% 是恶性疟疾，但在 Manabi 省，恶性疟疾达到 70%。抗氯喹的恶性疟原虫可能出现在所有的疟疾地区。

- 建议使用阿托伐醌/氯胍（Malarone）、甲氟喹（Lariam）或者多西环素等防治。
- 游客应采取措施防止蚊在傍晚和黑夜的叮咬。

盘尾丝虫病：该病在沿着 Esmeraldas 省（厄瓜多尔西北部）的河流区域发生。一些在圣地牙哥（Santiago）流域的美国印地安人感染率达到了 95%。据报道该病从 Esmeraldas 省传播到该国其他的地区而暴发。所有到乡村急流地区的游客要采取措施防止昆虫（黑蝇）的叮咬。

肺吸虫病：该病可能是厄瓜多尔最普遍也是最没有引起重视的公众健康问题之一。大约有一半的乡村人口都感染了该病。北部和西部沿海包括 Esmeraldas 和 Manabi 省的威胁较大。所有的旅行者都要避免食用未煮熟的甲壳类动物，尤其是那些生活在尾蚴栖息地的淡水螃蟹和小龙虾。

狂犬病：狂犬病在该国的城市和乡村都有发生，很多病例都发生在 Guayas 的西部省份，尤其是 Guayaquil 周边地区。流浪狗是引起人类发病的主要原因，但是在 Napo 省蝙蝠也传播该病。尽管在游客中感染狂犬病很少见，但这不容忽视。游客不要拥抱或者收留任何流浪的动物。家长应该告诉孩子们不要与不熟悉的动物接触。

- 一旦被动物尤其是狗抓咬后应高度重视，紧急采取医疗措施，即使此前注射过狂犬病疫苗，仍建议再次注射该疫苗。如果得不到充足的疫苗，需要医疗转运到储存有狂犬疫苗的医疗机构。
- 建议逗留时间长达 3 个月以上的游客、计划去冒险而经过可能有流浪狗经常出没的非旅游区的游客和需要额外保护的游客接种狂犬病疫苗。

旅行者腹泻：威胁很大，主要原因是厄瓜多尔被污染的水。即使在两大城市——基多和 Guayaquil，都没有可靠的安全饮用水。游客应注意饮食卫生。建议使用喹诺酮类抗生素治疗急性腹泻。如果抗生素对腹泻无效，那持续腹泻可能是由寄生虫疾病引起，例如贾第鞭毛虫病、阿米巴病以及隐孢子虫病。

肺结核：肺结核是该国的主要健康问题。计划长期滞留在当地的游客应在出发前做 TB 皮试（PPD 测试），在离开该国后再做一次测试。

伤寒：建议注射伤寒疫苗。该病在全国呈重点区域性暴发。在首都基多曾经大规模暴发。由于伤寒疫苗只有 60%~70% 的有效性，因此游客对食品和饮料的安全选择非常重要。

黄热病：该病在厄瓜多尔比较活跃，有报道的城市包括 Morona-Santiago、Napo、Pastaza、Sucumbios 和 Zamora-Chinchipe。建议到该国城市以外地区旅游的人们接种黄热病疫苗。厄瓜多尔位于"黄热病流行带"，虽然该国官方没有要求从美国或加拿大来的游客接种黄热病疫苗，但是去往其他拉丁美洲国家、非洲和中东以及亚洲的一些国家有此要求。

埃及(Egypt)

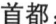

首都:
开罗(Cairo)

时差(与格林威治标准时间差):
+2 小时

国家电话代码:
20

大使馆/领事馆:
- 中国大使馆: 14, Baghat Alt ST., Zamalek, Cairo, Egypt; 电话: 0020-122288273, 121055395, 123159176; 传真: 0020-227359459; 电子邮箱: webmaster_eg@mfa.gov.cn; 网址: http://eg.china-embassy.org.
- 中国驻亚历山大总领事馆(埃及): 6, Badawt St. Rassaffa Moharam Bey, Alexandria, Egypt; 电话: 0020-33916953; 传真: 0020-33906409; 电子邮箱: chinaconsul_ax_eg@mfa.gov.cn.
- 美国大使馆: 5 Latin America Street, Garden City, Cairo. 电话: 20-2-795-7371 或 20-2-797-2301; 传真: 20-2-797-2472; 电子邮箱: consular-cairo@state.gov; 网址: www.usembassy.egnet.net.
- 加拿大大使馆: 5 El Saraya El Kobra Square, Arab African International Bank Building, Cairo. 电话: 20-2-794-3110; 传真: 20-2-796-3548; 电子邮箱: cairo@dfait-maeci.gc.ca.
- 英国大使馆: 7, Ahmed Ragheb Street, Garden City, Cairo; 电话: 20-2-794-0850, 794-0852/8; 电子邮箱: info@britishembassy.org.eg; 网址: www.britishembassy.org.eg.

医院/医生:
- 医疗机构内有很多经过西方培训的医学专家。大多数医院都足以应付旅游者的非紧急疾病。急诊和重症护理设施有限,不过一些在开罗的医院医疗水平还是很高的。
- Al-Salam Hospital, Cairo (300 个床位); 私有民营医院; 医疗水平可能是埃及最好的; 主要专科比较齐全; 救护车服务。
- El Nasr City Medical Center, Cairo (600 个床位); 国营医院; 有复杂的诊断体系和比较齐全的内科科目; 救护车服务。

- Cleopatra Hospital，Helioplis，Cairo（80 个床位）；24 小时创伤和急诊服务；医疗水平高。

近期忠告和健康风险

来自动物的威胁：
来自动物的威胁包括蛇（眼镜蛇、毒蛇）、蝎子与黑寡妇蜘蛛。

虫媒病毒热：包括西尼罗河热、裂谷热和白蛉热等疾病经常发生。6～10 月是这些疾病的传播高峰期。在此期间，游客在尼罗河三角洲与尼罗河谷等地区受感染的可能性更大，由北向南感染的威胁增加。埃及没有登革热的危险。所有到该国，特别是尼罗河谷与尼罗河三角洲的游客都应采取各种措施防止防止蚊子、白蛉叮咬。

霍乱：该病对游客的威胁较小。通常不建议注射疫苗。

丝虫病：该病主要在尼罗河三角洲东部地区传播，包括 Ad Daqahliyah、Al Qalyubiyah 和 Ash Sharqiyah 州，可能也包括 Asyu't 州。建议游客采取措施防止蚊子叮咬。

肝炎：建议所有以前未接种的游客都应接种甲肝疫苗。戊肝流行，埃及的急性病毒性肝炎病例中 30% 为戊型肝炎。乙肝的人群发病率约为 4%，可以通过感染的血液、使用污染的针具和未加防御措施的性交传播。建议停留 3 个月以上的游客、任何由于工作或者社会原因有感染风险的游客和希望得到全面疾病防御的游客注射疫苗。丙肝在埃及的流行程度很高，在一些地区感染率达到 67%，输血传染丙肝的风险很大。

流行性感冒：在埃及流行性感冒的流行时期为 11 月至次年 3 月，建议接种疫苗。

肠道寄生虫病（蠕虫病）：肝吸虫病在开罗和尼罗河三角洲地区流行。水生植物（例如水田芥菜）是该病的主要感染源。但是该病也可能通过未烧熟的绵羊肝和山羊肝传播。食用 Fessikh（盐腌的生鱼）使旅行者有获得异形吸虫病的风险，这是一种外来的小吸虫感染。蛔虫病（线虫感染）、钩虫病、鞭虫病（鞭虫感染）和绦虫病（猪肉绦虫感染）在尼罗河三角洲和尼罗河谷的乡村地区是普遍的。

利什曼病：皮肤利什曼病主要在该国的乡村与城郊结合地区传播，包括首都开罗。最有可能感染的地区为尼罗河三角洲、苏伊士运河以及西奈（Sinai）半岛（主要是西奈东北部）地区。内脏利什曼病在亚历山大港（Alexandria）附近传播。游客应采取措施防止昆虫（白蛉）的叮咬，包括使用扑灭司林处理过的蚊帐。

疟疾：该病在 Al Faiyum 州，特别是 Sennoris 区的乡村散在出现过。主要传播期为夏季和秋季（6~10 月）。有潜在威胁的地区为尼罗河三角洲、苏伊士运河、北部红海海岸、埃及南部部分地区（Aswan 附近的乡村地区）以及一些散在的绿洲（包括 Siwa Oasis 和 El Gara，靠近 Siwa 的一个小绿洲）。包括首都开罗和亚历山大港在内的城市中心无风险。恶性疟疾主要只在 El Faiyum 州流行，也是当地主要疾病。只有到 Al Faiyum 绿洲旅游的人建议使用氯喹作为预防药物。所有旅游者应采取措施防止蚊子傍晚和夜间的叮咬。

脑(脊)膜炎：埃及曾有大规模的脑(脊)膜炎流行事件，主要是 A 型脑膜炎，但 B 型和 C 型脑膜炎也有报道发生。脑(脊)膜炎对旅游者的威胁很小；目前不需要接种疫苗。

脊髓灰质炎：该病流行。所有旅游者应充分接种疫苗。

狂犬病：狂犬病在埃及包括开罗在内的主要城市传播。大多数病例都归因于流浪狗，豺也可能传播狂犬病。建议逗留时间长达 3 个月以上，或者旅游目的地距离暴露后能得到狂犬病疫苗可靠来源的路程超过 24 小时的短期游客应该考虑注射狂犬病疫苗。一旦被动物尤其是狗抓咬后应高度重视，紧急采取医疗措施。

血吸虫病：该病在埃及传播广泛，并且是埃及的主要公共健康问题之一。泌尿器官血吸虫病和肠内血吸虫病在尼罗河三角洲、尼罗河谷（尤其是运河和乡村农耕地区的灌溉渠道）与苏伊士运河地区有病例报道。阿斯旺（Aswan）

水坝以上的地区疫情严重。游客应避免在淡水湖、池塘、小溪溪流中游泳、洗澡或跋涉,但是经过氯消毒的、维护较好的游泳池还是安全的。

旅行者腹泻:该病在埃及高级旅店及娱乐场所以外的地区对游客的威胁十分大。建议使用喹诺酮类抗生素联合洛哌丁胺(Imodium)治疗急性腹泻。如果抗生素对腹泻无效,那持续腹泻可能是由寄生虫疾病引起,例如贾第鞭毛虫病、阿米巴病或隐孢子虫病。

肺结核:肺结核(TB)是该国的主要健康问题。计划长期滞留在当地的游客应在出发前做 TB 皮试(PPD测试),在离开该国后再做一次测试。

伤寒:建议到该国常规旅游景点以外地区旅游、探亲访友和长期居住在该国的游客接种伤寒疫苗。由于伤寒疫苗只有 60%~70% 的有效性,因此游客仍需注意食品和饮料的卫生状况。

其他疾病/危险:炭疽热(皮肤性;由被感染的、新鲜屠宰的动物传播)、艾滋病(风险很小;艾滋病感染率不到 1%)、地中海斑疹热(风险很小;又名南欧斑疹热和非洲蜱斑疹伤寒;报告来自 Ghiza、Sharqiya 和 Aswan 州)、布氏菌病(一般通过摄取未经巴氏消毒的绵羊奶、山羊奶和奶酪传播)、霍乱(散在病例出现)、包虫病、丝虫病(在尼罗河三角洲东部流行,Asyut 州也有发现)、蚤传斑疹伤寒、麻风病、钩端螺旋体病、弓形虫病、沙眼、肺结核、伤寒(全国流行;卫生条件差的人口密集地区危险增加)、鼠型斑疹伤寒(跳蚤传播)。

萨尔瓦多(El Salvador)

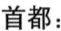

圣萨尔瓦多

首都:
圣萨尔瓦多(San Salvador)
时差(与格林威治标准时间差):
-6 小时
国家电话代码:
503

大使馆/领事馆：
- 中国大使馆：无，该国与我国没有建交。
- 美国大使馆：San Salvador. Final Boulevard Santa Elena, Urbanizacion Santa Elena, Antiguo Cuscatlan；电话：278-4444。
- 加拿大大使馆：Centro Financiero Gigante, 63 Av. Sur y Alameda Roosevelt, Local 6, Nivel Lobby Ⅱ, San Salvador；电话：503-279-4655；传真：503-279-0765；电子邮箱：ssal@dfait-maeci.gc.ca。
- 英国大使馆：委任于驻危地马拉的英国大使馆。16 Calle 00-55, Zona 10, Edificio Torre International, Nivel 11, Guatemala City；电话：502-2367-5425-29；传真：502-2367-5430；电子邮箱：embassy@intelnett.com。

医院/医生：

Policlinica Salvadorena Hospital（103 张床位）；部分专科；急诊服务；ICU；CCU。

近期忠告和健康风险

Chagas 病：海拔低于 1500 米的乡村地区都有威胁，因为那里有供昆虫（锥猎蝽）潜伏的砖坯房。旅行者如果在砖坯房屋中住宿应该防止夜间被昆虫叮咬。

霍乱：霍乱在该国很流行，但对于游客威胁很小，尤其是对从发达国家来的旅游者几乎没有威胁。霍乱疫苗主要是针对生活、工作在卫生条件较差的高发区的人们。
- 2000 年 6 月，美国停止生产和销售注射用霍乱疫苗。
- 包括加拿大在内的很多国家许可口服霍乱疫苗。美国没有这种口服疫苗。
- 在出入境任何国家之前注射霍乱疫苗并非官方要求。

登革热：该病全年流行广泛，高峰期为 6~12 月。大多数病例发生在圣萨尔瓦多地区低海拔的城市以及与洪都拉斯交界的东部地区。旅行者应该避免蚊虫白天的叮咬。

肝炎：建议所有以前未接种的游客都应接种甲肝疫苗。戊肝也可能发生，但是缺乏数据证实。乙肝携带率为 1.2%。建议停留 3 个月以上和需要得到全面疾病防御的旅游者注射乙肝疫苗。游客需注意，乙肝可以通过不安全的性交和使用污染的针具传播。

利什曼病：皮肤利什曼病在 Rio Lempa 山谷有报道。大多数病例发生在乡村的森林地区。与洪都拉斯交界的温暖干旱的山谷有内脏利什曼病的威胁。旅行者应该避免白蛉的叮咬。

疟疾：疟疾在该国境内海拔低于 1000 米的地区全年流行。最大威胁发生在海拔低于 600 米的沿海地区，该国北部和中部没有威胁，大型城市也没有威胁。该病很活跃。间日疟占病例的 98%。建议到乡村旅游的游客使用氯喹作为预防药物。

狂犬病：每年约有 10~12 个人类死亡病例报道。除了很普遍的传播者——患狂犬病的吸血蝙蝠外，狗也是主要的传播源。一旦被狗、猫、蝙蝠、猴子或其他动物无端攻击并抓咬伤，应该立即就医并且注射狂犬病疫苗。建议在该国长时间旅游的游客接种疫苗来预防狂犬病。

旅行者腹泻：该国的管道水是潜在污染的。旅行者应该注意饮食安全。建议使用喹诺酮类抗生素治疗急性腹泻。如果抗生素对腹泻无效，那持续腹泻可能是由寄生虫疾病引起的，例如贾第鞭毛虫病、阿米巴病或隐孢子虫病。

其他疾病/危险：炭疽热，布氏菌病，囊尾蚴病，钩端螺旋体病，麻疹，回归热（蜱传播），梅毒，艾滋病（病例较少），肺结核（高度流行），伤寒，类圆线虫病，斑疹伤寒以及其他寄生虫感染。来自动物的威胁包括毒蛇、蝎子、蜘蛛和咬人蝙蝠。

爱沙尼亚（Estonia）

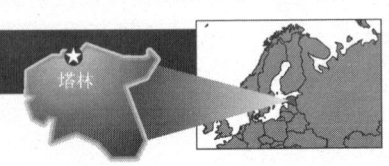

首都：

塔林（Tallinn）

时差（与格林威治标准时间差）：

+2 小时

国家电话代码：

372

大使馆/领事馆：

- 中国大使馆：Narva Mnt. 98，15009 Tallinn，Estonia；电话：00372-6015830，6015831；传真：00372-6015833；电子邮箱：Chinaemb@online.ee；网址：http://ee.china-embassy.org.
- 美国大使馆：Kentmanni 20，Tallinn；电话：372-668-8100；传真：372-668-8267；网址：www.usemb.ee.
- 加拿大大使馆：Toom Kooli 13, 2nd Floor，10130 Tallinn；电话：372-627-3310-11；传真：627-3312；电子邮箱：canembt@zzz.ee.
- 英国大使馆：Wismari 6，10136 Tallinn；电话：372-667-4700；电子邮箱：information@britishembassy.ee；网址：www.britishembassy.ee.

医院/医生：

- 医疗设施质量有所提高，但是仍然没有达到西方标准。虽然有很多经过良好培训的医学专家，但是医院和诊所的设备紧缺。建议旅行者在出发前投保带有明确海外保险范围的旅行健康附加保险。在保险期内，条款应该能提供在游客接受医疗服务时，对海外医院和/或医生的直接支付，并且包括医疗转运。
- Tallinn Central Hospital，Ravi Strut 18，Tallinn（500 张床位）；电话：372-2-620-7000；公共医院，有各类专科和 24 小时急诊服务.

近期忠告和健康风险

更多详情，请参照第 320 页的欧洲疾病风险总结。

埃塞俄比亚（Ethiopia）

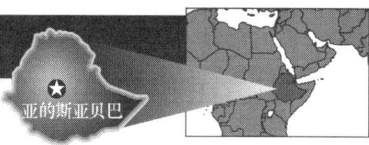

首都：

亚的斯亚贝巴（Addis Ababa）

时差（与格林威治标准时间差）：

+3 小时

国家电话代码：

251

大使馆/领事馆：

- 中国大使馆：Jimma Road，Higher 24，Kebeke 13，House No. 792，Addis

Ababa, Ethiopia；电话：0025111-3711960；传真：0025111-3712457；电子邮箱：Chinaemb_et@mfa.gov.cn；网址：http://et.china-embassy.org.
- 美国大使馆：Entoto Avenue, Addis Ababa；电话：251-1-550-666，分机号码 316/336；传真：251-1-551-094；网址：www.telecom.net.et/~usemb-et.
- 加拿大大使馆：Old Airport Area, Higher 23, Kebele 12, House Number 122, Addis Ababa；电话：251-1-71-30-22；传真：71-30-33；电子邮箱：addis@dfait-maeci.gc.ca.
- 英国大使馆：Fikre Mariam Abatechan Street, PO Box 858, Addis Ababa；电话：251-1-61-23-54；传真：251-1-61-05-88；电子邮箱：BritishEmbassy.AddisAbaba@fco.gov.uk.

医院/医生：

医疗设施质量很差，而且缺乏维护。即使是亚的斯亚贝巴最好的医院也同样缺乏设备、补给和药物。建议旅行者在出发前投保带有明确海外保险范围的旅行健康附加保险。在保险期内，条款应该能在游客接受医疗服务时，提供对海外医院和/或医生的直接支付，并且包括医疗转运。如果游客出现严重的医疗问题或者受到严重伤害，应转运到肯尼亚的内罗毕接受治疗。

- Empress Zauditu Memorial Hospital, Addis Ababa（207 张床位）；基本诊疗服务.
- Mekan Hiwet Hospital, Addis Ababa（750 张床位）；基本治疗和急诊服务；可以做手术。

近期忠告和健康风险

非洲昏睡病（锥虫病）： Rhodesian 型非洲昏睡病主要见于埃塞俄比亚西南部的 Gamo、Gofa、Ilubabor、Kefa 和 Welega 自治区。Gambien 型昏睡病可能发生在与苏丹南部毗邻的地区。所有的旅行者都应该采取各种措施防止昆虫（采采蝇）的叮咬。

动物的威胁： 主要包括蛇类（毒蛇、眼镜蛇、树眼镜蛇）、蜈蚣、蝎子以及黑寡妇蜘蛛。

虫媒病毒热：登革热最易见于沿海地区。白蛉热、西尼罗河热、切昆贡亚热、Sindbis 热和裂谷热均可能发生。旅行者应该采取措施防止蚊子叮咬。

霍乱：霍乱在该国十分活跃，但对于从发达国家来的旅游者来讲几乎没有威胁。霍乱疫苗主要是针对生活、工作在卫生条件较差的高发区的人们（如医疗救护人员、救援人员）。包括加拿大在内的很多国家许可口服霍乱疫苗。美国没有这种口服疫苗。

肝炎：建议所有旅游者都应接种甲肝疫苗。戊肝很普遍，但发生程度不清楚。乙肝病毒携带者占总人口的比例约为 11%。乙肝可以通过感染的血液、使用污染的针具和未加防御措施的性交传播。建议停留 3 个月以上的游客、任何由于工作或者社会原因有感染风险的游客和希望得到全面疾病防御的游客注射疫苗。

流行性感冒：流行性感冒于每年的 11 月到次年 3 月在该国北回归线以北地区流行，在北回归线以南地区全年流行。建议所有到危险区的游客接种流感疫苗。

利什曼病：利什曼病在该国范围内普遍流行。皮肤利什曼病主要发生在埃塞俄比亚高地地区（海拔在 1500～2700 米），包括亚的斯亚贝巴。内脏利什曼病（黑热病）病例发生在西北部、西南部和南部的低地以及东北部红海沿岸地势较低的干旱地区。旅行者应该防止白蛉的叮咬。

疟疾：该病在埃塞俄比亚全年存在，包括几乎所有的低地以及海拔低于 1500～2000 米的城市地区，尤其是那些邻近湖泊、沼泽、小溪和灌溉渠道的地区。传播期为雨季和雨季过后的月份（6～9 月）。亚的斯亚贝巴地区（海拔为 2450 米）和其他高地没有疟疾的威胁。建议使用阿托伐醌/氯胍 (Malarone)、甲氟喹 (Lariam) 或多西环素作为预防措施。

脑(脊)膜炎：埃塞俄比亚位于非洲"脑膜炎带"。建议所有游客，特别是预计会与当地人口有密切接触的游客接种四价脑膜炎球菌疫苗。

盘尾丝虫病：该病由黑蝇传播，主要见于 Angered 山谷的沿河地区、Gonder

的腐植土地区、Gojam 西部以及 Kefa、Ilubabor、Welega 自治区。其他可能发生的地区包括 Gonder 低地、Gama、Gofa、Shewa 西部和 Sidamo 自治区。

脊髓灰质炎：该病在该国十分活跃。世界卫生组织报道，近期在北尼日利亚暴发的脊髓灰质炎导致在贝宁、博茨瓦纳、布基纳法索、中非共和国、乍得、科特迪瓦、几内亚和苏丹一带发生脊髓灰质炎。所有去往埃塞俄比亚的旅游者都应充分接种脊髓灰质炎疫苗。

狂犬病：狂犬病的威胁很大，有大量的流浪狗，尤其是在亚的斯亚贝巴和其他城市地区，这是主要的传播原因。一旦被动物尤其是狗抓咬后应高度重视，紧急采取医疗措施。建议到该国长期旅游和需要额外保护的短途游客，特别是到被动物咬伤的风险较高但却不容易得到医疗救治的乡村地区的游客注射狂犬病疫苗。

血吸虫病：肠血吸虫病在高地广泛发生，多见于海拔在 1300～2000 米的沿溪流的农业区。泌尿系统血吸虫病仅见于温暖的低地（海拔低于 800 米）。游客应避免在淡水湖、池塘、小溪中游泳、洗澡或跋涉。

旅行者腹泻：大部分乡村用水都取自没有处理的水井、溪流和泉水。在城市地区，自来水随处可获得，但也被视为是不安全的、可能被污染的。所有的游客都应注意饮食卫生。建议使用喹诺酮类抗生素联合洛哌丁胺（Imodium）治疗急性腹泻。如果抗生素对腹泻无效，那持续腹泻可能是由寄生虫疾病引起，例如贾第鞭毛虫病、阿米巴病或隐孢子虫病。

肺结核：肺结核是该国的主要健康问题。计划长期滞留在当地的游客应在出发前做 TB 皮试（PPD 测试），在离开该国后再做一次测试。

伤寒：建议所有除了始终局限在大饭店和酒店用餐的短期游客注射疫苗。由于伤寒疫苗只有 60%～70% 的有效性，因此游客仍需注意食品和饮料的卫生状况。

黄热病：建议所有年龄大于 9 个月的游客接种黄热病疫苗。

其他疾病/危险：非洲蜱斑疹伤寒，炭疽热（Gonder 地区），布氏菌病，包虫病（西南部的游牧民族发病率很高），丝虫病（Gambela 地区流行班氏丝虫病），钩端螺旋体病，回归热（蜱和虱传播），弓形虫病，沙眼（近一半的人口感染），伤寒（虱和跳蚤传播，在高地常见）以及肠内寄生虫感染（很常见）。

斐济（Fiji）

首都：

苏瓦（Suva）

时差（与格林威治标准时间差）：

+12 小时

国家电话代码：

679

大使馆/领事馆：

- **中国大使馆**：147 Queen Elizabeth Drive Suva，Fiji Private Mail Bag，Suva，Fiji；电话：00679-3300215，3301833，3304817；传真：00679-3300950；电子邮箱：chinaemb_fj@mfa.gov.cn；网址：http://fj.chinaembassy.org/chn/
- **美国大使馆**：Suva. 31 Loftus St；电话：314-466
- **加拿大大使馆**：Nadi Airport，Nadi；电话：721-936 或 722-400，724-489；电子邮箱：HonConFiji@is.com.fj
- **英国高级专员公署**：Victoria House，Gladstone Road，Suva（PO Box 1355）；电话：679-3229100；传真：679-3229132；网址：http://www.britishhighcommission.gov.uk/fiji

医院/医生：

医疗机构对于日常的医疗护理是足够的。有严重医疗紧急病情的旅行者应该被转运到澳大利亚。

建议到斐济旅游的旅行者在出发前投保带有明确海外保险范围的旅行健康附加保险。在保险期内，条款应该能提供在游客接受医疗服务时，对海外医院和/或医生的直接支付，并且包括医疗转运。

- 大型医院都分布在在 Suva、Lautoka、Sigatoka、Ba、Savusavu、Taveuni、Labasa 和 Levuka，各个岛屿上分布有小的诊所和医疗机构。

- Colonial War Memorial Hospital，Suva（500 张床位）；电话：679-31-3444。这是教学医院，也是斐济的主要医疗机构。有一个高压氧舱随时可以治疗潜水相关的创伤。

近期忠告和健康风险

所有旅游者应及时更新他们的常规免疫接种：破伤风-白喉疫苗（Td）、麻疹-腮腺炎-风疹疫苗（MMR）、脊髓灰质炎及水痘疫苗，建议注射预防甲肝、乙肝、流感和伤寒的疫苗。

更多详情，请参照第 337 页的大洋洲疾病风险总结。

芬兰（Finland）

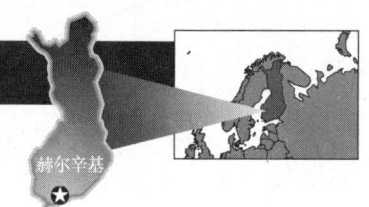

首都：
赫尔辛基（Helsinki）

时差（与格林威治标准时间差）：
＋2 小时

国家电话代码：
358

大使馆/领事馆：
- 中国大使馆：Vanba Kelkkamaki 11，00570，Helsinki，Finland；电话：00358-400618582，922890110；传真：922890168；电子邮箱：press@chinemb.fi；网址：http://fi.china-embassy.org。
- 美国大使馆：Itainen Puistotie 14B，Helsinki。电话：9-171931；传真：358-9-652057；电子邮箱：concular@usembassy.fi；网址：www.usembassy.fi。
- 加拿大大使馆：Pohjoisesplanadi 25 B，Helsinki。电话：09-17-11-41；传真：60-10-60；电子邮箱：hsnki@dfait-maeci.gc.ca；网址：www.canada.fi。
- 英国大使馆：Itainen Puistotie 17，00140，Helsinki；电话：358-9-2286-5100；电子邮箱：info@britishembassy.fi；网址：www.britishembassy.fi。

医院/医生：

有高水平的医疗护理，很多医生能讲英文。有五所带有医学院的大学；这些医院试图涉及更专业化的治疗。建议去芬兰的旅行者在出发前获得带有明确海外保险范围的旅行健康附加保险。游客接受医疗服务时，该保险应能给海外医院和/或医生直接付款，并且包括医疗转运条款。

- Helsinki University Central Hospital；电话：9-1912-2177.

近期忠告和健康风险

免疫接种：所有旅游者应按期注射破伤风-白喉疫苗（Td）、麻疹-腮腺炎-风疹疫苗（MMR）、脊髓灰质炎、流感和水痘疫苗，建议注射预防甲肝、乙肝的疫苗。

莱姆病：4～10月莱姆病在芬兰南部沿海地区和海拔1500米以下的Aland岛的丛林地区传播。游客应采取措施防止蜱的叮咬。

蜱传脑炎（TBE）：蜱传脑炎病例在芬兰比较罕见。该病主要通过蜱传播，传播时期为4～10月。主要的传播地区是从Kotka到与俄罗斯交界的芬兰海湾沿海的大多数丛林地区以及Turku南部群岛上的丛林地区，包括Aland岛。在赫尔辛基地区游客不会受到蜱传脑炎的威胁。TBE疫苗在加拿大和欧洲有售，但仅建议那些将长时间或者密切接触乡村病区的游客（如2～3周或更长时间的徒步旅行者、野营者）接种TBE疫苗。

旅行者腹泻：在芬兰该病对游客的威胁相对较小。芬兰的自来水是可以饮用的。建议使用喹诺酮类抗生素联合洛哌丁胺（Imodium）治疗急性腹泻。

其他疾病/危险：在芬兰，虽然吸烟和药物滥用的比例比欧洲平均水平低很多，但酒精中毒是该国重要的公共健康问题，给健康机构造成沉重的负担。醉酒驾车会受到严重的惩罚，且有可能监禁。芬兰是世界上婴儿死亡率最低的国家，但芬兰男性的人均寿命因心血管病病、过量饮酒和事故而下降。

法国（France）

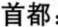

首都：
巴黎（Paris）

时差（与格林威治标准时间差）：
＋1 小时

国家电话代码：
33

大使馆/领事馆：

- 中国大使馆：11，av. George V，75008 Paris；电话：0033-1-49521950；传真：0033-1-47202422；电子邮箱：chinaemb_fr@mfa.gov.cn；网址：http://fr.china-embassy.org.
- 美国大使馆：2，Rue St. Florentin，Place de la Concorde，Paris. 电话：01-43-12-22；传真：01-42-61-61-40；网址：www.amb-usa.fr.
- 加拿大大使馆：4 Rue Jean Rey，Paris；电话：33-01-4059-3300/2；传真：01-4059-3310.
- 英国大使馆：35 rue du Faubourg St. Honoré，75383 Paris Cedex 08；电话：33-1-44-51-31-00；传真：33-1-44-51-34-83；网址：http://www.amb-grandebretagne.fr.

医院/医生：

- The American Hospital，Paris；63 Blvd. Victor Hugo，Neuilly-sur-Seine；电话：01-47-47-70-15，用于紧急求助以及医生和门诊名录。专科齐全；员工能用两种语言进行交流，85%曾经在美国进修；客户为大公司及国际客户；医院能进行血管成形术和冠状动脉旁路移植术（CABG）手术；急诊室有会说英语的医生；24 小时服务。
- 国际 SOS：International SOS (France) S. A.，Immeuble "Le Ravel"，12-14 rue d'Alsace-B. P. 322，92306 LEVALLOIS-PERRET Cedex，France；警报中心电话：33-1-5563-3155；警报中心传真：33-1-5563-3156.

西欧有高水平的医疗护理，很多医生能讲英文。建议旅行者在出发前获得带有明确海外保险范围的旅行健康附加保险。游客接受医疗服务时，该保险应能给海外医院和/或医生直接付款，并且包括医疗转运条款。

近期忠告和健康风险

肝炎：在法国，肝炎对游客的威胁相对较小。法国并不要求按常规路线旅游的游客接种甲肝疫苗，但是建议未接种甲肝疫苗的游客接种。在法国人口中携带乙肝病毒的比率少于1％。乙肝可以通过感染的血液、使用污染的针具和未加防御措施的性交传播。建议停留3个月以上的游客、任何由于工作或者社会原因有感染风险的游客和希望得到全面疾病防御的游客注射疫苗。

流行性感冒：11月至次年3月是流行性感冒的传播期。建议游客接种流感疫苗。

利什曼病：在法国该病对游客的威胁较小。在法国南部的乡村地区，内脏利什曼病与皮肤利什曼病都有报道，尤其是 Bouche-de-Rhone、Provence、Alpes-Maritimes 与 Corsica 等地区。5~11月为利什曼病的传播期，在7月与8月达到最高峰。游客应该采取各种措施防止白蛉的叮咬。

利斯特菌病（Listeriosis）：在该国有因饮用未经过巴氏消毒的牛奶制品而引起利斯特菌病的报道，特别是软奶酪。儿童、孕妇以及免疫系统不健全的游客应避免食用软奶酪。

莱姆病：该病威胁较小，在法国的丛林地区以及阔叶树丛（橡树）地区的游客可能会感染莱姆病。在法国东部地区被感染的危险将上升。到乡村地区的游客应采取措施防止蜱的叮咬。

地中海斑疹热（南欧斑疹热）：由犬蜱传播，在法国南部海拔1000米以下的地区有地中海斑疹热病例。7~9月是传播的高峰期。地中海斑疹热在法国的主要传播区是地中海沿岸（尤其是马塞附近与 Corsica 岛）。在蜱出没的房屋和地面可能感染地中海斑疹热，但是95％以上的病例都是因为接触狗引起的。

狂犬病：在法国没有人感染狂犬病的病例，但是有狐狸感染狂犬病的病例。所有的动物抓咬都应引起注意，以防止感染狂犬病。

旅行者腹泻：该病在法国对游客的威胁相对较低。法国的自来水基本是可以安全饮用的。

其他疾病/危险：布氏菌病、包虫病、片吸虫病（在 Orne 和 Normandy 的 Manche 地区有病例报道）、钩端螺旋体病、军团杆菌病、贾第鞭毛虫病、人多房棘球蚴病（病例报告来自 Franche-Comte 区域；红狐是明确的宿主）、蜱传脑膜脑炎（由立克次体 slovaca 引起；出现在法国中部/Pyrenees 山脉）、弓形虫病（由于摄取未煮熟的牛肉感染）、旋毛虫病（由于摄取未煮熟的马肉暴发此病）、蜱传脑炎；在 Alsace 地区危险可能增加。

法属圭亚那（French Guiana）

首府：
卡宴（Cayenne）

时差（与格林威治标准时间差）：
－3 小时

地区电话代码：
594

大使馆/领事馆：
- 中国大使馆：无，与我国未建交。
- 美国政府在法属圭亚那无外交人员，这属于法国的一个海外省份。为在法属圭亚那取得帮助，美国公民可以联系苏里南首都帕拉马里博的美国大使馆（电话：597-477-881），此部门在该地区有领事管辖权。
- 加拿大高级专员公署：委任于驻圭亚那的加拿大高级专员公署。High and Yong Streets, Georgetown, Guyana；邮寄地址：PO Box 10880, Georgetown, Guyana；电话：592-227-2081/2/3/4/5；传真：592-225-8380；电子邮箱：grgtn@international.gc.ca；网址：www.georgetown.gc.ca。
- 英国大使馆：电话：594-31-10-34；传真：594-30-40-94。

医院/医生：

法属圭亚那医疗设施有限，只在较大城市地区有医院设施。病房窗户往往没有玻璃，而是用木条封起来，昆虫很容易通过。
- Clinique Saint Paul, Cayenne（81 张床位）；综合内/外科设施；妇产科；

心脏病学；儿科。

近期忠告和健康风险

所有旅游者应按期注射破伤风-白喉疫苗（Td）、麻疹-腮腺炎-风疹疫苗（MMR）、脊髓灰质炎、流感和水痘疫苗，建议注射预防甲肝、乙肝和伤寒的疫苗。

AIDS/HIV：流行程度中等，主要原因是多种方式的异性性接触，海地移民的HIV检出阳性率最高。

动物的威胁：包括蛇（毒蛇）、蜈蚣、蝎子、黑寡妇蜘蛛、褐色隐士蜘蛛、香蕉蜘蛛、修剪蜘蛛和狼蛛。

霍乱：该国有散在病例出现，游客无需常规接种疫苗。

登革热：存在危险，并有间断的流行。所有的旅行者都应该采取各种措施防止蚊子白天的叮咬。

肝炎：所有旅行者都应该注射甲肝疫苗。乙肝携带者占总人口的比例为2%～13%，在一些乡村地区比例更高。乙肝可以通过感染的血液、使用污染的针具和未加防御措施的性交传播。建议停留3个月以上的游客、任何由于工作原因或者社会原因有感染风险的游客和希望得到全面疾病防御的游客注射疫苗。

利什曼病：皮肤利什曼病已经成为一个大众健康问题，主要存在于居住在森林地区的人们。传播期主要在10月到次年5月，威胁最大的时期是雨量最少的10～12月。许多病例发生在该国的东半部。经历丛林训练的美国军队在3～4周的暴露过程中有超过一半的人发病。到森林地区旅游的游客应该采取措施防止白蛉的叮咬，尤其是黄昏到黎明的一段时间。

疟疾：该国各个地区全年都存在该病的威胁。威胁最大的地区是与巴西（Oiapoque河谷）和苏里南（Maroni河谷）交界的边境地区。间日疟在该国东部和沿海地区威胁最大。推荐使用阿托伐醌/氯胍（Malarone）、甲氟喹

(Lariam) 或多西环素等药物进行预防。

来自海洋的威胁：该国的淡水区域有电鳗和其他一些食肉性鱼类（包括水虎鱼）。吸血蝙蝠也有出现，僧帽水母、海黄蜂和黄貂鱼对在沿海地区海域游泳的人们来说也是一种威胁。

狂犬病：该国狂犬病有散在病例报道。虽然吸血蝙蝠也传播该病，但狗仍是引起人类病例的主要原因。建议长期停留的游客接种狂犬病疫苗。

旅行者腹泻：卡宴的供水被认为是可以安全饮用的。建议使用喹诺酮类抗生素联合洛哌丁胺（Imodium）治疗急性腹泻。如果抗生素对腹泻无效，那持续腹泻可能是由寄生虫疾病引起，例如贾第鞭毛虫病、阿米巴病。

肺结核：肺结核是该国的主要健康问题。计划长期滞留在当地的游客应在出发前做 TB 皮试（PPD 测试），在离开该国后再做一次测试。

伤寒：建议除了局限在饭店和酒店用餐的短途游客外，所有游客都应注射伤寒疫苗。由于伤寒疫苗只有 60%～70% 的有效性，因此游客仍需注意食品和饮料的卫生状况。

黄热病：入境需要出示黄热病接种证明。该国位于"黄热病流行带"。

其他疾病/危险：布氏菌病（很常见，由于食用未经过巴氏消毒的奶制品引起），丝虫病（在沿海城市地区流行），钩端螺旋体病，麻风病（全国范围内广泛流行），脊髓灰质炎（对拉丁美洲已不存在危险），梅毒，类圆线虫病和其他肠道寄生虫感染。

法属玻利尼西亚
(French Polynesia)

首府：
帕皮提（Papeete）

时差（与格林威治标准时间差）：
－10 小时
地区电话代码：
689
大使馆/领事馆：
- 中国大使馆：无，与我国未建交。
- 在大西地岛（Tahiti）及其他岛屿没有美国大使馆或驻外办事处，如需帮助，游客可以联系美国在斐济苏瓦的大使馆，电话：679-314-466。
- 加拿大大使馆：委托于驻新喀里多尼亚的澳大利亚总领事馆。Immeuble Foch, 7th Floor, 19 Avenue du Maréchal Foch, Nouméa, New Caledonia; PO Box 22, Nouméa, 98845, New Caledonia; 电话：687-27-2414; 传真：687-27-8001。
- 英国大使馆：电话：689-70-63-82; 传真：689-42-00-50.

医院/医生：
　　法属玻利尼西亚医疗条件很好，有足够的药店、私人诊所，在大西地岛的大型政府医院可对付大部分医疗问题。外部岛屿有医院或诊疗所。建议旅游者出行前针对具体风险购买海外专项健康保险。这份保险应保证游客在海外医院或私人医生就诊时为游客直接支付费用，并提供医疗转运条款。

近期忠告和健康风险

AIDS/HIV： 该国有少量艾滋病患者和 HIV 病毒携带者。医院提供的血制品认为是安全的，不含有 HIV 病毒。

登革热： 有个别病例发生。在雨季感染率最高。旅行者应该采取保护措施防止日间蚊子的叮咬。

丝虫病： 马来丝虫病的发病率较高，占总人口的 19%。游客应该采取保护措施防止蚊子的叮咬。

肝炎： 建议所有旅游者接种甲肝疫苗。乙肝病毒携带者占大洋州总人口的比例约为 5.5%～15%。乙肝可以通过感染的血液、使用污染的针具和未加防御措施的性交传播。建议停留 3 个月以上的游客、任何由于工作或者社会原因有感染风险的游客和希望得到全面疾病防御的游客注射疫苗。

流行性感冒：在热带流行性感冒全年流行。建议所有游客接种流感疫苗。

疟疾：没有危险。

海洋的危险：水母、多刺的海胆及珊瑚对游泳者有危险。鱼肉中毒经常发生，这是由于食用了珊瑚礁鱼类如石斑鱼、鲷鱼、黑鲈、jack及梭鱼等而引起。鱼肉毒素即使在煮熟的情况下也不会去除。

旅行者腹泻：威胁低于平均水平。主要岛屿的自来水多数是安全的，但建议旅行者饮用瓶装水、开水或经过处理的水。建议使用喹诺酮类抗生素联合洛哌丁胺（Imodium）治疗急性腹泻。如果抗生素对腹泻无效，那持续腹泻可能是由寄生虫疾病引起，例如贾第鞭毛虫病、阿米巴病。

伤寒：据报道伤寒病有暴发，但感染率较低。建议到旅游区以外地区探险的旅客、冒险者、长期逗留者以及那些希望得到最大疾病防护的游客接种伤寒疫苗。由于伤寒疫苗只有60%～70%的有效性，因此游客仍需注意食品和饮料的卫生状况。

加蓬（Gabon）

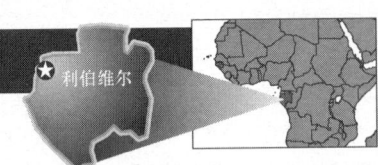

首都：
利伯维尔（Libreville）

时差（与格林威治标准时间差）：
＋1小时

国家电话代码：
241

大使馆/领事馆：

- 中国大使馆：Boulevard Triomphal Omar Bongo；电话：00241-743207，743208；传真：00241-747596；电子邮箱：gzy@internetgabon.com.
- 美国大使馆：Boulevard de la Mer, Centre Ville, Libreville；电话：76-

20-03/4 或 74-34-92.
- 加拿大大使馆：Quartier Batterie IV, Libreville；电话：73-73-54；传真：73-73-88；电子邮箱：lbrve@dfait-maeci.gc.ca.
- 英国高级专员公署：委任于驻喀麦隆的英国大使馆。Avenue Winston Churchill, BP 547, Yaoundé；电话：237-2-22-05-45/2-22-07-96；传真：237-2-22-01-48；电子邮箱：BHCyaounde@fco.gov.uk.

医院/医生：

这个国家的医疗护理水平较低。建议去加蓬的旅行者获得带有明确海外保险范围的旅行健康附加保险。该保险能保证游客接受医疗服务时，给海外医院和/或医生直接付款，并且包括医疗转运条款。

- The Albert Schweitzer Hospital, Lambarene；世界著名的教会医院，提供基本内/外科治疗。
- Libreville General Hospital (630 张床位)；综合内/外科设施。
- Bongolo Evangelical Hospital, La Bomba (80 张床位)；教会医院；有急诊服务。

近期忠告和健康风险

免疫接种：所有旅游者应按期及时注射破伤风-白喉疫苗（Td）、麻疹-腮腺炎-风疹疫苗（MMR）、脊髓灰质炎、流感、水痘等常规疫苗，建议注射预防甲肝、乙肝和伤寒的疫苗。建议到加蓬停留 1 个月以上的游客接种狂犬病疫苗。入境需要出示黄热病接种证明。

疟疾：该病在包括城市地区在内的全国范围内全年存在。传播期为雨季及雨季过后的月份（10～12 月以及 2～4 月）。建议采用阿托伐醌/氯胍（Malarone）、甲氟喹（Lariam）或多西环素来预防。

昏睡病：沿海岸地区是昏睡病（锥虫病）的高发地区，主要是利伯维尔附近的 Komo 河口、Port Gentil 附近的 Ogooue 河口地区。旅行者应该采取措施防止昆虫（采采蝇）的叮咬。

血吸虫病：该病病灶散在分布于全国各省份，特别是利伯维尔地区。游客应避免在淡水湖、池塘、小溪中游泳、洗澡或跋涉。

更多详情,请参照第 328 页的撒哈拉以南非洲地区疾病风险总结。

冈比亚(Gambia)

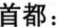

首都:
班珠尔(Banjul)

时差(与格林威治标准时间差):
+0 小时

国家电话代码:
220

大使馆/领事馆:
- 中国大使馆:无,该国与我国未建交。
- 美国大使馆:Kairaba Avenue in Fajara, Banjul;电话:392856,392858 或 391971;传真:392475.
- 加拿大大使馆:委任于驻塞内加尔的加拿大大使馆。Corner of Galliéni and Brière-de-l'Isle Streets, Dakar, Senegal;电话:221 889-47-00;传真:221 889-47-20;电子邮箱:dakar@international.gc.ca;网址:www.dakar.gc.ca.
- 英国高级专员公署:48 Atlantic Road, Fajara (PO Box 507), Banjul;电话:220-4495133,4495134;传真:220-4496134;电子邮箱:bhcbanjul@gamtel.gm.

医院/医生:
游客请联系本国大使馆获得当地医院、医生的介绍资料。

近期忠告和健康风险

AIDS/HIV:HIV-1 和 HIV-2 的发病率在增长。主要通过异性性接触传播;估计城市低危人群中 HIV 病毒携带者占 0.1%~2%,城市高危人群中 HIV 病毒携带者占 14%~27%。游客都应采取措施避免不安全性交、不卫生的医疗注射以及不安全的输血。

事故、疾病和医疗保险：
- 对于年龄低于 55 岁的旅行者来说，交通事故和意外伤害是导致他们死亡的主要原因，其次是溺水、空难、谋杀和火灾。
- 对于年老的旅行者来说，心脏病是致命的主要原因。
- 旅行者中由于传染病而致命仅占 1%，但是总的来说传染病是引起旅游相关疾病的最主要原因。
- 建议旅游者出行前购买带有明确海外保险范围的旅行健康附加保险。该保险在游客接受医疗服务时，会提供对海外医院和/或医生的直接支付。并且它还提供一条连接国际援助中心的多国语言 24 小时服务热线，能安排和监控医疗救治的实施，决定是否需要医疗转运或航空救护服务。

非洲昏睡病（锥虫病）： 非洲昏睡病在全国范围内传播率低，但发病程度不清楚。所有的旅行者都应该采取各种措施防止昆虫（采采蝇）的叮咬。

虫媒病毒疾病： 在该国有切昆贡亚热、西尼罗河热、登革热、裂谷热和克里米亚-刚果出血热，但其发病程度并不清楚。旅行者应采取措施防止昆虫叮咬。

霍乱： 霍乱在该国十分活跃，但对于旅游者来讲威胁非常小，来自发达国家的游客患病率极低。霍乱疫苗主要是针对生活、工作在卫生条件较差的高发区的人们。
- 口服霍乱疫苗（Dukoral）对预防肠毒性大肠杆菌（ETEC）腹泻有 60% 的交叉保护率。
- 包括加拿大在内的很多国家许可口服霍乱疫苗。美国没有这种口服疫苗。
- 在出入境任何国家之前注射霍乱疫苗并非官方要求。

肝炎： 建议所有以前未接种的游客都应接种甲肝疫苗。戊肝流行程度不确定。乙肝病毒携带者占总人口的比例高达 16%。建议停留 3 个月以上和需要得到全面疾病防御的旅游者注射乙肝疫苗。乙肝可以通过不安全的性交和使用污染的针具传播。丙肝很可能在当地流行。

流行性感冒： 在热带流行性感冒全年流行。建议所有年龄超过 50 岁、有慢性疾病、或自身免疫系统较差以及希望避免感染这种疾病的游客接种流感疫苗。孕妇应在怀孕三个月后才能接种疫苗。

利什曼病：该病主要在 4～10 月传播。该病在全国范围发生。在 Farafenni 和班珠尔附近，有散发皮肤和内脏利什曼病病例报道。游客应该警惕防止昆虫（白蛉）的叮咬。

疟疾：该病在全国范围内存在，包括城市地区。高发期为雨季过后的月份，6～10 月。抗氯喹的恶性疟原虫在全国普遍存在。
- 建议所有的旅游者使用阿托伐醌/氯胍（Malarone）、甲氟喹（Lariam）和多西环素来预防。
- 所有旅行者应该采取措施避免昆虫的叮咬，特别是在傍晚和夜间。

脑(脊)膜炎：该国处在脑膜炎带。即使在干旱的季节（12 月到次年 6 月）在当地逗留 1 个月上的旅客应该接种脑膜炎疫苗，如果时间稍短但是预计会与当地人口密切接触的游客仍然需要接种疫苗。

脊髓灰质炎：该病很可能流行。所有游客应接种疫苗。

狂犬病：人感染狂犬病病例在该国范围内散在出现。一旦被动物尤其是狗抓咬后应高度重视，紧急采取医疗措施。尽管在游客中感染狂犬病很少见，但这不容忽视。游客不要拥抱或者收留任何流浪的动物。家长应该告诉孩子们不要和不熟悉的动物接触。建议逗留时间长达 3 个月以上的游客、到流浪狗等经常出没的非旅游区作短途旅游的游客或需要额外保护的游客接种狂犬病疫苗。

血吸虫病：该病全年流行。在雨季及雨季之后的季节（通常是 6～10 月）是该病的高发期。埃及血吸虫的疫源地在冈比亚河沿途地区。曼森血吸虫的局部疫源地在冈比亚的最西南角，包括班珠尔附近。游客应避免在淡水湖、池塘、小溪中游泳、洗澡或涉水。

旅行者腹泻：威胁很大，除了在班珠尔的旅馆。建议使用喹诺酮类抗生素联合洛哌丁胺（Imodium）治疗急性腹泻。

肺结核：肺结核是该国的主要健康问题。计划长期滞留在当地的游客应在出发前做 TB 皮试（PPD 测试），在离开该国后再做一次测试。

伤寒：建议到旅游区以外地区探险的旅客、长期逗留者、冒险者以及那些希望得到最大疾病防护的游客接种疫苗。由于伤寒疫苗只有 60%～70% 的有效性，因此游客仍需注意食品和饮料的卫生状况。

黄热病：该病在河流上游区十分活跃。除班珠尔以外，该病在全国范围内都有发生。2001 年，一名比利时游客在冈比亚旅游之后感染黄热病致死。建议到该国的游客都接种黄热病疫苗。

其他疾病/危险：非洲蜱斑疹伤寒（局灶分布；由犬蜱传播——经常在城市——和灌木丛中的蜱传播）、炭疽热（皮肤和胃肠型被报道）、班氏丝虫病（由蚊传播，当地可能发病率较低）、盘尾丝虫病（黑蝇传播，在东部湍急的河流一带高发）。

格鲁吉亚（Georgia）

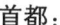
第比利斯

首都：
第比利斯（Tbilisi）

国家电话代码：
995

时差（与格林威治标准时间差）：
+3 小时

大使馆/领事馆：
- 中国大使馆：52 Barnov Str., 380008 Tbilisi, Georgia；电话：0099532-252671；传真：0099532-441383；电子邮箱：yfarm@access.sant.ge；网址：http://ge.china-embassy.org.
- 美国大使馆：25 Atoneli Street, Tbilisi, 0105, Georgia；电话：995-32-98-99-67；传真：995-32-93-37-59；电子邮箱：consulate-tbilisi@state.gov；网址：http://georgia.usembassy.gov.
- 加拿大大使馆：委任于驻土耳其的加拿大大使馆。Cinnah Caddesi No. 58, Çankaya 06690, Ankara, Turkey；电话：90-312-409-2700；传真：

90-312-409-2810；电子邮箱：ankra@international.gc.ca；网址：www.dfait-maeci.gc.ca/ankara.
- 英国大使馆：GMT Plaza, 4 Freedom Square, 0105 Tbilisi；电话：995-32-274747；传真：995-32-274792；电子邮箱：British.Embassy.Tbilisi@fco.gov.uk.

医院/医生：

格鲁吉亚的医疗护理低于西方水平。建议旅行者在出发前投保带有明确海外保险范围的旅行健康附加保险。在保险期内，条款应该能在游客接受医疗服务时，提供对海外医院和/或医生的直接支付，并且包括医疗转运。

近期忠告和健康风险

疟疾： 该病在该国东南部的一些地区出现，例如 Kakheti 和 Kveno Kartli 地区的 Lagodekhi、Sighnaghi、Dedophilistskaro、Saraejo、Gardabani 和 Marneuli。在首都第比利斯没有威胁。建议使用氯喹作为预防药物。

更多详情，请参照第 320 页的欧洲疾病风险总结。

德国（联邦共和国）
[Germany(Federal Republic of)]

首都：
柏林（Berlin）

时差（与格林威治标准时间差）：
+1 小时

国家电话代码：
49

大使馆/领事馆：
- 中国大使馆：Markisches Ufer 54, 10179 Berlin；电话：0049-30-27588-0；传真：0049-30-27588221；电子邮箱：de@mofcom.gov.cn；网址：http://de.china-embassy.org.
- 美国大使馆：Neustaedtische Kirchstrasse 4-5, Berlin. 电话：30-238-

5174, 8305.
- 加拿大大使馆：Internationales Handelszentrum Building, Friedrich-strasse 95, Berlin. 电话：30-20-31-20；电子邮箱：brlin-cs@dfait-maeci.gc.ca；网址：www.canada.de.
- 英国大使馆：Wilhelmstrasse 70, 10117 Berlin；电话：49-30-20457-0；传真：49-30-20457-571；网址：http://www.britischebotschaft.de.

医院/医生：
- 西欧有高水平的医疗护理，很多医生能讲英文。建议旅行者在出发前获得带有明确海外保险范围的旅行健康附加保险。游客接受医疗服务时，该保险应能给海外医院和/或医生直接付款，并且包括医疗转运条款。
- 国际 SOS：International SOS Emergency Services (Deutschland) GmbH, Hugenottenallee 167 63263 Neu-Isenburg, Germany；警报中心电话：49-6102-3588-100；警报中心传真：49-6102-202644

近期忠告和健康风险

事故和疾病：对于年龄低于 55 岁的旅行者来说交通事故和意外伤害是导致他们死亡的主要原因，其次是溺水、空难、谋杀和火灾；对于年老的旅行者来说心脏病是致命的主要原因；感染是引起旅游相关疾病的最主要原因，但旅行者中由于感染而致命的不到 1%。

AIDS/HIV：2004 年成年人感染艾滋病的比例是 0.3%。在一些西欧国家异性性接触传播病例有所增加。在德国男性之间的性接触是最常见的传播方式。因注射毒品而感染艾滋病的程度在该地区因国家而异。

肝炎：德国西部是欧洲甲肝发病率最低的国家之一，仍然建议旅游者接种甲肝疫苗。在德国总人口中携带乙肝病毒的比率估计低于 1%。乙肝可以通过感染的血液、使用污染的针具和未加防御措施的性交传播。建议停留 3 个月以上的游客、任何由于工作原因或者社会原因有感染风险的游客和希望得到全面疾病防御的游客注射疫苗。

流行性感冒：11 月至次年 3 月是流行性感冒的传播期。建议所有游客接种流感疫苗。

莱姆病：该病在德国全国范围内传播。但是大多数的病例主要在春季和夏季发生德国南部，尤其是巴伐利亚（Bavaria）地区。在德国有些地区有 34% 的蜱被感染。这些蜱传播莱姆病，多出没在德国海拔 1000 米以下的丛林地区以及阔叶树丛地区。游客应采取措施防止蜱的叮咬。

狂犬病：数年来德国没有出现人感染狂犬病的病例。野生的狐狸是狂犬病的主要传染源。游客在被野生动物抓咬后应立即就医。

蜱传脑炎（TBE）：大多数蜱传脑炎病例都发生在德国南部低地丛林地区，如 Bayern 和 Baden-Wurttemburg（莱茵河谷上游的 Black Forest）地区。Kinzig 河谷、Elz、Dreisam 以及 Freiburg 和 Pforzheim 附近也都是流行疫区。游客应采取各种措施防止蜱叮咬。建议被蜱叮咬几率较大的人（森林工人、在危险区长时间暴露的野营者和徒步旅行者）接种 TBE 疫苗（加拿大和欧洲有售）。

旅行者腹泻：危险很小。建议使用喹诺酮类抗生素联合洛哌丁胺（Imodium）治疗急性腹泻。如果抗生素对腹泻无效，那持续腹泻可能是由寄生虫疾病引起，例如贾第鞭毛虫病或隐孢子虫病。

加纳（Ghana）

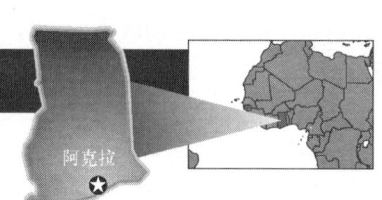

首都：
阿克拉（Accra）

时差（与格林威治标准时间差）：
+0 小时

国家电话代码：
233

大使馆/领事馆：

- 中国大使馆：No. 6 Agostino Neto Road，Aurport Residential Area，Accra，Ghana；电话：00233-21-777073；传真：0233-21-774527；电子邮箱：chinaemb_gh@mfa.gov.cn；网址：http://gh.china-embassy.org.
- 美国大使馆：Ring Road East，Accra；电话：21-775-347,48；网址：

usembassy. state. gov/ghana.
- 加拿大大使馆：42 Independence Avenue，Accra；电话：21-22-85-55，22-85-66；传真：77-37-92；电子邮箱：accra@dfait-maeci. gc. ca.
- 英国高级专员公署：Osu Link，off Gamel Abdul Nasser Avenue，(PO Box 296) Accra；电话：233-21-7010650，221665；传真：233-21-7010655；电子邮箱：high. commission. accra@fco. gov. uk；网址：www. britishhighcommission. gov. uk/ghana.

医院/医生：

加纳的医疗护理通常低于西方水平。建议旅行者在出发前投保带有明确海外保险范围的旅行健康附加保险。在保险期内，条款应该能在游客接受医疗服务时，提供对海外医院和/或医生的直接支付，并且包括医疗转运。

- Police Hospital，Accra；使馆人员就诊医院。
- Nyaho Clinic，Accra；使馆人员就诊医院。
- Korle Bu Teaching Hospital，Accra（1500张床位）；综合内/外科设施和心胸中心。
- Tudu Clinic，Accra.

近期忠告和健康风险

AIDS/HIV： 该国艾滋病的传播程度远远低于南非和东非地区。成年人HIV的感染比率约为4%。

非洲昏睡病（锥虫病）： 非洲昏睡病发病率很低，但是该国在20世纪80年代曾有病例报道。目前在邻国象牙海岸有该病报道。作为预防，到加纳旅游的旅行者都应该采取各种措施防止昆虫（采采蝇）的叮咬。

霍乱： 霍乱在该国十分活跃，但对旅游者的威胁非常小。霍乱疫苗主要是针对生活、工作在卫生条件较差的高发区的人们（如医疗救援人员）。

丝虫病： 班氏丝虫病在东北部地区有报道。在Vea和Tono等灌溉地区，据报道有20%的人感染了该病。旅行者应该采取措施防止蚊虫的叮咬。

肝炎： 建议所有以前未接种的游客都应接种甲肝疫苗。戊肝有可能发生，但发生程度不清楚。乙肝病毒携带者占总人口的比例约为 10%。乙肝可以通过感染的血液、使用污染的针具和未加防御措施的性交传播。建议停留 3 个月以上的游客、任何由于工作原因或者社会原因有感染风险的游客和希望得到全面疾病防御的游客注射疫苗。由于旅游中的发病和受伤不可能提前预测，一些专家认为所有旅游者都应注射乙肝疫苗以防接触了消毒不彻底的医疗针具。

流行性感冒：流行性感冒全年在热带流行。建议所有游客接种流感疫苗。

疟疾：该病在全国范围内全年存在，包括城市地区。传播期为雨季和雨季过后的月份（在南方是 3~6 月以及 10~11 月；北方是 3~10 月）。恶性疟原虫占所有病例的 85%，其次是三日疟原虫和卵形疟原虫。建议采用阿托伐醌/氯胍（Malarone）、甲氟喹（Lariam）或多西环素来预防。所有旅游者应采取措施避免蚊子在傍晚和黑夜的叮咬。

脑(脊)膜炎：加纳北部处在亚撒哈拉脑膜炎带的范围中，该国中部地区也有过病例报道。在干旱的季节里（12 月到次年 6 月）在当地逗留 1 个月上的旅客应该接种四价脑膜炎疫苗，如果停留时间稍短但是预计会与当地人口密切接触者也仍然需要接种疫苗。

盘尾丝虫病：在急流江河边有很高的发病率，但是由于采取了对黑蝇的控制措施后，发病率降低。中部山脉沿 Pru 河的地区有中等威胁。旅行者应该采取各种措施防止昆虫的叮咬。

脊髓灰质炎：该病比较流行。所有游客应该接种疫苗。

狂犬病：狂犬病是加纳的公共健康问题，许多城市和城镇都时有发生。主要是狗狂犬病病例，不过也常有人类感染该病。一旦被动物尤其是狗抓咬后应高度重视，紧急采取医疗措施。游客不要拥抱或者收留任何流浪的动物。家长应该告诉孩子们不要和不熟悉的动物接触。建议逗留时间超过 3 个月的游客或计划到乡村地区短期旅游的游客接种狂犬病疫苗。

血吸虫病：泌尿器官血吸虫病普遍存在。在加纳的任何淡水湖泊、池塘或者溪流里游泳或洗澡都是不安全的。许多病例发生在东南部（Volta 湖南岸、Akosombo 大坝下游的 Volta 河沿岸地区和 Accra 附近）和东北部。肠血吸虫病发生的范围比较小，主要在最北部和西南部（Tarkwa）以及东南部（Volta 河沿岸）。急性感染（钉螺热）通常是因为在 Volta 河口游泳造成的。

旅行者腹泻：大城市处理过的自来水在流通输送过程中也可能存在潜在的再污染。所有的水源都应该被视为是不安全的。游客应注意饮食卫生。建议使用喹诺酮类抗生素联合洛哌丁胺（Imodium）治疗急性腹泻。如果抗生素对腹泻无效，那持续腹泻可能是由寄生虫疾病引起，例如贾第鞭毛虫病、阿米巴病、隐孢子虫病。

肺结核：肺结核是该国的主要健康问题。计划长期滞留在当地的游客应在出发前做 TB 皮试（PPD 测试），在离开该国后再做一次测试。

伤寒：建议到该国常规旅游景点以外地区旅游、探亲访友和长期居住在该国的游客接种伤寒疫苗。由于伤寒疫苗只有 60%～70% 的有效性，因此游客仍需注意食品和饮料的卫生状况。

黄热病：该病散在出现。CDC 建议所有游客接种疫苗。该国入境的时候需要出示黄热病免疫接种证明书。

其他疾病/危险：非洲蜱斑疹伤寒（由犬蜱传播，尤其是在城市地区；也由灌木丛的蜱传播），炭疽热（皮肤性，通常由于接触了新鲜屠宰的感染动物），布氏菌病（由于食用了生的奶制品），登革热（危险存在于城市和乡村地区，白天也要注意防止蚊虫叮咬），拉沙热（散在发生，由于接触了受感染的啮齿类动物传播），利什曼病（威胁很小；邻近国家有过皮肤和内脏利什曼病的报道），麻风病，钩端螺旋体病（40% 的农业工人受到感染），肺结核（该国的公共健康问题）以及肠寄生虫感染（很常见）。

英国（Great Britain）

首都：
伦敦（London）

时差（与格林威治标准时间差）：
＋0 小时

国家电话代码：
44

大使馆/领事馆：

- 中国大使馆：49-51 Portland Place，London WIB IJL；电话：0044-20-72994049，0797 0292561（24 小时）；传真：0044-20-76362981，76365578；电子邮箱：Press@chinese-embassy.org.UK；网址：http://www.chinese-embassy.org.uk.

- 美国大使馆：24 Grosvenor Square, London. 电话：0207-499-9000；网址：www.usembassy.org.uk.

- 加拿大大使馆：Canada House, Consular Services, Trafalgar Square, London. 电话：20-7258-6600；电子邮箱：ldn@dfait-maeci.gc.ca；网址：www.dfait-maeci.gc.ca/london.

医院/医生：

- 国际 SOS：International SOS Assistance (UK) Ltd., Sixth Floor, Landmark House, Hammersmith Bridge Road, London W6 9DP, England；报警中心电话：44-020-7762-7008；报警中心传真：44-020-7748-7744.

近期忠告和健康风险

肝炎： 在英国甲肝对游客的威胁相对较低，但是仍建议到该国旅游的未接种甲肝疫苗的游客接种疫苗。对于逗留 3 个月以上的游客和希望得到最大保护的短期游客来说可注射乙肝疫苗。游客应该意识到乙型肝炎可由不安全的性交、使用受污染的针具及注射器造成。

流行性感冒： 11 月至次年 3 月是流行性感冒的传播期。建议所有游客接种流感疫苗。

莱姆病：莱姆病病例在英国（英格兰、苏格兰、威尔士和北爱尔兰）十分罕见。在英国感染莱姆病的几率比欧洲其他国家低10%。莱姆病的主要传播时期是春季至秋季。近来在伦敦市的公园内发现了传播莱姆病的蜱。

交通提示：该国车辆是靠左行驶的，行人在过马路是要注意向右看。

旅行者腹泻：该病的威胁相对较低。英国的所有自来水是可以饮用的。

希腊（Greece）

首都：
雅典（Athens）

时差（与格林威治标准时间差）：
+1 小时

国家电话代码：
30

大使馆/领事馆：
- 中国大使馆：ZA, Krinon Str., 15452 P. Psychico, Athens, Greece；信箱：P. O. Box 65188；电话：0030-6973730680，6973430531；传真：0030-210-6723819；电子邮箱：chinaemb_gr@mfa.gov.cn；网址：http://gr.chinaembassy.org.
- 美国大使馆：91 Vasilissis Sophias Boulevard, Athens；电话：1-721-2951；电子邮箱：consul@global.net；网址：www.usembassy.gr.
- 加拿大大使馆：4 Ioannou Gennadiou Street, Athens；电话：1-727-3400；传真：727-3480；电子邮箱：athns@dfait-maeci.gc.ca.
- 英国大使馆：1 Ploutarchou Street, 106 75 Athens；电话：30-210-727-2600；电子邮箱：information.athens@fco.gov.uk；网址：http://www.british-embassy.gr.

医院/医生：
- The Diagnostic and Therapeutic Center of Athens, "HYGEIA"（350张床位）；设施齐全先进。
- Apostolos Accident Hospital, Athens（1000张床位）；整形外科；创伤治疗。

近期忠告和健康风险

空气污染：患有呼吸道疾病的游客应注意雅典与邻近城市存在空气污染问题。

肝炎：与其他西欧国家相比，希腊的甲肝发病率最高。建议以前未注射过甲肝疫苗的游客接种甲肝疫苗。该国的乙肝病毒携带者数量估计为总人口的 1‰～4‰。建议停留时间超过 3 个月和需要得到疾病全面防御的短期旅游者注射乙肝疫苗。旅游者还应注意，乙肝可以通过未加防御措施的性交或使用污染的针具传播。

流行性感冒：在该国流行性感冒的传播期为 11 月至次年 3 月。建议所有游客接种流感疫苗。

利什曼病：在希腊 5～10 月是利什曼病的传播高峰时期。皮肤利什曼病散在发生，在 Ionian 岛地区患病率最高。内脏利什曼病在希腊大陆地区局灶发生，包括首都雅典以及海岛地区，尤其是克利特岛（Crete）。游客应采取措施防止白蛉的叮咬。

疟疾：在希腊游客不会受到疟疾的威胁。希腊在 1986 年就宣布彻底消灭了疟疾。

狂犬病：自从 1970 起就没有人类狂犬病的报道。犬注射疫苗计划的实施，加上野生动物狂犬病的低流行，使得狂犬病在该国彻底消除。然而，任何动物的咬伤仍需医学评估。

蜱传脑炎（TBE）：在希腊蜱传脑炎的威胁相对较小。4～9 月，希腊北部有散在蜱传脑炎病例出现。仅建议对于有高度危险被蜱叮咬的人群，如野营者、长期徒步旅行者以及森林工人接种 TBE 疫苗（在加拿大和欧洲有售）。该病对普通游客的威胁很小。

旅行者腹泻：在该国急性腹泻对游客有低到中等危险。建议使用喹诺酮类抗生素联合洛哌丁胺（Imodium）治疗急性腹泻。如果抗生素对腹泻无效，那持续腹泻可能是由寄生虫疾病引起的,例如贾第鞭毛虫病。

伤寒:建议长期旅游者、热爱冒险以及希望得到全面疾病防御的游客接种伤寒疫苗。由于伤寒疫苗只有 60%~70% 的有效性,因此游客仍需注意食品和饮料的卫生状况。

其他疾病/危险:地中海斑疹热(蜱传播;在希腊北部 Trikala 县的农民中发病率最高,血清阳性率达 20%)、布氏菌病、包虫病、军团杆菌病(散在病例报道,通常在夏季游客中出现)、Q 热(蜱传播)、白蛉热(地区流行病)、蜱传回归热(在多石的农村养家畜地区有感染风险)、肠道寄生虫感染(偶尔有来自乡村地区的蛔虫、钩虫和鞭虫感染报告)和旋毛虫病。

格林纳达(Grenada)

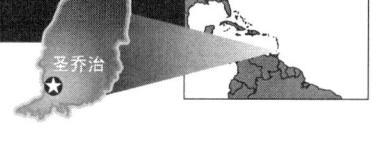

首都:

圣乔治(St. George's)

时差(与格林威治标准时间差):

-4 小时

国家电话代码:

809

大使馆/领事馆:

- **中国大使馆**:Azar Villa At Calliste St. George's, Grenada;电话:001-473-4141228,4396227;传真:001-473-4396231;网址:http://gd.china-embass.org/
- **美国大使馆**:Lance aux Epines in the "Green Building," 距离 Point Salines 国际机场大约 15 min;电话:1-473-444-1173/4/5/6;传真:1-473-444-4820;电子邮箱:usemb_gd@caribsurf.com;网址:www.spiceisle.com
- **加拿大高级专员公署**:委任于驻巴巴多斯的加拿大高级专员公署。Bishop's Court Hill, St. Michael, Barbados;邮寄地址:PO Box 404, Bridgetown, Barbados;电话:1-246-429-3550;传真:1-246-437-7436;电子邮箱:bdgtn@international.gc.ca;网址:www.bridgetown.gc.ca

- 英国高级专员公署：Netherlands Building, Grand Anse, St George's, Grenada；电话：1-473-440-3536，440-3222；传真：1-473-440-4939；电子邮箱：bhcgrenada@caribsurf.com。

医院/医生：

在圣乔治有综合性大医院，在 Mirabeau 和 Carriacou 还有一些小医院。
- St. George's General Hospital（240 张床位）；综合内/外科设施；电话：440-2051。

近期忠告和健康风险

事故、疾病和医疗保险：
- 对于年龄低于 55 岁的旅行者来说，交通事故和意外伤害是导致他们死亡的主要原因，其次是溺水、空难、谋杀和火灾。
- 对于年老的旅行者来说，心脏病是致命的主要原因。
- 旅行者中由于传染病而致命仅占 1%，但是总的来说传染病是引起旅游相关疾病的最主要原因。
- 建议旅游者出行前购买带有明确海外保险范围的旅行健康附加保险。该保险会在游客接受医疗服务时，提供对海外医院和/或医生的直接支付。并且它还提供一条连接国际援助中心的 24 小时多语言服务热线。该中心能安排和监控医疗救治的实施，决定是否需要医疗转运或航空急救服务。

登革热：这种蚊传播的病毒性疾病在加勒比海区域广泛流行。旅行者应该避免白天蚊虫的叮咬。

食物和饮水安全：所有的饮用水通常都被处理过，因此相对安全，但仍不能完全避免腹泻的威胁，尤其在乡村地区。瓶装水可得到。牛奶经过巴氏消毒，奶制品可以安全食用。当地的肉类、家禽、海鲜、蔬菜和水果总的来讲可以安全食用。

肝炎：甲肝很普遍。建议所有以前未接种的游客都接种甲肝疫苗。建议停留 3 个月以上和需要得到全面疾病防御的旅游者注射乙肝疫苗。游客需注意，乙肝可以通过不安全的性交和使用污染的针具传播。

流行性感冒：该国流行性感冒全年流行。建议所有年龄超过50岁、有慢性疾病或自身免疫系统较差，以及希望避免感染这种疾病的游客接种流感疫苗。孕妇应在怀孕三个月后才能接种疫苗。

疟疾：没有威胁。

来自海洋的威胁：

- 对游泳者的威胁主要是水母、多刺的海胆以及珊瑚。
- 肉毒鱼类中毒主要原因是食用了珊瑚礁鱼类例如石斑鱼、鲷鱼、黑鲈、jack和梭鱼类。鱼肉毒素甚至是煮熟之后都不能消除的。
- 水肺潜水——高压舱介绍：潜水者警报网络（DAN）有最新的所有在北美和加勒比海地区正在运作的高压舱名单。DAN不公开这份名单，因为在某个时间已知的高压舱可能并没运作，或者它的操作者可能联络不到。通过Duke大学，DAN开通了一个24小时紧急电话线，任何人（会员和非会员）可以打电话请求给予潜水事故救援。在Duke大学医学中心的潜水医师能够推荐最近的正在运作的高压舱。

瓜德罗普岛（法属西印度群岛）
[Guadeloupe (French West Indies)]

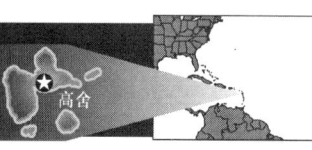

首府：

高舍（Gosier）

时差（与格林威治标准时间差）：

－4小时

地区电话代码：

590

大使馆/领事馆：

- 中国大使馆：无，与我国未建交。
- 美国大使馆：French Caribbean Dept., 14 Rue Blenac, Martinique；电话：596-631-303.
- 加拿大大使馆：委任于驻特立尼达的加拿大高级专员公署；电话：809-623-4787.

世界医疗指南——国家和地区列表

医院/医生：

Regional Hospital, Pointe-a-Pitre；综合内/外科设施；有很多专科；电话：8-910-10。在高舍：Nicole Duhamel, M. D.；电话：(84) 3562。

近期忠告和健康风险

请参照第312页的加勒比海地区疾病风险总结。

危地马拉（Guatemala）

首都：
危地马拉城（Guatemala City）
时差（与格林威治标准时间差）：
－6小时
国家电话代码：
502
大使馆/领事馆：

- 中国大使馆：无，未与我国建交。
- 美国大使馆：危地马拉城。Avenida de la Reforma 7-01 in Zone 10；电话：311-1541。
- 加拿大大使馆：Edyma Plaza Building, 8th Floor, 13 Calle 8-44, Zona 10, Guatemala City, Guatemala；邮寄地址：PO Box 400, Guatemala City, Guatemala；电话：502-2365-1250, 2363-4348；传真：502-2365-1210, 502-2365-1216；电子邮箱：gtmla@international.gc.ca；网址：www.guatemala.gc.ca。
- 英国大使馆：16 Calle 00-55, Zona 10, Edificio Torre Internacional, Nivel 11, Guatemala City；电话：502-2367-5425-29；传真：502-2367-5430；电子邮箱：embassy@intelnett.com。

医院/医生：

除了一些私人医院，医疗护理低于西方水平。很多医生可能不会讲英文。建议去危地马拉的旅行者获得带有明确海外保险范围的旅行健康附加保险。接受医疗服务时，该保险应能给海外医院和/或医生直接付款，并且包括医疗转运条款。

- Hospital Herrera Llerandi（68 张床位）；大多数专科；电话：2-334-5959.
- Hospital Centro Medico（76 张床位）；电话：332-3555.
- Hospital Bella Aurora；电话：368-1951/55.
- Hospital Universitario Esperanza；电话：339-3244/47.
- Hospital General San Juan De Dios；电话：232-3741/44.

近期忠告和健康风险

霍乱：据报道该病在这个国家比较活跃，但对旅行者来说几乎不会受到什么威胁。霍乱疫苗主要是针对生活、工作在卫生条件较差的高发区的人们（例如医疗救援人员）。

登革热：威胁全年发生在该国低海拔的城市地区，偶尔会发生大规模的暴发。旅行者应该采取各种措施防止白天蚊虫的叮咬。

肝炎：所有未接种过疫苗的旅行者都应该注射甲肝疫苗。乙肝携带者占总人口的比例约为 1.4%～3%。乙肝可以通过感染的血液、使用污染的针具和未加防御措施的性交传播。建议停留 3 个月以上的游客、任何由于工作原因或者社会原因有感染风险的游客和希望得到全面疾病防御的游客注射疫苗。

利什曼病：皮肤利什曼病在北部地区有过报道，尤其是 Peten 省的森林地区。有限的内脏利什曼病危险存在于半干旱的山谷和中东部危地马拉（El Progresso 省）的山脚地区。旅行者应该采取措施防止白蛉的叮咬。

疟疾：该国海拔低于 1500 米的地区全年都存在危险，除了危地马拉城和中部高地以外。受间日疟威胁较大的地区在太平洋的低地，沿着与萨尔瓦多的边界以及北部地区（Peten 省）。建议到疫区旅游使用氯喹作为预防药物。

盘尾丝虫病：危险发生在海拔 300～1600 米的太平洋海岸山脚的急流地区以及南部与墨西哥交界的边境。到这些地区旅行的游客应该采取措施防止昆虫（黑蝇）的叮咬。

狂犬病：在全国范围内人类感染的病例时有报道。一旦被动物尤其是狗抓咬后应高度重视，紧急采取医疗措施。可能需要接种狂犬病疫苗。建议逗留时间超过 3 个月的游客或到非旅游区探险的短途游客接种狂犬病疫苗。

旅行者腹泻：旅行者最好只饮用瓶装的、烧开的以及净化处理过的水，并且只食用煮熟的食物。建议使用喹诺酮类抗生素联合洛哌丁胺（Imodium）治疗急性腹泻。如果抗生素对腹泻无效，那持续腹泻可能是由寄生虫疾病引起的，例如贾第鞭毛虫病、阿米巴病或隐孢子虫病。

肺结核：肺结核是该国的主要健康问题。计划长期滞留在当地的游客应在出发前做 TB 皮试（PPD 测试），在离开该国后再做一次测试。

伤寒：建议除了始终在大饭店和酒店用餐的短期游客外，所有游客都应注射伤寒疫苗。由于伤寒疫苗只有 60%～70% 的有效性，因此游客仍需注意食品和饮料的卫生状况。

其他疾病和危险：布氏菌病、Chagas 病（在许多乡村地区流行）、球胞子菌病（coccidiomycosis）、麻疹、麻痹性贝类中毒、回归热（蜱传播）、梅毒、伤寒、肺结核、类圆线虫病和其他寄生虫感染等均有报道。

几内亚比绍 (Guinea-Bissau)

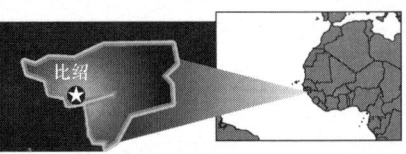

首都：

比绍（Bissau）

时差（与格林威治标准时间差）：

+0 小时

国家电话代码：

245

大使馆/领事馆：

- 中国大使馆：Bairro De Penha, Bissau, Guiné-Bissau；电话：00245-256200；传真：00245-256194；电子邮箱：chinaemb_gw@mfa.gov.cn；网址：http://

gw.china-embassy.org.
- 美国大使馆：比绍。Avenida Domingos Ramos；电话：21-2816，21-3674.
- 加拿大大使馆：委任于驻塞内加尔的加拿大大使馆。电话：221-21-0290.
- 英国大使馆：委任于驻塞内加尔的英国大使馆。20 Rue du Docteur Guillet，(Boite Postale 6025)，Dakar；电话：221-823-7392，823-9971；传真：221-823-2766，823-8415；电子邮箱：britemb@sentoo.sn.

医院/医生：

几内亚比绍的医疗护理低于西方水平。建议旅行者在出发前获得带有明确海外保险范围的旅行健康附加保险。游客接受医疗服务时，该保险应能给海外医院和/或医生直接付款，并且包括医疗转运条款。

- Simao Mendes National Hospital，Bissau（100张床位）；综合内/外科设施；整形外科，急诊服务。

近期忠告和健康风险

AIDS/HIV： 与撒哈拉以南非洲地区平均9%的艾滋病感染率相比，几内亚的成年人感染率为2.8%，虽然城市地区和单身女性的感染率会更高一些。

非洲昏睡病（锥虫病）： 沿海和中北部地区可能有较小的传播危险。所有旅行者都应该采取各种措施防止昆虫（采采蝇）的叮咬。

肝炎： 威胁很大，建议所有旅游者接种甲肝疫苗。乙肝病毒携带者占总人口的比例约为10%。乙肝可以通过感染的血液、使用污染的针具和未加防御措施的性交传播。建议停留3个月以上的游客、任何由于工作原因或者社会原因有感染风险的游客和希望得到全面疾病防御的游客注射疫苗。由于旅游中的疾病和受伤不可能提前预测，一些专家认为所有旅游者都应注射乙肝疫苗以防接触了消毒不彻底的医疗针具。

疟疾： 该病在全国范围内全年存在，包括城市地区。传播期为雨季和雨季过后的月份，6~10月。恶性疟原虫占据90%的病例，剩下的是三日疟原虫和卵型疟原虫。有抗氯喹恶性疟的报告。建议采用阿托伐醌/氯胍（Malarone）、甲氟喹（Lariam）或多西环素来预防。

脊髓灰质炎：该病在撒哈拉以南非洲地区非常活跃；所有游客都应接种疫苗。

狂犬病：狂犬病在全国范围内都有人类病例发生。建议前往该国的长期旅行者在暴露前接种疫苗，特别是到偏远乡村地区旅游的游客。

血吸虫病：泌尿器官血吸虫病主要发生在几内亚比绍的北半部，从 Cacheau 沿岸地区延伸到几内亚边境，包括 Cacheau 山谷和 Geba 河流域。游客应避免在淡水湖、池塘、小溪中游泳、洗澡或跋涉。

旅行者腹泻：威胁很大。所有的水源都被认为是潜在污染的。建议使用喹诺酮类抗生素治疗急性腹泻。如果抗生素对腹泻无效，那持续腹泻可能是由寄生虫疾病引起的，例如贾第鞭毛虫病、阿米巴病或隐孢子虫病。

肺结核：肺结核是该国的主要健康问题。计划长期滞留在当地的游客应在出发前做 TB 皮试（PPD 测试），在离开该国后再做一次测试。

伤寒：建议到该国常规旅游景点以外地区旅游、探亲访友和长期居住在该国的游客接种伤寒疫苗。由于伤寒疫苗只有 $60\%\sim70\%$ 的有效性，因此游客仍需注意食品和饮料的卫生状况。

黄热病：建议接种黄热病疫苗。最近没有病例报道，但是黄热病在毗邻的几内亚有报道。

其他疾病和危险：非洲蜱斑疹伤寒（在城市地区通常由犬蜱传播，也由灌木丛的蜱传播），布氏菌病（食用了生的奶制品引起），拉沙热（危险程度不清楚），麻风病，盘尾丝虫病（黑蝇传播；急速流动的江河附近威胁较大）以及肠寄生虫感染（非常普遍）。

圭亚那（Guyana）

首都：
乔治敦（Georgetown）

时差（与格林威治标准时间差）：
－3小时

国家电话代码：
592

大使馆/领事馆：

- **中国大使馆：** Lto2，Mandela Avenue Botanic Gardens Georgetown, Guyana；电话：00592-2271651，2271652；传真：00592-2316602；电子邮箱：chinaemb_gy@mfa.gov.cn；网址：http://gy.china-embassy.org.
- **美国大使馆（领事馆）：** 99-100 Young and Duke Streets, Kingston, Georgetown；电话：2-54-900. 下班后电话：2-57-963.
- **加拿大高级专员公署：** High and Young Streets, Georgetown, Guyana；邮寄地址：PO Box 10880, Georgetown, Guyana；电话：592-227-2081/2/3/4/5；传真：592-225-8380；电子邮箱：grgtn@international.gc.ca；网址：www.georgetown.gc.ca.
- **英国高级专员公署：** 44 Main Street,（PO Box 10849），Georgetown；电话：592-22-65881/2/3/4；电子邮箱：firstname.surname@fco.gov.uk.

医院/医生：

- St. Joseph Mercy Hospital, Georgetown；使馆人员就诊医院。
- Davis Memorial Georgetown；使馆人员就诊医院。
- Georgetown Hospital（991张床位）；国营医院；进行医学培训。

近期忠告和健康风险

霍乱： 霍乱在该国十分活跃。虽然对来自美国或加拿大的旅客没有要求出示霍乱疫苗接种证明，但是对来自一些有潜在霍乱威胁地区的旅客可能要求出示疫苗接种证明。而且，其他目的地国家包括拉丁美洲、非洲、中东或亚洲的一些国家也可能有此要求。旅行者应该考虑接种疫苗或者提供一份医生开具的免于接种疫苗的证明。

丝虫病：班氏丝虫病在乔治敦和其他一些沿海城市广泛流行，大约有10%的人感染了此病。旅行者应该采取各种措施避免蚊子的叮咬。

肝炎：所有未接种过甲肝疫苗的旅行者都应该注射甲肝疫苗。戊肝虽然没有报道但是有可能发生。乙肝携带者占总人口的比例小于5%。建议所有医疗工作者和计划到该国长期旅行的游客注射乙肝疫苗。

利什曼病：皮肤利什曼病曾在军人中暴发过。许多病例发生在内陆大草原和东北部的热带稀树大草原。内脏利什曼病还没有报道。到这些地区的旅行者应该采取各种措施防止昆虫（白蛉）的叮咬。

疟疾：该国海拔低于900米的地区全年都认为是有威胁的。威胁较大的地区包括西北部与委内瑞拉交界的边境地区、南部内陆的乡村地区。沿岸平原地区，包括乔治敦的近效，在雨季和雨季过后的一段时间（5月～8月中旬，11月至次年1月）传播增加。东北部狭长的沿岸地带威胁非常小。恶性疟疾占病例的60%，间日疟占40%。建议在疟疾疫区使用阿托伐醌/氯胍（Malarone）、甲氟喹（Lariam）或者多西环素作为预防性用药。

旅行者腹泻：除了一级酒店和旅游胜地，其他地区威胁非常大。旅行者最好只饮用瓶装的、烧开的、净化处理过的水，并且只食用煮熟的食物。建议使用喹诺酮类抗生素治疗急性腹泻。如果抗生素对腹泻无效，那持续腹泻可能是由寄生虫疾病引起，例如贾第鞭毛虫病、阿米巴病或者肠道病毒，隐孢子虫病也有报道。

黄热病：该病目前没有报道。在1983年，在南部接近巴西的边境有未被证实的病例报道。建议到该地区旅游的人接种黄热病疫苗。圭亚那位于"黄热病流行带"。虽然该国官方没有要求旅行者出示黄热病疫苗接种证明，但是其他拉丁美洲国家、非洲、中东或亚洲的一些国家有此要求。

其他疾病/危险：Chagas病（西北地区流行程度很小），曼森线虫病（黑蝇传播），盘尾丝虫病（地方性流行），艾滋病（妓女中有25%已被感染），副球孢子菌病，狂犬病，血吸虫病（没有报道，但在与苏里南交界的地方有发生），肺结核（自1980年以来发病率增加），伤寒，类圆线虫病和其他肠寄

生虫感染。来自动物的威胁包括蛇（毒蛇）、蜈蚣、蝎子、黑寡妇蜘蛛、棕色隐遁蜘蛛、疾行异足蛛、剪枝蛛和狼蛛。该国的淡水中可能发现电鳗和各种各样的肉食性鱼类（包括水虎鱼）。沿海海域的僧帽水母、海黄蜂、黄貂鱼等对游泳者来说是一种威胁。

海地（Haiti）

首都：
太子港（Port-au-Prince）

时差（与格林威治标准时间差）：
－5 小时

国家电话代码：
509

大使馆/领事馆：
- 中国大使馆：无，与我国未建交。
- 美国大使馆：Harry Truman Blvd., Port-au-Prince；电话：509-22-0200，22-0354，23-0955 或 22-0269；传真：509-23-1641；网址：usembassy.state.gov/haiti.
- 加拿大大使馆：Édifice Banque de Nouvelle-écosse (Bank of Nova Scotia), Delmas 18, Port-au-Prince；电话：509-298-3050；传真：298-3001；电子邮箱：prnce@dfait-maeci.gc.ca.
- 英国领事馆：Hotel Montana (PO Box 1302), Port-au-Prince；电话：509-257-3969；传真：509-257-4048；电子邮箱：britcon@transnethaiti.com.

医院/医生：
- Hospital de l'Universite d'Etat d'Haiti, Rue Monseigneur Guilloux, Port-au-Prince；电话：509-222-1221 或 509-223-4254；医学院和学术中心。
- Hospital du Canape-Vert, Rue du Canape-Vert, Port-au-Prince；电话：509-245-1053 或 509-245-0205；使馆人员通常就诊医院。
- 其他有关海地医院和医生的信息可以网上查找：www.haitimedical.com.
- 海地的医疗护理低于西方水平。建议旅行者在出发前获得带有明确海外保险范围的旅行健康附加保险。游客接受医疗服务时，该保险应能给海外医院和/或医生直接付款，并且包括医疗转运条款。

近期忠告和健康风险

AIDS/HIV：艾滋病的发病率很高，主要原因是异性恋和双性恋性接触。海地是世界上15个本国HIV感染率达50%的国家之一。妓女中HIV感染率达70%。热带痉挛性下肢轻瘫是由于人T淋巴细胞病毒（HTLV-1）引起，是地方性疾病。所有的旅行者都应该警惕防止不安全的性交、未消毒的医药注射、静脉用药以及输血。

登革热：全年流行，4~9月威胁更大。登革热主要发生在沿海城市地区，并且可能报道不足。为预防登革热，游客应采取措施防止蚊子在白天的叮咬。

丝虫病：班氏丝虫病发生在沿海地区，尤其是北部和La Gonave海湾周边地区。另一个发病区在Leogane附近。为了防止丝虫病，到危险地区旅行的旅行者应该采取措施防止蚊子的叮咬。

肝炎：所有未接种过疫苗的旅行者都应该注射甲肝疫苗。乙肝携带者占总人群的比率约为5.5%~13%。乙肝可以通过感染的血液、使用污染的针具和未加防御措施的性交传播。建议停留3个月以上的游客、任何由于工作或者社会原因有感染风险的游客和希望得到全面疾病防御的游客注射乙肝疫苗。

流行性感冒：在热带地区流行性感冒整年流行。建议所有游客接种流感疫苗。

疟疾：疟疾是海地的公共健康问题。危险在海拔低于500米的全国范围内全年存在，高峰传播期在9月到次年1月，第二次高峰期在4~6月。北部沿海地区威胁更大。恶性疟疾占病例的99%~100%。还没有抗氯喹的恶性疟报告。建议使用氯喹进行预防。所有游客应采取措施防止蚊子在傍晚和黑夜的叮咬。

来自海洋的威胁：对游泳者的威胁是水母、多刺的海胆以及尖锐的珊瑚。鱼肉中毒主要原因是食用了珊瑚礁鱼类例如石斑鱼、鲷鱼、黑鲈、jack和梭鱼类。鱼肉毒素甚至是煮熟之后都不能消除的。

水肺潜水：潜水者警报网络（DAN）有最新的所有在北美和加勒比海地区正在运作的高压舱名单。通过与Duke大学医学中心合作，DAN为会员和非会员开通一个24小时紧急电话线（919-684-8111），他们的工作人员可以回答问题，并且如果必要，还可以推荐最近的正在运作的高压舱。

狂犬病：人类感染的病例时有报道。一旦被动物尤其是狗抓咬后应高度重视，紧急采取医疗措施。

旅行者腹泻：所有游客应严格注意饮食卫生，尤其是景区以外的地区。避免饮用自来水。建议使用喹诺酮类抗生素联合洛哌丁胺（Imodium）治疗急性腹泻。如果抗生素对腹泻无效，那持续腹泻可能是由寄生虫疾病引起，例如圆孢子虫病（高度地方流行）和贾第鞭毛虫病。

肺结核：肺结核是该国的主要健康问题。计划长期滞留在当地的游客应在出发前做TB皮试（PPD测试），在离开该国后再做一次测试。

伤寒：建议那些到该国常规旅游景点以外地区旅游、探亲访友和长期居住在该国的游客接种伤寒疫苗。由于伤寒疫苗只有60%～70%的有效性，因此游客仍需注意食品和饮料的卫生状况。

其他疾病/危险：布氏菌病（由于食用了生的奶制品或者是职业暴露），寄生虫感染，钩端螺旋体病，回归热（虱传播），弓形虫病以及病毒性脑炎。

洪都拉斯（Honduras）

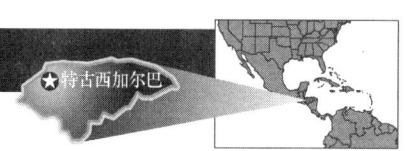

首都：
特古西加尔巴（Tegucigalpa）

时差（与格林威治标准时间差）：
－6小时

国家电话代码：
504

大使馆/领事馆：
- 中国大使馆：无，该国与我国未建交。

- 美国大使馆：Avenida La Paz, Tegucigalpa. 电话：236-9320, 238-5114；传真：238-4357；网址：www.usmission.hn.
- 加拿大大使馆：Centro Financiero BANEXPO, 3rd Floor, Boulevard San Juan Bosco, Colonia Payaqui, Tegucigalpa. 电话：232-4551；传真：232-8767；电子邮箱：tglpa@dfait-maeci.gc.ca.
- 英国大使馆：委任于驻危地马拉的英国大使馆。16 Calle 00-55, Zona 10, Edificio Torre Internacional, Nivel 11, Guatemala City；电话：502-2367-5425-29；传真：502-2367-5430；电子邮箱：embassy@intelnett.com.

医院/医生：
- Centro Medico CEMESA, San Pedro Sula；现代的治疗和诊断机构；CT扫描和MRI；新的门诊病人大楼坐落在医院广场。
- Hospital Leonardo Martinez, Tegucigalpa（286张床位）；综合内/外科设施；大多数专科。
- Hospital Escuela, Tegucigalpa（400张床位）；大多数专科；ER, ICU.

近期忠告和健康风险

Chagas病：对旅行者的威胁很低，但在该国的南半部尤其是特古西加尔巴地区危险有所增加。主要在乡村农业地区传播，通常是因为睡在夜间咬人的锥猎蝽栖息的砖瓦房中。

霍乱：该病在洪都拉斯非常活跃，但对旅行者的威胁较小，对从发达国家来的旅行者更是几乎没有威胁。霍乱疫苗主要是针对生活、工作在卫生条件较差的高发区的人们（例如医疗救援人员）。

登革热：该病在中美洲和加勒比海地区广泛流行。洪都拉斯的许多次暴发都发生在南部地区，但北部沿海地区也有威胁，尤其是在San Pedro Sula地区。所有的旅行者应该采取措施防止白天蚊子的叮咬。

肝炎：所有未接种过疫苗的旅行者都应该注射甲肝疫苗。戊肝病例有可能发生但还没有报道。乙肝携带者占总人口的比例约为3%。乙肝可以通过感染的血液、使用污染的针具和未加防御措施的性交传播。建议停留3个月以上的游客、任何由于工作或者社会原因有感染风险的游客和希望得到全面疾病防御的游客注射疫苗。

流行性感冒：在热带地区流行性感冒全年流行。建议所有游客接种流感疫苗。

利什曼病：皮肤及黏膜皮肤利什曼病在乡村地区普遍存在，北半部和西部 1/3 地区危险增加。内脏利什曼病在 Tigre 岛和南部乡村地区有报道。旅行者应该采取措施防止昆虫（白蛉）的叮咬。晚上睡觉时使用扑灭司林处理过的蚊帐。

疟疾：威胁在海拔 1000 米以下的乡村地区全年存在，包括特古西加尔巴和 San Pedro Sula 等城市。大多数病例发生在沿海低地的尼加拉瓜交界处。间日疟原虫占病例的 97%。恶性疟疾可能在尼加拉瓜边境和加勒比海沿岸地区发生，但没有抗氯喹的恶性疟原虫报告。建议到包括 Ceiba、Tela、Roatan 和其他岛屿在内的疟疾疫区的游客使用氯喹进行预防。所有游客应采取措施防止蚊在傍晚和黑夜的叮咬。

来自海洋的威胁：对游泳者的威胁是水母、多刺的海胆以及珊瑚。鱼肉中毒主要原因是食用了珊瑚礁鱼类例如石斑鱼、鲷鱼、黑鲈、jack 和梭鱼类。鱼肉毒素甚至是煮熟之后都不能消除的。

狂犬病：在拉丁美洲洪都拉斯有最多的狗感染狂犬病病例。在全国范围内人类感染的病例时有报道。一旦被动物尤其是狗抓咬后应高度重视，紧急采取医疗措施。尽管在游客中感染狂犬病很少见，但这不容忽视。游客不要拥抱或者收留任何流浪动物。家长应该告诉孩子们不要和不熟悉的动物接触。建议逗留时间超过 3 个月的游客或去非旅游区作短途旅游的游客接种狂犬病疫苗。

旅行者腹泻：洪都拉斯是中美洲最不发达的国家，对供水系统的处理措施很少。自来水不可直接饮用。建议使用喹诺酮类抗生素联合洛哌丁胺（Imodium）治疗急性腹泻。如果抗生素对腹泻无效，那持续腹泻可能是由寄生虫疾病引起，例如贾第鞭毛虫病、阿米巴病或隐孢子虫病。

肺结核：肺结核是该国的主要健康问题，该国 2% 的人口感染肺结核。计划长期滞留在当地的游客应在出发前做 TB 皮试（PPD 测试），在离开该国后再做一次测试。

伤寒：建议那些到该国常规旅游景点以外地区旅游、探亲访友和长期居住在该国的游客接种伤寒疫苗。由于伤寒疫苗只有 60%～70% 的有效性，因此游客仍需注意食品和饮料的卫生状况。

黄热病：黄热病不活跃。从黄热病疫区来的旅行者被要求出示黄热病疫苗接种证明。

其他疾病/危险：布氏菌病（有限的威胁存在于养牛区；与食用未经巴氏消毒的奶制品有关），球胞子菌感染，囊尾蚴病，钩端螺旋体病，麻疹，蝇蛆病（由人类肤蝇引起），艾滋病（在中美洲洪都拉斯有最高的艾滋病发病率），伤寒，肺结核，类圆线虫病和其他寄生虫疾病。

匈牙利（Hungary）

首都：

布达佩斯（Budapest）

时差（与格林威治标准时间差）：

+1 小时

国家电话代码：

36

大使馆/领事馆：

- 中国大使馆：No. 15, Benczur Utca, 1068 Budapest, Hungary；电话：0036-1-4132401, 4132419, 4133377（领事部）；传真：0036-1-4132451, 4133378（领事部）；电子邮箱：chinaemb_hu@mfa.gov.cn；网址：http://hu.chinaembassy.org.

- 美国大使馆：Szabadsag Ter 12, Budapest；电话：1-475-4400；传真：36-1-475-4188/4113；网址：www.usis.hu/consular.htm.

- 加拿大大使馆：Zugligetti út 51-53, Budakeszi út 32, Budapest；电话：1-392-3360；传真：36-1-392-3490；电子邮箱：bpest@dfait-maeci.gc.ca.

- 英国大使馆：Harmincad u. 6., Budapest 1051；电话：36-1-266-2888；

传真：36-1-429-6360；电子邮箱：info@britemb.hu；网址：http://www.britishembassy.hu.

医院/医生：

匈牙利医疗护理对于大部分问题是足够的。建议旅行者购买带有明确海外保险范围的旅行健康附加保险。游客接受医疗服务时，该保险应能给海外医院和/或医生直接付款，并且包括医疗转运条款。

- SOS-Hungary：为外国游客和机构提供24小时急诊服务；电话：1-24-00-475；网址：www.soshungary.hu

近期忠告和健康风险

蜱传脑炎（TBE）： 莱姆病全国流行，温暖的4～9月传播最严重。欧洲蜱传脑炎（TBE）特别在低地森林地区流行。在匈牙利TBE流行最严重的地区是三个邻近奥地利、斯洛文尼亚的西部郡县森林地区以及毗邻捷克的匈牙利北部Komarom县。大多数成年人感染病例是男性森林工人。疫苗在加拿大和欧洲有售，但不建议游客作为常规接种。

更多详情，请参照第320页的欧洲疾病风险总结。

印度（India）

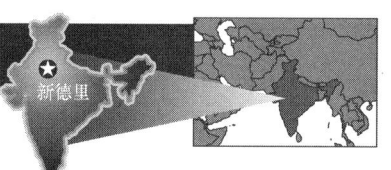

首都：
新德里（New Delhi）

时差（与格林威治标准时间差）：
＋5小时

国家电话代码：
91

大使馆/领事馆：

- 中国大使馆：50-D, Shantipath, Chanakyapuri, New Delhi-110021, India；电话：0091-11-26112345；传真：0091-11-26885486；电子邮箱：chinacmb_in@mfa.gov.cn；网址：http://in.china-embassy.org.
- 美国大使馆：Shanti Path, Chanakyapuri, New Delhi. 电话：91-11-419-8000；传真：91-11-419-0017；网址：usembassy.state.gov/posts/inl/

wwwhmain.html.
- **加拿大大使馆**：7/8 Shantipath, Chanakyapuri, New Delhi. 电话：91-11-687-6500；传真：687-0031；电子邮箱：delhi@dfait-maeci.gc.ca.
- **英国高级专员公署**：Chanakyapuri, New Delhi 110021；电话：91-11-2687-2161；传真：91-11-2687-2882；电子邮箱：postmaster.NEDEL@fco.gov.uk.

医院/医生：
- Talwar Medical Centre, Greater Kailash II, New Deli. 设施先进的内/外科。
- East-West Medical Center, New Delhi.
- Irwin Hospital, New Delhi（1173张床位）；大部分专科。
- 整形外科、运动医学、关节炎、创伤和Hosmat神经科学中心医院；100张床位，位于Bangalore中部的主要专科医院。
- The Bangalore Hospital, Rashtriya Vidyalays Road, Bangalore.
- Marble City Hospital & Research Center, 21, North Civil Lines, Jabalpur, Madhya Pradesh；心胸外科和神经外科。
- J.J. Hosptial, Bombay（1200张床位）；大部分专科，包括整形外科。
- Woodlands Hospital & Medical Center, Calcutta（主要接待个人患者）。
- 国际SOS：International SOS Services (India) Pvt. Ltd., 2-B, Second Floor, Berjaya House, New Friends Colonommunity Centre, y CNew Delhi-110065, India；电话：91-11-5189-7800；传真：91-11-5189-7801.

近期忠告和健康风险

AIDS/HIV：目前印度拥有10亿人口，估计其中有500万~800万人口感染了HIV。因此，印度目前是世界上感染HIV人口最多的国家。目前HIV传播已经超出了高危险人群并已扎根于印度大众人口，并在快速向乡村地区传播。印度的商业性工作者在异性间的HIV传播上起到重要作用，并且这是印度目前HIV传播的最主要方式，但Nagaland和Manipur除外，在这两个地区静脉注射毒品传播很普遍。在印度30%~60%的妓女和15%的卡车司机感染了HIV。另一种艾滋病传播的主要方式是通过感染的血液和未消毒的针具。

来自动物的威胁：来自动物的威胁包括蛇（金环蛇、眼镜蛇、珊瑚蛇、毒蛇)、蝎子、蜘蛛和水蛭(大量存在于溪流、沼泽和丛林中)。

霍乱：据报道霍乱在这个国家十分活跃，但是对来自发达国家的游客威胁较小。霍乱疫苗主要是针对生活、工作在卫生条件较差的高发区的人们(例如医疗救援人员)。包括加拿大在内的很多国家许可口服霍乱疫苗。美国没有这种口服疫苗。

登革热：这种地方病在印度海拔1000米以下的城市与乡村周边地区周期性流行，在中北部地区发病率最高。在印度西部登革热病例稀少，在南部地区登革热整年流行。在印度北部4～11月是登革热传播的高峰期。预防登革热的措施主要是防止蚊在白天叮咬。

丝虫病：班氏丝虫病由蚊子传播，在该国南部、中部与北部流行，尤其是Uttar Pradesh和Bihar省。在印度南部发现马来丝虫病，尤其是Kerala省。所有游客都应采取措施防止昆虫叮咬。

肝炎：建议所有游客接种甲肝疫苗。戊肝占据了该国70%的急性肝炎病例和95%的流行肝炎病例。印度的大多数肝炎病例是通过乡村下水道中的污水传播的。目前还没有戊肝疫苗。游客应当仅饮用烧开的水、瓶装水或化学处理过的水，以减少得肝炎的几率。乙肝病毒携带者占印度总人口的5%。乙肝可以通过感染的血液、使用污染的针具和未加防御措施的性交传播。建议停留3个月以上的游客、任何由于工作或者社会原因有感染风险的游客和希望得到全面疾病防御的游客注射疫苗。

流行性感冒：在该国北回归线以北地区，11月至次年3月是流行性感冒的传播时期，而在该国北回归线以南，流行性感冒整年传播。建议所有游客接种疫苗。

乙型脑炎(JE)：除北部地区以外，乙型脑炎在该国整年流行。4～11月是印度北部的传播高峰期。在印度西部乙型脑炎的威胁相对较小。散在病例出现在南部地区。大多数乙型脑炎病例发生于东部沿海地区、北部与尼泊尔交界地区、东北部地区以及西南部的Kerala省。传播乙型脑炎的库蚊(晚间叮咬)基本上在海拔1000米以下地区活动。在传播高峰期在乡村地区逗留长达3~4周以上的游客，建议注射乙型脑炎疫苗。有可能去乡村旅游的长久在城市定居的外籍人士也应接种疫苗。游客还应该注意防止蚊子的叮咬，尤其在夜间。

利什曼病：在印度东北部的乡村地区，由白蛉传播的内脏利什曼病感染病例数量很多，北部 Bihar 感染的病例最多。西部沿印巴边界地区曾有过皮肤利什曼病的散在病例。大多数皮肤利什曼病例发生于居住在城市或郊区棚户区（贫民区）的成年人。游客应当采取措施防止昆虫（白蛉）叮咬。

疟疾：除了 Himachal Pradesh、Jammu、Kashmir 与 Sikkim 等地方海拔超过 2000 米处，疟疾在全国范围内整年流行。疟疾全年在孟买、Calcutta 和 Madras 等热带城市流行。在新德里疟疾流行是季节性的：7~11月为传播期，在9月达到最高峰。最近，疟疾在新德里、Tamil Nadu 和 Haryana 省发病率有所上升。传播最严重的是印度东部和东北部地区。间日疟占全国病例的60%~65%，其余的是恶性疟疾。建议使用阿托伐醌/氯胍（Malarone）、甲氟喹（Lariam）或者多西环素等药物预防。游客应采取措施防止蚊在傍晚和黑夜的叮咬。

来自海洋的威胁：在印度沿海区域，黄貂鱼、海黄蜂、水母、海胆和一些有毒鱼种对于在此游泳而不设防的游客来说是一种潜在的威胁。

脑(脊)膜炎：据报道，2005年6月新德里地区该病非常活跃。虽然 CDC 目前不建议到印度旅游的人常规接种疫苗，但到新德里地区的游客需要咨询旅行医学专家。

脊髓灰质炎：印度是世界上极少数脊髓灰质炎仍然活跃的国家之一。所有到印度的游客应充分接种疫苗。

狂犬病：印度每年有3万多人感染狂犬病，发病率位列世界第一。该病对到印度旅游的游客存在潜在威胁。一旦被动物尤其是狗抓咬后应高度重视，紧急采取医疗措施。被狗、猫、蝙蝠和猴子不明原因地抓咬建议接种狂犬疫苗。被其他动物咬伤请自行决定是否接种。建议在该国长期停留的游客和需要得到额外保护的短期游客，特别是到动物抓伤可能性较大而没有把握及时得到医疗救助的不发达乡村旅游的游客接种疫苗。

道路安全：在印度驾车旅行十分危险。该国大城市以外的主要道路与高速公路保养情况糟糕，并且交通十分拥挤。即使是主要的道路也仅有2个车道。道路上缺少各种路标与警示牌。印度马路上到处是卡车、公共汽车、小摩托车、行人与牲畜。在夜间驾车尤其危险。

旅行者腹泻：全年高危险，在全国范围内流行。在乡村地区危险升高。印度的水源经常来自井水，因此普遍被污染。未加处理的阴沟水、工业用水与农田中流出的污水污染了印度的大多数河流。在印度管道水供应有限，除了豪华酒店以外所有的水源都应被视为不可饮用的。建议使用喹诺酮类抗生素联合洛哌丁胺（Imodium）治疗急性腹泻。如果抗生素对腹泻无效，那持续腹泻可能是由寄生虫疾病引起，例如贾第鞭毛虫病、阿米巴病或隐孢子虫病。

肺结核：肺结核是该国的主要健康问题，大约有2%的印度人感染此病。计划长期滞留在当地的游客应在出发前做TB皮试（PPD测试），在离开该国后再做一次测试。到印度的长期游客与侨民在雇佣印度当地人时应先确认其是否感染了肺结核。

伤寒：高度危险。建议那些到该国常规旅游景点以外地区旅游、探亲访友和长期居住在该国的游客接种伤寒疫苗。由于伤寒疫苗只有60%～70%的有效性，因此游客仍需注意食品和饮料的卫生状况。

黄热病：目前到印度的游客不会受黄热病威胁。

其他疾病和危险：炭疽热（皮肤性炭疽热，主要通过接触新鲜屠宰的动物肉感染）、血管圆线虫病（通过吞食生蜗牛、鼻涕虫、虾、鱼、陆地蟹和蔬菜传播）、布氏菌病（通常是未经巴氏消毒的奶制品传染）、囊尾蚴病（该国有2%的癫痫是因为脑囊尾蚴病引起）、包虫病、Kyasanur森林病（蜱传播的虫媒病毒热，旱季感染的风险增加）、麻风病、钩端螺旋体病、印度蜱传斑疹伤寒（蜱传出血热在Karnataka省的森林地区有报道）、肠蠕虫感染（蛔虫病、钩虫病、鞭虫病和类圆线虫病比较流行）、类鼻疽、肺吸虫病（通过生食螃蟹感染人类）、疥疮、脊髓灰质炎（所有游客都应做全面接种）、沙眼（农村广泛流行）、斑疹伤寒（鼠型和丛林斑疹伤寒都有发生）与西尼罗河热。

印度尼西亚（Indonesia）

首都：
雅加达（Jakarta）

时差（与格林威治标准时间差）：
+7 小时

国家电话代码：
62

大使馆/领事馆：

- **中国大使馆：** Jl. Mega Kuningan No. 2 Jakarta Selatan 12950 Indonesia；电话：0062-21-5761039，5761037；传真：0062-21-5761038；电子邮箱：administrative@chnemb. or. id；网址：http://id. china-embassy. org.
- **美国大使馆：** Medan Merdeka Selatan 5，Jakarta. 电话：62-21-3435-9000；传真：62-21-3435-9922；电子邮箱：jakconsul@state. gov；网址：www. usembassyjakarta. org.
- **加拿大大使馆：** 6th Floor, World Trade Center, Jl Jend Sudirman, Jakarta. 电话：62-21-525-0709；传真：62-21-571-2251；电子邮箱：jkrta@dfait-maeci. gc. ca；网址：www. dfait-maeci. gc. ca.
- **英国大使馆：** Jalan M H Thamrin 75，Jakarta 10310；电话：62-21-315-6264.

医院/医生：

印度尼西亚的医疗护理对于旅行者面对的大部分医疗问题是足够的。建议旅行者在出发前获得带有明确海外保险范围的旅行健康附加保险。游客接受医疗服务时，该保险应能给海外医院和/或医生直接付款，并且包括医疗转运条款。

- Bali International Medical Center；电话：361-761-263
- Sanglah Public Hospital, Denspasar, Bali；361-224-049
- Metropolitan Medical Center, Jakarta；21-520-3435
- Kediri Baptist Hospital, Kediri, Java；0354-684-172
- 国际 SOS：

- Pt. Asih Eka Abadi, Jl Puri Sakti No. 10, Cipete, Jakarta Selatan, Indonesia；报警中心电话：62-21-750-6001；报警中心传真：62-21-750-6002；临床电话：62-21-750-5980；临床传真：62-21-750-6002
- SOS Medika Klinik—Kuningan, Ground floor, Setiabudi Building II, Jalan H. R. Rasuna Sais, Kuningan, Jakarta, Indonesia；临床电话：62-21-520-1034/-525-5367；临床传真：62-21-5207524
- International SOS Clinic Bali, Klinik SOS Medika, Jalan Bypass Ngurah Rai 505 X, Kuta 80361, Bali Indonesia；报警中心电话：62-361-710-505；报警中心传真：62-361-710-515；临床电话：62-361-720-100；临床传真：62-361-721-919
- PKT Office, Jalan Pupuk Raya 54, Balikpapan, Indonesia；电话：62-542-765966；传真：62-542-764237

近期忠告和健康风险

AIDS/HIV：在2001年，在高风险组中，多于5%的成员感染HIV。从2001年起，注射毒品者和商业性工作者中HIV感染率报告有所增加。雅加达、Papua、Riau、西爪哇、东爪哇和巴厘岛有最高的患病率。

来自动物的危险：动物危险包括蛇（金环蛇、眼镜蛇、颊窝毒蛇）、蜘蛛、蝎子、狼蛛、鳄鱼、豹、熊、野猪和野牛。黄貂鱼、水母、海黄蜂、有毒鱼（多个种类）以及印太地区的僧帽水母在该国沿海水域是普遍存在的，并且对于粗心或未经保护的游泳者是潜在的危害。

霍乱：该病在这个国家是活跃的，但是对旅行者的危害是非常低的。抗霍乱的疫苗接种并不被常规推荐。

登革热：全年有风险，从11月到次年4月的雨季风险增大，且在人口密集的城市地区风险较高。旅行者应该采取预防白天蚊子叮咬的措施。

丝虫病：高度地方流行性疾病。班氏丝虫病和马来丝虫病是通过在城市和乡村环境中的蚊子传播的。旅行者通常不被这种疾病感染。

肝炎：甲型肝炎疫苗被推荐给所有的旅行者。西加里曼丹（Kalimantan）曾经报告有戊型肝炎的暴发，病毒可能被广泛传播。大众人口中乙型肝炎携带率估计在8%~10%之间。乙型肝炎通过受感染的血液、受污染的针头和不安全的性行为被传播。疫苗接种被推荐给超过3个月的停留者、有职业或社会风险的任何人士以及渴望得到最大保护的任何旅行者。

流行性感冒：流行性感冒在热带地区全年传播。流感疫苗被推荐给所有的旅行者。

乙型脑炎（JE）：这种病毒性疾病通过蚊子传播，发生在整个印度尼西亚群岛，但是疾病风险通常较低。大部分病例报告来自于东爪哇、巴厘岛，接下来是Lombok、加里曼丹和苏门答腊。10月到次年4月（雨季）是高峰传播期。建议在传播高峰期到乡村农业地方性流行病区停留4周或以上的旅行者接种乙型脑炎疫苗。所有旅行者应该采取措施防止傍晚和夜间蚊子叮咬。

疟疾：尽管大约一半的印度尼西亚人口有疟疾暴露的风险，并且发生率正在不断上升，尤其在中爪哇，但是对于大部分旅行者风险较低。雅加达、Medan、Surabaya和Yogyakarta的主要都市地区以及爪哇和巴厘岛南部的主要度假村和旅游海岸地区没有疟疾的风险。疟疾风险主要在海拔1200米以下的乡村地区。疟疾最高发生率出现在伊里安查亚省（新几内亚岛的西半边）、苏拉威西岛、苏门答腊岛、Flores和爪哇的Kokap Subdistrict地区。抗氯喹的恶性疟是广泛传播的，并且发生率在增加。抗氯喹的间日疟报告来自于苏门答腊岛和伊里安查亚省，还可能在别处出现。建议去有风险地区旅行的游客使用阿托伐醌/氯胍（Malarone）、甲氟喹（Lariam）或多西环素预防。所有旅行者应该采取措施预防傍晚和夜间蚊子叮咬。

狂犬病：除了巴厘岛，显著的风险出现在这个国家的乡村和城市地区。所有的动物咬伤应该进行医疗评估，尤其是被狗咬伤。

血吸虫病：风险全年出现在苏拉威西岛中部的林都和南普山谷。去这些地区的旅行者应该避免在淡水湖、池塘或小溪中游泳、洗浴或涉水。

旅行者腹泻：旅店和餐馆通常有可靠的食物和适于饮用的水。而在别处，旅行者应该严格遵守食物和饮料安全预防措施。喹诺酮抗生素结合洛哌丁胺（Imodium）被推荐用于治疗急性腹泻。持续的腹泻可能由于寄生虫感染引起，例如贾第鞭毛虫病、阿米巴病或隐孢子虫病。

肺结核：肺结核（TB）是这个国家的主要健康问题。计划长期停留的旅行者应该在出发前进行 TB 皮肤测试（PPD 测试），并在从这个国家返回后重新进行测试。

伤寒：建议那些到该国常规旅游景点以外地区旅游、探亲访友和长期居住在该国的游客接种伤寒疫苗。由于伤寒疫苗只有 60%～70% 的有效性，因此游客仍需注意食品和饮料的卫生状况。

其他疾病/危险：血管圆线虫病（由于摄取生海鲜、蜗牛或蔬菜）、布氏菌病（主要来自于未经高温消毒的奶制品）、毛细线虫病（来自食用生鱼，特别是新捕获的鱼、螃蟹、鱿鱼）、肺吸虫病（与食用生的淡水蟹和小龙虾有关）、支睾吸虫病（独立的病例报告；与食用生的淡水鱼或小龙虾有关）、麻风病（高度地方性流行病）、回归热（蜱传）、恙虫病（全年发生在多草的乡村地区）以及蠕虫感染（蛔虫病、鞭虫病、钩虫病和类圆线虫病）。由于钩虫是海滩的一个问题，建议旅行者坐在水线以下（冲洗沙子）。

伊朗（Iran）

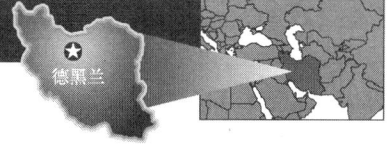

首都：
德黑兰（Tehran）

时差（与格林威治标准时间差）：
+3 小时

国家电话代码：
98

大使馆/领事馆：
- 中国大使馆：Pasdaran, Narenjestan 7th, No.13, Tehran；电话：009821-22291240，22291241；传真：009821-22291243，22290690；电子邮箱：chinaemb_ir@mfa.gov.cn；网址：http://ir.china-embassy.org。
- 美国与伊朗无外交关系。美国的利益是由瑞典大使馆行使；电话：675-

011 或 675-020.
- **加拿大大使馆**：57 Shahid Javad-e-Sarfaraz（Darya-E-Noor），Ostad Motahari Avenue，Tehran，Iran；邮寄地址：PO Box 11365-4647，Tehran，Iran；电话：98-21-873-2623；传真：98-21-873-3202；电子邮箱：teran@international.gc.ca；网址：www.iran.gc.ca.
- **英国大使馆**：198 Ferdowsi Avenue. Tehran 11344，（PO Box No 11365-4474）；电话：98-21-670-5011-19；传真：671-0761；电子邮箱：BritishEmbassyTehran@fco.gov.uk；网址：www.britishembassy.gov.uk/iran.

医院/医生：

伊朗有高水平的医疗护理，很多医生在欧洲接受过训练并能讲英文。建议旅行者在出发前获得带有明确海外保险范围的旅行健康附加保险。游客接受医疗服务时，该保险应能给海外医院和/或医生直接付款，并且包括医疗转运条款。

- Khatem Ul-Anbia Specialty Hospital，Tehran；综合医院；专科齐全；电话：21-879-7751-9.
- Milad Hospital，Hemmat Highway，Tehran；综合医院；专科齐全；电话：21-806-2250-2.

近期忠告和健康风险

霍乱：霍乱在伊朗流行，但对游客的威胁较小。霍乱疫苗并不建议常规接种。

丝虫病：丝虫病主要在伊朗南部 Baluchistan-Sistan 省有蚊子出没的地区流行。游客需采取措施防止蚊子叮咬。

肝炎：建议所有游客接种甲肝疫苗。在伊朗总人口中，乙肝病毒的携带比率约为 4%。建议所有医疗工作者和计划到该国进行长途旅行的游客接种乙肝疫苗。

利什曼病：皮肤利什曼病在伊朗乡村与近乡村的沙漠边缘地区传播。内脏利什曼病（黑热病）在伊朗（除了东南部和沙漠干燥地区）流行十分广泛，特别是在 Fars、Azarbbayjan-e Khavari 和东北部 Khorasan 省。游客应采取各种措施防止白蛉的叮咬。

疟疾：疟疾（主要是间日疟原虫）在 Zagros 山北部、西部和西南部地区流行，大部分在 3~11 月传播。在 Hormozgan、Kerman 和 Sistan-Buluchestan 省的乡村地区，有抗氯喹的恶性疟报告。建议到疫区的游客采用阿托伐醌/氯胍（Malarone）、甲氟喹（Lariam）或多西环素来预防。

狂犬病：动物狂犬病主要是狼和流浪狗感染。每年有 20~50 例人感染狂犬病的病例，大多数都发生在乡村地区。

血吸虫病：血吸虫病在伊朗整年流行。在 3~5 月的多雨春季是该病的传播高峰期。主要发生在西部 Khuzestan 省 Ahvaz 与 Dezful 之间的 Rud-e Karun 河支流沿岸，呈局灶分布。游客应注意不要在淡水湖、池塘或小溪中游泳或跋涉。

肺结核：肺结核是该国的主要健康问题。计划长期滞留在当地的游客应在出发前做 TB 皮试（PPD 测试），在离开该国后再做一次测试。

伤寒：建议除了始终在大饭店和酒店用餐的短期游客外，所有游客都应注射伤寒疫苗。由于伤寒疫苗只有 60%~70% 的有效性，因此游客仍需注意食品和饮料的卫生状况。

其他疾病/危险：布氏菌病（由未经过巴氏消毒的奶制品感染）、克里米亚-刚果出血热（蜱传播；大多数病例发生在阿塞拜疆东部和里海附近地区）、包虫病、北亚蜱传斑疹伤寒、蜱传回归热和蠕虫感染。

伊拉克（Iraq）

首都：
巴格达（Baghdad）

时差（与格林威治标准时间差）：
+3 小时

国家电话代码：
964

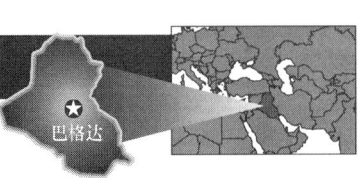

大使馆/领事馆：
- 中国大使馆：Al-Mansour Hotel Salhiyan, Baghdad；信箱：P. O. Box 8020, Baghdad, Iraq；电话：0019148227530，0019148229512；传真：00873-600323984；电子邮箱：chinaemb_iq@mfa.gov.cn。
- 英国大使馆：International Zone；电话：FTN-8280-1000；传真：FTN-8280-2341。

医院/医生：
建议旅行者在出发前投保带有明确海外保险范围的旅行健康附加保险。在保险期内，条款应该能在游客接受医疗服务时，提供对海外医院和/或医生的直接支付，并且包括医疗转运。到时，去伊拉克旅行的游客要准备好为所有医疗服务支付现金。

近期忠告和健康风险

免疫接种： 所有旅游者应按期及时注射破伤风-白喉疫苗、麻疹-腮腺炎-风疹疫苗、脊髓灰质炎、水痘、甲肝、乙肝和伤寒疫苗。

药物： 旅行者应该携带至少10天的喹诺酮抗生素（Levaquin，每天一次，750mg）用于感染性疾病的自我治疗，例如肺炎或严重腹泻。

疟疾： 在伊拉克北部流行。可能感染该病的地区包括Dahuk、Ninawa、Irbil、Tamin省和海拔低于1500米的Sulaymaniyah的城市与乡村地区。散在的病例发生在该国南部和中部自底格里斯河-幼发拉底河流域至伊朗边境地区。在首都巴格达没有疟疾威胁。在伊拉克，几乎所有的疟疾病例为间日疟。还没有抗氯喹的恶性疟报告。建议游客携带氯喹并预防蚊子叮咬。

血吸虫病： 血吸虫病主要发生在底格里斯河与幼发拉底河地区，特别是在中部地区。在Basra南部地区还没有该病病例报道。游客应注意不要在淡水湖、池塘或小溪中游泳或跋涉。

旅行者腹泻： 威胁很大。在伊拉克，志贺菌病和沙门菌病的发生率很高。建议游客仅饮用桶装水、烧开的水与消毒处理过的水。所有的食物应在烧熟后才能食用。推荐使用喹诺酮类抗生素治疗急性腹泻。如果抗生素对腹泻无效，那持续腹泻可能是由寄生虫疾病引起，例如阿米巴病和贾第鞭毛虫病。

其他疾病：布氏菌病（通常由生山羊或骆驼奶传播）、狂犬病（由豺、狐狸和狗传播）、回归热（虱传；在伊拉克北部流行）、白蛉热（只在西南部与沙特阿拉伯交界处有危险）、肺结核、斑疹伤寒（跳蚤传播；南部地区出现散在病例）、伤寒和蠕虫感染（蛔虫、钩虫和鞭虫感染是普遍发生的）。

请参照第 332 页的中东疾病风险总结。

爱尔兰（Ireland）

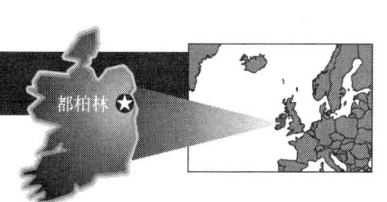

首都：
都柏林（Dublin）

时差（与格林威治标准时间时差）：
+0 小时

国家电话代码：
353

大使馆/领事馆：
- 中国大使馆：40 Ailesbury Road, Dublin 4, Ireland；电话：00353-1-2601119；传真：00353-1-2839938；电子邮箱：chinaemb_ie@mfa.gov.cn；网址：http://ie.china-embassy.org.
- 美国大使馆：Dublin. 42 Elgin Road, Ballsbridge；电话：1-688-777.
- 加拿大大使馆：65 St. Stephen's Green, Dublin 2, Ireland；电话：353-1-417-4100；传真：353-1-417-4101；电子邮箱：dubln@international.gc.ca；网址：www.dublin.gc.ca.
- 英国大使馆：29 Merrion Road, Ballsbridge, Dublin 4；电话：00-353-1-205-3700；传真：00-353-1-205-3731；电子邮箱：chancery.dublx@fco.gov.uk；网址：www.britishembassy.ie.

医院/医生：
- Our Lady's Hospital for Sick Children, Dublin（儿科）；电话：558-511 或 800-365.
- Consultant's Clinic, Dublin（妇产科）；电话：544-506.

- St. Jane's Hospital,Dublin（595 张床位）；专科齐全；4 个床位的 ICU；电话：532-867/8.
- Blackrock Clinic,RockRoad,Blackrock Co.,Dublin；电话：883-364.
- Charlemont Clinic,Dublin（Risteard Mulcahy 教授，心脏病专家）；电话：784-277.

近期忠告和健康风险

肝炎：威胁比较小。不建议去爱尔兰的游客常规接种甲肝疫苗。在爱尔兰的总人口中携带乙肝病毒的人数估计低于 0.5%。至今爱尔兰还没有戊型肝炎病例报道。

莱姆病：虽然地方性流行水平还未确定，但在爱尔兰该病的病例在所有年龄范围内均有所报道，在夏季该病的发病率最高。蓖子硬蜱出现的高峰期在 5 月和 9 月。到乡村特别是丛林地区的游客应采取各种措施防止蜱的叮咬。

旅行者腹泻：威胁比较低。爱尔兰的水都是可饮用的。隐孢子虫病与贾第鞭毛虫病有低水平流行，对阿米巴病的感染情况没有详细的数据，估计感染的威胁较低。

其他疾病/危险：出血热肾病综合征（尽管病毒看来正在爱尔兰啮齿动物中流行，但现在还没有病例报告），钩端螺旋体病（通常在污染的水中游泳时，通过与感染动物的尿接触而被感染），Q 热（很少有人类病例）。

以色列（Israel）

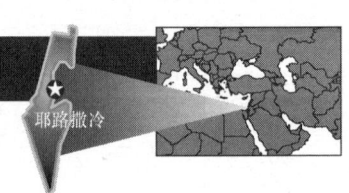

耶路撒冷

首都：
耶路撒冷（Jerusalem）

时差（与格林威治标准时间差）：
+2 小时

国家电话代码：
972

大使馆/领事馆：
- 中国大使馆：22 Ben Yehuda St. Tel Aviv；信箱：P. O. Box 6067 Tel-aviv 61060；电话：00972-3-5442638；传真：00972-3-5467311；电子邮箱：chinaembl@012. net. il；网址：http://il. china-embassy. org.
- 美国大使馆：71 Hayarkon Street，Tel Aviv；电话：3-519-7575；3-519-7551；传真：972-3-516-4390；电子邮箱：amctelaviv@state. gov；网址：consular. usembassy-israel. org. il.
- 加拿大大使馆：3/5 Nirim Street，Tel Aviv；电话：3-636-3300；传真：972-3-636-3383；电子邮箱：taviv@dfait-maeci. gc. ca；网址：www. dfait-aeci. gc. ca/telaviv.
- 英国大使馆：192 Hayarkon Street，Tel Aviv 63405；电话：972-3-725-1222；传真：972-3-524-3313；电子邮箱：webmaster. telaviv@fco. gov. uk；网址：www. britemb. org. il.

医院/医生：

以色列有高水平的医疗护理，很多医生能讲英文。建议旅行者在出发前获得带有明确海外保险范围的旅行健康附加保险。游客接受医疗服务时，该保险应能给海外医院和/或医生直接付款，并且包括医疗转运条款。

- Herzliya Medical Centers，Haifa and Tel Aviv. 西奈（Sinai）多国部队指定医院；Haifa 的医院可以做开胸手术；两个都是著名的私人医院，均接受蓝十字会/蓝盾（Blue Cross/Blue Shield）付款。
- Chaim Sheba Medical Center，Tel Aviv（1500 张床位）；专科齐全；急诊。
- Ichilov Municipal Hospital，Tel Aviv（公共医院；500 张床位）；专科齐全；急诊。
- Hadassah-Hebrew Medical Center，Jerusalem（680 张床位）。
- Rothschild Hadassah University Hosptial，Jerusalem（680 张床位）；专科齐全。
- Rambam Medical Center，Haifa（850 张床位）；专科齐全。
- Soroka University Hosptial，Beer-Sheva（700 张床位）。

近期忠告和健康风险

霍乱：加沙地区有霍乱病例报道。

肝炎：在该国甲肝流行情况处于中高水平。建议所有以前未接种的游客都接种甲肝疫苗。戊肝有可能发生，但程度不明确。在以色列的总人口中，乙肝病毒的携带者比率估计少于1%。建议停留3个月以上和需要得到全面疾病防御的短期旅游者注射乙肝疫苗。乙肝可以通过不安全的性交和使用污染的针具传播。丙肝广泛流行。

流行性感冒：11月至次年3月是流行性感冒的传播期。建议所有游客接种流感疫苗。

利什曼病：该病在以色列全国范围内传播。皮肤利什曼病病例主要集中在约旦谷地区，特别是从北部死海地区到Massua；其他有危险的地区包括Negev沙漠的干旱河谷（包括Keziot）、Arava谷和Samaria。内脏利什曼病病例在以色列中部的Judean山脚和北部的Galilee地区有所报道。传播的高峰期为4~10月。游客应采取措施防止昆虫（白蛉）的叮咬。

疟疾：在以色列该病对游客没有威胁。

地中海斑疹热（南欧斑疹热）：在以色列南部地区地中海斑疹热感染最为严重，特别是西北部的Negev沙漠和沿海平原地区。这种立克次体病（由康氏立克次体引起）是通过褐色犬蜱传播，并且成为以色列最普遍的昆虫传播疾病。游客（特别是到乡村地区的游客）应远离狗（以及绵羊和山羊），它们可能带有感染性的蜱。感染性的蜱还可能在草地、干草栈附近和野生动物走过的道路上发现。

狂犬病：在该国动物感染狂犬病，特别是狐狸感染的病例数量正在上升，但是近来没有人感染狂犬病的病例报道。游客在被动物抓咬后应及时就医。

血吸虫病：在以色列该病已不对游客构成威胁。泌尿器官血吸虫病曾经在约旦河地区流行，近来以色列没有病例发生。

蜱传回归热（山洞热）：山洞热，由伊朗疏螺旋体所引起，通过寄居在动物洞穴、石头裂缝、考古遗址、洞穴、墓和碉堡中的蜱而在乡村地区传播。以色列10%的山洞被蜱感染（55%是在低Galilee地区）。有威胁的地区包括

Negev 地区、西岸地区、沿海平原地区与以色列北部地区。对该病的治疗与预防药物为四环素。

旅行者腹泻：中等危险。尽管在以色列感染该病的几率小于邻近的阿拉伯国家，但与其他西欧国家相比感染该病的可能性大得多。建议使用喹诺酮类抗生素联合洛哌丁胺（Imodium）治疗急性腹泻。如果抗生素对腹泻无效，那持续腹泻可能是由寄生虫疾病引起，例如贾第鞭毛虫病、阿米巴病和隐孢子虫病。

其他疾病/危险：炭疽热（多数是皮肤性的；通常是因为农业接触感染）、布氏菌病（通常由生山羊/绵羊奶传播；引起人类发烧的常见病因）、包虫病（乡村一些为数不多的狗携带病原体，人类病例很少；北部地区比较常见）、钩端螺旋体病（人类感染病例很常见）、肺结核、伤寒和西尼罗河热。

意大利（Italy）

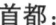

首都：
罗马（Rome）

时差（与格林威治标准时间差）：
+1 小时

国家电话代码：
39

大使馆/领事馆：

- 中国大使馆：No. 56，Via Bruxelles，00198 Rome，Italy；电话：0039-06-8413458；传真：0039-06-85352891；电子邮箱：chinaemb_it@mfa.gov.cn；网址：http://it.china-embassy.org.
- 美国大使馆：Rome. Via Veneto 119/A；电话：6-46-741.
- 加拿大大使馆：Via Zara 30，Rome，Italy 00198；电话：39-06-44-59-81；传真：39-06-44-598-29-12；电子邮箱：rome.citizenservices@international.gc.ca；网址：www.rome.gc.ca.
- 英国大使馆：Via XX Settembre 80a，00187 Rome；电话：39-06-4220-0001；电子邮箱：info@rome.mail.fco.gov.uk；网址：www.britain.it.

医院/医生：
- 罗马有两家医院均有大量员工能说英语。
- Salvator Mundi International Hospital Viale Mura Gianicolensi 67（梵蒂冈附近）；电话：06588961。
- Rome American Hospital，Via E. Longoni 69；电话：0622551。

西欧有高水平的医疗护理，很多医生能讲英文。建议旅行者在出发前获得带有明确海外保险范围的旅行健康附加保险。游客接受医疗服务时，该保险应能给海外医院和/或医生直接付款，并且包括医疗转运条款。

近期忠告和健康风险

事故和伤害：对于年龄低于55岁的旅行者来说交通事故，特别是汽车事故，是导致他们死亡的主要原因。对于年老的旅行者来说心脏病是致命的主要原因。旅行疾病中感染性疾病占大多数病例，但因此而致命的不到1%。

恶丝虫病：威胁很小；人恶丝虫病病例报告来自 Monferrato 地区。其他的风险地区包括 Torino、Allessandria、Vercelli 和 Pavia。这种寄生虫是通过蚊子叮咬而传播给人的。

肝炎：在意大利南部和西西里岛与 Sardinia 岛感染甲型肝炎的可能性在上升。建议以前未注射过甲肝疫苗的游客接种甲肝疫苗。该国的乙肝病毒携带者数量估计为总人口的2.5%。乙肝可以通过感染的血液、使用污染的针具和未加防御措施的性交传播。建议停留3个月以上的游客、任何由于工作原因或者社会原因有感染风险的游客和希望得到全面疾病防御的游客注射疫苗。由于旅游中的发病和受伤不可能预测，一些专家认为所有旅游者都应注射乙肝疫苗以防接触了消毒不彻底的医疗针具。

利什曼病：在意大利南部的乡村地区，包括 Sardinia 岛与西西里岛以及意大利地中海沿海地区，皮肤和内脏利什曼病的病例时有发生。在西西里岛与 Campania 地区内脏利什曼病的感染可能性上升。5～11月是利什曼病的传播期，7～8月是该病的感染高峰期。游客应采取各种措施防止昆虫（白蛉）的叮咬。

狂犬病：到目前为止，意大利还没有人感染狂犬病的病例。但是在与奥地利交界处出现狐狸感染该病的病例。

蜱传脑炎（TBE）：莱姆病、蜱传脑炎（TBE）以及地中海斑疹热有报道。莱姆病主要在意大利的北部、Ligurian沿岸和亚得里亚海沿岸地区传播。蜱传脑炎在佛罗伦萨、瑞士边界附近和Trento地区传播。地中海斑疹热在意大利全国范围内的乡村地区传播，但是在Ligurian沿岸以及西西里岛和Sardinia岛地区更常见。上述地区的游客应采取各种措施防止蜱的叮咬。

旅行者腹泻：在罗马、米兰与Verona等水资源充分消毒的主要城市感染该病的可能性很低。在意大利南部以及Sardinia岛与西西里岛等地区，感染该病的可能性最大。建议使用喹诺酮类抗生素治疗急性腹泻。如果抗生素对腹泻无效，那持续腹泻可能是由寄生虫疾病引起，如贾第鞭毛虫病。

象牙海岸（科特迪瓦）
Ivory Coast（Côte d'Ivoire）

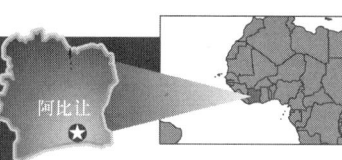

首都：

阿比让（Abidjan）

时差（与格林威治标准时间差）：

+0小时

国家电话代码：

225

大使馆/领事馆：

- 中国大使馆：Lot 45，Avenue Jacques Aka，Cocody，Abidjan，Cote D'Ivoire；信箱：01 B. P. 3691 Abidjan 01；电话：00225-22445900；传真：00225-22446781；电子邮箱：chinaemb_ci@mfa.gov.cn。
- 美国大使馆：5 Rue Jesse Owens，Abidjan；电话：225-20-21-09-79；传真：225-20-22-45-23，225-20-22-32-59。
- 加拿大大使馆：Immeuble Trade Centre，23 Avenue Nogues，Le Plateau，Abidjan. 电话：225-20-30-07-00；传真：225-20-30-07-20；电子邮箱：abdjn@dfait-maeci.gc.ca；网址：www.dfait-maeci.gc.ca/abidjan

医院/医生：
- Treichville University Hospital，Abidjan（1500 张床位）；综合内/外科设施；大多数专科。
- Polyclinic International St. Ann Marie，Cocody（300 张床位）；综合内/外科设施；急诊；透析；有直升飞机场。
- 更多医疗保健信息请向使馆咨询。

近期忠告和健康风险

事故、疾病和医疗保险：对于年龄低于 55 岁的旅行者来说，事故和伤害是导致他们死亡的主要原因，最常由交通事故引起；其次是溺水、空难、谋杀和火灾。建议遵循以下安全规则：（1）不开夜车；（2）即使你有驾驶经验，也不要租用摩托车、自行车等交通工具；（3）不要在晚上或喝醉时单独游泳。

- 对于年老的旅行者来说心脏病是致命的主要原因。
- 旅行者中由于传染病而致命仅占 1%，但是总的来说传染病是引起旅游相关疾病的最主要原因。
- 建议旅游者出行前购买带有明确海外保险范围的旅行健康附加保险。该保险会为旅行者在接受医疗服务时，对海外医院和/或医生提供直接支付及医疗转运服务。它还提供一条连接国际援助中心的 24 小时多语言服务热线。该中心能安排和监控医疗救治，决定是否需要医疗转运或空中救护服务。

非洲昏睡病（锥虫病）：非洲锥虫病在该国发病率高。所有的旅行者都应该采取各种措施防止昆虫（采采蝇）的叮咬。

非洲蜱传斑疹伤寒：由蜱传播（症状与地中海斑疹热相似），在全国范围发生。旅行者应该采取措施防止蜱的叮咬。

AIDS/HIV：艾滋病病例正不断增加接近流行病水平。其原因包括：（1）静脉毒品注射的增加；（2）卖淫及不洁性交的增加；（3）性病的增加；（4）使用已消毒的注射针具减少；（5）公共健康防范教育的缺乏。

霍乱：霍乱在该国十分活跃，但对游客威胁较小，尤其对发达国家来的旅游者来讲几乎没有威胁。霍乱疫苗主要是针对生活、工作在卫生条件较差的高发区的人们（如医疗救援人员）。

- 口服霍乱疫苗（Dukoral）对预防肠毒性大肠杆菌引起的腹泻有60%的有效率。
- 包括加拿大在内的很多国家许可口服霍乱疫苗。美国没有这种口服疫苗。
- 在出入境任何国家之前注射霍乱疫苗并非官方要求。尽管如此，有时一些国家还是需要那些来自受霍乱威胁国家的游客出示一份霍乱疫苗接种证明。因此，希望旅行者携带本国医疗机构提供的医疗豁免信。Travel Medicine公司为此建议旅行者使用国际疫苗接种证明（黄卡），该证明有其国内医疗机构提供的"免除接种疫苗"的声明，并有医生签名及正确的官方盖章。

肝炎：甲肝在该国高发。建议所有以前未接种的游客都应接种甲肝疫苗。建议停留3个月以上和需要得到全面疾病防御的短期旅游者注射乙肝疫苗。乙肝可以通过不安全的性交和使用污染的针具传播。

流行性感冒：在热带流行性感冒全年流行。建议所有年龄超过50岁或有慢性疾病或自身免疫系统较差以及希望避免感染这种疾病的游客接种流感疫苗。孕妇应在怀孕三个月后才能接种疫苗。

昆虫：所有的旅游者都应当采取措施避免昆虫在白天和黑夜的叮咬。预防叮咬的方法包括在皮肤表面涂含有DEET的驱蚊剂，将扑灭司林喷洒在衣物和帐篷的表面，在晚上睡觉的时候使用扑灭司林处理过的蚊帐。

利什曼病：利什曼病（黑热病）由白蛉传播，该病在全国范围发生。建议警惕蚊虫的叮咬。

疟疾：该病在全国范围内全年流行。恶性疟疾占总病例的90%。氯喹耐药性恶性疟较为普遍。

- 建议使用阿托伐醌/氯胍（Malarone）、甲氟喹（Lariam）或多西环素来预防该病。
- 所有的旅游者都应当采取措施避免蚊虫在傍晚和黑夜的叮咬。预防叮咬的方法包括在皮肤表面涂含有 DEET 的驱蚊剂,将扑灭司林喷洒在衣物和帐篷的表面,在晚上睡觉的时候使用扑灭司林处理过的蚊帐。

脑(脊)膜炎:该国处在非洲"脑膜炎带"的范围中。在干旱的季节(12月到次年6月),预计会与当地人口密切接触的游客需要接种疫苗。

盘尾丝虫病:由黑蝇传播的盘尾丝虫病在该国流行。感染该病通常需要暴露时间长于1~2周。旅行者应该采取各种措施防止昆虫(黑蝇)的叮咬,尤其是在湍急的河流区域。

脊髓灰质炎:该病在撒哈拉以南非洲地区流行。所有游客应充分接种疫苗。

狂犬病:据报道狂犬病在全国范围内散在出现。一旦被动物尤其是狗抓咬后应高度重视,紧急采取医疗措施。游客不要拥抱或者收留任何流浪的动物。家长应该告诉孩子们不要和不熟悉的动物接触。建议逗留时间长于3个月的游客或到流浪狗经常出没的非旅游区作短途旅行的游客以及需要额外保护的游客接种疫苗。

血吸虫病:该病在全国范围发生。旅行者应该避免前往淡水湖、小溪及灌溉沟渠。

肺结核:肺结核是该国的主要健康问题。计划长期滞留在当地的游客应在出发前做 TB 皮试(PPD测试),在离开该国后再做一次测试。

伤寒:建议到非旅游区的探险者、长期旅行者或热爱冒险以及希望得到全面疾病防御的游客接种伤寒疫苗。由于伤寒疫苗只有 60%~70% 的有效性,因此游客仍需注意食品和饮料的卫生状况。

黄热病:黄热病在该国十分活跃。2001 年在阿比让已有 20 例感染黄热病的病例。进入象牙海岸的旅行者都要求接种黄热病疫苗。

其他疾病/危险:据报道有非洲蜱斑疹伤寒(由狗身上的蜱以及灌木丛中的蜱传播,经常在城市)、布氏菌病(由进食生奶制品引起)、皮肤幼虫移行症、登革热（低感染率，对人类的影响范围不确定）、埃博拉病毒热（罕有暴发）、丝虫病（可能流行；影响范围不确定）、拉沙热（病毒性疾病，通过啮齿动物传播，对旅游者风险低）、肺吸虫病、弓形虫病、伤寒以及肠蠕虫病（这种病非常普遍）。

牙买加（Jamaica）

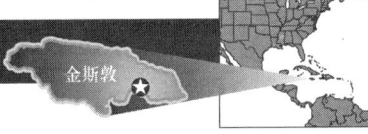

首都：

金斯敦（Kingston）

时差（与格林威治标准时间差）：

－5 小时

国家电话代码：

876

大使馆/领事馆：

- 中国大使馆：No. 8, Seaview Avenue, Kingston 10, Jamaica；信箱：P. O. Box 232, Kingston 6, Jamaica；电话：001876-9276622；传真：001876-9276920；电子邮箱：chinaemba@cwjamaica.com；网址：http://jm.china-embassy.org.
- 美国大使馆：Oxford Manor Building, 1ˢᵗ floor, 16 Oxford Road, Kingston；电话：935-6018, 929-4850 through 59.
- 加拿大大使馆：3 West Kings House Road, Kingston；电话：926-1500；传真：1-876-511-3493；电子邮箱：kngtn@dfait-maeci.gc.ca.
- 英国高级专员公署：PO Box 575, 28 Trafalgar Road, Kingston 10；电话：1-876-510-0700；传真：1-876-510-0737；电子邮箱：bhckingston@cwjamaica.com.

医院/医生：

牙买加的医疗护理低于西方水平，有 16 家公立医院和 6 家私立医院。建议旅行者在出发前获得带有明确海外保险范围的旅行健康附加保险。游客接受医疗服务时，该保险应能给海外医院和/或医生直接付款，并且包括医疗转运条款。

- University Hospital, Kingston（504 张床位）；综合内/外科设施；ICU；烧伤科；急诊服务。

近期忠告和健康风险

AIDS/HIV：加勒比海是世界上第二大感染艾滋病的地区。牙买加感染的比率正在上升，并且是导致4岁以下儿童和20~29岁女性死亡的第二大原因。2002年该国15~49岁成年人的感染率约为1.5%~2%。

登革热：登革热是蚊子传播的病毒性疾病并且在加勒比海广泛流行，全年发生，尤其是沿海与低地城市地区。所有游客都应采取措施，主要是防止蚊白天的叮咬。

肝炎：建议游客接种甲肝疫苗。乙肝可以通过感染的血液、使用污染的针具和未加防御措施的性交传播。建议停留3个月以上的游客、任何由于工作原因或者社会原因有感染风险的游客和希望得到全面疾病防御的游客注射疫苗。由于旅游中的发病和受伤不可能预测，一些专家认为所有旅游者都应注射乙肝疫苗以防接触了消毒不彻底的医疗针具。

流行性感冒：在该国热带全年流行。建议所有游客接种流感疫苗。

钩端螺旋体病：该国有螺旋体病的病例报道，但对游客的威胁十分小。接触被动物尿液污染的水源会导致疾病传播。

疟疾：在牙买加，疟疾对游客没有任何威胁。

来自海洋的威胁：对游泳者的威胁主要是水母、多刺的海胆以及珊瑚。鱼肉中毒主要原因是食用了珊瑚礁鱼类例如石斑鱼、鲷鱼、黑鲈、jack和梭鱼类。鱼肉毒素甚至是煮熟之后都不能消除的。

水肺潜水：潜水者警报网络（DAN）有最新的所有在北美和加勒比海地区正在运作的高压舱名单。通过与Duke大学医学中心合作，DAN为会员和非会员开通一个24小时紧急电话线（919-684-8111），他们的工作人员可以回答问题，并且如果必要，还可以推荐最近的正在运作的高压舱。

旅行者腹泻：该病在牙买加有低到中等危险。该国城市地区、风景名胜以及酒店中有能安全食用的食物与水源。建议使用喹诺酮类抗生素联合洛哌丁胺（Imodium）治疗急性腹泻。如果抗生素对腹泻无效，那持续腹泻可能是由寄生虫疾病引起，如贾第鞭毛虫病、阿米巴病或隐孢子虫病。

肺结核：肺结核是该国的主要健康问题。计划长期滞留在当地的游客应在出发前做TB皮试（PPD测试），在离开该国后再做一次测试。

伤寒：建议到该国常规旅游景点以外地区旅游、探亲访友和长期居住在该国的游客接种伤寒疫苗。由于伤寒疫苗只有60%～70%的有效性，因此游客仍需注意食品和饮料的卫生状况。

日本（Japan）

首都：

东京（Tokyo）

时差（与格林威治标准时间差）：

+9小时

国家电话代码：

81

大使馆/领事馆：

- 中国大使馆：3-4-33 Moto-Azabu, Minato-Ku, Tokyo, Japan；电话：0081-3-3403-3388；传真：0081-3-3403-3345；电子邮箱：info@china-embassy.or.jp；网址：http://jp.china-embassy.org.

- 美国大使馆：1-10-5 Akasaka, Minato-ku, Tokyo；电话：81-3-3224-5000；传真：81-3-3224-5856；网址：usembassy.state.gov/tokyo，www.csjapan.doc.gov.

- 加拿大大使馆：3-38 Akasaka 7-chome, Minato-ku, Tokyo；电话：81-3-5412-6200；传真：81-3-5412-6289；电子邮箱：tokyo@dfait-maeci.gc.ca；网址：www.dfait-maeci.gc.ca/ni-ka.

- 英国大使馆：No 1 Ichiban-cho, Chiyoda-ku, Tokyo 102-8381；电话：81-3-5211-1100；传真：81-3-5275-3164；电子邮箱：embassy.tokyo@

fco. gov. uk；网址：www. uknow. or. jp.

医院/医生：

日本医疗服务质量较高，但是医生通常不会讲英语。建议旅行者在出发前投保带有明确海外保险范围的旅行健康附加保险。在保险期内，条款应该能在游客接受医疗服务时，提供对海外医院和/或医生的直接支付，并且包括医疗转运条款。

- Tokyo Medical and Surgical Clinic；电话：03-3436-3028
- Sakabe International Clinic, Kyoto；电话：075-231-1624
- 国际 SOS：International SOS Japan Ltd.，8th Floor，Kudan-Minami C&M Bldg.，3-9-14 Kudan-minami，Chiyoda-ku，Tokyo 102-0074，Japan，A/C 英语电话：71-3-5210-4334，A/C 传真：71-3-5210-2272

近期忠告和健康风险

异尖线虫病：食用生鱼如寿司或生鱼片是一种潜在的寄生虫病来源。异尖线虫病是由生的或未煮熟的海鱼、鱿鱼或章鱼传播。人类通常通过食用带有传染性幼虫的青鱼、鲑鱼、鳕鱼、鲭鱼或太平洋红鲷鱼而被感染。尽管日本的寿司店是被严格管理的，但食用生鱼并不是没有风险的。

蠕虫感染：

- 肺吸虫病：由生的螃蟹、龙虾以及它们的汁液传播。
- 支睾吸虫病（由肝吸虫感染胆管引起）：此病是通过生鱼或醉鱼传播的。预防的方法是对所有的淡水鱼在食用以前进行彻底地煮熟或冷冻，并不食用生鱼。
- 裂头绦虫病（鱼绦虫病）：由鲑鱼寿司传播。
- 腭口线虫病（鱼蛔虫病）：由淡水鱼和生鸡肉、鳗鱼和青蛙传播。

肝炎：建议所有游客接种甲肝疫苗。人群中乙肝病毒的携带者估计为 2%。乙肝可以通过感染的血液、使用污染的针具和未加防御措施的性交传播。建议停留 3 个月以上的游客、任何由于工作原因或者社会原因有感染风险的游客和希望得到全面疾病防御的游客注射疫苗。

流行性感冒：流行性感冒在该国的流行期为 11 月至次年 3 月。建议所有游客接种流感疫苗。

乙型脑炎（JE）：在乡村种植水稻并且饲养猪的地区，传播乙型脑炎的蚊子十分活跃，对所有未接种过乙脑疫苗的外国人都存在潜在的感染危险。蚊子在暖湿的雨季尤其活跃（冲绳的4~11月与其他岛屿的7~9月）。最容易感染的地区为东南地区，有80%的乙型脑炎病例发生于九州、四国与Chubu地区。游客容易忽视的是北海道也存在乙型脑炎的威胁。建议在传播高峰期计划在农村疫区停留3~4周以上的游客注射疫苗。同时，游客还应注意采取措施防止蚊子叮咬，尤其是傍晚与夜间蚊子活动最为猖獗的时候。

莱姆病：北海道、本州、四国与九州岛都有莱姆病感染的病例。徒步旅行者与森林工作者最容易感染此病。有些地区携带莱姆病病菌的蜱高达24%。

疟疾：在日本该病没有威胁。

血吸虫病：官方于1996年宣布已经彻底根除此病。

恙虫病：螨传播；威胁存在于乡村的草地。神奈川、Chiba、Miyazaki、Kagoshima以及Akita与Niigata地区的发生率最高。传播的高峰期是5月与11月。

旅行者腹泻：威胁不大。建议使用喹诺酮抗生素联合洛哌丁胺（Imodium）治疗急性腹泻。如果抗生素对腹泻无效，可能是由寄生虫疾病引起的。

其他疾病/危险：血管圆线虫病（多数在西南部岛屿出现，包括九州琉球群岛），姜片虫病（巨型肠吸虫病；通过完全煮熟所有的水生植物和蔬菜可以预防这种病），日本斑疹热和川崎病。空气污染是大阪、东京和横滨的主要问题。

约旦（Jordan）

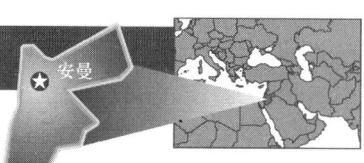

首都：
安曼（Amman）

时差（与格林威治标准时间差）：
+2小时

国家电话代码:
962

大使馆/领事馆:
- 中国大使馆:9 Jakarda Street,Rabyah,Amman;信箱:P. O. Box 7365,11118,Amman;电话:00962-6-5515151;传真:00962-6-5518713;电子邮箱:chinaemb_jo@mfa.gov.cn;网址:http://jo.china-embassy.org.
- 美国大使馆:Abdoun,Amman;电话:6-592-0101;传真:962-6-592-4102;网址:www.usembassy-amman.org.jo
- 加拿大大使馆:Pearl of Shmeisani Building,Amman;电话:6-566-6124;传真:6-568-9227;电子邮箱:amman@dfait-maeci.gc.ca
- 英国大使馆:(PO Box 87) Abdoun,11118 Amman;传真:962-6-5909279;电子邮箱:becommercial@nets.com.jo;网址:www.britain.org.jo

医院/医生:
- Ashrifiyah Hospital,Amman(520张床位);有大部分专科;烧伤科。
- King Hussein Medical Center,Amman(600张床位);专科齐全;有接近西方最先进的内、外科设施。
- University of Jordan Hosptial(400张床位);教学机构;专科齐全。
- Al Khalidi Medical Center,Ammnan(170张床位);电话:962-6-464-4281;私人医院,提供综合内、外科服务;24小时急诊服务。

近期忠告和健康风险

事故、疾病和医疗保险:
- 对于年龄低于55岁的旅行者来说,交通事故和意外伤害是导致他们死亡的主要原因,其次是溺水、空难、谋杀和火灾。
- 对于年老的旅行者来说,心脏病是致命的主要原因。
- 旅行者中由于传染病而致命仅占1%,但是总的来说传染病是引起旅游相关疾病的最主要原因。
- 建议旅游者出行前购买带有明确海外保险范围的旅行健康附加保险。该保险会为游客在接受医疗服务时,对海外医院和/或医生提供直接支付和医疗转运服务。它还开通一条连接国际援助中心的24小时多语言服务热线。该中心能安排和监控医疗救治,决定是否需要医疗转运或空中救护服务。

肝炎：建议所有以前未接种的游客都接种甲肝疫苗。戊型肝炎有可能发生，但流行程度不清楚。在约旦的总人口中，乙肝病毒的携带者比率约为7%~10%。建议停留3个月以上和需要得到全面疾病防御的短期旅游者注射乙肝疫苗。乙肝可以通过不安全的性交和使用污染的针具传播。

利什曼病：除约旦东部沙漠地区以外，皮肤利什曼病病例在全国范围内都有发生。在约旦的中低山谷中，该病高度流行。据报道约旦南部Wadi Araba的Qurayqira地区有该病暴发。在约旦北部地区感染皮肤利什曼病的几率较小。历史上北部地区有内脏利什曼病流行的情况，但是目前内脏利什曼病可能已经蔓延到更广泛的地区。所有到约旦的游客都应采取各种措施防止昆虫（白蛉）的叮咬。

疟疾：在约旦该病对游客不构成威胁。

血吸虫病：在约旦感染该病的危险不清。1991年约旦国家卫生部门宣布约旦已经彻底消除了血吸虫病。但是游客仍旧有感染该病的可能，尤其是灌溉工程地区。有潜在威胁的地区包括约旦河和东Ghor运河、Zarqa河、Yarmouk河、Tiberius湖和Jarash泉。游客应注意不要在淡水湖、池塘、小溪以及灌溉区中游泳或跋涉。

旅行者腹泻：在约旦感染该病的可能性十分大。约旦的管道水供给都可能是不卫生的。游客应注意饮食卫生。约旦有桶装水与矿泉水出售。建议使用喹诺酮抗生素联合洛哌丁胺（Imodium）治疗急性腹泻。如果抗生素对腹泻无效，那持续腹泻可能是由寄生虫疾病引起，例如贾第鞭毛虫病、阿米巴病或隐孢子虫病。

伤寒：建议长期居住在该国或热爱冒险以及希望得到全面疾病防御的游客接种伤寒疫苗。由于伤寒疫苗只有60%~70%的有效性，因此游客仍需注意食品和饮料的卫生状况。

其他疾病/危险：霍乱（威胁很小；病例散在出现）、地中海斑疹热（南欧斑疹热；地区性发病）、布氏菌病（十分流行；由食用未经高温消毒的奶制品如奶酪传播）、登革热（历史上报道在约旦河谷发生，现在数据不详）、包虫

病（有零星病例报道，特别是北部地区）、钩端螺旋体病、狂犬病（大多数病例出现在混入狗群的狐狸、狼和豺；有零星人类感染病例）、回归热（蜱传播；山洞、岩洞和石制建筑有可能藏匿感染的蜱）、白蛉热（全国性发生；4～10月是传染高峰期）、肺结核、鼠型斑疹伤寒（蚤传播）、伤寒与肠虫感染等疾病（蛔虫、钩虫和鞭虫感染在乡村很普遍；感染率约为5%）。

哈萨克斯坦（Kazakhstan）

阿斯塔纳

首都：
阿斯塔纳（Astana）

时差（与格林威治标准时间差）：
＋4小时

国家电话代码：
7

大使馆/领事馆：

- **中国大使馆**：哈萨克斯坦，阿斯塔纳市，左岸卡班巴伊巴图尔街37号，010000；电话：007-3172-793570，793576（领事部）；传真：007-3172-793567；电子邮箱：chinaemb_kz@mfa.gov.cn；网址：http://kz.china-embassy.org.

- **美国大使馆**：99/97A Furmanova Street，Almaty；电话：7-3272-63-39-21，7-3272-50-76-27；传真：7-3272-50-62-69；电子邮箱：consularalmaty@state.gov.

- **加拿大大使馆**：34 Karasai Batir Street（Vinogradov St.），Almaty；电话：7-3272-50-11-51；传真：7-3272-58-24-93；电子邮箱：almat@dfaitmaeci.gc.ca.

- **英国大使馆**：U1 Furmanova 173，Almaty；电话：73272-506191，506192，506229；传真：73272-506260；电子邮箱：british-embassy@kaznet.kz.

医院/医生：

　　大量医院、急救中心和药房组成一个健全的医疗网络。其中最大的是the Central Hospital、the Maternity and Childhood Institute Clinic、Almaty的the Medical Teaching Institute Clinic、Karaganda的the Spinal Centre and Hospital of Rehabilitation Treatment。但是自从前苏联解体以后，医疗质量

有所下降,很难判断医生的水平,也无法保证西药的供应。强烈建议游客购买带转运条款的医疗保险。
- 国际 SOS:
  - International SOS Clinic (Almaty), 11 Luganskogo Street, Almaty 480051, Republic of Kazakhstan;电话:7-3272-581-911;传真:7-3272-581-585
  - International SOS Clinic, River Palace Hotel, 55, Aiteke bi Street, Atyrau, 465050, Republic of Kazakhstan;电话:7-3122-586-911;传真:7-3122-586-211
  - International SOS (Office), 1B Gornaya Street, Almaty 480051, Repulic of Kazakhstan;电话:7-3272-581912;传真:7-3272-581-909

近期忠告和健康风险

事故、疾病和医疗保险:
- 对于年龄低于 55 岁的旅行者来说,交通事故和意外伤害是导致他们死亡的主要原因,其次是溺水、空难、谋杀和火灾。
- 对于年老的旅行者来说,心脏病是致命的主要原因。
- 旅行者中由于传染病而致命仅占 1%,但是总的来说传染病是引起旅游相关疾病的最主要原因。
- 建议旅游者出行前购买带有明确海外保险范围的旅行健康附加保险。在游客接受医疗服务时,该保险会对海外医院和/或医生提供直接支付和医疗转运服务。它还提供一条连接国际援助中心的 24 小时多语言服务热线。该中心能安排和监控医疗救治,决定是否需要医疗转运或空中救护服务。

虫媒病毒病: Tahjna 病毒热(蚊子传播;病毒在前苏联大部分地区流传),白蛉热(白蛉传播,在 4~10 月间仅见于中南亚地区),登革热(蚊子传播,最近没有报道),西尼罗河热(蚊子传播,塔吉克斯坦有报道),北亚蜱热(见于携带病毒的蜱出没的地方)。

霍乱: 据报道霍乱在这个国家十分活跃,但是对从发达国家来的旅行者来说威胁很低。霍乱疫苗主要是针对生活、工作在卫生条件较差的高发区的人们。

- 口服霍乱疫苗（Dukoral）对预防肠毒性大肠杆菌引起的腹泻有60%的有效率。

克里米亚-刚果出血热：也称中亚出血热，是一种由蜱传播的病毒性疾病。有危险的地区是西伯利亚一带的大草原、半沙漠地区以及海拔低于2000米的山脚/低山。1989年，哈萨克中南部曾经发生过大规模的暴发。

食物和饮水安全：所有的水源都应该被认为是对健康有威胁的，用于饮用、刷牙和制冰的水必须经过高温或其他净化处理。经过高温消毒的牛奶和奶制品可安全食用。建议只食用熟透的肉和鱼，最好是刚刚煮熟的。猪肉、沙拉和蛋黄酱可能带有潜在威胁。蔬菜必须洗净，水果也要削皮后才能食用。

肝炎：所有未接种过疫苗的旅行者都应该注射甲肝疫苗。乙肝携带者占总人口的比例约为8%。建议停留3个月以上和需要得到全面疾病防御的短期旅游者注射乙肝疫苗。乙肝可以通过不安全的性交和使用污染的针具传播。

流行性感冒：在哈萨克斯坦流行性感冒的流行时期为11月至次年3月。建议所有年龄超过50岁、有慢性疾病或自身免疫系统较差以及希望避免感染这种疾病的游客接种流感疫苗。孕妇应在怀孕三个月后才能接种疫苗。

利什曼病：皮肤利什曼病主要限于乌兹别克斯坦、哈萨克斯坦和土库曼斯坦。到这些地区旅游的人们应该采取措施防止白蛉的叮咬。

莱姆病：可能发生在海拔低于1500米的乡村森林地区。旅行者应该采取措施防止蜱的叮咬，尤其是3～9月的传播高峰期。在美国接种的疫苗（Lymerix）对欧洲和亚洲的莱姆病没有预防作用。

疟疾：目前该国没有该病报道。

蜱传脑炎：虽然传播该病的蜱大量分布在灌木丛和森林中，尤其是巴尔喀什湖东部和南部，但是旅行者感染该病的几率很小。在森林地区工作或宿营的人有高风险。旅行者应该采取措施避免蜱的叮咬，尤其是在3～10月的传播高峰期。TBE疫苗（加拿大和欧洲有售）只建议有明显蜱咬暴露风险的人

(野营者、长途跋涉者以及森林工人)接种。

旅行者腹泻:所有水源都是可疑的,包括市政供水,都可能没有经过正确处理而有潜在污染。地表水通常被有机物、工业污水和农业污水污染过。所有的饮用水都必须烧开或者是饮用来源可靠的水。建议使用喹诺酮抗生素联合洛哌丁胺(Imodium)治疗急性腹泻。如果抗生素对腹泻无效,那持续腹泻可能是由寄生虫疾病引起,例如贾第鞭毛虫病。

肺结核:肺结核是该国的主要健康问题。计划长期滞留在当地的游客应在出发前做 TB 皮试(PPD 测试),在离开该国后再做一次测试。

伤寒:建议接种伤寒疫苗。由于伤寒疫苗只有 60%~70% 的有效性,因此游客仍需注意食品和饮料的卫生状况。

其他疾病/危险:布氏菌病(由未经高温消毒的奶制品引起),包虫病(狗的粪便带有病菌),狂犬病,立克次体病,蜱传回归热(在吉尔吉斯坦、土库曼斯坦和乌兹别克斯坦有报道),伤寒,野兔病,肺结核以及由于土壤污染引起的寄生虫感染(蛔虫、钩虫、鞭虫感染以及类圆线虫病)。

肯尼亚(Kenya)

首都:
内罗毕(Nairobi)

时差(与格林威治标准时间差):
+3 小时

国家电话代码:
254

大使馆/领事馆:
- 中国大使馆:Woodlands Road, Nairobi, Republic of Kenya;信箱:P. O. Box 30508 (00100) GPO;电话:00254-2-726851,2722559;传真:00254-2-726402,2711540;电子邮箱:EMBCN @ AFRICAONLINE. CO. KE;网址:http://ke.china-embassy.org.
- 美国大使馆:Mombasa Road, Nairobi. 电话:254-2-537-800;传真:254-2-

537-810.
- 加拿大大使馆：Comcraft House，Haile Selassie Avenue，Nairobi. 电话：254-2-21-48-04；传真：254-2-22-69-87；电子邮箱：nrobi@dfait-maeci.gc.ca.
- 英国高级专员公署：Upper Hill Road，Nairobi PO Box 30465-00100 Nairobi；电话：254-20-284-4000；传真：254-20-284-4033；电子邮箱：Nairobi-Chancery@fco.gov.uk.

医院/医生：
- Nairobi Hospital，Argwings Kodhen Rd；私人医院；具备大多数主要专科。
- Aga Khan Jubilee Hospital（183张床位）；3rd Parklands Ave.，Nairobi；私人医院；包括神经外科在内的大多数主要专科。
- Centenary House Hospital，Nairobi；电话：2-449-284/449-285/449-286/449-287；电子邮箱：acheliswest@form-net.com.
- Aga Khan Hospital，Vanga Rd，Mombasa. 101张床位，综合内/外科设施，有大多数专科；电话：312-953
- Aga Khan Hospital，Otieno Oyoo St.，Kisumu；电话：43516.

近期忠告和健康风险

AIDS/HIV：异性性交是目前该国艾滋病传播的最主要方式。该国总人口中10%以上为艾滋病病毒携带者。性活动频繁的城市人口是高危险人群，感染比例高达85%。根据非官方估计，在内罗毕和Mombasa的商业性工作者中这一比例可能超过90%。所有的游客都应采取各种措施防止不洁性交、未经消毒的医疗注射以及不安全输血。

非洲昏睡病（锥虫病）：非洲昏睡病在该国时有发生，偶尔还会暴发。疾病传播区域主要在Nyanza省（集中在靠近维多利亚湖的Lambwe山谷）以及Western省，沿着坦桑尼亚边界延伸到最西南部的Rift Valley省。到这些地区的旅行者应该采取各种措施防止采采蝇的叮咬。

高原病（AMS）：到乞力马扎罗山和肯尼亚山登山的游客很有可能患上急性高原病。所有的登山者都应该缓慢地增加高度，并用乙酰唑胺（Diamox）进行预防。对于中重度AMS最好的方法是立即下到低海拔的地区。

来自动物的威胁：在肯尼亚北部广阔的干旱地带可以发现蛇类（蝰蛇、眼镜蛇、黑曼巴、鼓腹毒蛇）。其他动物威胁还有蜈蚣、蝎子以及黑寡妇蜘蛛。对在肯尼亚浅海区域游泳的游客来讲，海胆、海葵等有可能造成威胁。

霍乱：霍乱在该国十分活跃，但对于从发达国家来的旅游者来讲威胁非常小。霍乱疫苗主要是针对生活、工作在卫生条件较差的高发区的人们（如医疗救援人员）。包括加拿大在内的很多国家许可口服霍乱疫苗。美国没有这种口服疫苗。

登革热：威胁较小，但是在一些沿海地区偶尔有小规模的暴发。在邻国索马里，登革热的威胁则相当大。

肝炎：建议所有以前未接种的游客都应接种甲肝疫苗。乙肝病毒携带者占总人口的比例约为6%。乙肝可以通过感染的血液、使用污染的针具和未加防御措施的性交传播。建议停留3个月以上的游客、任何由于工作原因或者社会原因有感染风险的游客和希望得到全面疾病防御的游客注射疫苗。

流行性感冒：该国流行性感冒全年流行。建议所有游客接种疫苗。

利什曼病：皮肤利什曼病在高地有报道，包括 Elgon 山的东部山坡、Aberdare 山脊、Baringo 地区以及 Rift Valley 省。内脏利什曼病（黑热病）的危险地区包括 Rift Valley 省（Baringo、West Potok、Turkana 地区）、东部省份（包括 Machakos、Kitue、Meru 地区）以及东北部省份。到这些地区的所有旅行者都应该采取措施防止白蛉的叮咬。

疟疾：该病在肯尼亚全国范围内全年存在，最高传播期为一年两次的雨季和雨季过后的月份，3～5月以及随后的9～11月。危险存在于海拔低于2500米的全国各地，包括城市地区和游乐园。在内罗毕和海拔高于2500米的高地地区（Aberdare 山脊、肯尼亚山、Elgon 山）没有威胁。

主要的危险地区包括西部省份、Nyanza 省（维多利亚湖盆地）、沿海省份（包括 Tana 河山谷以及 Mombasa 和 Malindi 沿海地区南部到坦桑尼亚边境）以及南部 Eastern 省。季节性的疟疾发生在与坦桑尼亚交界的一些娱乐公园。该病的传播主要限于干旱的地区，包括 Rift Valley 省、Eastern 北部以及沿海省份。在降水量大的时期或之后的时间里疟疾有可能在高地（海拔高于 1600 米）发生。恶性疟占病例的 85%，接下来是三日疟原虫和不太频繁的卵型疟原虫。抗氯喹的恶性疟是普遍存在的。

- 建议使用阿托伐醌/氯胍（Malarone）、甲氟喹（Lariam）或者多西环素等预防。
- 游客应采取措施防止蚊在傍晚和黑夜的叮咬。

脑(脊)膜炎：每年 6 月到次年 2 月，在肯尼亚国内处于亚撒哈拉脑膜炎带范围的西部地区（Western、Nyanza 以及 Rift Valley 省的西部和北部地区）季节性的脑(脊)膜炎发病率增加。建议在当地逗留时间较长或者会与当地人口密切接触的旅客接种脑膜炎疫苗。最近该国并没有旅游者感染该病的报道。

狂犬病：在肯尼亚城市地区，狂犬病的威胁正在增加，包括内罗毕。建议逗留 3 个月以上的游客或短暂停留的目的地距离有暴露后狂犬病疫苗可靠来源的路程超过 24 小时的游客，注射狂犬病疫苗。建议需要额外保护的游客接种疫苗。一旦被动物尤其是狗抓咬后应高度重视，紧急采取医疗措施。

裂谷热（Rift Valley Fever）：这种由蚊虫传播的病毒性疾病主要发生在维多利亚湖和印度洋的沿海地区。对旅行者的危险比较低。

血吸虫病：泌尿器官血吸虫病大范围存在，包括沿海平原和地势较低的 Tana 河山谷地区、Taveta 地区（沿海省份最西南部）、Kitui 地区（东部省份）以及维多利亚湖沿岸（Nyanza 省）。肠血吸虫病主要发生在内罗毕东部、与坦桑尼亚交界的 Taveta 地区、维多利亚湖旁的 Nyanza 省以及 Rusinga 和 Mfangano 岛。游客应避免在淡水湖、池塘、小溪或灌溉渠中游泳、洗澡或跋涉。

旅行者腹泻：在一流大酒店和旅游胜地以外的地方旅游有中到高度风险。内罗毕的供水被认为是可以饮用的，但还是建议游客饮用瓶装水。一流酒店和旅游胜地以外地区的水都有潜在的污染。旅游者应遵循食品和饮用水安全措施。建议使用喹诺酮抗生素联合洛哌丁胺（Imodium）治疗急性腹泻。如果抗生素对腹泻无效，那持续腹泻可能是由寄生虫疾病引起，例如贾第鞭毛虫病、阿米巴病或隐孢子虫病。

肺结核：肺结核与艾滋病的高发生率有一定关系，是该国的主要健康问题。计划长期滞留在当地的游客应在出发前做 TB 皮试（PPD 测试），在离开该国后再做一次测试。

伤寒：建议到该国常规旅游景点以外地区旅游、探亲访友和长期居住在该国的游客接种伤寒疫苗。由于伤寒疫苗只有 60%～70% 的有效性，因此游客仍需注意食品和饮料的卫生状况。

西尼罗河热：这种由蚊子传播的病毒性疾病主要见于维多利亚湖和印度洋的沿岸地区。对旅行者的威胁较小。

黄热病：该病在肯尼亚首次暴发是在 1992 年 Rift Valley 省的三个地区，此后也曾有零星病例发现。建议到该国乡村地区旅行、年龄在 9 个月以上的人都应该接种黄热病疫苗。

其他疾病/危险：非洲蜱斑疹伤寒，炭疽热，布氏菌病，包虫病（世界上患病率最高的地区为肯尼亚西北部的 Turkana），丝虫病（蚊虫传播；在沿海地区和 Sabaki 河沿岸地区流行），钩端螺旋体病（与被感染的啮齿类动物相关；在 Kisumu 周边和沿海地区有报道），盘尾丝虫病（Elgon 山的西南面该病持续存在），鼠疫（1990 年在内罗毕的 Embakasi 地区曾经发生过暴发），弓形虫病，梅毒，沙眼，肺结核（公众健康问题），伤寒以及肠寄生虫感染（非常常见）。

基里巴斯（Kiribati）

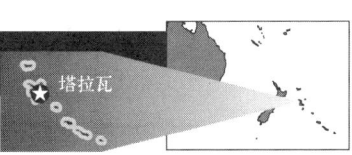

首都：
塔拉瓦（Tarawa）
时差（与格林威治标准时间差）：
+12 小时
国家电话代码：
686

大使馆/领事馆：
　　该国由 33 个环状珊瑚岛组成，其中一个岛屿散在于 5 000 000 km² 之外。基里巴斯以前是英国 Gilbert 和 Ellice 岛殖民地。
- 中国驻基里巴斯留守组：基里巴斯塔拉瓦巴里克（Bairiki TaRawa Kiribati）；信箱：P. O. Box 30 Bairiki, Tarawa, Kiribati；电话：00686-21486；传真：00686-21116；电子邮箱：PRCEMBASSY@TSKL.NET.KI.
- 加拿大大使馆：委任于驻澳大利亚悉尼的加拿大总领事馆。Level 5, Quay West, 111 Harrington Street, Sydney, New South Wales 2000, Australia；电话：61-2-9364-3000；传真：61-2-9364-3098；电子邮箱：sydny@international.gc.ca.
- 英国高级专员公署：无。

医院/医生：
　　包括塔拉瓦在内，全国医疗水平偏低。医疗转运是游客的首选。严重医疗问题建议到火奴鲁鲁接受治疗。医院的设施条件不好，缺乏高级技术。
- Tungaru Central Hospital；综合内科设施。
- Betio Hospital；综合内科设施。

近期忠告和健康风险

事故、疾病和医疗保险：
- 对于年龄低于 55 岁的旅行者来说，交通事故和意外伤害是导致他们死亡的主要原因，其次是溺水、空难、谋杀和火灾。
- 对于年老的旅行者来说，心脏病是致命的主要原因。
- 旅行者中由于传染病而致命仅占 1%，但是总的来说传染病是引起旅游相关疾病的最主要原因。
- 建议旅游者出行前购买带有明确海外保险范围的旅行健康附加保险。该保险会在游客接受医疗服务时，提供对海外医院和/或医生的直接支付和医疗转运服务。它还开通一条连接国际援助中心的 24 小时多语言服务热线。该中心能安排和监控医疗救治的实施，决定是否需要医疗转运或空中救护服务。

肝炎： 建议所有以前未接种的游客都接种甲肝疫苗。对于逗留时间 3 个月以上及希望提高免疫的短期旅游者来说，应该考虑注射乙肝疫苗。旅游者还应注意，乙肝可以通过未加防御措施的性交或者使用污染的针具传播。

流行性感冒：在热带流行性感冒全年流行。建议所有年龄超过 50 岁、有慢性疾病或自身免疫系统较差以及希望避免感染这种疾病的游客接种流感疫苗。孕妇应在怀孕三个月后才能接种疫苗。

疟疾：在该国没有感染疟疾的危险。

来自海洋的危险：

- 对游泳者构成威胁的有水母、有刺的海胆和珊瑚。
- 肉毒鱼类中毒经常发生。这是由于食用了珊瑚礁鱼类如石斑鱼、鲷鱼、黑鲈、jack 及梭鱼等引起。鱼肉毒素甚至是煮熟之后都不能消除。

伤寒：建议那些长期逗留的、热爱冒险以及希望得到全面疾病防御的游客接种伤寒疫苗。由于伤寒疫苗只有 60%～70% 的有效性，因此游客仍需注意食品和饮料的卫生状况。

科威特（Kuwait）

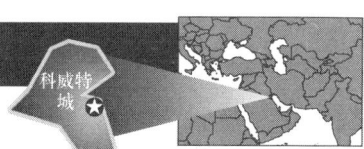

首都：

科威特城（Kuwait City）

时差（与格林威治标准时间差）：

+3 小时

国家电话代码：

965

大使馆/领事馆：

- 中国大使馆：Yarmouk, Block 4, Street 1, Villa 82, Kuwait；邮箱：P. O. Box 2346 Safat 13024 Kuwait；电话：00965-5333340, 5333342；传真：00965-5333341；电子邮箱：chinaemb_kw@mfa.gov.cn。
- 美国大使馆：Al-Masjid Al-Aqsa Street, Plot 14, Block 14, Bayan, Safat；电话：965-539-5307 或 539-5308；网址：www.usembassy.gov.kw。
- 加拿大大使馆：24, Al-Mutawakel Street, Block 4, Da'aiyah, Safat,

Kuwait City；电话：965-56-3025；传真：965-256-0173；电子邮箱：kwait@dfait-maeci.gc.ca；网址：www.dfait-maeci.gc.ca/kuwait.
- 英国大使馆：Arabian Gulf Street，邮寄地址：PO Box 2，Safat 13001，Kuwait，商业部地址：PO Box 300，Safat 13003，Kuwait；电话：240-3335；传真：965-240-7395；电子邮箱：britemb@qualitynet.net.

医院/医生：
- 私人和政府性质的医疗服务都有，但是医疗保险仍然很重要。

近期忠告和健康风险

事故、疾病和医疗保险：
- 对于年龄低于 55 岁的旅行者来说，交通事故和意外伤害是导致他们死亡的主要原因，其次是溺水、空难、谋杀和火灾。
- 对于年老的旅行者来说，心脏病是致命的主要原因。
- 旅行者中由于传染病而致命仅占 1%，但是总的来说传染病是引起旅游相关疾病的最主要原因。
- 建议旅游者出行前购买带有明确海外保险范围的旅行健康附加保险。该保险会在游客接受医疗服务时，提供对海外医院和/或医生的直接支付和医疗转运服务。并且它还开通一条连接国际援助中心的 24 小时多语言服务热线。该中心能安排和监控医疗救治的实施，决定是否需要医疗转运或空中救护服务。

霍乱：据报道该病在科威特十分活跃（虽然只有零星报道），但对旅行者来讲威胁比较低。霍乱疫苗主要是针对生活、工作在卫生条件较差的高发区的人们（例如医疗救援人员）。
- 口服霍乱疫苗（Dukoral）对预防肠毒性大肠杆菌（ETEC）引起的腹泻有 60% 的有效率。
- 包括加拿大在内的很多国家许可口服霍乱疫苗。美国没有这种口服疫苗。
- 在出入境任何国家之前注射霍乱疫苗并非官方要求。尽管如此，有时一些国家还是需要那些来自受霍乱威胁国家的游客出示一份霍乱疫苗接种证明。一些游客希望能够带着他们国家医疗保健机构提供的医疗豁免证明来旅游。Travel Medicine 公司建议游客使用国际疫苗接种证书（黄卡），证书上有其卫生保健提供者提供的"免于接种霍乱疫苗"的证明，同时需具有该提供者的签名和正确的官方印章才有效。

肝炎：所有没有接种过疫苗的人们都应该注射甲肝疫苗。戊肝普遍流行，但流行程度不清楚。乙肝携带者占总人口的比例约为4%。建议停留3个月以上和需要得到全面疾病防御的短期旅游者注射乙肝疫苗。乙肝可以通过不安全的性交和使用污染的针具传播。

流行性感冒：在科威特流行性感冒的流行时期为11月至次年3月。建议所有年龄超过50岁、有慢性疾病或自身免疫系统较差以及希望避免感染这种疾病的游客接种流感疫苗。孕妇应在怀孕三个月后才能接种疫苗。

昆虫：游客应采取措施防止昆虫在白天和黑夜的叮咬。防止昆虫叮咬的方法包括在皮肤的表面涂含有DEET的驱蚊剂，在衣物和帐篷等表面喷洒扑灭司林，晚上睡觉时使用扑灭司林处理过的蚊帐。

利什曼病：由白蛉传播的皮肤和内脏利什曼病有可能发生，但是程度不清楚。旅行者应该采取措施防止昆虫（白蛉）的叮咬。

狂犬病：在全国范围内人类感染的病例时有报道。一旦被动物尤其是狗抓咬后应高度重视，紧急采取医疗措施。尽管在游客中感染狂犬病很少见，但这不容忽视。游客不要拥抱或者收留任何流浪的动物。家长应该告诉孩子们不要和不熟悉的动物接触。

- 建议逗留时间长达3个月的游客或到流浪动物经常出没的非旅游区作短途旅游的游客以及需要额外保护的游客接种疫苗。

旅行者腹泻：一级旅店以外的地区威胁比较大。主要城镇以外的所有饮用水源都应视为潜在污染的。建议使用喹诺酮抗生素联合洛哌丁胺（Imodium）治疗急性腹泻。

肺结核：肺结核是该国的主要健康问题。计划长期滞留在当地的游客应在出发前做TB皮试（PPD测试），在离开该国后再做一次测试。无论何时游客应避免出现在拥挤的公共场合和公共运输处。长期居住在该国的游客所雇用

的国内助手都应接受 TB 检查。

伤寒：建议那些长期居住在该国、热爱冒险以及希望得到全面疾病防御的游客接种伤寒疫苗。由于伤寒疫苗只有 60%～70% 的有效性，因此游客仍需注意食品和饮料的卫生状况。

吉尔吉斯斯坦（Kyrgyzstan）

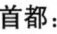
比什凯克

首都：

比什凯克（Bishkek）

时差（与格林威治标准时间差）：

+5 小时

国家电话代码：

996

大使馆/领事馆：

- 中国大使馆：196 Toktogula Street，Bishkek-720001，Kyrghyz Republic；电话：00996-312-610858，662001（领事部）；传真：00996-312-663014；电子邮箱：chinaemb_kg@mfa.gov.cn.
- 美国大使馆：171 Prospect Mira，720016 Bishkek；电话：996-312-551-241，传真：996-312-551-264.
- 加拿大大使馆：189 Moskovskaya Street，Bishkek；电话：996-312-65-05-06；传真：996-65-01-01；电子邮箱：canada_honcon@infotel.kg.
- 英国大使馆：委任于驻哈萨克斯坦的英国大使馆。U1 Furmanova 173，Almaty；电话：73272-506191，506192，506229；传真：73272-506260；电子邮箱：british-embassy@kaznet.kz.

医院/医生：

由于经济不稳定和其他因素，吉尔吉斯斯坦的健康护理低于西方水平。尽管改革行动正在进行，但是仍然普遍存在药品和物资短缺，一些报道揭露腐败、甚至勒索也是普遍的。建议在吉尔吉斯斯坦旅行期间遇到严重健康问题的旅行者在西欧寻求治疗。因此，在出发前购买充分的医疗转运保险是非常重要的。

近期忠告和健康风险

事故、疾病和医疗保险：
- 对于年龄低于 55 岁的旅行者来说，交通事故和意外伤害是导致他们死亡的主要原因，其次是溺水、空难、谋杀和火灾。
- 对于年老的旅行者来说，心脏病是致命的主要原因。
- 旅行者中由于传染病而致命仅占 1%，但是总的来说传染病是引起旅游相关疾病的最主要原因。
- 建议旅游者出行前购买带有明确海外保险范围的旅行健康附加保险。该保险会在游客接受医疗服务时，提供对海外医院和/或医生的直接支付和医疗转运服务。它还开通一条连接国际援助中心的 24 小时多语言服务热线。该中心能安排和监控医疗救治的实施，决定是否需要医疗转运或空中救护服务。

虫媒病毒疾病： Tahjna 病毒热（蚊传；病毒在大部分前苏联地区传播）、白蛉热（白蛉传播；局限在中亚的南部，4~10 月传播）、登革热（蚊媒；最近没有病例报告）、西尼罗热（蚊媒；病例曾经在 Tadzikstan 出现）、北亚蜱热（发生在感染蜱出现的任何地方）。

霍乱： 在该国活跃。然而，霍乱的风险对来自发达国家的国际旅行者是极低的。霍乱疫苗只被推荐给在卫生条件低下的高度地方性疾病地区工作和居住的高风险旅行者。
- 2000 年 6 月，美国停止生产和销售霍乱疫苗。包括加拿大在内的很多国家批准口服霍乱疫苗。
- 在出入境任何国家时接种霍乱疫苗并非官方要求。

克里米亚-刚果出血热： 又名中亚出血热。风险地区包括海拔低于 2000 米的乡村大草原、稀树草原、半沙漠以及山麓小丘/低山栖息地。1989 年，在哈萨克斯坦中部以南地区出现暴发。

食物和水的安全： 吉尔吉斯斯坦的水有重金属成分。牛奶是经过高温消毒的，因此食用奶制品是安全的。旅行者应该只食用煮熟的肉和鱼，最好热食。猪肉、沙拉和蛋黄酱可能使风险增加。蔬菜应该煮熟，水果应该去皮。

肝炎：所有未免疫的旅行者在去这些地区之前应该接种甲肝疫苗。在这些地区中乙型肝炎携带率预计高达8%。建议长期停留的人士（多于3个月）和希望得到最大保护的短期旅行者接种乙肝疫苗。旅行者应该意识到，乙型肝炎能通过不安全的性行为和使用受污染的针头和注射器而被传播。

流行性感冒：流行性感冒从11月到次年3月传播。推荐年龄高于50岁的所有旅行者，有慢性疾病或免疫力差的所有旅行者，希望降低这种疾病风险的任何年龄旅行者，以及妊娠三个月之后的孕妇，接种流感疫苗。

莱姆病：可能出现在海拔1500米以下的乡村林区。

疟疾：有限的间日疟病灶存在于哈萨克斯坦和乌兹别克斯坦。塔吉克斯坦在内战（1992～1996年）之后疟疾的病例报告在增加，其中84%的病例为间日疟，16%的病例为恶性疟。在塔吉克斯坦，大部分疟疾病例来自Khatlon Oblast地区。没有关于氯喹抗药性的信息。

蜱传脑炎（TBE）：传播高峰期在4～6月。风险主要出现在海拔低于1500米的乡村灌木区和林区。蜱传脑炎又名"中欧蜱传脑炎"或乌拉尔山脉西部的"俄罗斯春夏脑炎"。

旅行者腹泻：所有的水供应是可疑的，包括市政的自来水，它们可能是未经处理和整体受污染的。喹诺酮抗生素结合洛哌丁胺（Imodium）被推荐用于治疗急性腹泻。对抗生素治疗没有反应的腹泻可能由于寄生虫疾病所致，例如贾第鞭毛虫病。

肺结核：肺结核在这个国家是主要的公共健康问题。计划长期停留的旅行者应该进行出发前TB皮肤测试（PPD测试），并且在离开这个国家之后重新进行测试。

伤寒：推荐使用伤寒疫苗。由于伤寒疫苗只有60%～70%的有效性，应该持续遵守食物和饮水防范措施。

其他疾病/危险：布氏菌病（来自于未经高温消毒的奶制品）、包虫病（狗粪有传染性）、狂犬病、立克次体痘、蜱传回归热（病例报告来自吉尔吉斯斯坦、土库曼斯坦和乌兹别克斯坦）、伤寒、兔热病、肺结核、土壤传播和蠕虫感染（蛔虫、钩虫和鞭虫感染以及类圆线虫病）。

老挝（Laos）

首都：

万象（Vientiane）

时差（与格林威治标准时间差）：

+7小时

国家电话代码：

856

大使馆/领事馆：

- 中国大使馆：Wat Nak Road, Sisattanak, Vientiane, Lao P. D. R.；信箱：P. O. Box 898, Vientiane；电话：00856-21-315100；传真：00856-21-315104；电子邮箱：CHINAEMB_LA@MFA.GOV.CON.
- 美国大使馆：Thanon Bartholonie (aka Rue Bartholonie, near Tat Dam), Vientiane；电话：856-21-212-581，212-582，212-585；传真：856-21-512-584；网址：usembassy.state.gov/laos
- 加拿大大使馆：委任于澳大利亚大使馆。J Nehru Street, Phone Xay, Vientiane, Laos；邮寄地址：PO Box 292, Vientiane, Laos；电话：856-21-413-600；传真：856-21-413-601.
- 英国大使馆：委任于驻泰国的英国大使馆。Wireless Road, Bangkok, 10330；电话：66-2-305-8333；传真：66-2-305-8372，8380；网址：www.britishemb.or.th.

医院/医生：

老挝的医疗护理低于西方水平。有严重病情的人应该转运到曼谷或新加坡。建议旅行者在出发之前获得带有明确海外保险范围的旅行健康附加保险。游客接受医疗服务时，该保险应能给海外医院和/或医生直接付款，并且包括医疗转运条款。

- Mahosot Hospital, Vientiane（220张床位）；医疗质量低于西方水平。

- Clinique Diplomatique，Pakse Provincial Hospital（160张床位）；医疗质量低于西方水平。

近期忠告和健康风险

AIDS/HIV：艾滋病在该国流行，但流行程度比邻国低，部分是因为老挝在地理政治上孤立的原因。

来自动物的威胁：来自动物的威胁包括蛇（眼镜蛇与毒蛇），蜘蛛（黑和棕寡妇）、老虎、豹与大水蛭等。

霍乱：据报道霍乱在这个国家十分活跃，但是对游客威胁较小。霍乱疫苗主要是针对生活、工作在卫生条件较差的高发区的人们（如医疗救援人员）。

登革热：这种地方病在该国全国范围内全年流行，城市地区的发病率有上升趋势。5~10月的暖湿雨季是发病的高峰期。传播登革热的蚊子在白天更为活跃，存在于人口稠密的乡村与城市地区。预防登革热的措施主要是防止白天蚊的叮咬。

丝虫病：班氏丝虫病和马来丝虫病在该国的城市与乡村地区都高度流行。到该国的游客应当警惕蚊虫叮咬。

肠虫感染（吸虫和蠕虫）：东方肺吸虫病（并殖吸虫病）和肝吸虫病（支睾吸虫病、后睾吸虫病、片吸虫病）是普遍流行的。游客应避免生食淡水鱼；生的、腌制的和酒腌的甲壳类动物（淡水蟹和淡水螯虾）；或者未煮熟的水生蔬菜和植物，尤其是水田芥。该国的肠虫感染（由蛔虫、钩虫和鞭虫以及类圆线虫传播）病例主要在乡村流行。游客应当注意不要赤脚，以免肠虫幼虫从皮肤穿透进入人体。另外，游客还应当将所有食物进行彻底地洗刷与加热（以杀死蛔虫和鞭虫卵）。

肝炎：建议所有未接种过甲肝疫苗的旅游者都应接种甲肝疫苗。戊肝病例在该国还未有过报道，但很有可能出现。乙肝携带率在总人口中估计超过10%。乙肝可以通过感染的血液、使用污染的针具和未加防御措施的性交传播。建议停留 3 个月以上的游客、任何由于工作原因或者社会原因有感染风险的游客和希望得到全面疾病防御的游客注射疫苗。由于旅游中的发病和受伤不可能预测，一些专家认为所有旅游者都应注射乙肝疫苗以防接触了消毒不彻底的医疗针具。

流行性感冒：在热带，流行性感冒亦是整年的流行病。建议所有游客接种流感疫苗。

昆虫：所有的游客都应当采取措施防止昆虫白天和夜间的叮咬。防止昆虫叮咬的方法包括在皮肤的表面涂含有 DEET（避蚊胺）的驱蚊剂，在衣物和帐篷等表面喷洒扑灭司林，晚上睡觉时使用扑灭司林处理过的蚊帐。

乙型脑炎（JE）：在该国的乡村与城市周边地区乙型脑炎的感染率有上升趋势，尤其是在蚊子孳生和养殖猪的地区。该国全年都有零星的病例报道，但是 5～10 月的暖湿雨季乙型脑炎的发病率达到最高峰。建议在传播高峰期在乡村地区逗留长达 3～4 周以上的游客注射乙脑疫苗。游客还应该注意防止蚊子的叮咬。

疟疾：疟疾在全国范围内都流行，在山区与乡村地区的感染率高于低地地区与城市地区。但是在万象，游客将不受疟疾的威胁。有多重耐药的恶性疟出现，特别是与泰国交界处。建议使用阿托伐醌/氯胍（Malarone）、甲氟喹（Lariam）或者多西环素等预防。

植物威胁：包括竹子、藤条与大型的棕榈类树木。这些树木在该国大范围生长，将能导致严重的刺伤与刮伤。Regas 是一种大型森林树木，它的黑色树脂液能够引起强效的毒葛类皮肤反应。还有荨麻与小型的带刺树木等均可能导致皮肤的过敏反应。

狂犬病：该国人感染狂犬病的散在病例在全国范围内都有报道。一旦被动物（尤其是狗）抓咬后应高度重视，紧急采取医疗措施。建议逗留时间 3 个月以上的游客或到流浪动物经常出没的非旅游区作短途旅游的游客以及需要额外保护的游客接种疫苗。

道路安全：计划驾车或乘船到城市中心以外地区的游客应联系本国使馆获得近期安全信息。

血吸虫病：危险全年存在，尤其是湄公河沿岸（包括万象）和 Louangphrabang、Champasak 省等地区。游客应避免在淡水湖、池塘、小溪中游泳、洗澡或跋涉。

旅行者腹泻：该国的管道水经常不进行处理，可能有严重污染。游客应当严格注意饮食卫生。建议使用喹诺酮抗生素联合洛哌丁胺（Imodium）治疗急性腹泻。如果抗生素对腹泻无效，那持续腹泻可能是由寄生虫疾病引起，例如贾第鞭毛虫病、阿米巴病或隐孢子虫病。

肺结核：肺结核是该国的主要健康问题。计划长期滞留在当地的游客应在出发前做 TB 皮试（PPD 测试），在离开该国后再做一次测试。

伤寒：建议那些到该国常规旅游景点以外地区旅游、探亲访友和长期居住在该国的游客接种伤寒疫苗。由于伤寒疫苗只有 60%～70% 的有效性，因此游客仍需注意食品和饮料的卫生状况。

其他疾病/危险：布氏菌病（通常由进食未经高温消毒的奶制品传播）、霍乱（该病流行；频繁暴发）、包虫病、麻风病（高度流行）、钩端螺旋体病、类鼻疽、鼠疫、狂犬病（高度地方性动物病）、恙虫病（螨传播）、肺结核（高度流行）。

拉脱维亚（Latvia）

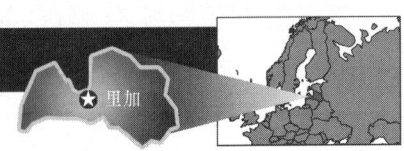

首都：
里加（Riga）

时差（与格林威治标准时间时差）：
＋2 小时

国家电话代码：
371

大使馆/领事馆：
- **中国大使馆：** 5 Ganibu Dambis Street，Riga，LV 1045，Latvia；电话：00371-67357023/67357024；传真：00371-67357025；电子邮箱：chinaemb_lv@mfa.gov.cn；网址：http://lv.chineseembassy.org/chn/.
- **美国大使馆：** Raina Boulevard 7，Riga；电话：371-703-6200；传真：371-782-0047；网址：www.usis.bkc.lv/embassy.
- **加拿大大使馆：** Doma laukums 4，4th Floor；Riga；电话：371-783-0141；传真：371-783-0140；电子邮箱：riga@dfait-maeci.gc.ca.
- **英国大使馆：** 5 J Alunana Iela，Riga，LV 1010；电话：371-777-4700；传真：371-777-4707；电子邮箱：british.embassy@apollo.lv；网址：www.britain.lv.

医院/医生：

白喉、肝炎和蜱传脑炎流行。世界卫生组织称，拉托维亚的肺结核问题很严重，9%的病例存在多重耐药性。在拉托维亚国内拨03可以接通国家急救服务，但是在乡村地区反应速度太慢。医疗转运有空运服务。

- Stabu iela 9 的牙科从早上2点到8点有急诊服务，Bruninieku iela 8 的 City Clinical Hospital No.1 接待处24小时营业。建议投保健康险。药房药品品种齐全，但还是建议随身携带重要的药物，因为包装上的说明为拉托维亚语，不一定能找到熟悉的药品品牌。

近期忠告和健康风险

事故、疾病和医疗保险：
- 对于年龄低于55岁的旅行者来说，交通事故和意外伤害是导致他们死亡的主要原因，其次是溺水、空难、谋杀和火灾。建议遵循以下安全规则：(1) 不开夜车；(2) 即使你有驾驶经验，也不要租用摩托车或自行车；(3) 夜晚或醉酒时，不要独自游泳。
- 对于年老的旅行者来说，心脏病是致命的主要原因。
- 旅行者中由于传染病而致命仅占1%，但是总的来说传染病是引起旅游相关疾病的最主要原因。
- 建议旅游者出行前购买带有明确海外保险范围的旅行健康附加保险。该保险会在游客接受医疗服务时，提供对海外医院和/或医生的直接支付和医疗转运服务。并且它还开通一条连接国际援助中心的24小时多语言服务热线。该中心能安排和监控医疗救治的实施，决定是否需要医疗转运或空中救护服务。

AIDS/HIV：艾滋病在东欧呈上升趋势。携带病毒的血液和被污染的针头和注射器是引起该病的主要原因。旅行者应该考虑携带经过消毒的针具，并且避免不必要的输血和注射。

白喉：所有到该国旅行的游客，尤其是成年人，应该接种白喉疫苗。

肝炎：所有没有接种过疫苗的人都应该注射甲肝疫苗。乙肝携带者占总人口的比例大约为4%。建议停留3个月以上和需要得到全面疾病防御的短期旅游者注射乙肝疫苗。乙肝可以通过不安全的性交和使用污染的针具传播。

流行性感冒：在拉脱维亚流行性感冒的流行时期为11月至次年3月。建议所有年龄超过50岁、有慢性疾病或自身免疫系统较差以及希望避免感染这种疾病的游客接种流感疫苗。孕妇应在怀孕三个月后才能接种疫苗。

莱姆病：温暖的月份里该病在该国全国范围内流行。旅行者必须避免蜱的叮咬。

疟疾：在东欧和西欧都没有疟疾的威胁。

狂犬病：出现在欧洲的乡村地区，多见于野生动物，尤其是狐狸。人类病例较少，任何动物的抓伤咬伤都应该马上处理。

道路安全：高速公路的维护和更新速度很慢，对粗心大意的驾驶者是个潜在的威胁。在城区速度控制在50 km/h，在空旷的地方应控制在90 km/h，除非另有标识。法定的酒精含量为零，道路限速很普遍。美国的驾驶执照在该国不通用，驾驶员应该持有通过AAA认证的有效国际驾驶执照。90天后，美国公民需申请拉脱维亚驾照。请咨询拉脱维亚交通安全部（CSDD），Bauskas Iela 68，Riga LV-1004，371-627-437。

蜱传脑炎（TBE）：传播该病的蜱分布在海拔高达1500米的灌木丛和森林地区，尤其是Jelgava（城市和农村）、Ventspils、Limbazi和里加周边地区。

在里加的公园地区也可能被感染。仅在 4～10 月有感染的风险。在这些地区的野营者和工作者风险最大,建议在传播高峰期尤其应注意采取措施防止蜱叮咬。推荐有可能接触蜱的高危人群如野营者、长途跋涉者以及森林工人接种 TBE 疫苗(这种疫苗在加拿大和欧洲有售)。

旅行者腹泻:在众多的西欧国家威胁很小,威胁大的地区是巴尔干半岛和东欧。旅行者最好只饮用瓶装的、烧开的和净化处理过的水,并且只食用煮熟的食物。建议使用喹诺酮类抗生素联合洛哌丁胺(Imodium)治疗急性腹泻。

肺结核:肺结核是该国的主要健康问题。计划长期滞留在当地的游客应在出发前做 TB 皮试(PPD 测试),在离开该国后再做一次测试。

伤寒:建议那些长期居住在该国、热爱冒险以及希望得到全面疾病防御的游客接种伤寒疫苗。由于伤寒疫苗只有 60%～70% 的有效性,因此游客仍需注意食品和饮料的卫生状况。

其他疾病/危险:生鳕鱼("lutefish")和其他鱼可能含有鱼绦虫。旅行者应注意避免食用未煮熟的鱼类。

黎巴嫩(Lebanon)

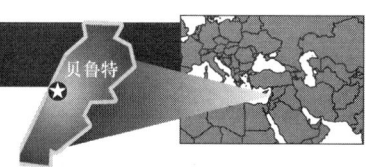

首都:
贝鲁特(Beirut)

时差(与格林威治标准时间差):
+2 小时

国家电话代码:
961

大使馆/领事馆:
- 中国大使馆:72, Rue Nicolas Ibrahim Sursock, Ramletbaida, Beirut, Lebanon;信箱:P. O. Box 11-8227 或 P. O. Box 114-5098;电话:00961-1-850314;电子邮箱:EMB. PRC@DM. NET. LB;网址:http://lb. china-

embassy. org.

- 美国大使馆：Antelias, Beirut；电话：961-4-542-600，543-600，544-310，544-130，544-140；传真：961-4-544-209；网址：www. usembassy. com. lb.
- 加拿大大使馆：43 Jal El Dib Highway（sea side），1st Floor, Coolrite Building, Jal El Dib, Beirut；电话：961-4-713-900；传真：961-4-710-595；电子邮箱：berut@dfait-maeci. gc. ca，网址：www. canadianembassy-lb. org.
- 英国大使馆：Serail Hill, Beirut Centre-Ville, PO Box 11-471 Beirut；电话：961-1-990400；传真：961-1-990420；电子邮箱：britemb@cyberia. net. lb；网址：www. britishembassy. org. lb.

医院/医生：

这一地区的大部分医院是私人的，在提供治疗之前会要求提供病人有支付能力的证明（即使在紧急情况下）。这个国家最好的两家医院是在 Achrafieh 的 Hôtel Dieu 和在 Hamra, Beirut 的 American University/AUB 医院。

- American University of Beirut Medical Center, Riad El-Solh, Beirut；420张床位的多专科医院，也是黎巴嫩的主要健康护理中心；Riad El-Solh, Beirut；电话：1-345325

近期忠告和健康风险

请参照第 332 页的中东疾病风险总结。

莱索托（Lesotho）

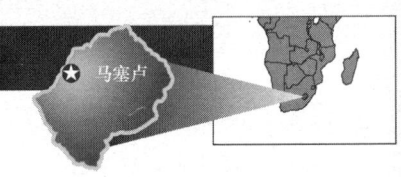
马塞卢

首都：

马塞卢（Maseru）

时差（与格林威治标准时间差）：

＋2 小时

国家电话代码：

266

大使馆/领事馆：

- 中国大使馆：United Nations Road, Maseru, Lesotho；信箱：P. O. Box 380, Maseru 100, Lesotho；电话：00266-22316521；传真：00266-22310489；电子邮箱：PRCEMB@ILESOTHO.COM；网址：http://ls. china-embassy. org.

- 美国大使馆：Maseru；电话：312-666/7
- 加拿大大使馆（南非）：电话：27-287-062
- 英国高级专员公署：委任于驻南非的英国高级专员公署。255 Hill Street, Arcadia 0002；Pretoria；电话：27-12-421-7500；传真：27-12-421-7555；电子邮箱：bhc@icon.co.za；网址：http://www.britain.org.za。

医院/医生：

莱索托的乡村有一些志愿人员提供简单的医疗服务。农村的大医院有由医生、护士和其他卫生工作者组成的医疗团队，但是每家医院都要为6000～10000人提供服务，医疗设施还是紧张。水平最高的是Mokhotlong、Berea和Qacha's Nek的地区医院，以及Thetsane的Maseru私立医院。Maseru私立医院成立于1996年，拥有先进的设施，包括24小时创伤和急诊服务。最近十年来医疗水平一直在进步，但是严重医疗问题仍然建议转运到南非的约翰内斯堡进行治疗。

近期忠告和健康风险

肝炎：建议所有易感染的旅游者注射免疫球蛋白预防或接种甲肝疫苗。乙肝病毒携带者占总人口的比例约为8%。建议医疗工作者和所有长时间旅游者接种乙肝疫苗。

疟疾：莱索托目前没有疟疾传播的报道。南非周围的危险区域在该国北部。

血吸虫病：莱索托没有感染病例报道。不过泌尿器官和肠血吸虫病都发生在南非的邻省Natal省的东部和北部。

旅行者腹泻：建议游客都应注意饮食卫生。推荐使用喹诺酮抗生素（Cipro或Floxin）治疗急性腹泻。对抗生素治疗没有反应的腹泻或者慢性腹泻，有可能是由寄生虫疾病引起，如贾第鞭毛虫病、阿米巴病，应该考虑使用甲硝唑（Flaghl）或替硝唑（Fasigyn）进行治疗。所有的腹泻病例应该进行充足的补液治疗。

其他疾病/危险：艾滋病（发病率很低，病毒携带者少于总人口的1%），非洲蜱斑疹伤寒（经常是在城市地区接触了狗身上的蜱或来自于灌木丛的蜱），布氏菌病，肺结核（公众健康问题），伤寒以及寄生虫感染（不普遍）。

利比里亚（Liberia）

首都：
蒙罗维亚（Monrovia）

时差（与格林威治标准时间差）：
＋0 小时

国家电话代码：
231

大使馆/领事馆：
- **中国大使馆：** Oldest Congo Town，Monrovia，Liberia；电话：00231-6-533248（办公室），00231-6-555556（领事部）；传真：00870-76-3667818；电子邮箱：Chinaemb_lr@mfa.gov.cn；网址：http://lr.china-embassy.org.
- **美国大使馆：** Monrovia. 111 United Nations Drive；电话：222-991/2/3/4.
- **加拿大大使馆：** 委任于驻科特迪瓦的加拿大大使馆。Immeuble Trade Center, 23, avenue Noguès, Le Plateau, Abidjan, Côte d'Ivoire；邮寄地址：PO Box 4104, Abidjan 01, Côte d'Ivoire；电话：225-20-30-07-00；传真：225-20-30-07-20；电子邮箱：abdjn@international.gc.ca；网址：www.dfait-maeci.gc.ca/abidjan.
- **英国高级专员公署：** 委任于驻塞拉利昂的英国大使馆。Spur Road, Freetown；电话：232-22-232961，232362，232563-5；传真：232-22-228169，232070；电子邮箱：bhc@sierratel.sl.

医院/医生：
- 利比里亚的医疗护理机构几乎崩溃。建议旅行者购买包括医疗转运的旅行健康附加保险。
- ELWA Mission Hospital，Monrovia（45 张床位）；24 小时急诊服务。
- JFK Memorial Hospital，Monrovia（337 张床位）；综合内/外科设施。
- Firestone Plantation Hospital，Monrovia（200 张床位）；综合内/外科设施；急诊服务。
- 旅行者应该联系本国大使馆获得医生推荐名单。

近期忠告和健康风险

免疫接种：所有旅游者应按期注射破伤风-白喉疫苗（Td）、麻疹-腮腺炎-风疹疫苗（MMR）、脊髓灰质炎、流感、水痘疫苗。建议注射预防甲肝、乙肝、脑(脊)膜炎、狂犬病和伤寒的疫苗。

疟疾：所有到利比里亚的游客，包括婴儿、儿童和曾经的居住者都应服用以下抗疟疾药的一种：阿托伐醌/氯胍、多西环素、甲氟喹，或（特殊情况下）伯氨喹。游客还应采取措施防止傍晚和夜间蚊子的叮咬。预防叮咬的方法包括在皮肤表面涂含有DEET（避蚊胺）的驱蚊剂，将扑灭司林喷洒在衣物和帐篷的表面，在晚上睡觉时使用扑灭司林处理过的蚊帐。

更多信息，请参照第328页的撒哈拉以南非洲地区疾病风险总结。

利比亚（Libya）

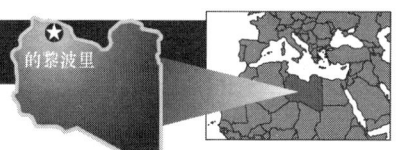

的黎波里

首都：
的黎波里（Tripoli）

时差（与格林威治标准时间差）：
+1小时

国家电话代码：
218

大使馆/领事馆：
- 中国大使馆：Menstir Street, Gargaresh Road, Andalus District, Tripoli, Libya；信箱：P. O. Box 5329；电话：00218-21-4832914, 4832915；传真：00218-21-4831877；电子邮箱：chinaemb_ly@mfa.gov.cn；网址：http://ly.china-embassy.org.
- 美国在利比亚没有大使馆。
- 加拿大大使馆：Great Al-Fateh Tower Building, Tower 1, 7th Floor, Tripoli, Libya；邮寄地址：PO Box 93392, Al-Fateh Tower Post Office, Tripoli, Libya；电话：218-21-335-1633；传真：218-21-335-1630；电子邮箱：trpli@international.gc.ca；网址：www.libya.gc.ca.

- 英国大使馆：PO Box 4206；Tripoli；电话：218-21-340-3644/5；传真：218-21-340-3648.

医院/医生：

利比亚的医疗护理低于西方水平。建议旅行者在出发前获得带有明确海外保险范围的旅行健康附加保险。游客接受医疗服务时，该保险应能给海外医院和/或医生直接付款，并且包括医疗转运条款。

- Medilink International 在的黎波里经营一家急诊和家庭诊所，为外国人提供服务。急诊诊所位于的黎波里的 Ghirgharesh，靠近主要的外国人聚居区。提供会员服务，也提供的黎波里的医院信息咨询；电话：218-213400571。
- Tripoli Central Hospital (1200 张床位)；综合内/外科设施；急诊服务；ICU。
- Central Hospital (Benghazi)；综合内/外科设施。

近期忠告和健康风险

事故和疾病：对于年龄低于 55 岁的旅行者来说，交通事故和意外伤害是导致他们死亡的主要原因。对于年老的旅行者来说，心脏病是致命的主要原因。旅行者中由于传染病而致命仅占 1%，但是总的来说传染病是引起旅游相关疾病的最主要原因。

肝炎：建议所有旅游者接种甲肝疫苗。有戊肝报道，但流行程度不清楚。乙肝病毒携带者占总人口的比例约为 5%。建议停留 3 个月以上的游客、任何由于工作原因或者社会原因有感染风险的游客和希望得到全面疾病防御的游客注射疫苗。由于旅游中的发病和受伤不可能预测，一些专家认为所有旅游者都应注射乙肝疫苗以防接触了消毒不彻底的医疗针具。

利什曼病：皮肤利什曼病威胁比较低。散在病例报道发生在西北部的乡村地区，从的黎波里到突尼斯边境的半干旱地区，以及从海岸到 Nefusa 山的高原地区。利比亚首都的黎波里没有病例报道。内脏利什曼病（黑热病）在 Benghazi 地区和东北部沿海地区有报道。内脏利什曼病倾向于发生在群居地，犬类是最主要的寄主。所有的旅行者都应该采取措施防止白蛉的叮咬。

疟疾：该病威胁较低，主要存在于山谷和西南部（Fezzan）孤立的绿洲地带，传播期为 2~8 月。城市没有疟疾的威胁。

狂犬病：该国主要是动物感染狂犬病，主要的寄主是狐狸、豺和土狼等。

白蛉热：有明显的潜在威胁。传播主要在 4~10 月发生在沿海地区。旅行者应该采取措施防止昆虫（白蛉）的叮咬。

血吸虫病：威胁主要发生在广阔的西南部，包括中部 Fezzan 山谷和阿尔及利亚交界的 Ghat 地区。传播还发生在东北部海岸的 Darnah。在 Taourga，的黎波里以东 240 公里的一个绿洲，也有病例报道。游客应避免在淡水湖、池塘、小溪中游泳、洗澡或跋涉。

旅行者腹泻：在一流大酒店和旅游胜地以外的地方都有中到高度危险。建议游客只饮用瓶装水、烧开的或者净化处理过的水，并食用煮熟的食物。建议使用喹诺酮类抗生素治疗急性腹泻。如果抗生素对腹泻无效，那持续腹泻可能是由寄生虫疾病引起，例如贾第鞭毛虫病、阿米巴病或隐孢子虫病。

肺结核：肺结核是该国的主要健康问题。计划长期滞留在当地的游客应在出发前做 TB 皮试（PPD 测试），在离开该国后再做一次测试。

伤寒：建议那些到该国常规旅游景点以外地区旅游、探亲访友和长期居住在该国的游客接种伤寒疫苗。由于伤寒疫苗只有 60%~70% 的有效性，因此游客仍需注意食品和饮料的卫生状况。

其他疾病/危险：南欧斑疹热（主要发生在沿海地区；感染来自犬蜱，经常在郊区发生），布氏菌病（危险来自生的山羊/绵羊奶和奶酪），包虫病（Benghazi 地区 10% 的儿童被感染），回归热（蜱和虱传播），弓形虫病（感染率高达 50%），肺结核，伤寒以及寄生虫感染（钩虫、蛔虫病）。

立陶宛（Lithuania）

首都：
维尔纽斯（Vilnius）

时差（与格林威治标准时间差）：
+2 小时

国家电话代码：
370

大使馆/领事馆：
- 中国大使馆：Algirdo G-36，Vilnius, Lithuania Algirdo G-36，Vilnius, Lithuania；电话：00370-5-2162861，2162862；传真：00370-5-2162682；电子邮箱：chinaemb_lt@mfa.gov.cn；网址：http://lt.china-embassy.org.
- 美国大使馆：Akmenu 6，Vilnius；电话：370-2-223-031.
- 加拿大大使馆：Gedimino pr. 64，Vilnius；电话：370-2-220-898 和 220-865；传真：370-2-22-0884；电子邮箱：canvno@aiva.lt.
- 英国大使馆：Antakalnio 2，LT-10308 Vilnius；电话：370-5-246-2900；传真：370-5-246-2901；网址：www.britain.lt.

医院/医生：
　　医疗机构正在缓慢改善。由于医疗机构并不总是能达到国际标准，因此患有健康问题或有紧急医疗病情的年老旅行者可能会有风险。大部分医疗供应物资现在可以广泛得到，包括一次性针头、麻醉剂、抗生素和其他医药品。医生和医院经常期望能及时得到现金付款。建议购买带有明确海外保险范围的附加医疗保险，包括医疗转运。

近期忠告和健康风险

事故、疾病和医疗保险：
- 对于年龄低于 55 岁的旅行者来说，交通事故和意外伤害是导致他们死亡的主要原因，其次是溺水、空难、谋杀和火灾。应该遵循以下安全规则：（1）不要在夜间开车；（2）即使你有驾驶经验，也不要租用摩托车、机动脚踏两用车或自行车；（3）夜晚或醉酒时，不要独自游泳。
- 对于年老的旅行者来说，心脏病是致命的主要原因。
- 旅行者中由于感染传染病而致命仅占 1%，但是总的来说感染传染病是引起旅游相关疾病的最主要原因。
- 建议旅游者出行前购买带有明确海外保险范围的旅行健康附加保险。该保险会为游客在接受医疗服务时，提供对海外医院和/或医生的直接支付和医疗转运服务。并且它还开通一条连接国际援助中心的 24 小时多语言服务热线。该中心能安排和监控医疗救治的实施，决定是否需要医疗转运或空中救护服务。

AIDS/HIV：该病在东欧呈上升趋势。旅行者应该注意艾滋病会通过不安全的性交和使用被污染的针具传播。

白喉：该国有白喉的危险，所有到巴尔干半岛旅行的游客，尤其是成年人应该充分接种白喉疫苗。

肝炎：建议所有以前未接种过疫苗的人注射甲肝疫苗。乙肝携带者占总人口的比例大约为 4%。建议停留 3 个月以上和需要得到全面疾病防御的短期旅游者注射乙肝疫苗。乙肝可以通过不安全的性交和使用污染的针具传播。

莱姆病：有莱姆病传播的威胁，尤其是在森林地区。传播该病的蜱主要在 4～9 月活动最多、最活跃。在美国接种的莱姆病疫苗对欧洲的疏螺旋体没有预防作用。

狂犬病：主要发生在欧洲乡村地区的野生动物，尤其是狐狸。任何动物的抓伤咬伤都应该马上进行诊断处理。

道路安全：连结大城市和小乡村的道路从 2 车道到 6 车道不等。路标不很清楚，光线有时很不好。游客应密切注意明显的和潜在的危险。由于道路泥泞，冬季驱车更要十分小心。

旅行者腹泻：低到中等危险，应该避免饮用自来水。建议使用喹诺酮类抗生素联合洛哌丁胺（Imodium）治疗急性腹泻。

肺结核：肺结核是该国的主要健康问题。计划长期滞留在当地的游客应在出发前做 TB 皮试（PPD 测试），在离开该国后再做一次测试。

伤寒：建议那些长期居住在该国、热爱冒险以及希望得到全面疾病防御的游客接种伤寒疫苗。由于伤寒疫苗只有 60%～70% 的有效性，因此游客仍需注意食品和饮料的卫生状况。

其他疾病/危险：在巴尔干半岛地区，生鳕鱼（"lutefish"）可能含有鱼绦虫，旅行者应注意避免食用生的和未煮熟的鱼类。

卢森堡（Luxembourg）

首都：

卢森堡（Luxembourg）

时差（与格林威治标准时间差）：

＋1 小时

国家电话代码：

35

大使馆/领事馆：

- **中国大使馆**：2, Rue Van Der Meulen, Dommeldange, L-2152 luxembourg；电话：00352-436991；传真：00352-422423；电子邮箱：AMBCHINE@PT.LU；网址：http://lu.china-embassy.org.
- **美国大使馆**：22 Boulevard Emmanuel Servais, Luxembourg City；电话：352-460123；传真：352-461401；网址：www.amembassy.lu.
- **加拿大大使馆**：Price Waterhouse Coopers, 400 Route d'Esch, Luxembourg；电话：352-448-481.
- **英国大使馆**：14 Boulevard Roosevelt, L-2450 Luxembourg；电话：352-22-98-64/65/66；传真：352-22-98-67；电子邮箱：britemb@pt.lu；网址：webplaza.pt.lu/public/britemb.

医院/医生：

卢森堡有高水平的医疗护理，很多医生能讲英文。建议旅行者在出发前获得带有明确海外保险范围的旅行健康附加保险。游客接受医疗服务时，该保险应能给海外医院和/或医生直接付款，并且包括医疗转运条款。

近期忠告和健康风险

请参照第 320 页的欧洲疾病风险总结。

马达加斯加（Madagascar）

首都：
塔那利佛（Antananarivo）

时差（与格林威治标准时间差）：
+3 小时

国家电话代码：
261

大使馆/领事馆：

- 中国大使馆：Nanisana-Ambatobe，Antananarivo，Republic of Madagascar；信箱：P. O. Box 1658；电话：00261-20-2240129，2240856（领事部）；传真：00261-20-2240215；电子邮箱：AMBCHINE@WANADOO.MG；网址：http://mg.china-embassy.org.
- 美国大使馆：Antananarivo. 14 & 16 Rue Rainitovo，Antsahavola；电话：2-212-57-200-89或207-18.
- 加拿大领事馆：c/o QIT Madagascar Minerals Ltd.，Villa 3H，Lot Ⅱ J 169，Ivandry，Antananarivo Madagascar；邮寄地址：PO Box 4003，Antananarivo，101，Madagascar；电话：261-20-22-425-59，22-423-22；传真：261-20-22-425-06；电子邮箱：consulat.canada@wanadoo.mg.
- 英国大使馆：Lot Ⅱ 164 Ter，Alarobia-Amboniloha，BP 167，Antananarivo 101；电话：261-20-22-49378/79/80；传真：261-20-22-49381；电子邮箱：ukembant@simicro.mg.

医院/医生：

Hospital Befelatnana，Antananarivo（1300 张床位）；综合内/外科设施。Fort Dauphin Hospital，Faradofay（80 张床位）。

近期忠告和健康风险

AIDS/HIV：在该国，HIV病毒的携带者较少，甚至在高危的城市人口中也较少。

霍乱：霍乱在该国十分活跃，但对于从发达国家（如美国和加拿大）来的旅游者来讲威胁非常小。霍乱疫苗（美国已不再有售）主要是针对生活、工作在卫生条件较差的高发区的人们。

肝炎：建议所有以前未注射过甲肝疫苗的旅游者都应接种甲肝疫苗。戊肝可能存在，但其发病情况不详。乙肝病毒携带者占总人口的比例约为5%～10%。对于到该国的所有长期旅行者应该考虑注射乙肝疫苗。

利什曼病：低风险。发病状况不确定。

疟疾：该病全年在沿海地区存在，但在中心高原地区的传播更有季节性，主要发生在11月到次年5月。在Antananarivo以及Antsirabe、Manjakandriana、Andramasina的城镇疟疾风险较低。而在东部沿海地区发病率最高。疟疾发生在高原地区，以前是没有风险的。建议旅行者去疟疾高发区之前使用阿托伐醌/氯胍（Malarone）、甲氟喹（Lariam）或多西环素来预防。

来自动物的威胁：蜈蚣、蝎子和黑寡妇蜘蛛。在沿海地区，包括僧帽水母、刺螫水母、海洋黄蜂、黄貂鱼和几种有毒的鱼在内的海洋动物对无保护措施的游泳者是潜在的威胁。

鼠疫：每年有人类病例发生。旅行者应该避免接触野生动物（和它们身上的跳蚤），或肺部感染这类疾病的患者。多西环素或四环素用于预防该病。

血吸虫病：在该国广泛传播。在西海岸和北部地区主要是泌尿器官血吸虫病，而肠血吸虫病主要是在Toamasina省的南海岸和中心区域、Fianarantsoa省沿海地带和内陆地区，以及中心高地以南海拔适中的地区。无该病风险的地区包括Antsiranana、Antananarivo和Presquile半岛，包括Maroantsetra 和 Antalaha。

旅行者腹泻：威胁很大。只有主要的城市区域有水源分配系统，但这些系统陈旧且缺乏维护。管道用水经常被污染。旅行者应该注意所有食物和饮料的安全防范措施。建议使用喹诺酮类抗生素治疗急性腹泻。如果抗生素对腹泻无效，那持续腹泻可能是由寄生虫疾病引起，例如贾第鞭毛虫病、阿米巴病。

其他疾病/危险：布氏菌病、丝虫病（蚊子传播，地方性疾病，主要沿东部边界地区发生）、麻风病、狂犬病（主要通过狗来传播）、肺结核（在经济不发达地区的人群中是一种主要的健康问题）、沙眼、伤寒以及肠蠕虫病（非常普遍）。

马拉维（Malawi）

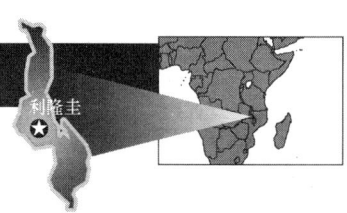

首都：
利隆圭（Lilongwe）

时差（与格林威治标准时间差）：
+2 小时

国家电话代码：
265

大使馆/领事馆：

- 中国大使馆：No.9，Area 11，Lilongwe，Malawi；电话：00265-1776623，1776626；传真：00265-1776623.
- 美国大使馆：Area 40，City Center，Lilongwe；电话：773-166，773-342 和 773-367；传真：770-471.
- 加拿大大使馆：Accord Centre，M. Chipembere Highway，Blantyre-Limbe；电话：645-441；传真：645-004 或 643-446；电子邮箱：kokhai@malawibiz.com.
- 英国高级专员公署：PO Box 30042，Lilongwe 3；电话：265-1-772-400；传真：265-1-772-657；电子邮箱：bhclilongwe@fco.bov.uk.

医院/医生：

马拉维的医疗护理低于西方水平，即使是最好的私人机构。建议旅行者在出发前投保带有明确海外保险范围的旅行健康附加保险。在保险期内，条款应该能在游客接受医疗服务时，提供对海外医院和/或医生的直接支付，并且包括医疗转运。

- Queen Elizabeth Central Hospital, Blantyre（640张床位）；电话：63-0333；综合内/外科设施.
- Likuni Hospital, Lilongwe；电话：72-1400；被推荐为当地最好的医院.
- Blantyre Adventist Hospital, Kabula Hill Road；电话：62-0488.
- Adventist Health Centre, Presidential Way, Lilongwe；电话：73-1819.

近期忠告和健康风险

非洲昏睡病（锥虫病）： 非洲昏睡病在该国境内广泛存在，包括赞比亚Luangwa山谷附近的Kasungu和Vwaza Game野生动物保护区。所有的旅行者都应该采取各种措施防止昆虫（采采蝇）的叮咬。

AIDS/HIV： 该国成年人中HIV携带者多于10%。所有游客都应采取措施防止不安全性交、医疗注射以及输血。

动物的威胁： 主要包括蛇类（蝰蛇、眼镜蛇）、蜈蚣、蝎子以及黑寡妇蜘蛛。

霍乱： 霍乱在该国很流行，但对旅游者的威胁非常小。不建议常规接种霍乱疫苗。

肝炎： 高风险。建议所有旅游者接种甲肝疫苗。乙肝病毒携带者占总人口的比例约为8%。乙肝可以通过感染的血液、使用污染的针具和未加防御措施的性交传播。建议停留3个月以上的游客、任何由于工作原因或者社会原因有感染风险的游客和希望得到全面疾病防御的游客注射疫苗。由于旅游中的发病和受伤不可能预测，一些专家认为所有旅游者都应注射乙肝疫苗以防接触了消毒不彻底的医疗针具。

流行性感冒： 该国热带地区流行性感冒全年流行。建议游客接种流感疫苗。

疟疾：疟疾在该国全年都有可能发生，包括城市地区。马拉维湖海岸的疟疾传播率最高，尤其在11月到次年4月的雨季。恶性疟占病例的90%。建议采用阿托伐醌/氯胍（Malarone）、甲氟喹（Lariam）或多西环素来预防。游客应采取措施防止蚊子在傍晚和黑夜的叮咬。

鼠疫：1997年在该国南部曾经暴发过腹股沟淋巴结鼠疫，确诊的有8人。

狂犬病：有零星人类狂犬病病例报道，一旦被动物尤其是狗抓咬后应高度重视，紧急采取医疗措施。尽管在游客中感染狂犬病很少见，但这不容忽视。建议逗留时间长于3个月的游客、热爱冒险或需要额外保护的游客接种狂犬病疫苗。

血吸虫病：血吸虫病全国境内都有发生，高发区集中在马拉维湖沿岸以及Shire河流域。游客应避免在淡水湖、池塘或小溪中游泳、洗澡或跋涉。

旅行者腹泻：威胁很大。游客应注意饮食卫生。建议使用喹诺酮类抗生素联合洛哌丁胺（Imodium）治疗急性腹泻。如果抗生素对腹泻无效，那持续腹泻可能是由寄生虫疾病引起，例如贾第鞭毛虫病、阿米巴病或隐孢子虫病。

肺结核：肺结核是该国的主要健康问题。计划长期滞留在当地的游客应在出发前做TB皮试（PPD测试），在离开该国后再做一次测试。

伤寒：建议除了限制在大型酒店和饭店用餐的短期游客（如商务旅行者和游轮游客）以外的所有游客接种伤寒疫苗，由于伤寒疫苗只有60%～70%的有效性，因此游客仍需注意食品和饮料的卫生状况。

黄热病：建议到城市以外地区旅游的人接种黄热病疫苗。该国处于黄热病流行带中。过境到其他国家旅游时可能会被要求出示有效的疫苗接种证明。

其他疾病/危险：非洲蜱斑疹伤寒，布氏菌病（由于食用了生的奶制品），包虫病，丝虫病（可能发生在Shire河下游沿岸和马拉维湖海岸），钩端螺旋体病，脑(脊)膜炎，弓形虫病，锥虫病（据报道在赞比亚Luangwa山谷附近的Kasungu和Vwaza Game保护区发生），沙眼以及肠寄生虫感染（非常普遍）。

马来西亚（Malaysia）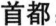

首都：
吉隆坡（Kuala Lumpur）

时差（与格林威治标准时间差）：
＋8 小时

国家电话代码：
60

大使馆/领事馆：
- **中国大使馆**：229，Jalan Ampang，50450 Kuala Lumpur，Malaysia；电话：00603-21428495，21416732；传真：00603-21414552，21453924；电子邮箱：CHINAEMBMY@MFA.GOV.CN；网址：http://my.china-embassy.org/chn/.
- **美国大使馆**：376 Jalan Tun Razak，Kuala Lumpur；电话：3-2168-5000；传真：60-3-242-2207；网址：usembassymalaysia.org.my；电子邮箱：klconsular@state.gov.
- **加拿大大使馆**：7th Floor，Plaza OSK，172 Jalan Ampang；电话：32718-3333；传真：6-03-2718-3399；电子邮箱：klmpr@dfait-maeci.gc.ca；网址：www.dfait-maeci.gc.ca/kualalumpur.
- **英国高级专员公署**：185 Jalan Ampang，50450 Kuala Lumpur（PO Box 11030），50732 Kuala Lumpur；电话：60-3-2170-2200；传真：60-3-2170-2370；网址：www.britain.org.my，www.i-uk.com/malaysia.

医院/医生：
马来西亚有高水平的医疗护理，很多医生能讲英文。建议旅行者在出发前获得带有明确海外保险范围的旅行健康附加保险。游客接受医疗服务时，该保险应能给海外医院和/或医生直接付款，并且包括医疗转运条款。

- Gleneagles Intan Medical Centre，Jalan Ampang，Kuala Lumpur；电话：03-4257-1300；许多专科；24 小时急诊服务；先进的 16 层 CT 扫描仪。
- Bukit Mertajam Specialist Hospital，Pulau Penang；电话：04-538-7977。大部分专科，包括妇产科，肾透析。
- 国际 SOS：International SOS（Malaysia）Sdn Bhd，Level 10，Menara Chan，138 Jalan Ampang，50450 Kuala Lumpur，Malaysia；报警中心电话：603-2716-3033；报警中心传真：603-2716-3040.

近期忠告和健康风险

来自动物的威胁：来自动物的威胁包括蛇（金环蛇、蝰蛇、眼镜蛇）、蜈蚣、蝎子和黑寡妇蜘蛛。其他动物威胁可能来自老虎、熊与野猪。

霍乱：据报道霍乱在这个国家十分活跃，但是对游客威胁较小。霍乱疫苗主要是针对生活、工作在卫生条件较差的高发区的人们（例如救援工作者）。

登革热：在该国全国范围内流行，尤其是城市与城市周边地区发病率较高。登革热传播的高峰期是雨季后期（10月至次年2月主要在东马来西亚半岛、Sabah和Sarawak；7~8月主要在西马来西亚半岛）。所有的游客都应采取措施防止昆虫在白天的叮咬。

丝虫病：对游客的威胁很小；对侨居者和长时间居住者（如传教士）威胁比较大。丝虫病在该国淡水沼泽地区与内陆多丘陵的森林地区流行。在乡村地区存在中等危险。游客应当采取措施防止蚊虫叮咬。

肝炎：建议所有游客接种甲肝疫苗。戊肝全国流行，但风险程度未知。在大众中乙肝病毒的携带者估计为5%。乙肝可以通过感染的血液、使用污染的针具和未加防御措施的性交传播。建议停留3个月以上的游客、任何由于工作原因或者社会原因有感染风险的游客和希望得到全面疾病防御的游客注射疫苗。

流行性感冒：在热带，流行性感冒亦是整年流行。建议所有游客接种流感疫苗。

乙型脑炎：该病全年有零星病例出现，尤其是在Sarawak、Penang、Perak、Selangor以及Johore等地区。该病主要集中在水稻种植与养猪地区。建议计划在农村长时间停留（3~4周以上）的游客接种乙脑疫苗。

疟疾：威胁主要存在于马来西亚半岛上远离常规旅游路线的偏远地区和Sarawak（婆罗州西北部）。城市与沿海地区不受该病的威胁。同时，那些白天到郊区的游客也不受该疾病威胁。建议去危险地区旅游的游客使用阿托伐醌/氯胍（Malarone）、甲氟喹（Lariam）或多西环素来预防。游客应采取措施防止蚊子在傍晚和黑夜的叮咬。

来自海洋的威胁：在该国的沿海区域，黄貂鱼、海黄蜂、海螺、水母、印太地区僧帽水母、多刺的海胆和海葵常见，并且对于没有防范措施、粗心的游泳者来说是一种潜在的威胁。

血吸虫病：Perak 与 Pahang 州可能有该种疾病（马来血吸虫引起）的轻微威胁。这种寄生虫对人类健康的影响还不清楚。它可能并不是致病的。到该国的游客应避免接触淡水湖泊和溪流。

旅行者腹泻：建议使用喹诺酮类抗生素联合洛哌丁胺（Imodium）治疗急性腹泻。如果抗生素对腹泻无效，那持续腹泻可能是由寄生虫疾病引起，例如贾第鞭毛虫病、阿米巴病或隐孢子虫病。

肺结核：肺结核是该国的主要健康问题。计划长期滞留在当地的游客应在出发前做 TB 皮试（PPD 测试），在离开该国后再做一次测试。

伤寒：建议除了限制在大型酒店和饭店用餐的短期游客以外，所有游客接种伤寒疫苗。由于伤寒疫苗只有 60%～70% 的有效性，因此游客仍需注意食品和饮料的卫生状况。

其他疾病/危险：血管圆线虫病、肠道蠕虫感染（蛔虫病、钩虫感染、类圆线虫病、鞭虫病）、其他寄生虫（支睾吸虫病、肺吸虫病）、钩端螺旋体病（全国性风险，除了都市地区）、麻风病（中到高度流行）、狂犬病（低风险；最后的病例发生在 1985 年）、羌虫病（螨传；在多草的乡村地区风险加大）。

马里（Mali）

首都：
巴马科（Bamako）

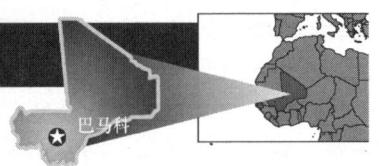

马里

时差（与格林威治标准时间差）：
+0 小时

国家电话代码：
223

大使馆/领事馆：
- 中国大使馆：Quartier Hippodrome, Bamako, Mali；信箱：B. P. 112；电话：00223-2213597；传真：00223-2213443；电子邮箱：Chinaemb_ml@mfa.gov.cn；网址：http://ml.china-embassy.org/chn/.
- 美国大使馆：Rue Rochester NY and Rue Mohamed V, Bamako；电话：223-22-38-33；传真：223-22-37-12
- 加拿大大使馆：Immeuble Séméga, route de Koulikoro, Bamako；电话：223-21-22-36；传真：223-21-43-62；电子邮箱：bmako@dfait-maeci.gc.ca
- 英国大使馆：委任于驻塞内加尔的英国大使馆。20 Rue du Docteur Guillet,（Boite Postale 6025），Dakar；电话：221-823-7392, 823-9971；传真：221-823-2766, 823-8415；电子邮箱：britemb@sentoo.sn

医院/医生：
- 医疗机构非常有限，不足以处理紧急事件。因此健康保险（包括充足的医疗转运条款）非常重要。很多药物得不到，医生和医院希望对所提供的医疗护理服务及时得到现金付款。
- Point G Hospital, Bamako（550 张床位）；综合内/外科设施。
- Centre Medical Interentreprise, Bamako.

近期忠告和健康风险

事故、疾病和医疗保险：
- 对于年龄低于 55 岁的旅行者来说，交通事故和意外伤害是导致他们死亡的主要原因，其次是溺水、空难、谋杀和火灾。
- 对于年老的旅行者来说，心脏病是致命的主要原因。
- 旅行者中由于传染病而致命仅占 1%，但是总的来说传染病是引起旅游相关疾病的最主要原因。
- 建议旅游者出行前购买带有明确海外保险范围的旅行健康附加保险。该保险会为旅行者在接受医疗服务时，对海外医院和/或医生提供直接支付及医疗转运服务。它还提供一条连接国际援助中心的 24 小时多语言服务热线。该中心能安排和监控医疗救治的实施,决定是否需要医疗转运或空中救护服务。

非洲昏睡病(锥虫病):非洲昏睡病在该国威胁较小。主要在 Koulikoro 和 Sikasso 地区。所有的旅行者都应该采取各种措施防止采采蝇的叮咬。

AIDS/HIV:该国 HIV 携带者占总人口的比例较低,但是在被调查的妓女中比例高达 40%。

来自动物的威胁:包括蛇类(蝰蛇、眼镜蛇)、蜈蚣、蝎子以及黑寡妇蜘蛛。马里的河流栖息着鳄鱼和河马;陆地上主要的威胁则是狮子和豹。

霍乱:霍乱在该国很流行,但对于从发达国家来的旅游者来讲威胁非常小。霍乱疫苗主要是针对生活、工作在卫生条件较差的高发区的人们。

- 口服霍乱疫苗(Dukoral)对肠毒性大肠杆菌(ETEC)腹泻提供高达 60% 的交叉保护作用。
- 包括加拿大在内的很多国家许可口服霍乱疫苗。美国没有这种口服疫苗。
- 在出入境任何国家之前注射霍乱疫苗并非官方要求。尽管如此,有时一些国家还是需要那些来自受霍乱威胁国家的游客出示一份霍乱疫苗接种证明。一些游客希望携带一份由本国医疗保健提供者开具的医疗豁免信。Travel Medicine 公司推荐游客为此目的使用国际疫苗接种证明(黄卡),该证明上由其医疗保健提供者确认"免于霍乱疫苗接种",并有其签名和正确的官方盖章以使证明有效。

丝虫病:班氏丝虫病在南部地区有报道。旅行者应该采取措施避免蚊子叮咬。

食物和饮水安全:所有的水源都应该被认为是潜在污染的,饮用、刷牙或者制冰的水都应该烧开或者消毒。牛奶需要煮沸饮用。奶粉和罐装牛奶可以饮用,但是要确定制作工艺中所用的水是安全的。避免食用奶制品,因为这些可能使用了未煮沸的牛奶。只吃完全煮熟的肉和鱼。猪肉、沙拉和蛋黄酱都有可能增加危险。蔬菜要煮熟,水果要削皮。

肝炎:建议所有以前未注射过甲肝疫苗的旅游者接种甲肝疫苗。戊肝可能发生,但是程度不清楚。乙肝病毒携带者占总人口的比例约为 9%～18%。建议停留 3 个月以上的游客和希望得到全面疾病防御的短期游客注射乙肝疫苗。旅游者还应注意,乙肝可以通过未加防御措施的性交或者使用污染的针具传播。

流行性感冒:流行性感冒在热带全年流行。建议所有年龄超过 50 岁、有慢性疾病或者自身免疫系统较差以及希望避免感染这种疾病的游客接种流感疫苗。孕妇应在怀孕三个月后才能接种疫苗。

昆虫:建议游客采取措施防止昆虫叮咬,包括使用含有 DEET(避蚊胺)的皮肤驱虫剂和穿经过扑灭司林处理的衣服。晚上睡觉时使用扑灭司林处理过的蚊帐。

利什曼病:皮肤利什曼病主要发生在 Sahel 南部和中部的乡村地区。目前发生率和分布数据无法得到,但是半沙漠地区有零星的病例报道,集中在 Kayes 地区的 Nioro 区。内脏利什曼病(黑热病)目前没有报道。旅行者应该采取措施防止白蛉的叮咬。

疟疾:疟疾在该国全年都有可能发生,包括城市地区。传播期为雨季以及雨季过后的月份(6～10 月)。马里南部威胁最大,尤其是南部的无树草原地区和中部的荒漠地带。北部撒哈拉地区威胁较小。恶性疟约占所有病例的 85%;三日疟其次。抗氯喹的恶性疟流行,对甲氟喹的抗药性最近也有报道。

- 建议采用阿托伐醌/氯胍(Malarone)、甲氟喹(Lariam)或多西环素来预防。
- 所有的旅游者都应当采取措施避免蚊虫在傍晚和夜间的叮咬。预防叮咬的方法包括在皮肤表面涂含有 DEET 溶液的驱蚊剂,将扑灭司林喷洒在衣物和帐篷的表面,在晚上睡觉的时候使用扑灭司林处理过的蚊帐。

脑(脊)膜炎:马里的南半部处于亚撒哈拉脑膜炎带。该国脑(脊)膜炎有周期性的流行。大部分感染是由 A 组血清群引起,C 组血清群脑(脊)膜炎也有发生。

- 建议在旱季(12 月至次年 6 月)逗留时间长达 1 个月以上的旅客或者

在旱季逗留并可能与当地人有密切接触的旅行者,以及任何时候进入疫区的医疗护理人员和游客应该考虑接种脑膜炎疫苗。

盘尾丝虫病:在黑蝇繁殖的河流沿岸,尤其是 Sikasso 和 Kayes 地区,有很高的传染率。旅行者应该采取措施防止黑蝇的叮咬。

狂犬病:该国全境内都有人类狂犬病病例报道,一旦被动物尤其是狗抓咬后应高度重视,紧急采取医疗措施。尽管在游客中感染狂犬病很少见,但这不容忽视。游客不要拥抱或者收留任何流浪动物。家长应该告诉孩子们不要和不熟悉的动物接触。

- 建议逗留时间长于 3 个月的游客或计划去可能有流浪动物出没的非旅游区做短期旅游的游客以及需要额外保护的游客,接种狂犬病疫苗。

血吸虫病:威胁主要存在于灌溉地区。泌尿器官血吸虫病在该国南部传播,主要存在于尼日尔河上游和塞内加尔河的上游盆地。肠血吸虫病在该国境内都有发生。最近报道的一个新的发生地在 Bandiagara 和 Bankas 地区,该地区主要是 Dogon 部落的聚居地。游客应避免在淡水湖、池塘或小溪中游泳、洗澡或跋涉。

旅行者腹泻:威胁较大,所有的水体都潜在污染。游客应注意饮食卫生。建议使用喹诺酮类抗生素联合洛哌丁胺治疗急性腹泻。如果抗生素对腹泻无效,那持续腹泻可能是由寄生虫疾病引起,例如贾第鞭毛虫病、阿米巴病或隐孢子虫病。

肺结核:肺结核是该国的主要健康问题。计划长期滞留在当地的游客应在出发前做 TB 皮试(PPD 测试),在离开该国后再做一次测试。

伤寒:建议那些长期居住在该国、热爱冒险以及希望得到全面疾病防御的游客接种伤寒疫苗。由于伤寒疫苗只有 60%~70% 的有效性,因此游客仍需注意食品和饮料的卫生状况。

黄热病:WHO 组织认为该国西南部地区已经没有威胁。最近的一次暴发是 1987 年在 Kayes 和 Koulikoro 地区。该国南部处于黄热病流行带中,到该国旅行入境时会被要求出示有效的疫苗接种证明。

其他疾病/危险：炭疽热（Kati 和 Koulikoro 省有病例报道），布氏菌病（由于食用了生的奶制品），龙线虫病（威胁较小），登革热（没有明显的活动），埃利希体病（蜱传播，在 1992 年有加拿大一名游客的病历报道），包虫病，出血热肾病综合征（威胁程度不清；没有人类病例报道），拉沙热，麻风病（在巴马科每 1000 人中有 4～7 个病例），回归热（蜱和虱传播），裂谷热，弓形虫病，肺结核（该国的公共健康问题），伤寒以及寄生虫感染（非常普遍）。

马提尼克岛(法属西印度群岛)
[Martinique(French West Indies)]

首府：
法兰西堡（Fort-de-France）

时差（与格林威治标准时间差）：
—4 小时

地区电话代码：
596

大使馆/领事馆：
- 中国大使馆：无，与我国未建交。
- 美国大使馆：French Caribbean Dept. 14 Rue Blenac，Martinique；电话：596-631-303。

医院/医生：
- La Maynard Hospital，Fort-de-France Regional Hospital Center（764 张床位）；综合内/外科设施；创伤科和 24 小时急诊服务。

近期忠告和健康风险

请参照第 312 页的加勒比海地区疾病风险总结。

毛里塔尼亚（Mauritania）

首都：
努瓦克肖特（Nouakchott）

时差（与格林威治标准时间差）：
＋0 小时

国家电话代码：
222

大使馆/领事馆：

- 中国大使馆：Nouakchott，the Islamic Republic of Mauritania；信箱：P. O. Box 257；电话：00222-52-52070；传真：00222-52-52462；电子邮箱：AMBCHINE@OPT.MR；网址：http://mr.china-embassy.org.
- 美国大使馆：Nouakchott；电话：52660.
- 加拿大大使馆：Senegal；电话：221-210-290.
- 英国大使馆：委任于驻摩洛哥的英国大使馆。17 Boulevard de la Tour Hassan (BP 45), Rabat；电话：212-37-72-96-96；传真：212-37-70-45-31；电子邮箱：consular.rabat@fco.gov.uk；网址：www.britain.org.ma.

医院/医生：

医疗水平低于西方水平。医院设施能提供紧急救治，但不适合病人住院治疗。建议旅游者出行前购买带有明确海外保险范围的旅行健康附加保险。该保险会在游客接受医疗服务时，提供对海外医院和/或医生的直接支付，并且有医疗转运条款。

- National Hospital，Nouakchott（460 张床位）；综合内/外科设施；医疗专科有限。

近期忠告和健康风险

事故和意外伤害： 因为缺乏合适的设备进行紧急创伤抢救，交通事故可能出现灾难性的后果。

AIDS/HIV： 在该国艾滋病流行性较低，但是 AIDS/HIV 感染成为越来越严重的公共健康问题。

登革热：风险未确定，但发病率可能较低。登革热病毒在其邻国塞内加尔流行。

肝炎：高风险。建议所有以前未接种的游客都应接种甲肝疫苗。戊肝可能存在，但其发病情况未知。乙肝病毒携带者占总人口的比例高达22%。对于到该国的卫生保健工作者和所有长期旅行者应该考虑注射乙肝疫苗。

利什曼病：在与塞内加尔交界一带和与马里交界的南部地区有散在皮肤利什曼病的感染病例。建议旅行者采取防范措施来避免昆虫（白蛉）的叮咬。

疟疾：除了 Dakhlet-Nouadhibou 和 Tiris-Zemmour 的北部地区以外，该病全年在全国范围存在，包括城市区域，尤其在塞内加尔河流域沿岸，雨季及雨季之后（7～9月）风险更高。建议去疫区旅行时使用阿托伐醌/氯胍（Malarone）、甲氟喹（Lariam）或者多西环素等预防。

脑(脊)膜炎：毛里塔尼亚部分位于非洲脑膜炎带。在旱季期间（12月到次年6月）在当地逗留1个月上的游客应该接种四价脑膜炎球菌疫苗。其他季节如果停留时间稍短，但是预计会与当地人口密切接触者也需要接种疫苗。

脊髓灰质炎：因为该病在撒哈拉以南非洲比较流行，所有游客应该接种脊髓灰质炎疫苗。

狂犬病：建议到该国长期旅行或者希望得到全面疾病防护的游客接种狂犬病疫苗。一旦被动物尤其是狗抓咬后应高度重视，紧急采取医疗措施预防可能出现的狂犬病传染。

血吸虫病：在南方沿着塞内加尔河延伸到东南地区、更远的北方小范围地区、Atar 附近的 Adrar 山脉周围地区以及毛里塔尼亚西部中心地区传染率最高。在 Gorgol、Guidimaka 和 Hodh el Gharbi 的南部中心边界地区泌尿器官血吸虫病感染率最高。旅行者应该避免在淡水湖、池塘或小溪中游泳、洗澡或跋涉。

旅行者腹泻：威胁很大。所有的水源都被广泛污染。旅行者应该遵循食物和饮料的安全措施。建议使用喹诺酮类抗生素联合洛哌丁胺（Imodium）治疗急性腹泻。如果抗生素对腹泻无效，那持续腹泻可能是由寄生虫疾病引起，例如贾第鞭毛虫病、阿米巴病或或隐孢子虫病。

肺结核：肺结核是该国的主要健康问题。计划长期滞留在当地的游客应在出发前做 TB 皮试（PPD 测试），在离开该国后再做一次测试。

伤寒：建议所有的游客接种伤寒疫苗。由于伤寒疫苗只有 60%～70% 的有效性，因此游客仍需注意食品和饮料的卫生状况。

黄热病：美国疾病预防与控制中心（CDC）建议所有年龄超过 9 个月的游客接种疫苗。

其他疾病/危险：非洲蜱斑疹伤寒（可能发生）、布氏菌病（由饮用生奶制品引起）、克里米亚-刚果出血热（蜱传播，2003 年曾经暴发）、裂谷热（1998 年暴发）以及肠蠕虫病（非常普遍）。来自动物的威胁有蛇（毒蛇、眼镜蛇、蝰蛇）、蜈蚣、蝎子以及黑寡妇蜘蛛。来自海洋动物的威胁包括一些有毒的鱼（鲈鱼、蝎子鱼和蟾鱼）以及海洋中有毒的无脊椎动物诸如僧帽水母、有刺的珊瑚虫、黑水螅、刺螯水母、海葵、海胆和海参等。

毛里求斯（Mauritius）

首都：
路易港（Port Louis）

时差（与格林威治标准时间差）：
＋4 小时

国家电话代码：
230

大使馆/领事馆：

- 中国大使馆：Royal Road, Bell Rose, Rose Hill, Mauritius；电话：00230-4549111；传真：00230-4646012，4549111；电子邮箱：chinaemb_mu@mfa.gov.cn；网址：http://mu.china-embassy.org.

- 美国大使馆：Rogers House (fourth floor) on John F. Kennedy Street, Port Louis；电话：230-208-2347 或 202-4400；传真：230-208-9534；电子邮箱：usembass@intnet.mu；网址：www.usembassymauritius.com。
- 加拿大大使馆：18 Jules Koenig Street, c/o Blanche Birger Co. Ltd., Port Louis；电话：230-212-5500；传真：230-208-3391；电子邮箱：canada@intnet.mu。
- 英国高级专员公署：Les Cascades Building, Edith Cavell Street, Port Louis, PO Box 1063；电话：230-202-9400；传真：230-202-9408；电子邮箱：bhc@intnet.mu。

医院/医生：
- 有很多高水平的公共医疗机构和一些私人诊所。政府医院进行的所有治疗对毛里求斯人是免费的，但外国观光者必须付费。建议购买健康保险。
- Service Aide Medicale Urgence (SAMU)是政府性救援组织，拨叫号码为114。（地址：Volcy Pougnet Street, Port Louis.）
- MegaCare是私人组织，仅为注册用户提供救助服务。（地址：99 Draper Avenue, Quatre Bornes；电话：230-212-6270.）

近期忠告和健康风险

事故/疾病和医疗保险：
- 对于年龄低于55岁的旅行者来说，交通事故和意外伤害是导致他们死亡的主要原因，其次是溺水、空难、谋杀和火灾。
- 对于年老的旅行者来说，心脏病是致命的主要原因。
- 旅行者中由于传染病而致命仅占1%，但是总的来说传染病是引起旅游相关疾病的最主要原因。
- 建议旅游者出行前购买带有明确海外保险范围的旅行健康附加保险。该保险会为旅行者在接受医疗服务时，对海外医院和/或医生提供直接支付及医疗转运服务。它还提供一条连接国际援助中心的24小时多语言服务热线。该中心能安排和监控医疗救治的实施，决定是否需要医疗转运或空中救护服务。

来自动物的威胁： 来自动物的威胁包括蛇（眼镜蛇、蝰蛇）、蜘蛛（黑寡妇蜘蛛和褐寡妇蜘蛛)、鳄鱼和水蛭。

登革热：登革热在城市与乡村地区流行。建议所有游客都采取措施防止白天蚊子的叮咬。

丝虫病：该病在毛里求斯全国范围内流行。游客应采取各种措施防止昆虫（蚊）的叮咬。

食物与饮水安全：除了旅游景点提供的自来水外，在该国的饮用水必须都先烧开或进行消毒处理。在该国有桶装水销售。该国的牛奶都是未消毒的，因而食用前必须煮沸。该国有奶粉与罐装奶粉出售，应该优先选择；而且必须确保冲奶粉所用的水是干净的纯净水。建议游客避免食用未煮沸牛奶制作的食品。在毛里求斯所有蔬菜应经过烹调，水果都应在削皮后才食用。

肝炎：建议未接种过甲肝疫苗的游客都接种甲肝疫苗。在毛里求斯的总人口中乙肝病毒携带率超过10%。建议停留3个月以上的游客和希望得到全面疾病防御的游客注射乙肝疫苗。旅游者还应注意，乙肝可以通过未加防御措施的性交或者使用污染的针具传播。

流行性感冒：流行性感冒在热带整年流行。建议所有年龄超过50岁、有慢性疾病或者自身免疫系统较差以及希望避免感染这种疾病的游客接种流感疫苗。孕妇应在怀孕三个月后才能接种疫苗。

利什曼病：皮肤利什曼病与内脏利什曼病病例在该国都有报道。建议游客应采取各种措施防止昆虫（白蛉）叮咬。

疟疾：该病危险（主要是恶性疟）在毛里求斯 Pamplemousses、Plaines Wilhelms、Riviere de Rampart 以及 Grand Port 的乡村地区流行。流行期为 1～5 月。但是在路易港与沿海旅游胜地及其紧邻地区没有疟疾威胁。
- 风险地区建议使用氯喹预防。
- 所有的旅游者都应当采取措施避免蚊虫在傍晚和黑夜的叮咬。预防叮咬的方法包括在皮肤表面涂含有 DEET 的驱蚊剂，将扑灭司林喷洒在衣物和帐篷的表面，在晚上睡觉的时候使用扑灭司林处理过的蚊帐。

来自海洋的威胁：
- 在毛里求斯沿海水域，黄貂鱼、水母和一些有毒鱼种对于在此游泳的不设防的游客来说是一种潜在的威胁。
- 肉毒鱼类中毒经常发生，这是由于食用了珊瑚礁鱼类诸如石斑鱼、鲷鱼、黑鲈、jack及梭鱼等而引起。鱼肉毒素甚至是煮熟之后都不能消除的。

血吸虫病：该病在毛里求斯全国范围内流行，包括城市。游客应避免在淡水湖、池塘或小溪中游泳、洗澡或跋涉。

旅行者腹泻：中等程度危险。建议使用喹诺酮类抗生素联合洛哌丁胺（Imodium）治疗急性腹泻。如果抗生素对腹泻无效，那持续腹泻可能是由寄生虫疾病引起，例如贾第鞭毛虫病、阿米巴病或或隐孢子虫病。

伤寒：建议那些长期居住在该国、热爱冒险以及希望得到全面疾病防御的游客接种伤寒疫苗。由于伤寒疫苗只有60%～70%的有效性，因此游客仍需注意食品和饮料的卫生状况。

其他疾病/危险：包虫病、麻风病（高度流行的地方病）、狂犬病、蜱传斑疹伤寒、肺结核（高度流行的地方病）和土壤传播的蠕虫病（蛔虫病、钩虫病、类圆线虫病）。

墨西哥（Mexico）

首都：
墨西哥城（Mexico City）

时差（与格林威治标准时间差）：
－6小时

国家电话代码：
52

大使馆/领事馆：
- 中国大使馆：Av. Rio Magdalena 172，Col. Tizapan San Angel，Mexico，D. F. C. P. 01090；电话：0052-55-56160609；传真：0052-55-56160460；电

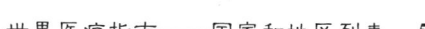

子邮箱：chinaemb_mx_admin@mfa.gov.cn；网址：http://mx.china-embassy.org.
- 美国大使馆：Paseo de la Reforma 305，Colonia Cuauhtemoc，Mexico City。电话：5-209-9100；电子邮箱：ccs@usembassy.net.mx。
- 加拿大大使馆：Calle Schiller No.529，Rincón del Bosque，Colonia Bosque de Chapultepec Mexico City；电话：5724-7900（在墨西哥，长途免费电话号码是 01-800-706-290）；电子邮箱：mxico@dfait-maeci.gc.ca 或 embassy@canada.org.mx。
- 英国大使馆：Rio Lerma 71，Col. Cuauhtemoc，06500 Mexico City；电话：52-55-5242-8500；传真：52-55-5242-8517；电子邮箱：ukinmex@att.net.mx；网址：www.embajadabritannica.com.mx。

医院/医生：
- The British-American Hospital（160 张床位）；私人医院，大多数员工都是美国人或英国人。科室包括心脏科、妇产科、急诊科、神经科。
- 在 Monterrey：Hospital Jose A. Muguerza；私人医院；多种学科，包括心脏病科、妇产科、肾透析。
- 在 Guadalajara：Civil Hospital（1000 张床位）；有一些专科；工作人员讲英语，都接受过美国培训。

近期忠告和健康风险

高原病（AMS）：当旅行目的地海拔在 8000 英尺以上时存在高原病或急性高山病（AMS）的危险。可以考虑预防性应用乙酰唑胺（Diamox）。对高原病的最好治疗方法就是降到低海拔地区。

阿米巴病：在墨西哥阿米巴病发病率较高，尤其是墨西哥南部地区，人群中寄生虫检测阳性率达到 8%～10%。为预防感染阿米巴病，游客应遵循食物与饮水安全措施。

Chagas 病：在该国南部与西部海拔低于 1500 米的乡村地区会有危险。危险最大的地区是以砖坯房为主的乡村地区房屋，在这些房屋中夜间经常有传染 Chagas 病的锥猎蝽出没。在此类房屋中居住的游客应采取各种措施防止晚上被虫叮咬。另外，不卫生的输血也是该病的传染途径之一，应该避免。

霍乱：据报道霍乱在这个国家十分活跃，但是对游客威胁较小。接种霍乱疫苗不是常规要求的。

登革热：登革热病例主要发生在海拔低于 1200 米的大部分地区，特别是南部与中部太平洋沿海城市地区以及最靠东北部的一些地区。在雨季（7~10月），游客感染登革热的危险增加。所有的游客应采取各种措施防止白天蚊子的叮咬。

环境污染：在墨西哥由于空气污染，急性呼吸道感染成为一个十分普遍的疾病。极端的情况发生在墨西哥城及 Guadalajara，特别是 12 月到次年 5 月间。患有心脏病、肺气肿和哮喘的游客应避免进入空气污染严重的地区。一些地区的饮用水中铅含量十分高。在污染的空气中、油漆、一些罐装食品和饮料也发现了铅；此外还有一些用铅罐储存的饮料。

腭口线虫病：食物源性疾病是通过进食一些含有寄生虫的生的或未煮熟的淡水鱼类引起（通常是吃了罗非鱼或 ceviche——一种著名的墨西哥生鱼餐引起）。大多数旅行者发病都是在墨西哥的西北部，特别是在 Sinaloa、Oaxaca、Veracruz、Tamaulipas、Naryarit 和 Guerrero 州（包括 Acapulco 城）。所有经过这些区域的旅行者都应避免吃生淡水鱼。

肠蠕虫感染：钩虫、蛔虫、类圆线虫与鞭虫感染在墨西哥乡村地区十分普遍（在一些村庄钩虫感染率达到了 90%）。建议游客一定要穿鞋行走，以避免类圆线虫与钩虫的幼虫从脚底皮肤进入。所有的食物要彻底煮熟，以杀灭钩虫、蛔虫、鞭虫及类圆线虫的虫卵。

肝炎：建议所有未接种过甲肝疫苗的游客都接种甲肝疫苗。曾有戊型肝炎病例的报道。为了预防戊肝，游客特别是孕妇不应饮用不安全的水，特别是井水。在该国所有人口中乙肝病毒携带者的比率约为 0.3%~1.6%，在 Chiapas 州已经达到了 4%。乙肝可以通过感染的血液、未加防御措施的性交或者使用污染的针具传播。建议停留 3 个月以上的游客、任何由于工作或者社会原因感染风险的游客和希望得到全面疾病防御的游客注射疫苗。

流行性感冒：流行性感冒在北回归线北部地区 11 月至次年 3 月，以及在北

回归线南部地区全年流行。建议接种流感疫苗。

昆虫：所有的游客都应当采取措施防止昆虫在白天和夜晚的叮咬。防止昆虫叮咬的方法包括在皮肤的表面涂含有 DEET 的驱蚊剂，在衣物和帐篷等表面喷洒扑灭司林，晚上睡觉时使用扑灭司林处理过的蚊帐。

利什曼病：皮肤利什曼病在 Quintana Roo 南部乡村地区、Yucatan 东部、Campeche、Tabasco 东部、Chiapas、Oaxaca 和 Veracruz 东部流行。黏膜皮肤利什曼病出现在 Jalisco 州，内脏利什曼病（黑热病）出现在 Guerrero 和 Morelos 州。弥漫性皮肤利什曼病发生在东北和东南部地区。这些疾病通过白蛉传播，白蛉在日落到日出这段时间最活跃。所有的游客都应采取措施防止昆虫叮咬，特别是在森林地区。愈合缓慢或难以愈合的皮肤感染，提示可能是利什曼病。

疟疾：在墨西哥海拔 1000 米以下的乡村地区疟疾的传播十分广泛。但是在墨西哥的大城市与主要旅游胜地疟疾已经被完全清除。在下列州的乡村地区存在疟疾危险性：Campeche、Chiapas、Guerrero、Michoacán、Nayarit、Oaxaca、Quintana Roo、Sinaloa 和 Tabasco。另外，危险也存在于 Jalisco 州（只在多山的北部地区）。在 Sonora、Chihuahua 和 Durango 的部分地区同样存在危险。沿美国与墨西哥边境一带无危险。沿太平洋及海湾沿岸的主要旅游胜地无危险。

来自海洋的危胁：
- 对游泳者的威胁是水母、多刺的海胆以及珊瑚。
- 肉毒鱼类中毒经常发生，主要原因是食用了珊瑚礁鱼类例如石斑鱼、鲷鱼、黑鲈、jack 和梭鱼类。鱼肉毒素甚至是煮熟之后都不能消除的。
- 水肺潜水与高压舱介绍：潜水者警报网络（DAN）有最新的所有在北美和加勒比海地区正在运作的高压舱名单。通过与 Duke 大学医学中心合作，DAN 为会员和非会员开通一个 24 小时紧急电话（919-684-8111），他们的工作人员可以回答问题，并且如果必要，还可以推荐最近的正在运作的高压舱。

盘尾丝虫病：这是一种由黑蝇传播的疾病，仅局限于 Chiapas 和 Oaxaca 州

海拔 600～1500 米的河周边地区。高危险时期是在 10 月至次年 4 月。游客应该采取措施避免昆虫（黑蝇）的叮咬。

狂犬病：在墨西哥每年有很多人感染狂犬病的病例报道。90% 的病例都是由于接触患狂犬病的狗引起的，通常是在农村。在 Sinaloa 州吸血蝙蝠传播狂犬病的情况较严重。一旦被动物尤其是狗抓咬后应高度重视，紧急采取医疗措施。尽管在游客中感染狂犬病很少见，但这不容忽视。一旦被狗、猫、蝙蝠或者猴子咬伤后，需要接种狂犬疫苗。

海泳疹：在 Cancun 附近区域有报道，引起该病的原因可能是海葵幼虫进入游泳衣内，刺激皮肤引起皮疹、发热。

旅行者腹泻：除了主要旅游景点和大饭店，腹泻在该国全国范围内流行。在 5～10 月的雨季，游客感染腹泻的可能性更大。在所有的病例中细菌感染占 80%，大部分是大肠杆菌与弯曲杆菌感染。建议使用喹诺酮类抗生素联合洛哌丁胺（Imodium）治疗急性腹泻。持续腹泻可能是由寄生虫感染引起，如贾第鞭毛虫病、阿米巴病或隐孢子虫病等。

肺结核：肺结核是该国的主要健康问题。在墨西哥南部和 Baja California 地区的印地安人口密集地区尤其流行，病原体的抗药性菌株很普遍。计划长期滞留在当地的游客应在出发前做 TB 皮试（PPD 测试），在离开该国或返回本国后再做一次测试。

伤寒：伤寒在墨西哥普遍流行。从墨西哥归来的游客中出现伤寒病例的数量较从拉丁美洲其他国家回来的游客多。6～10 月是伤寒流行高峰期。建议那些在旅游区外探险、长期居住在该国、热爱冒险、探亲访友以及希望得到最大疾病防御措施的游客接种伤寒疫苗。由于伤寒疫苗只有 60%～70% 的有效性，因此游客仍需注意食品和饮料的卫生状况。

病毒性脑炎：在该国圣路易脑炎、委内瑞拉马脑炎与东西部脑炎的罕见病例曾有报道。游客应当采取措施防止蚊子叮咬。

其他疾病/危险：炭疽热（在墨西哥中心地带的 Zacatecas 曾有小规模暴发）、

布氏菌病（90％病例与接触山羊有关，在北部和中部地区发生的危险性高）、球胞子菌病［在干燥的 Baja California Norte 北部、Sonora 和 Chihuahua 州以及太平洋沿岸地区流行，表现为呼吸道真菌感染（山谷热）。大规模的暴发曾发生于美国做建筑工作的群体中，咳嗽和发热是主要症状］、囊尾蚴病和脑囊尾蚴病（通常是通过食入猪肉绦虫卵引起，特别是在 Guanajuato 和 Michocan 州普遍发生）、组织胞浆菌病（通过接触传播该真菌病的蝙蝠传播）、钩端螺旋体病、莱姆病（可能发生）、回归热（蜱传，在北部和中心地区流行）、斑疹伤寒（虱和蚤传，在 Chiapas 州有报道）以及蜱传立克次体病（斑疹热型，在一些农村地区报道过，Yucatan 曾出现一例人类单核细胞埃利希体病病例报道）。

密克罗尼西亚（Micronesia）

★帕利基尔

首都：

帕利基尔（Palikir）

时差（与格林威治标准时间差）：

+10 小时

国家电话代码：

691

大使馆/领事馆：

- 中国大使馆：密克罗尼西亚联邦波纳佩州帕利基尔市工业园；电话：00691-3205575，3208989（领事部）；传真：00691-3205578；电子邮箱：chinaemb@mail.fm；网址：http://fm.china-embassy.org。
- 美国大使馆：Kasalehlie Street, Kolonia, Pohnpei；电话：691-320-2187；传真：691-320-2186.
- 加拿大大使馆：委任于澳大利亚大使馆。H&E Enterprises Building, Kolonia, Pohnpei, Micronesia；电话：691-320-5448；传真：691-320-5449.
- 英国高级专员公署：委任于驻斐济的英国高级专员公署。Victoria House, Gladstone Road, Suva（PO Box 1355）；电话：679-3229100；传真：679-3229132；网址：http://www.britishhighcommission.gov.uk/fiji。

医院/医生：

在四个主要的岛屿上都有医院和少量的诊所，医疗质量参差不齐。推荐购买包含医疗转运条款的医疗保险。

近期忠告和健康风险

事故/疾病和医疗保险：

- 对于年龄低于 55 岁的旅行者来说，交通事故和意外伤害是导致他们死亡的主要原因，其次是溺水、空难、谋杀和火灾。建议遵循以下安全规则：(1) 不开夜车；(2) 即使你有驾驶经验，也不要租用摩托车或自行车；(3) 夜晚或醉酒时，不要独自游泳。
- 对于年老的旅行者来说，心脏病是致命的主要原因。
- 旅行者中由于传染病而致命仅占 1%，但是总的来说传染病是引起旅游相关疾病的最主要原因。
- 建议旅游者出行前购买带有明确海外保险范围的旅行健康附加保险。该保险会为旅行者在接受医疗服务时，对海外医院和/或医生提供直接支付及医疗转运服务。它还提供一条连接国际援助中心的 24 小时多语言服务热线。该中心能安排和监控医疗救治的实施，决定是否需要医疗转运或空中救护服务。

霍乱：对于从发达国家来的旅游者来讲威胁非常小。霍乱疫苗主要是针对生活、工作在卫生条件较差的高发区的人们（如医疗援救人员）。

- 口服霍乱疫苗（Dukoral）对于肠毒性大肠杆菌（ETEC）引起的腹泻可以提供大约 60% 的交叉保护。
- 包括加拿大在内的许多国家允许口服霍乱疫苗，但是在美国没有供应。
- 在出入境任何国家之前接种霍乱疫苗并非官方要求。尽管如此，有时一些国家还是需要那些来自受霍乱威胁国家的游客出示一份霍乱疫苗接种证明。因此，一些旅行者希望携带由本国医疗机构提供的医疗豁免信。Travel Medicine 公司为此建议旅行者使用国际疫苗接种证明（黄卡）。这一证明要求具有旅行者本国医疗机构开具的"免除接种霍乱疫苗"声明，并要求提供者签名及正确的官方盖章以使声明有效。

登革热：个别病例和大规模暴发都有报道。1995 年在 Yap 州暴发登革热/登革出血热。旅行者应该采取保护措施防止白天蚊子的叮咬。

丝虫病：有散在病例发生。游客应该采取措施防止蚊子的叮咬。

肝炎：建议所有以前未接种过甲肝疫苗的旅游者都接种甲肝疫苗。乙肝病毒携带者在大洋洲部分地区高达15%。对于逗留时间3个月以上及希望提高免疫的短期旅游者来说，应该考虑接种乙肝疫苗。旅游者还应注意，乙肝可以通过未加防御措施的性交或者使用污染的针具传播。

流行性感冒：流行性感冒在热带全年流行。建议所有年龄超过50岁、有慢性疾病或者自身免疫系统较差，以及希望避免感染这种疾病的游客接种流感疫苗。孕妇应在怀孕三个月后才能接种疫苗。

昆虫：所有的旅游者都应当采取措施避免昆虫在白天和黑夜的叮咬。预防叮咬的方法包括在皮肤表面涂含有DEET（避蚊胺）的驱蚊剂，将扑灭司林喷洒在衣物和帐篷的表面，在晚上睡觉的时候使用扑灭司林处理过的蚊帐。

乙型脑炎（JE）：没有明显的风险。

疟疾：在密克罗尼西亚没有感染疟疾的危险。

来自海洋的威胁：
- 对游泳者的威胁是水母、多刺的海胆以及珊瑚。
- 肉毒鱼类中毒经常发生，主要原因是食用了珊瑚礁鱼类如石斑鱼、鲷鱼、黑鲈、jack和梭鱼类。鱼肉毒素甚至是煮熟之后都不能消除。

旅行者腹泻：低至中等风险。在城市和旅游胜地，宾馆和饭店提供的食物和饮用水通常是可靠的。但在别处，旅行者应该注意所有食物和饮料的安全防范措施。建议使用喹诺酮类抗生素联合洛哌丁胺（Imodium）治疗急性腹泻。

伤寒：建议那些在旅游区外探险、长期逗留、热爱冒险以及希望得到全面疾病防御的游客接种伤寒疫苗。由于伤寒疫苗只有60%~70%的有效性，因此游客仍需注意食品和饮料的卫生状况。

摩尔多瓦（Moldova）

首都：

基希讷乌（Chisinau）

时差（与格林威治标准时间差）：

+2 小时

国家电话代码：

373

大使馆/领事馆：

- 中国大使馆：Str. Mitropolit Dosoftei, nr. 124, Sectorul Centru, Chisinau, Republica Moldova；电话：00373-22-295987；传真：00373-22-295960。
- 美国大使馆：Strada Alexei Mateevici 103, Chisinau；电话：373-22-23-37-72；传真：373-22-24-25-00；电子邮箱：enquiries.chisinau@fco.gov.uk；网址：www.britishembassy.gov.uk/moldova。
- 加拿大大使馆：委任于驻罗马尼亚的加拿大大使馆。36 Nicolae Iorga, 010436 Bucharest, Romania；邮寄地址：PO Box 2966, Post Office No.22, Bucharest, Romania；电话：40-21-307-5000；传真：40-21-307-5010；电子邮箱：bucst@international.gc.ca；网址：www.bucharest.gc.ca。
- 英国大使馆：Str. Nicolae Iorga 18, Chisinau 2005；电话：37322-22-59-02；传真：37322-25-18-59；电子邮箱：enquiries.chisinau@fco.gov.uk；网址：www.britishembassy.md。

医院/医生：

摩尔多瓦的医疗水平不及西方。即使在基希讷乌的医院，技术缺乏和过度拥挤是很常见的。可能很难获得基本的医药和医疗供给。建议旅行者购买包括医疗转运的医疗保险，也可以通过联系本国大使馆获得医院和医生名录。如果病情严重，应该尽量转到西欧治疗。

近期忠告和健康风险

克里米亚-刚果出血热： 曾有病例报道，但风险不是很高。游客进入树木繁茂区停留较长时间者需要注意采取防护措施。

食物与水传播疾病：具有很高的危险。污染的水和不干净的食物是引起疾病的常见原因。在基希讷乌一级酒店之外，饮用水需要煮沸或净化，或旅游者自带瓶装水。

疟疾：没有风险。

蜱传脑炎：同克里米亚-刚果出血热一样有过病例报道，但没有很高的危险性，进入树木繁茂区需要注意适当防护。

肺结核：摩尔多瓦是世界卫生组织（WHO）认定的肺结核最严重国家之一。大约每10万人中有100人感染该病。

蒙古（Mongolia）

首都：

乌兰巴托（Ulaanbaatar）

时差（与格林威治标准时间差）：

＋8小时

国家电话代码：

976

大使馆/领事馆：

- **中国大使馆**：C.P.O.Box 672 Zaluuchuudyn Urgun Chuluu 5，Ulaanbaatar，Mongolia；电话：00976-11-320955，323940，311903；传真：00976-11-311943；电子邮箱：chinaemb_mn@mfa.gov.cn；网址：http://mn.china-embassy.org.
- **美国大使馆**：Micro Region 11，Big Ring Road，Ulaanbaatar；电话：976-1-329-095；网址：www.us-mongolia.com.
- **加拿大大使馆**：Diplomatic Services Building，Suite 56，Ulaanbaatar；电话：976-11-328-285；传真：976-11-328-289.
- **英国大使馆**：30 Enkh Taivny Gudamzh（PO Box 703），Ulaanbaatar 13；电话：976-11-458133；传真：976-11-458036；电子邮箱：britemb@magicnet.mn.

医院/医生：

全国的医疗水平都低于标准。购买包括医疗转运的保险是首要的。如果病情严重，应尽最大可能到日本治疗。全国医院的居住条件很差且缺乏先进技术。短期的医疗或支持也许可以提供。

- International SOS：SOS Medica Mongolia Clinic，Gutal Corporation Building，Chinggis Khan Avenue，Ulaanbaatar，Mongolia；电话：(976)(11)345526；传真：976-11-342550；电子邮箱：contactus@sosmedica.mn

近期忠告和健康风险

事故/疾病和医疗保险：
- 对于年龄低于55岁的旅行者来说，交通事故和意外伤害是导致他们死亡的主要原因，其次是溺水、空难、谋杀和火灾。
- 对于年老的旅行者来说，心脏病是致命的主要原因。
- 旅行者中由于传染病而致命仅占1%，但是总的来说传染病是引起旅游相关疾病的最主要原因。
- 建议旅游者出行前购买带有明确海外保险范围的旅行健康附加保险。该保险会为旅行者在接受医疗服务时，提供对海外医院和/或医生的直接支付及医疗转运服务。它还提供一条连接国际援助中心的24小时多语言服务热线。该中心能安排和监控医疗救治的实施，决定是否需要医疗转运或空中救护服务。

霍乱： 散在的霍乱病例在该国可能发生，但来自发达国家的旅客几乎不受威胁。建议工作、生活在卫生条件较差的高风险区的人们（如救援人员）接种霍乱疫苗。

- 口服霍乱疫苗（Dukoral）对于由肠毒性大肠杆菌（ETEC）引起的腹泻可以提供大约60%的交叉保护。
- 包括加拿大在内的许多国家允许口服霍乱疫苗，但是在美国没有供应。
- 在出入境任何国家之前接种霍乱疫苗并非官方要求。尽管如此，有时一些国家还是需要那些来自受霍乱威胁国家的游客出示一份霍乱疫苗接种证明。因此，一些旅行者希望携带由本国医疗机构提供的医疗豁免信。Travel Medicine公司为此建议旅行者使用国际疫苗接种证明（黄卡）。这一证明要求具有旅行者本国医疗机构开具的"免除接种霍乱疫苗"声明，并要求提供者签名及正确的官方盖章以使声明有效。

肝炎：所有未免疫的旅行者都应该接种甲肝疫苗。对于逗留时间达 3 个月以上或者频繁访问的短期旅游者，探险游者，全体医疗护理人员，在停留期间有可能进行针灸、牙科治疗以及纹身者，接触新的性伴侣，以及有可能通过血液和体液被感染的人员，应该考虑接种乙肝疫苗。希望得到最大防预措施的短期旅行者，以及驾车或者乘坐公共交通工具的长途旅行者如果需要也可以接种疫苗。旅游者还应加强有关安全性交以及体液、血液防护的意识。

流行性感冒：在蒙古流行性感冒的流行时期为 11 月至次年 3 月。建议所有年龄超过 50 岁、有慢性疾病或者自身免疫系统较差，以及希望避免感染这种疾病的游客接种流感疫苗。孕妇应在怀孕三个月后才能接种疫苗。

脑(脊)膜炎：由 A 型和 C 型血清群引起的脑(脊)膜炎在蒙古有报道。随着 W135 型疾病的出现，建议应该使用四价疫苗而非二价疫苗。

狂犬病：人感染狂犬病的零星病例在全国均有报道。一旦被动物尤其是狗抓咬后应高度重视，紧急采取医疗措施。尽管在游客中感染狂犬病很少见，但这不容忽视。游客不要拥抱或者收留任何流浪的动物。家长应该告诉孩子们不要和不熟悉的动物接触。

- 建议逗留时间超过 3 个月的游客或计划到常规旅游路线以外容易接触流浪狗的地区冒险的游客以及需要额外保护的游客接种狂犬病疫苗。

旅行者腹泻：威胁非常大。旅行者必须遵循安全饮食指南。建议使用喹诺酮类抗生素联合洛哌丁胺（Imodium）治疗急性腹泻。

肺结核：肺结核是该国的主要健康问题。计划长期滞留在当地的游客应在出发做 TB 皮试（PPD 测试），在离开该国后再做一次测试。

伤寒：建议接种伤寒疫苗。由于伤寒疫苗只有 60%～70% 的有效性，因此游客仍需注意食品和饮料的卫生状况。

摩洛哥（Morocco）

首都：
拉巴特（Rabat）

时差（与格林威治标准时间差）：
＋0 小时

国家电话代码：
212

大使馆/领事馆：

- 中国大使馆：16，Avenue Ahmed Balafrej Souissi，Rabat Royaume Du Maroc；电话：00212-3-7754056；传真：00212-3-7757519；电子邮箱：AMBACHIMA@ACDIM.NET.MA；网址：http://ma.china-embassy.org。
- 美国大使馆：2 Avenue de Marrakech，Rabat；电话：37-76-2265；网址：www.usembassy-morocco.org.ma。
- 加拿大大使馆：13 bis, rue Jaafar Assadik, Agdal-Rabat；电话：37-68-7400；传真：37-68-7430；电子邮箱：rabat@dfait-maeci.gc.ca
- 英国大使馆：17 Boulevard de la Tour Hassan（BP 45），Rabat；电话：212-37-72-96-96；传真：212-37-70-45-31；电子邮箱：consular.rabat@fco.gov.uk；网址：www.britain.org.ma。

医院/医生：

不是所有的医院都能够达到高质量标准，可能不能提供专科治疗。城市的医疗设施能够处理非紧急医疗事件，但是医务人员几乎不能用英语交流。旅行者爬山或者经过偏远地区时最好自备药箱和一张摩洛哥电话卡以备急用。如果在交通事故中受伤，不能保障有及时的救护车服务。医院和医生都是有偿服务，都需要现金支付。建议旅游者出行前购买包括医疗转运的海外专项健康保险。

近期忠告和健康风险

事故/疾病： 对于年龄低于 55 岁的旅行者来说，交通事故、意外伤害和溺水是导致他们死亡的主要原因。对于年老旅行者来说，心血管病是引起大多数死亡的原因。旅行者中由于传染病而致命不到 1%，但是总的来说传染病是引起旅游相关疾病的最主要原因。

非洲蜱斑疹伤寒：大范围发生，主要是乡村和沿海郊区。旅行者应该采取各种措施防止蜱的叮咬。

肝炎：没有接种过疫苗的旅行者应该考虑接种甲肝疫苗。戊肝的威胁很高。乙肝携带者占总人口的比例为6%。建议停留3个月以上的游客、任何由于工作原因或者社会原因有感染风险的游客和希望得到全面疾病防御的游客注射疫苗。因为所有的疾病和外伤都是不可预见的，一些专家认为所有旅游者都应注射乙肝疫苗以防接触了消毒不彻底的医疗针具。

利什曼病：
- 皮肤利什曼病在半干旱的乡村地区大范围存在，6~9月感染危险增加，尤其是在 Er Rachidia、Quarzazate 和 Tata 三省。由热带利什曼原虫引起的皮肤利什曼病主要在乡村地区传播，包括 Haut Atlas 高山地区（Azilal 和 Essaouira 两省）、Marrakech 省以及 Agadir 和 Tiznit 两省。婴儿利什曼原虫局灶分布在全国的城市地区中。
- 内脏利什曼病（黑热病）在全摩洛哥局部传播，包括 Fes、Marrakech 以及 Atlas 地区西南部。
- 所有旅行者都应该采取各种措施避免白蛉的叮咬。

疟疾：全年流行，不过威胁很小，主要是在 Khouribga 省的乡村地区。疟疾（由间日疟原虫引起）在5~10月传播危险最高。预防不是常规要求的。所有去乡村地区的旅游者都应当采取措施避免叮人蚊虫在傍晚和黑夜的叮咬。预防叮咬的方法包括在皮肤表面涂含有 DEET（避蚊胺）的驱蚊剂，将扑灭司林喷洒在衣物和帐篷的表面，在晚上睡觉的时候使用扑灭司林处理过的蚊帐。

狂犬病：人类感染狂犬病的病例有散在报道，主要是患狂犬病的狗传播的，多见于人口密集的北部城市和乡村。建议长期逗留、由于工作和旅行原因有可能与动物接触的游客、计划经过流浪动物经常出没地区的游客或者需要得到最大保护的游客接种狂犬病疫苗。不管是否接种过疫苗，被任何动物抓咬后都必须立即进行有效的治疗和诊断。

血吸虫病：全年流行，夏季为高发期。泌尿系统血吸虫病最为常见，尤其是 Atlas 高山周围的河谷和斜坡地带、大西洋和地中海沿岸以及绿洲和农业灌溉地区。中部和南部有时也发生，主要包括 Agadir、Beni Mellal、El Kelaa des Srarhna、Er Rachidia、Marrakech、Ouarzazate、Taroudannt、Tata 和 Tiznit 等省。北部地区也出现过，包括 Kenitra、Nador 和 Tanger 省。旅行者应该避免与生水接触。

旅行者腹泻：摩洛哥的水源应该被视为潜在污染的。在城市和旅游胜地，一级旅店和餐厅通常可以提供可靠的食物和可饮用的水。建议使用喹诺酮类抗生素联合洛哌丁胺（Imodium）治疗急性腹泻。如果抗生素对腹泻无效，那持续腹泻可能是由寄生虫疾病引起，例如贾第鞭毛虫病或阿米巴病。

肺结核：肺结核是该国的主要健康问题。计划长期滞留在当地的游客应在出发前做 TB 皮试（PPD 测试），在离开该国后再做一次测试。

伤寒：建议那些长期居住在该国、热爱冒险以及希望得到全面疾病防御的游客接种伤寒疫苗。由于伤寒疫苗只有 60%～70% 的有效性，因此游客仍需注意食品和饮料的卫生状况。

其他疾病/危险：艾滋病（低水平地方流行）、布氏菌病（危险来自于未经巴氏消毒的山羊/绵羊奶和奶制品）、霍乱、包虫病（在全国范围内高度流行）、麻风病、钩端螺旋体病、回归热（蜱传播）、白蛉热（主要发生在该国北半部）、弓形虫病（感染比率为 52%）、肺结核（该国主要健康问题）、伤寒以及肠内寄生虫感染（尤其是蛔虫病）等，在乡村地区都很常见。

莫桑比克（Mozambique）

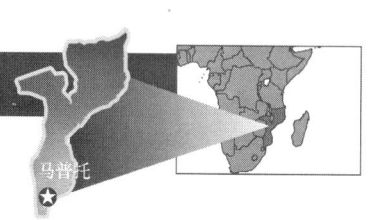

首都：
马普托（Maputo）

时差（与格林威治标准时间差）：
+2 小时

国家电话代码:
258

大使馆/领事馆:
- 中国大使馆:Av. Julius Nyerere No. 3142,Maputo,Mozambique;电话:00258-21-491560;传真:00258-21-491196;电子邮箱:EMB.CHI@TVCABO.CO.MZ.
- 美国大使馆:193 Avenida Kenneth Kaunda,Maputo;电话:258-1-49-2797,49-0723;传真:258-1-49-0114;电子邮箱:consularmaputo@state.gov.
- 加拿大大使馆:1128 Julius Nyerere Avenue,Maputo;电话:258-1-492-623;传真:258-1-492-667;电子邮箱:mputo@dfait-maeci.gc.ca.
- 英国大使馆:Av Vladimir I Lenine 310,Caixa Postal 55,Maputo;电话:258-1-356-000;传真:258-1-356-060.

医院/医生:
- 旅行者应该联系本国大使馆或领事馆寻求医师名录。

近期忠告和健康风险

事故/疾病和医疗保险:
- 对于年龄低于 55 岁的旅行者来说,交通事故和意外伤害是导致他们死亡的主要原因,其次是溺水、空难、谋杀和火灾。
- 对于年老的旅行者来说,心脏病是致命的主要原因。
- 旅行者中由于传染病而致命仅占 1%,但是总的来说传染病是引起旅游相关疾病的最主要原因。
- 建议旅游者出行前购买带有明确海外保险范围的旅行健康附加保险。该保险会为旅行者在接受医疗服务时,提供对海外医院和/或医生的直接支付及医疗转运服务。它还提供一条连接国际援助中心的 24 小时多语言服务热线。该中心能安排和监控医疗救治的实施,决定是否需要医疗转运或空中救护服务。

非洲昏睡病(锥虫病): 每年大概有 75 例病例发生,其中大多来自于 Tete 省。所有的旅行者都应该采取各种措施防止昆虫(采采蝇)的叮咬。

AIDS/HIV：异性接触是主要传播方式。相对其他撒哈拉以南非洲国家，莫桑比克的感染率较低。城市高危人群中估计 2.6% 是 HIV-1 病毒携带者。所有游客都应采取各种措施防止不安全性交、未消毒的医疗注射或牙科处理以及没必要的输血。

来自动物的威胁：主要包括蛇类（蝰蛇、眼镜蛇、树眼镜蛇）、蜈蚣、蝎子以及黑寡妇蜘蛛。

霍乱：霍乱在该国十分活跃，但对于从发达国家来的旅游者来讲威胁非常小。霍乱疫苗主要是针对生活、工作在卫生条件较差的高发区的人们（如救援员）。

- 口服霍乱疫苗（Dukoral）对于由肠毒性大肠杆菌（ETEC）引起的腹泻提供大约 60% 的交叉保护。
- 包括加拿大在内的许多国家允许口服霍乱疫苗，但是在美国没有供应。
- 在出入境任何国家之前接种霍乱疫苗并非官方要求。尽管如此，有时一些国家还是需要那些来自受霍乱威胁国家的游客出示一份霍乱疫苗接种证明。因此，一些旅行者希望携带由本国医疗机构提供的医疗豁免信。Travel Medicine 公司为此建议旅行者使用国际疫苗接种证明（黄卡）。这一证明要求具有旅行者本国医疗机构开具的"免除接种霍乱疫苗"声明，并要求提供者签名及正确的官方盖章以使声明有效。

肝炎：建议所有以前未接种过甲肝疫苗的旅游者都应接种甲肝疫苗。戊肝可能有发生，但发病状况不确定。乙肝病毒携带者占总人口的比例约为 11%。建议停留 3 个月以上的游客、任何由于工作原因或者社会原因有感染风险的游客和希望得到全面疾病防御的游客注射乙肝疫苗。旅游者还应注意，乙肝可以通过未加防御措施的性交或者使用污染的针具传播。

疟疾：在全国包括城市地区都有高风险。在 Zambezi 河沿岸和下游河谷疟疾危险增加。在 Xai-Xai 和马普托也有暴发。95% 的病例是由恶性疟原虫引起，其他病例大多数由三日疟原虫引起，少数由卵形疟原虫和间日疟原虫引起。氯喹耐药性恶性疟也有发生。

- 建议旅行者使用阿托伐醌/氯胍（Malarone）、甲氟喹（Lariam）或多西环素来预防。

- 所有的旅游者都应当采取措施避免蚊虫在傍晚和黑夜的叮咬。预防叮咬的方法包括在皮肤表面涂含有 DEET（避蚊胺）的驱蚊剂，将扑灭司林喷洒在衣物和帐篷的表面，在晚上睡觉的时候使用扑灭司林处理过的蚊帐。

来自海洋的威胁：在沿海区域，黄貂鱼、水母、月亮水母、海黄蜂、蓝螺、章鱼以及一些有毒的鱼比较常见，对无防护的游泳者有潜在危害。

脑(脊)膜炎：C 型脑膜炎双球菌引起的脑(脊)膜炎暴发有报道。建议那些将会与当地人口长时间密切接触的游客接种疫苗。

狂犬病：在包括马普托的全国地区有个别人感染狂犬病的病例。所有动物特别是被狗叮咬或抓伤后，应该立即进行医疗处理。建议接种狂犬病疫苗。如果当地没有狂犬病疫苗和狂犬病免疫球蛋白，游客就需要在别国接种疫苗。尽管在游客中患病的概率很小，但仍有危险。任何人不应抚摸或收养流浪动物。家长应诫告孩子避免与不熟悉的动物接触。

- 建议停留 3 个月以上的游客、计划去常规旅游路线以外探险并有可能遭遇流浪狗群的游客，以及希望得到全面疾病防御的游客注射狂犬病疫苗。

血吸虫病：泌尿器官血吸虫病在各省均有报道，一些地区感染率高达 60%。肠血吸虫病广泛传播，主要危险区在南部沿岸平原、Zambezi 河谷以及马拉维湖附近。所有游客应避免在淡水湖、池塘或小溪中游泳、洗澡或跋涉。

旅行者腹泻：威胁很大。饮用水经常短缺。在城市地区的管道水普遍已污染。所有的游客都应注意饮食卫生。建议使用喹诺酮类抗生素联合洛哌丁胺（Imodium）治疗急性腹泻。

肺结核：肺结核是该国的主要健康问题。计划长期滞留在当地的游客应在出发前做 TB 皮试（PPD 测试），在离开该国后再做一次测试。

伤寒：建议游客接种伤寒疫苗。由于伤寒疫苗只有 60%～70% 的有效性，因此游客仍需注意食品和饮料的卫生状况。

黄热病：建议接种黄热病疫苗。目前没有该病的病例报道。

其他疾病/危险：非洲蜱斑疹伤寒（城市地区狗身上的蜱及灌木丛中的蜱引起）、布氏菌病、丝虫病（蚊传播，发生在北部沿海地区和 Zambezi 河沿岸）、利什曼病（当地发病状况不确定，可能发生）、麻风病、鼠疫（自1978 年至今没有人类感染病例）、裂谷热、肺结核（该国主要健康问题）、沙眼、伤寒以及肠蠕虫病。

缅甸 [Myanmar (Burma)]

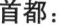

首都：

仰光（Rangoon）

时差（与格林威治标准时间差）：

+6 小时

国家电话代码：

95

大使馆/领事馆：

- 中国大使馆：No. 1 Pyidaungsu Yeiktha Road, Yangon, Union of Myanmar；电话：0095-1-221280, 221281；传真：0095-1-227019；电子邮箱：chinaemb_mm@mfa.gov.cn；网址：http://mm.china-embassy.org.
- 美国大使馆：Rangoon, 581 Merchant Street；电话：1-282-055 或 282-182.
- 英国大使馆：80 Strand Road (PO Box 638), Rangoon；电话：95-1-256918, 380322, 370863-5, 370867, 371852-3, 256438；传真：95-1-370866.
- 加拿大大使馆：委任于澳大利亚大使馆。88 Strand Road, Rangoon, Myanmar；电话：95-1-251797/8, 251810；传真：95-1-246159, 246160.

医院/医生：

全国的医疗保健全部不合标准，包括仰光。购买包括医疗转运的保险对所有游客是首要的。如果病情严重，要尽可能去往曼谷或新加坡就医。在仰光的数家国际医疗诊所可以提供适当的医疗护理。建议旅游者出行前购买海外专项健康保险。该保险会在旅行者接受服务时，对海外医院和/或医生直接支付，并包括了医疗转运条款。

- Asia Royal Cardiac and Medical Care, Yangon；电话：532-802 或 531-003.

- Shwe Gon Dine Specialist Centre, Yangon；电话：544-128.
- Bahosi Medical Center (Pioneer Services International Co., Ltd.), War Dan Street, Yangoon；电话：212-933 或 211-704.
- 国际 SOS：Myanmar International SOS Limited, The New World Inya Lake Hotel, 37 Kaba Aye Pagoda Road, Yangon, Union of Myanmar；报警中心电话：95-1-667-777；报警中心传真：95-1-667-766；诊所电话：95-1-667-779；诊所传真：95-1-667-766.

近期忠告和健康风险

来自动物的威胁：来自动物的威胁包括蛇（眼镜蛇与蝰蛇）、蜈蚣、蝎子和黑寡妇蜘蛛。其他可能的威胁还包括鳄鱼、巨蟒、有攻击性的大蜥蜴，多见于缅甸国内和附近的沼泽和河流，还有豹、野猫、熊等出现在这个国家的丘陵地带。

霍乱：据报道霍乱在这个国家十分活跃，但是对游客威胁较小。霍乱疫苗不是常规要求接种的。

登革热：该病由蚊叮引起，在缅甸传播十分广泛，尤其是城市地区。传播高峰期在5～10月。预防登革热的措施主要是防止蚊在白天叮咬。

丝虫病：班氏和马来丝虫病（蚊传播）在该国城市和乡村地区高度流行。到该国的游客应当采取措施防止蚊虫叮咬。

肝炎：建议所有未接种过甲肝疫苗的游客都接种甲肝疫苗。估计在缅甸总人口中感染乙肝的比率为10%。乙肝可以通过感染的血液、污染的针具和未加防御措施的性交传播。建议停留3个月以上的游客、任何由于工作或者社会原因有感染风险的游客和希望得到全面疾病防御的游客注射疫苗。

流行性感冒：流行性感冒在热带全年流行。建议所有游客接种流感疫苗。

乙型脑炎：缅甸的城市与乡村地区都可能有乙型脑炎传播，全国范围内全年都有零星病例发生。5～12月的季风季节是乙型脑炎的传播高峰期。建议计划在农村停留时间长于 3~4 周的游客接种乙脑疫苗。

疟疾：全国范围内都有发生，5~12 月是该病的传播高峰期。在海拔 1000 米以下的丛林山丘地区，疟疾的发病率最高。在城市与平原地区，疟疾病例比较罕见。Rangoon 和 Mandalay 无疟疾危险。甲氟喹耐药性恶性疟在沿泰国-缅甸边界一带有报道。建议旅行者使用阿托伐醌/氯胍（Malarone）或多西环素来预防。

来自海洋的威胁：缅甸沿海区域，黄貂鱼、海黄蜂、水母、多刺的海胆和海葵比较常见，对于在此游泳不设防的游客来说是一种潜在的威胁。

脊髓灰质炎（POLIO）：脊髓灰质炎在缅甸靠近孟加拉国的区域仍然有发病和传播。所有的旅客都应该充分免疫，成人必要时应接受脊髓灰质炎加强免疫。

狂犬病：在全国范围内均有人类狂犬病散发病例报道。所有动物特别是被狗叮咬或抓伤后，应该立即医疗处理。

旅行者腹泻：在缅甸几乎没有可饮用水。乡村的水源通常是被污染的，城市中的水源也常被污染。游客应高度重视食物与饮水卫生。建议使用喹诺酮类抗生素联合洛哌丁胺（Imodium）治疗急性腹泻。如果抗生素对腹泻无效，那持续腹泻可能是由寄生虫疾病引起，例如贾第鞭毛虫病或阿米巴病。

肺结核：肺结核是该国的主要健康问题，计划长期滞留在当地的游客应在出发前做 TB 皮试（PPD 测试），在离开该国后再做一次测试。游客应该尽可能避免拥挤的公共场所和公共交通。长期居住者在该国雇佣的雇员应检测 TB。

伤寒：建议那些长期居住在该国、热爱冒险以及希望得到全面疾病防御的游客接种伤寒疫苗。由于伤寒疫苗只有 60%~70% 的有效性，游客仍需注意食品和饮料的卫生状况。

其他疾病/危险：布氏菌病（危险来自于未经巴氏消毒的奶制品）、肠内寄生虫感染（尤其是蛔虫病、钩虫病，在城市和乡村地区高度流行）、包虫病、麻风病（高度流行）、狂犬病（狗是主要的传染源）、鼠型斑疹伤寒（跳蚤传播）、恙虫病（螨传播，草原地带的农村风险会增加）、肺结核（高度流行）和伤寒。

纳米比亚（Namibia）

温得和克

首都：

温得和克（Windhoek）

时差（与格林威治标准时间差）：

+2 小时

国家电话代码：

264

大使馆/领事馆：

- 中国大使馆：13 Wecke Street, 9000 Windhoek, Namibia；信箱：P. O. Box 22777；电话：00264-061-372800；传真：00264-061-225544；电子邮箱：chinaemb_na@mfa.gov.cn；网址：http://na.china-embassy.org.
- 美国大使馆：14 Lossen Street, Ausspannplatz, Private Bag 12029, Windhoek；电话：264-61-22-1061；传真：264-61-22-9792.
- 加拿大大使馆：8th Floor, Metje-Behnsen Building, Independence Avenue, Windhoek；电话：264-61-227-417；传真：222-859.
- 英国高级专员公署：116 Robert Mugabe Avenue, Windhoek（PO Box 22202），Windhoek；电话：264-61-274800；传真：264-61-228895；电子邮箱：bhc@mweb.com.na.

医院/医生：

纳米比亚的医疗保健低于西方国家水平。游客应该联系本国大使馆以获得医师名录。建议旅游者出行前购买海外专项健康保险。该保险会在旅游者接受服务时，对海外医院和/或医生直接支付，并包括了医疗转运条款。

- State Hospital, Windhoek（440 张床位）；综合内、外科设施。
- Aeromed, Windhoek；电话：61-231-236 或 258-108.
- 国际 SOS：International SOS Namibia, 2 Newton Avenue, Pioneers Park, Windhoek, Namibia；电话：264-61-230-505；传真：264-61-248114.

近期忠告和健康风险

非洲昏睡病（锥虫病）：有散在病例报道。所有的旅行者都应该采取各种措施防止昆虫（采采蝇）的叮咬，尤其是 Caprivi 带的 Okavango 三角洲。

来自动物的威胁：主要包括蛇类（蝰蛇、树眼镜蛇、眼镜蛇、珊瑚蛇）、蝎子、管巢蛛以及褐色/黑寡妇蜘蛛。

霍乱：霍乱在该国十分活跃，全年都可能发生，但对于从发达国家来的旅游者来讲威胁非常小。霍乱疫苗主要是针对生活、工作在卫生条件较差的高发区的人们（如医疗救援人员）。

肝炎：建议所有以前未接种过甲肝疫苗的旅游者都应接种甲肝疫苗。戊肝呈地方性流行，但发生程度不清楚。乙肝病毒携带者占总人口的比例高达15%。乙肝可以通过感染的血液、污染的针具以及未加防御措施的性交传播。建议停留3个月以上的游客、任何由于工作或者社会原因有感染风险的游客和希望得到全面疾病防御的游客注射疫苗。

流行性感冒：流行性感冒在热带地区全年流行。建议所有游客接种流感疫苗。

利什曼病：皮肤利什曼病有零星病例报道，主要在南部的 Keetmanshoop-Karasburg-Bethanie 附近，还有中部及北部的内陆高地和悬崖。旅行者应该采取措施防止白蛉的叮咬。内脏利什曼病目前没有病例报道。

疟疾：传播期为雨季和雨季过后的月份，11月至次年的5月或6月。主要传播地区为中北部、东北部沿安哥拉、赞比亚和博茨瓦纳边界的乡村地区，包括安哥拉和 Caprivi 带。疟疾目前扩散到了中部平原和东部半干旱地区，但是沿海沙漠地区没有受到威胁。抗氯喹的恶性疟传播广泛。建议旅行者使用阿托伐醌/氯胍（Malarone）、甲氟喹（Lariam）或多西环素来预防。所有游客必须采取措施防止蚊虫夜间叮咬。

鼠疫：跳蚤传播；许多病例报道于20世纪90年代末，主要是在北部地区，尤其是Owambo区的Oshakati/Onandjokwe附近。

脊髓灰质炎：撒哈拉以南非洲地区曾报道脊髓灰质炎活跃，包括毗邻的博茨瓦那。所有的旅行者都应该充分接种疫苗以防御该病。

狂犬病：主要由狗传播，大多数发生在城市地区。豺也是一种传播源。一旦被动物尤其是狗抓咬后应高度重视，紧急采取医疗措施。可以考虑注射狂犬病疫苗和狂犬病免疫球蛋白。

血吸虫病：危险主要发生在沿安哥拉交界的东北部地区，延伸到Caprivi带。游客应避免在淡水湖、池塘或小溪中游泳、洗澡或跋涉。

旅行者腹泻：大型城市的供水是经过处理的，在Swakopund、Walvis湾以及温得和克，主要的宾馆和饭店一般都能提供安全的食物和饮水。建议使用喹诺酮类抗生素联合洛哌丁胺（Imodium）治疗急性腹泻。如果抗生素对腹泻无效，那持续腹泻可能是由寄生虫疾病引起，例如贾第鞭毛虫病、阿米巴病或隐孢子虫病。

肺结核：肺结核是该国的主要健康问题。计划长期滞留在当地的游客应在出发前做TB皮试（PPD测试），在离开该国后再做一次测试。

伤寒：建议那些长期居住在该国、拜访亲友以及沿非常规路线旅游的游客接种伤寒疫苗。由于伤寒疫苗只有60%～70%的有效性，因此游客仍需注意食品和饮料的卫生状况。

其他疾病/危险：非洲蜱斑疹伤寒，布氏菌病，回归热（蜱传播；村庄泥屋的沙质地板给这些蜱提供了很好的滋生场所），沙眼，斑疹伤寒以及肠寄生虫感染（非常普遍）。

尼泊尔（Nepal）

首都：
加德满都（Kathmandu）

时差（与格林威治标准时间差）：
+5 小时

国家电话代码：
977

大使馆/领事馆：

- 中国大使馆：Baluwatar Kathmandu Nepal；电话：977-1-4411740；传真：977-1-4414045；网址：www.chinaembassy.org.np。
- 美国大使馆：Pani Pokhari, Kathmandu；电话：1-411-179；网址：www.south-asia.com/USA。
- 加拿大大使馆：Lazimpat, Kathmandu；电话：1-415-193,389,391；电子邮箱：cco@cco.org.np。
- 英国大使馆：Lainchaur, Kathmandu（PO Box 106）；电话：977-1-4410583,4411281,4414588,4411590；传真：977-1-4411789,4416723；电子邮箱：britemb@wlink.com.np。

医院/医生：

- CIWEC 临床旅行医学中心，加德满都；电子邮箱：advice@ciwec-clinic.com；网址：http://www.ciwec-clinic.com。CIWEC 中心提供旅行者的预防接种以及急诊治疗服务，可以接种狂犬病疫苗和乙型脑炎疫苗。
- Kalimati 诊所，加德满都。该机构可以提供乙型脑炎疫苗。
- Patan Hospital，加得满都。这是加得满都第三大医院，在尼泊尔它可以提供最统一的住院服务，但是外国游客应该认识到，该医院的医疗设备及医疗水平不及西方。医院距离机场、旅游景点以及主要酒店有 20 分钟的车程。
- Baidya & Bansam Hospital（B&B Hospital）：100 张床位的私人医院，急诊科 24 小时服务，医师全天待诊。可以处理绝大多数的外伤，但是不能处理神经及心胸外伤。
- Bir Hospital：300 张床位，主要进行内外科治疗并有血库。
- United Mission Hospital：100 张床位；综合内外科治疗。

近期忠告和健康风险

高原病（AMS）：在海拔 2200 米（8000 英尺）以上高原病或急性高山病（AMS）危险增加。登山者应采取保护措施（如缓慢增加高度）以减少高原病危险，并考虑用乙酰唑胺（Diamox）预防。但是对付高原病的最好方法是下到低海拔处。

霍乱：据报道霍乱在这个国家十分活跃，但是对来自发达国家的游客威胁较小。霍乱疫苗不被常规推荐。

登革热：目前在尼泊尔没有报道。

肝炎：甲型肝炎高度流行，建议所有以前未接种过甲肝疫苗的旅游者都应接种甲肝疫苗。在尼泊尔，戊型肝炎占成人急性病毒性肝炎病例的大多数。为了减少疾病的危险，旅行者应只饮用煮过的、瓶装的或经化学处理过的水。在人群中乙肝病毒携带率估计为 1%～6%。游客应该意识到乙肝可由感染的血液、污染的针具以及不安全的性交引起。建议停留 3 个月以上的游客、任何由于工作或者社会原因有感染风险的游客和希望得到全面疾病防御的游客注射疫苗。

流行性感冒：流行性感冒在 11 月到次年 3 月流行。建议所有游客接种流感疫苗。

乙型脑炎：乙型脑炎（JE）在 Terai 平原和 Inner Terai 带的农村地区高度流行，包括山地、加德满都山谷，尤其是南方和印度接壤的海拔 1000 米以下农村地区。全年都有报道，6～10 月传播增加，9 月下旬减少。计划到乙型脑炎流行地区如 Terai 大部分地区生活的旅客，或者在加德满都，尤其是山谷的农村区域长期居住的人们，应接种乙脑疫苗。疫苗在美国或加拿大的大多数旅行诊所都可以接种，在加德满都的 Kalimati 诊所也能接种。

利什曼病：内脏利什曼病（黑热病）整年都有发生，尤其在东南部海拔 1000 米以下 Terai 的农村地区，包括 Bara、Dhanukha、Jhapa、Mahottari、

Makwanpur、Morang、Parsa、Rautahat、Saptari、Sarlahi、Siraha、Sunsari 以及毗邻印度 Bihar 州的 Udaipur。去这些地区的旅行者应注意采取措施防止昆虫（白蛉）的叮咬。

疟疾：在加德满都和北部 Himalayan 区域没有疟疾，游客无需预防。在海拔低于 1200 米的尼泊尔与印度交界的平原低地地区，包括 Bara、Dhanukha、Kapilvastu、Mahotari、Parsa、Rautahat、Rupandehi 和 Sarlahi 地区，确实有疟疾危险。在流行区域整年有发生，但在季风季节 7～10 月传播增加。氯喹耐药性恶性疟疾也有发生。建议去疟疾疫区的旅行者使用阿托伐醌/氯胍（Malarone）、甲氟喹（Lariam）或多西环素来预防。

脑(脊)膜炎：有零星的发生，但是并不常规推荐接种疫苗。

脊髓灰质炎：所有的游客都应该常规全面免疫接种。

狂犬病：此病流行，尤其是在尼泊尔西部的 Dang 地区。狂犬病一般由狗咬传播，但是猴子的咬伤也要注意。逗留 3 个月以上、旅行目的地距离有暴露后狂犬病疫苗可靠来源的地方 24 小时路程以上以及希望得到最大保护的旅行者，应考虑旅行前接种狂犬病疫苗。所有动物的抓咬都应及时医疗处理。在加德满都的 CIWEC Clinic 有狂犬病疫苗和狂犬病免疫球蛋白提供。所有动物的抓咬都应尽快经医生检查，需要时注射狂犬病疫苗。

旅行者腹泻：所有在加德满都的一流餐厅和饭店的饮食应该是安全的。造成腹泻的主要威胁是再次加热的食品、混合水果和酸奶。有可能污染的水应煮沸或过滤，尤其是去掉寄生虫，如隐孢子虫，因为其不被氯杀死。在尼泊尔三种引起腹泻的常见原因有大肠杆菌、弯曲杆菌和志贺杆菌。建议使用喹诺酮类抗生素联合洛哌丁胺（Imodium）治疗急性腹泻。如果抗生素对腹泻无效，则持续腹泻可能是由寄生虫疾病引起，例如贾第鞭毛虫病、阿米巴病或隐孢子虫病。

肺结核：肺结核是该国的主要健康问题。计划长期滞留在当地的游客应在出发前做 TB 皮试（PPD 测试），在离开该国后再做一次测试。

伤寒：建议去常规旅游线路以外地区的游客、探亲访友和长期居住在该国的游客接种伤寒疫苗。由于伤寒疫苗只有60%～70%的有效性，因此游客仍需注意食品和饮料的卫生状况。

其他疾病/危险：皮肤蝇蛆病（一剂伊维菌素可以治愈），囊尾蚴病，丝虫病（主要发生在Terai南部地区），麻风病（高度流行），钩虫病，AIDS（低发病率；主要在商业性工作者中有报道），疥疮，沙眼（在尼泊尔是导致失明的原因之一），结核病（高度流行，严重的公共健康问题）。

荷兰（Netherlands）

★阿姆斯特丹

首都：

阿姆斯特丹（The Hague）

时差（与格林威治标准时间差）：

+1小时

国家电话代码：

31

大使馆/领事馆：

- 中国大使馆：Willem Lodewijklaan 10 2517 JT, the Hague；电话：0031-70-3065061，651335779；传真：0031-70-3551651；电子邮箱：chinaemb_nl@mfa.gov.cn；网址：http://www.chinaembassy.nl。
- 美国大使馆：Lange Voorhout 102, The Hague；电话：70-624-911。
- 加拿大大使馆：Sophialaan 7, The Hague；电话：70-614-111。
- 英国大使馆：Lange Voorhout 10, 2514 ED, The Hague；电话：31-70-427-0427；传真：31-70-427-0347；网址：www.britain.nl。

医院/医生：

- Wilhelmina Gasthuis/Zinnan Gasthuis, Amsterdam（923张床位）；冠心病医疗护理；ICU；急症病房；急救。
- I.C.C. Academish Ziekenhuis, Rotterdam（1004张床位）；综合内/外科设施；绝大部分专科。
- Academish Zeikenhuis, Utrecht（1074张床位）；所有专科，包括妇产科；儿科；急症病房；血液透析；创伤科。

- Bronovo Hosptial, The Hague.
- 国际 SOS：SOS（Netherlands）B. V., Physical Location, Beurs-World Trade Center, Beursplein 37, 3011 AA Rotterdam, The Netherlands；电话：31-10-206-6188；传真：31-10-206-6189。

近期忠告和健康风险

埃利希体病：莱姆病在荷兰南部与东部地区都有病例报道。1998年在Gelderland地区有一例人粒细胞埃利希体病病例报道。到这些地区的游客应采取各种措施防止蜱叮咬。

肝炎：低危。在该国乙肝病例占所有急性肝炎病例的20%。

游泳者外耳道炎：1994年夏天荷兰出现外耳道炎的暴发事件，该次事件中的病人都是在淡水湖中游泳后感染该病的。该病主要是由于外耳感染假单胞菌引起的。可以使用醋酸溶液预防和治疗。

旅行者腹泻：在荷兰该病对游客的威胁十分低。荷兰的水源都是卫生的。

新喀里多尼亚 (New Caledonia)

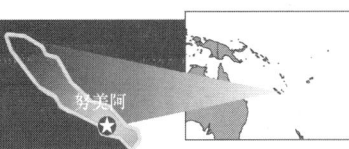

首都：
努美阿（Nouméa）

时差（与格林威治标准时间差）：
+11小时

国家电话代码：
687

大使馆/领事馆：
- 中国大使馆：无，与我国未建交。
- 美国大使馆：新喀里多尼亚无美国大使馆。
- 加拿大/澳大利亚大使馆：Immeuble Foch, 7th Floor, 19 rue du

Marechal Foch, Nouméa；电话：687-272-414；传真：687-278-001。
- 英国大使馆：委任于驻法国的英国大使馆。35 Rue Du Faubourg St. Honoré, 75383 Paris Cedex 08；电话：33-1-44-51-31-00；传真：33-1-44-51-34-83。

医院/医生：
- 努美阿有一家公立医院、三家私人诊所和一些药店。旅店可以帮助联系讲英语的医生或牙医。
- 尽管在努美阿或 Kouma 有可以利用的医疗保健机构，但是它们达不到发达国家水平。医疗保健水平低于其他国家。一旦出现严重的病情，要尽可能到澳大利亚寻求诊治。
- 国际 SOS：International SOS Nouvelle Caledonie, 32 rue A. Benebig-Vallee des Colons, B. P. 4640-98847 Nouméa Cedex, Nouvelle Caledonie；电话/传真：687-261090。

近期忠告和健康风险

请参照第 337 页澳大利亚疾病风险总结。

新西兰 (New Zealand)

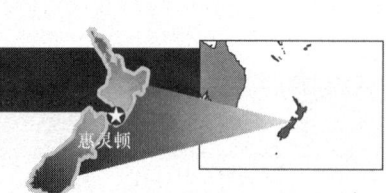

首都：
惠灵顿（Wellington）

时差（与格林威治标准时间差）：
＋12 小时

国家电话代码：
64

大使馆/领事馆：

- 中国大使馆：No. 2-6 Glenmore Street, Wellington, New Zealand；电话：0064-4-4721382；传真：0064-4-4990419；电子邮箱：info@chinaembassy. org. nz；网址：http://nz. china-embassy. org。
- 美国大使馆：Yorkshire General Building, 4th floor, Corner of Shortland and O'Connell Sts. , Auckland；电话：64-9-303-2724；传真：64-9-366-

0870；网址：homepages.ihug.co.nz/~amcongen.
- 加拿大大使馆：3rd Floor, 61 Molesworth St., Thorndon, Wellington；电话：64-4-473-9577；传真：64-4-471-2082；电子邮箱：wlgtn@dfait-maeci.gc.ca；网址：www.dfait-maeci.gc.ca/newzealand.
- 英国高级专员公署：44 Hill Street, Wellington 1 (PO Box 1812), Wellington；电话：64-4-924-2888；传真：64-4-473-4982；电子邮箱：PPA-Mailbox@fco.gov.uk；网址：www.britain.org.nz.

医院/医生：

公共及私人医疗机构都有较高的医疗水平。医院和医生的电话号码印在当地电话本的白页上。如果游客在非上班时间需要药物或者配药服务，他们可以通过当地电话簿联系"紧急药房"或通过所住酒店寻求最近的药房，一些酒店有值班医生服务。

- Wellington Hospital（959张床位）；电话：4-385-5999.
- Greenlane Hospital（565张床位），Auckland；电话：9-604-106.
- Epsom Medical Center，Auckland；电话：9-794-540.
- Public Health Service Health Link South, Ltd., 10 Oxford TCE, Christchurch, South Island；电话：03-3799-480.
- Lake District Hospital, Frankton, Queenstown（20张床位）；电话：64-03-442-3053；私人医院，可以提供基本的急救服务。
- 国际SOS：International SOS (New Zealand) Ltd., Level 21, 151 Queen Street, PO Box 105-783, Auckland, New Zealand；报警中心电话：64-9-359-1635；报警中心传真：64-9-359-1648.

近期忠告和健康风险

事故/疾病和医疗保险：
- 对于年龄低于55岁的旅行者来说，交通事故和意外伤害是导致他们死亡的主要原因，其次是溺水、空难、谋杀和火灾。
- 对于年老的旅行者来说，心脏病是致命的主要原因。
- 旅行者中由于传染病而致命仅占1%，但是总的来说传染病是引起旅游相关疾病的最主要原因。
- 建议旅游者出行前购买带有明确海外保险范围的旅行健康附加保险。该保险会在游客接受医疗服务时，提供对海外医院和/或医生的直接支付，并包括医疗转运服务。它还开通一条连接国际援助中心的24小时多语言服务热线。该中心能安排和监控医疗救治的实施,决定是否需要医疗转运或空中救护服务。

肝炎:建议所有未接种过甲肝疫苗的游客都接种甲肝疫苗。至今为止,新西兰还没有戊肝病例报道。乙肝病毒携带者约为新西兰人口的3%,在毛利人部落与亚洲人/玻利尼西亚人居住区,乙肝病毒携带率达10%。建议逗留时间达3个月以上或要求最大程度保护的短期旅游者,接种乙肝疫苗。旅游者还应注意,乙肝可以通过未加防御措施的性交或者使用污染的针具传播。丙肝广泛流行。

流行性感冒:在南半球,4~9月是流行性感冒的传播期。建议所有年龄超过50岁、有慢性疾病或者自身免疫系统较差,以及希望避免感染这种疾病的游客接种流感疫苗。孕妇需在怀孕三个月后才能接种疫苗。

旅行者腹泻:威胁较小。该国的自来水是可以饮用的。建议使用喹诺酮类抗生素联合洛哌丁胺(Imodium)治疗急性腹泻。如果抗生素对腹泻无效,那可能是由寄生虫疾病引起,例如贾第鞭毛虫病或肠道病毒。

- 新西兰1996年曾出现春季/夏季的隐孢子虫腹泻暴发事件。与牛和羊等牲畜接触可能增加感染腹泻的几率。

尼加拉瓜(Nicaragua)

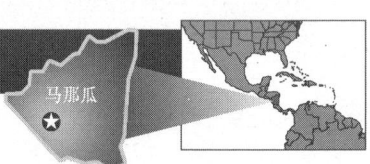

首都:

马那瓜(Managua)

时差(与格林威治标准时间差):

-6小时

国家电话代码:

505

大使馆/领事馆:

- 中国大使馆:无,与我国未建交。
- 美国大使馆:Kilometer 4½ Carretera Sur, Managua;电话:2-666-010.
- 加拿大大使馆办公室:De los Pipitos, 2 blocks west 25, Nogal Street,

Bolonia，Managua，Nicaragua；邮寄地址：PO Box 25，Managua，Nicaragua；电话：505-2-68-0433，3323；传真：505-2-68-0437；电子邮箱：mngua@ international. gc. ca.
- 英国大使馆：委任于驻哥斯达黎加的英国大使馆。Apartado 815, Edificio Centro Colon (11th Floor), San José 1007；电话：506-258-2025；传真：506-233-9368；电子邮箱：britemb@racsa.co.cr；网址：www.britishembassycr.com。

医院/医生：

除了首都马那瓜，医疗水平均低于西方水平，特别是在乡村地区。建议旅游者出行前购买海外专项健康保险。该保险会在旅行者接受医疗服务时，对海外医院和/或医生提供直接支付，并包括医疗转运条款。

- Hospital Manolo Morales, Managua（300 张床位）；综合内/外科设施；急救服务。
- Clinica Tiscapa. Hospital Bautista（30 张床位）；私人医院，24 小时急诊服务；患者必须安排自己的医生。

近期忠告和健康风险

Chagas 病：威胁存在于大西洋沿岸、西部和中部海拔低于 1500 米的地区。旅行者如果在砖坯房屋中住宿应该防止夜间被昆虫叮咬。

霍乱：在该国很流行。霍乱疫苗（美国不再提供）主要是针对生活、工作在卫生条件较差的高发区的人们（如医疗保健人员）。

登革热：登革热偶然发生暴发。传播该病的伊蚊，一般在白天叮咬，不仅出现在该国城市地区，也出现在旅游胜地和乡村地区。

肝炎：建议所有以前未接种过甲肝疫苗的旅游者都接种甲肝疫苗。乙肝携带率为 1.1%。乙肝可以通过感染的血液、污染的针具和未加防范的性交传播。建议停留 3 个月以上的游客、任何由于工作或者社会原因有感染风险的游客和希望得到全面疾病防御的游客注射疫苗。

利什曼病：皮肤利什曼病有报道，主要在北部、中部和东部地区，尤其是森林地区附近。旅行者应该采取措施避免昆虫（白蛉）的叮咬。

疟疾：疟疾在该国海拔低于 1000 米的地区全年流行，包括马那瓜周边地区。95％的病例为间日疟疾，到该国农村地区旅行可以考虑使用氯喹预防。

狂犬病：风险小，但是所有动物的咬伤都应立即进行医疗处理。

旅行者腹泻：旅行者应该只饮用瓶装的、烧开的或处理过的水，除非他们确定市政供水是安全的。建议使用喹诺酮类抗生素治疗急性腹泻。如果抗生素对腹泻无效，那持续腹泻可能是由寄生虫疾病引起，例如贾第鞭毛虫病或阿米巴病。

伤寒：除了始终在大饭店和酒店用餐的短期游客，所有游客都应注射伤寒疫苗。由于伤寒疫苗只有 60％～70％的有效性，因此游客仍需注意食品和饮料的卫生状况。

其他疾病/危险：布氏菌病，球胞子菌病，丝虫病（马那瓜湖附近可能有威胁），麻疹，梅毒，艾滋病（发生率低），肺结核，类圆线虫病以及其他寄生虫感染。

尼日尔（Niger）

首都：
尼亚美（Niamey）

时差（与格林威治标准时间差）：
＋1 小时

国家电话代码：
227

大使馆/领事馆：

- 中国大使馆：B. P. 873 Niamey, Niger；电话：00227-20723283；传真：00227-20723285，20752851；电子邮箱：CHINAEMB_NE@MFA.GOV.CN.
- 美国大使馆：Rue des Ambassades, Niamey；电话：227-72-26-61 through 72-26-64；传真：227-73-31-67 或 72-31-46；电子邮箱：usemb@

intnet. ne.
- **加拿大大使馆**：Boulevard Mali Béro, B. P. 362, Niamey；电话：227-75-36-86/87，传真：75-31-07；电子邮箱：niamy@dfait-maeci. gc. ca.
- **英国高级专员公署**：委任于驻加纳的英国高级专员公署。Osu Link, off Gamel Abdul Nasser Avenue, (PO Box 296), Accra；电话：233-21-7010650, 221665；传真：233-21-7010655；电子邮箱：high. commission. accra@fco. gov. uk；网址：www. britishhighcommission. gov. uk/ghana.

医院/医生：

医疗保健水平低于西方，建议旅游者出行前购买海外专项健康保险。该保险会在旅行者接受医疗服务时，对海外医院和/或医生直接支付，并包括医疗转运条款。只有主要的医院中心有可靠的诊治能力。两家主要医院是：

- Niamey Central Hospital（790 张床位）；综合内/外科设施；一些专科。
- Gamkalley Hospital, Niamey（20 张床位）；仅提供基本急救服务。

近期忠告和健康风险

非洲昏睡病（锥虫病）：自从 1980 年以来已经没有这种病例的报道。

AIDS/HIV：异性性交是传播艾滋病的主要途径。HIV 病毒携带者占整个人口的比例较低，但是被调查的商业性工作者中有 10% 的人都呈现 HIV 病毒阳性。所有的游客都应采取措施防止不安全性交、不卫生的医疗和牙科注射以及没必要的输血。

来自动物的威胁：主要包括蛇类（蝰蛇、眼镜蛇、鼓腹毒蛇）、蝎子以及黑寡妇蜘蛛。河马和鳄鱼在尼日尔河沿岸也有出没。

霍乱：霍乱在该国十分活跃，但对于从发达国家来的旅游者来讲威胁非常小。霍乱疫苗主要是针对生活、工作在卫生条件较差的高发区的人们（如医疗救援人员）。

肝炎：建议所有以前未接种过甲肝疫苗的旅游者都应接种甲肝疫苗。戊肝有可能发生，但流行程度不清楚。乙肝病毒携带者占总人口的比例约为 16%～21%。乙肝可以通过感染的血液、污染的针具和未加防范的性交传播。建议停留 3 个月以上的游客、任何由于工作或者社会原因有感染风险的游客和希望得到全面疾病防御的游客注射疫苗。

流行性感冒：该国流行性感冒全年流行。建议所有高危人群接种流感疫苗。

利什曼病：皮肤利什曼病在南部、中部和西部地区（包括 Niamey 附近）都有报道，但是危险可能出现在该国的各个地方。内脏利什曼病在 Air 山、西北部 Agadez 地区有报道；Zinder 地区也有过少数病例报道。旅行者应该采取措施防止昆虫（白蛉）的叮咬。

疟疾：该病在全国范围（包括主要城市）内全年存在，建议旅行者使用阿托伐醌/氯胍（Malarone）、甲氟喹（Lariam）或多西环素来预防。

脑(脊)膜炎：尼日尔的西南部和南部地区处在亚撒哈拉"脑膜炎带"的范围中。建议在干旱季节（12 月到次年 6 月）旅游的游客，尤其是可能与当地居民长时间密切接触的游客接种四价脑膜炎疫苗。

脊髓灰质炎：该病流行。所有游客应该完全免疫接种。

狂犬病：建议逗留时间长达 3 个月以上的游客接种狂犬病疫苗。一旦被动物尤其是狗抓咬后应高度重视，紧急采取医疗措施。

血吸虫病：泌尿器官血吸虫病在西南部的尼日尔河谷地区广泛传播，严重区域为与尼日利亚交界的中南部地区。游客应避免在淡水湖、池塘或小溪中游泳、洗澡或跋涉。

旅行者腹泻：尼日尔河水源细菌污染严重，乍得湖含盐量很高。所有的游客都应注意饮食卫生。建议使用喹诺酮类抗生素联合洛哌丁胺（Imodium）治疗急性腹泻。如果抗生素对腹泻无效，那持续腹泻可能是由寄生虫疾病引起，例如贾第鞭毛虫病、阿米巴病或隐孢子虫病。

肺结核：肺结核是该国的主要健康问题。计划长期滞留在当地的游客应在出发前做 TB 皮试（PPD 测试），在离开该国后再做一次测试。

伤寒：除了局限于大餐厅和饭店用餐的短期游客外，建议所有游客接种伤寒疫苗。由于伤寒疫苗只有 60%～70% 的有效性，因此游客仍需注意食品和饮料的卫生状况。

黄热病：该国入境的时候需要出示黄热病疫苗接种证明。

其他疾病/危险：非洲蜱斑疹伤寒，布氏菌病（由于食用了生的奶制品），龙线虫病，丝虫病（由蚊传播；危险发生在西南部乡村），麻风病，钩端螺旋体病，盘尾丝虫病（黑蝇传播，在西南部沿河地区局灶流行），肺结核（公共健康问题），以及肠寄生虫感染（非常普遍）。

尼日利亚（Nigeria）

首都：
拉各斯（Lagos）

时差（与格林威治标准时间差）：
+1 小时

国家电话代码：
234

大使馆/领事馆：
- 中国大使馆：Plot 302-303 Ao. Central Area Abuja, Nigeria；电话：00234-9-4618661，4618662，4618664；传真：00234-9-4618660；电子邮箱：chinaemb_ng@mfa.gov.cn；网址：http://ng.china-embassy.org.
- 美国大使馆：9 Mambilla, Maitama District, Abuja；电话：9-523-0916；电子邮箱：Lagoscons2@state.gov.
- 加拿大大使馆：4 Anifowoshe Street, Victoria Island, Lagos；电话：1-262-2512 或 262-2513 或 262-2515；传真：262-2516.
- 英国高级专员公署：Shehu Shangari Way（North），Maitama，Abuja；电话：234-9-413-2010，2011，2796，2880，2883，2887，9817；传真：234-9-413-3552.

医院/医生：
尼日利亚政府的医疗机构质量不被西方标准认可。较好的医疗保健服务仅来自私人医院和非营利性医院，有些可以接近美国水平。建议旅行者出行前购买海外专项健康保险。该保险会在旅行者接受医疗服务时，对海外医院和/或医生提供直接支付，并包括医疗转运条款。

- Saint Nicholas Hospital，57 Campbell St.，Lagos Island，Lagos；电话：635576 或 631739。私人医院，有 57 张床位，员工用英语交流；普通内科；普通外科；整形外科；妇产科。此外还提供实验室、24 小时急诊病房。注：8 公里远处提供超声、CT 检查。没有血库。虽然设施不是很先进，但是推荐就诊。
- Heritage Hospital/The Cardiac Centre Lagos，维多利亚岛，Lagos。新机构有 10 张 ICU 床位、两张 ICU 监护病床、急症病房、门诊非侵入性心脏评估。机构具有高标准的清洁条件、员工及设备。
- 国际 SOS：
  - IMC（International Medical Clinic）Lagos，No 10，Plot 296 Ozumba Mbadiwe Avenue，Victoria Island，Lagos；临床电话/传真：234-1-461-7710/ 261-6026，医疗急诊：234-1-775-6080
  - SMI（Service Medical International）Port Harcourt，Intels Camp，Km 12，Aba Expressway，Port Harcourt；临床电话/传真：234-74-611436，医疗急诊：234-803-4070006。
  - IEC（Industrial Emergency Clinic）Onne，Prodeco Onne Camp，Onne Road，Onne；医疗急诊：234-0-803-408-5715；值班电话：234-0-803-740-1949
  - IMC（International Medical Clinic）Warri，House 13A，2nd Edewor Estate，Effurun，Warri；临床电话/传真：(234)(53) 255023，医疗急诊：(234)(802) 290-6364

近期忠告和健康风险

非洲昏睡病（锥虫病）：昏睡病分散在全国各地，在 Benue 州（东南部地区与喀麦隆流行地区汇合）的 Gboko 附近以及西南部 Edo 和 Delta 州有很高的危险性。最北部地区采采蝇很少，游客应采取各种措施防止昆虫的叮咬。

AIDS/HIV：该病已经遍布全国，发生于广泛人群中，不仅在中产阶级——政府主要职员中，工厂和军队现在也有很大的危险，由此带来的损失足以毁掉该国的经济。异性性交是传播艾滋病的主要途径。在性活动活跃的城市人口中，有超过 10% 的人呈现 HIV 病毒阳性。现有感染人群有 400 万～600 万，预期到 2010 年会增加到 1000 万～1500 万，影响该国 1/4 的成人。

来自动物的威胁：主要包括蛇类（蝰蛇、眼镜蛇、鼓腹毒蛇、树蛇）、蝎子、褐隐斜蛛和黑寡妇蜘蛛。在尼日利亚沿岸水域有潜在危险的海洋动物如海黄蜂、僧帽水母、海葵、海胆、鲈类、鹰翼鳐鱼和刺水母。

虫媒病毒热：登革热（低危险，仅有血清学证据），西尼罗河热和 Sindbis 热（中至高度危险），切昆贡亚热（可能周期性的暴发）。游客应当采取必要措施防止昆虫的叮咬。

霍乱：据报道霍乱在这个国家十分活跃，但是对来自发达国家的游客威胁很低。霍乱疫苗主要是针对生活、工作在卫生条件较差的高发区的人们（医疗保健或救援人员）。

丝虫病：在南部地区有班氏丝虫病流行，包括 Imo 州的 Igwun Basin 和尼日尔三角洲。游客应该采取必要的措施防止蚊子叮咬。

肝炎：建议所有未接种过甲肝疫苗的游客都接种甲肝疫苗。戊肝可能流行，但是程度不详。在该国所有人口中乙肝病毒携带率约为 8%～11%，在性活跃高危人群中高达 15%。乙肝可以通过感染的血液、污染的针具和未加防范的性交传播。建议停留 3 个月以上的游客、任何由于工作或者社会原因有感染风险的游客和希望得到全面疾病防御的游客注射疫苗。由于旅游中的发病和受伤不可能预测，一些专家认为所有旅游者都应注射乙肝疫苗以防接触了消毒不彻底的医疗针具。

流行性感冒：该国流行性感冒全年流行。建议所有游客接种流感疫苗。

利什曼病：皮肤利什曼病有报道，在北部地区有较高危险。内脏利什曼病发生在东北部。旅行者应该采取措施防止昆虫（白蛉）的叮咬。

罗阿丝虫病：在东南部的森林地区流行，游客应当采取必要措施防止昆虫（蝇）的叮咬。

疟疾：该病在全国范围内（包括城市地区）全年存在，在雨季和雨季过后危险性增加。抗氯喹的恶性疟疾也广泛流行。建议旅行者使用阿托伐醌/氯胍（Malarone）、甲氟喹（Lariam）或多西环素来预防。旅客应做好防护措施防止夜间蚊虫叮咬。

脑(脊)膜炎：尼日利亚在亚撒哈拉"脑膜炎带"的范围中。推荐在干旱季节（12月到次年6月）停留时间超过1个月的游客接种四价脑膜炎疫苗，如果时间稍短但是预计会与当地人口密切接触者也应考虑接种疫苗。

盘尾丝虫病：在全国范围无树草原和森林地区的湍急河流沿岸地区广泛流行，游客应采取措施防止昆虫（黑蝇）的叮咬。

脊髓灰质炎：该病流行。在尼日利亚北部地区因为缺乏疫苗，而导致无脊髓灰质炎免疫接种。所有游客推荐完全免疫接种以预防该病。

狂犬病：狂犬病是一个公共健康问题，在包括首都拉各斯在内的乡村和城市地区流行。建议长期逗留3个月以上或者计划经过流浪狗群经常出没地区的非常规路线旅游的短期游客接种狂犬病疫苗，因为那里可能得不到该疫苗。

血吸虫病：在尼日尔河流域、Ogun-Oshun河流域、西南部地区（包括拉各斯和Ibadan附近）、中心和北部高地、乍得湖周围地区都有很高的危险性。游客应避免在淡水湖、池塘或小溪中游泳、洗澡或跋涉。

旅行者腹泻：高发生率。尼日利亚大多数水源都是人工湖、河和溪流等，其中大多数都是污染的。所有到该国的游客应遵循食物和水安全饮用措施。建议使用喹诺酮类抗生素联合洛哌丁胺（Imodium）治疗急性腹泻。如果抗生素对腹泻无效，那持续腹泻可能是由寄生虫疾病引起，例如贾第鞭毛虫病、阿米巴病或隐孢子虫病。

肺结核：肺结核是该国的主要健康问题。计划长期滞留在当地的游客应在出发前做TB皮试（PPD测试），在离开该国后再做一次测试。

伤寒：除了局限于大餐厅和饭店用餐的短期游客外，建议所有游客接种伤寒疫苗。由于伤寒疫苗只有 60%～70% 的有效性，因此游客仍需注意食品和饮料的卫生状况。

黄热病：该国最后一次暴发是在 2000 年，推荐所有的游客接种疫苗，特别是去城市以外地区的游客。

其他疾病/危险：非洲蜱斑疹伤寒，布氏菌病（由于食用了未经巴氏消毒的奶制品），龙线虫病（局部地区流行），拉沙热（散在暴发报道），麻风病，钩端螺旋体病，罗阿丝虫病（鹿蝇传播，发生在南方雨林和沼泽林），肺吸虫病（在 Igwun 河流域有 20% 感染率），回归热（虱传播）及肠寄生虫感染（非常普遍）。

北朝鲜（North Korea）

首都：
平壤（Pyongyang）

时差（与格林威治标准时间差）：
+9 小时

国家电话代码：
850

大使馆/领事馆：
- 中国大使馆：Kinmaul-Dong, Moranbong District, Pyongyang, D. P. R of Korea；电话：00850-2-3813116；传真：00850-2-3813425；电子邮箱：chinaemb_kp@mfa.gov.cn；网址：http://kp.china-embassy.org.
- 加拿大大使馆：委任于瑞典大使馆。Munsudong, Daehak Street, Taedonggang District, Pyongyang, Democratic People's Republic of Korea；电话：850-2-381-7908；传真：850-2-381-7663；电子邮箱：ambassaden.pyongyang@foreign.ministry.se；网址：www.sweden.gov.se/sb/d/4189/l/en/pd/4189/e/3647.
- 英国大使馆：Munsudong Diplomatic Compound, Pyongyang, Democratic People's Republic of Korea；电话：850-2-381-7980；传真：850-2-381-7985；电子邮箱：postmaster.PYONX@fco.gov.uk.
- 美国与北朝鲜未建立外交关系。

医院/医生：

北朝鲜全国的医疗保健服务都低于西方水平。建议旅游者出行前购买海外专项健康保险。如果有严重的疾病，尽可能到日本寻求治疗。

近期忠告和健康风险

登革热：无明显威胁。

寄生虫病：蛔虫病和钩虫病威胁较小。异尖线虫病、片吸虫病、姜片虫病、肺吸虫病和支睾吸虫病普遍发生。旅行者应该避免食用未煮熟的水生植物或生的海鲜和甲壳类动物，包括 Ke Jang（用酱油浸制过的生螃蟹）。

出血热肾病综合征（HFRS）：全国范围内危险常年都存在。灰尘、干燥的环境、啮齿类动物增多时会使危险增加。引起 HFRS 的汉坦病毒由被感染的啮齿类动物（如其排泄物）或含有病毒的微小尘粒传播。病例多发生于10～12月，与收割期人类在啮齿类动物感染区域活动增加有关。

肝炎：到该国旅行之前，所有未免疫的旅行者都应该接种甲肝疫苗。乙肝携带者占总人口的比例约为6%～9%。计划长期逗留的旅客应该考虑接种乙肝疫苗。丙肝广泛存在。

乙型脑炎（JE）：目前危险仍然存在，不过相对较低。该病在其传播期（6～10月）主要发生在西南地区。建议在疾病传播高峰期在乡村地区逗留2～3周以上的旅行者接种疫苗。所有到乡村旅行的游客都应该采取各种措施防止蚊虫的叮咬。

疟疾：威胁较低。在非军事区附近的美国军队中有间日疟的报道。但是疟疾对旅行者来说威胁很小，不必采取预防措施。

旅行者腹泻：在一等旅店和度假胜地之外的地方，有中到高度危险。旅行者应该只饮用瓶装的、烧开的或者过滤处理过的水，并且只食用煮熟的食品。所有的水果都应该削皮后再食用。建议使用喹诺酮类抗生素治疗急性腹泻。如果抗生素对腹泻无效，那可能是由寄生虫疾病引起，例如贾第鞭毛虫病、阿米巴病或隐孢子虫病。

其他疾病/危险：丝虫病（南部沿海省份有较小威胁，尤其是 Chejudo），钩端螺旋体病（在停滞的水源和泥泞的土壤地区威胁较高），狂犬病（很少见），鼠型斑疹伤寒（跳蚤传播），丛林斑疹伤寒（螨传播，草地覆盖的乡村地区威胁较高，90% 的病例都发生在 10～12 月），肺结核（全国范围内都有发生），伤寒以及急性出血性结膜炎。来自动物的威胁包括蜈蚣和黑寡妇蜘蛛。猞猁、熊以及野猪可能在偏远地方遇到。

挪威（Norway）

首都：
奥斯陆（Oslo）

时差（与格林威治标准时间差）：
+1 小时

国家电话代码：
47

大使馆/领事馆：

- 中国大使馆：Tuengen Alle 2B, Vinderen 0244, Oslo, Norway；电话：0047-22493857；传真：0047-22921978；电子邮箱：webmaster@chinese-embassy.no；网址：http://no.china-embassy.org.
- 美国大使馆：Drammensveien 18, Oslo；电话：22-44-85-50；传真：22-56-27-51；网址：www.usa.no.
- 加拿大大使馆：Wergelandsveien 7, Oslo；电话：22-99-53-00；传真：22-99-53-01；电子邮箱：oslo@dfait-maeci.gc.ca.
- 英国大使馆：Thomas Heftyesgate 8, 0244 Oslo；电话：47-23-13-27-00；传真：47-23-13-27-41；网址：www.britain.no.

医院/医生：

- Riks Hospital, Oslo（1185 张床位）；电话：2-867-010；全部专科。
- Ullevaal Hosptial, Oslo；电话：2-118-080；全部专科。

近期忠告和健康风险

事故/疾病和医疗保险：
- 对于年龄低于 55 岁的旅行者来说，交通事故和意外伤害是导致他们死亡的主要原因，其次是溺水、空难、谋杀和火灾。
- 对于年老的旅行者来说，心脏病是致命的主要原因。
- 旅行者中由于传染病而致命仅占 1%，但是总的来说传染病是引起旅游相关疾病的最主要原因。
- 建议旅游者出行前购买带有明确海外保险范围的旅行健康附加保险。该保险会在游客接受医疗服务时，提供对海外医院和/或医生的直接支付，并包括医疗转运服务。它还开通一条连接国际援助中心的 24 小时多语言服务热线。该中心能安排和监控医疗救治的实施，决定是否需要医疗转运或空中救护服务。

肝炎：在该国游客感染甲肝的几率较低。推荐未免疫的并要求最大程度保护的游客接种甲肝疫苗。建议停留 3 个月以上的游客和希望得到全面疾病防御的游客接种乙肝疫苗。旅游者还应注意，乙肝可以通过未加防御措施的性交或者使用污染的针具传播。

流行性感冒：在 11 月到次年 3 月流行。推荐所有超过 50 岁的、有慢性疾病或免疫力差的以及想要减少患病危险的游客接种流感疫苗。孕妇应在怀孕三个月后才能接种疫苗。

莱姆病：该病 4～9 月通过蜱传播，主要传播地区为该国南部沿海地区海拔 1500 米以下的丛林地区。去危险地区户外运动的游客应采取各种措施防止蜱的叮咬。

蜱传脑炎（TBE）：4～9 月在挪威南部与西南部沿海乡村丛林地区中，存在该病危险。危险还可能存在于其他区域，但流行程度未知。建议徒步旅行者、野营者、森林工人、在流行地区长时间户外暴露的游客接种蜱传脑炎疫苗，该疫苗可在欧洲和加拿大获得。

旅行者腹泻：在挪威细菌或寄生虫腹泻的可能性十分小。挪威的自来水都是卫生的。建议使用喹诺酮类抗生素联合洛哌丁胺（Imodium）治疗急性腹泻。如果抗生素对腹泻无效，那可能是由寄生虫疾病引起，如贾第鞭毛虫病。

阿曼（Oman）

首都：

马斯喀特（Muscat）

时差（与格林威治标准时间时差）：

+4 小时

国家电话代码：

968

大使馆/领事馆：

- **中国大使馆**：House No. 1368，Way No. 3017，Shati Al-Qurum，Muscat，Sultanate of Oman；信箱：P. O. Box 315，RUWI；电话：00968-24696698，24696782；传真：00968-24699208，24602322；电子邮箱：chinaemb_om@mfa.gov.cn。
- **美国大使馆**：Jameat A'Duwal Al Arabiya Street，Al Khuwair area，Medinat Al Sultan Qaboos 115 Muscat；电话：698-989；传真：699-189；电子邮箱：aemctcns@omantel.net.om；网址：www.usa.gov.om。
- **加拿大大使馆**：Flat No. 310，Building 477，Way 2907，Moosa Abdul Rahman Hassan Building，A'Noor Street，Ruwi；电话：791-738；传真：791-740；电子邮箱：canada_consulate_oman@hotmail.com。
- **英国大使馆**：PO Box 185，Mina Al Fahal，Postal Code 116；电话：968-24609000；传真：968-24609010；电子邮箱：Enquiries.Muscat@fco.gov.uk；网址：www.britishembassy.gov.uk/oman。

医院/医生：

- 当地的医疗水平参差不齐且不充分，全国都没有急救服务。

近期忠告和健康风险

事故/疾病和医疗保险：

- 对于年龄低于 55 岁的旅行者来说，交通事故和意外伤害是导致他们死亡的主要原因，其次是溺水、空难、谋杀和火灾。
- 对于年老的旅行者来说，心脏病是致命的主要原因。
- 旅行者中由于传染病而致命仅占1%，但是总的来说传染病是引起旅游相关疾病的最主要原因。
- 建议旅游者出行前购买带有明确海外保险范围的旅行健康附加保险。该保险会在游客接受医疗服务时，提供对海外医院和/或医生的直接支付，并包括医疗转运服务。它还开通一条连接国际援助中心的24小时多语言服务热线。该中心能安排和监控医疗救治的实施，决定是否需要医疗转运或空中救护服务。

来自动物的威胁：蜈蚣、蝎子、黑寡妇蜘蛛在阿曼境内的干旱地区活动。

肝炎：所有未免疫的旅行者都应该接种甲肝疫苗。戊肝虽然没有报道，但是有可能发生。乙肝中度流行。建议停留3个月以上的游客、任何由于工作或者社会原因有感染风险的游客和希望得到全面疾病防御的游客注射乙肝疫苗。旅游者还应注意，乙肝可以通过未加防御措施的性交或者使用污染的针具传播。

流行性感冒：流行性感冒在热带地区全年流行。建议所有年龄超过50岁、有慢性疾病或者自身免疫系统较差，以及希望避免感染这种疾病的游客接种流感疫苗。孕妇应在怀孕三个月后才能接种疫苗。

利什曼病：据估计该病在全国范围内普遍传播，主要在4～10月，高峰期发生在7～9月。在病区皮肤和内脏利什曼病都可能存在。内脏利什曼病主要发生在Sharqiyah和Dhahirah地区的山地。旅行者应该采取措施防止昆虫（白蛉）的叮咬。

疟疾：威胁很小，仅限于Musandam省的偏远地区。阿曼首都马斯喀特周围和南部Dhofar地区没有疟疾威胁。全国范围内，96%的病例是由恶性疟原虫引起，其他病例大多数由间日疟原虫引起的。氯喹耐药性恶性疟疾也有发生。
- 目前不建议旅行者使用预防疟疾的药物。
- 旅行者应该采取措施防止昆虫的叮咬。

- 如果预计会到危险地区旅游,应该在旅行前请教旅行医学专家。

来自海洋的威胁:海胆和海洋射线存在于阿曼沿海水域,可能给游泳者带来威胁。

鼠疫:鼠疫有可能在该国的一些乡村地区传播。大部分旅行者不会接触到感染的跳蚤或啮齿类动物以及感染了鼠疫肺炎的人。危险比较大的人包括人类学家、地质学者以及一些医护人员和传教人员。

狂犬病:狂犬病有时发生在流浪狗中,人类很少感染。建议长期逗留的游客或由于工作、活动原因可能接触流浪动物的游客以及希望得到额外防护的游客接种狂犬病疫苗。一旦被动物尤其是狗抓咬后应高度重视,紧急采取医疗措施,不管是否注射过疫苗。

血吸虫病:肠血吸虫病的危险发生在 Dhofar(Zufar)Governate(接近 Arazat、Mirbat、Taqah 和 Salalah)的南部沿海地区。"游泳者瘙痒"(尾蚴皮炎)可能是由于非侵袭性动物的血吸虫引起,在 Wadi Darbat 暴露于淡水池塘的人中有病例报道。旅行者应该避免在淡水河、池塘、小溪或灌溉地里游泳或跋涉。

旅行者腹泻:马斯喀特的一等旅店和餐厅通常能提供安全的食物和饮用水。但是仍建议旅行者最好只饮用瓶装的、烧开的、净化处理的水,并且只食用煮熟的食物。建议使用喹诺酮类抗生素联合洛哌丁胺(Imodium)治疗急性腹泻。如果抗生素对腹泻无效,那可能是由于寄生虫疾病引起,例如贾第鞭毛虫病、隐孢子虫病或阿米巴病。

肺结核:肺结核是该国的主要健康问题。计划长期滞留在当地的游客应在出发前做 TB 皮试(PPD 测试),在离开该国后再做一次测试。

伤寒:建议那些长期居住在该国、热爱冒险以及希望得到全面疾病防御的游客接种伤寒疫苗。由于伤寒疫苗只有 60%~70% 的有效性,因此游客仍需注意食品和饮料的卫生状况。

其他疾病/危险：南欧斑疹热，布氏菌病（通常由生山/绵羊奶引起，尤其是在南部 Dhofar 地区），登革热（流行程度不清；可能不太活跃），包虫病（由流浪狗传播，有零星报道，尤其是在北部地区），丝虫病（全年都有班氏丝虫病的报道），钩端螺旋体病，蝇蛆病（由于接触绵羊鼻内寄生的肤蝇幼虫引起；有报道一例眼蝇蛆病，由于蝇蛆感染了眼周表面组织引起），盘尾丝虫病（历史上南部地区曾有过报道，可能发生），狂犬病（狐狸是主要的寄主，并向狗传播），回归热（蜱传播），白蛉热（病毒引起，蚊传播），斑疹伤寒（跳蚤和虱传播），以及寄生虫感染（蛔虫、钩虫和鞭虫感染在乡村地区很常见，发生率约为 5%）。

巴基斯坦（Pakistan）

首都：
伊斯兰堡（Islamabad）

时差（与格林威治标准时间差）：
＋5 小时

国家电话代码：
92

大使馆/领事馆：

- **中国大使馆**：Diplomatic Enclave, Ramna 4, Islamabad, Pakistan；电话：0092-51-8255059（值班），0092-51-8255016（领事部）；传真：0092-51-2872708；电子邮箱：chinaemb_pk@mfa.gov.cn；网址：http://pk.china-embassy.org.

- **美国大使馆**：Diplomatic Enclave, Ramna 5, Islamabad；电话：51-826-161. 领事部独立位于 USAID 建筑内，18 Sixth Ave., Ramna 5；电话：51-824-071.

- **加拿大大使馆**：Diplomatic Enclave, Sector G-5, Islamabad；电话：92-51-227-91-00；传真：92-51-227-91-10；电子邮箱：isbad@dfait-maeci.gc.ca；网址：www.dfait-maeci.gc.ca/islamabad.

- **英国高级专员公署**：Diplomatic Enclave, Ramna 5, PO Box 1122, Islamabad；电话：92-51-201-2000；传真：92-51-2012063-Chancery；电子邮箱：bhc-ukti@dsl.net.pk.

医院/医生：

建议旅游者出行前购买海外专项健康保险。该保险会在旅行者接受医疗服务时，对海外医院和/或医生直接支付，并包括医疗转运服务。

- Jinnah Central Hospital，Karachi（800 张床位）；政府医院，专科齐全。
- Seventh Day Adventist Hospital，Karachi（150 张床位）；电话：92-21-721-8021 至 8024；私人医院，大部分专科；24 小时急诊服务。设备仅限于外伤处理。
- United Christian Hospital，Lahore.
- Khyber Medical Center，Peshawar.
- Pakistan Institute of Medical Sciences（PIMS），Islamabad；电话：92-51-6-1170。医院拥有 600 张床位，有 24 小时急诊服务。医院是主要的创伤中心和第三保健中心。能够处理较严重的创伤。

近期忠告和健康风险

霍乱：霍乱在巴基斯坦并不十分活跃，但是仍有零星病例发生。霍乱对游客的威胁十分小。

登革热：登革热是由蚊传播的疾病，包括登革出血热，在巴基斯坦的城市与乡村地区都流行。所有的游客都应当警惕昆虫的叮咬。

肝炎：所有未免疫接种的游客都应当接种甲肝疫苗。在巴基斯坦戊型肝炎的发病率十分高。所有游客都应避免饮用可能被病毒污染的水，例如未消毒的井水、自来水与地下水。在大众中乙肝病毒的携带者估计在 $5\% \sim 10\%$。乙肝可以通过血液感染、使用污染的针具和未加防御措施的性交传播。建议停留 3 个月以上的游客、任何由于工作或者社会原因有感染风险的游客和希望得到全面疾病防御的游客注射疫苗。

流行性感冒：在巴基斯坦 11 月至次年 3 月是流感的传播时期。建议所有有感染危险的游客接种流感疫苗。

乙型脑炎：在巴基斯坦，该病对游客的威胁不大。主要局限于 Karachi 和 Indus 三角洲附近地区，传播高峰期为 6 月至次年 1 月。建议计划于传播高峰期在农村病区停留 3~4 周以上的游客接种乙脑疫苗。

利什曼病：皮肤利什曼病在巴基斯坦靠近沙漠的城市与乡村周边地区零星出现，尤其在西部的 Baluchistan。内脏利什曼病主要在北部（北部 Punjab 省和西北部 Frontier 省）海拔 2000~6000 米的地区传播。在这些地区的游客应采取措施防止白蛉的叮咬。

疟疾：疟疾在巴基斯坦海拔 6500 米（2000 英尺）以下地区（包括城市）流行，尤其是 Punjab 地区。雨季之后（7~8 月）是疟疾的发病高峰期。建议旅行者使用阿托伐醌/氯胍（Malarone）、甲氟喹（Lariam）或多西环素来预防。

脊髓灰质炎：该病在印度次大陆很流行，所有游客都应全面免疫接种。

狂犬病：狂犬病是巴基斯坦许多乡村与城市周边地区的一个公共健康问题。一旦被动物尤其是狗抓咬后应高度重视，紧急采取医疗措施。可能需要接种狂犬病疫苗。尽管在游客中感染狂犬病很少见，但这不容忽视。游客不要拥抱或者收留任何流浪的动物。家长应该告诉孩子们不要和不熟悉的动物接触。建议那些旅程超过 3 个月或计划到乡村地区作短途旅行的游客接种狂犬病疫苗。

旅行者腹泻：高度危险。尽管城市地区通常拥有水处理设施、中央配水系统和公共水管等，但巴基斯坦的任何水源都应视为不安全的。建议使用喹诺酮类抗生素联合洛哌丁胺（Imodium）治疗急性腹泻。如果抗生素对腹泻无效，那持续腹泻可能是由寄生虫疾病引起，例如贾第鞭毛虫病、阿米巴病或隐孢子虫病。

肺结核：肺结核是该国的主要健康问题。计划长期滞留在当地的游客应在出发前做 TB 皮试（PPD 测试），在离开该国后再做一次测试。

伤寒：高度流行。建议游客接种伤寒疫苗。由于伤寒疫苗只有 60%~70% 的有效性，因此游客仍需注意食品和饮料的卫生状况。

其他疾病：布氏菌病（人类病例是由于职业暴露于家畜或食用未经巴氏消毒的奶制品引起），龙线虫病（在 NW Frontier、Punjab、Sind 省局部地区流行），包虫病，丝虫病（班氏丝虫病出现在南部的 Indus 三角洲）、麻风病（在经济水平低下地区传播十分广泛），印度蜱传斑疹伤寒（南欧斑疹热，散在病例报道），类鼻疽（散在病例），白蛉热（在海拔 1800 米以下地区有高风险，尤其在巴基斯坦的非沙漠地区风险更高），西尼罗河热（蚊传播，冬天没有威胁），土壤传播的肠蠕虫病（蛔虫和钩虫病广泛流行，尤其在乡村地区），沙眼（在西部乡村流行），肺结核（在乡村高度流行），伤寒，斑疹伤寒（鼠型斑疹伤寒和丛林斑疹伤寒均有报道）。

帕劳（Palau）

首都：

科罗尔（Koror）

时差（与格林威治标准时间差）：

＋9 小时

国家电话代码：

680

大使馆/领事馆：

- 中国大使馆：无，与我国未建交。
- 美国大使馆：Koror 96940；电话：680-488-2920；传真：680-488-2911。
- 加拿大大使馆：委任于驻密克罗尼西亚的澳大利亚大使馆。H&E Enterprises Building, Kolonia, Pohnpei, Micronesia；邮寄地址：PO Box S, Kolonia, Pohnpei, Micronesia；电话：691-320-5448；传真：691-320-5449。
- 英国高级专员公署：委任于驻斐济的英国高级专员公署。Victoria House, Gladstone Road, Suva (PO Box 1355)；电话：679-3229100；传真：679-3229132；网址：http://www.britishhighcommission.gov.uk/fiji。

医院/医生：

- 游客应该与本国大使馆或领事馆联系以取得医师名录。

近期忠告和健康风险

事故/疾病和医疗保险：
- 对于年龄低于 55 岁的旅行者来说，交通事故和意外伤害是导致他们死亡的主要原因，其次是溺水、空难、谋杀和火灾。
- 对于年老的旅行者来说，心脏病是致命的主要原因。
- 旅行者中由于传染病而致命仅占 1%，但是总的来说传染病是引起旅游相关疾病的最主要原因。
- 建议旅游者出行前购买带有明确海外保险范围的旅行健康附加保险。该保险会在游客接受医疗服务时，提供对海外医院和/或医生的直接支付，并包括医疗转运服务。它还开通一条连接国际援助中心的 24 小时多语言服务热线。该中心能安排和监控医疗救治的实施，决定是否需要医疗转运或空中救护服务。

登革热：个别病例和大规模的暴发都有报道。游客应该采取防护措施避免蚊的叮咬。

丝虫病：个别病例和大规模的暴发都有报道。游客应该采取防护措施避免蚊子的叮咬。

肝炎：建议所有以前未接种过甲肝疫苗的旅游者都应接种甲肝疫苗。乙肝病毒携带者占总人口的比例约为 15%。建议停留 3 个月以上的游客、任何由于工作或者社会原因有感染风险的游客和希望得到全面疾病防御的游客注射疫苗。旅游者还应注意，乙肝可以通过未加防御措施的性交或者使用污染的针具传播。

流行性感冒：在热带流行性感冒全年流行。建议所有年龄超过 50 岁、有慢性疾病或者自身免疫系统较差，以及希望避免感染这种疾病的游客接种流感疫苗。孕妇应在怀孕三个月后才能接种疫苗。

乙型脑炎：个别病例和大规模的暴发都有报道。游客应该采取防护措施避免蚊子的叮咬。

疟疾：在该国没有感染疟疾的危险。

来自海洋的威胁：
- 对游泳者构成威胁的有鲨鱼、水母、海胆、海蛇和珊瑚。
- 肉毒鱼类中毒经常发生，主要是由于食用了珊瑚礁鱼如石斑鱼、鲷鱼、黑鲈及梭鱼类而引起。鱼肉毒素甚至是煮熟之后都不能消除的。

道路安全：在科罗尔的主要道路交通状况良好；但周边道路状况较差。在Babelthaob的岛屿，所有道路在2004年建成。最高时速为25英里/小时，但在拥挤的地区将更慢。禁止穿越缓慢行驶的车辆。

旅行者腹泻：中等威胁。建议使用喹诺酮类抗生素联合洛哌丁胺（Imodium）治疗急性腹泻。

巴拿马（Panama）

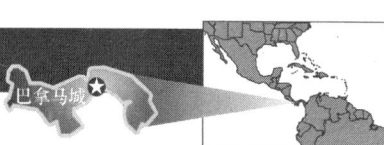

首都：
巴拿马城（Panama City）

时差（与格林威治标准时间差）：
－5 小时

国家电话代码：
507

大使馆/领事馆：
- 中国大使馆：无，与该国未建交。
- 美国大使馆：40th St. and Balboa Ave., Consular Section, Panama City；电话：225-6988.
- 加拿大大使馆：World Trade Center, Calle 53E, Marbella, Galería Comercial, Piso 1, Panama City, Panama；电话：507-264-9731, 7115；传真：507-263-8083；电子邮箱：panam@international.gc.ca；网址：www.panama.gc.ca.
- 英国大使馆：Swiss Tower, Calle 53, PO Box 0816-07946 Panama City；电话：507-269-0866；传真：507-223-0730；电子邮箱：britemb@cwpanama.net.

医院/医生：

在巴拿马有高水平的医疗保健服务，大多数医生都可以用英语交流。建议旅游者出行前购买海外专项健康保险。该保险会在旅行者接受医疗服务时，对海外医院和/或医生直接支付，并包括医疗转运条款。

- Policlinica General y Especializada de Rio Abajo, Rio Abajo, Panama City；电话：224-4767。
- Centro Especializado San Fernando, Panama City；电话：229-2299。

近期忠告和健康风险

AIDS/HIV：2005年成人HIV患病率据报道是0.9%。巴拿马与哥斯达黎加以及其他七个中美洲国家为所有AIDS患者提供抗逆转录病毒治疗。

Chagas病：该病在巴拿马大多数乡村地区低水平传播，包括前运河区。

霍乱：据报道霍乱在这个国家十分活跃，但对于从发达国家来的旅游者来讲威胁非常小。接种霍乱疫苗不是常规要求。

登革热：登革热在全国范围内全年流行，发病高峰期是5～12月。所有游客都应采取措施防止蚊子的叮咬。

肝炎：建议所有未接种过甲肝疫苗的游客都接种甲肝疫苗。在该国所有人口中乙肝病毒携带率约为0.7%～1.4%。乙肝可以通过血液感染、使用污染的针具和未加防御措施的性交传播。建议停留3个月以上的游客、任何由于工作或者社会原因有感染风险的游客和希望得到全面疾病防御的游客注射疫苗。

利什曼病：零星皮肤利什曼病在该国全国范围的乡村地区均有报道，但是大多数病例都发生在西部与中西部地区。没有内脏利什曼病的报道。所有游客都应当防止昆虫（白蛉）叮咬。

疟疾：疟疾在巴拿马对游客的威胁相对较低，主要可能感染的地区为东部（Darien和San Blas）与西部（Bocas Del Toro、Chiriqui和Veraguas）省份的乡村地区，全年都有可能发生。在巴拿马运河沿岸地区与巴拿马主要城市地区游客基本不会受到威胁。建议去 Darién、San Blas 省和 San Blas 岛（那里有抗氯喹的恶性疟报道）的旅行者携带下列抗疟药物中的一种：阿托伐醌/氯胍（Malarone）、多西环素、甲氟喹或伯氨喹（在特定环境下）。建议去巴拿马 Bocas Del Toro 省旅游的游客使用氯喹。所有的游客都应当采取措施防止蚊虫叮咬。

旅行者腹泻：危险程度不同，在巴拿马所有主要酒店以外的水源都应被视为潜在污染的。建议使用喹诺酮类抗生素治疗急性腹泻。如果抗生素对腹泻无效，那持续腹泻可能是由寄生虫疾病引起，例如贾第鞭毛虫病、阿米巴病或隐孢子虫病。

伤寒：建议那些长期居住在该国、沿非常规路线旅游、拜访亲友以及希望得到全面疾病防御的游客接种伤寒疫苗。由于伤寒疫苗只有 60%～70% 的有效性，因此游客仍需注意食品和饮料的卫生状况。

黄热病：该国处于黄热病流行带内。建议所有年龄大于 9 个月的游客都接种黄热病疫苗。20 世纪 40 年代以后，该国没有黄热病病例报道。

其他疾病/危险：囊尾蚴病、组织胞浆菌病（由于接触蝙蝠的粪便）、钩端螺旋体病、肺吸虫病（由于食用了生的虾蟹）、狂犬病（目前对人类威胁较小，被狗咬伤是最主要的原因）、蜱传立克次体病（斑疹热型）、肺结核（发病率在下降）与肠道蠕虫感染（包括类圆线虫病）等疾病。

巴布亚新几内亚
（Papua New Guinea）

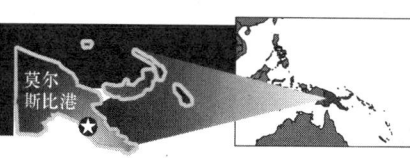

首都：
莫尔斯比港（Port Moresby）
时差（与格林威治标准时间差）：
＋10 小时
国家电话代码：
675

大使馆/领事馆：
- **中国大使馆**：Section 216 Lot 5，Sir John Guise Drive，Waigani，Port Moresby，Papua New Guinea；电话：00675-3259836，6860166（手机）；传真：00675-3258247，3254191；电子邮箱：chnempng@daltron.com.pg；网址：http://pg.china-embassy.org。
- **美国大使馆**：Armit St.，Port Moresby；电话：211-445-594 或 054。
- **加拿大大使馆**：委任于澳大利亚高级专员公署。Godwit Road，Waigani，NCD，Port Moresby，Papua New Guinea；电话：675-325-9333；传真：675-325-9239。
- **英国高级专员公署**：Locked Mail Bag 212，Waigani NCD 131，Port Moresby；电话：675-325-1643，3251-645，325-1659，325-1677；传真：675-325-3547；电子邮箱：bhcpng@datec.net.pg。

医院/医生：
　　医疗服务水平在该国是参差不齐的，医疗设施从莫尔斯比港的大型医疗中心到农村及边远地区的传教士医院和诊所。建议旅游者出行前购买海外专项健康保险。该保险会在旅行者接受医疗服务时，对海外医院和/或医生直接支付，并包括医疗转运条款。
- University of Papua New Guinea-Port Moresby General Hospital；电话：324-8200。是一家繁忙的教学医院和医疗中心。
- Jacobi Medical Center，Port Moresby；电话：325-5355。
- International SOS：Niugini Air Rescue，Suite ♯E，3rd Floor，Pacific Place，Boroko NCD，Port Moresby，Papua New Guinea；电话：675-323-2033；传真：675-323-5244

近期忠告和健康风险

来自动物的威胁：主要包括蛇类、蜈蚣、蝎子以及赤背蜘蛛、鼠蜘蛛。在中部的省份和该国首都地区蛇咬伤的病例中有80%是被盾尖吻蛇（世界上最致命的毒蛇）咬伤的。其他可能的危险包括鳄鱼、老虎、豹、熊、野猪和野牛。在该国的沼泽和小溪中有大型水蛭，这种动物没有毒但被其咬伤后伤口易感染，恢复慢。

犯罪/个人安全：在该国应重视犯罪和个人安全问题。所有旅行者应在出发前从本国政府部门获得巴布亚新几内亚领事的资料表。

登革热：除在海拔高于 1000 米的深山以外，全国都有发病的危险。在 12 月至次年 2 月以及 5~9 月的季风季节，城市及海拔较低的乡村地区发病率较高。游客应该采取防护措施避免白天蚊子的叮咬。

丝虫病：班氏丝虫病在沿岸和低海拔地区以及内陆附近的一些群岛高发。游客应该采取防护措施避免蚊子的叮咬。

肝炎：建议所有以前未接种过甲肝疫苗的旅游者都应接种甲肝疫苗。乙肝病毒携带者占总人口的比例为 5%~25% 不等。乙肝可以通过感染的血液、使用污染的针具和未加防御措施的性交传播。建议停留 3 个月以上的游客、任何由于工作或者社会原因有感染风险的游客和希望得到全面疾病防御的游客注射疫苗。

流行性感冒：在热带流行性感冒全年流行。建议所有游客接种流感疫苗。

乙型脑炎：发病率低，流行区域不确定，但在邻近的 Irian Jaya 有该病发生。建议那些将到农村农业病区逗留时间超过数周的游客接种疫苗。游客应该采取防护措施避免蚊子的叮咬，尤其是夜晚。

疟疾：在该国高发。在海拔低于 1800 米的全国范围（包括城市地区）全年流行。在沿海地区和低地，特别是在季风季节（12 月至次年 2 月）发病率增加。氯喹耐药性恶性疟疾流行广泛，抗甲氟喹的恶性疟以及抗氯喹及伯氨喹的间日疟也有发生。建议旅行者使用阿托伐醌/氯胍（Malarone）、甲氟喹（Lariam）或多西环素来预防。

来自海洋的威胁：黄貂鱼、海黄蜂、印太地区僧帽水母和有毒海螺在该国沿海水域常见，对没有防护或粗心的游泳者造成威胁。在食用刺鲀后，致命的河豚毒素会使人中毒。肉毒鱼类中毒经常发生，这是由于食用了珊瑚礁鱼如石斑鱼、鲷鱼、黑鲈、jack 及梭鱼类而引起的。鱼肉毒素甚至是煮熟之后都不能消除的。

狂犬病：在巴布亚新几内亚没有狂犬病发生。

旅行者腹泻：在高档宾馆和旅游胜地以外地区有中至高度危险。建议使用喹诺酮类抗生素联合洛哌丁胺（Imodium）治疗急性腹泻。如果抗生素对腹泻无效，那持续腹泻可能是由寄生虫疾病引起，例如贾第鞭毛虫病、阿米巴病或隐孢子虫病。

肺结核：肺结核是该国的主要健康问题。计划长期滞留在当地的游客应在出发前做 TB 皮试（PPD 测试），在离开该国后再做一次测试。

伤寒：建议除了始终在大饭店和酒店用餐的短期游客（如商务旅行者和随意漫游的旅客）以外，所有游客都应注射伤寒疫苗。由于伤寒疫苗只有60％～70％的有效性，因此游客仍需注意食品和饮料的卫生状况。

其他疾病/危险：血管圆线虫病、布氏菌病（发生率较低）、肠蠕虫感染（在城市和乡村地区蛔虫病、钩虫病和类圆线虫病发病率高）、肺吸虫病、麻风病（高度流行）、钩端螺旋体病、类鼻疽、丛林斑疹伤寒、肺结核（高发病率）以及伤寒。

巴拉圭（Paraguay）

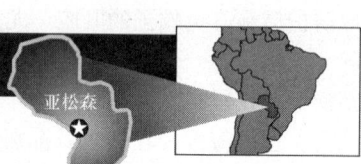

首都：
亚松森（Asunción）

时差（与格林威治标准时间差）：
－4 小时

国家电话代码：
595

大使馆/领事馆：

- 中国大使馆：无，与我国未建交。
- 美国大使馆：1776 Mariscal Lopez Avenue, Asunción；电话：21-213-715；电子邮箱：usconsulasuncion@hotmail.com。
- 加拿大大使馆：Prof. Ramírez No. 3 at Juan de Salazar, Asunción；电

话：21-227-207；传真：227-208；电子邮箱：jsperat@conexion.com.py。
- 英国大使馆：委任于驻阿根廷的英国大使馆。Dr. Luis Agote 2412/52，1425 Capital Federal，Buenos Aires；电话：54-11-4808-2200。

医院/医生：

巴拉圭的医疗保健服务可以满足大多数的就医需要。建议旅游者出行前购买海外专项健康保险。该保险会在旅行者接受医疗服务时，对海外医院和/或医生直接支付，并包括医疗转运条款。

- 医学院：Universidad Nacional de Asunción, Facultad de Ciencias Médicas, Avenida Dr Montero, Asunción；电话：21-481-549；网址：www.una.py。
- Adventist Hospital，Asunción（35张床位）；传教士医院；综合内/外科设施；医生24小时值班。
- Centro Médico Bautista/Baptist Medical Center, Asunción。

近期忠告和健康风险

AIDS/HIV：在巴拉圭感染艾滋病的比率相对较低。

来自动物的威胁：包括蛇（蝰蛇、珊瑚蛇）、蜈蚣、蝎子、黑寡妇蜘蛛、褐隐斜蛛、疾行异足蛛及狼猪等。该国淡水中还有食肉的鱼出没。

Chagas 病：在巴拉圭的大多数乡村地区广泛传播。在有砖坯房屋的Conception、San Pedro、Cordillera 和 Paraguari 地区有疾病风险。这些房屋经常寄居传播该病的晚间叮咬的锥猎蝽，居住在这些房屋中的游客应在睡觉的地方喷洒扑灭司林杀虫剂。

登革热：登革热在巴拉圭流行，但是传播程度不详。传播季节是11月至次年4月的温暖月份，尤其是在城市地区。游客应采取各种措施防止白天蚊子的叮咬。

肝炎：建议所有未接种过甲肝疫苗的游客都接种甲肝疫苗。在该国所有人口中乙肝病毒携带者的比率不足1%。乙肝可以通过感染的血液、使用污染的针具和未加防御措施的性交传播。建议停留3个月以上的游客、任何由于工作或者社会原因有感染风险的游客和希望得到全面疾病防御的游客注射疫苗。

流行性感冒：在南半球流行性感冒在4～9月传播。建议所有游客接种流感疫苗。

利什曼病：皮肤利什曼病与黏膜皮肤利什曼病在该国Alto Parana、Amambay、Caaguazu、Caazapa、Canendiyu、Guaira和San Pedro的乡村地区流行十分广泛。Caaguazu地区具有最大的风险。游客应采取各种措施防止昆虫（白蛉）的叮咬。

疟疾：疟疾主要在巴拉圭的Alto Parana（占病例的90%）、Amambay、东南部与巴西接邻的Canandiyu地区、Caaguazu和San Pedro中部的农村地区传播流行。城市地区和Iguassu Falls附近没有威胁。间日疟占94%～99%的病例。建议去疫区的游客携带氯喹预防。所有的旅游者都应当采取措施避免蚊虫在傍晚和黑夜的叮咬。预防叮咬的方法包括在皮肤表面涂含有DEET（避蚊胺）的驱蚊剂，将扑灭司林喷洒在衣物和帐篷的表面，在晚上睡觉的时候使用扑灭司林处理过的蚊帐。

血吸虫病：血吸虫病在巴拉圭没有报道，但是在沿Parana河的巴西邻近地区该病流行。

旅行者腹泻：低至中度危险。建议使用喹诺酮类抗生素联合洛哌丁胺（Imodium）治疗急性腹泻。如果抗生素对腹泻无效，那持续腹泻可能是由寄生虫疾病引起，例如贾第鞭毛虫病、阿米巴病或隐孢子虫病。

黄热病：现在没有明显的黄热病流行。美国疾病预防与控制中心（CDC）建议年龄大于9个月的游客接种黄热病疫苗。

其他疾病/危险：布氏菌病（由于食用了未经巴氏消毒的奶制品）、球胞子菌病、钩端螺旋体病、麻疹、狂犬病（相对小的公共卫生问题）、肺结核（较高的发病率，特别是美洲儿童）、委内瑞拉马脑炎、类圆线虫病以及其他肠蠕虫感染等疾病。

秘鲁（Peru）

首都：
利马（Lima）

时差（与格林威治标准时间差）：
—5小时

国家电话代码：
51

大使馆/领事馆：
- 中国大使馆：Jiron Jose Granda 150，San Isidro Lima 27 Peru Apartado Postal 375；电话：00511-2220841；值班手机：00511-99274089；传真：00511-4429467；电子邮箱：chinaemb＿pe@mfa.gov.cn；网址：http://pe.china-embassy.org.
- 美国大使馆：Avenida Encalada, Block Seventeen, Lima；电话：51-1-434-3000，51-1-434-3032；传真：51-1-434-3065，434-3037；网址：www.rcp.net.pe/usa.
- 加拿大大使馆：Calle Libertad 130，Miraflores, Lima；电话：51-1-444-4015；传真：242-4050；电子邮箱：lima@dfait-maeci.gc.ca.
- 英国大使馆：Torre Parque Mar (Piso 22), Avenida Jose Larco, 1301 Miraflores. Lima；电话：51-1-617-3000；传真：51-1-617-3100；电子邮箱：belima@fco.gov.uk.

医院/医生：

秘鲁的医疗保健水平低于西方。建议旅游者出行前购买海外专项健康保险。该保险会在旅行者接受医疗服务时，对海外医院和/或医生直接支付，并包括医疗转运条款。

- Clínica Anglo Americana, Avenida Alfredo Salazar, Lima；急诊；拥有52张床位的私人医院，具有内/外科诊疗能力。
- Clínica Ricardo Palma, Ave. Javier Prado Este 1038, Lima；建议旅行者及外国人士就诊。
- Clínica Pardo, Avenue De la Cultura 710, Cuzco；小型私人医院，提供24小时急诊服务。

近期忠告和健康风险

AIDS/HIV：与其他拉丁美洲国家（如巴西）相比，秘鲁的艾滋病发病率相对较低。据估计，在该国由于输血而导致患艾滋病的占 0.1%～1.2%，异性性行为导致的 HIV 感染明显提高。

高原病（AMS）：高原病或急性高山病（AMS）出现在秘鲁中部的 Sierra 地区，那里有秘鲁的安第斯山脉（平均海拔 2473～5791 米）。Cuzco 海拔 3500 米，是一个旅游胜地。到达高海拔地区的游客可以使用乙酰唑胺（Diamox）来预防此病，并可以花费几天时间适应环境，限制重体力活动。对于急性高山病，到低海拔地区是有效的治疗方法。

来自动物的威胁：来自动物的威胁包括蛇、蜈蚣、蝎子、黑寡妇蜘蛛、棕色隐斜蛛、疾行异足蛛、狼蛛等。在该国几乎所有的蛇都在 Montana 地区被发现。因为有可能碰到致命的带有毒液的毒蛇，建议去利马的旅行者如猎鸟者应该携带抗蛇毒素及吸氧仪。在该国的淡水河中可能有电鳗与水虎鱼出没。鳄鱼在该国到处都是。

Chagas 病：在该国的乡村地区（大部分集中在南部 1/2 与北部 1/4 地区），Chagas 病流行广泛。该国 40% 的人口都受该病的威胁。该病主要发生于乡村农业耕作区以砖坯房为主的房屋。在这些房屋中经常有传染 Chagas 病的锥猎蝽出没。在此类房屋中居住的游客应采取各种措施防止晚上被叮咬。另外，不卫生的输血也是该病的传染途径之一，应该避免。

霍乱：据报道霍乱在这个国家十分活跃，但是对游客威胁较小。霍乱疫苗不常规要求接种。

登革热：登革热主要在该国的北部沿海地区与东部低地城市地区全年发生。偶尔有规模性暴发的报道。所有的游客应采取各种措施防止白天蚊子的叮咬。

肝炎：建议所有未接种过甲肝疫苗的游客都接种甲肝疫苗。戊肝广泛存在，但是程度不清楚。在该国所有人口中乙肝病毒携带者的比率约为 1.4%，在亚马逊河流域和南部安第斯山脉地区，病毒携带率高达 20%。乙肝可以通过感染的血液、使用污染的针具和未加防御措施的性交传播。建议停留 3 个月以上的游客、任何由于工作或者社会原因有感染风险的游客和希望得到全面疾病防御的游客注射疫苗。

流行性感冒：在南半球 3～9 月是流感的传播时期。在传播期间建议所有的游客接种流感疫苗。

利什曼病：利什曼病是该国主要健康问题之一。皮肤利什曼病主要发生在安第斯山脉与山脉间峡谷以及秘鲁北部边境与南纬 13 度（大约是 Cuzco 的纬度）之间海拔 3000 米以内的丘陵地带。黏膜利什曼病主要流行于该国低海拔地区的热带雨林。目前该国国内没有内脏利什曼病（黑热病）报道。所有到安第斯山脉及热带雨林疫区的游客都应采取各种措施防止白蛉叮咬。

疟疾：除了 Arequipa、Moquegua、Puno 和 Tacna 以外的地区都有疟疾的威胁。在利马城市中心、利马南部沿海地区、Cuzco 的丘陵地带、Machu Picchu 以及 Lake Titacaca 等地区游客将不受疟疾威胁。注意：间日疟的散发病例出现在利马的东南部和北部郊区，在 Puerto Maldonado 有威胁。氯喹抗药性恶性疟在靠近巴西的地区流行。建议旅行者使用阿托伐醌/氯胍（Malarone）、甲氟喹（Lariam）或多西环素来预防。所有的旅游者都应当采取措施避免蚊虫在傍晚和黑夜的叮咬。

来自海洋的威胁：在该国沿海水域有僧帽水母、海黄蜂、黄貂鱼等，对于不设任何防范措施在此游泳的游客来说是一种潜在的威胁。

狂犬病：与其他南美洲国家相比，游客在该国感染狂犬病的几率相对较高。人类狂犬病病例增加，通常由狗传播，但确切的发病率未知。一旦被动物尤其是狗抓咬后应高度重视，紧急采取医疗措施。建议逗留时间长达 3 个月以上的游客或计划经过流浪动物经常出没的非旅游地区旅游的游客接种狂犬病疫苗，因为那里危险会增加。

旅行者腹泻：为预防腹泻，游客应严格遵循安全的食物及饮水措施。建议使用喹诺酮类抗生素联合洛哌丁胺治疗急性腹泻。如果抗生素对腹泻无效,那持续腹泻可能是由寄生虫疾病引起,例如贾第鞭毛虫病或阿米巴病。

肺结核:肺结核是该国的主要健康问题。计划长期滞留在当地的游客应在出发前做 TB 皮试(PPD 测试),在离开该国后再做一次测试。

伤寒:建议全体游客接种伤寒疫苗,除非是短期停留且严格在大酒店和餐厅用餐的游客。由于伤寒疫苗只有 60%~70% 的有效性,因此游客仍需注意食品和饮料的卫生状况。

黄热病:美国疾病预防与控制中心(CDC)推荐所有年龄超过 9 个月的游客接种疫苗。

其他疾病/危险:炭疽热(皮肤受累,通常是由于接触了新鲜屠杀的感染的家畜引起)、布氏菌病(由于摄取了未巴氏消毒的奶制品引起,尤其是奶酪)、巴尔通体病(Oroyo 热,在安第斯山谷局部流行)、球胞子菌病(在亚马逊河的低地流行)、囊尾蚴病(居住在秘鲁的乡村流行地区发病率为 8%)、环孢子虫病、裂头绦虫病(来自生鱼的绦虫感染)、包虫病(是安第斯中部地区的主要健康问题)、片吸虫病(肝吸虫病,由于进食了生的水生植物引起,亚马逊河的低洼地带危险增加)、钩端螺旋体病、肺吸虫病(进食淡水虾蟹引起)、肺结核(严重的公共健康问题)、类圆线虫病、肠蠕虫感染以及蜱传回归热。

菲律宾(Philippines)

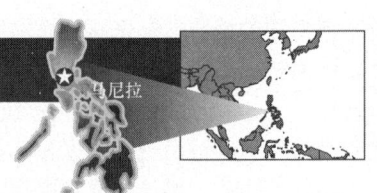

首都:
马尼拉(Manila)

时差(与格林威治标准时间差):
+8 小时

国家电话代码:
63

大使馆/领事馆:
- 中国大使馆:4896 Pasay Road, Dasmarinas Village, Makati, Metro Manila,

the Philippines；电话：0063-2-8443148，8437715；传真：0063-2-8452465；电子邮箱：chinaemb_ph@mfa.gov.cn；网址：http://ph.china-embassy.org. 领事部：0063-2-8482396（电话）；0063-2-8482386（传真）。
- 美国大使馆：1201 Roxas Boulevard, Manila City；电话：2-523-1001；传真：63-2-522-3242；网址：usembassy.state.gov/posts/rp1/wwwh3004.html.
- 加拿大大使馆：Allied Bank Centre, 6754 Ayala Avenue, Makati City；电话：2-867-0001；传真：810-4299；电子邮箱：manil@dfait-maeci.gc.ca；网址：www.dfait-maeci.gc.ca/manila.
- 英国大使馆：15th-17th Floors LV Locsin Building, 6752 Ayala Avenue cor Makati Avenue, 1226 Makati,（PO Box 2927 MCPO）；电话：63-2-816-7116-switchboard；传真：63-2-813-775-Chancery；电子邮箱：uk@info.com.ph Information Section.

医院/医生：
- Makati Medical Center, Manila（700 张床位）；多重专科诊所；24 小时急救和急诊服务；ICU.
- University of Santo Tomas Hospital, Espana, Manila.
- Calamba Medical Center, Calamba（110 张床位）；大部分专科；24 小时急救和急诊服务。
- International SOS：International SOS（Phils.）, Inc, Suite 1205/6 One Magnificent Mile Bldg, San Miguel Avenue, Ortigas Center, Pasig City, 1600 Metro Manila, Philippines；报警中心电话：63-2-637-0707；报警中心传真：63-2-637-4872.

近期忠告和健康风险

来自动物的威胁：来自动物的威胁包括蛇（眼镜蛇）、蜈蚣、蝎子与黑寡妇蜘蛛。被猴子咬伤的情况常见，这可能传播狂犬病和乙型疱疹病毒。菲律宾的沿海区域有黄貂鱼、水母、荨麻、海参、海黄蜂（可能致命）、海胆、海葵和印太地区僧帽水母出现，对于不设任何防范措施在此游泳的游客来说是一种潜在的威胁。

霍乱：据报道霍乱在这个国家十分活跃，但是对游客威胁较小，发达国家来的游客发生率极低。霍乱疫苗主要是针对生活、工作在卫生条件较差的高发区的人们。

登革热：该病在菲律宾全国全年流行，包括城市和城外周边地区。5～11月的雨季是该种疾病的发病高峰期。预防登革热的措施主要是防止白天蚊子的叮咬。

丝虫病：班氏和马来丝虫病在乡村地区由蚊子传播。菲律宾的 Luzon、Leyte、Marinduque、Mindanao、Mindoro、Palawan、Samar、Sulu 地区丝虫病流行。到该国的游客应当采取措施防止昆虫叮咬。

蠕虫病：支睾吸虫病和片吸虫病（肝吸虫病）、肺吸虫病和腭口线虫病在农村地区流行。毛细线虫病和后睾吸虫病流行。异尖线虫病有报道（由食用生的感染的鲔鱼和鲭鱼引起）。血管圆线虫病也流行，由对虾、鱼、陆地蟹和贝类传播。为预防这些疾病，游客应该避免食用生鱼、贝类、水田芥菜及水生植物。

- 土壤传播的蠕虫感染（钩虫、蛔虫、类圆线虫）在乡村地区流行。
- 游客应该穿鞋走路（以防钩虫、类圆线虫的幼虫穿透皮肤），食物应该完全清洗干净并且煮熟（以去除或破坏蛔虫虫卵）。

肝炎：建议所有以前未接种过甲肝疫苗的旅游者都应接种甲肝疫苗。戊肝在菲律宾的发病率为中等水平。人口中乙肝病毒的携带率约为 13%。乙肝可以通过感染的血液、使用污染的针具和未加防御措施的性交传播。建议停留 3 个月以上的游客、任何由于工作或者社会原因有感染风险的游客和希望得到全面疾病防御的游客注射疫苗。由于旅游中的发病和受伤不可预测，一些专家认为所有旅游者都应注射乙肝疫苗以防接触了消毒不彻底的医疗针具。

流行性感冒：在热带，流行性感冒全年流行。建议所有的游客接种流感疫苗。

乙型脑炎：在农村农业地区全年都有乙型脑炎的危险，而 5～11 月的季风季节是乙型脑炎的传播高峰期。Luzon 与 Mindanao 的乙型脑炎发病率最高，尤其是最靠南边的 Luzon、Negros、Cebu 和 Catanduanes Island 地区。对于计划在农村（种植水稻和养猪农场）停留 3～4 周以上的游客或者往返于高发地区（尤其在传播高峰期）的游客，建议接种乙型脑炎疫苗。游客还应该注意防止傍晚和夜间蚊子的叮咬。

疟疾：除了 Bohol、Catanduanes、Cebu、Leyte 岛、Negros 和 Panay 岛的平原地带、马尼拉和其他大城市，疟疾在全国范围内全年都有危险。疟疾主要发病区是很少有游客光顾的森林密布的小丘与海拔 1000 米以下的地区。大多数的疟疾传播集中于 5～11 月的雨季和雨季之后。抗氯喹的恶性疟很常见。建议到疫区的旅行者使用阿托伐醌/氯胍（Malarone）、甲氟喹（Lariam）或多西环素来预防。

脑(脊)膜炎：2005 年在 Baguio 城和 Cordillera 地区有该病暴发。如果游客在暴发地停留超过一个月，且可能会与当地居民密切接触的话，建议接种四价脑膜炎球菌疫苗（A、C、Y、W-135 组）。

脊髓灰质炎：由疫苗衍生脊髓灰质炎病毒循环引起的麻痹性脊髓灰质炎在 2001 年有三例病例报道。菲律宾目前没有野生型脊髓灰质炎病毒。建议所有的游客全面免疫接种以抵抗该病。

狂犬病：该国人类狂犬病全国每年发病大约为 200 例。
- 一旦被动物尤其是狗抓咬后应高度重视，紧急采取医疗措施。尽管在游客中感染狂犬病很少见，但这不容忽。游客不要拥抱或者收留任何流浪的动物。家长应该告诉孩子们不要和不熟悉的动物接触。
- 建议逗留时间在 3 个月以上的游客或计划沿非常规路线旅游而可能经过流浪动物经常出没地区的游客，以及希望得到额外保护的游客接种狂犬病疫苗。

血吸虫病：危险全年存在，尤其是 Mindoro 和 Bohol 岛的东部沿岸、南部 Luzon、Leyte、Samar 和 Mindanao 等地区。去这些地区的所有游客应避免在淡水湖、池塘或小溪中游泳。

旅行者腹泻：在该国高级旅店与旅游胜地以外地区，该病发病率很高。建议使用喹诺酮类抗生素联合洛哌丁胺（Imodium）治疗急性腹泻。如果抗生素对腹泻无效，那持续腹泻可能是由寄生虫疾病引起，例如贾第鞭毛虫病、阿米巴病或隐孢子虫病。

肺结核：肺结核是该国的主要健康问题。计划长期滞留在当地的游客应在出发前做 TB 皮试（PPD 测试），在离开该国后再做一次测试。

伤寒：建议那些到该国常规旅游景点以外地区旅游、探亲访友和长期居住在该国的游客接种伤寒疫苗。由于伤寒疫苗只有 60%～70% 的有效性，因此游客仍需注意食品和饮料的卫生状况。

其他疾病/危险：艾滋病（发病率可能比官方公布的要高），切昆贡亚热（全年流行，在中部和南部岛屿的城市和农村地区都有报道），钩端螺旋体病（在雨季末危险增加，高峰期在干燥季节早期），鼠斑疹伤寒症（跳蚤传播），丛林斑疹伤寒（螨传，在 Leyte、Samar、Mindoro、Luzon、Negros、Panay、Palawan、Cebu 和 Mindanao 地区海拔低于 3000 米的乡村多草地区危险增加），结核（高度流行），伤寒等。

波兰（Poland）

首都：
华沙（Warsaw）

时差（与格林威治标准时间差）：
+1 小时

国家电话代码：
48

大使馆/领事馆：

- 中国大使馆：Bonifraterska St. 1, 00-203, Warsaw；电话：0048-22-8313836；传真：0048-22-6354211；值班手机：0048-602749928, 602749925；电子邮箱：MAILBOX @ CHINAEMBASSY. ORG. PL；网址：http://pl. china-embassy. org.
- 美国大使馆：Aleje Ujazdowskie 29/31, Warsaw；电话：22-628-3041 或 625-0055；传真：48-22-625-0289.
- 加拿大大使馆：Reform Plaza, 10th floor, Aleje Jerozolimskie 123, Warsaw；电话：22-584-3340；传真：584-3192；电子邮箱：wsaw@

dfait-maeci. gc. ca.
- 英国大使馆：Aleje Róz No 1，00-556 Warsaw；电话：48-22-311-0000；传真：48-22-311-0311；电子邮箱：info@britishembassy. pl.

医院/医生：
- State Hospital #1，Warsaw（1500 张床位）；大多数主要专科；急诊病房，ICU.
- Medical Academy，Gdansk（1000 张床位）；大多数专科；ICU.
- Institute of Maritime and Tropical Medicine，Gdynia-Redlowo（90 张床位）；电话：48-58-622-51-63；每天 24 小时有急诊服务。员工用英语交流。
- *注意*：在波兰可以得到适当的医疗服务，但是总体来说还是达不到西方水平。

近期忠告和健康风险

事故/疾病和医疗保险：
- 对于年龄低于 55 岁的旅行者来说，交通事故和意外伤害是导致他们死亡的主要原因，其次是溺水、空难、谋杀和火灾。
- 对于年老的旅行者来说，心脏病是致命的主要原因。
- 旅行者中由于传染病而致命仅占 1%，但是总的来说传染病是引起旅游相关疾病的最主要原因。
- 建议旅游者出行前购买带有明确海外保险范围的旅行健康附加保险。该保险会为旅行者在接受医疗服务时，提供对海外医院和/或医生的直接支付及医疗转运服务。它还提供一条连接国际援助中心的 24 小时多语言服务热线。该中心能安排和监控医疗救治的实施，决定是否需要医疗转运或空中救护服务。

空气污染： 有呼吸道疾病的旅行者需要当心波兰大部分工业区有严重的空气污染。

肝炎： 建议所有旅行者都接种甲肝疫苗。戊肝也可能发生，但还没有报道过。乙肝携带者占总人口的比例为 0.2%～1.2%。建议停留 3 个月以上的游客和希望得到全面疾病防御的游客考虑接种乙肝疫苗。旅游者还应注意，乙肝可以通过未加防御措施的性交或者使用污染的针具传播。

流行性感冒：流行性感冒传播期在 11 月到次年 3 月。建议所有年龄超过 50 岁、有慢性疾病或者自身免疫系统较差，以及希望避免感染这种疾病的游客接种流感疫苗。孕妇应在怀孕三个月后才能接种疫苗。

莱姆病：莱姆病在该国有散在病例报道。较高的威胁存在于 Warmia 和 Mazury 湖地区、Pomerania 西部、Bialowieza 国家森林以及 Carpathian 山脉森林。旅行者必须注意在莱姆病传播高峰期（3～9 月）采取措施避免蜱的叮咬。

蜱传脑炎：虽然蜱传脑炎（TBE）的传播媒介蜱广泛分布于波兰大部分灌木丛和森林地区，但是感染该病的几率相对较低。工作或宿营在森林里的人们威胁较大。较大的威胁存在于 Gdansk 北部周边森林地区、南部和东部靠近俄罗斯的边境地带，包括 Bialystock 周边地区、华沙、Lodz 和 Lukow 周边的森林，以及 Wroclaw 南部与捷克斯洛伐克交界的地区。在这些地区的旅行者应该采取各种措施防止蜱的叮咬，尤其是在 3～9 月该病的传播高峰期。只建议那些长期处在威胁区的人们，如野营者、徒步跋涉者和伐木工人接种 TBE 疫苗。

旅行者腹泻：波兰的表层水常被有机物、工业废物和农业废物等污染。所有的饮用水最好都是瓶装水或者来自可靠的水源。建议使用喹诺酮类抗生素联合洛哌丁胺（Imodium）治疗急性腹泻。如果抗生素对腹泻无效，那可能是由寄生虫疾病引起的，如贾第鞭毛虫病。

伤寒：建议那些长期居住在该国、热爱冒险以及希望得到全面疾病防御的游客接种伤寒疫苗。由于伤寒疫苗只有 60%～70% 的有效性，因此游客仍需注意食品和饮料的卫生状况。

其他疾病/危险：布氏菌病，囊尾蚴病（地方性动物病），包虫病（地方性动物病），出血热肾病综合征，钩端螺旋体病，狂犬病（主要发生在狐狸，人类很少发生），旋毛虫病（在波兰东部威胁较大）以及伤寒。

葡萄牙（Portugal）

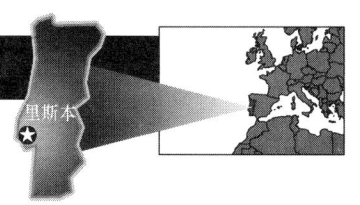

首都：
里斯本（Lisbon）

时差（与格林威治标准时间差）：
＋0 小时

国家电话代码：
351

大使馆/领事馆：

- 中国大使馆：Ruapau De Bandeira，11-13（A-LAPA），1200-756，Lisbon，Portugal；电话：00351-21-3928430，3928436；传真：00351-21-3975632；电子邮箱：chinaemb_pt@mfa.gov.cn；网址：http://pt.chinaembassy.org/chn/.

- 美国大使馆：Avenida das Forças Armadas，Sete Rios，Lisbon；电话：351-21-727-3300；传真：351-21-726-9109；网址：www.american-embassy.pt.

- 加拿大大使馆：Avenida da Liberdade 196-200，3rd Floor，Lisbon；电话：351-213-16-4600；传真：351-213-16-4693；电子邮箱：lsbon@dfait-maeci.gc.ca；网址：www.dfait-maeci.gc.ca/lisbon.

- 英国大使馆：Rua de São Bernardo 33，1249-082 Lisbon；电话：351-21-392-4000；传真：351-21-392-4178；电子邮箱：Chancery@Lisbon.mail.fco.gov.uk；网址：www.uk-embassy.pt.

医院/医生：

- Santa Maria Hospital，Lisbon（1384 张床位）；电话：1-797-5171 或 797-8035；大部分医疗专科，包括眼外科和耳鼻喉科。
- The British Hospital，Lisbon；电话：1-602-020 或 678-161.
- Clínica Médica Internacional de Lisboa（CMIL），Lisbon and Cascais；电话：351-1-353-0817（里斯本）；351-1-486-5946/7/8（Cascais）；私人诊所，为里斯本地区的葡萄牙人以及国际社团提供门诊医疗服务。

近期忠告和健康风险

事故/疾病和医疗保险：
- 对于年龄低于 55 岁的旅行者来说，交通事故和意外伤害是导致他们死亡的主要原因，其次是溺水、空难、谋杀和火灾。
- 对于年老的旅行者来说，心脏病是致命的主要原因。
- 旅行者中由于传染病而致命仅占 1%，但是总的来说传染病是引起旅游相关疾病的最主要原因。
- 建议旅游者出行前购买带有明确海外保险范围的旅行健康附加保险。该保险会为旅行者在接受医疗服务时，提供对海外医院和/或医生的直接支付及医疗转运服务。它还提供一条连接国际援助中心的 24 小时多语言服务热线。该中心能安排和监控医疗救治的实施，决定是否需要医疗转运或空中救护服务。

肝炎：以前未接种过甲肝疫苗的游客都应接种甲肝疫苗。乙肝病毒携带率在人群中为 1.3%，是西欧携带率较高的国家。建议停留 3 个月以上的游客和希望得到全面疾病防御的游客考虑接种乙肝疫苗。旅行者还应注意，乙肝可以通过未加防御措施的性交或者使用污染的针具传播。

流行性感冒：流行性感冒传播期在 11 月到次年 3 月。建议所有年龄超过 50 岁、有慢性疾病或者自身免疫系统较差，以及希望避免感染这种疾病的游客接种流感疫苗。孕妇应在怀孕三个月后才能接种疫苗。

利什曼病：皮肤利什曼病病例很少，但是有零星报道。据报道内脏利什曼病正在增加，80% 的内脏利什曼病发生在 Douro 河流域的 Real、Braganca、Viseau 和 Gaurda 地区。所有的游客都应采取各种措施防止白蛉叮咬。

疟疾：在葡萄牙没有威胁。

地中海斑疹热（南欧斑疹热）：全国范围在海拔低于 1000 米的地区发病，特别是在地中海沿海地区。游客应当避免接触狗，以避免感染褐色犬蜱。

狂犬病：没有风险。葡萄牙目前没有该病报道。

旅行者腹泻：中等威胁，主要城市的大部分地区都有管道输送的饮用水。在乡村，供水可能被污染。建议使用喹诺酮类抗生素联合洛哌丁胺（Imodium）治疗急性腹泻。

伤寒：建议那些长期居住在该国、热爱冒险以及希望得到全面疾病防御的游客接种伤寒疫苗。由于伤寒疫苗只有 60%～70% 的有效性，因此游客仍需注意食品和饮料的卫生状况。

其他疾病/危险：阿米巴病和贾第鞭毛虫病（流行）、血吸虫病（最南部 Algarve 省有发病危险）、埃利希体病、包虫病、片吸虫病（据报道北方农村感染率为 2%～7%）、钩端螺旋体病、蜱传回归热和伤寒。

波多黎各和美属维尔京群岛
(Puerto Rico and U. S. Virgin Islands)

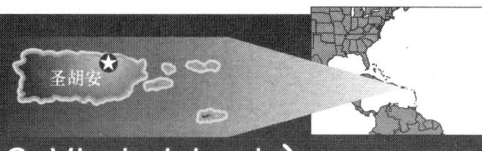

首府：
圣胡安（San Juan）

时差（与格林威治标准时间差）：
－4 小时

地区电话代码：
787

医院/医生：
Ashford Presbyterian Hospital，圣胡安；电话：721-2160

近期忠告和健康风险

请参照第 312 页的加勒比海地区疾病风险总结。

肝炎：低到中度危险，没有接种过疫苗的旅行者应该考虑接种甲肝疫苗。

登革热：该病全年流行，在 Yanes 附近发病率最高。预防登革热的措施主要是防止昆虫（蚊子）的叮咬。

血吸虫病：在波多黎各肠血吸虫病局灶流行。在 79 个自治区中，17 个检测血清阳性率平均在 10%，最高暴露率（血清阳性率）是 Jayuya（38.5%）和 Naguabo（36.4%）。游客应避免在淡水湖、池塘、小溪中游泳或跋涉。

旅行者腹泻：低到中度危险，在城市和旅游胜地的旅店和餐厅通常会提供安全的食物与水。

其他疾病/危险：班氏丝虫病（蚊子传播，对游客危险小），肠道寄生虫感染（钩虫病、蛔虫病、类圆线虫病和鞭虫病），狂犬病（低风险），性传播疾病，伤寒，鱼肉中毒以及游泳相关危险（构成威胁的有水母、有刺的海胆和珊瑚等）。

卡塔尔（Qatar）

首都：
多哈（Doha）

时差（与格林威治标准时间差）：
＋3 小时

国家电话代码：
974

大使馆/领事馆：

- **中国大使馆**：卡塔尔多哈市西海湾区西海湾拉古恩大街 1085 号；电话：00974-4934203，4934204；传真：00974-4934201；电子邮箱：CHINASHI@QATAR.NET.QA；网址：http://qa.china-embassy.org。
- **美国大使馆**：Al-Luqta District on 22nd February St., Doha；电话：974-488-4176，网址：www.usembassy.org.qa。
- **加拿大大使馆**：委任于驻科威特的加拿大大使馆。24, Al Mutawakel Street, Block 4, Da'aiyah, Kuwait City, Kuwait；电话：965-256-3025；传真：965-256-0173；电子邮箱：kwait@international.gc.ca；网址：

www.kuwait.gc.ca.
- 英国大使馆：PO Box 3, Doha；电话：974-4421991；传真：974-4438692；电子邮箱：consular_qatar@fco.gov.uk。

医院/医生：
- Hamad Hospital, Doha（600张床位）；主要医疗中心，专科齐全，良好的医疗设备与医护人员。

近期忠告和健康风险

事故/疾病和医疗保险：
- 对于年龄低于55岁的旅行者来说，交通事故和意外伤害是导致他们死亡的主要原因，其次是溺水、空难、谋杀和火灾。
- 对于年老的旅行者来说，心脏病是致命的主要原因。
- 旅行者中由于传染病而致命仅占1%，但是总的来说传染病是引起旅游相关疾病的最主要原因。
- 建议旅游者出行前购买带有明确海外保险范围的旅行健康附加保险。该保险会为旅行者在接受医疗服务时，提供对海外医院和/或医生的直接支付及医疗转运服务。它还提供一条连接国际援助中心的24小时多语言服务热线。该中心能安排和监控医疗救治的实施，决定是否需要医疗转运或空中救护服务。

环境污染：未经处理的下水道污水直接流入波斯湾，海岸都被污染了。

肝炎：所有未接种过疫苗的人都应该接种甲肝疫苗。戊肝虽然没有报道但是有可能发生。乙肝携带者占总人口的比例大约为2%。建议停留3个月以上的游客和希望得到全面疾病防御的游客考虑接种乙肝疫苗。旅游者还应注意，乙肝可以通过未加防御措施的性交或者使用污染的针具传播。

流行性感冒：在卡塔尔流行性感冒的传播时期为11月至次年3月。建议所有年龄超过50岁、有慢性疾病或者自身免疫系统较差，以及希望避免感染这种疾病的游客接种流感疫苗。孕妇应在怀孕三个月后才能接种疫苗。

利什曼病：皮肤和内脏利什曼病在病区都普遍存在，旅行者应该采取各种措施防止白蛉的叮咬。

疟疾：该国没有疟疾威胁。

旅行者腹泻：水源几乎专门从脱盐的植物中获取，因为矿物质含量太高的地下水根本不能饮用。建议使用喹诺酮类抗生素联合洛哌丁胺（Imodium）治疗急性腹泻。如果抗生素对腹泻无效，那腹泻可能是由寄生虫疾病引起，例如贾第鞭毛虫病或阿米巴病。

伤寒：建议那些长期居住在该国、热爱冒险以及希望得到全面疾病防御的游客接种伤寒疫苗。由于伤寒疫苗只有60%～70%的有效性，因此游客仍需注意食品和饮料的卫生状况。

其他疾病/危险：布氏菌病（通常由生的奶制品传播），狂犬病（在流浪狗中有少量发生），沙眼，肺结核（发生率低），伤寒，土壤传播的寄生虫感染（蛔虫、钩虫和鞭虫感染在乡村地区都非常普遍，发生率约小于5%）。

罗马尼亚（Romania）

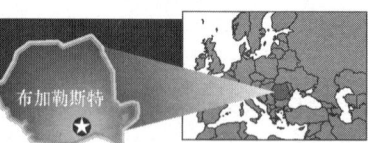

首都：
布加勒斯特（Bucharest）

时差（与格林威治标准时间差）：
+2小时

国家电话代码：
40

大使馆/领事馆：

- **中国大使馆**：No.2 Nordului Street, Sector 1, Bucharest, Romania；电话：004021-2328858，2334188（领事部）；传真：004021-2330684，2334189（领事部）；电子邮箱：CHINAEMB_RO@MFA.GOV.CN；网址：http://ro.china-embassy.org.

- **美国大使馆**：Strada Tudor Arghezi 7-9, Bucharest；电话：401-210-40-42；网址：www.usembassy.ro.

- **加拿大大使馆**：36 Nicolae Iorga, Bucharest；电话：40-1-307-5000；传

真：40-1-307-5010；电子邮箱：bucst@dfait-maeci.gc.ca.
- 英国大使馆：24 Strada Jules Michelet，70154 Bucharest；电话：40-21-201-7200；传真：40-21-201-7299.

医院/医生：
- Cantacuzina Hospital，Bucharest（1200张床位）；具备大多数专科。
- 旅行者应该联系本国大使馆获取医师名录。

近期忠告和健康风险

事故/疾病和医疗保险：
- 对于年龄低于55岁的旅行者来说，交通事故和意外伤害是导致他们死亡的主要原因，其次是溺水、空难、谋杀和火灾。
- 对于年老的旅行者来说，心脏病是致命的主要原因。
- 旅行者中由于传染病而致命仅占1%，但是总的来说传染病是引起旅游相关疾病的最主要原因。
- 建议旅游者出行前购买带有明确海外保险范围的旅行健康附加保险。该保险会为旅行者在接受医疗服务时，提供对海外医院和/或医生的直接支付及医疗转运服务。它还提供一条连接国际援助中心的24小时多语言服务热线。该中心能安排和监控医疗救治的实施，决定是否需要医疗转运或空中救护服务。

AIDS/HIV：发病率很高，尤其是儿童和新生儿，数量比欧洲其他国家都要高。许多病例发生在布加勒斯特和Constanta地区。携带病毒的血液和被污染的针具是引起该病的主要原因。旅行者应该考虑携带经过消毒的针管，并且避免不必要的输血和医疗或牙科注射。

霍乱：有零星病例报道，尤其是在Tulcea、Braila和Constanta郡以及多瑙河沿岸。黑海沿岸的病例大多是因为食用了受污染的生海鱼，但是对旅行者来说威胁较低。霍乱疫苗主要是针对生活、工作在卫生条件较差的高发区的人们（例如医疗救援人员）。
- 口服霍乱疫苗（Dukoral）对于由肠毒性大肠杆菌（ETEC）引起的腹泻可以提供大约60%的交叉保护。
- 许多国家包括加拿大在内允许口服霍乱疫苗，但是在美国口服疫苗已不再有售。
- 在出入境任何国家之前接种霍乱疫苗并非官方要求。尽管如此，有时一些国家还是需要那些来自受霍乱威胁国家的游客出示疫苗接种证明。因此，一些旅行者希望携带由本国医疗机构提供的医疗豁免信。Travel Medicine 公司为此建议旅行者使用国际疫苗接种证明（黄卡）。该证明有旅行者本国医疗机构开具的"免除接种霍乱疫苗"声明，并要求提供者签名及正确的官方盖章以使声明有效。

肝炎：所有没有接种过疫苗的人都应该接种甲肝疫苗。乙肝携带者占总人口的比例达到9%，是欧洲最高的。对于长期逗留的旅游者来说，应该考虑接种乙肝疫苗。使用污染的针具进行医疗注射会增加感染该病的风险。

流行性感冒：在罗马尼亚流行性感冒的传播时期为11月至次年3月。建议所有年龄超过50岁、有慢性疾病或者自身免疫系统较差，以及希望避免感染这种疾病的游客接种流感疫苗。孕妇应在怀孕三个月后才能接种疫苗。

狂犬病：在全国范围内有人类感染该病的散在病例报道。一旦被动物尤其是狗抓咬后应高度重视，紧急采取医疗措施。狂犬病疫苗或狂犬病免疫球蛋白可能需要去西欧获得。尽管在游客中感染狂犬病很少见，但这不容忽视。游客不要拥抱或者收留任何流浪的动物。家长应该告诉孩子们不要和不熟悉的动物接触。建议逗留时间3个月以上的游客或计划去非常规旅游区探险而有可能暴露于流浪狗群的游客以及希望得到额外保护的游客接种狂犬病疫苗。

蜱传播疾病：莱姆病、中欧蜱传脑炎（TBE）以及南欧斑疹热都有报道。传播疾病的蜱在全国范围内的灌木丛和森林中大量存在。威胁比较高的地区是 Tulcea 地区和 Carpathian 山脉和阿尔卑斯山脉山脚的 Transylvania。南欧斑疹热（也称地中海斑疹热）在黑海海岸一带流行。
- TBE疫苗在加拿大和欧洲有售，但是仅推荐给那些在4~10月从事户外探险的游客。去往流行区的游客需要采取措施防止蜱叮咬。

旅行者腹泻：在一等旅店和度假胜地之外的地区威胁很大。大城市城区的水源一般是可以饮用的，乡村地区则不行。旅行者最好只饮用瓶装的、烧开的、过滤的或净化处理过的水，并且只食用煮熟的食物，水果应该削皮后再食用。建议使用喹诺酮类抗生素联合洛哌丁胺（Imodium）治疗急性腹泻。如果抗生素对腹泻无效，那腹泻可能是由寄生虫疾病引起，例如贾第鞭毛虫病、阿米巴病或隐孢子虫病。

肺结核：肺结核是该国的主要健康问题。计划长期滞留在当地的游客应在出发前做 TB 皮试（PPD 测试），在离开该国后再做一次测试。无论何时游客应尽可能避免拥挤的公共场合和公共运输处。长期居住在该国的游客所雇佣的国内助手应接受 TB 检查。

伤寒：建议那些长期居住在该国、热爱冒险以及希望得到全面疾病防御的游客接种伤寒疫苗。由于伤寒疫苗只有 60%～70% 的有效性，因此游客仍需注意食品和饮料的卫生状况。

病毒性脑炎：1996 年在下游多瑙河山谷和布加勒斯特曾经暴发了一种通过蚊传播的西尼罗河脑炎。

其他疾病/危险：炭疽热（通常是皮肤性，有零星人类病例，尤其在南部区域，与乡村地区大量屠杀牲畜有关），布氏菌病（低水平地方性动物病，主要发生于绵羊、山羊和牛中；人类病例主要是因为食用了未巴氏消毒的奶和奶制品），包虫病（城市和乡村地区的流浪狗易被感染，人类病例少见），出血热肾病综合征（类似于汉坦病毒，由啮齿类动物的排泄物传播），钩端螺旋体病，狂犬病（主要发生于狐狸、狼和野生犬类，人类很少传染），旋毛虫病（由于生的或未煮熟的猪肉引起），肺结核（在欧洲发病率很高），伤寒，斑疹伤寒（由鼠和虱传播），以及寄生虫感染（蛔虫、钩虫和鞭虫感染以及类圆线虫病）。

俄罗斯（Russia）

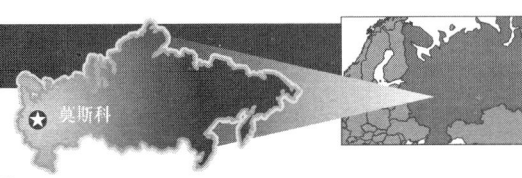

首都：
莫斯科（Moscow）

时差（与格林威治标准时间差）：
+3 小时

国家电话代码：
7

大使馆/领事馆：

- 中国大使馆：No. 6, UL. Druzhby, Moscow, Russia, 117330；电话：007095-9561168, 1478187；传真：007095-9561169；电子邮箱：CHINA_EMB_RU@MFA. GOV. CN；网址：http://ru.china-embassy.org.
- 美国大使馆：Novinskiy Bulvar 19/23, Moscow；电话：7-095-728-5000；电子邮箱：uscgyekat@gin.ru.
- 加拿大大使馆：23 Starokonyushenny Pereulok, Moscow；电话：7-095-956-6666；电子邮箱：mosco@dfait-maeci.gc.ca.
- 英国大使馆：Smolenskaya Naberezhnaya 10, Moscow 121099；电话：7-095-956-7200；传真：7-095-956-7201；电子邮箱：consular.moscow@fco.gov.uk.

医院/医生：

俄罗斯的医疗保健水平通常不如西方完善。经过良好培训的医生和护士只有在一些主要的大城市才有，有一些正在成长期的西医诊所（但是费用较高）为外国旅行者和移民提供医疗服务。建议旅游者出行前购买带有电话援助及医疗转运的旅游保险。

- 急诊科和急救服务：可拨打03，全国通用。
- 欧洲医疗中心：2-OY Tverskoy-Yamskoy Per. 10, Moscow；电话：095-787-7000；网址：www.emcmos.ru；24小时营业。
- 加拿大家庭诊所，Michurinsky Prospekt, #56（莫斯科西南部）；电话：095-931-5018或5318；传真：095-932-8653；网址：http://www.mediclub.ru；电子邮箱：mediclub@cityline.ru.
- 美国医疗中心，Grokholsky pereulok, #1（莫斯科东北部中心，metro Prospekt Mira—circle line）；电话：095-933-7700；传真：095-933-7701；网址：http://www.amcenters.com；提供就诊前咨询服务，用英语提供艾滋病检测（30美元），这对那些需要更新其长期俄罗斯签证的人是有用的。24小时营业。
- 克里姆林宫医院，莫斯科；专科齐全，据报道是俄罗斯最好的医疗机构，为政府部门提供医疗服务。
- The British American Family Practice & Urgent Care：St. Petersburg, Grafsky pereulok, #7, St. Petersburg 191002；电话：7-812-327-6030.

- 美国医疗中心，Serpukhovskaya ul.，♯10，St. Petersburg；电话：292-62-72；网址：www.amcenters.com；有美国人及接受美国训练的医生。
- Euromed，Suvorovski pr.，♯60，St. Petersburg，电话/传真：327-0301；网址：www.euromed.ru；24小时急诊和牙医服务。与欧亚大型保险公司合作，有折扣。
- 国际诊所，Dostoevskogo ul.，♯19/21，St. Petersburg；电话：320-3870；提供24小时急诊服务；医疗护理；医疗转运。
- 国际 SOS：
  - ASSIST 24，16/1 Dokukina str.，4th floor，129226 Moscow, Russia；警报中心电话：7-095-937-6477；警报中心传真：7-095-937-6472。
  - 莫斯科 ZAO 国际医疗诊所：Polyclinic No.1，10th floor，31 Grokholsky Pereulok，129010 Moscow, Russia；诊所电话：7-095-937-5760；诊所传真：7-095-937-5977。
  - 国际 SOS 诊所，Sakhincentr，Ground Floor，Office ♯19，32 Kommunisticheskyi Prospect，693000 Yuzhno-Sakhalinsk, Russia；诊所电话：7-4242-727550；诊所传真：7-4242-728671；手机：7-4242-473650。

近期忠告和健康风险

事故/疾病：对于年龄低于55岁的旅行者来说，交通事故和意外伤害是导致他们死亡的主要原因。对于年老的旅行者来说，心脏病是致命的主要原因。旅行者中由于传染病而致命的不足1%。

AIDS/HIV：目前俄罗斯的艾滋病病例数量正在上升。造成这一情况的主要原因是：(1) 静脉吸毒人数增加；(2) 卖淫活动日趋增加；(3) 性传播疾病增加；(4) 可提供的消毒针头数量减少；(5) 缺乏教育或预防措施（例如电视上的公益广告）。

虫媒病毒疾病：虫媒病毒性疾病包括卡累利阿（Karelian）热（大部分病例发生于7～9月）、白蛉热（局限于摩尔多瓦与克里米亚地区）、登革热、西尼罗河热（由蚊虫传播，主要在伏尔加河三角洲5～9月流行）、辛德毕斯（Sindbis）热（在伏尔加河三角洲7～8月流行）。

霍乱：该病在俄罗斯部分地区活跃，但是对游客的威胁十分小。不常规推荐接种霍乱疫苗。

白喉：在过去10年曾出现大规模白喉暴发事件。所有的游客（尤其是成人）都应及时接种白喉疫苗。（CDC估计美国20%~60%的20岁以上成人缺乏对白喉的足够免疫。）美国全国各地都提供白喉疫苗，建议与破伤风疫苗一同接种（Td疫苗）。

肝炎：建议所有未接种过甲肝疫苗的游客都接种甲肝疫苗。戊肝的传播是由于饮用了不干净的水，其发病占据了该国南部急性肝炎病例的20%。人群中乙肝携带率达到4%。乙肝可以通过感染的血液、污染的针具和未加防范的性交传播。建议停留3个月以上的游客、任何由于工作或者社会原因有感染风险的游客和希望得到全面疾病防御的游客注射疫苗。

流行性感冒：11月至次年3月是流行性感冒的传播时期，建议游客在流行期接种流感疫苗。

乙型脑炎：过去几年在东部地区发病率增高。

利什曼病：皮肤利什曼病主要在俄罗斯南部地区传播，包括格鲁吉亚共和国和乌克兰南部海拔低于1300米的部分地区。内脏利什曼病（黑热病）局限于黑海东南沿海地区、里海东南与西南沿海地区以及格鲁吉亚和阿塞拜疆边境地区。游客还应当采取措施防止白蛉叮咬。

莱姆病：该病主要在乡村丛林地区传播，在乌拉尔山脉地区传播率最高。该病也可能在俄罗斯西北部与中部地区传播。所有游客应采取措施防止蜱的叮咬。

地中海斑疹热（南欧斑疹势）：蜱传播，主要病例发生于高加索、外高加索和克里米亚的黑海沿岸以及里海沿岸地区。

狂犬病：人感染狂犬病的零散病例在全国范围内都有报道。一旦被动物尤其是狗抓咬后应高度重视，紧急采取医疗措施。

蜱传脑炎（TBE）：为病毒性疾病，从波罗的海到克里米亚及向东地区都有传播。4～10 月是该病的传播高峰期。危险主要来自海拔 1500 米以下的乡村灌木和森林地区。莫斯科与圣彼得堡之间地区、东西伯利亚 Amur 河下游地区、Vladivostok 周围地区、南 Kamchatka 岛以及从乌拉尔山到贝加尔湖的西伯利亚南部等地区是病例最多的地区。TBE 疫苗可以在加拿大、欧洲和俄罗斯获得，但是仅推荐给计划在 4～10 月进行户外活动的人们。去疫区的游客还应该采取措施防止蜱叮咬。

旅行者腹泻：除了较好的酒店和旅游景点，其他地区有中到高度危险。在俄罗斯，所有的水源（包括城市中的自来水）都有可能被污染。所有的游客应仅饮用桶装水、烧开的水或是经过化学处理的水。游客应严格注意饮食卫生。建议使用喹诺酮类抗生素联合洛哌丁胺（Imodium）治疗急性腹泻。如果抗生素对腹泻无效，那可能是由寄生虫疾病引起，例如贾第鞭毛虫病、阿米巴病或隐孢子虫病。

肺结核：肺结核是该国的主要健康问题。计划长期滞留在当地的游客应在出发前做 TB 皮试（PPD 测试），在离开该国后再做一次测试。

伤寒：建议那些不沿常规路线旅游、拜访亲友以及长期停留的游客接种伤寒疫苗。由于伤寒疫苗只有 60%～70% 的有效性，因此游客仍需注意食品和饮料的卫生状况。

卢旺达（Rwanda）

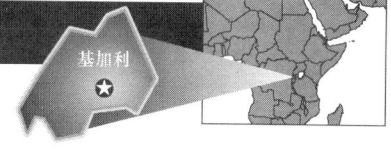

首都：

基加利（Kigali）

时差（与格林威治标准时间差）：

+2 小时

国家电话代码：

250

大使馆/领事馆：

- 中国大使馆：Rue De Masaka，Bp 1345，Kigali-Rwanda；电话：00250-500047；传真：00250-570393，500050；电子邮箱：ambchine@rwan-

dal.com；网址：http://rw.china-embassy.org.
- 美国大使馆：Boulevard de la Revolution, Kigali；电话：75601 或 72126.
- 加拿大大使馆：1534 Akagera Street, Kigali, Rwanda；电话：250-5-73210；传真：250-5-72719；电子邮箱：kgali@international.gc.ca.
- 英国大使馆：Parcelle No 1131, Boulevard de l'Umuganda, Kacyiru Sud, BP 576 Kigali；电话：250-585771, 585773, 584098, 586072；传真：250-582044, 511586.

医院/医生：
Kigali Central Hospital（450 张床位）；综合医疗服务。

近期忠告和健康风险

非洲昏睡病（锥虫病）：有零星病例发生；危险区域包括该国东北部的 Akagera Game 公园以及 Nasho 湖周边地区（基加利东部）。

霍乱：霍乱在该国十分活跃，但对于从发达国家（如美国和加拿大）来的旅游者来讲威胁非常小。霍乱疫苗（美国没有）主要是针对生活、工作在卫生条件较差的高发区的人们。

- 口服霍乱疫苗（Dukoral）对肠毒性大肠杆菌（ETEC）引起的腹泻可以提供大约 60% 的交叉保护。
- 在出入境任何国家之前接种霍乱疫苗并非官方要求。尽管如此，有时一些国家还是需要那些来自受霍乱威胁国家的游客出示一份霍乱疫苗接种证明。因此，一些旅行者希望携带由本国医疗机构提供的医疗豁免信。Travel Medicine 公司建议旅行者为此使用国际疫苗接种证明（黄卡）。这一证明要求具有旅行者本国医疗机构开具的"免除接种霍乱疫苗"声明，并要求提供者签名及正确的官方盖章以使声明有效。

肝炎：威胁很大，建议所有以前未接种过甲肝疫苗的旅游者都应接种甲肝疫苗。乙肝病毒携带者占总人口的比例超过 10%。对于医疗保健和救援工作人员来说，应该考虑接种疫苗。

疟疾：危险在卢旺达全国范围内全年存在，包括城市地区。西北部 Ruhengeri 地区可能危险较小。大约 90% 的病例是由恶性疟原虫引起，其他病例大多数由卵形疟原虫和三日疟原虫引起，极少数由间日疟原虫引起，氯喹耐药性恶性疟疾也有发生。推荐旅行者使用阿托伐醌/氯胍（Malarone）、甲氟喹（Lariam）或多西环素来预防。

血吸虫病：肠血吸虫病发生在 Kivu 湖、西北部 Bulera 和 Ruhondu 湖周边地区，以及 Byumba、基加利和 Butare 辖区。去这些地区的游客应避免在淡水湖、池塘或小溪中游泳、洗澡或跋涉。

旅行者腹泻：威胁很大。即使是在基加利，供水设施也有可能被污染。所有的游客都应注意饮食卫生。建议使用喹诺酮类抗生素治疗急性腹泻。

黄热病：入境时需要提供疫苗接种证明。不过该病目前在卢旺达已经不再活跃。

其他疾病/危险：艾滋病（基加利的孕妇中有 24.4%～30%是 HIV 病毒携带者），非洲蜱斑疹伤寒，布氏菌病，包虫病，丝虫病，利什曼病（全年传播），脑膜炎，鼠疫，狂犬病（主要由犬类传播），虱传回归热和斑疹伤寒（主要在高地传播），裂谷热，肺结核（主要的公共健康问题），沙眼，伤寒以及肠寄生虫感染。

圣巴泰勒米
（Saint Barthélemy）

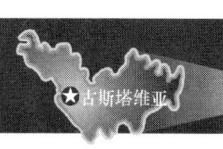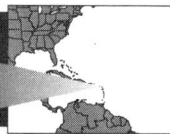

首府：

古斯塔维亚（Gustavia）

时差（与格林威治标准时间差）：

－4 小时

地区电话代码：

590

医院/医生：

医疗水平较好，但还是推荐旅行健康保险。

- 古斯塔维亚诊所：电话：27-60-35；有 5 名医生和 3 名牙医。

近期忠告和健康风险

事故/疾病和医疗保险：
- 对于年龄低于 55 岁的旅行者来说，交通事故和意外伤害是导致他们死亡的主要原因，其次是溺水、空难、谋杀和火灾。
- 对于年老的旅行者来说，心脏病是致命的主要原因。
- 旅行者中由于传染病而致命仅占 1%，但是总的来说传染病是引起旅游相关疾病的最主要原因。
- 建议旅游者出行前购买带有明确海外保险范围的旅行健康附加保险。该保险会为旅行者在接受医疗服务时，提供对海外医院和/或医生的直接支付及医疗转运服务。它还提供一条连接国际援助中心的 24 小时多语言服务热线。该中心能安排和监控医疗救治的实施，决定是否需要医疗转运或空中救护服务。

登革热： 这种蚊传播病毒性疾病在加勒比海区域广泛流行，在城市和乡村地区危险性都很高。旅行者应该避免白天昆虫叮咬。

食物和饮水安全： 所有的饮用水都已被氯化处理，尽管相对安全，但是仍不能完全避免腹泻的威胁。出售瓶装水，建议刚到该国的几周内饮用瓶装水。大型城市以外的水源应该视为潜在污染的，建议进行消毒处理。牛奶经过高温消毒，奶制品可以安全食用。当地的肉类、海鲜、蔬菜和水果总的来讲可以安全食用。

肝炎： 建议所有以前未接种过甲肝疫苗的旅游者都应接种甲肝疫苗。建议停留 3 个月以上的游客、任何由于工作或者社会原因有感染风险的游客和希望得到全面疾病防御的游客注射疫苗。旅游者还应注意，乙肝可以通过未加防御措施的性交或者使用污染的针具传播。

流行性感冒： 流行性感冒在热带地区全年流行。建议所有年龄超过 50 岁、有慢性疾病或者自身免疫系统较差，以及希望避免感染这种疾病的游客接种流感疫苗。孕妇应在怀孕三个月后才能接种疫苗。

疟疾：没有威胁。

来自海洋的威胁：
- 对游泳者的威胁是水母、多刺的海胆以及珊瑚。
- 肉毒鱼类中毒经常发生，主要原因是食用了珊瑚礁鱼类如石斑鱼、鲷鱼、黑鲈、jack和梭鱼类。鱼肉毒素甚至是煮熟之后都不能消除的。
- 水肺潜水和高压舱介绍：潜水者警报网络（DAN）有最新的所有在北美和加勒比海地区正在运作的高压舱名单。DAN没有公布这份名单，因为在某些时间有的高压舱可能不运作或其操作员联系不到。通过与Duke大学合作，DAN为会员和非会员开通一个24小时紧急电话以应对潜水事故援助。Duke大学医学中心的潜水医师携带呼机，因此总是有人在线回答问题，并且如果必要，还可以推荐最近的正在运作的高压舱。在潜水紧急事件中，可拨打919-684-8111以寻求最近的减压舱。

血吸虫病：肠血吸虫病存在威胁，不过程度较小。大部分被蜗牛污染的淡水病灶都被指出，旅行者应该避免这些病灶。游客应避免在淡水湖、池塘或小溪中游泳、洗澡或跋涉。氯化处理的游泳池被认为是安全的。

旅行者腹泻：小到中等危险。该国大城市和旅游胜地的宾馆和餐厅提供的水和食物是基本安全的。建议使用喹诺酮类抗生素联合洛哌丁胺（Imodium）治疗急性腹泻。

圣克鲁斯、圣约翰和圣托马斯，美属维尔京群岛
[St. Croix, St. John, and St. Thomas, U. S. Virgin Islands (U. S. V. I.)]

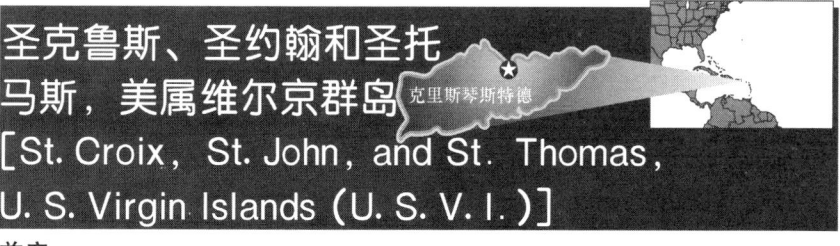

首府：
克里斯琴斯特德（Christiansted）

时差（与格林威治标准时间差）：
－4小时

地区电话代码：
340
医院/医生：
　　圣克鲁斯和圣约翰医疗设施足以应付大部分疾病。建议旅游者出行前购买带有明确海外保险范围的旅行健康附加保险。该保险会在游客接受医疗服务时，对海外医院和/或医生提供直接支付，并且还包括医疗转运条款。
- Juan F. Luis Hospital, Diamond, St. Croix；电话：1-778-6311。
- Roy L. Scheider Hospital, St. Thomas, U.S.V.I.；电话：1-773-1311。

近期忠告和健康风险

请参照第312页的加勒比海地区疾病风险总结。

圣基茨和尼维斯（St. Kitts and Nevis）

巴斯特尔

首都：
巴斯特尔（Basseterre）
时差（与格林威治标准时间差）：
－4小时
国家电话代码：
80
大使馆/领事馆：
- 无中国大使馆。
- 无加拿大及美国大使馆。
- 英国高级专员公署：PO Box 483, Price Waterhouse Coopers Centre, 11 Old Parham Rd. St John's, Antigua；电话：1-268-462-0008/9，463-0010.

医院/医生：
- Joseph N. France Hospital, Basseterre（164张床位），综合内/外科设施；有急诊病房。

近期忠告和健康风险

请参照第 312 页的加勒比海地区疾病风险总结。

圣卢西亚（Saint Lucia）

首都：
卡斯特里（Castries）

时差（与格林威治标准时间差）：
-4 小时

国家电话代码：
809

大使馆/领事馆：
- 中国大使馆：Castries, St. lucia；电话：001-758-4520903，4529495；传真：001-758-4529495；电子邮箱：chinaemb_lc@mfa.gov.cn；网址：http://lc.china-embassy.org/.
- 美国大使馆：委任于驻巴巴多斯的美国大使馆。Canadian Imperial Bank of Commerce Building, Broad Street；电话：246-436-4950.
- 加拿大高级专员公署：（巴巴多斯）电话：809-429-3550.
- 英国高级专员公署：Francis Compton Building, 2nd Floor（PO Box 227），Waterfront. Castries；电话：1-758-45-22484/5；传真：1-758-45-31543；电子邮箱：britishhc@candw.lc.

医院/医生：
Victoria Hospital, Castries（211 张床位），综合内/外科设施。

近期忠告和健康风险

登革热： 这种蚊传播的病毒性疾病在加勒比海地区广泛流行。旅行者应该避免蚊虫叮咬。

肝炎： 威胁比较低。建议所有以前未接种过甲肝疫苗的旅游者都应接种甲肝疫苗。

血吸虫病：肠血吸虫病（由曼氏裂体吸虫引起）存在威胁，不过程度较小。大部分被蜗牛污染的淡水水源都被指出，旅行者应该避免。危险地区包括 Cul de Sac 河谷（卡斯特里南部）、Roseau 山谷以及 Soufriere 和 Riche Fond 周围。游客应避免在这些地区的淡水湖、池塘或小溪中游泳、洗澡或跋涉。

旅行者腹泻：危险小到中等。该国大城市和旅游胜地的宾馆和餐厅提供的水和食物是基本安全的。在别处旅行者则应遵循食物和饮水安全措施。建议使用喹诺酮类抗生素（Floxin 或 Cipro）治疗急性腹泻。如果抗生素对腹泻无效，那可能是由寄生虫疾病引起，例如贾第鞭毛虫病或阿米巴病。

其他疾病/危险：布氏菌病，丝虫病（蚊传播，威胁较小，可能出现在从特立尼达北部到瓜德罗普岛的小安地列斯群岛），Chagas 病（威胁较小，在几个岛屿已经发现传播媒介猎蝽），组织胞浆菌病，肠蠕虫感染（钩虫病、蛔虫病、类圆线虫病以及鞭虫病），钩端螺旋体病（皮肤接触了被感染动物的尿液污染的水体或者泥土），梅毒，艾滋病，肺结核，伤寒（1987 年报道在加勒比海的圣卢西亚有最高风险，每 100000 人有 36 人发病），病毒性脑炎，肉毒鱼类中毒以及游泳相关的危险（水母、多刺的海胆和珊瑚）。

圣马丁（Saint Martin）

首府：
马里格（Marigot）

时差（与格林威治标准时间差）：
—4 小时

地区电话代码：
590

大使馆/领事馆：

- 中国大使馆：无。
- 美国大使馆：委任于驻库拉索岛的美国大使馆。J. B. Gorsiraweg ＃1，Willemstad, Curaçao；电话：599-9-461-3066；传真：599-9-461-6489.
- 加拿大领事馆：Lot 95, Terres Basses, St. Martin 97150；电话：599-544-2168；传真：599-544-2268.
- 英国领事馆：Jan Sofat 38, Willemstad, Curaçao；电话：599-9-747-

3322；传真：599-9-747-3330.

医院/医生：

Hopital de Marigot（55 张床位）；综合内/外科设施；医生 24 小时值班。

近期忠告和健康风险

登革热：这种蚊传播的病毒性疾病在加勒比海区域广泛流行。旅行者应该避免被蚊虫叮咬。

肝炎：威胁比较低。建议所有以前未接种过甲肝疫苗的旅游者都应接种甲肝疫苗。

疟疾：没有威胁。

旅行者腹泻：小到中等危险。该国大城市和旅游胜地的宾馆和餐厅提供的水和食物是基本安全的。在别处游客应遵循食物和饮水安全措施。建议使用喹诺酮类抗生素（Floxin 或 Cipro）治疗急性腹泻。

其他疾病/危险：伤寒，病毒性脑炎，肉毒鱼类中毒（有过暴发）以及游泳相关的危险（水母、多刺的海胆和珊瑚）。

圣文森特和格林纳丁斯
(St. Vincent and the Grenadines)

首都：
金斯敦（Kingstown）

时差（与格林威治标准时间差）：
—4 小时

国家电话代码：
809

大使馆/领事馆：
- 中国大使馆：无。

- 美国大使馆：委任于驻巴巴多斯的美国大使馆。Canadian Imperial Bank of Commerce Building, Broad Street；电话：246-436-4950。
- 加拿大高级专员公署：委任于驻巴巴多斯的加拿大高级专员公署。Bishop's Court Hill, St. Michael, Barbados；邮寄地址：PO Box 404, Bridgetown, Barbados；电话：1-246-429-3550；传真：1-246-437-7436；电子邮箱：bdgtn@ international. gc. ca；网址：www. bridgetown. gc. ca。
- 英国高级专员公署：Granby Street (PO Box 132), Kingstown；电话：1-784-457-1701；传真：1-784-456-2750。

医院/医生：

General Hospital, Kingstown (204 张床位)；电话：456-1185；综合内/外科设施。

近期忠告和健康风险

请参照第 312 页的加勒比海地区疾病风险总结。

西萨摩亚
[Samoa (Western)]

阿皮亚

首都：
阿皮亚（Apia）

时差（与格林威治标准时间差）：
－11 小时

国家电话代码：
685

大使馆/领事馆：
- 中国大使馆：Vailima, Apia, The Independent State of Samoa；电话：00685-22474；传真：00685-21115；电子邮箱：tce@samoa. ws。
- 美国大使馆：Apia；电话：21631。
- 加拿大大使馆：委任于澳大利亚高级专员公署。Fen Gai Ma Leata Building, Beach Road, Tamaligi, Apia, Samoa；电话：68-5-234-11；传真：68-5-231-59。

- 英国名誉领事馆：c/o Kruse Enari & Barlow, Barristers & Solicitors, PO Box 2029, 2nd Floor, NPF Building, Beach Rd, Central Apia；电话：685-21895；传真：685-21407；电子邮箱：barlowlaw@keblegal.ws。

医院/医生：

在阿皮亚有着适当的医疗服务，但不能达到工业化国家的医疗质量。在该国的其他地方医疗服务达不到标准水平。游客应首先考虑医疗转运。对于一些严重的疾病，应尽可能去新西兰或澳大利亚就诊。该国医院医疗设施不足，缺乏先进的医疗技术。

- National Hospital（335张床位）；综合内科设施；急诊病房。

近期忠告和健康风险

事故/疾病和医疗保险：

- 对于年龄低于55岁的旅行者来说，交通事故和意外伤害是导致他们死亡的主要原因，其次是溺水、空难、谋杀和火灾。
- 对于年老的旅行者来说，心脏病是致命的主要原因。
- 旅行者中由于传染病而致命仅占1%，但是总的来说传染病是引起旅游相关疾病的最主要原因。
- 建议旅游者出行前购买带有明确海外保险范围的旅行健康附加保险。该保险会为旅行者在接受医疗服务时，提供对海外医院和/或医生的直接支付及医疗转运服务。它还提供一条连接国际援助中心的24小时多语言服务热线。该中心能安排和监控医疗救治的实施，决定是否需要医疗转运或空中救护服务。

登革热： 全国范围内大多数登革热发生在雨季期间。旅行者应该采取措施避免蚊虫叮咬。预防昆虫叮咬的方法包括在皮肤表面涂含有DEET（避蚊胺）的驱蚊剂，将扑灭司林喷洒在衣物和帐篷的表面，在晚上睡觉的时候使用扑灭司林处理过的蚊帐。

丝虫病： 马来丝虫病在该国有发生，旅行者应该采取措施防止蚊虫叮咬。

肝炎： 建议所有以前未接种过甲肝疫苗的旅游者都应接种甲肝疫苗。乙肝病毒在人群中的携带率为10%。建议停留3个月以上的游客、任何由于工作或者社会原因有感染风险的游客和希望得到全面疾病防御的游客注射乙肝疫苗。旅游者还应注意,乙型肝炎可以通过未加防御措施的性交或者使用污染的针具传播。

流行性感冒:流行性感冒在热带地区全年流行。建议所有年龄超过 50 岁、有慢性疾病或者自身免疫系统较差,以及希望避免感染这种疾病的游客接种流感疫苗。孕妇应在怀孕三个月后才能接种疫苗。

疟疾:没有危险。

来自海洋的威胁:

- 对游泳者的威胁主要是水母、多刺的海胆以及珊瑚。
- 肉毒鱼类中毒主要原因是食用了珊瑚礁鱼类例如石斑鱼、鲷鱼、黑鲈和梭鱼类。鱼肉毒素甚至是煮熟之后都不能消除的。

旅行者腹泻:在一级宾馆和旅游胜地之外的地方有中等危险。旅行者应该仅饮用瓶装的、煮沸的或经过处理的水。食物要煮熟。建议使用喹诺酮类抗生素联合洛哌丁胺(Imodium)治疗急性腹泻。如果抗生素对腹泻无效,那可能是由寄生虫疾病引起,例如贾第鞭毛虫病、阿米巴病或肠道病毒感染。

伤寒:建议那些长期居住在该国、热爱冒险以及希望得到全面疾病防御的游客接种伤寒疫苗。由于伤寒疫苗只有 60%~70% 的有效性,因此游客仍需注意食品和饮料的卫生状况。

圣多美和普林西比
(São Tomé and Principe)

首都:
圣多美(São Tomé)

时差(与格林威治标准时间差):
0 小时

国家电话代码：
239

大使馆/领事馆：
- 中国大使馆：无。
- 美国在圣多美无常驻大使馆，有关事务于驻加蓬的美国大使馆办理。
- 加拿大大使馆：委任于驻加蓬的加拿大大使馆。Quartier Batterie IV, Libreville; Gabon; 电话：73-73-54; 传真：73-73-88。
- 英国大使馆：委任于驻安哥拉的英国大使馆。Rua Diogo Cao, 4, Caixa Postal 1244, Luanda, 电话：244-2-334582, 334583, 392991, 387681; 传真：244-2-333331; 电子邮箱：postmaster@luanda.fco.gov.uk。

医院/医生：
该国的医疗保健服务低于西方水平，主要医疗机构是圣多美的 Ayres Menezes 医院，该院是由法国医疗慈善团体 Medecins du Monde 经营。游客若患严重的疾病，应尽可能到葡萄牙首都里斯本和南非的约翰内斯堡等临近国家就医。因此，建议旅游者出行前购买含有医疗转运的保险。

近期忠告和健康风险

AIDS/HIV： 估计发病率较低，但是广泛的普查没有进行。

虫媒病毒热： 发病数据不确定，切昆贡亚热、西尼罗河热、克里米亚-刚果出血热、登革热等虫媒病毒热可能在岛上有传播。

霍乱： 霍乱在该国十分活跃，但对于从发达国家（如美国和加拿大）来的旅游者来讲威胁非常小。霍乱疫苗（美国没有）主要是针对生活、工作在卫生条件较差的高发区的人们。

- 口服霍乱疫苗（Dukoral）对于由肠毒性大肠杆菌（ETEC）引起的腹泻可以提供大约60%的交叉保护。
- 在出入境任何国家之前接种霍乱疫苗并非官方要求。尽管如此，有时一些国家还是需要那些来自受霍乱威胁国家的游客出示霍乱疫苗接种证明。因此，一些旅行者希望携带由本国医疗机构提供的医疗豁免信。如果可能的话，游客可以联系目的地国家的大使馆或领事馆以确认对霍乱疫苗的接种要求以及是否接受医疗豁免信。

肝炎：威胁很大，建议所有以前未接种过甲肝疫苗的旅游者都应接种甲肝疫苗或进行免疫球蛋白预防注射。乙肝流行范围很广，病毒携带者占总人口的比例超过10%。对于医疗保健和救援工作人员以及长时间停留该国的人员来说，应该考虑接种乙肝疫苗。戊肝没有报道。

疟疾：该病在全国范围内全年存在，包括城市地区。87%的病例是由恶性疟原虫引起，氯喹耐药性恶性疟疾也有发生。建议到疫区的旅行者使用阿托伐醌/氯胍（Malarone）、甲氟喹（Lariam）或多西环素来预防。

血吸虫病：在圣多美全岛内都有传播。主要危险区域在东北部 Rio Grande 和 Manuel Jorge 河之间，包括首都及市郊，以及 Agua Grande 周围区域和 Mezoxi 临近区域。游客应避免在淡水湖、池塘或小溪中游泳、洗澡或跋涉。

旅行者腹泻：威胁很大。城市供水设施有可能被污染过。所有的游客都应注意饮食卫生，只饮用瓶装的、烧开的或者经过化学处理的水。建议使用喹诺酮类抗生素治疗急性腹泻。对抗生素无效的腹泻或者慢性腹泻，应考虑寄生虫病如贾第鞭毛虫病、阿米巴病或隐孢子虫病等。

黄热病：入境时需要提供疫苗接种证明。近期没有发病的报道，但该国处于黄热病流行区域，去南美、非洲、中东或者亚洲其他国家旅行，可能需要黄热病疫苗接种证明。

其他疾病/危险：丝虫病、罗阿丝虫病、盘尾丝虫病、利什曼病、肠道寄生虫感染和狂犬病的发病数据还未获得，但这些疾病可能发生。结核和伤寒在当地流行。

沙特阿拉伯（Saudi Arabia）

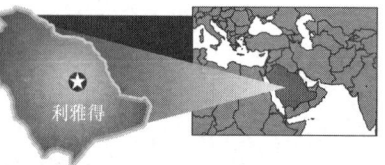

首都：
利雅得（Riyadh）

时差（与格林威治标准时间差）：
+3 小时

国家电话代码:
966

大使馆/领事馆:
- 中国大使馆: Circle No. 5 Diplomatic Quarter, Kingdom of Saudi Arabia; 信箱: P. O. Box 75231; 电话: 00966-1-2812083; 传真: 00966-1-2812070 (使馆), 2812322 (领事); 电子邮箱: chinaemb_sa@mfa.gov.cn; 网址: http://sa.china-embassy.org.
- 美国大使馆: Collector Road M, Diplomatic Quarter, Riyadh; 电话: 1-488-3800.
- 加拿大大使馆: Diplomatic Quarter, Riyadh, Saudi Arabia; 电话: 966-1-488-2288; 传真: 966-1-488-1997
- 英国大使馆: PO Box 94351, Riyadh 11693; 电话: 966-1-488-0077; 传真: 966-1-488-2373, 488-0623.

医院/医生:

该国有着很高的医疗保健水平,大多数医生都可以英语交流。有许多医疗机构可以为外国旅游者提供医疗服务。建议旅游者出行前购买带有明确海外保险范围的补充旅行健康保险。该保险会在游客接受医疗服务时,提供对海外医院和/或医生的直接支付并包括医疗转运服务。

- Dr. M. Fakhry and A. Al Mouhawis Hospital (200 张床位), Al Khobar, Saudi Arabia; 电话: 3-864-1107.
- King Faisal Specialist Hospital, Riyadh (400 张床位); 全部专科; 救护车设施和直升机起飞及降落场; 该国最好的医疗设施。
- Aramco Hospital, Dhahran (361 张床位); 可信的私人医院; 大部分专科; 该国最好的医疗设施之一。

近期忠告和健康风险

来自动物的威胁: 在该国南部 Asir 地区低地有地毯蛇 (carpet viper) 的威胁,通常对成人不致命。

登革热: 在东部沿海区域有较低的发病率,该地有蚊出没。尚无有关疾病发病率的数据报告。去东部海岸的旅行者应当采取措施预防蚊虫的叮咬。

肝炎: 所有没有接种过甲肝疫苗的人们都应该接种甲肝疫苗。戊肝虽然没有报道但是有可能发生。乙肝携带者占总人口的比例大约为 8%～10%。建议停留 3 个月以上的游客和希望得到全面疾病防御的短期游客应该考虑接种乙肝疫苗。

流行性感冒：在该国流行性感冒的传播时期为 11 月至次年 3 月。建议所有的游客接种流感疫苗。

利什曼病：皮肤利什曼病在东部和中部地区全年发生（高峰在 7～9 月）。在 AL-Hofuf 地区有较高的流行性，在西部山地也有发生。内脏利什曼病全年发生，主要局限在西南部 Asir 地区。旅行者还是应该采取措施防止白蛉的叮咬。

疟疾：该病的传播危险在紧邻也门的山地地区全年发生，高峰在 10 月至次年 4 月。85% 的病例是由恶性疟原虫引起，西南部地区氯喹耐药性恶性疟疾也有发生。在 Jedda、麦加、Medina 和 Taif 的市区没有疟疾的威胁。推荐旅行者应该携带下列抗疟疾药物的一种：阿托伐醌/氯胍（Malarone）、多西环素、甲氟喹或伯氨喹（在特定环境下）来预防。

脑(脊)膜炎：该国政府要求去 Hajj 或 Umrah 的朝圣者在申请签证时提供脑膜炎疫苗的接种证明。美国疾病预防与控制中心（CDC）要求所有到该国旅行的游客接种 4 价疫苗，可有效防御 A/C/Y 和 W-135 型脑膜炎。旅行者应该在到达前 10 天收到免疫接种证书，证明接种疫苗。

脊髓灰质炎：该病很活跃，所有的旅行者都应完全免疫。

狂犬病：人类发病稀少，通常发生在北部和东部的乡村地区。动物病例发生在狐狸和流浪狗群中。一旦被动物尤其是狗和狐狸抓咬后应高度重视，紧急采取医疗措施，预防性接种疫苗。其他动物的咬伤也应该重视。

白蛉热：该病毒性疾病流行，在该国各地区均可能发生。在农村和城市周边地区危险增加，高峰在 4～10 月。所有的旅行者都应该采取措施防止在黄昏到黎明之间被白蛉叮咬。

血吸虫病：发生在西部（河谷和池塘）和中部（绿洲）地区。肠血吸虫病发生在中部（Hail、利雅得）、北部（Al Jawf）、西北部（Tabuk、Medina）、中西部（Makkah、Al Bahah）以及西南部（Jiazan）和中西部（Makkah）高地地区。旅行者应该避免在淡水湖泊、小溪、池塘或灌溉地里游泳或跋涉。

旅行者腹泻：在该国所有主要城市地区水源是通过饮用水供水系统供给，可以安全饮用。在其他区域，旅行者应该仅饮用瓶装的、煮沸的或经过处理过的水，食物要煮熟。建议使用喹诺酮类抗生素联合洛哌丁胺（Imodium）治疗急性腹泻。

其他疾病/危险：AIDS（发病率很低，官方称主要是血液传播），布氏菌病，包虫病（流浪狗携带，尤其在农村和农业地区），盘尾丝虫病（黑蝇传播，主要限于阿拉伯半岛西南部的病源区），Q热，白蛉热（4～10月传播），沙眼（高度流行），肺结核（在乡村地区的低收入人群中中等程度流行），伤寒，土壤传播的蠕虫病（蛔虫、钩虫和鞭虫感染）。

塞内加尔（Senegal）

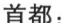
达喀尔

首都：
达喀尔（Dakar）

时差（与格林威治标准时间差）：
+0 小时

国家电话代码：
221

大使馆/领事馆：
- 中国大使馆：Rue 18 Prolongee, Fann Residence, Dakar, Republique Du Senegal；电话：00221-338647775；传真：00221-338647780。
- 美国大使馆：Avenue Jean XXIII, Dakar；电话：221-822-4599 或 221-823-4296。
- 加拿大大使馆：45, Avenue de la République, Dakar；电话：221-823-92-90；传真：823-87-49；电子邮箱：dakar-cs@dfait-maeci.gc.ca 或 dakar@dfait-maeci.gc.ca；网址：www.dfait-maeci.gc.ca/dakar。

- 英国大使馆：20 Rue du Docteur Guillet，(Boite Postale 6025)，Dakar；电话：221-823-7392，823-9971；传真：221-823-2766，823-8415；电子邮箱：britemb@sentoo.sn。

医院/医生：

医疗保健水平普遍低于西方水平，但少数私人诊所的水平达到了欧洲小型医院或美国社区医院水平。建议旅游者出行前购买海外专项健康保险。该保险会在旅行者接受医疗服务时，提供对海外医院和/或医生直接支付，并包括医疗转运条款。

- CTO Trauma Care Facility, Dakar；综合内/外科设施；创伤科；整形外科。
- Dantec Hospital, Dakar；综合内/外科设施；创伤科。
- Hospitale Principale, Dakar（650 张床位）；心胸外科；整形外科。

近期忠告和健康风险

非洲昏睡病（锥虫病）：非洲锥虫病的威胁虽然很小，但是在该国境内各地都有潜在的威胁。所有的旅行者都应该采取各种措施防止昆虫（采采蝇）的叮咬。

AIDS/HIV：该国的 HIV 感染率在非洲国家维持相对较低的水平，从 1997 年起一直保持在较稳定水平。2002 年 USAID 统计该国艾滋病（HIV-1 和 HIV-2）感染率为 1%。该国能在非洲国家保持较低的发病率，源于推广避孕套的使用、防止不洁性交以及推广公共卫生教育等宣教措施。

霍乱：霍乱在该国十分活跃，但对于从发达国家来的旅游者来讲威胁非常小。霍乱疫苗主要是针对生活、工作在卫生条件较差的高发区的人们（如救援工作者）。

肝炎：建议所有以前未接种过甲肝疫苗的旅游者都应接种甲肝疫苗。戊肝普遍发生，但发生的程度不清楚。乙肝病毒携带者占总人口的比例高达 18%。建议停留 3 个月以上的游客、任何由于工作或者社会原因有感染风险的游客和希望得到全面疾病防御的游客注射疫苗。由于旅途中的疾病和危险是不可预测的，所有旅游者都应接种乙肝疫苗以防接受未消毒的医疗针具注射。

流行性感冒：流行性感冒在热带地区全年流行。建议所有的游客接种流感疫苗。

拉沙热：偶尔有拉沙热病例发生，但是很少。传播方式是接触了被感染啮齿类动物的尿液和干燥的粪便，尤其是在乡村地区。

利什曼病：皮肤利什曼病主要发生在西北部（Theis 地区的 Keur Moussa），在与毛里塔尼亚交界的东北部也有报道。散在病例每年都会出现在遍及全国的 Peace Corps 的志愿者中。内脏利什曼病还没有病例报道。建议旅行者们采取措施防止昆虫（白蛉）的叮咬。

疟疾：该病在全国范围内全年存在，包括达喀尔和其他城市地区。在 1～7 月的时候，Cap Vert 附近和北部 Sahel 地区威胁比较小。传播期为雨季以及雨季过后的月份（在南方是 5～10 月，北方是 7～9 月）。恶性疟病例占 90%。建议到疫区的旅行者使用阿托伐醌/氯胍（Malarone）、甲氟喹（Lariam）或多西环素来预防。所有游客应采取措施防止傍晚和夜间蚊虫叮咬。

脑(脊)膜炎：对于在该国干旱季节（12 月到次年 6 月）逗留 1 个月以上的旅行者来说，推荐接种四价脑膜炎疫苗。对于短期但是预计会与当地人口有密切接触的人也应考虑接种疫苗。

狂犬病：狂犬病在全国范围内有零星发生。一旦被动物尤其是狗抓咬后应高度重视，紧急采取医疗措施，可以考虑接种狂犬病疫苗。尽管在游客中感染狂犬病很少见，但这不容忽视。游客不要拥抱或者收留任何流浪的动物。家长应该告诉孩子们不要和不熟悉的动物接触。建议逗留时间在 3 个月以上的游客或计划沿非常规旅游路线冒险而有可能遭遇流浪狗群的游客以及需要最大保护的游客接种疫苗。

血吸虫病：泌尿器官血吸虫病存在于沿毛里塔尼亚边界的塞内加尔河山谷、中西部达喀尔、Thies、Diourbel 和 Fatick 地区，以及西南部和中南部地区。肠血吸虫病存在于分散的地区。游客应避免在淡水湖、池塘或小溪中游泳、洗澡或跋涉。

旅行者腹泻：虽然达喀尔、Saint-Louis、Kaolack、Thies 和 Ziguinchor 等城市都有市政供水系统，但是这些系统可能是受到污染的。建议使用喹诺酮类抗生素联合洛哌丁胺（Imodium）治疗急性腹泻。如果抗生素对腹泻无效，那持续腹泻可能是由寄生虫疾病引起，例如贾第鞭毛虫病、阿米巴病或隐孢子虫病。

肺结核：肺结核是该国的主要健康问题。计划长期滞留在当地的游客应在出发前做 TB 皮试（PPD 测试），在离开该国后再做一次测试。

伤寒：建议那些长期居住在该国、沿非常规路线旅游以及拜访亲友的游客接种伤寒疫苗。由于伤寒疫苗只有 60%～70% 的有效性，因此游客仍需注意食品和饮料的卫生状况。

黄热病：有零星暴发的报道。CDC 建议 9 个月大以上的旅行者都应该接种黄热病疫苗。所有从感染疫区来的游客，在进入该国时都需要出示黄热病疫苗接种证明。

其他疾病/危险：非洲蜱斑疹伤寒，布氏菌病（食用了未巴氏消毒的奶制品），西尼罗河热，裂谷热，丝虫病（蚊虫传播），拉沙热（与马里交界的东南部有轻度危险），麻风病，钩端螺旋体病，鼠型斑疹伤寒（跳蚤传播），盘尾丝虫病（黑蝇传播；在湍急的河流附近传播），狂犬病，蜱传回归热，肺结核（公众健康问题），以及肠寄生虫感染。

塞尔维亚和黑山（前南斯拉夫）
[Serbia and Montenegro (formerly Yugoslavia)]

首都：
贝尔格莱德（Belgrade）
时差（与格林威治标准时间差）：
+1 小时
国家电话代码：
38

大使馆/领事馆：

- 中国驻塞尔维亚大使馆：Augusta Cesarca 2V，Belgrade，Serbia；电话：0038-111-2067909；传真：0038-111-3066001；电子邮箱：chinaemb_yu@mfa.gov.cn。
- 中国驻黑山大使馆：Radosava Burica 4；电话：00381-81-609275；传真：00381-81-609296。
- 美国大使馆：Kneza Milosa 50，Belgrade；电话：11-645-655。
- 加拿大大使馆：Kneza Milosa 75，11000 Belgrade, Serbia and Montenegro；电话：381-11-306-3000；传真：381-11-306-3042；电子邮箱：bgrad@international.gc.ca；网址：www.dfait-maeci.gc.ca/canadaeuropa/serbia-montenegro。
- 英国大使馆：Resavska 46，11000 Belgrade；电话：381-11-2645-055，3060-900，3615-660；传真：381-11-659-651；电子邮箱：britemb@eunet.yu；网址：www.britemb.org.yu。

医院/医生：

医疗护理对于大部分健康问题是足够的，严重疾病或者伤害应转运到奥地利的维也纳或者医疗水平先进的其他欧洲国家接受治疗。建议旅行者在出发前获得带有明确海外保险范围的旅行健康附加保险。游客接受医疗服务时，该保险应能给海外医院和/或医生直接付款，并包括医疗转运条款。

近期忠告和健康风险

参照第 320 页的欧洲疾病风险总结。

塞拉利昂（Sierra Leone）

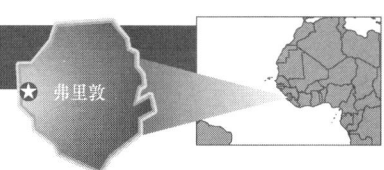

首都：
弗里敦（Freetown）
时差（与格林威治标准时间差）：
－0 小时
国家电话代码：
232

大使馆/领事馆：
- 中国大使馆：29，Wilberforce Loop，Freetown，Sierra Leone；电话：00232-22-231571，231797；传真：00232-22-231797；电子邮箱：chinaemb_sl@mfa.gov.cn；网址：http://sl.china-embassy.org。
- 美国大使馆：Corner of Walpole and Siaka Stevens Sts.，Freetown；电话：22-226-481；传真：22-225-471。
- 加拿大大使馆：Corniche Sud，Conakry，Guinea；电话：224-46-23-95；传真：224-46-42-35；电子邮箱：cnaky@dfait-maeci.gc.ca。
- 英国高级专员公署：Spur Road，Freetown；电话：232-22-232961，232362，232563-5；传真：232-22-228169，232070；电子邮箱：bhc@sierratel.sl。

医院/医生：
该国的医疗保健服务低于西方水平，处于接近崩溃的状态。建议旅游者出行前购买海外专项健康保险。该保险会在旅行者接受医疗服务时，对海外医院和/或医生提供直接支付，并包括医疗转运条款。遇到严重的疾病或事故应该转运到其他国家治疗。
- Connaught Hospital，Freetown (240 张床位)；过度拥挤，人员不足，缺乏现代医疗设备。

近期忠告和健康风险

免疫接种： 所有的旅行者都应该定期及时接种：破伤风白喉疫苗（Td）、麻疹-腮腺炎-风疹疫苗（MMR）、脊髓灰质炎疫苗、流感疫苗、水痘疫苗等。推荐接种甲肝、乙肝、脑(脊)膜炎、狂犬病和伤寒疫苗。

疟疾： 所有旅游者，包括婴儿、儿童以及以前在该国居住过的人，都应该携带下列抗疟药物的一种来预防：阿托伐醌/氯胍（Malarone）、多西环素、甲氟喹或伯氨喹（在特定环境下）。所有的旅游者都应当采取措施避免蚊虫在傍晚和黑夜的叮咬。预防叮咬的方法包括在皮肤表面涂含有 DEET（避蚊胺）的驱蚊剂，将扑灭司林喷洒在衣物和帐篷的表面，在晚上睡觉的时候使用扑灭司林处理过的蚊帐。

更多详情，请参照第 328 页的撒哈拉以南非洲地区疾病风险总结。

新加坡（Singapore）

首都：
新加坡（Singapore）

时差（与格林威治标准时间差）：
＋8 小时

国家电话代码：
65

大使馆/领事馆：

- 中国大使馆：东陵路 150 号新加坡 247969 邮区（150 Tanglin Road, Singapore 247969）；电话：0065-64180252，67344737，64712117（领事部）；传真：0065-64793250，64795910；电子邮箱：chinaemb_sg@mfa.gov.cn；网址：http://sg.china-embassy.org。
- 美国大使馆：27 Napier Road, Singapore；电话：476-9100 或 65-476-9100；传真：65-476-9340；网址：www.usembassysingapore.org.sg。
- 加拿大大使馆：IBM Towers, 80 Anson Road, Singapore；电话：325-3200；传真：325-3297；电子邮箱：spore@dfait-maeci.gc.ca。
- 英国高级专员公署：Tanglin Road, Singapore 247919；商务部：Tanglin PO Box 19, Singapore 247919；电话：65-6424-4200；传真：65-6424-4218；电子邮箱：Commercial.Singapore@fco.gov.uk；网址：www.britain.org.sg。

医院/医生：

新加坡的医疗保健服务有着很高的水平，大多数医生可以用英语交流。建议旅游者出行前购买海外专项健康保险。该保险会在旅行者接受服务时，提供对海外医院和/或医生直接支付，并包括医疗转运条款。

- SingHealth Polyclinics, 3 Second Hospital Avenue, Singapore；电话：6236-4800；网址：http://polyclinic.singhealth.com.sg；提供家庭保健与预防保健。
- Mt. Elizabeth Hospital（485 张床位）；电话：6737-2666；全部专科；急诊、烧伤、创伤病房；东南亚最好的医院之一。
- Gleneagles Hospital（375 张床位）；电话：6473-7222；美国大使馆人员在此就诊。
- 国际 SOS：International SOS Pte Ltd., 331 North Bridge Road, #17-00,

Odeon Towers, Singapore 188720；报警中心英语电话：65-6338-7800；报警中心英语传真：65-6338-7611。

近期忠告和健康风险

霍乱：据官方报道霍乱在这个国家传播并不活跃。

登革热：该国登革热季节性暴发。在5～9月的季风季节期间，登革热的传播危险增加。所有的游客都应当采取措施防止白天蚊虫叮咬。

丝虫病：丝虫在该国的感染比率不高，由各种蚊虫传播的班氏和马来丝虫病可能会发生。

肝炎：建议所有未接种过甲肝疫苗的游客接种甲肝疫苗。戊肝和丙肝流行，但尚无可接种疫苗。在大众中乙肝病毒的携带者估计为5%。乙肝可以通过感染的血液、未加防御措施的性交或者使用污染的针具传播。建议停留3个月以上的游客、任何由于工作或者社会原因有感染风险的游客和希望得到全面疾病防御的游客注射疫苗。

流行性感冒：在热带，流行性感冒整年流行。建议所有的游客接种流感疫苗。

乙型脑炎：在新加坡该病无明显危险，不常规建议游客接种乙脑疫苗。

疟疾：在新加坡没有疟疾威胁。

旅行者腹泻：在新加坡该病对游客的威胁不大。新加坡的自来水是可以饮用的。建议使用喹诺酮类抗生素治疗急性腹泻。如果抗生素对腹泻无效，那持续腹泻可能是由寄生虫疾病引起，如贾第鞭毛虫病、阿米巴病或隐孢子虫病。

其他疾病/危险：肠虫感染（低风险）。新加坡的沿海区域发现有黄貂鱼、有毒鱼、海葵、僧帽水母和剧毒的海黄蜂，对于不设任何防范措施在此游泳的游客来说是一种潜在的威胁。

斯洛伐克共和国
（Slovak Republic）

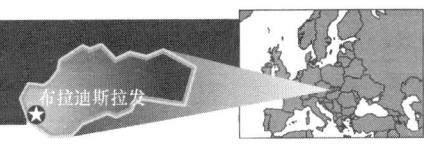
布拉迪斯拉发

首都：
布拉迪斯拉发（Bratislava）

时差（与格林威治标准时间差）：
+1 小时

国家电话代码：
421

大使馆/领事馆：
- 中国大使馆：Jan-ová8，81102，Bratislva；电话：00421-2-62803348，62804283（领事部）；传真：00421-2-62804289，62804285；电子邮箱：CHINASK@GTINET.SK；网址：http://sk.china-embassy.org.
- 美国大使馆：Bratislava；电话：421-7-330-0861.
- 加拿大大使馆：Carlton Court Yard & Savoy Buildings，Mostova 2，811 02 Bratislava，Slovakia；电话：421-2-5920-4031；传真：421-2-5443-4227；电子邮箱：brslva@international.gc.ca.
- 英国大使馆：Panska 16，811 01 Bratislava；电话：421-2-5998-2000；传真：421-2-5998-2237.

医院/医生：

Vladimir Strakrle，M.D.，感染性疾病门诊部，旅行医学和肝脏病学，Ponavka 2，Brno；电话：42-055240743。

近期忠告和健康风险

免疫接种： 所有前往欧洲和俄罗斯的游客都应该定期及时接种疫苗，包括破伤风白喉疫苗（Td）、麻疹-腮腺炎-风疹疫苗（MMR）、流感疫苗和水痘疫苗。强烈推荐所有游客接种甲肝和乙肝疫苗。伤寒、狂犬病、蜱传脑炎疫苗推荐根据旅行者个人的具体情况予以接种。

AIDS/HIV： 该病在俄罗斯、波罗的海诸国（爱沙尼亚、拉脱维亚和立陶宛）、保加利亚、白俄罗斯、摩尔多瓦、罗马尼亚和乌克兰发病率最高。静脉注射药物和不安全性交是引起该病传播的主要原因。但是病毒还可以通过异性性接触由高危人群传播到普通人群。在东欧和俄罗斯，旅行者应避免接触新的性伴侣，以及不必要的输血和医疗注射（许多游客携带自己的针具）。血液供给在捷克、匈牙利和波兰需要被检查，但是缺乏公共健康资金阻碍了对 HIV 和乙肝、丙肝的完全筛检。如果需要外科手术或者需要输血，旅行者应该考虑到其他西欧国家医院接受治疗。

白喉：自从 20 世纪 90 年代早期白喉流行以来，由于儿童疫苗接种计划的完善，使疾病得到了良好控制。

埃利希体病：有报道斯洛文尼亚和荷兰曾出现粒细胞性埃利希体病病例。

欧洲蜱传脑炎（TBE）：蓖子硬蜱是传播该病的媒介（该蜱同时也传播莱姆病）。蜱主要分布在海拔高达 1500 米的灌木丛和森林地区。除了比荷卢三国和伊伯利亚半岛，该病发生在几乎所有的欧洲国家（尤其是奥地利、德国、瑞士、捷克共和国、匈牙利、巴尔干半岛和东欧）。传播的高峰期在春天和秋天。美国和加拿大可以买到疫苗。

出血热肾病综合征（HFRS）：巴尔干半岛和东欧有汉坦病毒性疾病病例报道。HFRS 的轻型（由 Puumala 病毒引起）发生在斯堪的纳维亚、其他欧洲国家以及俄罗斯欧洲地区。旅行者应该避免与传播病毒的啮齿类动物的尿液和粪便接触。

甲型肝炎：所有未接种过疫苗的旅行者都应该接种甲肝疫苗。甲肝危险在西班牙、希腊、巴尔干半岛、东欧国家和俄罗斯有所增加。

乙型肝炎：在西欧大部分国家，乙肝携带者占总人口的比例不到 1%。但在西班牙、希腊、东欧国家和俄罗斯这一比例在 1%～4% 之间。建议停留 3 个月以上的游客、任何由于工作或者社会原因有感染风险的游客和希望得到全面疾病防御的游客注射疫苗。旅游者还应注意，乙肝可以通过感染的血液、使用污染的针具和未加防御措施的性交传播。

利什曼病：皮肤和内脏利什曼病在该国的地中海沿岸地区有发生。危险地区包括葡萄牙、西班牙、法国南部、那不勒斯地区、Majorca、雅典市郊和希腊岛。去这些地区旅游的人们都应该采取各种措施防止白蛉的叮咬。

莱姆病：莱姆病的威胁存在于欧洲海拔高达1500米的乡村灌木丛和森林地区，尤其是斯堪的纳维亚、奥地利、瑞士、德国南部和意大利北部。传播该病的蜱主要在4~9月活动。

疟疾：欧洲或俄罗斯没有疟疾的威胁。

地中海斑疹热（南欧斑疹热）：主要发生在法国南部和地中海国家的沿岸地区，以及海拔低于1000米的黑海沿岸灌木丛和森林地区。传播高峰期发生在7~9月。疾病的感染有可能发生在蜱出没的房屋和地区，但是95%以上的病例都是因为接触了带有蜱的犬类。

百日咳（whooping cough）：在荷兰有该病报道。有一种新型的百日咳病菌对目前主要使用的疫苗有抵抗作用，对大人和儿童都有威胁。

狂犬病：在欧洲的许多乡村地区，狂犬病主要见于野生动物，尤其是狐狸。人类感染该病的病例也有报道，不过阿尔巴尼亚、塞浦路斯、丹麦、Faeroe岛、芬兰、直布罗陀、希腊、冰岛、爱尔兰、意大利、马其顿王国、马耳他、摩纳哥、挪威、葡萄牙、西班牙、瑞典和英国没有狂犬病的威胁。

白蛉热和西尼罗河热：阿尔巴尼亚和亚得里亚海地区有该病报道。

旅行者腹泻：在大多数西欧国家威胁很小。威胁较大地区主要是西班牙、希腊、巴尔干半岛、东欧，尤其是保加利亚、匈牙利和罗马尼亚。贾第鞭毛虫病对俄罗斯是一个威胁。到威胁较大地区旅行的旅客应该只饮用瓶装的、烧开的和处理过的水，并且避免吃未煮熟的食物。建议使用喹诺酮类抗生素治疗急性腹泻。

伤寒：去西班牙、希腊、南斯拉夫、巴尔干半岛或东欧国家，尤其是保加利亚、匈牙利和罗马尼亚旅行的游客应该接种伤寒疫苗。

其他疾病/危险：布氏菌病、包虫病（南欧）、军团杆菌病（到西班牙、那不勒斯和意大利旅游的游客有暴发军团杆菌病的报道，可能由于接触污染的饮用水引起）、钩端螺旋体病、利斯特菌病（由受污染的软奶酪和肉类引起，法国有报道）、蜱传回归热（多见于多岩石的乡村牲畜地区），以及土壤传播的寄生虫感染（包括蛔虫、钩虫和鞭虫感染；南欧有报道）。在斯勘的纳维亚，生鳕鱼可能含有鱼肉绦虫——阔节裂头绦虫，可引起贫血。

道路安全：在左侧交通国家，步行者在穿越马路时应该非常小心。在西班牙、葡萄牙、南斯拉夫、希腊和东欧，摩托车车祸发生率较高。任何时候都必须系好安全带。

斯洛文尼亚（Slovenia）

首都：
卢布尔雅那（Ljubljana）

时差（与格林威治标准时间差）：
＋1 小时

国家电话代码：
386

大使馆/领事馆：

- 中国大使馆：Koblarjeva 3，1000 Ljubljana, the Republic of Slovenia；电话：00386-1-4202855，4202858（办公室），4202850（领事部）；传真：00386-1-2822199（使馆），4202859（办公室），4202867（领事部）；电子邮箱：chinaemb_si@mfa.gov.cn；网址：http://si.china-embassy.org.
- 美国大使馆：Presernova 31，Ljubljana；电话：1-200-5500；传真：1-200-5535；网址：www.usembassy.si.
- 加拿大大使馆：c/o Triglav Insurance Company Ltd., Miklosiceva 19, Ljubljana；电话：1-430-3570；传真：386-1-430-3575.
- 英国大使馆：4th Floor Trg Republike 3，1000 Ljubljana；电话：386-1-200-3910；传真：386-1-425-0174；电子邮箱：info@british-embassy.si；网址：www.british-embassy.si.

医院/医生：
该国总体医疗保健水平较高，但是大多数医生不能用英语交流。建议旅游者出行前购买海外专项健康保险。该保险会在旅行者接受医疗服务时，对海外医院和/或医生提供直接支付，并包括医疗转运条款。如果病情严重，游客应转运到奥地利的维也纳和其他欧洲中心国家接受治疗。

- University Medical Centre，Ljubljana；电话：61-143-1450。
- General Hospital，Maribor；电话：62-315-181。
- 在斯洛文尼亚，有 26 家医院和产科医院。最重要的斯洛文尼亚健康机构是卢布尔雅那的中心教学医院（Central Teaching Hospital）。

近期忠告和健康风险

具体参见第 320 页的欧洲疾病风险总结。

所罗门群岛（Solomon Islands）

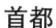
霍尼亚拉

首都：

霍尼亚拉（Honiara）

时差（与格林威治标准时间差）：

＋11 小时

国家电话代码：

677

大使馆/领事馆：

- 中国大使馆：无。
- 没有美国大使馆及外交据点。为美国公民提供领事服务的是驻巴布亚新几内亚首都莫尔斯比港的美国大使馆；电话：675-321-1455。
- 加拿大大使馆：委任于澳大利亚高级专员公署。Corner Hibiscus Avenue and Mud Alley，Honiara，Solomon Islands；电话：677-21561；传真：677-23691。
- 英国高级专员公署：Telekom House，Mendana Avenue，Honiara；邮寄地址：PO Box 676；电话：677-21705，21706；传真：677-21549。

医院/医生：

该国的医疗保健服务达不到西方标准。有 6 家政府医院和许多传教士医院为 400 000 人群提供基本医疗服务。建议旅游者出行前购买海外专项健康保险。该保险会在旅行者接受医疗服务时，对海外医院和/或医生直接支付，并包括医疗转运条款。

- Central Hospital（Numbaneen）/National Referral Hospital，Guadalcanal；电话：23-600；这家有着 280 张病床的医院为该国提供主要的医疗服务。

近期忠告和健康风险

蚊传播的疾病：登革热（在城市和乡村地区均存在）、丝虫病和乙型脑炎在该国均有发生。所有的旅游者都应当采取措施避免蚊虫在白天和黑夜的叮咬。预防叮咬的方法包括在皮肤表面涂含有 DEET（避蚊胺）的驱蚊剂，将扑灭司林喷洒在衣物和帐篷的表面，在晚上睡觉的时候使用扑灭司林处理过的蚊帐。疟疾在全国发生，除了南部 Rennell 和 Bellona 省、东部 Temotu 省、Tikopia 外部岛屿、Anuta 和 Fatutaka。多重耐药性恶性疟有报道。阿托伐醌/氯胍（Malarone）、甲氟喹（Lariam）或多西环素被推荐用来预防。

肝炎：建议所有以前未接种过甲肝疫苗的旅游者都应接种甲肝疫苗。乙肝在该国发病率较高，乙肝病毒携带者占总人口的比例约为 20%。乙肝可以通过感染的血液、使用污染的针具和未加防御措施的性交传播。建议停留 3 个月以上的游客、任何由于工作或者社会原因有感染风险的游客和希望得到全面疾病防御的游客注射疫苗。

流行性感冒：在热带地区全年均有发生，建议所有的游客接种流感疫苗。

来自海洋的威胁：对游泳者构成威胁的有水母、有刺的海胆和珊瑚。鱼肉中毒经常发生，这是由于食用了珊瑚礁鱼类诸如石斑鱼、鲷鱼、黑鲈及梭鱼类而引起。鱼肉毒素甚至是煮熟之后都不能消除。

旅行者腹泻：所有自来水被认为是不安全的。建议游客仅饮用瓶装水、开水或经处理的水。建议使用喹诺酮类抗生素治疗急性腹泻。如果抗生素对腹泻无效，那持续腹泻可能是由寄生虫疾病引起，如贾第鞭毛虫病、阿米巴病或隐孢子虫病。

肺结核：计划长期滞留在当地的游客应在出发前做 TB 皮试（PPD 测试），在离开该国后再做一次测试。

伤寒：建议除了始终在大饭店和酒店用餐的短期游客，例如商务旅行者和随意漫游的游客以外，所有游客都应注射伤寒疫苗。由于伤寒疫苗只有60%～70%的有效性，因此游客仍需注意食品和饮料的卫生状况。

其他疾病/危险：建议游客穿上鞋子来预防钩虫病的传播。在雨季丛林斑疹伤寒有较低风险。徒步穿越丛林的游客应该保护自己免受恙虫的侵袭。蜈蚣、蝎子和巨型黑蚁会威胁徒步旅行者和"灌木步行者"。

索马里（Somalia）

首都：
摩加迪沙（Mogadishu）

时差（与格林威治标准时间差）：
＋3 小时

国家电话代码：
252

大使馆/领事馆：
- 中国大使馆：无，与该国未建交。
- 美国大使馆：Corso Primo Luglio, Mogadishu；电话：20811。
- 加拿大高级专员公署：委任于驻肯尼亚的加拿大高级专员公署。Limuru Road, Gigiri, Nairobi, Kenya；电话：254-20-366-3000；传真：254-20-366-3900；电子邮箱：nrobi@international.gc.ca；网址：www.nairobi.gc.ca。
- 英国大使馆：Waddada Xasan Geedd Abtoow 7/8，（PO Box 1036），Mogadishu；电话：252-1-20288/9，21472/3。

医院/医生：
当地的医疗条件不完善，政府部门推荐转运到肯尼亚的内罗毕进行治疗。

近期忠告和健康风险

虫媒病毒热：切昆贡亚热、裂谷热、西尼罗河热以及白蛉热都有可能发生。1998年曾经暴发过裂谷热。

霍乱：霍乱在该国十分活跃，全年都可能发生，但对于从发达国家（如美国和加拿大）来的旅游者来讲威胁非常小。霍乱疫苗（美国已经没有销售）主要是针对生活、工作在卫生条件较差的高发区的人们。

- 口服霍乱疫苗（Dukoral）对于由肠毒性大肠杆菌（ETEC）引起的腹泻可以提供大约60%的保护。
- 许多国家包括加拿大在内允许口服霍乱疫苗。
- 在出入境任何国家之前接种霍乱疫苗并非官方要求。尽管如此，有时一些国家还是需要那些来自受霍乱威胁国家的游客出示霍乱疫苗接种证明。因此，一些旅行者希望携带由本国医疗机构提供的医疗豁免信。如果可能的话，游客可以联系目的地国家的大使馆或领事馆以确认霍乱疫苗的接种要求以及是否接受医疗豁免信。

登革热：威胁程度中等，1992年在索马里的美国人当中有33例病例报道；据估计该病毒在当时驻该地的美军当中导致17%的发热性疾病。

肝炎：威胁很高。建议所有以前未接种过甲肝疫苗的旅游者都应接种甲肝疫苗。乙肝病毒携带者占总人口的比例高达19%。建议医疗工作者和长期停留的游客接种乙肝疫苗。戊肝暴发在难民聚居地中曾有报道，该病对医疗护理人员和救援工作者是一个很大的威胁。

利什曼病：内脏利什曼病（黑热病）在索马里南部Giohar地区的Shabeelle河沿岸持续存在很高的发病率。皮肤利什曼病虽然没有病例报道，但是有可能发生在索马里南部与肯尼亚和埃塞俄比亚交界的地方。

疟疾：该病在索马里全国范围内全年存在，包括城市地区。传播高峰期为每半年一次的雨季之后（7~12月）。南部威胁较大，尤其是沿Shabeelle和Juba河谷地区。在摩加迪沙城市中心疟疾威胁有限。恶性疟占全国范围内

95％的病例，但是在 1993 年 106 名从索马里返回的美国水兵中，间日疟占据病例的 87％。建议到疫区的旅行者使用阿托伐醌/氯胍（Malarone）、甲氟喹（Lariam）或多西环素来预防。（注意：在驻索马里的美国士兵中有 2 例氯喹耐药性恶性疟疾报道）。

血吸虫病：泌尿器官血吸虫病全年发生，主要是在 Giuba 山谷和索马里南部的 Shabeelle 河流。游客应避免在淡水湖、池塘或小溪中游泳、洗澡或跋涉。

旅行者腹泻：威胁很大。所有的水源都应该被视为是不安全的。所有的游客都应注意饮食卫生，只饮用瓶装水、烧开的或者经过消毒处理的水。建议使用喹诺酮类抗生素治疗急性腹泻。如果抗生素对腹泻无效，那可能是由寄生虫疾病引起，例如贾第鞭毛虫病或阿米巴病。

黄热病：该国处在黄热病流行带中。虽然没有黄热病的报道，但是仍建议接种疫苗。

其他疾病/危险：非洲蜱斑疹伤寒，布氏菌病，包虫病，丝虫病（发生在索马里南部，尤其是在肯尼亚和印度洋之间的地区），组织胞浆菌病（普遍），钩端螺旋体病（高发病率），脑(脊)膜炎，Q 热，狂犬病（可由狗、狐狸、猫、骆驼、猴、土狼、獾及豺等多种动物传播），蜱传回归热（地方性流行），肺结核（公众健康问题），沙眼，伤寒，流行性斑疹伤寒（虱传播，尤其是与难民接触时威胁增加），鼠型斑疹伤寒（跳蚤传播）以及肠寄生虫感染。

南非（South Africa）

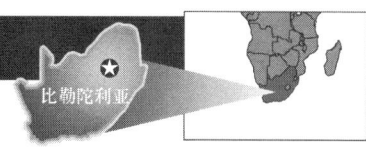

首都：
比勒陀利亚（Pretoria）

时差（与格林威治标准时间差）：
＋2 小时

国家电话代码：
27

大使馆/领事馆：
- **中国大使馆**：972 Pretorius Street，Arcadia 0083，Pretoria，South Africa；电话：0027-12-3424194；传真：0027-12-3424154；电子邮箱：reception@chinese-embassy.org.za；网址：http://za.china-embassy.org.
- **美国大使馆**：比勒陀利亚：877 Pretorius Street，Arcadia；电话：12-342-1048；传真：12-342-5504。约翰内斯堡：电话：11-644-8000；传真：11-646-6916。
- **加拿大大使馆**：19th Floor，South African Reserve Bank Building，60 St.，George's Mall，Cape Town；电话：21-423-5240；传真：27-21-423-4893；电子邮箱：cptwn@dfait-maeci.gc.ca.
- **英国高级专员公署**：255 Hill Street，Arcadia 0002，Pretoria；电话：27-12-421-7500；传真：27-12-421-7555；电子邮箱：bhc@icon.co.za；网址：http://www.britain.org.za.

医院/医生：

南非城市内的医疗设施很好，部分狩猎苑及海滩附近也不错，但是其他地方有限。如果进入 Kruger 国家公园、北部 KwaZulu/ Natal、部分斯威士兰、莫桑比克和北部津巴布韦等疟疾地区时，游客需要咨询医生，携带必要的抗疟疾预防药物。

开普敦
- Milnerton Medi-Clinic，Koeberg and Racecourse Roads，Cape Town（Milnerton）7441.

德班
- Entabeni Hospital，148 South Ridge Rd. 这家有 273 张床位的私立医院提供 24 小时急诊服务。
- St. Augustine's Hospital，107 Chelmsford Rd. 这家有 418 张床位的私立医院，是主要的创伤中心，提供 24 小时急诊服务。

乔治
- Lamprecht Clinic，York & Gloucester Avenue. 这是南开普敦设施较好的医疗机构，为旅行者提供医疗服务。该院没有急诊室。

约翰内斯堡
- The Glynnwood Hospital，33 Harrison St. 这家有 290 张床位的私立综合医院提供 24 小时急诊服务，但它不是创伤中心。
- The Mayo Clinic of South Africa，位于约翰内斯堡西部，Gauteng 在

Constantia Kloof 效区。The Flora Clinic 位于旁边。
- Arwyp Medical Centre：这家有 250 张床位的医院和创伤中心提供 24 小时急诊服务。
- 国际 SOS：International SOS Assistance（Pty）Ltd.，Stand 72（毗邻 Grand Central Airport），New Road，Midrand 1685，South Africa；报警中心电话：27-11-541-1350；报警中心传真：27-11-541-1058。

近期忠告和健康风险

事故/疾病：对于年龄低于 55 岁的旅行者来说，交通事故是导致他们死亡的主要原因；对于年老的旅行者来说心血管疾病是致命的主要原因。旅行者由于传染病而致命不足 1%，但是总的来说传染病是引起旅游相关疾病的最主要原因。

非洲蜱伤寒：该病在南非呈局灶性分布，包括约翰内斯堡附近的城郊地区。在到南非的游客中，感染该病的病例十分普遍，尤其是在去过狩猎园之后。

AIDS/HIV：异性性交是目前南非艾滋病传播的最主要方式。在该国有些省份成人艾滋病的感染率已达到 35%，为非洲最高。南非估计有 500 万人感染了艾滋病，比除了印度之外的任何一个其他国家都高。所有的游客都应采取各种措施防止不安全性交、医疗或牙科注射（可能没有消毒）以及输血。

空气污染：在比勒陀利亚东部高原地区烧煤的发电站释放出来高水平的光化学污染物。

来自动物的威胁：来自动物的威胁包括蛇（眼镜蛇、树蛇、蝰蛇）与蜘蛛（黑色与褐色寡妇）。

虫媒病毒热：西尼罗河热与切昆贡亚热的零散病例在温暖季节主要发生在中部 Cape 省、东部和南部的 Transvaal。游客应采取各种措施防止蚊子的叮咬。

霍乱：据报道霍乱在这个国家十分活跃，但是对游客威胁较小。霍乱疫苗主要是针对生活、工作在卫生条件较差的高发区的人们（如医疗保健人员、救援工作者）。

登革热：低危险；目前该病在南非并不流行。

肝炎：建议所有以前未接种过甲肝疫苗的旅游者都应接种甲肝疫苗。戊肝在南非的发病率较低。乙肝携带率在总人口中程度不等，在一些人群中可高达15%。乙肝可以通过感染的血液、使用污染的针具和未加防御措施的性交传播。建议停留3个月以上的游客、有职业或社会风险的游客以及希望得到全面疾病防御的游客考虑接种乙肝疫苗。

流行性感冒：在南半球流行性感冒的传播时期为4~9月。建议所有游客接种流感疫苗。

疟疾：该病在南非全年对游客构成威胁，尤其是在Mpumalanga省、北方省份和东北部的KwaZulu-Natal，以及南部的Tugela河。危险（采取防蚊措施的游客危险相对较低）出现在Kruger国家公园，尤其在四月期间。恶性疟占病例的99%。建议采用阿托伐醌/氯胍（Malarone）、甲氟喹（Lariam）或多西环素来预防。所有的旅游者都应当采取措施避免蚊虫在白天和黑夜的叮咬。

来自海洋的威胁：在南非沿海区域，黄貂鱼、水母和一些有毒鱼种常见，对于不设任何防范措施在此游泳的游客来说是一种潜在的威胁。

脑(脊)膜炎：该病在南非对游客的威胁不大。南非位于撒哈拉以南"脑膜炎带"的南部。长期居住的预期将与南非本地人密切接触的游客应考虑接种脑膜炎疫苗。

脊髓灰质炎：这种疾病很流行。所有的游客都应该完全免疫。

狂犬病：狂犬病在南非呈地方性传播。但是每年人感染狂犬病的病例十分少。大多数人类狂犬病病例都归因于流浪和野生的动物。一旦被动物尤其是狗抓咬后应高度重视，紧急采取医疗措施。

血吸虫病：该病主要在南非的东北部与东部海拔 1500 米以下沿海地区传播。传播时间主要为 10 月至次年 4 月的温暖月份。泌尿器官血吸虫病存在于东北部的大范围地区（包括 Kruger 国家公园）、KwaZulu-Natal 省以及 Eastern Cape 省沿岸地区，直到南部的 Humansdorp。肠血吸虫病在东部和北部 Transvaal 省的草原低地流行，散发病例出现在 KwaZulu-Natal 省的沿岸区域。游客应避免在淡水湖、池塘、小溪中游泳、洗澡或跋涉。

旅行者腹泻：在南非城市地区有低至中等危险。城市地区有市政供水系统为酒店与住房提供水源。自来水安全程度不等。所有的游客，尤其是到城市以外地区的游客都应注意饮食卫生。建议使用喹诺酮类抗生素联合洛哌丁胺（Imodium）治疗急性腹泻。如果抗生素对腹泻无效，那持续腹泻可能是由寄生虫疾病引起，例如贾第鞭毛虫病、阿米巴病或隐孢子虫病。

肺结核：肺结核是该国的主要健康问题。计划长期滞留在当地的游客应在出发前做 TB 皮试（PPD 测试），在离开该国后再做一次测试。

伤寒：建议那些长期居住在该国、沿非常规路线旅游以及拜访亲友的游客接种伤寒疫苗。由于伤寒疫苗只有 60%～70% 的有效性，因此游客仍需注意食品和饮料的卫生状况。

其他疾病/危险：布氏菌病（通常由于食用未巴氏消毒的奶制品引起）、利什曼病（低度危险）、钩端螺旋体病、肺结核（在 Western Cape 高度流行）、伤寒与肠蠕虫感染（蛔虫病、钩虫病、类圆线虫病，在低收入地区流行）有报道。

南韩（South Korea）

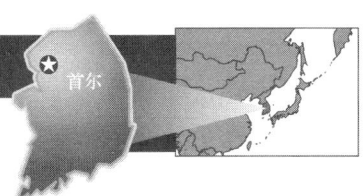

首都：
首尔（Seoul）

时差（与格林威治标准时间差）：
+9 小时

国家电话代码：
82

大使馆/领事馆：

- **中国大使馆：** 54 Hyoja-Dong, Jongno-Gu, Seoul, the Republic of Korea；电话：00822-7381038；传真：00822-7381059；电子信箱：chinaemb_kr@mfa.gov.cn；网址：http://kr.china-embassy.org.
- **美国大使馆：** 82 Sejong-Ro Chongro-Ku, Seoul；电话：82-2-397-4114；传真：82-2-738-8845；网址：usembassy.state.gov/seoul.
- **加拿大大使馆：** 10th Floor, Kolon Building, 45 Mugyo-Dong, Chung-Ku, Seoul；电话：82-2-3455-6000；传真：82-2-3455-6123；电子邮箱：seoul@dfait-maeci.gc.ca，网址：www.cec.or.kr/canada.
- **英国大使馆：** Taepyeongno 40, 4 Jeong-dong, Jung-gu, Seoul 100-120；电话：82-2-3210-5500；传真：82-2-725-1738；网址：www.uk.or.kr.

医院/医生：

医疗体系有很高的水准。建议旅游者出行前购买海外专项健康保险。该保险会在旅行者接受医疗服务时，对海外医院和/或医生直接支付，并包括医疗转运条款。

- International Clinic-Asan Medical Center, Seoul；电话：2-224-5001 或 5002。韩国最大的医疗中心，有 220 多名内外科专家，大多数都是由美国或加拿大留学归来。可以享受 VIP 服务。
- International Clinic, Samsung Medical Center, Seoul；电话：2-3410-0200。现代医院，英语交流，为外国群体服务。
- AEA International Korea Ltd. 为外国游客提供 24 小时急诊服务，是患者与韩国医院联系的桥梁；电话：02-790-7561.
- 国际 SOS：International SOS Korea Ltd., 5th Floor, Shindong Building, 726-164 Hannam-Dong, Yongsan-Ku, Seoul 140-210, South Korea；报警中心电话：72-2-3140-1700；报警中心传真：72-790-6785。

近期忠告和健康风险

来自动物的威胁： 包括蜈蚣、黑寡妇盗蛛。猞猁、熊和野猪在偏远地区可能遇到。

登革热：没有明显的威胁。

肠蠕虫感染：蛔虫病与钩虫病对游客的威胁相对较低。异尖线虫病、片吸虫病、姜片虫病、肺吸虫病与支睾吸虫病流行。旅行者应避免食用未煮熟的水生植物及海产品，包括 Ke Jang（酱生蟹）。

出血热肾病综合征（HFRS）：该病在全国范围内整年流行。在多尘的、干燥的和啮齿类动物密集地区危险增加。导致 HFRS 的病毒（汉坦病毒）是通过啮齿动物的排泄物与携带病毒的干尘传播的。大多数病例都发生在 10～12 月，与人类在收割季节接触啮齿类动物增加有关。

肝炎：建议所有未接种过甲肝疫苗的游客都接种甲肝疫苗。乙肝病毒携带者在总人口中所占比率为 6%～9%。乙肝可以通过血液感染、使用污染的针具和未加防御措施的性交传播。建议停留 3 个月以上的游客、任何由于工作或者社会原因有感染风险的游客和希望得到全面疾病防御的游客注射疫苗。

乙型脑炎：乙型脑炎危险存在，但对游客的威胁不大。在首尔游客将不受乙型脑炎的威胁。在传播的高峰季节（6～10 月）西南部有乙型脑炎病例报道。在传播高峰期在乡村疫区逗留 2～3 周以上的游客建议接种乙脑疫苗。游客还应该注意采取措施防止蚊子的叮咬。

疟疾：该病对游客的威胁较低。在邻接 DMZ 以及 DMZ 向南 40 km 的地区间日疟病例每年都有所增加。驻 DMZ 美国军队有间日疟报道。春天（四月开始）和夏天在这些区域过夜的人会遭受一定程度的威胁。不建议游客常规疟疾预防，但是应该意识到有传播的可能。所有的游客都应当采取措施防止傍晚和夜间蚊虫叮咬。

旅行者腹泻：在一等旅店和度假胜地之外的地区，有中到高度威胁。旅行者最好只饮用瓶装的、烧开的、过滤的或净化处理过的水，并且只食用煮熟的食物，水果应该削皮后再食用。建议使用喹诺酮类抗生素联合洛哌丁胺（Imodium）治疗急性腹泻。如果抗生素对腹泻无效，那持续腹泻可能是由寄生虫疾病引起，例如贾第鞭毛虫病、阿米巴病或隐孢子虫病。

肺结核：肺结核是该国的主要健康问题。计划长期滞留在当地的游客应在出发前做 TB 皮试（PPD 测试），在离开该国后再做一次测试。

伤寒：除了始终在大饭店和酒店用餐的短期游客外，所有游客都应接种伤寒疫苗。由于伤寒疫苗只有 60%～70% 的有效性，因此游客仍需注意食品和饮料的卫生状况。

其他疾病/危险：丝虫病（低度危险，出现在南方沿海省份，尤其是 Cheju-do），钩端螺旋体病（在不流动的水和淤泥地方危险增加），狂犬病（几乎没有）、鼠型斑疹伤寒（蚤传播），丛林斑疹伤寒（螨传播，乡村的草地危险增加，90% 的病例出现在 10～11 月），肺结核（高度流行），伤寒，急性出血性结膜炎。

西班牙（Spain）

首都：
马德里（Madrid）

时差（与格林威治标准时间差）：
+1 小时

国家电话代码：
34

大使馆/领事馆：

- 中国大使馆：C/Arturo Soria, 113, 28043 Madrid；电话：0034-91-5194242；传真：0034-91-5192035；电子信箱：chinaemb_es@mfa.gov.cn；网址：http://es.china-embassy.org.

- 美国大使馆：Serrano 75, Madrid；电话：91-587-2200；传真：34-91-587-2303；网址：www.embusa.es/indexbis.html.

- 加拿大大使馆：Goya Building, 35 Nuñez de Balboa, Madrid；电话：91-423-3250；传真：91-423-3251；电子邮箱：mdrid@dfait-maeci.gc.ca；网址：www.canada-es.org.

- 英国大使馆：Calle de Fernando el Santo 16, 28010 Madrid；电话：34-91-700-82-00；传真：34-91-700-83-09；网址：www.ukinspain.com.

医院/医生：

西欧的医疗保健有着很高的水平，很多医生都可以用英语交流。建议旅游者出行前购买海外专项健康保险。该保险会在旅行者接受医疗服务时，对海外医院和/或医生直接支付，并包括医疗转运条款。

- Unidad Medico Anglo Americana，Conde de Aranda 1，Madrid；电话：91-435-1823。
- Unidad Medica Anglo-Americana. Hospital Clinico y Provincal，Barcelona（1001 张床位）；全部专科，包括心脏病学。
- 国际 SOS：
  - SOS Seguros Y Reaseguros，S. A.，Ribera del Loira 4-6，28042 Madrid，Spain；报警中心电话：34-91-572-4363；报警中心传真：34-91-345-1908
  - SOS，Seguros y Reaseguros，S. A.，Avda. Diagonal，436 - 2°-1a，08037 Barcelona，Spain；电话：34-93-238-8510；传真：34-93-292-0100

近期忠告和健康风险

事故/疾病：对于年龄低于 55 岁的旅行者来说交通事故、意外伤害和溺水是导致他们死亡的主要原因。对于年老的旅行者来说心血管疾病是致命的主要原因。旅行者中由于感染而致命的不足 1%，但是总的来说感染是引起旅游相关疾病的最主要原因。

肝炎：建议以前未接种过甲肝疫苗的旅游者接种甲肝疫苗。戊肝在西班牙流行，但是流行程度还不清楚。该国的乙肝病毒携带者占总人口的比例从西北部地区的 1% 到东南部地中海地区的 3% 不等。建议停留 3 个月以上的游客和希望得到全面疾病防御的游客考虑接种乙肝疫苗。旅游者还应注意，乙肝可以通过未加防御措施的性交或者使用污染的针具传播。

流行性感冒：在西班牙流行性感冒的传播时期为 11 月至次年 3 月。建议所有到该国旅行的游客接种流感疫苗。

利什曼病：皮肤和内脏利什曼病发生在西班牙中部的乡村地区、南部（Andalucia)、东部（Catalonia 和 Valencia）以及 Balearic 岛。旅行者应该采取各种措施防止傍晚和夜间白蛉的叮咬。

莱姆病：莱姆病发生在西班牙北部，但威胁比较小。到乡村地区的旅行者应该注意避免蜱的叮咬。在西班牙南部地区，有一种非典型的莱姆病发生，它由一种相关的疏螺旋体引起。

地中海斑疹热（南欧斑疹热）：威胁主要存在于南部地中海沿岸、中西部和北部省份（除了 Biscay 湾沿岸地区）以及 Balearic 岛（包括 Majorca、Menorca 和 Ibiza 岛）。Canary 岛没有威胁。大多数病例是由于接触了携带蜱的犬类。

狂犬病：西班牙目前没有狂犬病。

旅行者腹泻：中等威胁。城市里的自来水一般是可以饮用的，但仍建议游客饮用瓶装的、烧开的或者处理过的水。建议使用喹诺酮类抗生素联合洛哌丁胺（Imodium）治疗急性腹泻。如果抗生素对腹泻无效，那持续腹泻可能是由寄生虫疾病引起，例如贾第鞭毛虫病、阿米巴病或隐孢子虫病。

伤寒：与其他主要欧洲国家相比，有较高风险。建议那些到该国常规旅游景点以外地区旅游、探亲访友和长期居住在该国的游客接种伤寒疫苗。由于伤寒疫苗只有 60%～70% 的有效性，因此游客仍需注意食品和饮料的卫生状况。

其他疾病/危险：布氏菌病（由于食用了未经消毒处理的奶制品和山羊奶酪制品）、包虫病、片吸虫病、军团杆菌病（暴发与旅游胜地的温泉和热水桶浴有关，在 Granada 和 Majorca 有报道）、钩端螺旋体病、旋毛虫病、蜱传回归热、肺结核、以及肠寄生虫感染等都有报道。

斯里兰卡（Sri Lanka）

首都：
科伦坡（Colombo）

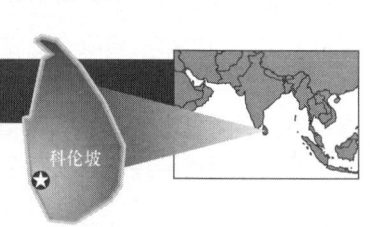

时差（与格林威治标准时间差）：
+5 小时

国家电话代码：
94

大使馆/领事馆：

- 中国大使馆：381/A BauddhalOka Mawatha，Colombo 7，Sri Lanka；电话：94-11-2688610（办公室）；传真：94-11-2693799（办公室）；电子邮箱：chinaemb_lk@mfa.gov.cn；网址：http://lk.china-embassy.org。
- 美国大使馆：210 Galle Road，Colombo；电话：1-448-007 或 1-447-355；传真：94-1-437-345；电子邮箱：consularcolombo@state.gov；网址：usembassy.state.gov/srilanka。
- 加拿大大使馆：6 Gregory's Road，Cinnamon Gardens，Colombo；电话：1-69-58-41；传真：94-1-68-70-49；电子邮箱：clmbo-cs@dfait-maeci.gc.ca。
- 英国高级专员公署：190 Galle Road，Kollupitiya，(PO Box 1433)，Colombo 3；电话：94-11-2-437336/43；传真：94-11-2-430308；电子邮箱：bhc@eureka.lk。

医院/医生：

斯里兰卡的医疗保健低于西方水平，严重的疾病或创伤需要转运到临近的其他国家。建议旅游者出行前购买包括医疗转运的海外专项健康保险。

- Asiri Hospitals Limited，181 Kirula Rd.，Colombo；电话：500608 至 500612。
- Durdans Hospital，3 Alfred Place，Colombo；电话：575205 至 575207。
- General Hospital，Regent St.，Colombo；电话：691111；急诊创伤服务。

近期忠告和健康风险

来自动物的威胁：来自动物的威胁包括蛇（眼镜蛇、蝰蛇、金环蛇、珊瑚蛇）、蜘蛛（黑寡妇和赤背）、蜥蜴、熊、野猪。在该国的沿海区域，黄貂鱼、海黄蜂、海星和无脊椎动物（海螺、水母、刺螯水母、海胆、海葵）常见，对于不设任何防范措施在此游泳的游客来说是一种潜在的威胁。

霍乱：据报道霍乱在这个国家十分活跃，但是对游客威胁较小。霍乱疫苗主要是针对高危险人群，例如救援人员或医务工作者。

登革热：在该国海拔 1000 米以下地区整年流行，尤其在城市。所有旅游者应当采取措施防止白天蚊虫的叮咬。

丝虫病：蚊传播。班氏丝虫病在西南部沿海的城市和乡村地区都有流行。

肝炎：建议所有未接种过甲肝疫苗的游客接种甲肝疫苗。戊肝可能流行，但程度未知。在大众中乙肝病毒的携带率估计为 1%。乙肝可以通过血液感染、使用污染的针具和未加防御措施的性交传播。建议停留 3 个月以上的游客、任何由于工作或者社会原因有感染风险的游客和希望得到全面疾病防御的游客注射疫苗。

流行性感冒：流行性感冒在热带地区全年均有流行，推荐有感染危险的游客接种流感疫苗。

乙型脑炎：全年都有零星乙型脑炎病例发生，但在 Anuradhapura 周围区域由于蚊虫叮咬增加而出现了暴发性流行。推荐所有（特别是在传播高峰期）到乡村长期旅行（超过 4 周）的游客接种乙脑疫苗。该病传播高峰期为 10 月到次年 1 月及 5～6 月。

疟疾：发生全国范围内海拔 800 米以下地区，包括城市地区。科伦坡、Kalutara、Nuwara Eliya 地区没有疟疾流行。在北半部地区和东南部 1/4 地区有很高的流行性，尤其是 Anuradhapura 周边。恶性疟占据约 30% 的病例，其余为间日疟。推荐旅行者使用阿托伐醌/氯胍（Malarone）、甲氟喹（Lariam）或多西环素来预防。

狂犬病：危险存在，但已呈下降趋势，全国范围有零星人类狂犬病病例的报道。建议逗留时间在 3 个月以上的游客或计划沿非常规路线旅游而有可能暴露于流浪狗群的游客以及希望得到额外保护的游客接种狂犬病疫苗。

旅行者腹泻：该国所有水源都应被视作已潜在污染。游客应该严格遵循饮食卫生规范。建议使用喹诺酮类抗生素联合洛哌丁胺（Imodium）治疗急性腹泻。如果抗生素对腹泻无效，那持续腹泻可能是由寄生虫疾病引起，例如贾第鞭毛虫病、阿米巴病或隐孢子虫病。

肺结核：肺结核是该国的主要健康问题。计划长期滞留在当地的游客应在出发前做 TB 皮试（PPD 测试），在离开该国后再做一次测试。

伤寒：除了始终在大饭店和酒店用餐的短期游客以外，所有游客都应接种伤寒疫苗。由于伤寒疫苗只有 60%～70% 的有效性，因此游客仍需注意食品和饮料的卫生状况。

苏丹（Sudan）

首都：
喀土穆（Khartoum）

时差（与格林威治标准时间差）：
＋2 小时

国家电话代码：
需要电话员帮助。

大使馆/领事馆：
- 中国大使馆：Al-Manshia, Khartoum City, Sudan；电话：00249-1-83272730；传真：00249-1-83271138；电子邮箱：SSDDSSGG@yahoo.com.cn。
- 美国大使馆：Sharia Ali Abdul Latif, Khartoum；电话：11-74700.
- 加拿大大使馆：埃塞俄比亚；电话：251-1-151-100.
- 英国大使馆：Off Sharia Al Baladia, Khartoum East (PO Box No 801)；电话：249-11-777105；传真：249-11-776457；电子邮箱：british@sudan-mail.net。

医院/医生：

苏丹的医疗保健水平较低。建议旅游者出行前购买海外专项健康保险。该保险会在旅行者接受医疗服务时，对海外医院和/或医生直接支付，并包括医疗转运条款。若有严重的疾病或事故，建议转运到其他医疗条件好的国家治疗。
- Khartoum Civil Hospital（795 张床位）；综合内科设施；部分专科服务。

近期忠告和健康风险

非洲睡虫病（锥虫病）：冈比亚锥虫病在苏丹南部传播，主要在西部和赤道省份。Rhodesian 昏睡病发生在毗邻埃塞俄比亚和乌干达的区域。在干燥季节游客感染该病的可能性增加。游客应采取各种措施防止采采蝇的叮咬。

霍乱：据报道霍乱在这个国家十分活跃。霍乱疫苗主要是针对生活、工作在卫生条件较差的高发区的人们。

登革热：蚊传播。登革热病例主要发生在苏丹沿海地区。该国的其他虫媒病毒性感染包括白蛉热（广泛）、裂谷热、克里米亚-刚果出血热（蜱传）以及西尼罗河热。

肝炎：建议所有以前未接种过甲肝疫苗的旅游者都接种甲肝疫苗。在苏丹的所有人口中乙肝病毒携带者的比率为 12%～19%。乙肝可以通过血液感染、使用污染的针具和未加防御措施的性交传播。建议停留 3 个月以上的游客、任何由于工作或者社会原因有感染风险的游客和希望得到全面疾病防御的游客注射疫苗。因为所有的疾病和外伤都是不可预见的，一些专家建议所有的游客都接种乙肝疫苗以防接触消毒不彻底的医疗针具。戊肝暴发在 Khartoum 中曾有报道，但流行程度还未知。

利什曼病：内脏利什曼病（黑热病）在苏丹南部 Nuer 和 Dinka 部落流行。黑热病在 Upper Blue Nile、Blue Nile 和 Kassala 省以及 Eastern Equatoria、Darfur 和 Kordofan 地区也有报道。在沿尼罗河的 Khartoum 北部也出现过暴发。皮肤利什曼病还在苏丹 Darfur、Kordofan、苏丹中部其他省份及沿尼罗河的 Khartoum 北部流行。去这些地区的游客应该采取措施防止昆虫（白蛉）的叮咬。

疟疾：疟疾在该国整年流行，包括所有城市地区。在 6～10 月的雨季及雨季之后游客感染疟疾的可能性增加，尤其在该国南部。在苏丹最北部和西北部的一些沙漠地区游客感染疟疾的可能性比较小。抗氯喹的恶性疟有报道。推荐去疟疾疫区的旅行者使用阿托伐醌/氯胍（Malarone）、甲氟喹（Lariam）或多西环素来预防。

脑(脊)膜炎：苏丹位于撒哈拉以南"脑膜炎流行带"内。在干旱的季节（12月到次年6月）在当地逗留1个月以上的游客应该接种四价脑膜炎球菌疫苗；其他季节如果停留时间稍短，但是预计会与当地人口密切接触者也需要接种疫苗。

脊髓灰质炎（POLIO）：该病流行，全体游客应完全免疫接种。WHO也报道了贝宁、博茨瓦纳、布基纳法索、中非共和国、乍得、科特迪瓦和几内亚最近的脊髓灰质炎病例，这些与源于尼日利亚北部暴发的脊髓灰质炎有关。

狂犬病：狗传播的狂犬病危险存在于Khartoum和其他地方，包括乡村地区。建议到该国长期旅行（大于4周）的游客接种狂犬病疫苗。

血吸虫病：该病在苏丹广泛流行，尤其在蓝尼罗河（Blue Nile）和白尼罗河（White Nile）之间Gezira地区的主要灌溉地区。所有游客应避免在淡水湖、池塘或小溪中游泳、洗澡或跋涉。

旅行者腹泻：饮用水是未经处理的并可能被细菌污染。建议使用喹诺酮类抗生素治疗急性腹泻。如果抗生素对腹泻无效，那持续腹泻可能是由寄生虫疾病引起，例如贾第鞭毛虫病、阿米巴病或隐孢子虫病。

肺结核：肺结核是该国的主要健康问题。计划长期滞留在当地的游客应在出发前做TB皮试（PPD测试），在离开该国后再做一次测试。

黄热病：建议所有年龄大于9个月的游客都接种黄热病疫苗。苏丹处于黄热病流行带。去其他国家旅行也需要有效的黄热病疫苗接种证明。

其他疾病/危险：艾滋病（较撒哈拉以南非洲的其他国家发病率较低）、非洲蜱斑疹伤寒、布氏菌病、龙线虫病、包虫病（在南方高度流行）、丝虫病（蚊传播，在Kurdufan省Kadogli周围的Nuba山有病例报道）、罗阿丝虫病（鹿蝇传播）、麻风病、钩端螺旋体病、盘尾丝虫病（在苏丹西南部的河边广泛流行）、回归热（虱和蜱传播）、弓形虫病、肺结核（公共健康问题）、沙眼、伤寒、斑疹伤寒（蚤和跳蚤传播）、肠蠕虫感染（十分常见）等疾病。来自动物的威胁包括蛇（蝰蛇、眼镜蛇）、蜈蚣、蝎子与黑寡妇蜘蛛等。

苏里南（Suriname）

首都：
帕拉马里博（Paramaribo）

时差（与格林威治标准时间差）：
－3 小时

国家电话代码：
597

大使馆/领事馆：

- **中国大使馆**：Anton Dragtenwey 154，P. O. Box 3042，Paramaribo，Suriname；电话：00597-451570；传真：00597-452540；电子邮箱：chinaemb_sr@mfa.gov.cn；网址：http://sr.china-embassy.org。
- **美国大使馆**：Dr. Sophie Redmondstraat 129，Paramaribo；电话：477-881。
- **加拿大领事馆**：Wagenwegstraat 50，boven，Paramaribo，Suriname；电话：59-7-424-527；传真：59-7-425-962；电子邮箱：cantim@sr.net。
- **英国高级专员公署**：委任于驻圭亚那的英国高级专员公署。44 Main Street，(PO Box 10849)，Georgetown；电话：592-22-65881/2/3/4；电子邮箱：firstname.surname@fco.gov.uk。

医院/医生：

苏里南的医疗保健服务低于西方水平。建议旅游者出行前购买海外专项健康保险。该保险会在旅行者接受医疗服务时，对海外医院和/或医生直接支付，并包括医疗转运条款。

- St. Vincentius, Paramaribo（320 张床位）；私营医院；ICU 有 4 个床位。
- University Hospital, Paramaribo（425 张床位）；政府医院；ICU 有 5 个床位。

- Medical Clinic, Paramaribo.

近期忠告和健康风险

来自动物的威胁：包括毒蛇、蜈蚣、蝎子、黑寡妇蜘蛛、褐色隐斜蛛、香蕉蜘蛛和狼蛛。该国的淡水中可能发现电鳗和水虎鱼。该国沿海海域的僧帽水母、海黄蜂、黄貂鱼等对游泳者来说也是一种威胁。

虫媒病毒性脑炎：在该国至少有六个不同的病毒引起的脑炎。最危险的地区在距离沿海一带 20~40 km 的内陆 savanna 区。所有到这些内陆区域的游客都应该采取措施防止蚊虫的叮咬。

登革热：病例较少，主要是在帕拉马里博地区。在城市地区，有不定期间断的暴发发生。传播登革热的伊蚊主要在白天活动，无论是人口稠密的城市地区还是旅游胜地或者乡村地区，它们都存在。

肝炎：所有未接种过疫苗的旅行者都应该接种甲肝疫苗。乙肝携带者占总人口的比例为 2%~3%。乙肝可以通过血液感染、使用污染的针具和未加防御措施的性交传播。建议停留 3 个月以上的游客、有职业或社会风险的游客以及希望得到全面疾病防御的游客，应该考虑接种乙肝疫苗。

利什曼病：皮肤利什曼病和黏膜皮肤利什曼病主要发生在内陆的森林地区。旅行者应该采取措施防止昆虫（白蛉）的叮咬。

疟疾：威胁全年存在，东部 Marowijne 河上游以及南部内陆威胁较大。只有帕拉马里博、大西洋沿岸狭长的一带以及海拔低于 1300 米的内陆地区是没有威胁的。恶性疟占病例的 80%~90%，剩余的是间日疟。推荐旅行者使用阿托伐醌/氯胍（Malarone）、甲氟喹（Lariam）或多西环素来预防。

狂犬病：有动物如狗、猫的病例报道，但是人类感染该病的报道很少。一旦被动物尤其是狗抓咬后应高度重视，紧急采取医疗措施。建议不经意被狗、猫、蝙蝠或猴咬伤的游客接种狂犬病疫苗。

血吸虫病：全年都有威胁，发病高峰期主要在雨季（5~6月）。受感染地区在北部沿岸一带从Commewijne河向西到Nickerie河，尤其是苏里南和Saramacca地区感染危险最高。旅行者应该避免在淡水湖、池塘和小溪中游泳。

旅行者腹泻：威胁很大，帕拉马里博以外的所有水源都被认为是受污染的。建议使用喹诺酮类抗生素治疗急性腹泻。如果抗生素对腹泻无效，那持续腹泻可能是由寄生虫疾病引起，例如贾第鞭毛虫病、阿米巴病、隐孢子虫病或肠道病毒感染。

肺结核：肺结核是该国的主要健康问题。计划长期滞留在当地的游客应在出发前做TB皮试（PPD测试），在离开该国后再做一次测试。

伤寒：除了始终在大饭店和酒店用餐的短期游客以外，所有游客都应注射伤寒疫苗。由于伤寒疫苗只有60%~70%的有效性，因此游客仍需注意食品和饮料的卫生状况。

黄热病：建议到该国旅游的游客接种黄热病疫苗。

其他疾病/危险：丝虫病（威胁发生在Brokopondo、Commewijne、苏里南区以及帕拉马里博等城市地区），布氏菌病，真菌感染（组织胞浆菌病、球胞子菌病），钩端螺旋体病，艾滋病（由于监控不充分，因而数据缺乏），肺结核（中等流行），类圆线虫病和其他肠寄生虫感染（钩虫感染率高达40%）。

瑞典（Sweden）

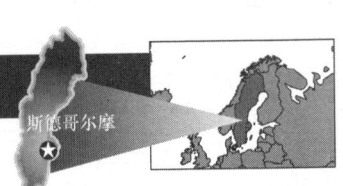

首都：
斯德哥尔摩（Stockholm）

时差（与格林威治标准时间差）：
+1小时

国家电话代码：
46

大使馆/领事馆：

- 中国大使馆：Lidovagen 8，11 525 Stockholm，Sweden；电话：0046-8-57936450（办公室），57936448/29（领事部）；传真：0046-8-57936403（办公室），57936452（领事部）；电子邮箱：chinaemb_se@mfa.gov.cn；网址：http://se.china-embassy.org.
- 美国大使馆：Dag Hammerskjoldsvag 31，Stockholm. 电话：8-783-5300 或8-783-5310；传真：46-8-660-5879；网址：www.usemb.se.
- 加拿大大使馆：Tegelbacken 4，Stockholm. 电话：8-453-3000；传真：8-24-24-91；电子邮箱：stkhm@dfait-maeci.gc.ca；网址：www.canadaemb.se.
- 英国大使馆：Skarpögatan 6-8，Box 27819，115 93 Stockholm；电话：46-8-671-3000；传真：46-8-662-9989；网址：www.britishembassy.se.

医院/医生：

- Karolinska Hospital，Stockholm（1654张床位）；电话：8-729-2000；全部专科。
- Sahlgrenska Hospital，Goteborg（1979张床位）；电话：31-60-1000；全部专科。

近期忠告和健康风险

参照第320页的欧洲疾病风险总结。

瑞士（Switzerland）

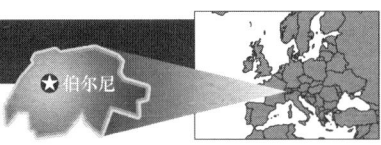

首都：

伯尔尼（Bern）

时差（与格林威治标准时间差）：

+1小时

国家电话代码：

41

大使馆/领事馆：

- 中国大使馆：Kalcheggweg 10，3006 Bern；电话：0041-31-3527333，

3514593（领事部）；传真：0041-31-3514573；电子邮箱：CHINA-EMBASSY@BLUEWIN.CH；网址：http://ch.china-embassy.org.
- 美国大使馆：Jubilaeumstrasse 93，Bern；电话：31-357-7011 或 31-357-7218；网址：www.us-embassy.ch.
- 加拿大大使馆：Kirchenfeldstrasse 88，Bern；电话：31-357-3200；传真：31-357-3210；电子邮箱：bern@dfait-maeci.gc.ca；网址：www.canada-ambassade.ch.
- 英国大使馆：Thunstrasse 50，3005 Berne；电话：41-31-359-7700；传真：41-31-359-7701；网址：www.britain-in-switzerland.ch.

医院/医生：

瑞士有着较高的医疗水平，很多医生可以用英语交流。建议旅游者出行前购买海外专项健康保险。该保险会在旅行者接受医疗服务时，对海外医院和/或医生直接支付，并包括医疗转运条款。

- Hopital Cantonal，24 Rue Michel-du-Crest，Geneva（1800 张床位）；主要的大学教学医院；全部专科。
- University Hospital，Zurich（1200 张床位）；电话：1-257-1111；全部专科。
- 在日内瓦，任何医疗问题可拨打电话 144。急诊中心可以提供救护车，如果需要可以提供出诊医生。急诊中心也可以提供最近 24 小时流动诊所的信息（在法国称作"永久性诊所"），其中一家这样的诊所是 Permanence Medical Vermont（9A，Rue de Vermont）；电话：734-5150。
- 国际 SOS：
  - SOS Assistance SA，Zweigniederlassung Basel，Steinenbachgässlein 49，4051 Basel，Switzerland；电话：41-61-271-66-14，传真：41-61-271-62-30。
  - SOS Assistance S.A.，12 Chemin Riantbosson，1217 Meyrin 1，Geneva，Switzerland；报警中心电话：41-22-785-6464；报警中心传真：41-22-785-6424。

近期忠告和健康风险

高原病（AMS）： 旅行者如果快速上到海拔高于 8000 米的高度时就容易出现高原病或急性高山病。乙酰唑胺（Diamox）对治疗和预防比较有效，尤其是对那些需要登山并在高处休息的人们。当然立即下到低海拔处是最有效的治疗方法。

参照第 320 页的欧洲疾病风险总结。

叙利亚（阿拉伯叙利亚共和国）
[Syria (Syrian Arab Republic)]

首都：

大马士革（Damascus）

时差（与格林威治标准时间差）：

+2 小时

国家电话代码：

963

大使馆/领事馆：

- 中国大使馆：83，Rue Ata Ayoubi Damascus，Syria；电话：00963-11-3339594；传真：00963-11-3338067；电子邮箱：chinaemb_sy@mfa.gov.cn；网址：http://sy.china-embassy.org.
- 美国大使馆：Damascus. Abu Rumaneh, Al Mansur Street, No. 2；电话：11-333-052 或 332-557.
- 加拿大大使馆：Lot 12，Mezzeh Autostrade，Damascus，Syria；电话：963-11-611-6692，611-6851；传真：963-11-611-4000；电子邮箱：dmcus@international.gc.ca；网址：www.damascus.gc.ca.
- 英国大使馆：Kotob Building, 11 Mohammad Kurd Ali Street, Malki, PO Box 37, Damascus；电话：963-11-373-9241/2/3/7；传真：963-11-373-1600.

医院/医生：

- Mu'assat University Hospital，Damascus（850 张床位）；全部专科；急诊和创伤服务。
- Social Insurance Foundation Hospital，Damascus（400 张床位）；急诊、创伤和职业医学专科。
- National Hospital，Aleppo（482 张床位）；综合内科设施。

近期忠告和健康风险

疟疾：5~10月均有发生，高峰在7~8月，主要发生在海拔1100米以下的乡村地区（除了As Suwayda和Dayr az Zawr省），特别是在北部与伊拉克和土耳其交界的省。城市地区通常无风险。99%的病例是由间日疟原虫引起，1%的病例由恶性疟原虫引起。在流行地区有低度危险。去叙利亚东北部下游河谷旅游的游客应携带氯喹预防。

旅行者腹泻：在除了一级宾馆以外的地区有中到高度威胁。即使在较高社会经济阶层也有贾第鞭毛虫病、阿米巴病病例出现。建议使用喹诺酮类抗生素治疗急性腹泻。如果抗生素对腹泻无效，那持续腹泻可能是由寄生虫疾病引起，例如贾第鞭毛虫病、阿米巴病或肠道病毒感染。

肝炎：没有接种过疫苗的旅行者应该考虑接种甲肝疫苗。乙肝携带者占总人口的比例为3%~4%。对于医疗工作者和长期停留的旅游者，应该考虑接种乙肝疫苗。

利什曼病：皮肤利什曼病在草原地区有所发生，这是肥沃的河谷与东南部沙漠区的过渡地区。没有内脏利什曼病的危险。在该国旅游的人们应该采取各种措施防止昆虫（白蛉）的叮咬。

血吸虫病：泌尿系统血吸虫病发生在幼发拉底河和Bolikh河盆地到东北部伊拉克的边界地区。旅行者应该避免在淡水湖泊、小溪或灌溉地里游泳或跋涉。

狂犬病：人类狂犬病病例有零星报道（约每年10例）。在该国，豺、狐狸、流浪狗等野生动物是主要宿主。游客不要拥抱或者收留任何流浪的动物。一旦被动物尤其是狗抓咬后应高度重视，紧急采取医疗措施。

其他疾病：南欧斑疹热、布氏菌病、包虫病（流浪狗携带，散在病例报道）、回归热（蜱传，经常有报道）、白蛉热（可能发生）、肺结核、伤寒以及肠蠕虫感染（蛔虫、鞭虫、短膜壳绦虫感染在农村常见，但估计流行率较低）。

塔吉克斯坦（Tajikistan）

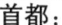

首都：
杜尚别（Dushanbe）

时差（与格林威治标准时间差）：
+5 小时

国家电话代码：
992

大使馆/领事馆：

申请签证需通过俄罗斯大使馆，领事部：202-939-8907.

- 中国大使馆：No. 143，Rudaki Street，Dushanbe，Republic of Tajikistan；电话：00992-37-2242007，值班手机：00992-93-5018168；传真：00992-37-2510024；电子邮箱：chinaemb_ty@mfa.gov.cn；网址：http://tj.china-embassy.org.

- 美国大使馆：Dushanbe；电话：7-3772-210-356.

- 加拿大大使馆：委任于驻哈萨克斯坦的加拿大大使馆。34 Karasai Batir Street（Vinogradov Street），Almaty，480100，Kazakhstan；电话：7-3272-501151；传真：7-3272-582493；电子邮箱：almat@international.gc.ca；网址：www.dfait-maeci.gc.ca/canadaeuropa/kazakhstan.

- 英国大使馆：43 Lutfi Street，Dushanbe；电话：992-91-901-5079；传真：992-91-901-5078；电子邮箱：reception@britishembassy-tj.com；网址：www.britishembassy.gov.uk/tajikistan.

医院/医生：

游客应当联系本国大使馆获取医疗相关信息。

近期忠告和健康风险

虫媒病毒疾病：Tahjna 病毒热（蚊传播，大多数病例都发生在前苏联地区），白蛉热（白蛉传播，该病主要发生在中南亚地区，4～10 月流行），西尼罗河病（蚊传播，在该国流行），北亚蜱热（发生在蜱流行区域）。

克里米亚-刚果出血热：也称中亚出血热。对游客构成威胁的地区是乡村的草原、大平原、半沙漠地区以及海拔 2000 米以下的山麓小丘地区。1989 年在哈萨克斯坦中南部曾暴发该病。

肝炎：建议所有未接种过甲肝疫苗的游客都接种甲肝疫苗。在这些地区总人口中乙肝携带率达到8%。

利什曼病：皮肤利什曼病主要在乌兹别克斯坦、哈萨克斯坦和土库曼斯坦地区传播。去这些地区的游客应该采取措施防止白蛉叮咬。

莱姆病：局灶发生在海拔1500米以下农村的林区。

疟疾：有限的间日疟发生在哈萨克斯坦和乌兹别克斯坦。塔吉克斯坦在内战（1992～1996）后疟疾病例增加，84%的病例是由间日疟引起，16%由恶性疟原虫引起。在塔吉克斯坦，疟疾的大部分病例发生在 Khatlon Oblast 地区。尚没有氯喹耐药性疟疾的报道。游客应该联系旅行医学专家来咨询有关预防事宜。

蜱传脑炎：4～6月是该病的传播高峰期。主要威胁来自乡村海拔1500米以下的灌木区和林区。蜱传脑炎在乌拉尔西部也称"中欧蜱传脑炎"或"俄罗斯春季脑炎"。

旅行者腹泻：所有水源（包括城市的自来水）都有可能已污染或未经处理。

其他疾病/危险：南欧斑疹热（蜱传，大多数在黑海及里海沿岸报道）、布氏菌病、包虫病（经由狗粪感染）、军团杆菌病、钩端螺旋体病、狂犬病、立克次体病、蜱传回归热（发生在吉尔吉斯斯坦、土库曼斯坦和乌兹别克斯坦）、旋毛虫病、伤寒、兔热病、肺结核、土壤传播疾病和肠蠕虫病（蛔虫、钩虫和鞭虫感染及类圆线虫病）。

坦桑尼亚（Tanzania）

首都：
达累斯萨拉姆（Dar es Salaam）

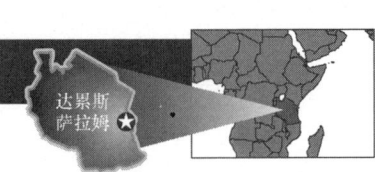

时差（与格林威治标准时间差）：
+3 小时
国家电话代码：
255
大使馆/领事馆：
- 中国大使馆：No. 2 Kajificheni Close, Tour Drive, Dar Es Salaam, Tanzania；电话：00255-22-2667475，2667105；传真：00255-22-2666353；电子邮箱：chinaemb_tz@mfa.gov.cn；网址：http://tz.china-embassy.org.
- 美国大使馆：140 Msese Road, Kinondoni District Street, Dar es Salaam；电话：255-22-266-6010 through 5；电子邮箱：consulardx@state.gov.
- 加拿大大使馆：38 Mirambo Street, Corner Garden Avenue, Dar es Salaam；电话：255-22-211-2831/5 或 211-2837 或 211-2863 或 211-2865/6；电子邮箱：dslam@dfait-maeci.gc.ca.
- 英国高级专员公署：Umoja House, Garden Avenue, PO Box 9200, Dar es Salaam；电话：255-22-211-0101；传真：255-22-211-0102；电子邮箱：bhc.dar@fco.gov.uk；网址：www.britishhighcommission.gov.uk/tanzania.

医院/医生：
医疗水平有限，必要的医药通常只能短期供给或不能买到。传教士医院提供全国范围内大约40%的医疗服务。
- Tanzania Heart Institute.
- Muhimbili Hospital, Dar es Salaam（1000张床位）；综合内/外科设施；整形外科。

近期忠告和健康风险

高原病（AMS）： 所有到乞力马扎罗山（6000米）登山的人都应该小心高原病或急性高山病（AMS），携带乙酰唑胺（Diamox）预防。最好的办法是尽快下到低海拔地区。

非洲昏睡病（锥虫病）： 非洲锥虫病在该国全境内都有发生，而且呈现上升趋势。主要分布在Kigoma的Lake Tanganyika区到该国北部的Arusha区。

在旅行者中持续有锥虫病病例发生，其中主要发生在 Serengeti 附近地区。疾病传播主要在 Arusha、Kigoma、Lindi、Mtwara、Rukwa、Tabora 以及 Ziwa Magharibi 地区。Mbeya 也有可能发生该病。所有的旅行者都应该采取各种措施防止昆虫（采采蝇）的叮咬。

AIDS/HIV：异性性交是传播的主要途径。该国 HIV 患病率在高危人群中比例为 50%，而在普通城市人群中也占到 16%。所有的游客都应采取各种措施防止不安全性交、医疗或牙科注射（可能未消毒）以及输血。

来自动物的威胁：包括蛇类（蝰蛇，眼镜蛇）、蜈蚣、蝎子以及黑寡妇蜘蛛。

霍乱：霍乱在该国很流行，但对于从发达国家来的旅游者来讲威胁非常小。霍乱疫苗主要是针对生活、工作在卫生条件较差的高发区的人们（如救援工作者）。

丝虫病：斑氏丝虫病(蚊传播)在沿海地区，包括 Pemba 和桑吉巴(Zanzibar)有报道，而且维多利亚湖南部、Nyasa 湖北部以及 Tanganyika 湖附近地区也有报道。

肝炎：建议所有以前未接种过甲肝疫苗的旅游者都应接种甲肝疫苗。戊肝流行，估计流行程度很高。乙肝病毒携带者占总人口的比例约为 4%。建议医疗工作者和长期停留的游客注射乙肝疫苗。乙肝可以通过血液感染、使用污染的针具和未加防御措施的性交传播。建议停留 3 个月以上的游客、任何由于工作或者社会原因有感染风险的游客和希望得到全面疾病防御的游客注射疫苗。

流行性感冒：流行性感冒在热带地区全年流行。建议所有游客接种流感疫苗。

昆虫：所有旅游者都应当采取措施避免昆虫在白天和黑夜的叮咬。预防叮咬的方法包括在皮肤表面涂含有 DEET（避蚊胺）的驱蚊剂，将扑灭司林喷洒在衣物和帐篷的表面，在晚上睡觉的时候使用扑灭司林处理过的蚊帐。

利什曼病：利什曼病的威胁较低，北部地区曾经有过少量皮肤利什曼病的报道。

疟疾：在该国海拔低于2000米的地区存在高风险，包括城市地区、Zanzibar和Pemba岛。传播期为雨季以及雨季过后的月份——11～12月以及3～5月。在以前认为危险有限的高原地区，危险也正增加。90%以上的病例是由恶性疟原虫引起。推荐旅行者使用阿托伐醌/氯胍（Malarone）、甲氟喹（Lariam）或多西环素来预防。

脑(脊)膜炎：美国疾病预防与控制中心（CDC）不推荐疫苗接种。建议逗留时间长并可能与当地人有密切接触的旅行者考虑接种四价脑膜炎疫苗。

盘尾丝虫病：黑蝇传播；危险区域从东北部的Usambara山脉延伸到南部的Nyasa湖。旅行者应该采取措施防止黑蝇的叮咬。

脊髓灰质炎：该病流行。建议旅行者全面接种。

狂犬病：全国范围内有人类狂犬病的零星病例报道，所有动物的抓咬伤都应及时处理，尤其是狗。建议游客接种狂犬病疫苗。

公路安全：旅行者应提高警惕，避免夜间行车。道路大都缺乏维护而且缺少护栏；在雨季的时候只有四轮车才能通行。超速、不可预知的驾驶习惯以及缺少必要的安全装备增加了道路的危险。驾驶汽车经常意外遭遇骑自行车的人、行人、牲口以及野生动物。在大型城市和度假胜地以外的地方缺少紧急救护措施。

血吸虫病：该病在全国范围内局灶存在，主要危险地区包括维多利亚湖沿岸、Tanga和Kigoma地区以及Rukwa湖地区。城市传播发生于达累斯萨拉姆。血吸虫病也在桑吉巴(Zanzibar)岛和Pemba岛传播。游客应避免在淡水湖、池塘或小溪中游泳、洗澡或跋涉。

旅行者腹泻：威胁较大，一些城市有水处理设施，但是管道水供给经常未被处理，并可能有潜在污染。游客应注意饮食卫生。建议使用喹诺酮类抗生素联合洛哌丁胺（Imodium）治疗急性腹泻。如果抗生素对腹泻无效，那持续腹泻可能是由寄生虫疾病引起，例如贾第鞭毛虫病、阿米巴病或隐孢子虫病。

肺结核：肺结核是该国的主要健康问题。计划长期滞留在当地的游客应在出发前做 TB 皮试（PPD 测试），在离开该国后再做一次测试。

伤寒：建议那些到该国常规旅游景点以外地区旅游、探亲访友和长期居住在该国的游客接种伤寒疫苗。由于伤寒疫苗只有 60%～70% 的有效性，因此游客仍需注意食品和饮料的卫生状况。

黄热病：建议到该国旅游的年龄大于 9 个月的旅行者应该接种黄热病疫苗。

其他疾病/危险：炭疽热（皮肤性；通常由于接触了刚被屠杀的被感染动物引起），非洲蜱斑疹伤寒，布氏菌病（由于食用了未巴氏消毒的生奶制品），切昆贡亚热（在城市地区有暴发报道），登革热（最近没有报道），包虫病（在北部的马赛人聚居地有很高的发病率），钩端螺旋体病，麻风病，鼠疫（每年有数百例报道，主要在 Lushoto 地区），回归热（虱和蜱传播，主要在坦桑尼亚中部），弓形虫病，肺结核（该国的公共健康问题），沙眼，伤寒（中至高度流行）以及寄生虫感染（非常普遍）。

泰国（Thailand）

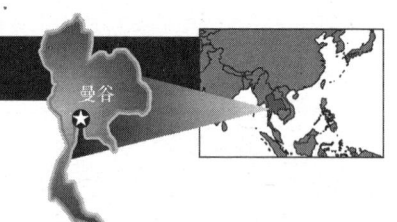

首都：
曼谷（Bangkok）

时差（与格林威治标准时间时差）：
+7 小时

国家电话代码：
66

大使馆/领事馆：

- 中国大使馆：57 Rachadapisake Road Huay Kwang, Bangkok 10310, Thailand；电话：0066-2-2457044；传真：0066-2-2468247；电子邮箱：chinaemb_th@mfa.gov.cn；网址：http://th.china-embassy.org。
- 美国大使馆：Consular Section, 95 Wireless Road, Bangkok；电话：

2-205-4000。
- 加拿大大使馆：15th Floor, Abdulrahim Place, 990 Rama IV, Bangrak, Bangkok 10500, Thailand；电话：66-2-636-0540；传真：66-2-636-0555；电子邮箱：bngkk@international.gc.ca；网址：www.dfait-maeci.gc.ca/bangkok。
- 英国大使馆：Wireless Road, Bangkok, 10330；电话：66-2-305-8333；传真：66-2-305-8372, 8380；网址：www.britishemb.or.th。

医院/医生：

- International Travel Medicine Clinic, BNH 医院，曼谷；该诊所提供所有常规和热带的免疫接种，并提供有关健康的咨询与治疗意见。
- Queen Saovabha Memorial Institute（泰国红十字会）；该机构经营一蛇场（每天有英语讲座和演示）、动物咬伤诊所、"旅行者咨询"公告栏，公告栏上列有旅行者目前的健康危险以及推荐的预防医疗措施。
- Bangkok General Hospital & Heart Institute.
- Phyathai Hospital；国外移民常来此就诊。
- University Hospital，曼谷，电话：252-0570。神经外科、心血管科、创伤科。
- Samitivej 医院；是一家位于外国移民区附近的高档医院，其优质的服务值得推荐。
- Bangkok/Pattaya Hospital（曼谷南部）.
- Bangkla Baptist Hospital (Bangkla Chacheungsao).
- Chiang Mai-McCormick Hospital；设备良好，外国人可在此就诊。
- Chiang Mai Ram Hospital；Chiang Mai 最现代的医院，有很多美国留学归来的医生。
- Lanna Hospital；其妇产科较为著名。
- 国际 SOS：International SOS Services（泰国）Ltd., 11th floor-Diethelm Towers, 93/1 Wireless Road, Lumpini, Pathumwan, Bangkok 10330, Thailand；报警中心电话：66-2-205-7777；报警中心传真：66-2-256-7151/0。

近期忠告和健康风险

事故和损伤：

- 注意：曼谷的交通很混乱，被称作"瘫痪的城市"。交通是靠左行驶

（同英国），事故的发生率和行人的受伤率很高。所有的驾驶员需要警惕，在任何时候需要系好安全带。

AIDS/HIV：HIV感染阳性率在商业性工作者中呈暴发性地增长，14%～72%血清学呈阳性。主要患病者是异性恋。在东南亚，官方报道的艾滋病病例数在泰国最高。输血用的血液必须经AIDS病毒测试。

来自动物的威胁：包括蛇（金环蛇、眼镜蛇、蝰蛇）、蜈蚣、毒蝎和黑寡妇蜘蛛（泰国红十字中心提供抗蛇咬伤的抗蛇毒素）。其他威胁还包括老虎、豹子、鳄鱼、有毒的蟾蜍和蛙类、大而凶猛的蜥蜴。黄貂鱼、水母和几种有毒的鱼类（河豚、goblin、石斑鱼、蟾蜍、蝎子、箱形水母）在该国沿海水域常见，对在此游泳而不设防的游客有着潜在的威胁。大的鲨鱼在靠印度洋海岸边是常见的。在泰国没有海水鳄鱼。

禽流感：
- 该病在东南亚地区沉寂了一段时间之后，A/H5N1型禽流感在鸡和鸭中再次大规模的暴发，涉及到印度尼西亚、泰国、越南、中国等。在泰国，约21～76个省暴发。
- 人感染病例在接触感染的禽类后发生，有些是致命的。

霍乱：散在的病例可能发生，但对来自发达国家的游客威胁较小。霍乱疫苗主要是针对生活、工作在卫生条件较差的高发区的人们（例如医疗救援人员）。
- 口服霍乱疫苗（Dukoral）对于由肠毒性大肠杆菌（ETEC）引起的腹泻可以提供大约60%的交叉保护。
- 许多国家包括加拿大在内允许口服霍乱疫苗，但是口服疫苗在美国不再销售。

登革热：高危流行地区，对旅行者是一种威胁。流行严重的季节是雨季（6～8月），在全国范围内发生，尤其是东北部。登革热和登革出血热是泰国和东南亚地区的主要健康问题。预防需注意保护不要在白天被蚊虫叮咬。

丝虫病：马来和班氏丝虫病散在出现，主要在南部半岛沿海省份、中部

Sisaket 和 Surin 省以及泰缅边境的丛林地区。旅行者应注意防止蚊虫叮咬。

肝炎：所有未免疫的游客应当考虑接种甲肝疫苗。戊肝流行，在成人中戊肝血清阳性率为 22%，目前没有针对戊肝的疫苗。乙肝携带者占成人的 9%，一般没有不良生活习惯的旅行者不会感染乙肝，但是对于有性行为的游客、长期的游客以及希望得到最大保护的任何游客可接种 HBV 疫苗。丙肝流行，主要是通过血液制品和体液传播。和乙肝一样，丙肝对正常生活状态的旅行者来讲威胁不是很大。

流行性感冒：在热带地区流行性感冒整年流行。建议所有年龄超过 50 岁、有慢性疾病或者自身免疫系统较差，以及希望避免感染这种疾病的游客接种流感疫苗。孕妇应在怀孕三个月后接种疫苗。

乙型脑炎：这种疾病在全国都高度流行，尤其是在中部和北部的省份，偶尔发生在南部。在大城市周围的郊区有感染风险，除了曼谷。南部的高发季节是雨季和早期旱季，北部是夏季和秋季。建议计划在高发季节时逗留在农村超过 2 周的游客接种疫苗。另外，所有的旅行者都应注意采取措施防止蚊虫的叮咬，尤其在晚上。

钩端螺旋体病：在泰国流行。主要发生在雨季（6～12 月）。流行和暴发的源头是受污染的水源。最近一次暴发在东北部的 Nakhornratchasrima 省。

疟疾：在一般旅游地很少发生。在过去 20 年，疟疾的流行区域在缩小，目前主要在缅甸和柬埔寨边境附近发生。另外在沿马来西亚边境地区也有发生。

- 在曼谷和其他主要城市（Chiangmai、Chiangrai）或大的沿海旅游城市（Phuket、Pattaya、Haadya、Sonkhla）没有疟疾威胁。在 Koh Chang 岛应该采取防范措施。泰国中部，除 Kanchanaburi 省和 Kwai 河域外，通常旅行者涉及的地方有 10 多年没有疟疾发生。
- 尽管疟疾在城市和平原已基本消灭，但是在热带雨林、橡胶林、果树林、森林覆盖的山麓小丘地区仍有威胁。有 44% 的疟疾发生在泰国北部，Tak 和 Mae Hongsorn 位居前列。在泰国东北部，主要发生在 Ubon Ratchathani 和 Srisaket。南部发生率有增长趋势，而其他地方在减少。
- 全国范围内，60% 的病例是由恶性疟原虫引起，间日疟原虫引起的病例占40%，三日疟原虫引起的病例小于1%。多重耐药性恶性疟疾发生率较高。对标准治疗剂量的甲氟喹产生抵抗的恶性疟高达50%。
- 泰国的卫生部不建议常规预防，因为疟疾在旅行者中的发病率很低。
- 推荐去疟疾疫区的旅行者使用抗疟疾的预防药物——阿托伐醌/氯胍（Malarone）或多西环素。在未采取预防措施或未被用来作为预防用药的情况下，阿托伐醌/氯胍还用来治疗疟疾或作为备用治疗。目前，在泰国使用一种青蒿琥酯加甲氟喹的三天疗法。
- 游客应该采取措施防止昆虫的叮咬，尤其是在黄昏和黎明之间。

狂犬病：在泰国狗狂犬病发生率较高，在2000年有60例人狂犬病病例报道。在狂犬病动物中，95%的病例是狗造成的，猫占3.5%，也有其他哺乳和野生动物的病例报道，如牛、猴子、长臂猿、熊、麝猫、蝙蝠和大老鼠。患病的、无家可归的狗在曼谷很常见，在其他城市和乡村地区也常见。尽管发生在旅行者身上的概率很小，但是仍有危险。不要收养任何流浪的动物，家长应警告孩子们不要接触不熟悉的动物。人二倍体细胞狂犬病疫苗有售，但很昂贵，并且不比更新的"第二代"组织培养疫苗更有效，这些包括Vero细胞和纯化的鸡和鸭胚细胞疫苗。泰国红十字会提供有限的人和马狂犬病免疫球蛋白（HRIG和ERIG）供当地人使用。自从欧洲停止生产ERIG，用于暴露后治疗的免疫球蛋白的供应就很有限。建议那些旅程长（尤其是小孩），或者那些离开五星级酒店到有很多流浪狗地区旅行的游客接种狂犬病疫苗。对同时还去印度、柬埔寨、老挝、缅甸、越南旅行的游客，也强烈建议接种狂犬病疫苗，因为那些地区可能没有狂犬病疫苗，尤其是狂犬病免疫球蛋白。在曼谷的Queen Saovabha研究所/泰国红十字会医院有专门的狂犬病诊所。

血吸虫病：有潜在危险，至少在南部Nakhon Si Thammarat省，那里有传播媒介蜗牛存在。为安全起见，旅行者应避免在这些地区的淡水湖、池塘或小溪中游泳和涉水。

旅行者腹泻：中等程度威胁。在泰国由弯曲杆菌引起的腹泻大于50%，而大于90%的弯曲杆菌据报道现在都对喹诺酮类抗生素耐药。喹诺酮类仍是急性腹泻的常规首选用药，因为有着很好的临床疗效。阿奇霉素（Zithromax）是最好的替代抗生素。持续性腹泻可能与寄生虫疾病相关，如贾第鞭毛虫病或阿米巴病，但是旅客很少感染这些疾病。

肺结核：肺结核在该国的发病率自 1987 年有所增加，可能与艾滋病的发病率增加有关。肺结核在发展中国家常见，但是在泰国每 10 万人口中就有 100 多个病例发生，是 WHO 统计名单上危险最高的国家。计划在当地滞留 3 个月以上的游客应在出发前做 TB 皮试（PPD 测试），在离开该国后再做一次测试。雇佣当地人手应进行 TB 筛检。

伤寒：该病在泰国全国都有报道，在南部和北部发生较多，夏天和雨季（3～10 月）发病率增加。建议那些到该国常规旅游景点以外地区旅游、探亲访友和长期居住在该国的游客接种伤寒疫苗。由于伤寒疫苗只有 60%～70%的有效性，因此游客仍需注意食品和饮料的卫生状况。

其他疾病/危险：血管圆线虫病（主要是北部-东北部省份，因为生食海鲜、蜗牛和蔬菜引起），异尖线虫病（1993 年报道，因为生食海鲜引起），炭疽热（对游客威胁较小，游客应避免食用未煮熟的肉），毛细线虫病（因为食用生鱼引起），腭口线虫病（因为生食鳗鱼等淡水鱼和青蛙、鸟、蛇等引起），绦虫病（蛔虫、钩虫疾病）、片吸虫病（肝吸虫病，因为食用污染的水生蔬菜引起），钩端螺旋体病（雨季发病率高），类鼻疽（泰国东北部风险最高，会导致一系列感染如肺炎或脓肿，或者不明显的发烧），后睾吸虫病和支睾吸虫病（肝吸虫病，因为生食海鲜引起，游客应避免食用"koi pla"——未煮熟的淡水鱼），肺吸虫病（泰国中部、北部、东北部流行，游客应避免生的淡水螃蟹），蛲虫病（Chiangmai 省 Mae Suk 区的山区部落儿童感染率为 41.6%），旋毛虫病（避免食用未完全煮熟的猪肉腊肠），斑疹伤寒（蜱和鼠传播）。

多哥（Togo）

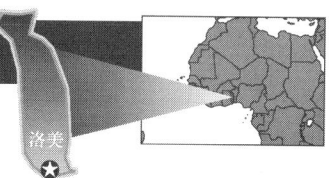

首都：
洛美（Lomé）
时差（与格林威治标准时间差）：
＋0 小时
国家电话代码：
228

大使馆/领事馆：
- **中国大使馆**：1381，Rue De L'Entente；信箱：B. P. 2690；电话：00228-2223856；领事部：00228-2213159；传真：00228-2214075；电子邮箱：chinaemb_tg@mfa.gov.cn。
- **美国大使馆**：Intersection of Rue Kouenou and Rue Tokmake, Lomé；电话：228-21-29-92 或 228-21-29-93；传真：228-21-79-52。
- **加拿大领事馆**：101 Boulevard des Armées, Maison N 311, projet Sida 3, Quartier Tokoin Habitat, Lomé, Togo；电话：228-2-21-32-99；传真：228-2-20-30-01；电子邮箱：honcontogo@laposte.tg。
- **英国高级专员公署**：委任于驻加纳的英国高级专员公署。Osu Link, off Gamel Abdul Nasser Avenue,（PO Box 296），Accra；电话：233-21-7010650，221665；传真：233-21-7010655；电子邮箱：high.commission.accra@fco.gov.uk；网址：www.britishhighcommission.gov.uk/ghana。

医院/医生：

医疗保健服务由国家提供支持。大多数城镇都有一家医院或诊所，但是它们通常都过分拥挤，缺乏足够的医疗资源。游客如果有严重的疾病，应联系其大使馆寻求帮助，使馆能够安排专家和转运。推荐购买医疗保险以及能提供优质服务的个人医疗条款。携带基本的医疗急救箱也是很重要的。

- Tokoin National Hospital，Lomé（650 张床位）；综合内/外科设施；创伤科。
- Hospital Baptiste Biblique Adeta；装备良好的内/外科设施。游客应联系本国大使馆寻求详细信息。

近期忠告和健康风险

免疫接种：所有游客都应及时按期接种：破伤风-白喉疫苗（Td）、麻疹-腮腺炎-风疹三联疫苗（MMR）、脊髓灰质炎疫苗、流感疫苗、水痘疫苗等。推荐免疫接种甲肝、乙肝、脑膜炎、狂犬病、伤寒疫苗等。

疟疾：所有到多哥旅游的游客，包括新生儿、儿童等，都应该携带下列抗疟药物的一种来预防：阿托伐醌/氯胍（Malarone）、多西环素、甲氟喹或伯氨喹（在特定环境下）。所有的旅游者都应当采取措施避免昆虫在白天和黑夜的叮咬。预防叮咬的方法包括在皮肤表面涂含有 DEET（避蚊胺）的驱蚊剂，将扑灭司林喷洒在衣物和帐篷的表面，在晚上睡觉的时候使用扑灭司林处理过的蚊帐。

更多信息，请参照第 328 页的撒哈拉以南非洲地区疾病风险总结。

汤加（Tonga）

首都：
努库阿洛法（Nuku'alofa）

时差（与格林威治标准时间时差）：
+13 小时

国家电话代码：
676

大使馆/领事馆：

- 中国大使馆：Vuna Road，Nuku's Alofa，Kingdom of Tonga；信箱：P. O. Box 877；电话：00676-24554；传真：00676-24595；电子邮箱：chinaemb_to@mfa.gov.cn.
- 美国大使馆：最近的美国大使馆在斐济首都苏瓦；电话：679-314-466.
- 加拿大大使馆：委任于澳大利亚高级专员公署。Salote Road，Nuku'Alofa，Tonga；电话：676-23-244；传真：676-23-243.
- 英国高级专员公署：PO Box 56，Nuku'alofa，Tonga；电话：676-24285/24395；传真：676-24109；电子邮箱：britcomt@kalianet.to.

医院/医生：

当地居民和游客有严重的医疗问题通常到新西兰就诊。政府为当地居民和游客提供广泛的普通医疗和口腔医疗。所有的医生、牙医和高级护士都接受过海外教育，提供与大多数发达国家相近的医疗服务。私人医院同样提供游客医疗服务。医院和医生常常期望直接现金支付。有两家医院有急诊和门诊服务：

- Vaiola Hospital，Nuku'alofa（202 张床位）；综合内/外科设施；急诊病房。
- Ngu Hospital，Neiafu（61 张床位）；有限的内科和外科服务。

近期忠告和健康风险

事故/疾病和医疗保险：
- 对于年龄低于 55 岁的旅行者来说，交通事故和意外伤害是导致他们死亡的主要原因，其次是溺水、空难、谋杀和火灾。
- 对于年老的旅行者来说心脏病是致命的主要原因。
- 旅行者中由于传染病而致命仅占 1%，但是总的来说传染病是引起旅游相关疾病的最主要原因。
- 建议旅游者出行前购买带有明确海外保险范围的补充旅行健康保险。该保险会在游客接受医疗服务时，对海外医院和/或医生提供直接支付，并包括医疗转运。它还提供一条连接国际援助中心的 24 小时多语言服务热线。该中心能安排和监控医疗救治的实施，决定是否需要医疗转运或空中救护服务。

来自动物的威胁： 黄貂鱼、有毒鱼类、各种鲨鱼、海葵、珊瑚和水母对游泳者来讲都是很大的威胁。热带的蜈蚣可以造成疼痛的蜇伤。避免这些威胁需要充足的旅行常识。

霍乱： 这种水传播的腹泻疾病零星发生在大洋洲各地。该国的威胁比较小，但对于旅游者来讲还是有一些威胁。
- 霍乱对于来自发达国家的游客几乎没有威胁。霍乱疫苗主要是针对生活、工作在卫生条件较差的高发区的人们（如救援工作者）。
- 口服霍乱疫苗（Dukoral）对于由肠毒性大肠杆菌（ETEC）引起的腹泻可以提供大约 60% 的保护。
- 许多国家包括加拿大在内允许口服霍乱疫苗，但是口服疫苗在美国得不到。
- 在出入境任何国家之前接种霍乱疫苗并非官方要求。尽管如此，有时一些国家还是需要那些来自受霍乱威胁国家的游客出示霍乱疫苗接种证明。因此，一些旅行者希望携带由本国医疗机构提供的医疗豁免信。Travel Medicine 公司为此建议旅行者使用国际疫苗接种证明（黄卡）。该证明有旅行者本国医疗机构提供的"免除接种霍乱疫苗"的声明，并要求提供者签名及本国的官方盖章以使声明有效。

登革热：有零星病例和小规模暴发的报道。旅行者们应该采取措施避免蚊虫叮咬。

丝虫病：有零星病例和小规模暴发的报道。旅行者们应该采取措施避免蚊虫叮咬。

肝炎：建议所有以前未接种过甲肝疫苗的旅游者都应接种甲肝疫苗。乙肝病毒携带者占总人口的比例超过10%。建议停留3个月以上的游客、任何由于工作或者社会原因有感染风险的游客和希望得到全面疾病防御的游客注射疫苗。旅行者应该注意，乙肝可以通过不安全的性交和使用污染的针具传播。

乙型脑炎：有零星病例和小规模暴发的报道。旅行者们应该采取措施避免蚊虫叮咬。

疟疾：没有威胁。

公路安全：交通靠左行驶，尽管首都努库阿洛法的道路是铺过的，但是其他地方则没有。如果夜间行驶在没有灯光的二级公路上，野生动物和随意行走的行人使得行驶非常危险。

罗斯河热：有零星病例和小规模暴发的报道。旅行者们应该采取措施避免蚊虫叮咬。

旅行者腹泻：威胁小到中等。虽然首都努库阿洛法的自来水可以饮用，但是还是建议旅行者饮用烧开的水和瓶装水，除非确信水的来源是安全的。建议使用喹诺酮类抗生素联合洛哌丁胺（Imodium）治疗急性腹泻。

伤寒：建议那些长期居住在该国、热爱冒险以及希望得到全面疾病防御的游客接种伤寒疫苗。由于伤寒疫苗只有60%～70%的有效性，因此游客仍需注意食品和饮料的卫生状况。

特立尼达和多巴哥 (Trinidad and Tobago)

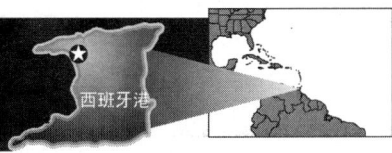

首都：
西班牙港（Port-of-Spain）

时差（与格林威治标准时间差）：
-4 小时

国家电话代码：
868

大使馆/领事馆：

- **中国大使馆：** No. 39 Alexandra Street, St Clair, Port of Spain, Trinidad and Tobago；电话：001-868-6226976；传真：001-868-6227613；网址：http://tt.china-embassy.org；电子邮箱：chinaemb_tt@mfa.gov.cn.
- **美国大使馆：** 15 Queen's Park West in Port-of-Spain；电话：1-868-622-6371；传真：1-868-628-5462.
- **加拿大大使馆：** Maple House, Tatil Centre, Sweet Briar Road, St. Clair, Port-of-Spain；电话：1-868-622-6232；传真：1-868-628-2581；电子邮箱：pspan@dfait-maeci.gc.ca.
- **英国高级专员公署：** 19 St Clair Avenue, St Clair, Trinidad；电话：1-868-622-2748, 628-1234, 628-1068, 622-8985/86, 622-8960/61/62；传真：1-868-622-4555；电子邮箱：csbhc@opus.co.tt；网址：www.britain-in-trinidad.org.

医院/医生：

Port-of-Spain General Hospital（882 张床位）；综合内科和外科设施；神经外科；整形外科。

近期忠告和健康风险

登革热： 该蚊虫传播病毒性疾病在加勒比海区域广泛流行。以前的暴发主要发生在特立尼达岛上。旅行者应该采取措施避免白天蚊虫叮咬。

肝炎： 建议所有以前未接种过甲肝疫苗的旅游者都应接种甲肝疫苗。建议停留 3 个月以上的游客和希望得到全面疾病防御的短期游客注射乙肝疫苗。旅游者还应注意，乙肝可以通过未加防御措施的性交或者使用污染的针具传播。

流行性感冒：流行性感冒在热带地区全年流行。建议所有年龄超过 50 岁、有慢性疾病或者自身免疫系统较差，以及希望避免感染这种疾病的游客接种流感疫苗。孕妇应在怀孕三个月后才能接种疫苗。

钩端螺旋体病：该国有该病的报道。旅行者应避免接触动物的尿或可能被动物尿液污染的水。

疟疾：目前没有该病威胁。

来自海洋的威胁：
- 对游泳者的威胁主要是水母、多刺的海胆以及珊瑚。
- 肉毒鱼类中毒流行，主要原因是食用了珊瑚礁鱼类例如石斑鱼、鲷鱼、黑鲈和梭鱼类。鱼肉毒素甚至是煮熟之后都不能消除的。

狂犬病：1987 年有动物病例的报道。人类狂犬病病例也有可能发生。游客应避免被狗咬伤，一旦发生，应高度重视，紧急采取医疗措施。狂犬病疫苗推荐给不经意被狗、猫、蝙蝠和猴子咬伤的游客。

旅行者腹泻：威胁小到中等，该国城市和旅游胜地的宾馆和餐厅提供的食物和供水基本可以饮用。而在别的地方，游客要遵循饮食安全规范。建议使用喹诺酮类抗生素联合洛哌丁胺（Imodium）治疗急性腹泻。如果抗生素对腹泻无效，那可能是由寄生虫疾病引起，例如贾第鞭毛虫病。

伤寒：建议脱离常规路线旅游的游客接种伤寒疫苗。由于伤寒疫苗只有 60%~70% 的有效性，因此游客仍需注意食品和饮料的卫生状况。

黄热病：该病在特立尼达岛上的丛林地区有威胁。到该国城市以外地区旅游的人应该接种黄热病疫苗。从 1980 年以来没有该病报道，但是仍然有潜在危险。

其他疾病/危险：布氏菌病，丝虫病（蚊传播，可能出现在特立尼达北部到瓜德罗普岛的小安地列斯群岛），组织胞浆菌病，肠内寄生虫感染（钩虫、蛔虫、鞭虫感染和类圆线虫病），性传播疾病，艾滋病，肺结核和病毒性脑炎。

突尼斯（Tunisia）

首都：
突尼斯（Tunis）

时差（与格林威治标准时间差）：
+1 小时

国家电话代码：
216

大使馆/领事馆：
- **中国大使馆**：22, Rue Dr. Burnet, Tunis, 1002, Tunisia；电话：00216-71780064，98463848（手机）；领事部：00216-71792107；传真：00216-71792631；电子邮箱：chinaemb_tn@mfa.gov.cn；网址：http://tn.chinaembassy.org。
- **美国大使馆**：144 Avenue de la Liberte, Tunis-Belvedere, Tunis；电话：216-1-782-566；传真：216-1-789-719 或 216-1-789-923；网址：usembassy.state.gov/posts/ts1/wwwhmain.html。
- **加拿大大使馆**：3, rue du Sénégal, Place d'Afrique, Tunis-Belvédère；电话：216-1-796-577；传真：216-1-792-37；电子邮箱：tunis@dfait-maeci.gc.ca。
- **英国大使馆**：Rue du Lac Windermere, Berges du Lac, Tunis 1053；电话：216-71-108-700；传真：216-71-108-703-Chancery；电子邮箱：Tunis-Consular@tunis.mail.fco.gov.uk（领事部）。

医院/医生：
- 突尼斯的医疗保健服务水平低于西方。建议旅游者出行前购买覆盖海外保险范围的旅行健康附加保险，该保险会在旅行者接受医疗服务时，对海外医院和/或医生直接支付，并包括医疗转运条款。
- Clinique Carthage, La Marsa.

- Charles Nicolle Hospital, Tunis (756 张床位); 综合内/外科设施。
- Hadi Chakar Hospital, Tunis (870 张床位); 综合内/外科设施。
- Tunis Medical Center (私营)。
- Centre Hospitalo, Sousse.

近期忠告和健康风险

肝炎：建议所有以前未接种过甲肝疫苗的旅游者都应接种甲肝疫苗。乙肝病毒携带者占总人口的比例约为 4.6%。乙肝可以通过血液感染、使用污染的针具和未加防御措施的性交传播。建议停留 3 个月以上的游客、任何由于工作或者社会原因有感染风险的游客和希望得到全面疾病防御的游客注射疫苗。

流行性感冒：该国流行性感冒在 11 月到次年 3 月流行。建议所有游客接种流感疫苗。

利什曼病：皮肤利什曼病主要存在于北部、中部（主要是 Qafsah、Sidi Bu Zayd 和 Safaqis 省）和东南部地区。内脏利什曼病（黑热病）见于突尼斯的北半部，主要是东北部，包括突尼斯周边地区。所有的旅行者都应该采取措施防止昆虫（白蛉）的叮咬。

疟疾：威胁很低，本土的疟疾自 1978 年以来还没有出现过，但是间日疟局部活动仍有可能存在。所有的旅游者都应当采取措施避免昆虫的叮咬。不建议常规预防。

狂犬病：狂犬病在突尼斯全国范围内有零星病例报道。一旦被动物尤其是狗抓咬后应高度重视，紧急采取医疗措施。

白蛉热：该国北部、中部和东南部都有该病威胁。传播主要发生在 4～10 月，与白蛉的活动高峰期相一致。

血吸虫病：威胁存在于 Qafsah 和 Qabis 省的绿洲以及突尼斯南部 120 英里的 Hadjeb El Ajoun 村庄。其他地区也有可能发生。游客应避免在淡水湖、池塘、灌溉渠或小溪中游泳、洗澡或跋涉。

旅行者腹泻：建议使用喹诺酮类抗生素联合洛哌丁胺（Imodium）治疗急性腹泻。如果抗生素对腹泻无效，那持续腹泻可能是由寄生虫疾病引起，例如贾第鞭毛虫病或阿米巴病。

伤寒：建议接种伤寒疫苗。由于伤寒疫苗只有60%～70%的有效性，因此游客仍需注意食品和饮料的卫生状况。

其他疾病/危险：南欧斑疹热（非洲蜱斑疹伤寒，分布广泛，来源于市郊的犬蜱）、布氏菌病（威胁来源于生的山羊/绵羊奶和奶酪）、包虫病（突尼斯中部的主要健康问题）、钩端螺旋体病、沙眼、土壤传播的蠕虫感染（钩虫、蛔虫）在该国乡村地区非常普遍。

土耳其（Turkey）

★ 安卡拉

首都：
安卡拉（Ankara）

时差（与格林威治标准时间差）：
+2小时

国家电话代码：
90

大使馆/领事馆：
- 中国大使馆：Golgeli Sokak No. 34，06700 Gaziosmanpasa/Ankar，Turkey；电话：0090-312-4360628；传真：0090-312-4464248；电子邮箱：sgbgs@superonline.com；网址：http://www.chinaembassy.org.tr.
- 美国大使馆：110 Ataturk Boulevard, Ankara；电话：312-468-6110；传真：312-467-0019；电子邮箱：ca-ankara@state.gov；网址：www.usemb-ankara.org.tr.
- 加拿大大使馆：Nenehatun Caddesi No. 75，Gaziosmanpasa 06700，Ankara；电话：90-312-459-9200，传真：90-312-459-9363，电子邮箱：ankra@dfait-maeci.gc.ca，网址：www.dfait-maeci.gc.ca/ankara.

- 英国大使馆：Sehit Ersan Caddesi 46/A，Cankaya，Ankara；电话：90-312-455-3344；电子邮箱：britembank@fco.gov.uk；网址：www.britishembassy.org.tr。

医院/医生：

- American Hospital，Istanbul（325张床位）；私营机构；大部分专科，包括创伤科；24小时急诊服务；海外移民经常在此就诊。
- International Hospital，Istanbul（140张床位）；私营；大部分专科。
- Volkan Korten，MD，Director of Travel Medicine and Infectious Diseases，Academic Hospital，Istanbul；电话：216-651-0000或216-327-4142；其业务包括大部分专科，包括旅行医学。
- Hacettepe University Hospital；电话：312-310-3545. 安卡拉最好的医院。
- Bayindir Hospital，Ankara；私营；大部分专科；安卡拉最好的私立医院。

近期忠告和健康风险

霍乱： 据报道霍乱在这个国家十分活跃，但是对游客威胁较小。霍乱疫苗主要是针对生活、工作在卫生条件较差的高发区的人们（例如医疗救援人员）。

肝炎： 建议以前未接种过甲肝疫苗的旅游者接种甲肝疫苗。在土耳其戊肝水传播流行，但流行程度不清楚。该国乙肝病毒携带数量估计为总人口的6%～10%。乙肝可以通过血液感染、使用污染的针具和未加防御措施的性交传播。建议停留3个月以上的游客、有职业或社会风险的人士和希望得到全面疾病防御的游客考虑接种乙肝疫苗。因为旅行中的疾病或损伤风险不可预测，一些专家认为所有旅游者都应接种乙肝疫苗，以防接触了消毒不彻底的医疗针具注射。

流行性感冒： 在该国流行性感冒的传播时期为11月至次年3月。建议所有的游客接种流感疫苗。

利什曼病： 在该国东南部地区和底格里斯河-幼发拉底河盆地，皮肤利什曼病流行。在该国地中海、黑海、马尔马拉海以及爱琴海沿海地区内脏利什曼病（黑热病）流行。游客应采取各种措施防止昆虫（白蛉）叮咬。

疟疾：在土耳其没有疟疫威胁。

狂犬病：大多数人类病例都是由于与流浪的患狂犬病的狗接触导致的。一旦被狗、猫和狐狸抓咬后应高度重视，紧急采取医疗措施。其他动物的咬伤也要注意。

旅行者腹泻：在该国旅游胜地与高级旅店之外有中度风险。该国的城市供水系统普遍污染。建议使用喹诺酮类抗生素联合洛哌丁胺（Imodium）治疗急性腹泻。如果抗生素对腹泻无效，那持续腹泻可能是由寄生虫疾病引起，例如贾第鞭毛虫病、阿米巴病或隐孢子虫病。

伤寒：建议那些到该国常规旅游景点以外地区旅游、探亲访友和长期居住在该国的游客接种伤寒疫苗。由于伤寒疫苗只有60%～70%的有效性，因此游客仍需注意食品和饮料的卫生状况。

其他疾病/危险：布氏菌病（通常是通过山羊或绵羊的奶传播）、地中海斑疹热（南欧斑疹热，该蜱传疾病发生于西部和南部地区）、皮肤幼虫移行症（"皮蚴游走症"，由狗或猫的钩虫幼虫引起，通常通过赤脚走在被动物粪便污染的潮湿的土壤或湿地中而感染）、包虫病（人类病例有零星报道，特别是北部和东北部地区）、北亚蜱斑疹伤寒（在前苏联边境地区流行）、白蛉热（4～10月期间传播高峰）、蜱传脑炎（零星病例报道，主要在西部和北部丛林地区）、肺结核、伤寒（流行，经常暴发）以及肠虫感染（蛔虫、钩虫及鞭虫感染）等常见于乡村地区。

土库曼斯坦（Turkmenistan）

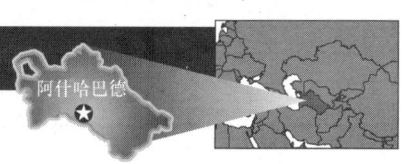

首都：
阿什哈巴德（Ashgabat）

时差（与格林威治标准时间差）：
＋5小时

国家电话代码：
993

大使馆/领事馆：
- 中国大使馆：Hotel "KUWWAT"，Road Archabil，Ashgabat，Turkmenistan 744036；电话：00993-12-488131；传真：00993-12-481813；值班手机：00993-66-308526；电子邮箱：chemb@online.tm；网址：http://tm.china-embassy.org.
- 美国大使馆：9 Pushkin Street，Ashgabat；电话：993-12-511-306 或 350-045；传真：993-12-511-305；网址：www.usemb-ashgabat.usia.co.at.
- 加拿大大使馆：委任于驻土耳其的加拿大大使馆。Cinnah Caddesi No. 58，Çankaya 06690，Ankara，Turkey；电话：90-312-409-2700；传真：90-312-409-2810；电子邮箱：ankra@international.gc.ca；网址：www.dfait-maeci.gc.ca/ankara.
- 英国大使馆：3rd Floor，Office Building，Four Points Ak Altin Hotel，Ashgabat；电话：993-12-363462，363463，363464，363466，363498；传真：993-12-363465；电子邮箱：beasbppa@online.tm；网址：www.britishembassy.gov.uk/turkmenistan.

医院/医生：

医疗保健服务普遍水平低下，包括阿什哈巴德。建议所有旅游者首选有适当医疗转运的保险条款。严重的病情应尽可能去西欧就诊。全国的医院是不充足的。

近期忠告和健康风险

详情参照第 323 页中亚疾病风险总结。

特克斯和凯科斯群岛
（Turks and Caicos）

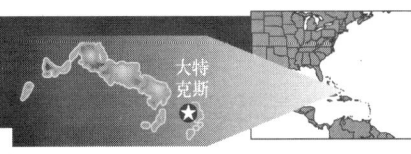

首府：
大特克斯（GrandTurk）
时差（与格林威治标准时间差）：
—5 小时

地区电话代码：
809

大使馆/领事馆：
- 中国大使馆：无。
- 美国大使馆：on Queen Street in downtown Nassau，紧邻麦当劳快餐店；电话：242-322-1181 或 242-328-2206；传真：242-356-7174。
- 加拿大大使馆：2001 Leeward Highway, Providenciales；电话：1-649-941-5245；传真：1-649-946-4484；电子邮箱：ewing@mcleanmcnally.com。
- 英国总督办公室：Turks and Caicos Islands, Waterloo, GrandTurk；电话：649-946-2309；传真：649-946-2903。

医院/医生：
- General Hospital, Cockburn Town（32 张床位）；有限的内科和外科服务。
- 该国的医疗保健水平有限，但是仍然可以找到用英语交流的医生。

近期忠告和健康风险

事故/疾病和医疗保险：
- 对于年龄低于 55 岁的旅行者来说，交通事故和意外伤害是导致他们死亡的主要原因，其次是溺水、空难、谋杀和火灾。
- 对于年老的旅行者来说心脏病是致命的主要原因。
- 旅行者中由于传染病而致命仅占 1%，但是总的来说传染病是引起旅游相关疾病的最主要原因。
- 医疗保险：建议旅游者出行前购买带有明确海外保险范围的补充旅行健康保险。该保险会在游客接受医疗服务时，对海外医院和/或医生提供直接支付，并包括医疗转运。它还提供一条连接国际援助中心的 24 小时多语言服务热线。该中心能安排和监控医疗救治的实施，决定是否需要医疗转运或空中救护服务。

登革热：蚊传播的病毒性疾病，在加勒比海地区流行。游客应当采取措施防止昆虫的白天叮咬。

肝炎：没有接种过疫苗的旅行者应该考虑接种甲肝疫苗。建议停留 3 个月以上的游客和希望得到全面疾病防御的短期游客注射乙肝疫苗。游客应该意识到，乙肝可以通过不安全性交和使用污染的针具传播。

流行性感冒：流行性感冒在热带地区全年流行。建议所有年龄超过50岁、有慢性疾病或者自身免疫系统较差，以及希望避免感染这种疾病的游客接种流感疫苗。孕妇应在怀孕三个月后才能接种疫苗。

来自海洋的危险：
- 对游泳者构成威胁的有水母、有刺的海胆和珊瑚。
- 肉毒鱼类中毒经常发生，这是由于食用了诸如石斑鱼、鲷鱼、黑鲈及梭鱼之类的珊瑚礁鱼类而引起。鱼肉毒素甚至是煮熟之后都不能消除。
- 水肺潜水及高压舱介绍：潜水者警报网络（DAN）有最新的所有在北美和加勒比海地区正在运作的高压舱名单。DAN没有公布这份名单，因为在某些时间有的高压舱可能并没有运作，或者其操作员可能联系不到。通过与Duke大学合作，DAN为会员和非会员开通一个24小时紧急电话线，以便应付潜水紧急事故求援。Duke大学医学中心的潜水医师携带呼机，因此总是有人在线回答问题，并且如果必要，还可以推荐最近的正在运作的高压舱。在潜水紧急事件中，或为了定位最近的减压舱位置，可拨打电话919-684-8111。

旅行者腹泻：低到中度危险。推荐旅行者使用喹诺酮类抗生素联合洛哌丁胺（Imodium）治疗急性腹泻。

乌干达（Uganda）

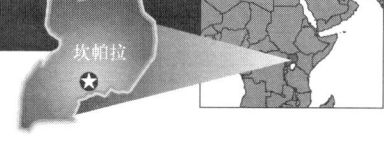

首都：
坎帕拉（Kampala）

时差（与格林威治标准时间差）：
+3小时

国家电话代码：
256

大使馆/领事馆：
- 中国大使馆：37，Malcolm X Avenue, Kololo, Kampala, Uganda；电话：00256-41-4-259881（办公室），00256-41-4-236895（领事部）；传真：00256-41-

4-235087；电子邮箱：chinaemb_ug@mfa.gov.cn；网址：http://ug.china-embassy.org。
- 美国大使馆：Gaba Road, Kansanga, Kampala；电话：256-41-234-142；传真：256-41-258-451；电子邮箱：uscons@infocom.co.ug
- 加拿大大使馆：IPS Building, Parliament Road, Kampala；电话：256-41-258-141 或 235-768；传真：256-41-234-518；电子邮箱：canada.consulate@infocom.co.ug
- 英国高级专员公署：10/12 Parliament Avenue, PO Box 7070, Kampala；电话：256-31-312000；传真：256-41-257304；电子邮箱：bhcimm@infocom.co.ug

医院/医生：
- Mulago General Hospital, Kampala（1080 张床位）；综合内科设施；无麻醉科。
- Nsambya Hospital, Kampala（370 张床位）；综合内/外科设施。

近期忠告和健康风险

事故/疾病和医疗保险：
- 对于年龄低于 55 岁的旅行者来说，交通事故和意外伤害是导致他们死亡的主要原因，其次是溺水、空难、谋杀和火灾。
- 对于年老的旅行者来说，心脏病是致命的主要原因。
- 旅行者中由于传染病而致命仅占 1%，但是总的来说传染病是引起旅游相关疾病的最主要原因。
- 建议旅游者出行前购买带有明确海外保险范围的补充旅行健康保险。该保险会在游客接受医疗服务时，对海外医院和/或医生提供直接支付，并包括医疗转运。它还提供一条连接国际援助中心的 24 小时多语言服务热线。该中心能安排和监控医疗救治的实施，决定是否需要医疗转运或空中救护服务。健康保险是必需的。

非洲昏睡病（锥虫病）： 非洲锥虫病在该国境内呈现散在分布。主要的威胁存在于东南部地区（自北部的维多利亚湖和 Kyoga 湖延伸过来），病灶集中点主要在西北部和中北部地区（白尼罗河沿岸和苏丹边境）。所有的旅行者都应该采取各种措施防止采采蝇的叮咬。

AIDS/HIV：混乱的异性性交是艾滋病传播的主要途径。HIV-1 型病毒携带者在城市高危人群中比例高达 86%。所有的游客都应采取措施防止不安全性交、未消毒的医疗或牙科注射以及不必要的输血。携带消毒的注射器和针头以备任何可能的医疗注射是明智之举。

来自动物的威胁：主要包括蛇类（蝰蛇、眼镜蛇）、蜈蚣、蝎子以及黑寡妇蜘蛛。鳄鱼会攻击船只和沿岸的人类。

霍乱：霍乱在该国十分活跃，但对于从发达国家来的旅游者来讲威胁非常小。霍乱疫苗主要是针对生活、工作在卫生条件较差的高发区的人们（如医疗救援人员）。

- 口服霍乱疫苗对于由肠毒性大肠杆菌（ETEC）引起的腹泻可以提供大约 60% 的交叉保护。
- 许多国家包括加拿大在内允许口服霍乱疫苗，但是口服疫苗在美国已不再提供。
- 在出入境任何国家之前接种霍乱疫苗并非官方要求。尽管如此，有时一些国家还是需要那些来自受霍乱威胁国家的游客出示霍乱疫苗接种证明。因此，一些旅行者希望携带由本国医疗机构提供的医疗豁免信。Travel Medicine 公司为此建议旅行者使用国际疫苗接种证明（黄卡）。该证明有旅行者本国医疗机构提供的"免除接种霍乱疫苗"声明，并要求提供者签名及本国的官方盖章以使声明有效。

埃博拉(ebola)病毒出血热：零星分布，偶尔发生。传播途径是与急性发病患者的血液或者体液接触而获得。

丝虫病：有零星病例报道。到该国旅行的人应该采取相应措施防止黑蝇叮咬。

肝炎：高危。建议所有以前未接种过甲肝疫苗的旅游者都应接种甲肝疫苗。乙肝病毒携带者占总人口的比例约为 10%。建议停留 3 个月以上的游客、经常的短期游客、喜欢冒险和希望得到全面疾病防御的游客、有可能接触新的性伴侣以及接受医疗或牙科注射的游客注射乙肝疫苗。丙肝广泛流行。

流行性感冒：该国流行性感冒全年流行。建议所有年龄超过 50 岁、有慢性疾病或者自身免疫系统较差，以及希望避免感染这种疾病的游客接种流感疫苗。孕妇应在怀孕三个月后才能接种疫苗。

拉沙热：偶尔会有零星的病例发生。传播途径是接触了感染的啮齿类动物。

利什曼病：内脏利什曼病发生在东北部的 Karamoja 省。零星的皮肤利什曼病在 Elgon 山地区有报道。旅行者应该采取保护措施防止昆虫（白蛉）的叮咬。

罗阿丝虫病：有零星病例报道，到这些地区的所有旅行者都应该采取相应措施防止黑蝇的叮咬。

疟疾：该病在乌干达全国范围内全年存在，包括城市地区。恶性疟占 80%，其他疟疾病例有卵形疟、间日疟（罕见）等。抗氯喹的恶性疟有报道。
- 建议采用阿托伐醌/氯胍（Malarone）、多西环素或甲氟喹（Lariam）来预防。
- 所有的旅游者都应当采取措施避免蚊虫在白天和黑夜的叮咬。预防叮咬的方法包括在皮肤表面涂含有 DEET（避蚊胺）的驱蚊剂，将扑灭司林喷洒在衣物和帐篷的表面，在晚上睡觉的时候使用扑灭司林处理过的蚊帐。

脑(脊)膜炎：存在威胁，1989 年在 Kampala 暴发了一次脑(脊)膜炎，接着扩散到其他省份。建议接种脑膜炎疫苗，尤其是预计旅行者会与当地人口有长期密切的接触。

盘尾丝虫病：有零星病例报道，旅行者应该采取各种措施防止黑蝇的叮咬。

脊髓灰质炎：该病在非洲撒哈拉以南地区流行。所有游客都应完全免疫接种。

狂犬病：狂犬病在 Kampala 和 Karamoja 省有上升趋势。建议逗留时间在 3 个月以上的游客或距离能得到狂犬病疫苗的地方路程超过 24 小时的短期游客接种狂犬病疫苗。希望得到最大保护的游客也应考虑接种疫苗。一旦被动

物尤其是狗抓咬后应高度重视,紧急采取医疗措施。

血吸虫病:肠血吸虫病主要发生在西北部和维多利亚湖的北部沿岸。泌尿器官血吸虫病局限在乌干达的中北部和 Kyoga 湖以北。游客应避免在淡水湖、池塘或小溪中游泳、洗澡或跋涉。

旅行者腹泻:威胁很大。所谓的饮用水供水设施实际上达不到饮用的要求。因此所有的水源都应该被视为是不安全的。所有的游客都应注意饮食卫生,只饮用瓶装水、烧开的水或者经过消毒处理过的水。建议使用喹诺酮类抗生素联合洛哌丁胺(Imodium)治疗急性腹泻。如果抗生素对腹泻无效,那持续腹泻可能是由寄生虫疾病引起,例如贾第鞭毛虫病或阿米巴病。

肺结核:肺结核是该国的主要健康问题,部分与艾滋病的高发病率有关。计划长期滞留在当地的游客应在出发前做 TB 皮试(PPD 测试),在离开该国后再做一次测试。

伤寒:建议接种伤寒疫苗。由于伤寒疫苗只有 60%~70% 的有效性,因此游客仍需注意食品和饮料的卫生状况。

黄热病:建议接种疫苗,最近虽然没有该病报道,但是该国处在黄热病流行带。如果从肯尼亚入境该国,需要出示黄热病的疫苗接种证明(由于肯尼亚是黄热病多发区)。

其他疾病/危险:非洲蜱斑疹伤寒(通常由于在城市地区接触了狗身上的蜱,以及灌木丛中的蜱),布氏菌病,切昆贡亚热(由蚊子传播),克里米亚-刚果出血热(蜱传播,在 Entebbe 有病例报道),登革热(最近没有报道),包虫病,麻风病,钩端螺旋体病,虱传斑疹伤寒,弓形虫病,梅毒,肺结核(该国的公共健康问题),沙眼,伤寒以及肠寄生虫感染(非常普遍)。

乌克兰（Ukraine）

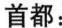

首都：
基辅（Kiev）

时差（与格林威治标准时间差）：
＋3 小时

国家电话代码：
380

大使馆/领事馆：
- 中国大使馆：No. 32, Grushevskogo Str., Kyiv, Ukraine, 01901；电话：0038-044-2533154，2531049；传真：0038-044-2302622，2537371；电子邮箱：chinaembassy@kiev. relc. com；网址：http://ua. china-embassy. org.
- 美国大使馆：10 Vulitsa Yuria Kotsubinskoho, Kiev；电话：380-44-490-4000 或 240-0856；传真：244-7530；网址：www. usemb. kiev. ua.
- 加拿大大使馆：31 Yaroslaviv Val Street, Kiev；电话：380-44-464-1144；传真：380-44-464-0598；电子邮箱：kyiv@dfait-maeci. gc. ca.
- 英国大使馆：01025 Kiev Desyatinna 9；电话：380-44-490-3660；传真：380-44-490-3662；电子邮箱：ukembinf@sovamua. com.

医院/医生：

医疗保健服务低于西方水平，但有一些私立诊所设备良好且医生可以用英语交流。建议旅游者出行前购买覆盖海外保险范围的旅行健康附加保险。该保险会在旅行者接受服务时，对海外医院和/或医生直接支付，并包括医疗转运条款。一旦发生严重的疾病或者损伤，外国外交官及其家属通常到德国的法兰克福寻求医疗诊治。旅行者应在德国或任何西欧国家寻求诊治，并清楚预先支付经常是必需的。

- Assist Ukraine (SOS), Kiev；电话：044-221 8203.
- American Medical Center, 1 Berdychivska Street, Kiev；电话：044-490-7600；电子邮箱：kiev@amcenters. com.
- LifeLine Medical Clinic, Beresneki Region；电话：044-553-9787 或 553-7416；医生接受过西方训练。
- St. Luke American-Ukrainian Medical Center, 150a vul. Gorkogo；电话：044-252-8552.

近期忠告和健康风险

AIDS/HIV：该国的艾滋病病例正在急剧增加。原因包括：(1) 静脉注射药物的增加；(2) 卖淫和性乱的增加；(3) 性传播疾病的增加；(4) 安全医疗注射的消毒针管减少；(5) 缺乏公共卫生教育和预防措施。

南欧斑疹热：蜱传播，在高加索的黑海沿岸、外高加索地区、克里米亚以及里海沿岸地区流行。

克里米亚-刚果出血热：也称中亚出血热，由蜱传播，主要在该国南部地区发生，但在 Rostov Oblast（接近亚述海）的一些地区曾有过大规模的暴发，高峰期是 4～11 月。有威胁的地区是西伯利亚一带乡村大草原、半沙漠地区以及海拔低于 2000 米的山脚/低山地区。

白喉：俄罗斯 1990 年暴发的白喉很快影响了当时前苏联的所有国家。70% 的病例发生在年龄大于 15 岁的人。所有到该国旅行的游客，尤其是成年人应该接种白喉疫苗。白候疫苗通常与破伤风类毒素疫苗（Td 疫苗）联合接种。

肝炎：所有未接种过疫苗的旅行者都应该接种甲肝疫苗。戊型肝炎在伏尔加河三角洲地区达到肝炎病例的 18%，但在其他地区不到 1%。乙肝携带者占总人口的比例为 5%～7%。乙肝可以通过血液感染、使用污染的针具和未加防御措施的性交传播。建议停留 3 个月以上的游客、任何由于工作原因或者社会原因有感染风险的游客和希望得到全面疾病防御的游客注射疫苗。因为所有的疾病和外伤都是不可预见的，一些专家建议所有的游客都接种乙肝疫苗以防接触了消毒不彻底的医疗针具。

流行性感冒：在乌克兰流行性感冒的传播时期为 11 月至次年 4 月。建议所有的游客接种流感疫苗。

利什曼病：皮肤利什曼病主要局限于南部地区，包括海拔低于 1300 米的格鲁吉亚共和国部分地区和乌克兰南部地区。内脏利什曼病主要发生在外高加

索地区。到这些地区的旅行者都应该采取措施防止白蛉的叮咬。

莱姆病：主要发生在中南部到波罗的海东部的乡村森林地区。传播媒介蜱在 5～10 月最活跃，且数量最多。

疟疾：乌克兰没有疟疾的威胁。

蜱传脑炎（TBE）：该病由硬蜱从波罗的海到克里米亚半岛传播。传播高峰期为 4～10 月。危险主要存在于海拔低于 1500 米的乡村灌木丛和森林地区，尤其是大城市周边的森林。TBE 在乌拉尔西部也称"中欧蜱传脑炎"，20 世纪 90 年代在 Perm-Sverlovsk 地区（乌拉尔中部）发病率增加。建议在树林或草原地区徒步旅行或野营达 3 周以上的人们接种 TBE 疫苗。该疫苗仅在欧洲和加拿大有售。去乡村的游客应该采取措施防止蜱叮咬。

伤寒：除了始终在大饭店和酒店用餐的短期游客，所有游客都应注射伤寒疫苗。由于伤寒疫苗只有 60%～70% 的有效性，因此游客仍需注意食品和饮料的卫生状况。

其他疾病/危险：布氏菌病、包虫病（绵羊和驯鹿是宿主；狗的粪便有传染性）、军团杆菌病、钩端螺旋体病（主要发生在 Rostov 省的养鱼区；东中部地区发生过暴发）、北亚(西伯利亚)蜱斑疹伤寒（发生在哈萨克斯坦、格鲁吉亚和阿塞拜疆边境的大草原；多发于 5 和 6 月）、狂犬病、立克次体病、蜱传回归热、旋毛虫病（威胁较大地区为白俄罗斯西部和乌克兰）、野兔病（"兔热病"；北方威胁较大）、肺结核（自从 1995 年病例增加 40%），以及寄生虫感染（蛔虫、钩虫和鞭虫感染以及类圆线虫病）都有报道，尤其是从外高加索地区和阿塞拜疆。

阿拉伯联合酋长国
[United Arab Emirates（UAE）]

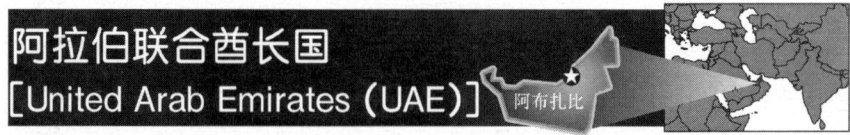

首都：
阿布扎比（Abu Dhabi）

时差（与格林威治标准时间差）：
＋4 小时

国家电话代码：
971

大使馆/领事馆：
- 中国大使馆：Plot No. 26，Sector No. W-22，Abu Dhabi；电话：00971-2-4434276；传真：00971-2-4436835，4435440；电子邮箱：chinaemb_ae@mfa.gov.cn；网址：http://ae.china-embassy.org.
- 美国大使馆：11th St.，也称为 Al-Sudan St.，Abu Dhabi；电话：971-2-443-6691 或 971-2-443-4457；传真：971-2-443-5786；网址：www.usemb-abu.gov.ae.
- 加拿大大使馆：440 26th St.（corner of 26th St. and Dalma St.，在德国与法国大使馆之间），Abu Dhabi；电话：971-2-445-6969；传真：971-2-445-8787；电子邮箱：abdbi@dfait-maeci.gc.ca.
- 英国大使馆：PO Box 248，Abu Dhabi；电话：971-2-6101100；传真：971-2-6101518；电子邮箱：chancery.abudhabi@fco.gov.uk；网址：www.britain-uae.org.

医院/医生：
- Dubai Hospital（635 张床位）；主要转诊机构；救护车设施；直升机起飞及降落场。
- Raship Hospital，Dubai（500 张床位）；急诊/创伤机构；救护车服务；直升机起飞及降落场。
- Al Baraha Hospital，Dubai（208 张床位）；电话：971-4-71-0000；可提供 24 小时急诊服务。
- Dr. J. P. R. McCulloch Clinic，Abu Dhabi；电话：2-633-3900.

近期忠告和健康风险

请参照第 332 页的中东疾病风险总结。

美国
(United States of America)

首都：
华盛顿（Washington，DC）

时差（与格林威治标准时间差）：
−5 小时

国家电话代码：
1

大使馆/领事馆：

- 中国大使馆：2300 Connecticut Avenue，N. W.，Washington D. C. 2008，U. S. A.；电话：001-202-3282500，3282551；传真：001-202-3282582；电子邮箱：chinaembassy_us@fmprc.gov.cn；网址：http://us.china-embassy.org。

- 加拿大大使馆：501 Pennsylvania Ave. NW，Washington，DC；电话：1-202-682-1740；传真：1-202-682-7726；电子邮箱：wshdc-outpack@dfait-maeci.gc.ca；网址：canadianembassy.org/splash。

- 英国大使馆：3100 Massachusetts Avenue，NW，Washington，DC 20008；电话：1-202-588-6500；传真：1-202-588-6511。

医院/医生：

美国具有很高的医疗水平，但医疗费用昂贵，申请医疗保险是必需的。在美国居住的外国人中有学龄儿童的，需要注意入学要求包括白喉、麻疹、脊髓灰质炎、风疹的免疫接种证明；某些州的学校还要求接种破伤风、百日咳和腮腺炎疫苗。

- 国际 SOS：
  - International SOS Assistance, Inc.，3600 Horizon Boulevard，Suite 300，Trevose，PA 19053；报警中心电话：1-215-942-7226；报警中心传真：1-215-942-7297。
  - International SOS Assistance, Inc, 2211 Norfolk, Suite 517, USA, Houston, TX 77098；电话：1-713-521-7611；传真：1-713-521-7655。

近期忠告和健康风险

登革热：在夏威夷曾有登革热病例报道，但是对旅游者的威胁十分小。游客应采取各种措施防止蚊子的叮咬。在德克萨斯州南部偶有地区性登革热病例的报道。

食品与饮水安全：在美国与食品或饮水有关的疾病对游客威胁十分小。自来水在美国是可以饮用的。但是与食物有关的个别病例有报道，通常由沙门菌或弯曲杆菌引起。生鸡蛋与没有烧熟的鸡肉通常是该病流行的主要原因，常局限于类似养老院的机构或野餐等集会暴发。胃肠炎，由弧菌、沙门菌或弯曲杆菌引起，有报道曾在路易斯安那、马里兰、北卡罗来纳州、佛罗里达以及密西西比州食用受污染的牡蛎后发生。甲壳类动物（螃蟹、虾、生牡蛎）传播的霍乱弧菌感染，在墨西哥海湾（德克萨斯、路易斯安那）有散在病例。肉毒鱼类中毒在夏威夷和佛罗里达偶有报道。

肠寄生虫病：贾第鞭毛虫病主要发生在落矶山与西北部太平洋沿岸的原始自然环境保护区，但是在全国范围内的分布风险还不清楚。建议野营者与徒步旅游者仅饮用烧开的水或过滤水。由于城市水处理设备发生故障而导致贾第鞭毛虫病和隐孢子虫病曾经暴发。不能完全依赖氯和碘来杀死饮用水中的寄生虫。

肝炎：在美国感染甲肝的可能性十分低，但是仍然推荐接种疫苗。乙肝可以通过血液感染、使用污染的针具和未加防御措施的性交传播。建议停留3个月以上的游客、任何由于工作原因或者社会原因有感染风险的游客和希望得到全面疾病防御的游客注射疫苗。

流行性感冒：11月至次年3月是流行性感冒的传播时期。建议所有的游客接种流感疫苗。

病毒性胃肠炎：诺瓦克(Norwalk)病毒引起的呕吐和腹泻在从美国港口出发的船只上有零星的暴发。游客应做好个人卫生，勤洗手，以防止疾病的传播。

钩端螺旋体病：在美国该病主要发生在夏威夷与波多黎各地区。大多数病例都与长时间接触淡水河或与地面水运动相关。

莱姆病：莱姆病主要发生在从马里兰到缅因州的东北地区、威斯康星州和明尼苏达州的中西部地区与北部太平洋沿海地区（奥勒冈州和加利福尼亚北部）。游客应注意采取各种措施防止蜱的叮咬。

狂犬病：在美国几乎所有人类狂犬病病例都是由蝙蝠传播的。在美国，动物狂犬病例数（浣熊和臭鼬）在增加。在美国与墨西哥边境地区，由狗与丛林狼传播的狂犬病对游客构成潜在威胁。在阿拉斯加州，北极狐和红狐普遍感染狂犬病。在美国任何地区的蝙蝠都可能感染狂犬病。其他罕见传播狂犬病的野生动物包括美国土拨鼠、狼、美洲野猫和黑熊。在华盛顿、爱达荷州、犹他州、内华达州和科罗拉多州没有野生动物狂犬病发生。

蜱传播疾病：莱姆病主要在美国中部地区、东北部地区与北部太平洋沿海地区发生。巴贝西虫病主要发生在 Nantucket 地区，并且近来在威斯康星州与华盛顿也出现巴贝西虫病病例。人类单核细胞埃利希体病出现在美国的东南和中南部。人粒细胞性埃利希体病在明尼苏达州、威斯康星州、加利福尼亚和美国东北部有报道。其他蜱传播疾病包括落矶山斑疹热（大部分病例出现在东南部）、克罗拉多蜱热（美国西部）、回归热（美国西部）、兔热病（全国都有，更多病例发生在阿肯色州、密苏里州和俄克拉荷马州）、蜱性麻痹（西部各州和太平洋沿岸）和 Q 热（也可为吸入性感染）。

病毒性脑炎（不同于西尼罗河脑炎病毒）：

- 圣路易脑炎（SLE）：1933 年美国首先在圣路易城出现该病，是美国最常见的病毒性脑炎中的一种。它出现在 Gulf Coast、俄亥俄州、密西西比河河谷、佛罗里达和西部各州。
- 东方马脑炎：也是一种蚊传播的疾病，致死率高达 60%。发生在美国东部和中北部地区及加拿大。
- 西方马脑炎：一种比较温和的疾病，死亡率 3%，流行于美国中部和西部地区及加拿大。
- 病毒性脑炎大多由库蚊传播，但白纹伊蚊（亚洲虎蚊）也同样传播病毒性脑炎。

西尼罗河病毒性脑炎：西尼罗河病毒是一种蚊传播病毒，很可能是通过航空旅行者从欧洲传入美国。2002年美国有3000病例，但是2004年总病例数下降到741例。目前该病由东部转移到了西部。2004年，几乎1/3的神经侵袭性病例出现在亚利桑那州和加利福尼亚，其他病例分布在美国各州。目前没有疫苗。

乌拉圭（Uruguay）

首都：
蒙得维的亚（Montevideo）

时差（与格林威治标准时间差）：
—3小时

国家电话代码：
598

大使馆/领事馆：

- **中国大使馆**：Miraflores 1508，Casilla 18966 Montevideo，Uruguay；电话：00598-2-6001419，6016126，6019997（领事部）；传真：00598-2-6018508；电子邮箱：embchina@adinet.com.ug；网址：http://uy.china-embassy.org。
- **美国大使馆**：Lauro Muller 1776；电话：598-2-203-6061或598-2-408-7777；传真：598-2-408-4110；网址：www.embeeuu.gub.uy
- **加拿大大使馆**：749 Plaza Independencia app. 102，Montevideo；电话：598-2-902-2030；传真：598-2-902-2029；电子邮箱：mvdeo@dfait-maeci.gc.ca。
- **英国大使馆**：Calle Marco Bruto 1073，11300 Montevideo，PO Box 16024；电话：598-2-622-3630，622-3650；传真：598-2-622-7815；电子邮箱：bemonte@internet.com.uy。

医院/医生：

该国的医疗水平大多处于较高的水准，很多医生都可以用英语交流。建议旅游者出行前购买覆盖海外保险范围的旅行健康附加保险。该保险会在旅行者接受医疗服务时，对海外医院和/或医生直接支付，并包括医疗转运条款。

- Hospital Britanico（British Hospital），Montevideo（120张床位）；电话：2-487-1020。使馆人员常在此就诊；24小时急诊服务。

近期忠告和健康风险

Chagas 病：除了大西洋沿海地区，该病在乌拉圭全国乡村地区传播。高危险区在 Artigas、Rivera、Salto 和 Tacuarembo。主要可能感染的地区是乡村农业地区，在这些地区有夜间咬人的锥猎蝽出没的砖坯房屋。游客在这样的房屋中睡觉时应采取措施防止晚间叮咬。

霍乱：霍乱在该国没有官方的报道，但是可能有零星病例发生。对游客威胁很小。霍乱疫苗并非常规推荐接种。

肝炎：建议所有未接种过甲肝疫苗的游客都接种甲肝疫苗。在该国所有人口中乙肝病毒携带者的比率不到1%。乙肝可以通过血液感染、使用污染的针具和未加防御措施的性交传播。建议停留3个月以上的游客和希望得到全面疾病防御的短期游客接种乙肝疫苗。

疟疾：疟疾在乌拉圭对游客不构成威胁。

狂犬病：在乌拉圭狂犬病对游客不构成威胁。

旅行者腹泻：低至中等危险。旅行者应该遵守食物和饮水安全措施。建议使用喹诺酮类抗生素联合洛哌丁胺（Imodium）治疗急性腹泻。如果抗生素对腹泻无效，那持续腹泻可能是由寄生虫疾病引起，例如贾第鞭毛虫病、阿米巴病或隐孢子虫病。

伤寒：除了始终在大饭店和酒店用餐的短期游客，所有游客都应注射伤寒疫苗。由于伤寒疫苗只有60%~70%的有效性，因此游客仍需注意食品和饮料的卫生状况。

黄热病：黄热病在该国对游客没有威胁。

其他疾病/危险：布氏菌病、包虫病（农村居民的感染率达到1.4%）、艾滋病（发病率相对较低）、麻疹（曾发生广泛的暴发）、结核病（发生率低）、类圆线虫病和其他肠虫感染,以及旋毛虫病(感染率3%)。

乌兹别克斯坦(Uzbekistan)

首都:
塔什干(Tashkent)

时差(与格林威治标准时间差):
+5小时

国家电话代码:
998

大使馆/领事馆:

- 中国大使馆:No. 79, Akademik Yahyo G'Ulomoy Street, Tashkent 700047, Republic of Uzbekistan;电话:00-998-71-1338088, 1360851, 1333779(领事部);传真:00-998-71-1334735;电子邮箱:chinaemb@bcc.com.uz;网址:http://uz.china-embassy.org。
- 美国大使馆:Ulitsa Chilanzarskaya, 82;电话:998-71-120-5450;传真:998-71-120-6335;网址:www.usis.uz/wwwhcon.htm。
- 加拿大大使馆:Center 5, No. 64, Apt. 21, Tashkent;电话:998-71-137-67-28;传真:998-71-120-72-70;电子邮箱:antal@online.ru。
- 英国大使馆:Ul. Gulyamova 67, Tashkent 700000;电话:99871-1206451, 1206288, 1207852, 1207853, 1207854;传真:99871-1206549;电子邮箱:brit@emb.uz。

医院/医生:

该国的医疗服务水平低于西方各国。建议旅游者出行前购买覆盖海外保险范围的旅行健康附加保险。该保险会在旅行者接受医疗服务时,对海外医院和/或医生直接支付,并包括医疗转运条款。

- Tashkent International Medical Clinic;电话:998-71-2545595。沿袭了传统西方家庭式诊所的所有特点。该诊所1994年由美国、德国、英国、日本大使馆联合开办,目的是为居住和工作在塔什干的外国人群提供优质医疗服务。

近期忠告和健康风险

详情参照第 323 页的中亚疾病风险总结。

瓦努阿图（Vanuatu）

首都：
维拉港（Port-Vila）

时差（与格林威治标准时间差）：
＋11 小时

国家电话代码：
678

大使馆/领事馆：

- **中国大使馆**：P. M. B. 071，Rue D'Auvergne，Nambatu，Port Vila，Vanuatu Private Mail Bag：071，Port Vila，Vanuatu；电话：00678-23598；传真：00678-24877；电子邮箱：publicinfo@chinese-embassy.com.vu；网址：http://vu.china-embassy.org.

- **美国大使馆**：瓦努阿图没有美国大使馆。由巴布亚新几内亚首都莫尔斯比港的美国大使馆向美国公民提供援助。电话：675-321-1445；传真：675-321-1593。

- **加拿大大使馆**：澳大利亚高级专员公署，KPMG House，Port Vila；电话：678-22-777；传真：678-23-948。

- **英国高级专员公署**：Port Vila，Vanuatu，PO Box 567，Port Vila；电话：678-23100；电子邮箱：bhcvila@vanuatu.com.vu。

医院/医生：

医疗条件尚可，但是水平有限。建议旅游者出行前购买覆盖海外保险范围的旅行健康附加保险。该保险会在旅行者接受医疗服务时，对海外医院和/或医生直接支付，并包括医疗转运条款。最近的可以信赖的医疗机构是澳大利亚和新西兰的医院。任何严重医疗病情应考虑紧急转运至澳大利亚救治。

- The Luganville Hospital，Luganville，Espirito Santo Island，有一个高压

舱和五个科室：内科、外科、妇产科、儿科和结核病科。

近期忠告和健康风险

肝炎：建议所有以前未接种过甲肝疫苗的旅游者都应接种甲肝疫苗。乙肝病毒携带者占总人口的比例超过 10%。乙肝可以通过血液感染、使用污染的针具和未加防御措施的性交传播。建议停留 3 个月以上的游客、任何由于工作原因或者社会原因有感染风险的游客和希望得到全面疾病防御的游客注射疫苗。

流行性感冒：该国流行性感冒全年流行。建议所有游客接种流感疫苗。

虫媒病：丝虫病、乙型脑炎和登革热都时有发生，偶尔还有暴发。逗留 3～4 周以上、探险者、移民以及在乡村地区户外工作的科研人员（尤其是传播高峰期），应该接种乙脑疫苗。那些短期但是经常需要访问乡村地区的人也应该接种乙脑疫苗。所有的旅游者都应当采取措施避免昆虫在白天和黑夜的叮咬。预防叮咬的方法包括在皮肤表面涂含有 DEET（避蚊胺）的驱蚊剂，将扑灭司林喷洒在衣物和帐篷的表面，在晚上睡觉的时候使用扑灭司林处理过的蚊帐。

疟疾：疟疾在该国境内威胁比较大，包括城市地区。60% 的病例是由恶性疟原虫引起，氯喹耐药性间日疟和氯喹耐药性恶性疟也有发生。推荐旅行者使用阿托伐醌/氯胍（Malarone）、甲氟喹（Lariam）或多西环素来预防。

来自海洋的危险：
- 对游泳者构成威胁的有水母、有刺的海胆和珊瑚。
- 肉毒鱼类中毒经常发生，这是由于食用了诸如石斑鱼、鲷鱼、黑鲈及梭鱼之类的珊瑚礁鱼类而引起。鱼肉毒素甚至是煮熟之后都不能消除。

旅行者腹泻：该国的水源来自地表的蓄水系统，被视为潜在污染的。维拉港的自来水被认为是安全的。建议使用喹诺酮类抗生素联合洛哌丁胺（Imodium）治疗急性腹泻。如果抗生素对腹泻无效，那持续腹泻可能是由寄生虫疾病引起，例如贾第鞭毛虫病、阿米巴病或隐孢子虫病。

肺结核：肺结核是该国的主要健康问题。计划长期滞留在当地的游客应在出发前做 TB 皮试（PPD 测试），在离开该国后再做一次测试。

伤寒：除了始终在大饭店和酒店用餐的短期游客，所有游客都应注射伤寒疫苗。由于伤寒疫苗只有 60%～70% 的有效性，因此游客仍需注意食品和饮料的卫生状况。

委内瑞拉（Venezuela）

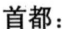
加拉加斯

首都：
加拉加斯（Caracas）
时差（与格林威治标准时间差）：
—4 小时
国家电话代码：
58
大使馆/领事馆：

- **中国大使馆**：Av. Orinoco con la Calle Monterrey, Urbanización Las Mercedes, Municipio Baruta, Caracas, Venezuela；电话：0058-0212-9931171；传真：0058-0212-9935685；电子邮箱：embcnven@cantv.net；网址：http://ve.china-embassy.org.
- **美国大使馆**：Calle Suapure and Calle F, Colinas de Valle Arriba, Caracas；电话：2975-6411 或 2-975-9821；网址：usembassy.state.gov/caracas.
- **加拿大大使馆**：Avenida Francisco de Miranda con Avenida Sur Altamira, Altamira, Caracas；电话：212-263-4666 或 263-1414 或 263-3370，传真：212-263-8326；电子邮箱：crcas@dfait-maeci.gc.ca.
- **英国大使馆**：Torre La Castellana, Piso 11, Avenida La Principal de la Castellana, La Castellana, Caracas 1061；电话：58-212-263-8411；传真：58-212-267-1275；电子邮箱：britishembassy@internet.ve.

医院/医生：

- Centro Medico de Caracas（145 张床位）；Avenida Los Erasos, San Bernardino, Caracas；现代、高质量的私人机构；大部分专科，包括创伤。
- Hospital Universitario de Caracas（1200 张床位）；大部分专科；急诊服务。

- Hospital de Clinicas Caracas（170 张床位）；Avenida Panteoin, Caracas；综合内/外科设施，高质量服务。
- 国际 SOS：International SOS Assistance, Inc, Av. Eugenio Mendoza, con 1ª Transversal La Castellana, Edif. Banco Lara, Mezz. , Ofic. D-1, Caracas, Venezuela 1066；电话：58-212-263-7591 /3009 /1495；传真：58-212-266-7727。

近期忠告和健康风险

事故/疾病：对于年龄低于 55 岁的旅行者来说，交通事故、意外伤害和溺水是导致他们死亡的主要原因。对于年老的旅行者来说心脏病是致命的主要原因。旅行者中由于传染病而致命的不到 1%，但是总的来说传染病是引起旅游相关疾病的最主要原因。

来自动物的威胁：来自动物的威胁包括蛇、蜈蚣、蝎子、黑寡妇、褐隐斜蛛、疾行异足蛛与狼蛛。

Chagas 病：该病在委内瑞拉北部乡村地区传播。在一些地区有 50% 的人口感染了该病。在委内瑞拉 45 岁以上的人群中，该病是十大死亡原因之一。危险发生在有砖坯房屋的乡村农业地区，这些砖坯房屋可能寄居有夜间咬人的锥猎蝽。在这样的房屋中睡觉的游客应采取措施防止夜间被叮咬。污染的食物和不卫生的输血也有可能成为感染该病的原因。

霍乱：据报道霍乱在这个国家十分活跃，但是对游客威胁较小。霍乱疫苗主要是针对生活、工作在卫生条件较差的高发区的人们（如救援人员）。

登革热：登革热在该国沿海与低地城市地区全年流行。登革热暴发规律发生在委内瑞拉中部和北部，包括加拉加斯。高风险区是 Miranda、Sucre、Merida 和 Nueva Esparta（Margarita 岛）。所有游客应采取措施防止白天蚊的叮咬。

丝虫病：由蚊传播的班氏丝虫病在该国沿海地区有较小危险。曼森线虫病，一种由黑蝇传播的丝虫病，在 Amazonas Federal 地区流行。到该国的游客应当采取措施防止蚊虫叮咬。

肝炎：建议所有未接种过甲肝疫苗的游客都接种甲肝疫苗。戊肝流行，但程度不清楚。在该国所有人口中乙肝病毒携带者比率约为 2%～3%，但是在某些落后地区达到 31%（如在 Zulia 州的 Yucpa 印度人）。乙肝可以通过血液感染、使用污染的针具和未加防御措施的性交传播。建议停留 3 个月以上的游客、任何由于工作原因或者社会原因有感染风险的游客和希望得到全面疾病防御的游客注射疫苗。

流行性感冒：在热带流行性感冒全年流行。建议所有的游客接种流感疫苗。

利什曼病：皮肤利什曼病在该国海拔 2000 米以下的乡村地区流行，在西中部乡村地区流行尤其严重。但是在安第斯山脉海拔 2500 米处也有皮肤利什曼病的传播。除了北部 Bolivar 州的一个病灶点外，内脏利什曼病主要局限在海拔 500 米以下的西北部和北部地区。所有到这些危险地区的游客都应当采取措施防止昆虫（白蛉）的叮咬，叮咬主要发生在夜间。

疟疾：疟疾在委内瑞拉海拔 600 米以下的乡村地区全年流行，高危地区包括 Apure、Amazonas、Barinas、Bolivar、Sucre、Tachira 和 Delta Amacuro 的乡村地区。在 Angel Falls 也有疟疾风险。大部分北中部地区，包括 Federal District 以及 Aragua、Carabobo、Cojedes、Miranda 和 Yaracuy 州，没有疟疾发生。这些地区包括该国北部主要的城市和度假胜地。抗氯喹的恶性疟可能在大部分疟疾地区出现。推荐使用阿托伐醌/氯胍（Malarone）、甲氟喹（Lariam）或多西环素来预防。所有的旅游者都应当采取措施避免蚊虫在白天和黑夜的叮咬。

来自海洋的威胁：
- 僧帽水母、海黄蜂和黄貂鱼发现在委内瑞拉沿海水域，对游泳者构成威胁。
- 肉毒鱼类中毒经常发生，这是由于食用了诸如石斑鱼、鲷鱼、黑鲈及梭鱼之类的珊瑚礁鱼类而引起。鱼肉毒素甚至是煮熟之后都不能消除。
- 水肺潜水高压舱介绍：潜水者警报网络（DAN）有最新的所有在北美和加勒比海地区正在运作的高压舱名单。通过与 Duke 大学医学中心合作，DAN 为会员和非会员开通一个 24 小时紧急电话（919-684-8111），他们的工作人员可以回答问题，并且如果必要，还可以推荐最近的正在运作的高压舱。

盘尾丝虫病：盘尾丝虫病在该国中北部、东北部与南部海拔高达 1000 米的湍急河流区流行。在南部某些地区 90% 的人感染了盘尾丝虫病。去这些地区的游客应采取各种措施防止昆虫（黑蝇）的叮咬。

狂犬病：零散的狂犬病病例在委内瑞拉全国范围内都有报道。一旦被动物尤其是狗抓咬后应高度重视，紧急采取医疗措施。

血吸虫病：血吸虫病在委内瑞拉全年流行。血吸虫病对游客的威胁主要限制在委内瑞拉中北部地区，包括 Federal District（但非加拉加斯）和周围的 Aragua、Carabobo、Guarico 和 Miranda 州。游客应避免在该国淡水湖、小溪或池塘中游泳。在城市周边地区危险可能增加。

旅行者腹泻：除了 Merida、加拉加斯、Maracaibo 和度假胜地之外，都有高度威胁。在委内瑞拉大多数城市中水供都经过了处理，但是该国水源配送系统有可能受到污染。旅行者应该遵循食物和饮水安全措施。建议使用喹诺酮类抗生素联合洛哌丁胺（Imodium）治疗急性腹泻。如果抗生素对腹泻无效，那持续腹泻可能是由寄生虫疾病引起，例如贾第鞭毛虫病、阿米巴或隐孢子虫病。

肺结核：肺结核是该国的主要健康问题。计划长期滞留在当地的游客应在出发前做 TB 皮试（PPD 测试），在离开该国后再做一次测试。

伤寒：建议那些到该国常规旅游景点以外地区旅游、探亲访友和长期居住在该国的游客接种伤寒疫苗。由于伤寒疫苗只有 60%~70% 的有效性，因此游客仍需注意食品和饮料的卫生状况。

黄热病：推荐来自所有国家年龄大于 9 个月的旅行者均接种疫苗。黄热病最大危险存在于 Merida 州。尽管入境该国不需要疫苗接种证明，但去拉丁美州、非洲、中东和亚洲其他国家旅行时可能需要该证明。

其他疾病/危险：艾滋病（流行，妇女的血清阳性率正迅速增加）、血管圆线虫病、布氏菌病、包虫病、片吸虫病、钩端螺旋体病、曼森线虫病、肺吸虫病、肺结核、伤寒、委内瑞拉出血热、委内瑞拉脑炎（由蚊传播；在委内瑞拉西北部地区流行，尤其是 Zulia 州）与肠虫感染（钩虫、蛔虫、鞭虫和类圆线虫）等疾病。

越南（Vietnam）

首都：
河内（Hanoi）

时差（与格林威治标准时间差）：
+7 小时

国家电话代码：
84

大使馆/领事馆：
- 中国大使馆：46 Hoang Dieu Road, Hanoi Vietnam；电话：00844-8453736；传真：00844-8232826；电子邮箱：chinaemb_vn@mfa.gov.cn；网址：http://vn.china-embassy.org.
- 美国大使馆：6 Ngoc Khanh, Ba Dinh District, Hanoi；电话：84-4-831-4590 或 84-4-772-1500；网址：www.usembassy.state.gov/vietnam.
- 加拿大大使馆：31 Hung Vuong St., Hanoi；电话：84-4-823-5500；电子邮箱：hanoi@dfait-maeci.gc.ca.
- 英国大使馆：Central Building, 4th floor, 31 Hai Ba Trung, Hanoi, Vietnam；电话：84-4-936-0500.

医院/医生：
- Bach Mai Hospital, Hanoi（1200 张床位）；综合内科设施。
- Hanoi Family Medical Practice, Kim Ma Road, Van Phuc, Hanoi.
- Ho Chi Minh City Hospital, Saigon.
- Czech Friendship Hospital, Haiphong.
- 国际 SOS：
  - OSCAT/AEA Vietnam Company Ltd., Representative Office, 65 Nguyen Du Street, District 1, Ho Chi Minh City, S. R. Vietnam；报警中心电话：74-7-729-7520；报警中心传真：74-7-729-7551；临床电

话：74-7-729-7424，牙科临床电话：74-7-723-0498；临床传真：74-7-729-7551

- OSCAT/AEA Vietnam Company Ltd., Representative Office, Hanoi Branch, Central Building, 31 Hai Ba Trung, Hoan Kiem District, Hanoi, S. R. Vietnam；临床电话：74-4-934-0666；临床传真：74-4-934-0556.

- OSCAT/AEA Vietnam Company Ltd., 1 Le Ngoc Han Street, Vung Tau, S. R. Vietnam；临床电话：74-64-758-776；临床传真：74-64-758-779.

- OSCAT/AEA Vietnam Company Ltd., Representative Office, Hanoi Branch, Central Building, 31 Hai Ba Trung, Hoan Kiem District, Hanoi, S. R. Vietnam；报警中心电话：74-4-934-0555；报警中心传真：74-4-934-0556；临床电话：74-4-934-0666；临床传真：74-4-934-0556.

- OSCAT/AEA Vietnam Company Ltd., 1 Le Ngoc Han Street, Vung Tau, S. R. Vietnam；临床电话：74-64-758-776；临床传真：74-64-758-779.

近期忠告和健康风险

来自动物的威胁：动物的威胁包括蛇（蝰蛇、眼镜蛇、金环蛇）、蝎子、黑寡妇蜘蛛等，其他威胁包括鳄鱼、大蟒、大而具攻击性的蜥蜴以及有毒的青蛙和蟾蜍等，这些动物在沼泽和河流内及附近非常丰富。老虎、豹子、熊和野猪也发现于该国森林和多山地区。黄貂鱼、水母和其他有毒鱼类常见于该国沿海水域，对游泳者来讲是一种潜在的威胁。

霍乱：据报道霍乱在这个国家十分活跃，但是对来自发达国家（如美国和加拿大）的游客威胁十分小。霍乱疫苗主要是针对生活、工作在卫生条件较差的高发区的人们（如医疗救援人员）。

登革热：流行性暴发零星发生。登革热全年发生，传播高峰期在温暖的雨季，在北方为4～10月，在南方为6～12月。在红河三角洲、湄公河三角洲、沿海地区以及该国中部各省省会感染登革热的几率将上升。而在偏远的高山地区感染该病的几率相对较低。所有的游客都应当警惕蚊虫的叮咬。

肝炎：所有未接种过甲肝疫苗的游客在进入该国前都应接种甲肝疫苗。据报道该国曾因被污水污染的水传播而暴发戊肝。在大众中乙肝病毒的携带者估计超过12%。乙肝可以通过血液感染、使用污染的针具和未加防御措施的性交传播。建议停留3个月以上的游客、任何由于工作原因或者社会原因有感染风险的游客和希望得到全面疾病防御的游客注射疫苗。

流行性感冒：在热带，流行性感冒整年流行。建议所有游客接种流感疫苗。

乙型脑炎：除了河内与胡志明市，在该国所有的乡村与城市周边低地地区都有乙型脑炎的危险。在6~7月的季风时期，亚热带北部地区是乙型脑炎传播的高峰时期。在热带南部地区，全年都有得该种疾病的可能，不过发病高峰期在6~7月。建议计划在农村地区停留3~4周以上的游客接种乙脑疫苗。

疟疾：在该国海拔1400米以下的地区存在危险。仅发生于农村，除了红河三角洲和Nha Trang北部沿岸平原没有疟疾风险。在河内、胡志明市（西贡）、Da Nang、Nha Trang、Qui Nhon和Haiphong没有威胁。该病在乡村高山地区发病率最高，接下来是中部平原地区和低地三角洲地区。在5~10月的温暖雨季，该病的危险增加。在城市地区，疟疾的威胁相对较低。70%~75%的病例是由恶性疟原虫引起。但在一些沿海地区75%由间日疟原虫引起。氯喹耐药性恶性疟也有发生。推荐去疟疾疫区的旅行者使用阿托伐醌/氯胍（Malarone）、甲氟喹（Lariam）或多西环素来预防。

来自海洋的威胁：黄貂鱼、水母和一些有毒鱼类在该国沿海水域常见，对游泳者来讲是潜在的威胁。

狂犬病：该国全国范围内都有人狂犬病的零星病例报道。一旦被动物尤其是狗抓咬后应高度重视，紧急采取医疗措施。该国可能要求游客接种狂犬病疫苗。尽管在游客中感染狂犬病很少见，但这不容忽视。游客不要拥抱或者收留任何流浪的动物。家长应该告诉孩子们不要和不熟悉的动物接触。建议那些旅程超过3个月以及计划去常规旅游路线以外冒险而有可能接触到流浪狗群的短途游客接种狂犬病疫苗。

血吸虫病：流行程度未知。在湄公河三角洲地区，游客可能会受到该病的威胁。游客应避免在淡水湖、池塘、小溪以及灌溉渠中游泳或跋涉。

旅行者腹泻：该国所有水源都可能被潜在污染。游客应严格注意食物和饮料的卫生。建议使用喹诺酮类抗生素治疗急性腹泻。如果抗生素对腹泻无效，那持续腹泻可能是由寄生虫疾病引起，例如贾第鞭毛虫病、阿米巴病或隐孢子虫病。

肺结核：肺结核是该国的主要健康问题。计划长期滞留在当地的游客应在出发前做 TB 皮试（PPD 测试），在离开该国或返回本国后再做一次测试。

伤寒：建议那些到该国常规旅游景点以外地区旅游、探亲访友和长期居住在该国的游客接种伤寒疫苗。由于伤寒疫苗只有 60%～70% 的有效性，因此游客仍需注意食品和饮料的卫生状况。

其他疾病/危险：艾滋病（在该国低水平流行，但正处于上升趋势），炭疽，血管圆线虫病（因为生食蜗牛、蛞蝓和蔬菜引起），寄生虫病（蛔虫病、钩虫病、类圆线虫病、支睾吸虫病、姜片虫病和肺吸虫病），丝虫病（班氏丝虫病在南部流行；马来丝虫病在北部红河三角洲流行），钩端螺旋体病，麻风病（发病率较高），类鼻疽（全国流行），脑膜炎（流行），鼠疫（中部高地最严重，不过全国都有感染的可能），狂犬病（由狗传播），斑疹伤寒（虱和跳蚤传播），丛林斑疹伤寒（螨虫传播，在南部多山的树林地区风险会增加），肺结核（高度流行），沙眼（广泛传播）。

瓦利斯和富图纳（法国）
[Wallis and Futuna (France)]

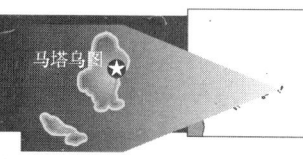

首府：
马塔乌图（Mata-Utu）

时差（与格林威治标准时间差）：
＋12 小时

地区电话代码：
681

大使馆/领事馆：
无

医院/医生：
- Wallis Hospital（85 张床位）；综合内科设施；药房，X 线，实验室。

近期忠告和健康风险

肝炎：建议所有以前未接种的游客都应接种甲肝疫苗。乙肝携带者占总人口的比例超过 10%。建议停留 3 个月以上的游客和希望得到全面疾病防御的短期游客注射乙肝疫苗。游客应该意识到乙肝可由不安全性交、使用受污染的针具传播。

虫媒病：丝虫病、乙型脑炎、罗斯河热和登革热都是潜在的威胁。所有游客都应采取措施防止蚊虫叮咬。长期停留的游客应考虑接种乙脑疫苗。

疟疾：无危险。

旅行者腹泻：中等威胁。供应的水都有可能被污染。旅行者应该只饮用瓶装的、烧开的或者处理过的水，除非确定当地水是安全的。还应该注意饮食安全。

伤寒：威胁低，但长期游客应考虑接种疫苗。所有游客都应注意食品和饮水的卫生状况。

也门（共和国）
[Yemen (Republic of)]

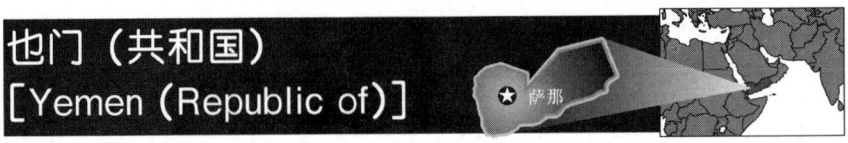

首都：
萨那（Sanaa）

时差（与格林威治标准时间差）：
+3 小时
国家电话代码：
967
大使馆/领事馆：
- 中国大使馆：AL-Zubeiri Street，Sana'A，Yemen；电话：009671-275337；传真：009671-275341，275342；电子信箱：CHINAEM_YE@MFA.GOV.CN；网址：http://ye.china-embassy.org.
- 美国大使馆：Dhahr Himyar Zone，Sheraton Hotel District，Sanaa；电话：967-1-303-155 分机号码 118 或 265 或 266；传真：967-1-303-175.
- 加拿大大使馆：Yemen Computer Co. Ltd.，Building 4，11th Street off Haddah Street，Sanaa；电话：967-1-20-88-14；传真：967-1-20-95-23；电子邮箱：yccnet@y.net.ye.
- 英国大使馆：129 Haddah Road，Sana'a；邮寄地址：PO Box 1287；电话：967-1-264081/82/83/84；传真：967-1-263059.

医院/医生：
- 警告：游客最好只在紧急情况下就诊该国医院，该国医疗水平低下。

近期忠告和健康风险

事故/疾病和医疗保险：
- 对于年龄低于 55 岁的旅行者来说，交通事故和意外伤害是导致他们死亡的主要原因，其次是溺水、空难、谋杀和火灾。
- 对于年老的旅行者来说，心脏病是致命的主要原因。
- 旅行者中由于传染病而致命仅占 1%，但是总的来说传染病是引起旅游相关疾病的最主要原因。
- 建议旅游者出行前购买带有明确海外保险范围的补充旅行健康保险。该保险会在游客接受医疗服务时，对海外医院和/或医生提供直接支付，并包括医疗转运。它还提供一条连接国际援助中心的 24 小时多语言服务热线。该中心能安排和监控医疗救治的实施，决定是否需要医疗转运或空中救护服务。

霍乱：有零星病例报道，但对来自发达国家的旅行者来讲威胁比较低。霍乱疫苗主要是针对生活、工作在卫生条件较差的高发区的人们（如医疗救援人员）。

- 2000年6月美国注射用霍乱疫苗的生产和供应停止。
- 许多国家包括加拿大在内允许口服霍乱疫苗，但是在美国口服疫苗不再供应。
- 在出入境任何国家之前接种霍乱疫苗并非官方要求。尽管如此，有时一些国家还是需要那些来自受霍乱威胁国家的游客出示霍乱疫苗接种证明。因此，一些旅行者希望携带由本国医疗机构提供的医疗豁免信。Travel Medicine公司为此建议旅行者使用国际疫苗接种证明（黄卡）。该证明有旅行者本国医疗机构提供的"免除接种霍乱疫苗"的声明，并要求有提供者签名及本国的官方盖章以使声明有效。

肝炎：所有没有接种过疫苗的人们都应该接种甲肝疫苗。戊肝虽然没有报道但是有可能发生。乙肝携带者占总人口的比例大约为10%～15%。建议停留3个月以上的游客和希望得到全面疾病防御的短期游客考虑接种乙肝疫苗。旅游者还应注意，乙肝可以通过未加防御措施的性交或者使用污染的针具传播。

流行性感冒：在也门流行性感冒的传播时期为11月至次年3月。建议所有年龄超过50岁、有慢性疾病或者自身免疫系统较差，以及希望避免感染这种疾病的游客接种流感疫苗。孕妇应在怀孕三个月后才能接种疫苗。

昆虫：所有到乡村旅游的人们都应当采取措施避免昆虫在白天和黑夜的叮咬。预防叮咬的方法包括在皮肤表面涂含有DEET（避蚊胺）的驱蚊剂，将扑灭司林喷洒在衣物和帐篷的表面，在晚上睡觉的时候使用用扑灭司林处理过的蚊帐。

利什曼病：皮肤利什曼病出现在Asir山的山村地区。内脏利什曼病在乡村散在发生，通常在海拔400～1500米的山麓小丘地区或Asir山。旅行者应该采取措施防止昆虫（白蛉）的叮咬。

疟疾：传播全年发生，在海拔达2000米的流行地区10月到次年3月威胁更大。危险地区包括山脚和海岸地区的乡村和城市，包括Socotra。在农业灌溉区以及河道附近危险增加。高山地区（海拔 2000 米以上）、北部和东部沙漠地区，包括萨那和亚丁城，没有疟疾的威胁。
- 推荐旅行者使用阿托伐醌/氯胍（Malarone）、甲氟喹（Lariam）或多西环素来预防。
- 所有的旅游者都应当采取措施避免蚊虫在白天和黑夜的叮咬。预防叮咬的方法包括在皮肤表面涂含有 DEET（避蚊胺）的驱蚊剂，将扑灭司林喷洒在衣物和帐篷的表面，在晚上睡觉的时候使用用扑灭司林处理过的蚊帐。

盘尾丝虫病：由黑蝇传播，可能发生于也门全境内，沿着河道一直延伸到亚丁湾和红海，普遍流行于北部 Wadi Surdud（Al Hudaydah 省）和南部 Wadi Ghayl（Taiz 省）之间海拔 300～1200 米的所有向西流淌的溪流；在 Al Hudafdah 到 Taiz 之间有病例报道，主要发生在 Mokha 和 Taiz 之间的 Al Barh。所有的旅行者都应该采取措施防止昆虫（黑蝇）的叮咬。

脊髓灰质炎：该病流行，所有游客应充分预防接种。

狂犬病：由于流浪的狗数量很多，所以该病对人类的威胁很大。一旦被动物尤其是狗抓咬后应高度重视，紧急采取医疗措施。在被狗、猫、豺或狐狸不明原因咬伤后应接种狂犬病疫苗。若获得狂犬病疫苗或狂犬病免疫球蛋白，可能需要紧急运送到另一国家。游客不要拥抱或者收留任何流浪的动物。家长应该告诉孩子们不要和不熟悉的动物接触。建议逗留时间在 3 个月以上的游客或计划到常规旅游路线以外冒险而有可能遭遇流浪狗群的游客接种狂犬病疫苗。

血吸虫病：潜在威胁很大，全年传播。在城市和乡村都有传播（常常是与河道、绿洲、沟渠、蓄水池和灌溉渠道相联系的地方），尤其是山脚和高地。只有 Marib 和 Al Bayda 两地是没有威胁的。目前威胁主要在 Ibb、Taiz 和 Sanaa 省。旅行者应该避免暴露于淡水中。

旅行者腹泻：威胁很大。井水通常已经被污染，管道供水也有污染的潜在可能。旅行者最好只饮用瓶装的、烧开的或净化处理过的水。应该注意饮食卫生。建议使用喹诺酮类抗生素联合洛哌丁胺（Imodium）治疗急性腹泻。贾第鞭毛虫病和阿米巴病有报道。

肺结核：肺结核是该国的主要健康问题。计划长期滞留在当地的游客应在出发前做 TB 皮试（PPD 测试），在离开该国后再做一次测试。

伤寒：建议接种伤寒疫苗。由于伤寒疫苗只有 60%～70% 的有效性，因此游客仍需注意食品和饮料的卫生状况。

其他疾病/危险：丝虫病（蚊传播，有零星病例报道），布氏菌病（人类感染该病主要是因为饮用了未消毒的奶制品，尤其是生的山羊/绵羊奶和奶制品），霍乱，登革热（主要发生在沿海地区，但流行程度很低），龙线虫病（Al Hudaydah 省流行，Sadah 省也有病例报道），包虫病（有人类零星病例报道），鼠疫（跳蚤传播；上一次暴发是在 1969 年的 Sadah 省，到了 20 世纪 80 年代还有病例报道），蚤传斑疹伤寒，虱传斑疹伤寒，虱传和蚤传回归热，沙眼，肺结核，以及肠寄生虫感染（蛔虫、钩虫和鞭虫感染在乡村地区很普遍）。

赞比亚（Zambia）

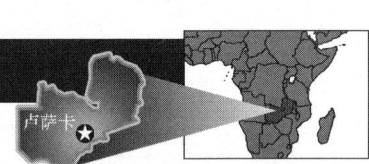

首都：
卢萨卡（Lusaka）

时差（与格林威治标准时间差）：
＋2 小时

国家电话代码：
260

大使馆/领事馆：

- 中国大使馆：United Nations Avenue, 7430, Lusaka, Zambia；电话：0026-211-251169；传真：0026-211-251157；电子邮箱：chinaemb _ zm @mfa. gov. cn.
- 美国大使馆：Corner of Independence and United Nations Avenue, Lusaka；电话：1-250-955 或 1-250-230；传真：260-1-252-225.
- 加拿大大使馆：5199 United Nations Avenue, Lusaka；电话：1-25-08-33；传真：1-25-41-76；电子邮箱：lsaka@dfait-maeci. gc. ca.

- 英国高级专员公署：5210 Independence Avenue，PO Box 50050，15101 Ridgeway，Lusaka；电话：260-1-251133；传真：260-1-253798；电子邮箱：BHC-Lusaka@ fco. gov. uk.

医院/医生：

全国的医疗水平均低下。日常的医药和医疗资源可能会短缺。建议旅游者出行前购买覆盖海外保险范围的旅行健康附加保险。该保险在旅行者接受医疗服务时，对海外医院和/或医生提供直接支付，并包括医疗转运条款。如果有严重的医疗急诊问题，建议尽可能到南非的约翰内斯堡诊治。

- University Teaching Hospital，Lusaka（1500 张床位）.

近期忠告和健康风险

非洲昏睡病（锥虫病）： 非洲锥虫病在该国北部有发生，尤其是 Luangwa 山谷和 Kafue 国家公园。全国范围内 1/3 的乡村地区有采采蝇的分布。所有的旅行者都应该采取各种措施防止昆虫（采采蝇）的叮咬。

AIDS/HIV： 异性性交是主要的传播方式，HIV-1 型患病率在城市高危人群中估计为 50%。所有的游客都应采取各种措施防止不安全性交、未消毒的医疗和牙科注射以及不必要的输血。

来自动物的威胁： 包括蛇类（蝰蛇、眼镜蛇）、蜈蚣、蝎子以及黑寡妇蜘蛛。

虫媒病毒热： 登革热最近没有报道。但是曾有切昆贡亚热暴发的报道。

霍乱： 霍乱在该国很活跃，有散发病例。但对于从发达国家来的旅游者威胁非常小。霍乱疫苗主要是针对生活、工作在卫生条件较差的高发区的人们（如医疗救援人员）。

登革热： 目前没有该病报道。

丝虫病： 北部地区可能有威胁。旅行者应该避免被蚊虫叮咬。

肝炎： 建议所有以前未接种过甲肝疫苗的旅游者都应接种甲肝疫苗。乙肝病毒携带者占总人口的比例约为 13%~14%。建议停留 3 个月以上的游客和希望得到全面疾病防御的短期游客注射乙肝疫苗。旅游者还应注意，乙肝可以通过未加防御措施的性交或者使用污染的针具传播。

流行性感冒：该国流行性感冒全年流行。建议所有游客接种流感疫苗。

疟疾：疟疾在该国境内的赞比西河谷全年都有可能发生，包括城市地区。但是在该国其他地区是季节性的，主要从 11 月到次年 6 月（雨季以及雨季过后月份）。发生率在 Copperbelt 省和南部省份呈现上升趋势。氯喹耐药性恶性疟有报道。推荐采用阿托伐醌/氯胍（Malarone）、甲氟喹（Lariam）或多西环素来预防。

脑(脊)膜炎：建议在干旱季节（5~10 月）逗留时间在 1 个月以上的游客或者在干旱季节短期停留但可能与当地人有密切接触的旅行者，应该考虑接种四价流脑疫苗。

盘尾丝虫病：在南部省份 Choma 附近有该病报道，也许是非洲该病传播的最南部。旅行者应该采取措施避免黑蝇的叮咬。

脊髓灰质炎：该病在非洲仍较活跃，游客应充分接种疫苗。

狂犬病：该国全境内都有零星人类狂犬病病例报道。一旦被动物尤其是狗抓咬后应高度重视，紧急采取医疗措施。建议逗留时间在 3 个月以上的游客或计划脱离正常旅行路线的游客接种狂犬病疫苗。

血吸虫病：泌尿器官血吸虫病在该国所有省份都存在。肠血吸虫病的分布没有那么广泛，主要是在北部省份、Luapula 省（包括 Mweru 湖地区）、卢萨卡附近以及南部省份（包括 Kariba 湖滨）流行。游客应避免在淡水湖、池塘、小溪中游泳、洗澡或跋涉。

旅行者腹泻：公共水供应是经过滤过和氯化处理的。在卢萨卡和 Kabwe，水是从深处钻眼中获得并经过处理，这些城市的水被认为是可以饮用的。游客应注意饮食卫生。建议使用喹诺酮类抗生素联合洛哌丁胺（Imodium）治疗急性腹泻。如果抗生素对腹泻无效,那持续腹泻可能是由寄生虫疾病引起,例如贾第鞭毛虫病或阿米巴病。

肺结核:肺结核是该国的主要健康问题。计划长期滞留在当地的游客应在出发前做 TB 皮试(PPD 测试),在离开该国后再做一次测试。

伤寒:建议接种伤寒疫苗。由于伤寒疫苗只有 60%~70% 的有效性,因此游客仍需注意食品和饮料的卫生状况。

黄热病:由于传播媒介蚊的存在,使得西北部森林地区存在威胁。CDC 建议来自任何国家的年龄大于 9 个月的游客接种黄热病疫苗。

其他疾病/危险:非洲蜱斑疹伤寒(通常在城市地区接触了狗身上的蜱或者灌木丛中的蜱引起),布氏菌病(由于食用了生的奶制品),回归热(蜱传播),弓形虫病,肺结核(该国的公共健康问题),伤寒,以及肠寄生虫感染(非常普遍)。

津巴布韦(Zimbabwe)

首都:

哈拉雷(Harare)

时差(与格林威治标准时间差):

+2 小时

国家电话代码:

263

大使馆/领事馆:

- 中国大使馆:30, Baines Avenue, Harare, Zimbabwe;电话:00263-4-794155,794160,794161;传真:00263-4-794959;电子邮箱:chinaemb_zw@mfa.gov.cn;网址:http://www.chinaembassy.org.zw。
- 美国大使馆:172 Herbert Chitepo Ave., Harare;电话:4-250-593,250-594 或 250-595;传真:4-722-618 或 796-488。
- 加拿大大使馆:45 Baines Ave., Harare;电话:4-252-181 through 185;传真:263-4-252-186 或 187;电子邮箱:harare-consular@dfait-maeci.gc.ca。

- 英国大使馆：Corner House，7th Floor，Samora Machel Avenue/Leopold Takawira Street，(PO Box 4490)，Harare；电话：263-4-772990，774700；传真：263-4-774617；网址：www.britainzw.org.

医院/医生：

全国的医疗水平普遍较低，包括首都哈拉雷在内。建议旅游者出行前购买覆盖海外保险范围的旅行健康附加保险。该保险会在旅行者接受服务时，对海外医院和/或医生直接支付，并包括医疗转运条款。遇到严重的医疗问题，应尽可能到南非的约翰内斯堡就诊。

- Parirenyatwa Hospital，Harare（900张床位）；急诊服务；重症监护和烧伤病房。
- The Central Harare Hospital，Lobengula Road，Southerton，Harare；电话：263-4-664-695或690.
- Bulawayo有三家主要医院：the United Bulawayo Hospital（the Central）、Mpilo以及the Mater Dei（私营医院）.

近期忠告和健康风险

非洲昏睡病（锥虫病）：低风险，主要存在于赞比西河北部的灌溉区，包括Kariba湖区域。20世纪80年代曾沿与莫桑比克交界的边境处暴发过该病。所有的旅行者都应该采取措施防止昆虫（采采蝇）的叮咬。

AIDS/HIV：异性性交是艾滋病传播的主要途径。大约有35%的成年人是HIV阳性，该比例是非洲国家中最高的。

来自动物的威胁：主要包括蛇类（蝰蛇、眼镜蛇）、蜈蚣、蝎子以及黑寡妇蜘蛛。

虫媒病毒病：切昆贡亚热曾经在城市地区暴发性发生，但是更多分散的病例是发生在乡村地区。西尼罗河热以及辛德毕斯（Sindbis）热在与南非交界的边境很流行。登革热没有报道。所有的旅行者都应该采取措施避免蚊虫的叮咬。

霍乱：据报道霍乱目前在该国较为流行，但对于从发达国家来的旅游者来讲威胁非常小。不推荐常规接种霍乱疫苗,除了医疗保健人员和其他高危人群。

埃博拉病毒出血热:有零星的病例报道。通过直接接触急性病人的血液和体液而传播。

肝炎:甲肝的流行程度非常高,建议所有以前未接种过甲肝疫苗的旅游者都应接种甲肝疫苗。戊肝流行,但是程度不清楚。乙肝病毒携带者占总人口的比例约为8%～10%。乙肝可以通过血液感染、使用污染的针具和未加防御措施的性交传播。建议停留3个月以上的游客、任何由于工作原因或者社会原因有感染风险的游客和希望得到全面疾病防御的游客注射疫苗。

流行性感冒:该国流行性感冒全年流行。建议所有的游客接种流感疫苗。

拉沙热:有零星的病例出现,传播途径是由于接触了受感染的啮齿类动物。

疟疾:疟疾在该国范围内全年传播,除了中部平原(从西南部延伸到东北部,海拔在1200～1500米,包括哈拉雷城)基本上没有该病威胁以外。疟疾在赞比西河谷尤其流行。在Matabele land北部和北部Midlands省也曾经流行。推荐旅行者使用阿托伐醌/氯胍(Malarone)、甲氟喹(Lariam)或多西环素来预防。所有旅行者都应采取措施防止傍晚和夜间蚊虫的叮咬。

脑(脊)膜炎:威胁较小。津巴布韦处在亚撒哈拉"脑膜炎带"的南部。建议那些在当地长期逗留并可能与当地居民有密切接触的人接种四价脑膜炎球菌疫苗。

鼠疫:在西北部和哈拉雷以北地区有零星病例发生。人类学家、考古学家、医务工作者以及传教士等人群危险较大,应该考虑用多西环素加以预防。

脊髓灰质炎:在非洲撒哈拉以南博茨瓦纳和其他国家据报道流行,所有游客都应该充分接种疫苗。

狂犬病:有零星人类狂犬病病例报道,主要由犬和豺类传播。主要病例发生在 Matabeleland 北部和南部省份，那些地方被称为"狂犬病疫区"。一旦被动物尤其是狗抓咬后应高度重视，紧急采取医疗措施。

裂谷热：在城市和乡村都有暴发。西尼罗河热和辛德毕斯热在邻近南非的地区流行。所有游客都应采取措施防止蚊虫叮咬。

血吸虫病：泌尿器官血吸虫病的高发期为干热季节（9 和 10 月），主要在东北部地区。赞比西河谷、Kariba 湖沿岸以及东南部低地草原地区，全年都有发生。肠血吸虫病主要发生在北部和东部。游客应避免在淡水湖、池塘或小溪中游泳、洗澡或跋涉。

旅行者腹泻：在大型城市之外的地方，游客应注意饮食卫生。建议使用喹诺酮类抗生素联合洛哌丁胺（Imodium）治疗急性腹泻。如果抗生素对腹泻无效，那持续腹泻可能是由寄生虫疾病引起，例如贾第鞭毛虫病、阿米巴病或隐孢子虫病。

肺结核：肺结核是该国的主要健康问题。计划长期滞留在当地的游客应在出发前做 TB 皮试（PPD 测试），在离开该国后再做一次测试。

伤寒：建议那些沿非常规路线旅游、拜访亲友和长期停留的旅游者接种伤寒疫苗。由于伤寒疫苗只有 60%～70% 的有效性，因此游客仍需注意食品和饮料的卫生状况。

其他疾病/危险：非洲蜱斑疹伤寒（通常由于在城市里接触到了狗身上的蜱，或者是灌木丛中的蜱），布氏菌病（由于食用了生的奶制品），钩端螺旋体病，肺结核（该国的公共健康问题）及寄生虫感染（非常普遍）。

附录 1
糖尿病*

跨越时区时如何调整胰岛素注射以及进餐时间

随时监视血糖水平对于飞行中身体安全很重要。即使在家不经常检测的人,在旅行的时候也应该至少每4~6小时检测一次。患者在飞行时应该随时饮用不含咖啡因和酒精的饮料补充水分。

糖尿病管理通常应该按照24小时医疗方案进行。不论是向北或向南旅行,24小时方案都不用调整。但是跨越时区向东或向西旅行则应该根据旅行方向调整时间。

通常来说,患者穿越少于5个时区时胰岛素剂量无需改变。向东旅行者会发现一天的时间变短,一般来说,特别在短途飞行的时候,要减少胰岛素用量,因为飞行中胰岛素服用间隔变短会导致低血糖症。相反,向西旅行者会发现一天的时间变长,要增加胰岛素用量。然而,我们不能简单套用"向西增加胰岛素,向东减少胰岛素"。出发时间的不同和飞行时间的延长需要我们采取更复杂的解决方案。

没有使用胰岛素泵且又没有更好办法的患者,就需要在旅行前改用"basal bolus"法(基本追加法),而胰岛素泵是适应所有跨越时区旅行的理想系统。用甘精胰岛素(Lantus)替换基本胰岛素,并在餐前服用赖脯胰岛素(Humalog)或者速效胰岛素制剂(Novolog),也许是最便利、有效的方案。

总的来说,在旅行时患者不要调整自己的手表,以便保持自己的时间节拍。这样患者很容易判断自己胰岛素注射、进餐的时间。

跨越五个或更多时区向东旅行的建议

从西向东的飞行以洛杉矶到伦敦的航班举例说明。如表A.1,航班于晚

---

*版权© 2003,美国糖尿病协会。摘自 Clinical Diabetes, vol. 21, 2003:82-85.
经美国糖尿病协会授权重印。

上8：45离开洛杉矶，此时伦敦时间为早上4：45。航班抵达为洛杉矶时间早上7：15，此时伦敦时间为下午3：15。整个航程为10.5个小时。

场景1 假设登机的患者正常时按每天两次的方案服用胰岛素（基本和速效胰岛素）：早餐前服用中性鱼精蛋白锌胰岛素16个单位，加上普通胰岛素10个单位，晚餐前服用中性鱼精蛋白锌胰岛素10个单位，加上普通胰岛素10个单位。假设飞行中提供两次进餐和一次点心（起飞后晚餐，途中点心，着陆前早餐），建议患者遵循以下方案：

出发前，服用平常夜间剂量：中性鱼精蛋白锌胰岛素10个单位，加上普通胰岛素10个单位。飞行中注意保持手表与洛杉矶时间同步，11~12个小时以后，服用平常早上剂量一半的中性鱼精蛋白锌胰岛素8个单位和全剂量的普通胰岛素10个单位，然后吃正餐（早餐）。因为飞行时间长，患者的正常饮食习惯被打乱（如晚餐和晚间点心），需要增加速效的胰岛素。到达伦敦的当晚，用晚餐前（伦敦时间），服用剩余早上剂量一半的中性鱼精蛋白锌胰岛素8个单位和全剂量的普通胰岛素10个单位。

这样服用中性鱼精蛋白锌胰岛素的总剂量没有改变，而是分作两次帮助患者适应时区改变。到伦敦的第2天早上，患者就可以按当地时间恢复出发前的服药方案。

场景2 假设登机的患者按平常每天1次的方案服用甘精胰岛素（睡觉前24个单位），加上饭前服用超速效胰岛素（每餐前服用10个单位的赖脯人胰岛素或者阿司帕坦）。一个替代的办法是和平常一样，比如说洛杉矶时间晚上10点（这时候应该在飞行中）服用平常剂量的甘精胰岛素。24小时以后（还是洛杉矶时间晚上10点，这时候应该是到达伦敦以后的早上6点），患者服用平常剂量一半的甘精胰岛素（12个单位）。伦敦时间睡觉前服用剩余剂量一半的甘精胰岛素（12个单位），这样还是服用同样24小时剂量的甘精胰岛素。餐前服用的超速效胰岛素保持不变，或者根据饭量、就餐次数增加而增加。出发前的在睡前服用24个单位甘精胰岛素的服药方案在第3个晚上（到达伦敦的第2天晚上）恢复。

如果只是短期停留，特别是服用甘精胰岛素的患者，可以继续按洛杉矶的时间表服药，不过要注意有一些不方便的地方。比如，服用甘精胰岛素的睡觉时间通常是晚上10点，伦敦时间则是早上6点。

跨越五个或更多时区向西旅行的建议

从东向西的飞行以新泽西到火奴鲁鲁的航班举例说明。如表 A.2，航班于早上 11:40 离开新泽西，此时火奴鲁鲁时间为早上 6:40。航班抵达火奴鲁鲁为新泽西时间晚上 10:40，此时火奴鲁鲁时间为下午 5:40。整个航程为 11 个小时。

场景 1　假设登机的还是上面那位患者，按平常每天两次的方案服用胰岛素（基本和速效胰岛素）：早餐前服用中性鱼精蛋白锌胰岛素 16 个单位，加上普通胰岛素 10 个单位，晚餐前服用中性鱼精蛋白锌胰岛素 10 个单位，加上普通胰岛素 10 个单位。建议患者遵循以下方案：

出发前，服用平常早上剂量：中性鱼精蛋白锌胰岛素 16 个单位，加上普通胰岛素 10 个单位。飞行中注意保持手表与新泽西时间同步，平常晚上服药时间（早上服药时间 10 小时以后），服用平常晚上剂量一半的中性鱼精蛋白锌胰岛素 5 个单位和全剂量的普通胰岛素 10 个单位，然后吃晚餐或者点心。火奴鲁鲁时间的当晚用晚餐前，服用剩余一半的中性鱼精蛋白锌胰岛素 5 个单位，和全剂量的普通胰岛素 10 个单位。当地时间第 2 天早上恢复正常服药规律。

场景 2　假设登机的患者按平常每天 1 次的方案服用甘精胰岛素（睡觉前 24 个单位），加上饭前服用超速效胰岛素（每餐前服用 10 个单位的赖脯人胰岛素）。替代的办法就是和平常一样，出发前一晚上服用平常剂量（24 个单位）的甘精胰岛素。24 小时以后（这时候应该是刚刚降落在火奴鲁鲁），患者服用平常剂量一半的甘精胰岛素（12 个单位）。火奴鲁鲁时间当天晚上睡觉前服用剩余一半剂量的甘精胰岛素（12 个单位），这样还是服用同样 24 小时剂量的甘精胰岛素。餐前服用的超速效胰岛素保持不变，或者根据饭量、就餐次数增加而增加赖脯人胰岛素的服用，具体情况要根据摄入的碳水化合物的多少和血糖水平而定。

对胰岛素泵使用者的建议

使用胰岛素泵的患者可以继续平常的基本追加法，一旦到达目的地，患者可以调节泵的时间设定。在第一天让血糖保持在稍微高一些的水平，而不必冒低血糖症的风险。

使用胰岛素泵的患者应携带长效胰岛素（超慢作用的或者甘精胰岛素）以及普通胰岛素或者速效胰岛素类似物（赖脯人胰岛素或者阿司帕坦），并携带注射器和备用电池以防止泵或者电池失效。在这种情况下要求患者每天接受一剂甘精胰岛素注射，剂量相当于基本法 24 小时的用量。如果患者使用超慢作用的胰岛素，总剂量也相当于基本法 24 小时的总用量，分成早上和晚上各一次。餐前服用的短效、速效胰岛素和平时一样。

对口服制剂治疗糖尿病患者的建议

糖尿病患者口服用药的时间要求不如胰岛素那样严格。例如，患者如果是每天两次服用二甲双胍（格华止），一种噻唑烷二酮类或磺酰脲类制剂，建议减少一次，6~8 小时内会出现轻微的高血糖，但如果两次服药剂量靠得很近，很可能会有低血糖症的危险。患者如果服用碳水化合物吸收抑制剂［如阿卡波糖（Precose）］或者非磺酰脲类的一种新型促分泌素［如瑞格列奈（Prandin）或者那格列奈（Starlix）］，可以继续按平常的方案餐前服药。

表 A.1 从洛杉矶到伦敦向东飞行的起止时间差

	洛杉矶时间	伦敦时间
起飞	8：45 P.M.	4：45 A.M.
到达	7：15 A.M.	3：15 P.M.

表 A.2 从新泽西到夏威夷的火奴鲁鲁向西飞行的起止时间差

	新泽西时间	火奴鲁鲁时间
起飞	11：40 A.M.	6：40 A.M.
到达	10：40 P.M.	5：40 P.M.

附录 2
扩展阅读

第一章：旅行者健康纵览

DuPont HL, Steffen R: Textbook of Travel Medicine and Health. Hamilton, Ontario, BC Dekker, 2001. (Tel: 905-522-7017; info@bcdecker.com).

Keystone JS, Kozarsky PE, Freedman DO, et al: Travel Medicine, Philadelphia, Elsevier, 2003.

第四章：时差综合征和运动病

Arendt J, Deacon S: Treatment of circadian rhythm disorders—melatonin. Chronobiol Int 1997; 14: 185-204.

Belcaro G, Cesarone MR, Shah SS, et al: Prevention of edema, flight microangiopathy and venous thrombosis in long flights with elastic stockings. A randomized trial: The LONFLIT 4 Concorde Edema-SSL Study. Angiology 2002; 53: 635-645.

Benson AJ: Motion sickness. In: Stellman JM: Encyclopaedia of Occupational Health and Safety. 4th ed. Geneva, International Labour Office, 1998; 50.12.

Cruickshanks JM, Gorlin R, Jennett B: Air travel and thrombotic episodes: The economy class syndrome. Lancet 1988; 2: 497-498.

Ferrari E, Chevalier T, Chapelier A, Bauduoy: Travel as a risk factor for venous thromboembolic disease: A case-control study. Chest 1999; 115: 440-444.

Hirsh J, O'Donnell MJ: Venous thrombosis after long flights: Are airlines to blame? Lancet 2001; 357: 1461-1462.

House of Lords Science and Technology Select Committee: 5th Report. Air Travel and Health. London: House of Lords; 15 November 2000. (An electronic version of this report is available at: www.publications.parliament.uk/pa/ld199900/ldselect/ldsctech/121/12101.htm)

Kozarsky PE: Prevention of Common Travel Ailments. Inf Dis Clin N Am 1998; 12: 305-324.

Kraaijenhagen RA, Haverkamp D, Koopman MM, et al: Travel and risk of venous thrombosis. Lancet 2000; 356: 1492-1493.

Morris HH, Estes ML: Traveler's amnesia: Transient global amnesia secondary to triazolam. JAMA 1987; 258: 945-946.

Penev PD, Zee PC: Melatonin: A clinical perspective. Ann Neurol 1997; 42: 545-555.

Rees DC, Chapman NH, Webster MT, et al: Born to clot: The European burden. Br J Haematol 1999; 105: 564-566.

Samana MM: An epidemiologic study of risk factors for deep vein thrombosis in medical outpatients: The Sirius study. Arch Intern Med 2000; 160: 3415-3420.

Waterhouse J, Reilly T, Atkinson G: Jet-Lag. Lancet 1997; 350: 1611-1615.

第五章：饮食安全

Gerba CP, Johnson D, Hasan, MN: Efficacy of iodine water purification tablets against Cryptosporidium oöcysts and Giardia cysts. Wilderness and Environmental Medicine 1997; 8 (2): 96-100.

Khan LK, Li R, Gootnick D, et al: Thyroid abnormalities related to iodine excess from water purification units. Lancet 1998; 352: 1519.

第六章：旅行者腹泻

Ericsson CD, DuPont HL, Steffen R: Travelers' Diarrhea. BC Decker, Hamilton, Ontario, pp. 151-183, 2003.

Ericsson CD: Travellers' Diarrhea. Int J Antimicrobial Agents 2003; 21: 116-124. J Travel Med 2002; 9: 141-150.

Leggat PA, Goldsmith JM: Travellers' Diarrhea. Trav Med Infect Dis, 2004; 2: 17-22.

Rao G, Aliwalas MG, Slaymaker E, Brown B: Bismuth revisited: An effective way to prevent travelers' diarrhea. J Travel Med 2004; 11: 239.

Stauffer WM, Konop RJ, Kamat D: Traveling with infants and young children. Part III: Travelers' diarrhea. J Travel Med 2002; 3: 141-150.

Steffen R, Castelli F, Nothdurft H, et al: Vaccination against enterotoxigenic Escherichia coli, a cause of travelers' diarrhea. J Travel Med 2005; 12: 102-107.

Steffen R, Tornieporth N, Costa-Clemens S, et al: Epidemiology of travelers' diarrhea: details of a global survey. J Travel Med 2004; 11: 231.

第七章：疟疾

Fischer PR, Bialek R: Prevention of malaria in children. Clin Infect Dis 2002; 34: 493-498

Hien TT, White NJ: Qinghaosu. Lancet 1993; 341: 603-608.

Kain KC, Shanks GD, Keystone JS: Malaria chemoprophylaxis in the age of drug resistance. I. Currently recommended drug regimens. Clin Infect Dis. 2001; 33: 226-234.

McGreadt R, Ashley EA, Nosten F: Malaria and the pregnant traveler. Travel Med Infect Dis 2004; 2: 127-142.

Newman RD, Parise ME, Barber AM, Steketee RW: Malaria-related deaths among U. S. travelers, 1963-2001. Ann Intern Med 2004; 141: 547-555.

Shanks GD, Kain KC, Keystone JS: Malaria chemoprophylaxis in the age of drug resistance. II. Drugs that may be available in the future. Clin Infect Dis 2001; 33: 381-385.

Stauffer W, Fischer PR: Diagnosis and treatment of malaria in children. Clin Infect Dis 2003; 37: 1340-1348.

第八章：防止蚊虫叮咬

Fradin MS: Comparative efficacy of insect repellents against mosquito bites. N Engl J Med. 2002; 347: 13-18.

Ginther B: Toxicity of local anesthetics. EMedicine, May 25, 2001.

Goodyer L, Behrens RH: Short report: The safety and toxicity of insect repellents. Am J Trop Med Hyg 1998; 59: 323-324.

第九章：蚊虫传播疾病

Gibbons RV, Vaughn DW: Dengue: An escalating problem. BMJ 2002; 324: 1563-1566.

Monath TP: Yellow fever: An update. Lancet Infect Dis 2001; 1: 11-20.

Petersen LR, Hayes EB: Westward ho? —The spread of West Nile Virus. N Engl J Med 2004; 351: 2257-2259.

Shlim DR, Solomon T: Japanese encephalitis vaccine for travelers: Exploring the limits of risk. Clin Infect Dis 2002; 35: 183-188.

Tiroumourougane SV, Raghava P, Srinivasan S: Japanese viral encephalitis. Postgrad Med 2002; 78: 205-215.

Wendi-Wagner P: Risk and prevention of tick-borne encephalitis in travelers. J Travel Med 2004; 11: 307-315.

Wichmann O, and Jelinek T: Dengue in travelers: A review. J Travel Med 2004; 11: 161-175.

第十章：旅行相关疾病

Ali SA, Hill DR: Giardia intestinalis. Curr Opin Infect Dis 2003; 16: 453-460.

Bharti AR, Nally JE, Ricaldi JN: Leptospirosis: A zoonotic disease of global importance. Lancet Infect Dis 2003; 3: 757-771.

Gross AGP, Bartley PB, Sleigh AC, et al: N Engl J Med 2002; 346: 1212-1219.

Jackson AC Warrell MJ, Rupprecht CE, et al: Management of rabies in humans. Clin Infect Dis 2003; 36: 60-63.

Parry CM, Hien TT, Dougan G, et al: Typhoid fever. N Engl J Med 2002; 347: 1770-1782.

Rupprecht CE, Gibbons RV: Prophylaxis against rabies. N Engl J Med 2004; 351: 2626-2635.

第十一章：莱姆病

Bozler E: Basic and clinic approaches to Lyme disease: A Lyme Disease Foundation Symposium. Clin Infect Dis 1997; 25 (suppl 1): S1-S75.

Magid DM, Schwartz B, Craft J, et al: Prevention of Lyme Disease after tick bites: A cost-effective analysis. N Engl J Med 1992; 327: 534-541.

Nowak D, Fedorowski JJ: Current concepts of Lyme disease. Hosp Phys 1997; 33: 16-35.

Varela AS, Luttrell MP, Howerth EW, et al: First culture isolation of Borrelia lonestari, putative agent of southern tick-associated rash illness. J Clin Microbiol 2004; 42: 1163-1169.

第十二章：肝炎

Chen LH: The emergence of new hepatitis viruses. Travel Medicine Advisor Update 1998; 8: 9-10.

Janisch TH: Emerging viral pathogens in long-term expatriates (1): Hepatitis E Virus. Trop Med Internatl Health 1997; 2: 885-891.

Koff RS: Hepatitis A. Lancet 1998; 351: 1643-1647.

Lee WM: Hepatitis B virus Infection. N Engl J Med 1997; 337: 1733-1745.

Mast EE, Krawczynski K: Hepatitis E: An overview. Annu Rev Med 1996; 47: 257-266.

Troisi CL, Hollinger FB, Krause DS, Pickering LK: Immunization of seronegative infants with hepatitis A vaccine (HAVRIX; SKB): A comparative study of two dosing schedules. Vaccine 1997; 15: 1613-1617.

第十三章：糖尿病

Chandran M, Edelman S: Have insulin, will fly: Diabetes management during air travel and time zone adjustment strategies. Clin Diabetes 2003; 21: 82-85.

第十四章：HIV/AIDS 和性传播疾病(STD)

Antiretroviral post-exposure prophylaxis after sexual, injection-drug use, or other non-occupational exposure to HIV in the United States. MMWR Jan 21 2005; 54 (RR2): 1-20.

Cohen MS: HIV and sexually transmitted diseases: Lethal synergy. Top HIV Med 2004; 12: 104-107.

Haque N, Zafar T, Brahmbhatt H, et al: High-risk sexual behaviours among drug users in Pakistan: Implications for prevention of STDs and HIV/AIDS. J STD AIDS 2004; 601-607.

Hearst N, Hulley SB: Preventing the heterosexual spread of AIDS. JAMA 1988; 259: 2428-2432.

Lalvani A, Shastri JS: HIV epidemic in India: Opportunity to learn from the past. Lancet 1996; 347: 1349-1350.

Stephenson J: Studies reveal early impact of HIV infection, effects of treatment. JAMA 1998; 279: 641-642.

Weisfuse IB: Gonorrhea control and antimicrobial resistance. Lancet 1998; 351: 928.

第十五章：高原病

Alexander JK: Coronary heart disease at altitude. Tex Heart Inst J 1994; 21: 261.

Beaumont M, Goldenburg F, Lejeune D, et al. Effect of zolpidem on sleep and ventilatory patterns at simulated altitude of 4000 meters. Am J Respir Crit Care Med 1996; 153: 1864-1869.

Burtscher M, Philadelphy M, Likar R: Sudden cardiac death during mountain hiking and downhill skiing (letter). N Engl J Med 1993; 29: 1738-1739.

Dietz TE: Altitude illness clinical guide for physicians 1999. http://www.gorge.net/hamg/AMS_medical.html.

Dubowitz G: Effect of temazepam on oxygen saturation and sleep quality at high altitude: Randomized placebo controlled crossover trial. BMJ 1998; 316: 587-589.

Dumont L, Madirosoff C, Tramer MR: Efficacy and harm of pharmacological prevention of acute mountain sickness: Quantitative systematic review. BMJ 2000; 321: 267-272.

Gertsch JH, Basnyat B, Johnson EW, et al: Randomised, double-blind, placebo-controlled comparison of ginkgo biloba and acetazolamide for prevention of acute mountain sickness among Himalayan trekkers: The prevention of high-altitude illness trial (PHAIT). BMJ 2004; 328: 797-802.

Hackett PH: The cerebral etiology of high-altitude cerebral edema and acute mountain sickness. Wilderness Environ Med 1999; 10: 97-109.

Hacket PH: High altitude and common medical conditions. In Hornbein TF, Schoene RB (eds): High Altitude: An Exploration of Human Adaptation, Marcel Dekker, New York, 2001, p 851.

Herbert W, Froelicher V: Exercise tests for coronary and asymptomatic patients. The Physician and Sports Medicine 1991; 19: 129-133.

Keller HR, Maggiorini M, Bartch P, Oelz O: Simulated descent vs. dexamethasone in treatment of acute mountain sickness: A randomized trial. BMJ 1995; 310: 1232-1235.

Mittleman A, Maclure M, Tofler G, et al. Triggering of acute myocardial infarction by heavy physical exertion. N Engl J Med 1993; 329: 1677-1682.

Roach RC, Bartsch P, Oelz O, Hackett PH: Lake Louise AMS Scoring Consensus Committee. The Lake Louise acute mountain sickness scoring system. In Sutton JR Houston CS, Costas G, (eds): Hypoxia and Molecular Medicine. Burlington, Vt. , Charles S. Houston, 1999, 23-45.

Rennie D: Will mountain trekkers have heart attacks? (editorial). JAMA 1989; 26: 1045-1046.

Shlim DR, Houston R: Helicopter rescues and deaths among trekkers in Nepal. JAMA 1989; 261: 1017.

第十六章：海外医疗保健

Aldis JW: Healthcare abroad. In Keystone JS, Kozarsky PE, Freedman DO, Nothdurft HD, Connor BA (Eds): Travel Medicine. Philadelphia, 2004, Elsevier, pp 461-467.

第十九章：商务旅行和健康

Traveling Healthy Newsletter August 2000, Copyright Travel Medicine, Inc. Occup Environ Med 1999; 56: 245-252

第二十章：旅行和怀孕

Khan LK, Li R, Gootnick D, et al: Thyroid abnormalities related to iodine excess from water purification units. Lancet 1998; 352: 1519.

Khan WA, Seas C, Dhar U, et al: Treatment of shigellosis: Comparison of azithromycin and ciprofloxacin. A double-blind, randomized, controlled trial. Ann Int Med 1997; 126: 697-703.

Koren G, Pastuszak A: Drugs in Pregnancy. N Engl J Med 1998; 338: 1128-1137.

Nielsen GL, Sorensen HT, Larsen H, Pedersen L: Risk of adverse birth outcome and miscarriage in pregnant users of non-steroidal anti-inflammatory drugs: Population based observational study and case-control study. BMJ 2001; 322: 266-270.

Nosten F, McReady R, Simpson JA, et al: Effects of Plasmodium vivax malaria in pregnancy. Lancet 1999; 354: 546-549.

Rose, SR: Pregnancy and travel. Emerg Med Clin N Am 1997; 15: 93-111.

Samuel BU, Barry M: The pregnant traveler. Infect Dis Clinics N Am 1998; 12: 325-354.

第二十一章：与儿童一起旅行

Figueroa-Quintanilla D, Salazar-Lindo E, Sack RB, et al: A controlled trial of bismuth subsalicylate in infants with acute watery diarrheal disease. N Engl J Med 1993; 328: 1653-1658.

Troisi CL, Hollinger FB, Krause DS, Pickering LK: Immunization of seronegative infants with hepatitis A vaccine (HAVRIX; SKB): A comparative study of two dosing schedules. Vaccine 1997; 15: 1613-1617.

附录3
在线旅行信息

出发前做好充分准备

出国旅行保持健康通常意味着要免疫接种各种疫苗以预防一些国外疾病。很多时候医生的办公室里并不会常备着你需要的疫苗。想知道附近有哪些旅行诊所，可以查找以下网站：

国际旅行医学协会——www. istm. org
美国热带医学和卫生协会——www. astmh. org
旅行健康在线——www. tripprep. com
Travel Medicine，Inc. ——www. travmed. com
加拿大旅行诊所——www. phac-aspc. gc. ca/tmp-pmv/travel/clinic _ e. html

想知道帕拉马里博的当地时间？

(www. timeanddate. com)——世界时钟能让你很方便地查找全球各国各大城市的当地时间。它也可以帮你了解当地与格林威治标准时间(GMT)/世界标准时间(UTC)的偏差、日出与日落的时间、电话区号和地理坐标。

专家解答健康问题

(http：//www. cdc. gov/travel)——想要知道前往的目的地有哪些疾病流行，美国疾病预防与控制中心(CDC)的网站能给出当地流行病或者疾病暴发的信息，还能告诉你有关黄热病免疫接种的要求。

当地有哪些疾病？

(http：//www. cdc. gov/az. do)——这是一个数据库，能提供旅行相关疾病的信息，也可以了解很多其他医学方面的问题。

附录4
中国境外领事保护和服务指南

作为中国公民,当您在国外旅行、工作、学习或居住期间遇到困难时,当您的合法权益受到侵害时,您一定渴望得到中国政府的关心和帮助。为了有效地帮助您排忧解难,我们摘录了《中国境外领事保护和服务指南》,它将帮助您了解中国驻外使、领馆的领事保护和服务范围。

一、中国公民寻求领事保护和服务的常见问题

1. 什么是领事保护和领事服务?

领事保护是指当本国公民、法人的正当权益在接受国受到侵害时,中国驻外使、领馆依据包括国际公约在内的国际法的各项原则、双边条约或协定以及中国和驻在国的有关法律,通过外交途径,反映有关要求,敦促驻在国有关当局公正、合法、友好、妥善地处理。

领事服务是指中国驻外使、领馆依据本国有关法律和法规为在接受国内的本国公民提供涉及国际旅行证件、公证、认证等事宜的服务。

2. 出国时持中国护照,现已取得居住国国籍,是否还能享有中国驻当地使、领馆的领事保护?

根据《中华人民共和国国籍法》规定,中国不承认双重国籍。定居外国的中国公民,凡自愿加入或取得外国国籍者,即自动丧失中国国籍,因而不再享有中国驻外使、领馆提供的领事保护。

3. 在境外中国护照遗失、被偷或被抢后怎么办?

请您即向所在国当地警察部门报失,必要时还应向所在国申请出境签证。我们提请您注意:买卖、转让、伪变造、故意损毁中国护照是违法行为,将可能承担有关法律责任。

4. 当持有效签证在目的地国入境、出境或过境受阻时,如何寻求帮助?

您首先应向该国主管部门如实说明有关入出境或过境的事由,同时了解受阻原因。如果您的请求仍然得不到有关部门的许可,也可要求与中国驻该国使、领馆联系,寻求帮助。领事官员将向有关当局了解情况并视情反映请求人的要求,或进行必要的交涉,但不能保证您一定会被放行。如交涉未果,您应接受当地主管部门的决定;如确系受对方不公正对待,要注意收集

和保存证据，以便您日后投诉之用或通过法律程序处理。

5. 如在境外发生交通、工伤等事故，如何处理？

如您在境外遇到交通或工伤事故，应立即向当地警方报案或通知雇主，并要求通知您的亲友或中国驻该国使、领馆。您可要求领事官员敦促所在国当局惩办肇事者，或协助您通过法律途径或向保险公司（如您已投保）争取赔偿。

6. 如家人在境外死亡，如何处理？

（1）您可通过领事官员或亲友了解家人死亡原因和遗物（遗嘱）情况，并从当地有关部门获得死亡证明书等证明文件。

（2）如死亡涉及刑事案件并已在当地提起诉讼，您应聘请律师，密切跟踪庭审情况，同时可请领事官员关注案件，旁听庭审。如您对庭审情况或判决结果不满，您可请律师协助上诉，同时也可通过领事官员向当地有关部门转达您的意见。

（3）您可要求前往当地处理有关善后事宜，但一切费用（含国际旅费、食宿及交通费）须自理，赴有关国家的签证须自行办理。

（4）如您不能前往当地处理后事，可委托在当地的亲友代办遗体火化、骨灰和遗物送回等事宜。如当地法律法规允许，亦可委托领事官员代为处理后事，但您应事先提供经国内公证机关公证出具的书面授权书。

7. 如家人在境外失踪或遭绑架，如何求助？

应尽速通知中国驻当地使、领馆有关情况，包括失踪或被绑架者姓名、性别、年龄、职业、相貌特征和在国外住址等。根据您的要求，领事官员将请求驻在国有关当局寻找失踪者或解救被绑架者。

8. 如在居住国受到雇主不公正对待或工资被雇主无故拖欠，如何处理？

您如果是由国内单位派出的，首先应将有关情况报告派出单位，由单位出面协商解决；如系个人受雇的，应依据合同及当地有关法规与雇主协商解决。如得不到解决，可向当地法院提起诉讼。您可同时请求领事官员为您的法律诉讼提供适当的协助。

9. 在居住国被羁押或监禁期间受到歧视和不公正待遇，或处罚、量刑过重，当事人享有哪些权利？

您有权要求会见中国使、领馆领事官员，向其反映情况，并提出进行交涉的请求。

10. 如财产遭盗窃、抢劫或他人强占，如何寻求帮助？

您应立即向当地警方报案，要求警方缉拿罪犯。如有必要也可将有关情况通知中国驻该国使、领馆请求协助。

11. 如何继承境外遗产?

(1)《中华人民共和国继承法》规定，中国公民继承在中国境外的遗产，动产适用被继承人住所地法律，不动产适用不动产所在地法律。您应首先了解遗产所在国的相关法律规定。领事官员可向您提供一般性的法律咨询；如您想获得全面详细的法律信息，应向当地律师了解，领事官员可协助推荐当地律师。

(2) 您可亲自到遗产所在地自行办理有关手续，或委托律师、亲友代为办理。

(3) 办理继承手续前，您应根据要求在国内办妥有关公证文件，如：继承人出生证明书、亲属关系证明书、结婚证明书、收养关系证明书以及授权委托书等。所办各种公证文件均需附上使用国接受的外文译文，并在办理中国外交部领事司或外交部授权的有关省（直辖市、自治区）政府外事办公室的认证及有关国家驻华使、领馆的认证后，将上述资料交给委托人。根据有关法律规定，中国驻外使、领馆不能直接认证中国国内公证机关出具的公证书。

(4) 取得遗产后，您通常应向受托人或律师支付一定的费用。

12. 非法进入或滞留他国，无有效证件，也无经济来源，要回国手续如何办理?

您应向中国驻该国使、领馆如实报告本人真实、详细情况，包括姓名、出生日期、出生地、职业、家庭住址、联系电话、非法出境或滞留经过等。待您的原居住地公安机关核实、确认您的身份，且您的家属已垫付您的回国费用，领事官员方可为您颁发回国旅行证件。

13. 如所在国发生政治动乱、军事冲突或严重自然灾害等紧急情况，应如何寻求领事保护和进行自我保护?

(1) 您应立即与就近的中国驻该国使、领馆取得联系，进行注册登记，并获得最新的有关信息。

(2) 您应保留好自己的重要证件和记录，包括护照、出境记录、保险和银行记录等，并放在安全可靠的地方。

(3) 您应检查护照、签证是否有效，如需更新护照请即到使、领馆办理。

(4) 您应将存放家中或随身携带的主要资料双备份，以防万一。同时要保证汽车安全及行驶正常，并储备必要的食品和药品。

二、中国驻外使、领馆能够提供的领事保护和服务

- 当您的合法权益在所在国受到侵犯,当您与他人发生经济、劳资等民事纠纷或涉入刑事案件,并已通过法律途径维护自己的权益时,您可向中国驻外使、领馆反映有关情况,请求使、领馆提供必要的协助。

　★上述协助包括向您提供初步的法律咨询,对您如何在当地进行法律诉讼予以一般性指导;应您要求,向您推荐当地律师、翻译,以帮助您进行诉讼;视情旁听法庭审理。

- 如您被拘留、逮捕或正在服刑时,使、领馆可根据您的要求,对您进行探视。
- 如您遭遇意外,使、领馆将事故或损伤情况通知您的亲属,也可对您或家属通过调解或法律途径争取赔偿提供必要的协助。
- 当驻在国发生诸如地震等重大自然灾害时,当驻在国发生政治动乱、战乱或突发事件等紧急情况时,使、领馆将在必要时协助您撤离危险地区。

　★上述协助包括为您办妥必要的旅行证件;尽可能为您安排撤离交通工具。

- 当您遇到困难以致生计出现问题时,使、领馆应您本人要求,与您的亲属联系,以便及时解决所需费用。
- 如您的亲友在国外失踪或久无音讯,您可向中国驻外使、领馆反映有关情况,请求使、领馆协助您寻亲。您须向使、领馆提供被寻者的详细信息(包括姓名、年龄等身份信息、样貌特征及在国外工作、学习、居住或逗留期间的相关线索),以利寻找。
- 使、领馆根据中华人民共和国有关法律和法规为在国外合法居留的中国公民颁发、换发、补发、延期旅行证件及对旅行证件上的个人资料等项办理加注,其他任何机构无权代办上述业务。
- 使、领馆根据中华人民共和国有关法律和法规为中国公民办理公证、认证,在与所在国的法律规章不相抵触的情况下办理中国公民间的婚姻登记手续,但不能直接认证中国国内公证机关出具的公证书。

三、中国驻外使、领馆不能提供的领事保护和服务

- 不能为您申办所在国签证和当地居留证。
- 不能为您在当地谋职或申办工作许可证。

- 不能干预法庭的审判程序,不能超越所在国法律和法规袒护您的违法行为。
- 不能仲裁您与他人的经济、劳资和其他民事纠纷,不能出具任何带有仲裁性质的函件。
- 不能替您出面解决您与他人的经济、劳资和其他民事纠纷。
- 不能帮助您在治疗、拘留或监禁期间获得比当地人更佳的待遇。
- 不能为您支付酒店、律师、医疗及旅行(机/船/车票)费用或任何其他费用。
- 不能将您留宿在外交或领事机构内或为您保管行李物品。
- 不能为您购买免税物品。

四、正确认识领事保护

1. 当您要求领事保护时需承担哪些义务?

当您要求使、领馆实施领事保护时,您所提供的情况必须是真实的。虚假陈述会给领事官员帮助您维护您的正当权益带来困难,而且将导致您承担相应的法律责任。

2. 公民对领事保护应消除一些认识上的误区。

误区一:中国驻外使、领馆是中国公民理所当然的庇护所。

有一部分人认为,中国人在接受国遇到刑事等案件时,可以去中国驻外使、领馆寻求庇护。这种认识是不正确的。使、领馆对本国国民或第三国国民都无庇护权。中国公民在境外陷入困境可以请求中国驻外使、领馆提供协助,但不允许躲进使、领馆"避难"。这样做不仅无助解决问题,还会使问题复杂化,甚至引起外交争端。

本国公民可以到本国使、领馆寻求帮助,但不能无理取闹,扰乱使、领馆正常秩序,甚至围攻使、领馆,对领事官员进行恐吓,这些行为都触犯了国内和国际有关法律,情节严重的将受到有关法律的制裁。我国《治安管理处罚条例》第十九条规定,扰乱机关、团体、企业、事业单位的秩序,致使工作不能正常进行,"处15日以下拘留、200元以下罚款或者警告"。《维也纳外交关系公约》和《维也纳领事关系公约》也规定,使、领馆馆舍及外交、领事官员人身不得侵犯,接受国负有特殊责任保护使、领馆馆舍免受侵入或损害,并防止一切扰乱使、领馆安宁或有损使、领馆尊严的行为。

误区二:领事保护是万能的。

使、领馆的领事保护是有限度的,受到诸多条件和因素的限制:首先,使、领馆在接受国没有行政权力，更无司法权力，不能使用强制手段。使、领馆对本国国民的保护，无论是探视还是交涉，实际上是依据国际法准则、国际惯例等督促接受国执法机关依法行事，公正公平处理；其次，领事保护涉及国际法、接受国和派遣国法律，情况十分复杂，使、领馆对中国公民提供领事保护时，不能超越其执行领事职务的权限。

误区三：使、领馆提供的领事保护未达到其预期效果，可以起诉有关领事官员。

驻外使、领馆实施领事保护时所进行的外交交涉是外交行为，既可能成功，也可能不成功。公民不能因外交交涉不成功而起诉外交行为，这是世界各国普遍的法律规定。我国《行政诉讼法》第12条规定，法院不受理公民、法人或者其他组织对"国防、外交等国家行为"提起的诉讼。《行政复议法》也不适用外交行为。

五、帮助您自己

- 出国前应预作准备，包括申办护照、签证，购买机（车、船）票，办理各类必要的保险，了解目的地国风土人情、气候情况、治安状况、法律法规及我驻该国使、领馆地址和联系电话等，若目的地国与我无外交关系的国家和地区，则应了解我有关代管馆的地址与联系电话。您可向居住地所在的省、市外事办公室、公安部门或目的地国驻华使领馆咨询该国情况，您还可以登录外交部网站查找相关信息（网址：http://www.mfa.gov.cn/）。
- 严禁携带毒品、国际禁运物品、受保护动植物制品等出入境。如携带大额现金，必须按规定向海关申报。不宜为陌生人携带行李或物品。
- 抵达目的地国后，如您非属临时访问者，则应及时到中国驻当地使、领馆办理有关登记手续，以便万一发生意外事件时，中国驻当地使、领馆及时与您及家人取得联系。
- 了解驻在国火、警、急救等应急电话，以便在紧急情况下向当局求助。
- 注意保管护照、重要文件、钱物及贵重物品等，最好将它们与其他行李分别搁放，以免被偷、被抢或遗失。将您的护照、签证、身份证复印备份，并将复印件连同几张护照相片与证件原件分开携带，以备急需。
- 事先进行必要的预防接种，随身携带接种证明（黄皮本）。
- 目前，有些国家在机场加大了对入境旅客携带药物的检查。如您旅行时需携带个人用药，应注意适量，并备齐英文说明书（包括药品成分）、医生处方和购药发票,以免遇到不必要的麻烦。
- 遵守当地法律规定,尊重当地风俗习惯。
- 严格遵守交通规则,注意交通安全。
- 注意防盗、防骗、防诈、防抢、防打。在公共场合要表现平静,不要大声说话,不突出自己;出门随身少带摄像机、录音机等,尤其是夜间出外,以免被劫;不要随身携带大量现金,也不要在居住地存放大量现金;不要参与街上和公共汽车上别人的争吵;自己的汽车上不要在明处放贵重物品,如车胎被扎,下车修车时一定要先锁好车门;不要在黑暗处打车;在家里不要给陌生人开门,不要让小孩告诉陌生人父母不在家;不要让陌生人搭乘你的车,不要和陌生人一起行走;在街上拣到东西要交警察处理,以防被敲诈、陷害;不要在黑市上换汇;文件、钱包、护照要分开放,不要放在易被利器划开的塑料袋中;建议安装防盗门、报警器;如警察检查你的护照等证件,你可先请他出示证件,记下他的警牌号、警车号;交罚款时不要当街交给警察,而要凭罚款单交到银行等指定地点。

★注意事项
- 驻外使、领馆根据规定对部分领事服务项目收取规费,并如数上缴国库。
- 本指南由中华人民共和国外交部领事司负责解释。

附录 5
相关法律知识

中华人民共和国护照法（中华人民共和国主席令第 50 号）

《中华人民共和国护照法》已由中华人民共和国第十届全国人民代表大会常务委员会第二十一次会议于 2006 年 4 月 29 日通过，现予公布，自 2007 年 1 月 1 日起施行。

第一条 为了规范中华人民共和国护照的申请、签发和管理，保障中华人民共和国公民出入中华人民共和国国境的权益，促进对外交往，制定本法。

第二条 中华人民共和国护照是中华人民共和国公民出入国境和在国外证明国籍和身份的证件。

任何组织或者个人不得伪造、变造、转让、故意损毁或者非法扣押护照。

第三条 护照分为普通护照、外交护照和公务护照。

护照由外交部通过外交途径向外国政府推介。

第四条 普通护照由公安部出入境管理机构或者公安部委托的县级以上地方人民政府公安机关出入境管理机构以及中华人民共和国驻外使馆、领馆和外交部委托的其他驻外机构签发。

外交护照由外交部签发。

公务护照由外交部、中华人民共和国驻外使馆、领馆或者外交部委托的其他驻外机构以及外交部委托的省、自治区、直辖市和设区的市人民政府外事部门签发。

第五条 公民因前往外国定居、探亲、学习、就业、旅行、从事商务活动等非公务原因出国的，由本人向户籍所在地的县级以上地方人民政府公安机关出入境管理机构申请普通护照。

第六条 公民申请普通护照，应当提交本人的居民身份证、户口簿、近期免冠照片以及申请事由的相关材料。国家工作人员因本法第五条规定的原因出境申请普通护照的，还应当按照国家有关规定提交相关证明文件。

公安机关出入境管理机构应当自收到申请材料之日起十五日内签发普通护照；对不符合规定不予签发的，应当书面说明理由，并告知申请人享有依法申请行政复议或者提起行政诉讼的权利。

在偏远地区或者交通不便的地区或者因特殊情况，不能按期签发护照的，经护照签发机关负责人批准，签发时间可以延长至三十日。

公民因合理紧急事由请求加急办理的，公安机关出入境管理机构应当及时办理。

第七条 普通护照的登记项目包括：护照持有人的姓名、性别、出生日期、出生地，护照的签发日期、有效期、签发地点和签发机关。

普通护照的有效期为：护照持有人未满十六周岁的五年，十六周岁以上的十年。

普通护照的具体签发办法，由公安部规定。

第八条 外交官员、领事官员及其随行配偶、未成年子女和外交信使持用外交护照。

在中华人民共和国驻外使馆、领馆或者联合国、联合国专门机构以及其他政府间国际组织中工作的中国政府派出的职员及其随行配偶、未成年子女持用公务护照。

前两款规定之外的公民出国执行公务的，由其工作单位依照本法第四条第二款、第三款的规定向外交部门提出申请，由外交部门根据需要签发外交护照或者公务护照。

第九条 外交护照、公务护照的登记项目包括：护照持有人的姓名、性别、出生日期、出生地，护照的签发日期、有效期和签发机关。

外交护照、公务护照的签发范围、签发办法、有效期以及公务护照的具体类别，由外交部规定。

第十条 护照持有人所持护照的登记事项发生变更时，应当持相关证明材料，向护照签发机关申请护照变更加注。

第十一条 有下列情形之一的，护照持有人可以按照规定申请换发或者补发护照：

（一）护照有效期即将届满的；

（二）护照签证页即将使用完毕的；

（三）护照损毁不能使用的；

（四）护照遗失或者被盗的；

（五）有正当理由需要换发或者补发护照的其他情形。

护照持有人申请换发或者补发普通护照，在国内，由本人向户籍所在地的县级以上地方人民政府公安机关出入境管理机构提出；在国外，由本人向中华人民共和国驻外使馆、领馆或者外交部委托的其他驻外机构提出。定居国外的中国公民回国后申请换发或者补发普通护照的，由本人向暂住地的县级以上地方人民政府公安机关出入境管理机构提出。

外交护照、公务护照的换发或者补发，按照外交部的有关规定办理。

第十二条 护照具备视读与机读两种功能。

护照的防伪性能参照国际技术标准制定。

护照签发机关及其工作人员对因制作、签发护照而知悉的公民个人信息，应当予以保密。

第十三条 申请人有下列情形之一的，护照签发机关不予签发护照：

（一）不具有中华人民共和国国籍的；

（二）无法证明身份的；

（三）在申请过程中弄虚作假的；

（四）被判处刑罚正在服刑的；

（五）人民法院通知有未了结的民事案件不能出境的；

（六）属于刑事案件被告人或者犯罪嫌疑人的；

（七）国务院有关主管部门认为出境后将对国家安全造成危害或者对国家利益造成重大损失的。

第十四条 申请人有下列情形之一的，护照签发机关自其刑罚执行完毕或者被遣返回国之日起六个月至三年以内不予签发护照：

（一）因妨害国（边）境管理受到刑事处罚的；

（二）因非法出境、非法居留、非法就业被遣返回国的。

第十五条 人民法院、人民检察院、公安机关、国家安全机关、行政监察机关因办理案件需要，可以依法扣押案件当事人的护照。

案件当事人拒不交出护照的，前款规定的国家机关可以提请护照签发机关宣布案件当事人的护照作废。

第十六条 护照持有人丧失中华人民共和国国籍，或者护照遗失、被盗等情形，由护照签发机关宣布该护照作废。

伪造、变造、骗取或者被签发机关宣布作废的护照无效。

第十七条 弄虚作假骗取护照的，由护照签发机关收缴护照或者宣布护照作废；由公安机关处二千元以上五千元以下罚款；构成犯罪的，依法追究刑事责任。

第十八条 为他人提供伪造、变造的护照，或者出售护照的，依法追究刑事责任；尚不够刑事处罚的，由公安机关没收违法所得，处十日以上十五日以下拘留，并处二千元以上五千元以下罚款；非法护照及其印制设备由公安机关收缴。

第十九条 持用伪造或者变造的护照或者冒用他人护照出入国（边）境的，由公安机关依照出境入境管理的法律规定予以处罚；非法护照由公安机关收缴。

第二十条 护照签发机关工作人员在办理护照过程中有下列行为之一的，依法给予行政处分；构成犯罪的，依法追究刑事责任：

（一）应当受理而不予受理的；

（二）无正当理由不在法定期限内签发的；

（三）超出国家规定标准收取费用的；

（四）向申请人索取或者收受贿赂的；

（五）泄露因制作、签发护照而知悉的公民个人信息，侵害公民合法权益的；

（六）滥用职权、玩忽职守、徇私舞弊的其他行为。

第二十一条 普通护照由公安部规定式样并监制；外交护照、公务护照由外交部规定式样并监制。

第二十二条 护照签发机关可以收取护照的工本费、加注费。收取的工本费和加注费上缴国库。

护照工本费和加注费的标准由国务院价格行政部门会同国务院财政部门规定、公布。

第二十三条 短期出国的公民在国外发生护照遗失、被盗或者损毁不能使用等情形，应当向中华人民共和国驻外使馆、领馆或者外交部委托的其他驻外机构申请中华人民共和国旅行证。

第二十四条 公民从事边境贸易、边境旅游服务或者参加边境旅游等情形，可以向公安部委托的县级以上地方人民政府公安机关出入境管理机构申请中华人民共和国出入境通行证。

第二十五条 公民以海员身份出入国境和在国外船舶上从事工作的，应当向交通部委托的海事管理机构申请中华人民共和国海员证。

第二十六条 本法自 2007 年 1 月 1 日起施行。本法施行前签发的护照在有效期内继续有效。

如何申领边境通行证?

凡年满16周岁的中国公民前往边境管理区,具有下列情形之一的,应当申领《边境通行证》:

一、参加科技、文化、体育交流或者业务培训、会议,从事考察、采访、创作等活动的;

二、从事勘探、承包工程、劳务、生产技术合作或者贸易洽谈等活动的;

三、应聘、调动、分配工作或者就医、就学的;

四、探亲、访友、经商、旅游的;

五、有其他正当事由必须前往的。

申领《边境通行证》应当向常住户口所在地县级以上公安机关或者指定的公安派出所提出申请。有下列情形之一的,凭单位证明,可以向非常住户口所在地的县级以上公安机关或者指定的公安派出所提出申请:

一、常住户口所在地与工作单位所在地在同一城市,但不在同一辖区的人员;

二、中央各部委和省级人民政府的驻外办事处人员;

三、已在非常住户口所在地暂住一年以上的人员;

四、因工作调动,尚未办妥常住或者暂住户口的人员;

五、因紧急公务,确需前往边境管理区的国家工作人员。

海外华侨、港澳台同胞凭有效证件向有关省、自治区、直辖市公安厅、局,或者县、市公安局申领《边境通行证》。

经省级公安、旅游部门批准,旅游公司组织赴边境管理区旅游的人员,应当在出发地的公安机关办理《边境通行证》。

申请领取《边境通行证》的人员应当填写《边境通行证申请表》;交验本人《居民身份证》或者其他有效证件,并履行下列手续:

一、机关、团体、事业单位人员由单位保卫(人事)部门提出审核意见;

二、企业单位设保卫部门的,由保卫部门提出审核意见;未设保卫部门的,由企业法人提出审核意见;

三、其他人员由常住户口所在地的公安派出所或者乡镇人民政府提出审核意见;

四、已在边境管理区务工的人员还应当出具劳动部门的聘用合同和用工单位证明。(摘自:《中华人民共和国边境管理区通行证管理办法》)

中华人民共和国海关关于进出境旅客通关的规定

第一条 根据《中华人民共和国海关法》和其他有关法规、规定,制定本规定。

第二条 本规定所称"通关"系指进出境旅客向海关申报,海关依法查验行李物品并办理进出境物品征税或免税验放手续,或其他有关监管手续之总称。

本规定所称"申报",系指进出境旅客为履行中华人民共和国海关法规规定的义务,对其携运进出境的行李物品实际情况依法向海关所作的书面申明。

第三条 按规定应向海关办理申报手续的进出境旅客通关时,应首先在申报台前向海关递交《中华人民共和国海关进出境旅客行李物品申报单》或海关规定的其他申报单证,如实申报其所携运进出境的行李物品。

进出境旅客对其携运的行李物品以上述以外的其他任何方式或在其他任何时间、地点所做出的申明,海关均不视为申报。

第四条 申报手续应由旅客本人填写申报单证向海关办理,如委托他人办理,应由本人在申报单证上签字。接受委托办理申报手续的代理人应当遵守本规定对其委托人的各项规定,并承担相应的法律责任。

第五条 旅客向海关申报时,应主动出示本人的有效进出境旅行证件和身份证件,并交验中华人民共和国有关主管部门签发的准许有关物品进出境的证明、商业单证及其他必备文件。

第六条 经海关办理手续并签章交由旅客收执的申报单副本或专用申报单证,在有效期内或在海关监管时限内,旅客应妥善保存,并在申请提取分离运输行李物品或购买征、免税外汇商品或办理其他有关手续时,主动向海关出示。

第七条 在海关监管场所,海关在通道内设置专用申报台供旅客办理有关进出境物品的申报手续。

经中华人民共和国海关总署批准实施双通道制的海关监管场所,海关设置"申报"通道(又称"红色通道")和"无申报"通道(又称"绿色通道")供进出境旅客依本规定选择。

第八条 下列进境旅客应向海关申报,并将申报单证交由海关办理物品进境手续:

(一)携带需经海关征税或限量免税的《旅客进出境行李物品分类表》第二、三、四类物品(不含免税限量内的烟酒)者;

(二)非居民旅客及持有前往国家(地区)再入境签证的居民旅客携带途中必需的旅行自用物品超出照相机、便携式收录音机、小型摄影机、手提式摄录机、手提式文字处理机每种一件范围者;

(三)携带人民币现钞6000元以上,或金银及其制品50克以上者;

(四)非居民旅客携带外币现钞折合5000美元以上者;

(五)居民旅客携带外币现钞折合1000美元以上者;

(六)携带货物、货样以及携带物品超出旅客个人自用行李物品范围者;

(七)携带中国检疫法规规定管制的动、植物及其产品以及其他需办理验放手续的物品者。

第九条 下列出境旅客应向海关申报,并将申报单证交由海关办理物品出境手续:

(一)携带需复带进境的照相机、便携式收录音机、小型摄影机、手提式摄录机、手提式文字处理机等旅行自用物品者;

(二)未将应复带出境物品原物带出或携带进境的暂时免税物品未办结海关手续者;

(三)携带外币、金银及其制品未取得有关出境许可证明或超出本次进境申报数额者;

(四)携带人民币现钞6000元以上者;

(五)携带文物者;

(六)携带货物、货样者;

(七)携带出境物品超出海关规定的限值、限量或其他限制规定范围的;

(八)携带中国检疫法规规定管制的动、植物及其产品以及其他须办理验放手续的物品者。

第十条 在实施双通道制的海关监管场所,本规定第八条、第九条所列旅客应当选择"申报"通道通关。

第十一条 不明海关规定或不知如何选择通道的旅客,应选择"申报"通道,向海关办理申报手续。

第十二条 本规定第八条、第九条、第十一条所列旅客以外的其他旅客可不向海关办理申报手续。在海关实施双通道制的监管场所,可选择"无申报"通道进境或出境。

第十三条 持有中华人民共和国政府主管部门给予外交、礼遇签证的进出境非居民旅客和海关给予免验礼遇的其他旅客,通关时应主动向海关出示本人护照(或其他有效进出境证件)和身份证件。

第十四条 旅客进出境时,应遵守本规定和中华人民共和国海关总署授权有关海关为实施本规定所制定并公布的其他补充规定。

第十五条 旅客携带物品、货物进出境未按规定向海关申报的,以及本规定第八条、第九条、第十一条所列旅客未按规定选择通道通关的,海关依据《中华人民共和国海关法》及《中华人民共和国海关法行政处罚实施细则》的有关规定处理。

第十六条 本规定自一九九六年一月一日起实施。

边防检查的程序有哪些?

因私出国人员到达出境口岸时,首先要填写一张《出境登记卡》并将自己的护照、身份证、签证等一并交给边防检查人员,由边防检查人员进行逐项检查;边防检查人员对持照人的证件进行核查(包括护照是否真实有效,签证是否真实有效,护照和身份证内容是否一致等)后在护照上加盖验讫章(该章内包括出境口岸的名称、编号、"出境边防检查"字样和年月日等),并将出境登记卡留存于边防检查站;上述手续完毕后,将护照当面交给持照人。

边防检查的内容有哪些?

边防检查是为了保卫国家的主权和安全,而对出入国境的人员等进行的检查。

边防检查的内容包括:护照检查、证件检查、签证检查、出入境登记卡检查、行李物品检查、交通运输工具检查等。

我国禁止进出境物品有哪些?

禁止进境物品

一、各种武器、仿真武器、弹药及爆炸物品;

二、伪造的货币及伪造的有价证券；

三、对中国政治、经济、文化、道德有害的印刷品、胶卷、照片、唱片、影片、录音带、录像带、激光视盘、计算机存储介质及其他物品；

四、各种烈性毒药；

五、鸦片、吗啡、海洛因、大麻以及其他能使人成瘾的麻醉品、精神药物；

六、带有危险性病菌、害虫及其他有害生物的动物、植物及其产品；

七、有碍人畜健康的、来自疫区的以及其他能传播疾病的食品、药品或其他物品。

禁止出境物品

一、列入禁止进境范围的所有物品；

二、内容涉及国家的秘密的手稿、印刷品、胶卷、照片、唱片、影片、录音带、录像带、激光视盘、计算机存储介质及其他物品；

三、珍贵文物及其他禁止出境的文物；

四、濒危的和珍贵的动物、植物（均含标本）及其种子和繁殖材料。

"不准出境人员"是指哪些人？

"不准出境人员"指下列五种情形：

一、刑事案件的被告人和公安机关或者人民检察院或者人民法院认定的犯罪嫌疑人；

二、人民法院通知有未了结民事案件不能离境的；

三、被判处刑罚正在服刑的；

四、正在被劳动教养的；

五、国务院有关主管机关认为出境后将对国家安全造成危害或者对国家利益造成重大损失的。（摘自：《中华人民共和国公民出境入境管理法》）

索引

A

阿富汗，347
阿尔巴尼亚，349
阿尔及利亚，350
阿根廷，357
阿拉伯联合酋长国，758
阿鲁巴岛，364
阿曼，635
阿塞拜疆，372
埃及，463
埃塞俄比亚，469
爱尔兰，525
爱沙尼亚，468
安哥拉，353
奥地利，370
澳大利亚，366

B

巴巴多斯，383
巴布亚新几内亚，645
巴哈马，376
巴基斯坦，638
巴拉圭，648
巴林，378
巴拿马，643
巴西，402
白俄罗斯，384
保加利亚，409

北朝鲜，631
贝宁，388
比利时，384
波多黎各和美属维尔京群岛，663
波兰，658
波斯尼亚和黑塞哥维那，396
玻利维亚，392
伯利兹，386
博茨瓦纳，399
博内尔岛，395
不丹，389
布基纳法索，410
布隆迪，413

D

丹麦（包括格陵兰），453
德国（联邦共和国），488
多哥，737
多米尼加，455
多米尼加共和国，456

E

俄罗斯，669
厄瓜多尔，458

F

法国，476
法属玻利尼西亚，480
法属圭亚那，478
菲律宾，654

斐济，473
芬兰，474
佛得角，423

G

冈比亚，484
刚果，439
哥伦比亚，435
哥斯达黎加，443
格林纳达，497
格鲁吉亚，487
古巴，446
瓜德罗普岛（法属西印度群岛），499
圭亚那，505

H

哈萨克斯坦，542
海地，507
荷兰，618
洪都拉斯，509

J

基里巴斯，549
吉布提，454
吉尔吉斯斯坦，554
几内亚比绍，502
加拿大，421
加纳，490
加蓬，482
柬埔寨，414
捷克共和国，450
津巴布韦，783

K

喀麦隆，418
卡塔尔，664

开曼群岛（英属西印度群岛），426
科摩罗群岛，438
科威特，551
克罗地亚，445
肯尼亚，545
库克群岛（新西兰），442
库拉索岛，448

L

拉脱维亚，560
莱索托，564
老挝，557
黎巴嫩，563
立陶宛，570
利比里亚，566
利比亚，567
卢森堡，572
卢旺达，673
罗马尼亚，666

M

马达加斯加，573
马拉维，575
马来西亚，578
马里，580
马提尼克岛（法属西印度群岛），585
毛里求斯，588
毛里塔尼亚，586
美国，760
蒙古，600
孟加拉国，380
秘鲁，651
密克罗尼西亚，596
缅甸，609

摩尔多瓦，599
摩洛哥，603
莫桑比克，605
墨西哥，591

N

纳米比亚，612
南非，705
南韩，709
尼泊尔，615
尼加拉瓜，622
尼日尔，624
尼日利亚，627
挪威，633

P

帕劳，641
葡萄牙，661

R

日本，537
瑞典，722
瑞士，723

S

萨尔瓦多，466
塞尔维亚和黑山（前南斯拉夫），692
塞拉利昂，693
塞内加尔，689
沙特阿拉伯，686
圣巴泰勒米，675
圣诞岛（澳大利亚），433
圣多美和普林西比，684
圣基茨和尼维斯，678
圣克鲁斯、圣约翰和圣托马斯，美属维尔京群岛，677
圣卢西亚，679
圣马丁，680
圣文森特和格林那丁斯，681
斯里兰卡，714
斯洛伐克共和国，697
斯洛文尼亚，700
苏丹，717
苏里南，720
所罗门群岛，701
索马里，703

T

塔吉克斯坦，727
泰国，732
坦桑尼亚，728
汤加，739
特克斯和凯科斯群岛，749
特立尼达和多巴哥，742
突尼斯，744
土耳其，746
土库曼斯坦，748

W

瓦利斯和富图纳（法国），775
瓦努阿图，766
危地马拉，500
委内瑞拉，768
文莱达鲁萨兰，407
乌干达，751
乌克兰，756
乌拉圭，763
乌兹别克斯坦，765

X

西班牙，712

西萨摩亚, 682
希腊, 495
象牙海岸（科特迪瓦）, 531
新加坡, 695
新喀里多尼亚, 619
新西兰, 620
匈牙利, 512
叙利亚（阿拉伯叙利亚共和国）, 725

Y

牙买加, 535
亚美尼亚, 360
也门（共和国）, 776
伊拉克, 523
伊朗, 521

以色列, 526
意大利, 529
印度, 513
印度尼西亚, 518
英国, 494
英属维尔京群岛, 406
约旦, 539
越南, 772

Z

赞比亚, 780
乍得, 430
智利, 431
中非共和国, 427